全国中医药行业高等教育"十二五"规划教材

全国高等中医药院校规划教材（第九版）

中西医结合传染病学

（新世纪第二版）

（供中西医临床医学专业用）

主　编　南月敏（河北医科大学）

副主编　王宪波（首都医科大学）

　　　　陈建杰（上海中医药大学）

　　　　李瀚旻（湖北中医药大学）

　　　　黄象安（北京中医药大学）

　　　　汪茂荣（南京中医药大学附属八一医院）

中国中医药出版社

·北　京·

图书在版编目（CIP）数据

中西医结合传染病学/南月敏主编 . —2 版 . —北京：中国中医药出版社，2012. 10（2019. 7重印）

全国中医药行业高等教育"十二五"规划教材

ISBN 978 - 7 - 5132 - 0992 - 2

Ⅰ. ①中… Ⅱ. ①南… Ⅲ. ①传染病 - 中西医结合疗法 - 中医药院校 - 教材 Ⅳ. ①R510. 5

中国版本图书馆 CIP 数据核字（2012）第 120620 号

中国中医药出版社出版

北京经济技术开发区科创十三街 31 号院二区 8 号楼

邮政编码 100176

传真 010 64405750

赵县文教彩印厂印刷

各地新华书店经销

*

开本 787×1092 1/16 印张 32.75 字数 731 千字

2012 年 10 月第 2 版 2019 年 7 月第 5 次印刷

书 号 ISBN 978 - 7 - 5132 - 0992 - 2

*

定价 95.00 元

网址 www.cptcm.com

全国中医药行业高等教育"十二五"规划教材
全国高等中医药院校规划教材（第九版）
专家指导委员会

全国中医药行业高等教育"十二五"规划教材
全国高等中医药院校规划教材（第九版）

《中西医结合传染病学》

主　　编	南月敏（河北医科大学）
副 主 编	王宪波（首都医科大学）
	陈建杰（上海中医药大学）
	李瀚旻（湖北中医药大学）
	黄象安（北京中医药大学）
	汪茂荣（南京中医药大学附属八一医院）
编　　委	（以姓氏笔画为序）
	孙克伟（湖南中医药大学）
	张　泉（成都中医药大学）
	张广宇（解放军第三〇九医院全军结核病研究所）
	张玉果（河北医科大学）
	张国梁（安徽中医学院）
	郭会军（河南中医学院）
	黄加权（华中科技大学）
	常占杰（陕西中医学院）
	鲁玉辉（福建中医药大学）
学术秘书	张玉果（河北医科大学）

前　言

"全国中医药行业高等教育'十二五'规划教材"（以下简称："十二五"行规教材）是为贯彻落实《国家中长期教育改革和发展规划纲要（2010—2020）》《教育部关于"十二五"普通高等教育本科教材建设的若干意见》和《中医药事业发展"十二五"规划》的精神，依据行业人才培养和需求，以及全国各高等中医药院校教育教学改革新发展，在国家中医药管理局人事教育司的主持下，由国家中医药管理局教材办公室、全国中医药高等教育学会教材建设研究会，采用"政府指导，学会主办，院校联办，出版社协办"的运作机制，在总结历版中医药行业教材的成功经验，特别是新世纪全国高等中医药院校规划教材成功经验的基础上，统一规划、统一设计、全国公开招标、专家委员会严格遴选主编、各院校专家积极参与编写的行业规划教材。鉴于由中医药行业主管部门主持编写的"全国高等中医药院校教材"（六版以前称"统编教材"），进入2000年后，已陆续出版第七版、第八版行规教材，故本套"十二五"行规教材为第九版。

本套教材坚持以育人为本，重视发挥教材在人才培养中的基础性作用，充分展现我国中医药教育、医疗、保健、科研、产业、文化等方面取得的新成就，力争成为符合教育规律和中医药人才成长规律，并具有科学性、先进性、适用性的优秀教材。

本套教材具有以下主要特色：

1. 坚持采用"政府指导，学会主办，院校联办，出版社协办"的运作机制

2001年，在规划全国中医药行业高等教育"十五"规划教材时，国家中医药管理局制定了"政府指导，学会主办，院校联办，出版社协办"的运作机制。经过两版教材的实践，证明该运作机制科学、合理、高效，符合新时期教育部关于高等教育教材建设的精神，是适应新形势下高水平中医药人才培养的教材建设机制，能够有效解决中医药事业人才培养日益紧迫的需求。因此，本套教材坚持采用这个运作机制。

2. 整体规划，优化结构，强化特色

"'十二五'行规教材"，对高等中医药院校3个层次（研究生、七年制、五年制）、多个专业（全覆盖目前各中医药院校所设置专业）的必修课程进行了全面规划。在数量上较"十五"（第七版）、"十一五"（第八版）明显增加，专业门类齐全，能满足各院校教学需求。特别是在"十五""十一五"优秀教材基础上，进一步优化教材结构，强化特色，重点建设主干基础课程、专业核心课程，增加实验实践类教材，推出部分数字化教材。

3. 公开招标，专家评议，健全主编遴选制度

本套教材坚持公开招标、公平竞争、公正遴选主编的原则。国家中医药管理局教材办公室和全国中医药高等教育学会教材建设研究会，制订了主编遴选评分标准，排除各种可能影响公正的因素。经过专家评审委员会严格评议，遴选出一批教学名师、教学一线资深教师担任主编。实行主编负责制，强化主编在教材中的责任感和使命感，为教材质量提供保证。

4. 进一步发挥高等中医药院校在教材建设中的主体作用

各高等中医药院校既是教材编写的主体，又是教材的主要使用单位。"'十二五'行规教材"，得到各院校积极支持，教学名师、优秀学科带头人、一线优秀教师积极参加，凡被选中参编的教师都以高涨的热情、高度负责、严肃认真的态度完成了本套教材的编写任务。

5. 继续发挥教材在执业医师和职称考试中的标杆作用

我国实行中医、中西医结合执业医师资格考试认证准入制度，以及全国中医药行业职称考试制度。2004 年，国家中医药管理局组织全国专家，对"十五"（第七版）中医药行业规划教材，进行了严格的审议、评估和论证，认为"十五"行业规划教材，较历版教材的质量都有显著提高，与时俱进，故决定以此作为中医、中西医结合执业医师考试和职称考试的蓝本教材。"十五"（第七版）行规教材、"十一五"（第八版）行规教材，均在 2004 年以后的历年上述考试中发挥了权威标杆作用。"十二五"（第九版）行业规划教材，已经并继续在行业的各种考试中发挥标杆作用。

6. 分批进行，注重质量

为保证教材质量，"十二五"行规教材采取分批启动方式。第一批于 2011 年 4 月，启动了中医学、中药学、针灸推拿学、中西医临床医学、护理学、针刀医学 6 个本科专业 112 种规划教材，于 2012 年陆续出版，已全面进入各院校教学中。2013 年 11 月，启动了第二批"'十二五'行规教材"，包括：研究生教材、中医学专业骨伤方向教材（七年制、五年制共用）、卫生事业管理类专业教材、中西医临床医学专业基础类教材、非计算机专业用计算机教材，共 64 种。

7. 锤炼精品，改革创新

"'十二五'行规教材"着力提高教材质量，锤炼精品，在继承与发扬、传统与现代、理论与实践的结合上体现了中医药教材的特色；学科定位更准确，理论阐述更系统，概念表述更为规范，结构设计更为合理；教材的科学性、继承性、先进性、启发性、教学适应性较前八版有不同程度提高。同时紧密结合学科专业发展和教育教学改革，更新内容，丰富形式，不断完善，将各学科的新知识、新技术、新成果写入教材，形成"十二五"期间反映时代特点、与时俱进的教材体系，确保优质教材进课堂。为提高中医药高等教育教学质量和人才培养质量提供有力保障。同时，"十二五"行规教材还特别注重教材内容在传授知识的同时，传授获取知识和创造知识的方法。

综上所述，"十二五"行规教材由国家中医药管理局宏观指导，全国中医药高等教育学会教材建设研究会倾力主办，全国各高等中医药院校高水平专家联合编写，中国中医药出版社积极协办，整个运作机制协调有序，环环紧扣，为整套教材质量的提高提供了保障，打造"十二五"期间全国高等中医药教育的主流教材，使其成为提高中医药高等教育教学质量和人才培养质量最权威的教材体系。

"十二五"行规教材在继承的基础上进行了改革和创新，但在探索的过程中，难免有不足之处，敬请各教学单位、教学人员及广大学生在使用中发现问题及时提出，以便在重印或再版时予以修正，使教材质量不断提升。

国家中医药管理局教材办公室

全国中医药高等教育学会教材建设研究会

中国中医药出版社

2014 年 12 月

编写说明

《中西医结合传染病学》是"全国中医药行业高等教育'十二五'规划教材"之一，按照国家中医药管理局教材办公室、全国中医药高等教育学会教材建设研究会要求，由开设中西医结合课程的全国14所医学院校教学经验丰富的中西医传染病专家共同编著。

《中西医结合传染病学》是在"新世纪全国高等医药院校规划教材"《中西医结合传染病学》（第一版）的基础上编写而成，以"三基"（基本知识、基本理论、基本技能）为基础，体现中西医结合临床"病证结合、优势互补、求同存异"的特点，突出思想性、科学性、先进性、启发性、适用性，尤其注意把握中西医临床结合点，体现中西医结合的循证医学研究成果，侧重体现中西医结合新诊疗技术，为学生知识、能力、素质协调发展创造条件。

本书作为专业教材，按传染病学教学规程依次按总论、朊毒体病、病毒感染性疾病、立克次体病、细菌感染性疾病、真菌感染性疾病、螺旋体病、原虫感染性疾病、蠕虫感染性疾病及医院感染、附录顺序编写，突出常见病、多发病，注重重点病种的诊疗进展，增添了新发传染病和有关诊疗规范。其中总论由南月敏编写；流行性乙型脑炎、细菌性痢疾及附录一由张玉果编写；肾综合征出血热、传染性单核细胞增多症、伤寒与副伤寒、医院感染、常用方剂由王宪波编写；病毒性肝炎、朊毒体病由陈建杰编写；阿米巴病、疟疾、黑热病、弓形虫病、隐孢子虫病由李瀚旻编写；麻疹、水痘和带状疱疹、流行性腮腺炎、手足口病、登革热由黄象安编写；流行性斑疹伤寒、地方性斑疹伤寒、恙虫病、败血症、感染性休克由汪茂荣编写；日本血吸虫病、并殖吸虫病、华支睾吸虫病、姜片虫病、丝虫病、钩虫病由孙克伟编写；流行性脑脊髓膜炎、结核病由张广宇编写；细菌性食物中毒、细菌感染性腹泻、霍乱、弯曲菌肠炎由张国梁编写；蛔虫病、蛲虫病、旋毛虫病、肠绦虫病、囊尾蚴病、棘球蚴病、蠕虫蚴移行症由张泉编写；狂犬病、艾滋病、严重急性呼吸综合征、回归热、莱姆病由郭会军编写；新型隐球菌病、念珠菌病、曲霉病、钩端螺旋体病由常占杰编写；病毒感染性腹泻、脊髓灰质炎、流行性感冒、人禽流感由黄加权编写；布鲁菌病、鼠疫、炭疽、白喉、百日咳、猩红热由鲁玉辉编写。

尽管本书的所有参编人员认真编写、多次修稿，肯定还会存在不少缺憾，深切希望专家和广大读者提出宝贵意见，以便再版时修订提高。

《中西医结合传染病学》编委会

2012 年 7 月

目　录

第一章　总　论

传染病（communicable diseases）是指病原微生物包括朊毒体（prion）、病毒（virus）、衣原体（chlamydia）、支原体（mycoplasma）、立克次体（rickettsia）、细菌（bacteria）、真菌（fungus）、螺旋体（spirochete）和寄生虫〔parasite，包括原虫（protozoa）、蠕虫（helminth）〕等感染人体所发生的具有传染性、在一定条件下可造成流行的一类疾病。病原微生物和寄生虫统称为病原体。感染性疾病（infectious diseases）是指由病原体感染所致的疾病，分为传染病和非传染性感染性疾病。传染病在中医归属为"温病"范畴。

许多传染病曾给人类带来历史性的严重灾难。古代世界人口的60%都遭受着天花的威胁，1/4的感染者失去生命，大多数幸存者失明或留下瘢痕。公元6世纪至19世纪，欧洲、非洲、美洲及亚洲地区的三次鼠疫大流行造成近1.5亿人死亡。1918年，世界上暴发了历史上最著名的"西班牙流感"，夺去了超过5000万人的生命。中华人民共和国成立前，我国鼠疫、霍乱、天花、疟疾、血吸虫病和黑热病等广泛流行，使广大群众贫病交加，民不聊生，我国人民在与疾病的斗争中积累了丰富的医学经验。早在两千多年前，《素问·本病论》中记载："清生风少，肃杀于春，露霜复降，草木乃萎，民病瘟疫早发，咽嗌乃干，四肢满，肢节皆痛。"《素问·刺法论》记载："五疫之至，皆相染易，无问大小，病状相似。"《伤寒总病论》中说："天行之病，大则流毒天下，次则一方，次则一乡，次则偏着一家。"体现了中医学对于温病的认识，阐述了温病的传染性和流行性。

中华人民共和国成立后，我国在"预防为主、中西医结合、卫生运动与群众运动相结合"的卫生工作方针指引下，成功消灭了天花，控制了鼠疫、霍乱的流行，降低了脊髓灰质炎、乙型脑炎、麻疹、白喉、百日咳、新生儿破伤风和疟疾等传染病的发病率。目前传染病已不再是我国引起死亡的首位疾病，但有些传染病，如流行性感冒、病毒性肝炎、结核病、肾综合征出血热和感染性腹泻等仍广泛存在，严重威胁人类健康。1988年，上海甲型肝炎大流行，35万人感染，31人死亡。此外，国内外新发传染病如艾滋病、疯牛病、严重急性呼吸综合征、人感染高致病性禽流感等亦是危害人类健康的棘手问题。因此，传染病的防治工作仍应加强和重视。

中西医结合传染病学是一门应用中西医理论研究各种传染病在人体内发生、发展、转归、诊断、治疗和预防规律的学科。本学科与其他学科关系密切，如中医学基础、微生物学、寄生虫学、免疫学、预防医学、内科学、儿科学等，熟练掌握这些学科知识有助于深入理解中西医结合传染病学。中医学在我国传染病的防治中发挥了重要作用，深入发掘、整理和应用，发挥中西医各自优势，有利于更快更好地控制以至消灭传染病。

第一节　感染与免疫

一、感染的概念

感染（infection）是病原体与人体间相互作用的过程。在生物进化的漫长历程中，有些微生物、寄生虫与人体宿主之间达到了互相适应、互不损害的共生状态（commensalism），如肠道中的大肠杆菌和一些真菌。但这种共生状态是相对的，当某些因素导致宿主免疫功能受损或病原体离开固有寄生部位而到达其他部位，打破共生状态的平衡，引起宿主损伤，则可导致机会性感染（opportunistic infection）。

临床上可出现各种形式的感染状况：初次感染某种病原体称为首发感染（primary infection），如麻疹、水痘、流行性腮腺炎等传染病很少出现再次感染；当被某种病原体感染的患者再次感染同一种病原体时称为重复感染（re - infection），多见于疟疾、血吸虫病、钩虫病等；两种或两种以上病原体同时感染人体，称为混合感染（co - infection），临床较少见；人体被某种病原体感染后再感染其他病原体称为重叠感染（super infection），多见于慢性乙型肝炎病毒感染重叠丙型或戊型肝炎病毒感染；在重叠感染中，在原发感染之后的其他病原体感染称为继发性感染（secondary infection），见于病毒性感染继发细菌、真菌感染。

二、感染过程的表现

在感染过程中，病原体能否被清除或定植于体内，造成组织损伤及病理改变，主要取决于病原体的致病力和人体的免疫功能。感染过程的常见表现有以下五种形式：

1. **清除病原体（elimination of pathogen）**　病原体在侵入人体后，可被机体非特异性免疫屏障清除，如胃酸对伤寒杆菌、霍乱弧菌的清除作用；也可由体内已存在的特异性被动免疫（来自母体或人工注射的抗体）中和或特异性主动免疫（接种或感染后获得的免疫）清除。

2. **隐性感染（covert infection）**　亦称亚临床感染（sub - clinical infection），指病原体侵入人体后引起机体特异性免疫应答，而不引起或只引起轻微的组织损伤，临床症状、体征及生化改变均无异常，只有通过免疫学检查才能发现。在传染病中，隐性感染是最常见的感染类型。隐性感染者大多数病原体可被清除获得程度不同的特异性主动免疫，少数病原体持续存在于体内称为病原携带者，如伤寒、乙型肝炎等，为具有传染性的重要传染源。

3. **显性感染（overt infection）**　即临床感染（clinical infection），指病原体侵入人体后，不仅诱发机体的免疫学应答，而且通过病原体及其毒素的作用或机体的变态反应，引起组织学损伤和特有的临床表现。大部分显性感染者病原体可被清除并获得程度不等的免疫力，少数转为病原携带者或慢性患者，如急性乙型肝炎、布鲁菌病急性期后可进入慢性感染期，结核杆菌初次感染后可潜伏于淋巴结或全身脏器，成为肺外结核发病的来源。

4. 病原携带状态（carrier state） 病原体进入人体后可在入侵部位或较远的脏器内持续生长繁殖，而机体并不出现疾病特有的表现。按病原体不同可分为带毒者、带菌者和带虫者。按其发生时间的不同分为潜伏期携带者、恢复期携带者、慢性携带者。病原携带者可向体外排出病原体，故为重要传染源，对疾病的流行有重要意义。

5. 潜伏性感染（latent infection） 病原体侵入人体后寄生于机体的某些部位，机体免疫功能使病原体局限化而不引起显性感染，但又不能将病原体清除，一旦机体免疫功能降低即引起显性感染，如单纯疱疹病毒、带状疱疹病毒、疟原虫、结核杆菌等感染。潜伏性感染期间病原体一般不排出体外。

上述感染的五种表现形式在一定条件下可相互转变，一般隐性感染最常见，病原携带状态次之，显性感染所占比例最低。

三、感染过程中病原体的作用

病原体侵入人体后能否引起疾病，取决于病原体的致病能力能否抵抗机体的特异性、非特异性保护性免疫应答能力。致病能力包括：①侵袭力，即病原体侵入机体并在体内生长、繁殖的能力。②毒力，指毒素（内毒素、外毒素）和其他毒力因子。③数量。④变异性，病原体变异后可使致病能力增强或减弱，也可逃避机体的特异性免疫防御而继续致病或使疾病慢性化。

四、感染过程中免疫应答的作用

机体的免疫应答对感染过程的表现和转归发挥着重要作用。免疫应答可分为协助机体抵抗病原体的保护性免疫应答和加速病理改变及组织损伤的变态反应两大类。非特异性和特异性免疫应答对机体都有保护作用，亦可能引起病理损伤。

（一）非特异性免疫

非特异性免疫是机体对侵入体内异物（病原体）的一种清除机制，在抵御感染时首先发挥作用。

1. 天然屏障（natural barrier） 包括外部屏障，如皮肤、黏膜及其分泌物；内部屏障，如血脑屏障和胎盘屏障等。

2. 吞噬作用（phagocytosis） 单核 - 吞噬细胞系统包括血液中的游走大单核细胞和肝、脾、淋巴结及骨髓中固定的吞噬细胞和各种粒细胞（尤其中性粒细胞），均具有吞噬作用，能清除机体内的病原体。

3. 体液因子（humoral factors） 包括存在于体液中的补体、溶菌酶、纤维连接蛋白及各种细胞因子（如白细胞介素、肿瘤坏死因子、干扰素等）。

（二）特异性免疫

特异性免疫是指针对病原体所携带抗原特异性识别而产生的免疫。通过细胞免疫（T 淋巴细胞介导）和体液免疫（B 淋巴细胞介导）相互作用而产生免疫应答。

1. 细胞免疫（cell - mediated immunity） 致敏 T 细胞与相应抗原再次相遇时，通过细胞毒性淋巴因子杀伤病原体及其所寄生的细胞。细胞免疫在对抗寄生于细胞内的病原体感染中起重要作用。此外，T 细胞具有调节体液免疫的作用。

2. 体液免疫（humoral immunity） 致敏 B 细胞受抗原刺激后转化为浆细胞，产生能与抗原结合的抗体，即免疫球蛋白（immunoglobulin，Ig），如 IgG、IgM、IgA、IgD、IgE 等，分别具有不同功能。感染过程中最早出现的是 IgM，具有早期诊断价值；IgG 常于恢复期出现，且持续时间较长；IgA 存在于呼吸道和消化道黏膜的局部；IgE 则在宿主抗原虫和蠕虫感染中发挥重要作用。

第二节　传染病的发病机制

一、传染病的发生与发展

传染病的发生与发展具有阶段性，发病机制与临床表现的阶段性大多一致。

1. 入侵部位（position of invasion） 病原体的入侵门户与发病机制密切相关，入侵门户适宜其生存，病原体才能定植、生长、繁殖并引起病变。如痢疾杆菌和霍乱弧菌都必须经口感染、麻疹经呼吸道感染、疟疾经蚊虫叮咬感染而致病。

2. 机体内定位（location in the body） 每一种传染病都有其独特的规律性，病原体侵入机体后可定位于不同的部位而致病：在入侵部位直接引起病变（如菌痢及阿米巴性痢疾）；在入侵部位繁殖，分泌毒素，引起远离入侵部位的病变（如白喉和破伤风）；通过血液循环定位于某一脏器使其发生病变（如流行性脑脊髓膜炎和病毒性肝炎）；经过较长的生活史阶段，最后在某脏器中定居（如蠕虫病）。

3. 排出途径（route of exclusion） 各种传染病均具有其特有的病原体排出途径，此为患者、病原携带者和隐性感染者具有传染性的重要因素。如痢疾杆菌只通过粪便排出，脊髓灰质炎病毒可通过粪便或飞沫排出，疟原虫通过虫媒叮咬或采血时离开人体。不同传染病患者排出病原体的持续时间各异，因此有不同的传染期。

二、组织病理学损伤机制

病原体感染人体后，可通过三种机制引起组织病理学损伤：

1. 直接侵犯（direct damage） 病原体凭借机械运动及所分泌的溶组织酶（如溶组织内阿米巴原虫）直接破坏组织，亦可诱发细胞病变使细胞溶解（如脊髓灰质炎病毒），或直接导致组织炎症性坏死（如鼠疫）。

2. 毒素作用（action of the toxin） 某些病原体可产生毒力很强的外毒素，导致组织损伤和功能障碍，如肉毒杆菌毒素、霍乱肠毒素。革兰阴性杆菌（如伤寒杆菌）裂解可产生内毒素，刺激单核－吞噬细胞分泌白细胞介素－1和肿瘤坏死因子等细胞因子导致发热、休克及弥散性血管内凝血（disseminated intravascular coagulation，DIC）等。

3. 免疫机制（immunity mechanism）　多数病毒感染性疾病和部分细菌感染性疾病的发病与异常免疫应答有关，如麻疹抑制细胞免疫反应、艾滋病直接破坏T细胞导致免疫缺陷。某些病原体可通过变态反应介导组织损伤，如肾综合征出血热可发生Ⅲ型变态反应、结核病和血吸虫病可发生Ⅳ型变态反应。

三、病理生理变化

1. 发热（pyrexia）　传染病常可见发热。病原体及其产物、免疫复合物等外源性致热原进入机体后，激活单核－吞噬细胞、内皮细胞、B淋巴细胞等使其释放内源性致热原（如白细胞介素－1、肿瘤坏死因子、白细胞介素－6、干扰素等），内源性致热原难以通过血脑屏障，而是通过血脑屏障外的有孔毛细血管作用于血管间隙外的巨噬细胞，后者释放中枢发热介质前列腺素 E_2（prostaglandin E_2，PGE_2）等作用于体温调节中枢上调体温调定点，使产热超过散热而引起体温升高。

2. 代谢改变（change in metabolism）　传染病急性期引起机体一系列改变，发生于感染后的数小时至数天，主要为蛋白质、糖原和脂肪分解增多，水、电解质平衡紊乱和内分泌改变。至恢复期各种物质的代谢逐渐恢复正常。

第三节　传染病的流行过程及影响因素

传染病的流行过程是传染病在人群中的发生、发展和转归的过程。其必备的三个基本条件为传染源、传播途径和人群易感性。社会因素和自然因素对流行过程具有一定影响。

一、流行过程的基本条件

（一）传染源（source of infection）

传染源指病原体在体内生长、繁殖并能将其排出体外的人和动物。传染病患者、隐性感染者、病原携带者以及受感染的动物均可作为传染源。

（二）传播途径（route of transmission）

病原体离开传染源后到达另一个易感者的途径称为传播途径。一种传染病可以有一种或多种途径传播。病原体从母体经过胎盘或产道传染给胎儿的母婴传播途径属于垂直传播，病原体在人群个体之间的传播途径属于水平传播。

1. 呼吸道传播　通过吸入空气中含病原体的飞沫或气溶胶等传播，见于麻疹、白喉、结核病、禽流感和严重急性呼吸综合征等。

2. 消化道传播　通过病原体污染的水、食物或食具传播，见于痢疾、伤寒、霍乱。

3. 接触传播　接触病原体污染的水或土壤而感染，如钩端螺旋体病、血吸虫病和钩虫病等；乙型肝炎可通过日常生活密切接触传播；性接触传播如艾滋病。

4. 虫媒传播　通过吸血节肢动物如蚊、白蛉、虱、蚤、螨等叮咬传播，见于疟疾、流行性斑疹伤寒、黑热病等。

5. 血液传播　通过血液、血制品、不洁注射、血液透析等传播，见于乙型、丙型肝炎，艾滋病等。

6. 垂直传播　通过胎盘、分娩中血液或体液将病原体传播给婴儿，如乙型、丙型肝炎，艾滋病。

（三）人群易感性（susceptibility of the crowd）

对某种传染病缺乏特异性免疫力的人称为易感者。某一特定人群中易感者的比例决定该人群的易感性。易感者比例增多，同时存在传染源和适宜的传播途径时，就容易造成传染病的流行。大力推广人工主动免疫干预，可使人群易感性降至最低水平，防止传染病的流行。

二、影响流行过程的因素

主要包括自然因素（如地理、气象、生态环境等）和社会因素（如社会制度、经济及生活条件、文化素养等）。我国南方有血吸虫病地方性流行区，疟疾的夏秋季发病率较高等都与自然因素有关。中华人民共和国成立后，我国人民生活、经济发展、文化水平不断提高，乙型肝炎、脊髓灰质炎等实施计划免疫，以使其发病率明显下降或接近消灭。自然因素和社会因素对传染病的流行过程起着决定性的影响，改善自然环境和社会环境可有效防止传染病的流行。

第四节　传染病的特征

一、基本特征

传染病具有以下四个基本特征，有别于非传染性疾病，对传染病的确定具有重要价值。

1. 病原体（pathogen）　每种传染病都有其特异性病原体，包括各种病原微生物和寄生虫。历史上许多传染病往往在认识其临床表现和流行病学特征之后才认识其病原体（如霍乱、伤寒、肾综合征出血热等）。随着研究水平的提高和新技术的应用，对各种病原体的认识将不断深入。

2. 传染性（communicability）　此为与其他感染性疾病的主要区别，表明病原体可以通过某些途径感染他人。

3. 流行病学特征（epidemiologic feature）　主要体现在流行性、季节性和地方性上。根据流行的数量分为散发性发病、流行、大流行和暴发流行。传染病发病常有季节性，如夏秋季常见消化道传染病，冬春季常见呼吸道传染病。此外，有些传染病与自然地理因素有关，如血吸虫病仅流行于我国长江中下游地区。不同年龄、性别、职业也有不同的疾病谱。

4. 感染后免疫（postinfection immunity）　人体感染病原体后均可产生针对该病原体及其产物的特异性免疫，这种免疫属于主动免疫。通过注射或从母体获得抗体的免疫均属于被动免疫。感染后免疫持续的时间在不同传染病中差异很大。通常，病毒性传染病感染后免疫持续时间较长，而细菌、螺旋体、原虫所致的传染病感染后免疫持续时间较短，蠕虫感染后一般不产生保护性免疫，故易发生重复感染。

二、临床特点

（一）病程进展的阶段性

急性传染病的发生、发展和转归可分为以下几个阶段：

1. 潜伏期（incubation period）　指从病原体侵入人体至开始出现临床症状的时期。每种传染病的潜伏期都有一个范围（最短、最长），且呈常态分布，是确定检疫期的重要依据。实际上潜伏期是病原体在人体内繁殖、转移、定位，引起组织损伤和功能改变，导致临床症状出现前的过程。

2. 前驱期（prodromal period）　指从起病至开始出现明显症状的时期。此期的临床表现多为非特异性的，如发热、头痛、乏力、食欲不振、肢体酸痛等，为许多传染病所共有，一般持续1~3天。起病急骤者可无前驱期。

3. 症状明显期（period of apparent manifestation）　此期可充分表现出该传染病所特有的症状和体征，如皮疹，肝、脾及淋巴结肿大，脑膜刺激征，黄疸等。此外，某些传染病在前驱期过后随即进入恢复期，临床上称之为顿挫型。

4. 恢复期（convalescent period）　恢复期患者的机体免疫力增长到一定程度，病理生理过程基本终止，临床症状和体征明显减轻或基本消失。此期间机体可能存在未恢复的病理改变（如伤寒）或生化改变（如病毒性肝炎），病原体尚未被完全清除（如痢疾、伤寒），许多患者仍有传染性（恢复期病原携带），但血清中的抗体效价已逐渐上升达最高水平。

5. 复发（relapse）与再燃（recrudescence）　进入恢复期后，传染病患者体温恢复正常，稳定一段时间以后，潜伏于组织内的病原体再度繁殖，初次症状再度出现，称为复发。当病程进入缓解期，体温尚未降至正常时，由于潜伏于血液或组织中的病原体再度繁殖，使体温再次升高，初发病的体征和症状再次出现，称为再燃。复发与再燃可见于伤寒、疟疾、痢疾等传染病。

6. 后遗症（sequela）　恢复期结束后，传染病患者机体功能障碍长期未能复常者称为后遗症，多见于中枢神经系统传染病如脊髓灰质炎、乙型脑炎等。

（二）常见症状与体征

1. 发热（pyrexia）　　是由病原体及其产物所引起的急性传染病常见表现，应注意其热度、热程及热型，这有助于鉴别诊断。

（1）发热程度　①低热：体温为 37.5℃～37.9℃。②中度发热：体温为 38℃～38.9℃。③高热：体温为 39℃～40.9℃。④超高热：体温超过 41℃。

（2）常见热型及意义　①稽留热：体温超过 39℃，24 小时波动小于 1℃，见于伤寒、斑疹伤寒等的极期。②弛张热：体温升高，24 小时波动大于 1℃，见于伤寒缓解期、肾综合征出血热等。③间歇热：24 小时体温波动于高热与正常体温之间，见于疟疾、败血症等。④回归热：骤起高热，持续数日后消退，之后高热重复出现，见于回归热、布鲁菌病等，上述情况如多次重复出现，并持续数月之久，称为波状热。⑤不规则热：发热患者体温无规律性，见于流行性感冒、败血症等。

2. 发疹（eruption）　　传染病发生的皮肤黏膜疹是由病原体或其毒素引起的损害，是毛细血管扩张、渗出或出血所致的皮肤黏膜表现，它包括皮疹和黏膜疹。出疹时间、部位和先后次序等对诊断和鉴别诊断有重要参考价值。如水痘和风疹多于发病第一日出疹，猩红热第二日，天花第三日，麻疹第四日，斑疹伤寒第五至七日，伤寒第七至十日出疹。水痘的皮疹分布以躯干为主；麻疹有黏膜斑，皮疹最先发于耳后、面部，再向躯干、四肢蔓延。皮疹按形态大致分为 4 类：①斑丘疹多见于麻疹、风疹、伤寒和猩红热等。②出血疹多见于肾综合征出血热、流行性脑脊髓膜炎、登革热等。③疱疹或脓疱疹多见于天花、水痘、单纯疱疹和带状疱疹等。④荨麻疹多见于病毒性肝炎和丝虫病等。

3. 毒血症状（toxemic symptoms）　　病原体的各种代谢产物（如细菌内毒素等）可引起除发热外的多种症状，如头痛、乏力、食欲不振、全身酸痛等。严重者可出现意识障碍、脑膜刺激征、中毒性脑病、休克、呼吸衰竭以及肝、肾功能损害。

4. 单核－吞噬细胞系统反应（reaction of mononuclear phagocyte system）　　病原体进入机体后，病原体及其代谢产物可引起单核－吞噬细胞系统出现充血、增生等反应，在抗原递呈、特异性免疫应答的诱导与调节中起着关键性作用，临床表现为肝、脾及淋巴结肿大。

第五节　传染病的诊断

早期明确传染病的诊断将使患者得到及时有效的治疗和早期隔离，防止疾病扩散。传染病的诊断需综合考虑下列三个方面的资料。

一、流行病学资料

流行病学资料在传染病的诊断中起重要作用。某些传染病在发病年龄、职业、发病季节、地区、生活习惯、接触同类患者史等方面具有特异性，有助于传染病的明确诊断。既往史及预防接种史对于了解患者免疫情况、传染病发生情况等也有很大帮助。

二、临床资料

详细询问病史和认真细致的体格检查将提供全面而准确的临床资料，对传染病的诊断具有重要的参考价值，尤其需注意收集有重要诊断意义的症状和体征。对于某些有鉴别诊断意义的阴性症状和体征也应详细描述和了解。

三、实验室及辅助检查

实验室检查对于传染病的诊断非常重要，其中病原学检查有利于提供确诊依据，免疫学检查有利于鉴别既往感染或近期感染、流行病学调查及部分疾病的确定诊断。

（一）一般实验室检查

一般实验室检查包括血、尿、便常规和生化检查。血常规白细胞总数显著升高见于化脓性细菌感染，如流行性脑脊髓膜炎、猩红热、败血症等。革兰阴性杆菌感染时白细胞总数往往无明显升高甚至降低，如伤寒及副伤寒、布鲁菌病等。多数病毒性感染时白细胞总数正常或减少，如流行性感冒、病毒性肝炎等。原虫感染时白细胞总数也常减少，如疟疾、黑热病等。通常蠕虫感染时嗜酸性粒细胞增多，如钩虫、血吸虫及肺吸虫感染等。伤寒和流行性脑脊髓膜炎等感染时则常见嗜酸性粒细胞减少或消失。尿常规检查有助于钩端螺旋体病和肾综合征出血热的诊断。大便常规检查有助于蠕虫病和感染性腹泻的诊断。生化检查有助于病毒性肝炎、肾综合征出血热等的诊断。

（二）病原学检查

1. 直接检查病原体　许多传染病经显微镜或肉眼检出病原体即可确诊，如血或骨髓涂片中检出疟原虫和利什曼原虫，血涂片中检出微丝蚴及回归热螺旋体，便涂片中发现各种寄生虫卵及阿米巴原虫等。肉眼观察粪便可发现绦虫节片和孵化出的血吸虫毛蚴等。

2. 病原体分离培养　经人工培养基、动物接种或细胞培养的方法分离出病原体，传染病可据此明确诊断。细菌、螺旋体和真菌通常可用人工培养基分离培养，立克次体需要动物接种或细胞培养，病毒分离多需细胞培养。用于分离病原体的检材可采用血液、尿、粪、脑脊液、痰、骨髓和皮疹吸出液等，标本最好在病程的早期阶段或使用抗生素前采集，并注意正确保存、尽早送检和避免污染。

（三）分子生物学检测

分子生物学检测特异性强、灵敏度高，在传染病的研究诊断工作中应用广泛。常用的技术主要为基因扩增，即聚合酶链反应（polymerase chain reaction，PCR）用于各种DNA病毒核酸检测，而逆转录聚合酶链反应（RT－PCR）则用于检测RNA病毒核酸。此外，还可应用分子杂交、原位聚合酶链反应（in－situ PCR）、基因芯片技术等检测病毒核酸。

（四）免疫学检测

采用已知抗原或抗体检测血清或体液中的相应抗体或抗原是最常用的免疫学检测方法，如对所鉴定的抗体能区别为 IgG 或 IgM 型，可鉴别诊断既往感染或近期感染。

1. 特异性抗体检测　常用方法有凝集反应，用于有颗粒抗原的疾病诊断，如伤寒、斑疹伤寒、布鲁菌病等；沉淀反应，用于有可溶性抗原的疾病诊断，如某些病毒性疾病；补体结合反应，利用抗原抗体复合物可结合补体而抑制溶血反应的原理，用于病毒性疾病的诊断。超微量免疫化学分析技术主要用于病毒性疾病的诊断，包括免疫荧光技术（immunofluorescent technique，IFT）、放射免疫分析（radio immunoassay，RIA）、酶联免疫吸附试验（enzyme–linked immunosorbent assay，ELISA）等。

2. 特异性抗原检测　免疫标记技术如酶标记、免疫荧光、放射免疫等技术可确定体液中微量抗原的存在及其含量，有助于许多病毒性感染的诊断。

3. 皮肤试验　用特异性抗原作皮内注射，观察皮肤反应以了解受试者对该抗原的变态反应，常用于结核病和血吸虫病的流行病学调查。

4. 免疫球蛋白和 T 细胞亚群检测　前者反应了体液免疫功能，降低多见于先天性免疫缺陷疾患或长期大剂量应用糖皮质激素者，升高常见于慢性肝炎、黑热病等，后者体现了细胞免疫功能，常用于艾滋病的诊断。

（五）辅助检查

1. 内镜检查　有助于肠道感染、血吸虫病、支气管淋巴结结核等的诊断。

2. 影像学检查　X 线、计算机断层扫描（CT）、磁共振成像（MRI）等可协助诊断肺结核、肺吸虫病、脑脓肿、脑囊虫病等。超声波检查常用于病毒性肝炎、肝硬化等疾病的诊断。

（六）组织病理学检查

多用于各种慢性肝炎、肝硬化、结核病、朊毒体感染等的诊断。

第六节　中医辨证

传染病严重威胁着人类健康及生命安全，在人类与传染病的激烈抗争中，中医学的贡献尤为突出。历代医家通过与传染病的斗争，创造并总结了中医学辨证论治的一系列理论，对临床实践有重要指导作用。

一、六经辨证

六经辨证是东汉张仲景根据《素问·热论》及伤寒病的证候特点和传变规律总结出来的一种辨证方法，主要以六经所系经络、脏腑的生理病理为基础，对疾病的部位、性质、病机、病势综合分析而判断为某经病证，作为辨证施治的依据。

（一）太阳病证

太阳主表，为诸经之藩篱，外邪侵袭，多先伤及体表，正气奋起抗邪，首先表现为太阳病证候。但太阳病有经证和腑证之分。太阳统摄营卫而经脉循行于项背，太阳之腑为膀胱。邪犯于肌表浅层所出现的证候，即太阳经证；若邪在经脉不解，循经入腑，乃成太阳腑证。

1. 太阳经证

（1）太阳中风证　指风邪侵袭，营卫失调所表现的证候。本证的临床表现以发热、恶风、自汗出、脉浮缓为特征。

卫为阳，营为阴，风邪侵袭机体，营卫失调，卫气受邪而阳浮于外，与邪相争则发热；风性疏泄，以致卫外不固，营不内守则汗出。所谓"阳浮者热自发，阴弱者汗自出"。由于汗出肌腠疏松，营阴不足，所以脉呈缓象。汗出肌腠不胜风袭，故恶风。

（2）太阳伤寒证　指寒邪袭表，卫阳被遏，营阴郁滞所表现的证候。本证的临床表现以恶寒、发热、无汗、头身疼痛、脉浮紧为特征。

邪壅于表，卫阳被遏，肌肤失于温煦，故恶寒；卫与邪争，故发热；卫阳郁遏，经脉拘急，营阴亦受郁滞，筋骨失于温养，所以头身疼痛。寒性凝滞，腠理闭塞，所以无汗；寒邪浅在肌表，正气鼓动于外，所以脉见浮紧。肺司呼吸，外合皮毛，邪束于外，肺气失宣，则呼吸喘促。

2. 太阳腑证

（1）太阳蓄水证　指太阳经证不解而内传入里，膀胱气化不利，水气内停所表现的证候。本证的临床表现以发热、恶寒、小便不利为特征。

太阳经证不解，故有恶寒、发热、脉浮等表证的存在；膀胱气化失司，邪与水结，水气内停，所以小便不利；水停而气不化津，津液不能上承，则口渴。

（2）太阳蓄血证　指太阳经证不解，邪热入里，与瘀血结于下焦少腹所表现的证候。本证临床表现以少腹急结或硬满、发狂、小便自利为特征。

邪热入里，与血相结，瘀热阻于下焦少腹部位，故少腹急结，甚则硬满。邪在血分，膀胱气化功能正常，故小便自利，这是与蓄水证的主要区别。心主血脉亦主神明，邪热上扰心神，故见神志错乱如狂或发狂等症状。由于血瘀阻滞，脉气不利，故脉见沉涩或沉结。同时，血瘀阻滞，营气敷布失常，故可见身黄。

（二）阳明病证

太阳病未愈，阳热亢盛，胃肠燥热所致。见于外感病过程中，阳气亢旺，邪正相争的极期阶段，其性质属里热实证。阳明病的病机主要是"胃家实"。"胃家"泛指肠胃，"实"指邪盛。其症状则主要表现为身热、汗自出、不恶寒反恶热。

1. 阳明经证　指邪热亢盛，而肠中尚无燥屎内结所表现的证候。本证的临床表现以高热、大汗、大渴、脉洪大为特征。

邪热传里，入阳明胃经，邪正抗争愈加激烈，故见身大热；里热蒸腾，迫津外泄，而见大汗；热盛伤津，汗出而津液不足，故大渴引饮；阳明热盛，上扰心神，故心烦；热甚津伤，不荣于舌，故见舌苔黄燥；阳明为气血俱多之经，里热炽盛，气血沸腾，充溢脉道，故脉来洪大，滔滔满指。

2. 阳明腑证　指阳明经证进一步发展，邪热入里，与肠中糟粕相搏，燥屎内结所表现的证候。本证临床表现以痞、满、燥、实为特征。

阳明之气，旺于日晡，邪热相蒸，故日晡潮热；四肢禀气于阳明，邪热蒸迫津液外出，故手足汗出；热与糟粕结于肠道，形成燥屎，腑气不通，故脐腹胀满疼痛，大便秘结；若热结而水液从旁溢出，则为热结旁流；肠中气可流通，则虽有燥屎阻结，故可频转屎气。热结深沉，燥屎坚滞，脉道壅滞，故脉沉迟；若热结燥实，气可宣泄者，则见脉沉而滑数。燥热内结，燔灼津液，血脉壅热，则舌苔黄厚干燥有芒刺，甚或苔焦黑燥裂。邪热蒸腾，上灼心神，则神昏谵语，烦躁不寐，循衣摸床等。

（三）少阳病证

病邪已离太阳之表，而又未入阳明之里，处于表里进退变化之中的半表半里证。可由它经传来，也可从本经发病。本证的临床表现，以寒热往来、口苦、咽干、目眩为特征。

少阳位居半表半里，《伤寒论》以口苦、咽干、目眩为提纲。少阳受病，邪热熏蒸，胆热上炎则口苦；热灼津伤则咽干；目为肝胆之外候，少阳风火上腾，故见目眩；邪出于表与阳争，正胜于邪则发热；邪入里与阴争，正不胜邪则恶寒；邪正相争于半表半里，则见寒热往来。少阳之脉布于胁肋，热郁少阳，经气不利，则胸胁苦满；邪犯胃腑，胃为热扰，失于和降，则默默而不欲饮食，欲呕；少阳木郁，木火上逆，则心中烦扰；脉弦为肝胆病变之征。

（四）太阴病证

太阴病证指脾阳虚弱，湿盛内停所表现的主要证候。本病证可因三阳病治疗失当，损伤脾阳而起，也可由寒湿之邪直犯脾胃所致，临床表现以腹满而吐、食不下、自利、时腹自痛，脉缓弱为特征。

脾土虚弱，寒湿内生，寒邪阻滞，气机不利，则腹满时痛；寒湿下注则见下利；寒湿犯胃，纳运失司，故食不下；阳气虚弱，肢体失于温养，则见四肢欠温；下焦气化未伤，津液犹能上承，故口多不渴；寒湿之邪弥漫太阴，故舌苔白腻，脉沉缓或弱。

（五）少阴病证

为伤寒病变后期，全身阴阳衰惫的阶段，是全身性虚寒证，其主要证候为脉微细、但欲寐。阳气衰微，营血不足，故见脉微细；精神极度衰惫，则出现似睡非睡、昏沉迷糊的"但欲寐"状态。少阴病位在心肾，统水火二气，病性从阴化寒则为少阴寒化证，从阳化热则为少阴热化证。

1. 少阴寒化证　指心肾阳气虚衰，病邪入里，从阴化寒，出现的全身性虚寒证候。

本证临床表现以无热恶寒、脉微细、但欲寐为特征。

少阴阳气衰微，阴寒独盛，故无热恶寒，所谓"无热恶寒者，发于阴也"；阳衰不能推动血液运行，故脉微细；阳气者，精则养神，阳微则神气失养，所以表现出但欲寐的状态。

寒化证的主要病机是阳虚、阴盛，而二者又常互为因果。阳气虚可以导致阴寒偏盛，阴寒盛又可导致阳气偏虚。但少阴病寒化证，毕竟是以阳虚为主要病机。阳虚阴盛，故见厥冷、下利。四肢为诸阳之本，阳衰不能温煦，则见肢厥；阴寒内盛，脾失健运，不能腐熟水谷，则大便洞泄；阳虚气不化津则口渴；小便清长，舌淡苔白，皆为阴寒内盛之象。

2. 少阴热化证　指肾阴亏虚，心火亢盛所表现的证候。本证的临床表现以心烦不得眠，舌红咽干为特征。

邪入少阴，从阳化热，煎灼津液，不能上承，则口燥咽干；肾阴不足，水不济火，心火独亢，则心烦不寐；阴虚阳亢，邪热入营，故脉细数，舌尖红赤。

（六）厥阴病证

属于寒热错杂证，见于伤寒的后期阶段，为六经病之末，多由他经传变而成。本证的临床表现，以消渴、气上冲心、心中疼热、吐蛔为特征。

因厥阴为阴之尽，病情演变的极端不是极寒就是极热，阳并于上则上热，阴并于下则下寒，故表现为上热下寒。其中消渴、气上冲心、心中疼热，是邪入上焦，津伤热扰的上热表现；饥而不欲食，食则吐蛔，则为下焦虚寒、脾失健运的下寒表现。

二、卫气营血辨证

卫气营血辨证理论是清代温病学家叶天士结合《内经》及历代医家有关卫气营血的论述，创立的一种适用于外感温热病的辨证方法。卫气营血辨证旨在阐明温病病位的浅深层次、病变过程的先后阶段，确定证候类型及病变性质，以便指导临床治疗。

（一）卫分证

卫分证是温邪由口鼻而入，初犯人体肌表，卫气功能失调的证候。

主症　发热，微恶风寒，头痛，无汗或少汗，口微渴，苔薄白，舌边尖红，苔薄白，脉浮数为其特征。但不同性质温邪侵犯卫分，症状尚有差异，如卫分风热证有鼻塞、流涕、咽痛等；卫分燥热证有鼻咽干燥、咳嗽少痰等；卫分湿热证有身热不扬、头身重着、舌苔白腻等。

病机　温邪袭表，肺卫失宣，卫气与邪气相争则发热；卫阳为温邪所郁，肌肤失于温煦而恶寒；腠理开阖失职，则无汗或少汗；温邪阳热上犯，肺失宣降，气逆则咳嗽；上扰清窍则头痛；邪伤肺卫之表，津伤不重，故口微渴。

（二）气分证

气分证是指温邪入里，但未传入营血分，故既无恶寒表证，又无斑疹、舌绛等证候。

主症　壮热，不恶寒反恶热，多汗，口渴喜饮，尿赤，舌红，苔黄，脉洪大。

病机　邪入气分，气机被郁，正气奋起抗邪，邪正剧争，里热炽盛，故见壮热；温邪在里不在表，故但热不恶寒；里热亢盛，迫津外泄则多汗；热灼津伤，则口渴、喜冷饮、苔黄而燥；热盛血涌则见脉洪大。

（三）营分证

营分证是气分邪热不解，传入心营，或肺卫温邪乘心营之虚直陷心营。

主症　身热夜甚，口干不甚渴饮，心烦不寐，时有谵语，斑疹隐隐，舌红绛，脉细数。

病机　邪热深入营分，灼伤营阴，阴虚则身热夜甚、脉细数；营阴受热，扰神窜络，故心烦躁扰，甚则谵语；邪热蒸腾，营阴上荣于口，则口干不欲饮；热伤血络则斑疹隐隐；营热熏灼，则舌质红绛。

（四）血分证

血分证是指温邪深入血分，动血耗血，瘀热互结，是邪深热盛的结果。

主症　高热，神昏谵语，躁扰不安，吐血，衄血，便血，尿血，斑疹密集，颜色紫暗，舌质深绛。

病机　邪热灼伤血络，迫血妄行，血溢脉外故见出血表现；血为热搏，瘀热互结，则见斑疹紫赤，舌质深绛；血热内扰心神则神昏谵语，躁扰不安。

三、三焦辨证

三焦辨证是清代医家吴鞠通在《温病条辨》中提出的，以三焦为纲，病名为目，对外感温热病脏腑功能失调及损伤所产生的复杂症状进行辨证归纳的一种方法。三焦辨证有助于确定病变部位及深浅层次，确定病变类型及证候性质，为治疗原则提供依据。

三焦病变部位的划分，一般将手太阴肺、手厥阴心包划归上焦，此外胸、膈、头面及鼻咽等部位也属于上焦；中焦包括阳明胃、大肠及足太阴脾，胆腑等也在中焦范畴；下焦包括足少阴肾、足厥阴肝，小肠、膀胱也归属下焦。

（一）邪在上焦

温邪侵犯上焦一般为温病初期，邪在肺卫病变为初期或中期阶段，邪陷心包为中期或极期阶段。

1. **温邪犯肺**　肺合皮毛而统卫，开窍于鼻，温邪经口鼻入侵，首先犯肺，卫受邪郁则肺气失宣。症见发热，微恶风寒，咳嗽头痛，口微渴，舌边尖红，舌苔薄白欠润，脉浮数等。温邪侵袭，正邪相争，故发热；肺受邪乘，清肃失司，故咳嗽；肺气失宣，卫气不布，肌肤失于温煦，故微恶风寒；热邪伤津，故口渴。以发热，微恶风寒，咳嗽为本证辨证要点。

2. **邪热壅肺** 温邪由表入里，邪热壅肺，肺气郁闭。症见身热，汗出，咳嗽气喘，口渴，苔黄，脉数等。邪热壅盛，迫津外泄，耗伤津液则身热、汗出、口渴；肺气郁闭，故咳喘气促；气分热盛则苔黄、脉数。以身热，咳喘，苔黄为本证辨证要点。

3. **湿热阻肺** 症见恶寒，身热不扬，胸闷，咳嗽，苔白腻，脉濡缓等。湿郁卫表则恶寒；热为湿遏则身热不扬；湿热郁肺，肃降失司则胸闷、咳嗽；湿重热轻则见苔白腻，脉濡缓。以恶寒，身热不扬，胸闷咳嗽，苔白腻为本证辨证要点。

4. **邪犯心包** 邪犯心包因病因不同可分为邪陷心包和湿蒙心包两种证型。

（1）**邪陷心包** 指温邪内陷，心窍阻闭。症见身灼热，神昏谵语，肢厥，舌謇，舌绛等。热陷包络，扰乱神明，则神昏谵语；心窍为邪热阻闭，气血运行不畅，四肢不得温养，则肢冷，通常冷不过肘膝；营血受病则见舌质红绛。以神昏谵语，肢冷，舌绛为本证辨证要点。

（2）**湿蒙心包** 指湿热酿蒸痰浊，蒙蔽心包。症见身热，神志昏蒙，时清时昧，苔垢腻，舌质红或绛等。痰湿蔽窍，困扰心神，故神志昏蒙；湿热内阻，故苔垢腻。以神志昏蒙，时清时昧，苔垢腻为本证辨证要点。

（二）邪在中焦

温邪侵犯中焦多为温病的中期或极期阶段。

1. **阳明热炽** 热邪侵犯阳明胃腑，阳明气旺，邪正抗争，里热蒸迫，故症见壮热，大汗，心烦，面赤，口渴引饮，舌苔黄腻，脉洪大而数。以壮热，大汗，渴饮，脉洪大为本证辨证要点。

2. **阳明热结** 又称阳明腑实或热结肠腑，指邪热结聚于肠腑，与糟粕相搏，耗伤阴津，肠道传导失司。症见日晡潮热，神昏谵语，大便秘结，或热结旁流，腹部硬满疼痛，舌苔黄黑而燥，脉沉实有力等。阳明气旺于申酉时，午后阳明之气复得天时之助，与邪抗争，故日晡发热益甚；胃肠邪热上扰心神，故神昏谵语；热结津伤，传导失司，故大便秘结，或热迫津液旁流而下利稀水；肠道燥热与糟粕相搏，气机不畅，故腹部硬满疼痛；阳明热结，腑实津伤，则苔黄黑而燥。肠腑热结，则见脉沉实有力。以潮热、便秘，苔黄黑燥，脉沉实有力为本证辨证要点。

3. **湿热中阻** 湿热病邪困阻中焦脾胃，湿重热轻与湿轻热重证候不同。湿重热轻者，湿邪困脾，气机郁阻，症见身热不扬，胸脘痞满，泛恶欲呕，舌苔白腻或白厚或满布白苔，或白多黄少。湿遏热伏，郁于肌腠，故身热不扬；湿困太阴，气机受阻，故胸脘痞满；脾失健运，胃失和降，故泛恶欲呕，舌苔白腻。如湿渐化热或热重湿轻者，症见发热持续不退，且汗出不解，烦躁不安，脘腹痞满，恶心欲呕，舌苔黄腻或黄浊。里热炽盛，湿热相争，故高热不退，不为汗解；中焦湿热互结，脾胃升降失常，气机郁阻，则脘腹痞满；胃气上逆，则恶心呕吐；苔黄腻浊则为湿热互结，热重湿轻之象。但无论湿热孰轻孰重，仍以身热，脘痞，呕恶，苔腻为本证辨证要点。

4. **湿热积滞** 湿热积滞，搏结肠腑，导致肠道传导失司。症见身热，烦躁，汗出不解，呕恶，脘腹胀满，大便溏垢不爽，如败酱、如藕泥，舌赤，苔黄浊腻，脉滑数等。湿热熏蒸于肠腑则身热烦躁，汗出不解；湿热郁滞，阻结肠道，气机不利，传导失常，则脘腹胀满、大便溏垢不爽；热邪偏重则见舌赤、苔黄浊腻、脉滑数。以身热，脘腹满痛，大便溏垢不爽，苔黄浊腻为本证辨证要点。

（三）邪在下焦

温邪侵袭下焦，多为温病的后期阶段，一般呈邪少虚多之候。

1. 肾精耗损　温邪深入下焦，肾精耗损，脏腑失于滋养。症见低热不退，手足心热甚于手足背，神惫委顿，消瘦无力，口燥咽干，耳聋，舌绛不鲜、干枯而萎，脉虚等。肾精耗损，阴亏不能制阳，虚阳上亢，则见低热不退、手足心热；真阴枯竭，脏腑形体失于濡养，则神惫，消瘦无力，脉虚；肾精亏耗，不能上奉，则见耳聋，口燥咽干，舌绛不鲜。以手足心热，口燥咽干，舌绛不鲜，脉虚为本证辨证要点。

2. 虚风内动　肾精耗损，肝失涵养，致风从内生。症见神倦，肢厥，耳聋，五心烦热，心中憺憺大动，手指蠕动，甚或瘛疭，舌干绛而萎，脉虚。肝木依肾水滋养，真阴被灼，水亏木旺，筋失所养，则风自内生，出现手指蠕动，甚或瘛疭；肾水枯竭，不能上济心火，则见心悸、憺憺大动。以手指蠕动，甚或瘛疭，舌干绛而萎，脉虚为本证辨证要点。

第七节　传染病的治疗

一、西医治疗

（一）治疗原则

传染病的治疗目的主要为促进患者的康复，控制传染源，防止进一步传播。应坚持治疗与护理、隔离与消毒并重，一般治疗、对症治疗与病原治疗并重的综合治疗原则。

（二）治疗方法

1. 一般及支持治疗　一般疗法包括消毒、隔离、护理和心理治疗。消毒是通过物理、化学和生物学的方法，清除或杀灭体外环境中病原微生物的方法；隔离应依据所患传染病的传播途径和病原体排出方式与时间做不同的安排（参见附录三及四）。良好的护理可使患者安心休养，及时落实各项诊疗措施，提高战胜疾病的信心和治愈率。适当的营养，维持较好的水、电解质及酸碱平衡，增强患者体质和免疫功能等支持疗法，有助于改善患者的一般状况。

2. 病原治疗　亦称特异性治疗，是针对病原体的治疗，可通过清除病原体，达到根治和控制传染源的目的。常用药物有抗生素、化学制剂和血清免疫制剂等。针对细菌、真菌、螺旋体、立克次体等的药物主要为抗生素和化学制剂。针对病毒的药物，如干扰素、利巴韦林等，疗效仍不理想。各种针对某些毒素的免疫学制剂，如白喉抗毒素等疗效较好，但应进行皮肤敏感试验。原虫和蠕虫病常应用各种化学制剂进行病原治疗。

3. 对症治疗 不仅可以缓解患者症状，还可调整患者各系统功能，以保护重要脏器的功能，使损伤降至最低程度。根据病情需要可采用物理降温、脱水降颅压、纠正心力衰竭、改善微循环、糖皮质激素疗法等，均能促进患者的康复。

4. 康复治疗 某些传染病，如流行性乙型脑炎、脊髓灰质炎等可引起后遗症，为促进机体功能的恢复，需要采取理疗、高压氧、康复锻炼等疗法。

二、中医治疗

（一）治疗原则

1. 审证求因，审因论治 是中医治疗温病及其他疾病的原则。传染病主要因六淫、疠气等所致，应辨明病因，对因论治。

2. 分析病机，确定治法 传染病的病机演变过程实际是病邪与正气相互斗争的过程，正胜则邪却，正虚则邪陷，应根据其病机变化确定治法，合理应用祛邪与扶正的方法。

3. 辨证与辨病相结合 温病是根据疾病卫－气－营－血传变规律及三焦理论进行辨证论治，伤寒则遵循六经辨证，但同时应借鉴现代科学的研究成果，结合辨病治疗的方法，来完善中医诊疗体系。

（二）治疗方法

传染病依据病变的证候表现、病因、病机采用适宜的治疗方法。常用治法如下：

1. 解表法 解表法具有疏泄腠理，透邪外出，泄热解表的作用。按临床主证的不同可分以下几种：

（1）疏风清热 适用于风热病邪初袭肺卫者，症见发热，微恶风寒，口微渴，无汗或少汗，舌边尖红，苔薄白等。代表方剂如银翘散、桑菊饮等。

（2）疏风散寒 适用于风寒袭表者，症见发热恶寒，头痛无汗，心烦，口渴，脘痞，舌红苔腻等。代表方剂如荆防败毒散、麻黄汤、葱豉汤等。

（3）解表化湿 适用于湿温初起，邪郁肌表者，症见恶寒，头重如裹，身体困重，汗出胸痞，苔白腻，脉濡缓等。代表方剂为藿朴夏苓汤。

（4）清肺润燥 适用于秋燥初起，燥热侵袭肺卫者，症见发热，微恶风寒，头痛，口咽干燥，咳嗽少痰，舌红苔薄白等。代表方剂为桑杏汤。

2. 清气法 清气法具有清泄气分邪热，解除气分热毒的作用。分以下几种：

（1）轻清宣气 适用于温邪初入气分者，症见身热微渴，心中烦闷不舒，苔薄黄，脉数等。代表方剂如栀子豉汤。

（2）辛寒清气 适用于热盛阳明，里热蒸迫者，症见壮热烦渴，汗出，苔黄燥，脉洪大等。代表方剂为白虎汤。

（3）清热泻火　适用于邪蕴气分，郁而化火者，症见身热口渴，烦躁不安，口苦咽干，小便黄赤，舌红苔黄，脉数等。代表方剂如黄芩汤或黄连解毒汤。

3. **和解法**　具有和解疏泄，宣通气机的作用，该法适于半表半里证。

（1）和解少阳　适用于热郁少阳，胃失和降者，症见寒热往来，口苦喜呕，胸脘闷痛，烦渴溲赤，舌红苔黄腻，脉弦数等。代表方为小柴胡汤或蒿芩清胆汤。

（2）分消走泄　适用于痰热湿浊阻遏三焦，气化失司者，症见寒热起伏，汗出不解，胸痞腹胀，尿短，苔腻等。代表方为温胆汤。

（3）开达膜原　适用于邪伏膜原，表里之气失和者，症见寒甚热微，脘痞腹胀，身痛肢重，舌红绛或紫绛，苔白厚腻如积粉等。代表方为达原饮。

（4）和解截疟　适用于疟疾寒热往来，休作有时者，症见寒战壮热，休作有时，头痛面赤，口渴引饮，舌红，苔薄白或黄腻，脉弦等。其代表方为柴胡截疟饮。

4. **化湿法**　具有宣通气机，运脾和胃，通利水道等化湿泄热的作用。

（1）芳香化湿　适用于湿温初起者，症见身热不扬，午后热甚，或微恶寒，汗出不解，胸脘痞闷，小便短少，舌苔白腻，脉濡缓等。代表方为三仁汤。

（2）温运化湿　适用于湿浊困脾，健运失司者，症见脘腹胀闷，纳呆，恶心欲呕，渴不多饮，便溏不爽，肢体困重，舌淡，苔腻，脉沉滑。

（3）燥湿泄热　适用于湿郁化热，湿热遏伏中焦者，症见身热汗出而不解，口渴不多饮，脘腹胀满，泛恶欲呕，舌苔黄腻，脉濡数等。代表方为王氏连朴饮。

（4）分利湿邪　适用于湿热郁阻下焦，膀胱气化失司者，症见小便短少，甚则不通，热蒸头胀，渴不多饮，苔白腻等。代表方为茯苓皮汤。

5. **通下逐邪法**　用于肠腑实邪结聚，湿热积滞搏结肠中。

（1）通腑泄热　适用于热入阳明，内结肠腑者，即阳明腑实证，症见潮热便秘或热结旁流，时有谵语，腹部胀满或硬痛拒按，苔黄燥或焦黑起刺，脉沉实等。代表方为大承气汤、调胃承气汤。

（2）导滞通便　适用于湿热积滞阻结肠道者，症见身热，脘腹痞满，恶心欲呕，便溏不爽，色黄如酱，苔黄垢浊腻等。代表方为枳实导滞汤。

（3）通瘀破结　适用于温邪瘀热，蓄于下焦者，症见发热，少腹硬满急痛，小便自利，大便秘结，或神志如狂，舌质紫绛或有瘀斑，脉沉实等。代表方为桃仁承气汤。

（4）增液通下　适用于阳明热结，阴液亏虚者，症见身热不退，大便秘结，口干唇裂，舌苔焦燥，脉沉细等。代表方为增液承气汤。

（5）逐水法　适用于水饮停聚胸腹，体质壮实，症见心下痞硬，干呕短气，头痛目眩，肢体浮肿，尤以下半身肿甚，腹胀满闷，小便不利，苔滑，脉沉弦等。代表方为十枣汤。

6. **清营凉血法**　用于热入营血，营热或血热炽盛之证。

（1）清营泄热　适用于邪入营分，郁热伤阴者，症见身热夜甚，心烦时有谵语，斑疹隐隐，舌质红绛等。代表方为清营汤。

（2）凉血散血　适用于热入血分，热毒炽盛，络伤动血者，症见灼热躁扰，甚则昏狂谵妄，斑疹密布，吐血，衄血，舌紫绛或有瘀斑等。代表方为犀角地黄汤。

（3）气营（血）两清　适用于邪在气营，而气热炽盛，气血两燔者，症见壮热口渴，烦扰不寐，舌绛苔黄，或神昏谵妄，斑疹密布，出血，舌紫绛，苔黄燥或焦黑等。代表方为化斑汤、清瘟败毒饮。

7. 开窍法　用于邪入心包或痰蒙清窍之证。

（1）清心开窍　适用于热入心包，机窍闭阻，神昏谵语者，症见神昏谵语或昏聩不语，身热肢厥，舌质红绛，脉细数等。代表方为安宫牛黄丸、紫雪丹或至宝丹等。

（2）豁痰开窍　适用于湿热熏蒸，痰蒙清窍者，症见神识昏蒙，时清时昧，时有谵语，舌苔黄腻或白腻，脉濡滑或数等。代表方为菖蒲郁金汤。

8. 息风法　用于热盛动风或阴虚生风之证。

（1）凉肝息风　适用于温邪热炽，肝风内动者，症见灼热躁扰，四肢拘急，甚则角弓反张，口噤神昏，舌红苔黄，脉弦数等。代表方为羚角钩藤汤。

（2）滋阴息风　适用于温病后期，真阴亏损，肝风内动者，症见低热，手足蠕动，甚则瘛疭，肢厥神疲，舌干绛而萎，脉虚细等。代表方为大定风珠、三甲复脉汤。

9. 滋阴生津法　用于温病后期邪热渐退，耗伤阴液之证。

（1）滋养肺胃　适用于气分热邪渐退，肺胃阴液未复或肺胃津伤者，症见干咳少痰或无痰，口咽干燥，或干呕不欲食，舌红少苔等。代表方为沙参麦冬汤或益胃汤。

（2）增液润肠　适用于津枯肠燥而便秘者，症见大便数日不下，口干咽燥，舌红而干等。代表方为增液汤。

（3）益气养阴　适用于邪热耗伤真阴，气阴两伤者，症见低热不退、手足心热甚于手足背，颧红，口干咽燥，神疲或心中憺憺大动，舌绛少苔或干绛而萎，脉虚细或结代等。代表方为加减复脉汤。

10. 固脱法　用于气阴外脱或亡阳厥脱之证。

（1）益气敛阴　适用于气阴两伤，正气欲脱者，症见身热骤降，汗多气短，体倦神疲，少苔，脉散大无力。其代表方为生脉散。

（2）回阳固脱　适用于阳气暴脱者，症见四肢厥冷，大汗淋漓，神疲倦卧，面色苍白，舌淡苔润，脉微细欲绝等。其代表方为参附汤、参附龙牡汤。

11. 外治法　中医治疗温病还有外洗、灌肠、敷药、吹喉、针灸、推拿等外治法。其原理是在中医整体观和辨证论治原则指导下，通过皮肤、诸窍、腧穴等给药方式来治疗温病的一些证候，具有退热消肿、止痛解毒、醒神开窍等作用，起效迅速、使用方便、安全可靠，与内治法的作用相辅相成。例如外洗可达散热、透疹和托毒外出的目的；灌肠对慢性菌痢、肾综合征出血热急性肾衰竭疗效较好；清热解毒的药物外敷治疗温病发热疗效显著；辛窜芳香药物应用搐鼻法对于温病热入心包者有开窍醒神之效；针灸、推拿可促进某些后遗症的恢复。需注意的是，使用这些外治法注意辨证论治，了解禁忌证，掌握好药量、治疗时间和使用方法等。

第八节　传染病的预防

传染病的预防是一项艰巨的工作，及时报告和隔离患者是临床工作者不可推卸的责任。此外，还应针对构成传染病流行过程的三个基本环节采取综合性措施，依据各种传染病的特点，对传播的关键环节采取适当的预防措施，防止传染病的进一步传播。

一、管理传染源

传染病报告制度是早期发现、控制传染病的重要措施，应严格遵守。根据《中华人民共和国传染病防治法》，将法定传染病分为甲、乙、丙3类共39种。

甲类传染病：鼠疫、霍乱。为强制管理的传染病，城镇要求发现后2小时内、农村不超过6小时，通过传染病疫情监测信息系统上报。

乙类传染病：传染性非典型肺炎（严重急性呼吸综合征）、艾滋病、病毒性肝炎、脊髓灰质炎、人感染高致病性禽流感、麻疹、流行性出血热、狂犬病、流行性乙型脑炎、登革热、炭疽、细菌性和阿米巴性痢疾、肺结核、伤寒和副伤寒、流行性脑脊髓膜炎、百日咳、白喉、新生儿破伤风、猩红热、布鲁菌病、淋病、梅毒、钩端螺旋体病、血吸虫病、疟疾。为严格管理的传染病，城镇要求发现后6小时内、农村于12小时内上报给当地疾病控制部门。卫生部2009年4月30日发布2009年第8号公告，明确将甲型 H_1N_1 流感（原称人感染猪流感）纳入传染病防治法规定管理的乙类传染病，并采取甲类传染病的预防、控制措施。

丙类传染病：流行性感冒、流行性腮腺炎、风疹、急性出血性结膜炎、麻风病、流行性和地方性斑疹伤寒、黑热病、包虫病、丝虫病，除霍乱、细菌性和阿米巴性痢疾、伤寒和副伤寒以外的感染性腹泻病，手足口病。为监测管理的传染病，要求发现后24小时内上报。

对乙类传染病中传染性非典型肺炎、炭疽中的肺炭疽、甲型 H_1N_1 流感和人感染高致病性禽流感采用甲类传染病的预防和控制措施。

早期隔离是防止传染病蔓延的必要措施。对传染病的接触者，应根据具体情况采取检疫措施、密切临床观察，并予药物预防或预防接种。有关接触者检疫期或观察期参阅附录四。

二、切断传播途径

对于消化道传染病、虫媒传染病和寄生虫病，切断传播途径是起主导作用的预防措施，主要包括隔离和消毒。隔离是防止病原体向外扩散的有效医疗措施，包括严密隔离、呼吸道隔离、消化道隔离等多种类型；消毒也是切断传播途径的重要措施，狭义的消毒指消灭污染环境的病原体，广义的消毒则指消灭传播媒介（杀虫）及污染环境的病原体。

三、保护易感人群

保护易感人群的重要措施是提高人体免疫力，包括特异性和非特异性两个方面。加强营养，锻炼身体，可以提高机体的非特异性免疫力；而预防接种可提高人群的主动或被动特异性免疫力。接种疫苗、菌苗及类毒素可使机体对病毒、细菌和毒素产生特异性主动免疫；接种抗毒素、丙种球蛋白或高效价免疫球蛋白可使机体产生特异性被动免疫。具体接种方法见附录五。

四、中医预防方法

中医学在治疗上历来以防重于治。《素问·四气调神大论》中提出："圣人不治已病治未病；不治已乱治未乱。"所谓"治未病"，可以概括为"未病先防"与"既病防变"两方面的内容。古代医家强调无病早防的理论充分表明了当时对于疾病预防的深刻认识。历代医家对传染病的传染性及流行性均有了进一步的理解，并采取了一系列积极有效的预防方法。运用中医中药预防传染病的方法主要有以下几个方面：

（一）培固正气，强壮体质

《内经》云："正气存内，邪不可干。""邪之所凑，其气必虚。"因此，保证机体正气充足，便不易感受温邪，即使感邪亦不会发病，发病也易于治愈。未病之人需顺应四时调节饮食起居、锻炼身体、避免劳逸过度，以增强体质，颐养正气，提高机体抗病能力，同时调养精神，不为七情所伤，适应客观环境，避免致病因素的侵害，以防止疾病的发生。

（二）防止病邪侵害

1. 顺四时，谨防六淫之邪侵害　顺应四时气候变化，注意"虚邪贼风，避之有时"。

2. 避疫毒，谨防疠气之染　对于传染性温病患者及时进行隔离，对其衣物及生活用品等接触物严格消毒；依据感受途径的不同，对传染性温病采用不同的措施阻断其传播途径。

3. 预防病从口入　注意饮食卫生，防止环境、水源和食物污染，纠正不良饮食、卫生习惯。

（三）阻截潜证，防止病邪深化

各种疾病都有发病前的潜证阶段，尽管是轻微的、不规律的、短暂的，但可能是某些疾病的早期信号，往往与疾病的发生有特定的联系，根据潜证与疾病发生的内在联系和各种疾病的潜证规律，及早采取预防和阻截措施，防止疾病进展。此外，人体"五脏相通，移皆有次，五脏有病，则各传其所胜"，主张根据其传变规律，实施预见性治疗，以控制其病理传变。据此清代医家叶天士提出了"务在先安未受邪之地"的防治原则。

（四）预施药物

在传染病流行季节，可通过熏蒸、滴喷、服用中药或进食某种食物等方法，对易感人群进行防护，防止染病。传统药物预防：如用紫金锭溶化滴鼻，以预防瘟疫；用苍术、雄黄等烟熏室内，以消毒防病；用人痘接种法，以预防天花。近代新法预防：如用贯众、板蓝根或大青叶预防流感；用紫草根、苎麻根等预防麻疹；用茵陈、栀子、黄皮树叶等预防肝炎；用马齿苋、大蒜或茶叶等预防痢疾及其他消化道疾病；服紫苏叶、甘草、生姜预防食物中毒等。中药环境预防：用单味药或复方药作为熏剂或水剂灭杀害虫等，其中单味药有苦参、威灵仙、百部、石菖蒲、龙葵草、土荆芥、蓖麻叶、苦楝子、桃叶、核桃叶、番茄叶、苦楝、蒺藜、艾蒿、白鲜皮、苍耳草、皂荚、辣椒、浮萍等。

（五）瘥后防复

疾病刚刚痊愈，尚处于恢复期，脾胃之气未复，正气尚虚，如调养不当，极易旧病复发或滋生他病。因此，需慎防过劳，常以补虚调理为主，若余邪未尽则以祛邪为主，或可依正气之强弱，兼顾补益与祛邪之法，以防复发。

第二章　朊毒体病

　　朊毒体病（prion diseases）是一组由朊毒体引起的致死性神经系统退行性疾病，亦称朊病毒病或蛋白粒子病。朊毒体（prion）不同于至今发现的以核酸复制为遗传基础的任何病原微生物，其本质为由正常宿主细胞基因编码的构象异常蛋白质，即朊毒体蛋白（prion protein，PrP）。朊毒体病的发生与朊毒体蛋白的异常代谢及由此所引起的 PrP 在中枢神经系统的积聚有关。已发现的人朊毒体病主要有以下几种：库鲁病（Kuru disease）、克雅病（Creutzfeldt – Jakob disease，CJD）、新变异型克雅病（new variant Creutzfeldt – Jakob disease，nvCJD），格斯特曼综合征（Gersrmann – Straussler – Scheinker syndrome，GSS）以及致死性家族性失眠症（fatal familial insomnia，FFI）。朊毒体病具有以下基本特征：①潜伏期长，可达数年至数十年。②多为中年以上发病。③主要病理学改变为中枢神经系统退行性变。④主要临床表现为痴呆、行为异常、共济失调、自主神经功能障碍，病变可持续进展而致死。

　　中医学依据其证候特点，可将本病归属于"颤证"、"风症"范畴。

【病原学】

　　朊毒体，又译为普里朊、蛋白质感染因子、蛋白侵染子等，是一类不含核酸而仅由蛋白质构成的可自我复制并具感染性的亚病毒因子。对于使核酸失活的物理方法如煮沸、紫外线照射、电离辐射等和化学方法如水解和酶切等均不能致朊毒体失活，而能使蛋白质消化、变性、修饰失活的胰蛋白酶、尿酸、氨基酸化学修饰剂等均能致朊毒体失活。其他高压蒸汽灭菌法（132℃ 60 分钟）、化学试剂（如 10% 次氯酸钠溶液浸泡 1 小时以上或 1mol/L 氢氧化钠浸泡 30 分钟，反复 3 次）、异硫氰酸胍溶液等可灭活朊毒体。

　　PrP 系一种单基因编码的糖蛋白，相对分子量为 33~35kD，由 253 个氨基酸组成。人类编码 PrP 的基因（PRNP）位于第 20 号染色体短臂上，PRNP 基因变异与家族易感性朊毒体病（GSS，FFI）存在密切联系。PrP 有两种异构体，为 PrP^C 和 PrP^{SC}，PrP^C 存在于正常中枢神经细胞表面，PrP^{SC} 是它的致病性异构体，PrP^C 和 PrP^{SC} 有相同的氨基酸序列，本质差别在于构象的差异，PrP^C 有 42% 的 α 螺旋和 3% 的 β 折叠，而 PrP^{SC} 约有 3% 的 α 螺旋和 42% 的 β 折叠，结果导致两者化学性质和生物学作用明显不同。朊毒体的增殖方式尚未完全清楚，目前多数认可 Prusiner 等提出的假说，即 PrP^{SC} 与正常组

织中存在的 PrP^C 结合形成 PrP^{SC} – PrP^C 杂合二聚物，然后以 PrP^{SC} 自身为模板诱导 PrP^C 的立体构象转变成 PrP^{SC}，由此产生的 2 个 PrP^{SC} 又可作为模板再结合 2 个新的 PrP^C，生成 4 个 PrP^{SC}，如此反复，使 PrP^{SC} 呈指数倍数增长。

【流行病学】

1. 传染源　目前已知的人类朊毒体病，部分是传染性疾病，如库鲁病及医源性克雅病，感染朊毒体的动物和人是本病的传染源；部分为遗传性疾病，如家族性克雅病、格斯特曼综合征及致死性家族性失眠症。

2. 传播途径

（1）消化道传播　通过进食含有朊毒体的宿主组织和加工物如动物肉骨粉饲料、牛骨粉汤而感染。

（2）医源性传播　使用受朊毒体污染的手术器械、脑垂体生长激素、促性腺激素和器官移植（硬脑膜、角膜、脊髓等）而感染。

（3）其他　由于 PrP 基因突变使 PrP^C 转变成 PrP^{SC}，朊毒体病可以遗传方式获得而呈家族性。有报道输血或血制品发生新变异型克雅病。朊毒体存在变异和跨种族感染，具有大量的潜在感染来源，主要为牛、羊等动物，未知的潜在宿主可能很广，传播的潜在危险性不明。

3. 易感人群　人群普遍易感，感染朊毒体后尚未发现保护性免疫的产生。

4. 流行特征

（1）库鲁病　20 世纪 50 年代，库鲁病被发现在巴布亚 – 新几内亚高原的土著人群中流行，其感染方式与当地的土著民族食用已故亲人的内脏和脑组织以示对死者尊敬的宗教习俗有关。该国通过法律手段禁止食用人脑，随着这一习俗的废除，目前罕有该疾病的发生。

（2）格斯特曼综合征　较少见，年发病率为 1～10 例/1 亿人，多发生于中年人（平均 43～48 岁），亦可见老年病例报道。

（3）克雅病　由于 1920 年 Creutzfeldt 及次年 Jakob 最早描述此类患者，为纪念他们，本病称之为"Creutzfeldt – Jakob disease"（克雅病）。克雅病是最常见的人朊毒体病，在世界范围内呈散发性，年发病率约为百万分之一，我国亦有病例报道。

（4）致死性家族性失眠症　最早见于意大利，至今，全世界共报道 27 个家系 82 例患者，多见于中年人（平均 35～61 岁）。近年来我国亦有个别病例报道。

（5）新变异型克雅病　是 1996 年出现在英国的一种新型人类传染性海绵状脑病。随着近年生物化学、神经病理学等实验证实 nvCJD 与牛海绵状脑病（bovine spongiform encephalopathy，BSE）即疯牛病（mad cow disease，MCD）密切相关，属人兽共患病。我国虽然目前尚未发现此病，但 20 世纪 80 年代曾从英国等欧洲国家引进种羊以及以羊、牛为原料的生化药品、试剂等（包括胎牛血清、小牛胸腺、羊胎素等），故我国亦存在发生该病的风险。

【病机病理】

1. 西医发病机制和病理　朊毒体病的发病机制尚不十分清楚。目前认为朊毒体本身可自体外进入或因遗传变异自发产生，朊毒体可经口、注射或外科手术进入人体，可在单核－吞噬细胞系统复制然后经神经、脊髓或血液扩散。朊毒体致病的始动环节是 PrP^C 转化为 PrP^{SC}，使 PrP^{SC} 在中枢神经系统大量聚集。然而 PrP^{SC} 如何导致神经细胞损伤有待阐明。有关研究提示：PrP^{SC} 有神经细胞毒性，可引起神经细胞的凋亡；PrP^C 是可溶性的，转化为不可溶的 PrP^{SC} 后，于脑组织内沉淀形成淀粉样斑块导致神经损害；PrP^C 与铜原子结合形成的复合物具有类似超氧化物歧化酶（superoxide dismutase，SOD）的活性，当 PrP^C 变构为 PrP^{SC} 后导致 PrP^C 缺乏，使神经细胞 SOD 活性下降，从而对超氧化物等所造成的氧化损伤的敏感性增加，并可使神经细胞对高谷氨酸和高铜毒性的敏感性增加、淀粉样斑块形成和神经细胞空泡变性，但几乎无白细胞浸润等炎症或免疫反应。病理损伤可出现在大脑皮层、豆状核、尾状核、丘脑、海马、脑干和脊髓等多个部位，这些空泡改变使得脑组织似海绵样，故而朊毒体病亦称"传染性海绵状脑病"。

2. 中医病因病机　本病的发生与脑髓、肝、脾、肾等脏器相关。若其中一脏器或多个脏器功能受损，筋脉肌肉失养和/或失控，则致头身肢体不协调、不自主地运动而为颤证。本病主要病理因素为虚、风、痰、火、瘀。

（1）髓海不足　久病或年迈，肾精渐亏；或劳欲太过，饮酒无度；或药物所伤，或七情内伤；或年少禀赋不足，使肾气不足，肾精亏耗，肾水不能滋养肝木，筋脉失濡，木燥而生风，肾水不能上济心火，脑髓不足，神机失养，筋脉肢体失主而成颤振。

（2）气血亏虚　嗜食生冷肥甘，或思虑伤脾；或劳倦过度，致心脾受损，中焦失于运化，气血生化乏源，则气虚血少，阳弱阴亏。心主血脉，脾主四肢，头为诸阳之会，脑为髓海，气血不足，筋脉肢体失于濡养，血虚则髓海失充，神机受累，筋脉肢体失司失控而发本病。

（3）风阳内动　素体阴虚，水不涵木，风阳内动，筋脉失养；或因情志郁怒伤肝，气机不畅，阳气内郁化热生风而致肢体颤动震掉或拘急强直，诱发本病。

（4）痰热动风　痰湿体质，或因脾肾亏虚，水津运化失常，痰浊内生，郁久而化热生风；也有因外感风湿热毒，邪留于心，伤及肺脾，心不主五脏，肺失通调，脾失转输，生痰化热，热极动风；或五志过极，木火亢盛，克制脾土，土虚不运，酿湿成痰；或阴虚火旺，炼液成痰。风火痰热流窜于经络，散于四肢，困扰神机，筋脉失司失控，形成本病。

（5）瘀血夹风　年老体弱，气血亏虚，气虚则血行不畅，日久成瘀；或阴虚火旺，凝血致瘀；或外伤瘀血阻滞脉道，气血不能充养髓海，经脉肢体失养而致拘急颤抖。

【临床表现】

1. 库鲁病　潜伏期 4~30 年，呈亚急性、进行性小脑和脑干退行性病变，早期智力正常，后期则出现痴呆。多见于妇女和儿童，临床表现分为四期：

（1）前驱期　起病隐匿，仅有头痛及关节疼痛。

（2）早期/能走动期　表现为进行性小脑共济运动失调、姿势不稳，伴随躯干、肢端和头部震颤，开始出现语言障碍，病初能从事日常活动和工作，随疾病进展，行走困难逐渐加重。

（3）久坐期　患者丧失行走能力，震颤和共济失调加重，出现肌阵挛、手足舞蹈样运动。情感不稳定，大部分有欣快感，亦可为抑郁、思维迟缓，但无严重痴呆。

（4）终末期　严重痴呆、小脑型言语障碍和无法起床是进入该期的标志，最后出现吞咽困难、聋哑、大小便失禁、对刺激无反应、压疮等，常在起病后 9～24 个月内因合并坠积性肺炎或严重营养不良而死亡。

2. 格斯特曼综合征　是一种罕见的常染色体显性遗传家族性神经变性疾病，病变为小脑、大脑和基底核海绵状变性，显著的淀粉样斑块沉积，合并脊髓小脑束和皮质脊髓束变性。发病年龄 19～66 岁，平均 40 岁，发病及进展缓慢，小脑退行性变表现伴不同程度的痴呆为本病特征，病初主要表现为小脑性共济失调等病证，可伴有帕金森征、锥体束征和锥体外系征、耳聋及失明，最终在晚期出现痴呆。病程持续 2～10 年，无周期性改变。无特效治疗。

3. 致死性家族性失眠症　是罕见的常染色体显性遗传病，发病年龄 18～61 岁，病程 7～36 个月，临床特征为进行性睡眠障碍，失去正常生理节律的睡眠模式，失眠是其早期症状，总睡眠时间不断减少，严重者一昼夜睡眠不超过 1 小时，伴有注意力不集中、思维混乱。随疾病进展可伴自主神经功能障碍、锥体束征、小脑体征和肌阵挛等，痴呆少见。FFI 是朊毒体病中唯一可出现家族性自主神经功能异常和内分泌失调的疾病，前者包括多汗、体温过高、心动过速和高血压，后者包括促肾上腺皮质激素分泌下降、糖皮质激素分泌增多，生长激素、褪黑素和催乳素分泌失去正常昼夜变化规律。

4. 克雅病　是最常见的人类朊毒体病，快速进行性智力退化和肌阵挛是其最重要的两个临床特征。潜伏期 1.5～10 年，长者达 40 年以上。快速进行性智力退化可表现为痴呆、行为异常，其中痴呆呈进行性发展，注意力、记忆力和判断力障碍是常见的早期症状；肌阵挛，受惊易诱发，90% 以上的患者在病程某一阶段出现，但在疾病早期或晚期如痴呆症状较明显时，可无肌阵挛；小脑共济失调，约半数的患者出现锥体外系症状如运动功能减退和小脑性症状如眼球震颤、共济失调；运动性失语；部分患者还可出现视野缺损、皮质盲和视觉丧失等。患者最终死于感染或中枢神经系统衰竭。患者大多在起病 7～9 个月后死亡。

5. 新变异型克雅病　与克雅病比较，其特点为：发病年龄轻，多在 30 岁以下；病程较长，进展较慢，神经病理改变不同（肌电图及脑电图大多正常；神经病理表现为海绵状病变中心嗜酸性而周边苍白的广泛淀粉样斑块）。临床表现以感觉障碍（如感觉迟钝和脸、手、足甚或半侧肢体痛觉减退）和精神症状（如抑郁、情感淡漠、焦虑及精神分裂）为主；与克雅病不同，在疾病发展最慢的患者，精神症状和感觉异常可存在于较长的前驱期。一旦出现神经系统症状（通常是共济失调），疾病则迅速进展，出现认知障碍、运动失调或减少、无反应、缄默等症状。

【实验室及其他检查】

1. 脑脊液　脑脊液的常规和生化检查无特异性改变。脑蛋白 14－3－3 是一种神经元蛋白，存在于正常脑组织中，而正常脑脊液中不存在。当感染朊毒体后，大量脑组织被破坏，脑蛋白 14－3－3 漏于脑脊液中，其含量与脑组织破坏程度成正比，研究表明脑脊液 14 – 3 – 3 蛋白阳性率与该病诊断符合率达 92%。

2. 脑电图 不同时期，脑电图改变不尽相同，可出现特征性的周期性尖锐复合波，具有辅助诊断价值。

3. 头部 CT、MRI 通常头颅 CT、MRI 在早期无异常。病情进展至中晚期可见皮质萎缩，头颅 CT、MRI 可排除中风、颅内血肿和出血、原发性和转移性脑肿瘤等其他各种局灶性脑病，有助于临床诊断。

4. 脑组织病理学 尸检或者脑组织切片检查，可发现脑组织呈现海绵样改变，如空泡形成、淀粉样斑块、神经细胞脱失、胶质细胞增生等，极少伴白细胞浸润，对本病的临床诊断具有较大的价值。

5. PrP^{SC}检测 目前被认为是确诊朊毒体病的金标准。

（1）免疫组化 可直接显示脑、淋巴网状组织等处 PrP^{SC} 的存在，对于确诊朊毒体病具有较高的临床诊断价值。但由于朊毒体在体内蓄积的速度非常缓慢，早期的免疫组化对 PrP^{SC} 的检出率较低。近年应用免疫组化技术在阑尾和扁桃体活检标本中检测到 PrP^{SC}，有助于生前诊断新变异型克雅病。

（2）蛋白印迹法 是一种简单而敏感的检测方法，该方法不受组织自溶的影响，尤其能在病理学结果阴性或含糊的情况下检测出 PrP^{SC}，具有早期诊断的价值。2000 年 1 月起联合国已将其作为诊断可疑疯牛病或羊瘙痒症的法定方法。

（3）酶联免疫吸附实验 用单克隆抗体检测组织或体液中是否存在 PrP^{SC}，该方法与其他方法相比灵敏度高、特异和重复性都很好，且无放射污染，可定量测定和自动化等优点，非常适合大批量标本的普查筛选工作。

6. 分子生物学 从患者外周血白细胞提取 DNA 来对 PrP 进行分子遗传学分析，可诊断家族性的朊毒体疾病。

【诊断与鉴别诊断】

朊毒体病的生前诊断较为困难，绝大部分病例死后经病理检查才获确诊。

1. 诊断依据

（1）流行病学资料 接受过植入性电极脑电图或神经外科手术史；使用过垂体来源激素；供者被发现有朊毒体疾病的器官移植受者；有朊毒体病家族史等。这些资料有助于诊断朊毒体疾病。

（2）典型临床表现 朊毒体病本质上均为中枢神经系统的进行性退行性疾病，具有相似的临床表现，如共济失调、渐进性的痴呆及肌阵挛等。但不同的朊毒体病也有各自的一些特点，如散发性克雅病多先有痴呆后有共济失调，新变异型克雅病发病年龄较轻，库鲁病震颤明显，先有共济失调后再出现痴呆，致死性家族性失眠症以进行性加重的顽固失眠为特征。

（3）实验室检查 特征性的脑电图改变、脑脊液中 14 – 3 – 3 蛋白阳性和病理学检查有重要的辅助诊断价值。结合临床表现，如有脑组织的海绵状改变，可做出朊毒体病的临床诊断；若通过免疫组织化学或分子生物学检验证实患者脑组织中 PrP^{SC} 的存在，则能确立朊毒体病的诊断。PRNP 基因检测有助于家族性朊毒体病的诊断。

WHO 散发性克雅病的诊断标准：①疑似病例诊断标准：进行性痴呆；肌阵挛，视觉或小脑性障碍，锥体束或锥体外束功能障碍，运动不能或缄默；病程中典型的脑电图改变，和/或 2 年内死亡并且脑脊液中 14 - 3 - 3 蛋白阳性；常规检查未提示其他诊断。出现上述临床特征 4 项中的 2 项以上。②确诊标准：除需要以上 4 项均符合外，还需有以下神经病理学指标 5 项中的 1 项以上：神经元丢失，胶质细胞增生，海绵状退行性变，或脑组织免疫组化 PrP^{SC} 阳性斑块；预先用蛋白激酶 K 处理（消除正常 PrP^{C} 反应）后，染色见 PrP^{SC} 阳性；预先用蛋白激酶处理后，脑组织行组织印迹见 PrP^{SC} 阳性；患者脑组织注射到实验动物后可引起特征性神经退行性疾病；检测到 PRNP 基因突变的存在。

2. 鉴别诊断　本病主要需与其他非朊毒体感染所致的中枢神经系统疾病，如阿尔茨海默病、多发性硬化症等疾病鉴别，其鉴别的关键在于这类中枢神经系统疾病的脑组织无海绵样改变，也无 PrP^{SC} 阳性。

【预后】

朊毒体病潜伏期长、病程短，发病后进展快，持续性加重，多在数月至 1 年内死亡，无特效疗法，预后极差。

【治疗】

1. 治疗原则　迄今为止，西医对朊毒体病尚缺乏特效治疗，主要措施为对症、支持治疗以减轻症状。金刚烷胺、阿糖腺苷等可以稳定或改善病情的个别报道，尚待进一步证实。阿昔洛韦、干扰素和两性霉素 B 对人朊毒体病无明显效果。

中医治疗本病注意辨病与辨证相结合，当以滋养肝肾、清热化痰、平肝息风为基本原则。

2. 中医辨证论治

（1）风阳内动

证候　头部或肢体摇动、颤抖，不能自主，伴有眩晕耳鸣，头痛头胀，肌肉强直，烦躁易怒，腰膝酸软，尿黄便秘，舌红苔黄，脉弦细数。

治法　平肝潜阳，滋阴息风。

方药　天麻钩藤饮加减（天麻、钩藤、石决明、代赭石、生龙牡、生地、白芍、杜仲、牛膝、栀子、黄芩、益母草）。肝火偏盛，焦虑心烦，加龙胆草、夏枯草；颤动不止者，加僵蚕、全蝎。

（2）痰热动风

证候　神呆懒动，头或肢体震颤尚能自制，胸脘痞满，口苦口黏，头晕或头沉，小便短赤，大便秘结或数日不行，舌质红或暗红，舌苔黄或黄腻，脉弦滑数。

治法　清热化痰，平肝息风。

方药　黄连温胆汤合羚角钩藤汤加减（水牛角、钩藤、桑叶、菊花、川贝、生地、白芍、茯苓、黄连、竹茹、半夏、胆星、枳实）。胸闷呕恶，痰涎多，加白芥子、皂角；震颤较著加珍珠母、僵蚕、全蝎。

（3）气滞血瘀

证候 头部或肢体摇动、颤抖，易激惹，善太息或妄思离奇，胸胁满闷，不思饮食，舌质淡暗或有瘀点瘀斑，苔薄白，脉弦或细涩。

治法 理气活血，通络息风。

方药 血府逐瘀汤加减（柴胡、枳实、赤芍、川芎、桃仁、红花、当归、生地、桔梗、牛膝），手足痉挛加防己、木瓜、丹参。

（4）肝肾阴虚

证候 头部或肢体摇动、颤抖，腰膝酸软，心烦少寐，眩晕耳鸣，舌淡红，苔少，脉弦细。

治法 滋阴养血，濡养筋脉。

方药 大定风珠加减（龟甲、鳖甲、生牡蛎、鸡子黄、五味子、阿胶、白芍、麦冬、生地、麻子仁、甘草）。肢体颤动、眩晕较著者加天麻、全蝎、石决明；肢体酸软、颤动不止加枸杞子、山茱萸。

（5）阴阳两虚

证候 头摇肢颤，筋脉拘挛，畏寒肢冷，四肢麻木，心悸懒言，动则气短，自汗，舌淡，苔薄白，脉沉迟无力。

治法 补肾助阳，滋阴柔筋。

方药 地黄饮子加减（附子、肉桂、巴戟天、山茱萸、石斛、熟地、麦冬、五味子、石菖蒲、远志、党参、白术、茯苓、白芍、甘草）。

【预防】

鉴于朊毒体病尚无有效治疗，做好预防极为重要。目前尚无疫苗保护易感人群。

1. **控制传染源** 限制或禁止在疫区从事血制品以及动物材料来源的医用品的生产；朊毒体病及任何神经系统退行性疾病患者、曾接受器官提取人体激素治疗者、有朊毒体病家族史者和在疫区居住过一定时间者，均不可作为器官、组织及体液的供体；对遗传性朊毒体家族进行监测，予以遗传咨询和优生筛查。

2. **切断传播途径** 不食用朊毒体病动物肉类及制品，不以动物组织饲料喂养动物，医疗操作严格遵守消毒程序，提倡使用一次性神经外科器械。屠宰朊毒体病病畜及可疑病畜，并对动物尸体妥善处理。

3. **保护易感人群** 对接触临床疑似 nvCJD 的医务人员，特别是进行脑手术的外科医生或病理解剖医生，均需特别注意个人防护及消毒，以防感染。另外，加强国际合作，不断交流信息和经验。国家有关部门应成立专门机构，培养专业人才，向群众宣传有关疯牛病的常识，提高医疗卫生人员专业知识，注意发现人类疯牛病可能的线索，以便及时采取有效防治措施。

4. **重点强调进口肉制品的检疫及处理** WHO 于 1992 年制定了 SBO 禁令（即特殊牛内脏禁令），规定 6 岁以上牛的脑、脊髓等内脏禁止作为牛及人类食品，也禁止将这些内脏用以制造包括激素在内的药品原材料。1995 年 5 月第 63 次国际动物流行病学会已专门制定了预防 BSE 的具体法规，规定从 BSE 或 BSE 情况不明国家进口活牛或其制品时必须进行特殊检查，在任何国家禁止用牛、羊肉（包括脑、脊髓等）作为蛋白饲料喂养牛。

5. 中医预防 中医强调"治未病"，未病先防，应采用相应的措施防止致病因素在健康人群中传播，预防疾病发生。故应提倡摄生防病、欲病防作、早期治疗等预防为主、防治结合。

第三章 病毒感染性疾病

第一节 病毒性肝炎

病毒性肝炎（viral hepatitis）是由多种肝炎病毒引起的传染病，以肝脏损害为主，亦可累及肝外器官。具有传播途径复杂、流行面广泛，发病率较高等特点。根据病原学类型，目前已确定的病毒性肝炎有 5 种，分别为甲型肝炎（hepatitis A）、乙型肝炎（hepatitis B）、丙型肝炎（hepatitis C）、丁型肝炎（hepatitis D）及戊型肝炎（hepatitis E）。根据临床特点可分为急性肝炎和慢性肝炎两种临床类型。甲型、戊型肝炎以急性肝炎表现为主，乙型、丙型、丁型肝炎可表现为急性肝炎和慢性肝炎两种临床类型，部分慢性肝炎可进展为肝硬化。各型病毒性肝炎的主要临床表现相似，多见乏力、胁痛、纳呆、恶心、腹胀，部分病例可出现黄疸。

本病属于中医学"黄疸"、"胁痛"、"郁证"、"臌胀"、"癥积"范畴。

【病原学】

1. **甲型肝炎病毒** 1973 年 Feinstone 首次采用免疫电镜技术在急性肝炎患者的粪便中发现甲型肝炎病毒（hepatitis A virus，HAV），1987 年获得 HAV 全基因序列。据其生化、生物和分子生物学特征，1993 年将 HAV 归类于微小 RNA 病毒科（picornaviridae）中的嗜肝 RNA 病毒属（heparnavirus），新型肠道病毒 72 型。HAV 为直径 27~32nm 的 20 面体对称球形颗粒，核心为单股正链 RNA，衣壳由 32 个壳颗粒组成，无包膜。电子显微镜下可见实心和空心两种病毒颗粒，实心颗粒为 HAV RNA 的完整病毒颗粒；空心颗粒为不含 RNA 仅有蛋白衣壳的未成熟颗粒，有抗原性，无传染性。HAV 基因组为单股线状 RNA，全长 7478 个核苷酸，分为 P_1、P_2、P_3 三个编码区，P_1 编码结构蛋白，P_2、P_3 编码非结构蛋白。根据核苷酸序列的同源性，HAV 分为 7 个基因型，Ⅰ、Ⅱ、Ⅲ、Ⅶ型来自人类，Ⅳ、Ⅴ、Ⅵ型来自猿猴。目前我国已分离出的 HAV 均为 Ⅰ型。HAV 仅有 1 个血清型、1 个抗原抗体系统，感染后可产生 IgM 和 IgG 抗体，其中感染早期产生 IgM 型抗体，恢复期产生 IgG 型抗体。1979 年 Provost 等在狨猴原代肝细胞中培养 HAV 获得成功。目前体外培养主要用亚历山大（Alexander）肝癌细胞、二倍体成纤维细胞和猴肾细胞等，细胞培养中 HAV 生长复制缓慢，滴度低，很少释放到细胞外，一般不引起细胞病变，经多次传代后，HAV 的致病性大大减弱甚至消失。

HAV 存在于患者的粪便、血清、胆汁及肝细胞浆内，对外界抵抗力较强，耐酸碱，室温下可存活 1 周，干粪中 25℃ 可存活 30 天，在贝壳类动物、污水、淡水、海水、泥土中能存活数月。80℃ 5 分钟或 100℃ 1 分钟可完全灭活，在 -80℃ 甘油内可长期保存。对常用消毒剂和紫外线敏感，3% 甲醛溶液（25℃）5 分钟、余氯 1.5～2.5mg/ml 15 分钟、紫外线（1.1W，距离 0.9cm）1 分钟可将其灭活。但对有机溶剂有一定耐受性，20% 乙醚中 4℃ 放置 24 小时仍存活。

2. 乙型肝炎病毒　1965 年 Blumberg 等首先在澳大利亚人血清中发现一种可与血友病患者血清发生反应的抗原，称为澳大利亚抗原，之后 Blumberg 与 Krugman 等证实此抗原与肝炎有关，称为肝炎相关抗原（hepatitis asscociated antigen，HAA）。1970 年 Dane 等在电镜下发现了乙型肝炎病毒（hepatitis B virus，HBV）颗粒，称为 Dane 颗粒。1972 年世界卫生组织（WHO）将其命名为乙型肝炎表面抗原（hepatitis B surface antigen，HBsAg）。之后，HBV DNA 被克隆，各种具有抗原性的蛋白被发现。Galibert 等测定了 HBV 全基因序列，证实 HBV 属嗜肝 DNA 病毒科（hepadnavirus）正嗜肝 DNA 病毒属（orthohepadnavirus）。

（1）形态及生物学特性　电子显微镜下观察，HBV 感染者血清中可见 3 种形态的颗粒：①大球形颗粒：即 Dane 颗粒，为完整的 HBV 颗粒，直径 42nm，由包膜与核心组成，包膜厚 7nm，内含 HBsAg、糖蛋白与细胞脂质，核心直径 27nm，内含环状双股 DNA、DNA 聚合酶、核心抗原，是病毒复制的主体。②小球形颗粒：直径 22nm。③管形颗粒：长 100～700nm，直径 22nm；后两种颗粒为含 HBsAg 的病毒包膜，无感染性。血清中小球形颗粒最多，Dane 颗粒最少。

HBV 在外界抵抗力强，对热、低温、干燥、紫外线以及一般浓度的消毒剂均能耐受。在 37℃ 可存活 7 天，56℃ 可存活 6 小时，在血清中 30℃～32℃ 可保存 6 个月，-20℃ 可保存 15 年。煮沸 10 分钟，65℃ 10 小时或高压蒸汽消毒可灭活，对 0.2% 苯扎溴铵（新洁尔灭）及 0.5% 过氧乙酸敏感。

（2）基因组结构及编码蛋白　HBV 为 DNA 病毒，由不完全环状双链 DNA 构成，长链为负链，约含 3200 个碱基对；短链为正链，相当于长链的 50%～80%。HBV 基因组有 4 个开放读码框（open reading frame，ORF），即 S 区、C 区、P 区和 X 区（图 3 - 1）。S 区包括前 S_1、前 S_2 和 S 区三个编码区，分别编码前 S_1 蛋白（pre - S_1）、前 S_2 蛋白（pre - S_2）和 HBsAg，HBsAg 为小分子蛋白或主蛋白，pre - S_2 与 HBsAg 合称为中分子蛋白，三者合称为大分子蛋白。前 S 蛋白有很强的免疫原性。HBV 的嗜肝性主要由前 S 蛋白与肝细胞受体相识别介导。HBsAg 的抗原性较复杂，有一个属特异性的共同抗原决定簇 "a" 和至少两个亚型决定簇 "d/y" 和 "w/r"，据此将 HBsAg 分为多个亚型，主要亚型为 adw、adr、ayw 和 ayr。各地区的亚型分布有所不同，我国长江以北地区 adr 占优势，长江以南多为 adr 和 adw 并存。

HBV 基因组 C 区包括前 C 区、C 区基因，编码 HBeAg（hepatitis B e antigen）和

HBcAg（hepatitis B c antigen），前 C 区编码一个信号肽，在组装和分泌病毒颗粒以及在 HBeAg 的分泌中起重要作用。当前 C 区基因 1896 位核苷酸发生变异突变时，使第 28 位氨基酸密码由色氨酸（TGG）变为终止密码（TAG），从而导致 HBeAg 合成终止，形成不能表达 HBeAg 的前 C 区变异病毒株，此种变异在亚洲东部及西欧地区发生率高达 47%～60%，美国仅为 10%。P 区编码一个大分子碱性多肽，含有多种功能蛋白，包括具有反转录酶活性的 DNA 聚合酶、RNA 酶 H 等，参与 HBV 的复制。X 基因编码 X 蛋白，可激活 HBV 复制，并与原发性肝细胞癌的发生有关。

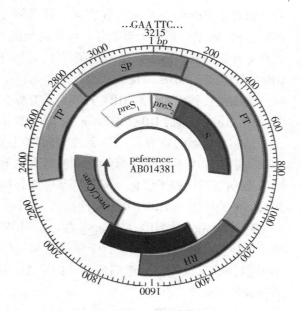

图 3 - 1　HBV 基因组结构及编码蛋白
（上海医学院医学分子病毒学重点实验室提供）

　　HBV 在宿主体内感染的过程中会发生自然变异，变异的不断积累也使 HBV 的基因组核苷酸序列发生变化，HBV 基因分型比 HBsAg 血清亚型更能准确地反映 HBV 核苷酸的自然异质性。根据基因组核苷酸序列的差异，超过 8% 时被定义为一个基因型，HBV 可分为 A、B、C、D、E、F、G、H、I 9 个基因型；由于 DNA 遗传多样性，又发现很多基因亚型，其序列差异超过 4%；此外尚可见不同基因型的重组或嵌合。HBV 基因型存在地区分布和致病性差异，其与乙型肝炎的进展、临床表现、治疗效果和预后密切相关。A 型主要分布在北欧、西欧、美国、印度及中非北部；B 型和 C 型分布于亚洲及太平洋地区，如中国、日本、印度尼西亚、越南；D 型分布在南欧、中东及印度；E 型主要分布于非洲撒哈拉沙漠地带；F 型主要分布于美国、南美洲的土著居民；G 型在法国、美国、德国、英国和意大利被发现；H 型已在尼加拉瓜、墨西哥及美国加利佛尼亚地区被发现；I 型在越南、老挝等东南亚国家被发现。我国主要流行毒株为 B 和 C 基因型（分别为 41% 和 53%），B 型主要分布于南方，C 型则多见于北方、中原和华东地区，兼有少量 A 型、D 型和 B 或 C 基因型混合感染，D 型仅见于西部及少数民族地区，A、F 型偶见。目前对于 HBV 基因型临床意义的研究主要包括 A、B、C、D 基因型，在以 B、C 为优势的地区，C 型具有较强的致病能力，预后差；在以 A、D 为优势的地区，D 型具有较强的致病性，预后不良；基因 C 型感染者肝炎肝硬化发生率较高，而年轻无肝硬化患者肝癌的发生与基因 B 型感染有关。

　　（3）HBV 的抗原抗体系统

　　1）HBsAg 和抗 HBs：HBsAg 是 HBV 感染的血清学标志，HBV 感染后早至 1～2 周，迟则 11～12 周可检出，急性自限性肝炎于 6 个月内消失，在无症状携带者或慢性乙型肝炎患者中 HBsAg 可持续存在多年，甚至终生。HBsAg 能刺激机体产生保护性抗体抗 HBs，HBsAg 消失后数天至数月，可检测到抗 HBs，抗 HBs 出现后 6～12 个月内其滴度逐渐上升达高峰，之后可持续存在多年。少数病例 HBsAg 消失后始终不产生抗 HBs。自 HBsAg 消失至抗 HBs 出现的时期称为"窗口期"。抗 HBs 阳性见于 HBV 感染恢复和乙肝疫苗免疫接种成功，对 HBV 再感染具有保护作用。

2）HBeAg 和抗 HBe：HBeAg 为 HBV 感染后与 HBsAg 同时或稍后出现的血清学标志，是病毒复制的重要指标。急性自限性肝炎时，HBeAg 多于 10 周内消失而产生抗 HBe，慢性 HBV 感染者中每年约 10% 可发生 HBeAg 血清学转换（seroconversion），提示 HBV 复制减弱或趋于停止；前 C 区基因变异病毒株感染者，血清 HBeAg 和抗 – HBe 可同时不能检出，而 HBV DNA 阳性。

3）HBcAg 和抗 HBc：HBcAg 存在于 HBV 颗粒的核心及感染的肝细胞核内，血液中不易检出，但其抗原性强，于感染后早期即可刺激机体产生抗 HBc，抗 HBc IgM 为 HBV 急性感染及慢性感染病情活动的标志，抗 HBc IgG 出现较迟，见于急性感染恢复期和慢性感染期。

3. 丙型肝炎病毒　1974 年 Golafield 报道输血后非甲非乙型肝炎，1989 年 choo 等应用分子克隆技术在感染的黑猩猩血液中获得该肝炎病毒的克隆并命名为丙型肝炎病毒（hepatitis C virus，HCV），根据其结构和表型特征归为黄病毒科丙型肝炎病毒属。

（1）形态及生物学特性　HCV 是一种直径约 30～60nm 的球形颗粒，外有脂质外壳、囊膜和棘突结构，内有由核心蛋白和核酸组成的核衣壳。

血清 HCV 经 1：1000 甲醛（福尔马林）或 37℃ 6 小时，60℃ 10 小时，100℃ 5 分钟，可使其传染性消失。HCV 对有机溶剂敏感，10% 氯仿可杀灭 HCV。

（2）基因组结构及编码蛋白　HCV 基因组为单股正链 RNA，全长约 9.4kb，基因组两侧分别为 5′ 和 3′ 非编码区，中间为 ORF，编码区从 5′ 端依次为核心蛋白区（C），包膜蛋白区（E_1，E_2/NS_1），非结构蛋白区（NS_2，NS_3，NS_4，NS_5）。C 区编码的核心蛋白与核酸结合组成核衣壳。E_1、E_2/NS_1 区编码的包膜蛋白为病毒外壳主要成分，可能含有与肝细胞结合的表位，NS_3 基因区编码螺旋酶和蛋白酶，NS_3 蛋白具有强免疫原性，可刺激机体产生抗体，在临床诊断上有重要价值。NS_5 区编码依赖 RNA 的 RNA 多聚酶，在病毒复制中起重要作用。HCV 基因组具有显著的特异性，同一基因组不同区段变异程度有显著差别。E_2/NS_1 区变异程度最大，此区含有两个高变区（HVR1/HVR2）。同一病例存在准种（quasispecies），即 HCV 感染宿主后，经一定时期，在感染者体内形成以一个优势株为主的相关突变株病毒群。HCV 变异可以产生不同的基因型、亚型和准种，HCV 基因型之间核酸序列约有 20%～30% 的差异，亚型之间序列差异约为 10%～20%，序列差异度小于 5% 的毒株称为准种。准种在病毒逃避宿主免疫监视、病毒持续感染及抗病毒治疗耐受中具有重要作用。国际上多采用 Simmonds 系统根据 HCV 基因组非编码区的变异情况分为 6 个基因型及不同亚型，以阿拉伯数字表示 HCV 基因型，以小写的英文字母表示基因亚型（如 1a、2b、3c 等）。基因型分布具有明显地域性，我国以 1b 型为主。

（3）抗原抗体系统 HCV Ag 与抗 HCV。HCV Ag 是 HCV 病毒颗粒的结构蛋白，在各亚型 HCV 病毒中高度保守，在血清中室温下可稳定存在 7 天，但血清中 HCV Ag 含量很低，检出率不高，主要应用于怀疑感染 HCV 但抗 HCV 阴性的血液透析及应用免疫抑制剂患者。抗 HCV 是 HCV 感染后的标志，非保护性抗体，于 HCV 感染后 4~8 周才能在血中检出，在丙型肝炎恢复或治愈后仍持续存在；抗 HCV IgM 在发病后即可检测到，一般持续 1~3 个月，如持续阳性，易转为慢性。

4. 丁型肝炎病毒 1977 年意大利学者 Rizzetto 用免疫荧光法在慢性乙型肝炎患者的肝细胞核内发现一种新的病毒抗原，并称为 δ 因子（delta agent）。丁型肝炎病毒（hepatitis D virus，HDV）是一种缺陷的嗜肝单链 RNA 病毒，需要在 HBV 或其他嗜肝 DNA 病毒的辅助下才能复制增殖，因此多与 HBV 同时或重叠感染，可导致 HBV 感染者的症状加重与病情恶化。HDV 是直径 35~37nm 的 20 面对称体圆球形颗粒，内含 HDV RNA 及 HDAg，其外壳为 HBsAg，HDV RNA 无需 HBV 的复制可自行复制，但需在 HBV 的帮助下才能装配。HDV 基因组为共价闭合环状单股负链 RNA，全长 1679bp，分子结构非常独特，在病毒颗粒中只有基因组 RNA；在细胞内除基因组外，还有抗基因组 RNA。抗基因组链为环状正链 RNA，可与 HDV 基因组 RNA 互补，是 HDV RNA 复制的中间体。HDV 基因组 RNA 和抗基因组 RNA 均有核酶活性，可自身催化裂解和连接反应，因此，核酶活性是 HDV 复制所必需的。HDV 有 3 种基因型。Ⅰ 型主要见于美国和欧洲，有 ⅠA 和 ⅠB 两个亚型，ⅠB 也见于亚洲。Ⅱ 型主要见于亚洲，Ⅲ 型见于南美洲北部地区，并与暴发性肝炎或病情较重的肝炎有关。

HDV 对各种灭活剂敏感，如甲醛溶液、脂溶剂氯仿敏感，但其耐干热，煮沸 20 分钟抗原性丢失不多。

5. 戊型肝炎病毒 1983 年采用免疫电镜首先在患者粪便中观察到戊型肝炎病毒（hepatitis E virus，HEV）颗粒，1989 年通过分子克隆技术获得 HEV cDNA。现认为 HEV 是 α 病毒亚组（alpha virus subgroup）的成员。HEV 为 20 面体对称圆球形颗粒，无包膜，直径 27~34nm。HEV 有空心和实心两种颗粒：实心颗粒内部致密，为完整的 HEV 结构；空心颗粒内部含电荷透亮区，为有缺陷的、含不完整 HEV 基因的病毒颗粒。HEV 基因组为单股正链 RNA，全长 7.2~7.6kb，含 3 个 ORF，ORF1 位于 5′ 端（约 2kb），是非结构蛋白基因，含依赖 RNA 的 RNA 多聚酶序列，ORF2 位于 3′ 端（约 2kb），是结构蛋白的主要部分，可编码核衣壳蛋白，ORF3 与 ORF1 和 ORF2 有重叠（全长 369bp），也是病毒结构蛋白基因，可编码病毒特异性免疫反应抗原。HEV 至少有两个基因组，分别以 HEV 缅甸株和 HEV 墨西哥株作为代表，从中国分离的 HEV 株与缅甸株同源性大，属同一亚型。已发现的 HEV 病毒株可分为 4 个主要基因型：1 型多见于亚洲和非洲等发展中国家；2 型主要见于墨西哥和非洲国家；3 型在世界各地广泛分布，已经在美国、部分欧洲国家和日本散发的急性戊型肝炎患者和家猪中被分离出；4 型主要在亚洲一些国家的家猪中被分离出，各基因型又分为许多亚型。目前在我国已经发现的 HEV 基因型有 1 型、3 型、4 型，1 型只感染人，3 型仅在上海地区的猪场中发现，4 型在人和猪中普遍存在。在我国，HEV 基因 4 型感染占主导地位。

HEV 在镁或锰离子存在下可保存其完整性，在碱性环境下较稳定，100℃ 5 分钟可灭活，对常用消毒剂敏感。

【流行病学】

1. 甲型肝炎

（1）传染源   急性患者和隐性感染者。病毒主要通过粪便排出体外，自发病前 2 周至发病后 2~4 周内的粪便具有传染性，以发病前 5 天至发病后 1 周最强。黄疸型患者在黄疸前期传染性最强。

（2）传播途径   主要经粪－口途径传播。粪便中排出的病毒通过污染的手、水、苍蝇和食物等经口感染，以日常生活接触为主要方式，通常引起散发性发病，如水源被污染或生食污染的水产品（贝类动物），可导致局部地区暴发流行。通过注射、输血或母婴传播的机会很少。

（3）易感人群   所有抗 HAV 阴性人群普遍易感。我国成人抗 HAV IgG 检出率达 80%，多由于在幼儿、儿童、青少年时期获得感染，以隐性感染为主，发病者以儿童居多。甲型肝炎病毒感染后机体可产生较稳固的免疫力，二次感染者少见，但与其他类型肝炎病毒之间无交叉免疫性。

（4）流行特征   一年四季均可发病，而以秋冬季和早春发病率高，通常为散发。近年来，随着甲肝疫苗的广泛应用，甲肝的流行特征已发生了明显的改变，发达国家甲肝的发病已无明显季节性。

2. 乙型肝炎

（1）传染源   各种乙型肝炎患者和无症状乙型肝炎病毒携带者是本病的传染源。病毒存在于患者的血液及各种体液（汗液、唾液、乳汁、阴道分泌物等）中。急性患者自发病前 2~3 个月即开始具有传染性，并持续于整个急性期。HBsAg（＋）的慢性患者和无症状携带者中凡伴有 HBeAg（＋），或抗 HBc IgM（＋），或 DNA 聚合酶活性升高，血清中 HBV DNA（＋）者均具有传染性。

（2）传播途径   ①血液传播：通过输血或血制品、使用污染的注射器或针刺、拔牙、手术、血液透析、器官移植等，原因是血液中 HBV 含量很高，微量的污染血进入人体即可造成感染。②母婴垂直传播：妊娠期主要通过胎盘轻微剥离，分娩时婴儿破损的皮肤、黏膜接触母血、羊水或阴道分泌物而传染，分娩后通过哺乳及密切接触而传染。③日常生活密切接触传播：HBV 可以通过日常生活密切接触传播给家庭成员，例如共用牙刷、剃刀，易感者的皮肤、黏膜微小破损接触带有 HBV 的微量血液及体液等。④性接触传播：精液、阴道分泌物中含有 HBV，无防护的性接触可以传播 HBV。

（3）易感人群   抗 HBs 阴性人群对 HBV 普遍易感。婴幼儿因免疫功能不健全，是受 HBV 感染最危险的时期，且大部分慢性化。HBsAg 阳性母亲的新生儿、HBsAg 阳性者的家庭成员、反复输血及血制品者、血液透析者、多个性伴侣者、静脉药瘾者及经常接触乙型肝炎患者的医务人员等是 HBV 感染的高危人群。

（4）流行特征   乙型肝炎见于世界各地，我国仍属流行区，一般人群的 HBsAg 阳性率为 7.18%，1~4 岁人群的 HBsAg 携带率为 0.96%。HBV 感染有性别差异，男性高于女性；婴幼儿感染多见。HBV 感染无明显季节性，多呈散发性发病，常见家庭集聚现象。

3. 丙型肝炎

（1）传染源　急、慢性丙型肝炎患者是其传染源。

（2）传播途径　主要通过输血或血制品传播；使用非一次性注射器和针头，使用未经严格消毒的牙科器械、内镜，创伤性操作，共用牙刷或剃刀，文身及穿耳洞等时，通过破损的皮肤或黏膜传播 HCV；尚可通过母婴传播、性接触传播等其他途径传播。

（3）易感人群　凡未感染过 HCV 的人，不分年龄和性别均对 HCV 易感。但高危人群为：反复、大量输注血液或血制品者；接受可疑 HCV 感染者器官移植的患者；静脉药瘾者；血友病患者；血液透析者；HIV 感染者等。

（4）流行特征　全球约有 1.7 亿人感染 HCV，我国抗 HCV 的阳性率平均约为 3.2%，发病无明显季节性，易转为慢性。

4. 丁型肝炎

（1）传染源　丁型肝炎的急性、慢性患者为其传染源。

（2）传播途径　与乙型肝炎相似。主要通过输血或血制品传播，母婴传播仅见于 HBeAg 阳性和抗 HD 阳性母亲所生的婴儿。

（3）易感人群　HBsAg 阳性的急、慢性肝炎患者或无症状携带者。

（4）流行特征　丁型肝炎在世界各地均有发现，但主要聚集于意大利南部，在我国各省市亦均存在。

5. 戊型肝炎

（1）传染源　主要为急性及亚临床型患者。以潜伏末期和发病初期粪便的传染性最高。

（2）传播途径　与甲型肝炎相似，通过粪 – 口途径传播，水源或食物被污染可引起暴发流行；也可经日常生活接触传播，是散发性发病的主要传播途径。

（3）易感人群　各年龄普遍易感，感染后具有一定的免疫力。各型肝炎之间无交叉免疫，可重叠感染、先后感染。

（4）流行特征　呈世界性分布，因戊型肝炎的发病与社会经济状况和个人卫生习惯密切相关，流行主要发生在卫生条件和设施较差的亚洲和非洲地区，我国主要流行于新疆地区，多发生于雨季或洪水泛滥之后，由水源一次污染者流行期较短（约持续数周），如水源长期污染，或通过污染环境或直接接触传播则持续时间较长。隐性感染多见，显性感染主要为青壮年，儿童和老年人发病相对较少，男性发病率高于女性，原有慢性 HBV 感染者或晚期孕妇感染 HEV 后病死率高。

【病机病理】

1. 西医发病机制和病理

（1）各型病毒性肝炎的免疫发病机理

1）甲型肝炎：经口感染 HAV 后，发病前有短暂病毒血症阶段，然后再定位于肝脏。既往认为 HAV 对肝细胞有直接损害作用。目前认为，其发病机制倾向于以宿主免疫反应为主。发病早期，可能由于 HAV 在肝细胞中大量增殖及 CD8$^+$细胞毒性 T 细胞杀伤作用共同造成肝细胞损害，在疾病后期，可能通过免疫复合物机制破坏肝细胞。

2）乙型肝炎：乙型肝炎的发病机制非常复杂，肝细胞病变主要取决于机体的免疫状况。HBV 进入肝细胞后即开始其复制过程，HBV DNA 进入细胞核形成共价闭合环状 DNA（cccDNA），以 cccDNA 为模板合成前基因组 mRNA，后者进入胞浆作为模板合成负链 DNA，再以负链 DNA 为模板合成正链 DNA，两者形成完整的 HBV DNA。肝细胞内 HBV 数量与细胞病变并无明显相关性，HBV 并不直接导致肝细胞病变。目前认为乙型肝炎的发病主要与宿主的免疫应答异常有关，尤其是细胞免疫应答。免疫应答既可清除病毒，同时亦导致肝细胞损伤。在青少年和成人感染 HBV 者，仅 5%~10% 发展成慢性，而在围生期和婴幼儿时期感染 HBV 者，分别有 90% 和 25%~30% 发展成慢性。乙型肝炎慢性化的发病机制尚未完全明了，根据病毒活动状态及宿主免疫状态的变化，慢性 HBV 感染分为免疫耐受期、免疫清除期、非活动或低（非）复制期和再活动期。

免疫耐受期：其特点是 HBV 复制活跃，血清 HBsAg 和 HBeAg 阳性，HBV DNA 滴度较高，但血清丙氨酸氨基转移酶（alanine aminotransferase，ALT）水平正常或轻度升高，肝组织学无明显异常，患者多无临床症状。常见于围产期感染 HBV 的患者，由于小儿的免疫系统尚未成熟，不发生免疫应答，多成为无症状携带者，此期可持续存在数十年。

免疫清除期：随着年龄增长和免疫功能成熟，免疫耐受状态被打破而进入免疫清除期，其特点为 HBV DNA 滴度有所下降，ALT 升高和肝组织学有坏死炎症表现，此期可持续数月或数年。

非活动或低（非）复制期：其特点为 HBeAg 阴性，抗 – HBe 阳性，HBV DNA 检测不到或低于检测下限，ALT / AST 水平正常，肝细胞坏死炎症减轻，此期亦称非活动性 HBsAg 携带状态。进入此期的患者少数可自发清除 HBsAg，成人慢性 HBV 感染者，每年有 0.1%~1% 的人出现 HBsAg 的血清清除。

再活动期：非活动性 HBsAg 携带状态可持续终身，但也有部分患者随后出现自发的或免疫抑制等导致的 HBV DNA 滴度升高（血清 HBeAg 可转为阳性或仍保持阴性）和 ALT 升高，肝脏组织学有炎症表现。前 C 区和 C 区变异株可通过阻止和下调 HBeAg 表达而使 HBeAg 阴性慢性乙型肝炎患者反复发作。

HBV 还可引起肝外器官损伤，其发生机制主要由免疫复合物引起。急性乙型肝炎早期偶尔出现的血清病样表现，很可能是循环免疫复合物沉积在血管壁和关节腔滑膜并激活补体所致；在慢性乙型肝炎时循环免疫复合物也可沉积在血管壁，导致膜性肾小球肾炎伴发肾病综合征，在肾小球基底膜上可检出 HBsAg、免疫球蛋白和补体 C3；免疫复合物也可导致结节性多动脉炎。这些免疫复合物多是抗原过剩的免疫复合物。

HBV 与肝细胞癌（Hepatocellular Carcinoma，HCC）的关系密切。HBV 在肝细胞内与人体染色体的整合可能是癌变的启动因素。整合后的肝细胞易于受到一系列的刺激而发生转化。HBV 的 X 蛋白和截断的前 S2/S 多肽作为增强子可反式激活各种细胞促进因子，后者与各种生长因子的共同作用下，促进已整合的肝细胞转化。此外，某些原癌基因如 N – ras 基因可被激活，某些抑癌基因如 P53 基因可能产生突变，都可促进癌变的发生。

3）丙型肝炎：HCV 进入人体内之后，首先引起病毒血症，血浆中 HCV 浓度为 $10^2 \sim 10^8$/ml，病毒血症间断地出现于整个病程。目前研究认为 HCV 致肝细胞损伤有下列因素的参与：①HCV 直接杀伤作用：HCV 在肝细胞内复制干扰细胞内大分子的合成，增加溶酶体膜的通透性而引起细胞病变，从而导致肝细胞变性坏死。②宿主免疫因素：肝组织内存在 HCV 特异细胞毒性淋巴细胞，攻击感染 HCV 的肝细胞。$CD4^+$Th 细胞被致敏后分泌的细胞因子，在协助清除 HCV 的同时，也导致了免疫损伤。③自身免疫：HCV 感染者常伴有自身免疫现象，如胆管病理损伤与自身免疫性肝炎相似，血清中可检出多种自身抗体，如抗核抗体、抗平滑肌抗体、抗单链 DNA 抗体、抗线粒体抗体等，均提示自身免疫机制的参与。④细胞凋亡：正常人肝组织内无 Fas 分子的表达，HCV 感染肝细胞内有较大量的 Fas 表达，同时 HCV 可激活细胞毒性 T 淋巴细胞表达 FasL，Fas 和 FasL 是诱导细胞凋亡的膜蛋白分子，二者结合导致细胞凋亡。

HCV 感染后慢性化率为 50%～85%，慢性化的可能机制主要有：①HCV 的高度变异性：由于机体免疫压力使 HCV 不断发生变异，甚至在同一个体出现准种毒株，以逃避免疫监视，导致慢性化；HCV 在复制过程中由于依赖 RNA 的 RNA 聚合酶缺乏校正功能，复制过程容易出错。②HCV 对肝外细胞的泛嗜性，特别是存在于外周血单个核细胞中的 HCV，可能成为反复感染肝细胞的来源。③机体 HCV 免疫应答水平低下，甚至产生耐受，造成病毒持续感染。

4）丁型肝炎：其发病机制尚未完全阐明，目前认为，HDV 对肝细胞的直接损伤和宿主免疫应答介导的损伤是主要的致病机制。

5）戊型肝炎：其发病机制可能与甲型肝炎相似，但尚不完全清楚。HEV 感染机体后的免疫反应主要由 HEV ORF2 和 ORF3 蛋白引起，体液免疫和细胞免疫均参与致病过程。

（2）病毒性肝炎的病理特点

1）基本病变：病毒性肝炎主要引起肝损害，部分病例亦可累及肝外器官。各型肝炎的基本病理改变表现为弥漫性的肝细胞变性、坏死，同时伴有不同程度的炎症细胞浸润，间质增生和肝细胞再生。

①肝细胞变性：包括气球样变（ballooning degeneration）：见于病变早期，表现为肝细胞肿胀，可达正常肝细胞体积的 3～5 倍，胞核浓缩，胞浆颜色变浅，透亮，如气球状；嗜酸性变：多发生在气球样变基础上，肝细胞体积缩小，胞浆皱缩，胞浆嗜酸性染色增强；嗜酸性小体（eosinophilic body）：由嗜酸性变发展而来，肝细胞缩小，胞核固缩甚至消失，形成深伊红色的圆形小体。

②肝细胞坏死：包括单细胞坏死；点状坏死（spotty necrosis）：肝小叶内数个肝细胞坏死；灶状坏死（focal necrosis）：肝小叶内小群肝细胞坏死；碎屑状坏死（piecemeal necrosis）：汇管区的炎症细胞（主要为淋巴细胞）通过肝界板坏死形成的破口浸润肝实质，导致肝界板及其相邻的肝细胞簇状坏死。近来研究认为慢性肝炎肝界板及其相邻的

肝细胞死亡是细胞凋亡而不是细胞坏死，因此对碎屑状坏死提出质疑，称之为界面性肝炎更为妥帖，实际上两者本质是相同的，只是对同一种病理变化的两种不同表述；桥接坏死（bridging necrosis）：汇管区之间或小叶中央静脉之间或汇管区与小叶中央静脉之间形成的条索状肝细胞坏死带；融合坏死（confluent necrosis）：累及多个小叶范围的大片肝细胞坏死。

肝细胞坏死多伴有炎症细胞浸润和间质增生，炎症细胞浸润是判断炎症活动程度的一项重要指标，炎症细胞以淋巴细胞为主，主要是 $CD4^+$ 或 $CD8^+$ 的 T 细胞，亦可见浆细胞、单核细胞和组织细胞。间质细胞包括肝窦 Kupffer 细胞、成纤维细胞明显增生，细胞外基质增多和纤维化形成。此外，肝细胞坏死被溶解、吸收过程中产生的组织碎片、蛋白质分解产物等可刺激机体分泌生长调节因子，促使坏死周围肝细胞发生增生性改变，再生肝细胞体积大，大核和双核多见。当坏死范围较小，肝细胞的网状纤维结构（维持肝脏形态的支架）尚完好，再生的肝细胞就能沿支架生长并恢复正常的肝结构，但若坏死范围较大时，坏死区网状纤维支架塌陷和胶原纤维化，使残存的肝细胞再生失去原有的依托而成无序、无规则的结节状，导致肝小叶结构紊乱。

2）各临床型肝炎的病理特点

①急性病毒性肝炎：肝细胞有弥漫性变性，肝细胞嗜酸性变或形成嗜酸性小体；肝细胞点状或灶状坏死；肝细胞再生和汇管区轻度炎性细胞浸润。黄疸型病例有明显肝细胞内胆汁瘀积。甲型和戊型肝炎汇管区有较多浆细胞浸润，丙型肝炎汇管区有滤泡样淋巴细胞聚集，伴小叶内肝细胞脂肪变性。

②慢性病毒性肝炎：小叶内除有不同程度肝细胞变性和坏死外，汇管区及汇管区周围炎症常较明显，常伴不同程度的纤维化，主要病变为炎症坏死及纤维化。

3）肝衰竭

①急性肝衰竭：肝细胞呈一次性坏死，坏死面积大于肝实质的 2/3；或亚大块坏死，或桥接坏死，伴残留肝细胞严重变性，肝窦网状支架不塌陷或非完全性塌陷。

②亚急性肝衰竭：肝组织呈新旧不等的亚大块坏死或桥接坏死；较陈旧的坏死区网状支架塌陷，或有胶原纤维沉积；残留肝细胞有程度不等的再生，并可见细、小胆管增生和胆汁瘀积。

③慢加急性（亚急性）肝衰竭：在慢性肝病病理损害的基础上，发生新的程度不等的肝细胞坏死性病变。

④慢性肝衰竭：主要为弥漫性肝脏纤维化以及假小叶形成，可伴有不同程度的肝细胞坏死。

4）肝硬化

①活动性肝硬化：肝硬化伴明显炎症，包括纤维间隔内炎症，假小叶周围碎屑状坏死及再生结节内炎症病变。

②静止性肝硬化：假小叶周围边界清楚，间隔内炎症细胞少，结节内炎症轻。

2. 中医病因病机　本病多由湿热疫毒、饮食不节（洁）及正气亏虚所致。其中，湿热疫毒内侵是其外因，饮食不节（洁）、正气亏虚是其内因。外感湿热疫毒，侵及肝胆脾胃，肝失调达、疏泄失常，胃失和降，而见胁痛、恶心、腹胀、纳差等症状；损伤脾胃，脾失健运，湿浊内生，郁而化热，内蕴中焦，熏蒸肝胆，胆汁外溢，而见目黄、身黄、尿黄。反复感邪，或饮食不节，劳倦内伤，或先天禀赋不足，素体亏虚，可致湿热内蕴、肝气郁结、脾气虚弱等，日久气病及血，阴损及阳，还可致气滞血瘀，肝阴不足，肾阳虚衰等。

本病病位在肝胆脾胃，后期涉及心肾，初期以邪实为主，后期多本虚标实，正虚邪恋。

【临床表现】

各型病毒性肝炎的潜伏期不同，甲型肝炎2~6周，平均4周，乙型肝炎1~6个月，平均3个月；丙型肝炎2周~6个月，平均40天；丁型肝炎4~20周；戊型肝炎2~9周，平均6周。

1. 急性肝炎

（1）急性黄疸型肝炎

1）黄疸前期：急性起病，发热轻或多无发热。常见症状有乏力、食欲减退、厌油腻、恶心、呕吐、有时腹痛、腹泻，同时尿色逐渐加深。本期平均持续5~7天。

2）黄疸期：自觉症状稍减轻，尿色继续加深，呈浓茶色，部分患者有一过性大便颜色变浅，巩膜及皮肤出现黄疸，可伴有皮肤瘙痒，肝脾可肿大，数日至3周内达到高峰。本期持续2~6周。

3）恢复期：患者黄疸逐渐减轻、消退，大便颜色恢复正常，皮肤瘙痒消失，食欲好转，体力恢复，消化道症状减轻，黄疸消退，肝功能恢复正常。本期一般为1~2个月。

（2）急性无黄疸型肝炎

1）急性甲型肝炎起病相对缓慢，病情较轻，除无黄疸外，其他表现与急性黄疸型肝炎相似。

2）急性乙型肝炎的临床症状较轻，表现为全身乏力、食欲减退、恶心、腹胀等症状。肝大、质较软，有压痛和叩痛。此型肝炎症状轻常被忽视诊断。病程约2~3个月。

3）急性丙型肝炎的临床表现一般较轻，多无明显症状或症状很轻，无黄疸型占2/3以上。多数病例无发热。

4）急性丁型肝炎与HBV感染同时发生（混合感染）或继发于HBV感染者（重叠感染），其临床表现部分取决于HBV感染状态。同时感染者HBV复制是短暂的，因此HDV的复制受到影响，其临床表现与急性乙型肝炎相似，大多数表现为黄疸型。

5）戊型肝炎与甲型肝炎相似，但黄疸前期较长，症状加重，自觉症状至黄疸出现后4~5天方可缓解，病程较长。

2. 慢性肝炎　急性肝炎病程超过半年，或原有乙型、丙型、丁型肝炎或HBsAg携带史而因同一病原再次出现肝炎症状、体征及肝功能异常者。慢性肝炎多见于乙、丙、丁三型肝炎。

临床表现为乏力，食欲减退，厌油，尿黄，肝区不适，睡眠不佳，肝稍大，有轻触痛，可有轻度脾大。严重者可有极度乏力、纳差、腹胀、尿黄、便溏等，并伴肝病面容、肝掌、蜘蛛痣、脾大等。

3. 肝衰竭（重型肝炎） 包括急性肝衰竭（acute liver failure，ALF）、亚急性肝衰竭（subacute liver failure，SALF）、慢加急性肝衰竭（acute - on - chronic liver failure，ACLF）和慢性肝衰竭（chronic liver failure，CLF）。急性肝衰竭的特征是起病急，发病2周内出现以Ⅱ度以上肝性脑病为特征的肝衰竭症候群；亚急性肝衰竭起病较急，发病15天~26周内出现肝衰竭症候群；慢加急性（亚急性）肝衰竭是在慢性肝病基础上出现的急性肝功能失代偿；慢性肝衰竭是在肝硬化基础上，肝功能进行性减退导致的以腹水或门静脉高压、凝血功能障碍和肝性脑病等为主要表现的慢性肝功能失代偿。

4. 瘀胆型肝炎（cholestatic viral hepatitis） 主要表现为肝内瘀胆，肝细胞坏死、炎症病变相对较轻。起病类似急性黄疸型肝炎，自觉症状常较轻，而有皮肤瘙痒，大便灰白，常有明显肝脏肿大，肝功能检查血清胆红素明显升高，以直接胆红素为主，凝血酶原活动度>60%或应用维生素K肌注后1周可升至60%以上，血清胆汁酸、γ - 谷氨酰转肽酶、碱性磷酸酶、胆固醇水平可明显升高，黄疸持续3周以上，并除外其他原因引起的肝内外梗阻性黄疸者，可诊断为急性瘀胆型肝炎。在慢性肝炎或肝炎肝硬化基础上发生上述临床表现者，可诊断为慢性瘀胆型肝炎。

5. 肝炎肝硬化 肝组织病理学表现为弥漫性肝纤维化及结节形成，二者必须同时具备，才能诊断。

根据肝脏炎症情况分为活动性和静止性两型：①活动性肝硬化：有慢性肝炎活动表现：乏力、消化道症状明显，化验ALT、总胆红素升高，白蛋白降低；门静脉高压症：腹壁、食管胃底静脉曲张，腹水，肝脏缩小、质地变硬，脾脏增大，门静脉及脾静脉增宽等。②静止性肝硬化：无肝脏炎症活动的表现，无特异性临床症状或症状较轻，但有门脉高压征表现。

根据临床表现和肝功能贮备情况分为代偿期和失代偿期肝硬化：①代偿期肝硬化：一般属Child - Pugh A级。可有轻度乏力、食欲减退或腹胀症状，尚无明显肝功能衰竭表现。可有门静脉高压症，如轻度食管静脉曲张，但无腹水、肝性脑病或上消化道出血。②失代偿期肝硬化：一般属Child - Pugh B、C级。可出现腹水、肝性脑病及门静脉高压症引起的食管、胃底静脉明显曲张或破裂出血。

6. 特殊人群的肝炎

1）小儿肝炎：小儿急性肝炎多为黄疸型，以甲型肝炎为主。一般起病较急，消化道症状和呼吸道症状较明显，早期易误诊为上呼吸道感染或消化道疾病。肝脾肿大较显著。黄疸消退较快，病程较短。婴儿肝炎病情常较重，可发展为急性重型肝炎。小儿慢性肝炎以乙型和丙型多见，病情较轻。因小儿免疫系统发育不成熟，感染HBV后易成为免疫耐受状态，多不表现症状而成为隐性感染，或成为无症状HBV携带者。

2）老年肝炎：老年急性病毒性肝炎以戊型肝炎较多见，以黄疸型为主。老年慢性肝炎较急性者为多，其特点是黄疸发生率高，黄疸较深，持续时间较长；瘀胆型较多见；合并症较多；重型肝炎比例高，预后较差。

3) 妊娠期合并肝炎：妊娠期肝脏负担加重，感染肝炎病毒后症状较重，尤其以妊娠后期为严重，其特点为：消化道症状较明显，产后大出血多见，重型肝炎比例高，因而病死率也较高，可对胎儿有影响（早产、死胎、畸形）。妊娠合并戊型肝炎时病死率可高达 30% 以上。

7. 并发症

1) 肝性脑病（hepatic encephalopathy，HE）：常见诱因有上消化道出血、高蛋白饮食、感染、大量排钾利尿、放腹水、应用镇静剂等。肝性脑病根据临床症状、体征及脑电波异常程度可分为四度：

①Ⅰ度（前驱期）：轻度性格改变和行为失常，如欣快激动或淡漠少言，衣冠不整或随地便溺。应答准确，但吐词不清且较缓慢。可有扑翼（击）样震颤（flapping tremor 或 asterixis），亦称肝震颤，即嘱患者两臂平伸，肘关节固定，手掌向背侧伸展，手指分开时，可见到手向外侧偏斜、掌指关节、腕关节，甚至肘与肩关节不规则地扑击样抖动。嘱患者手紧握医生手 1 分钟，医生能感到患者抖动。脑电图多数正常。此期历时数日或数周，有时症状不明显，易被忽视。

②Ⅱ度（昏迷前期）：以意识错乱、睡眠障碍、行为失常为主。前一期的症状加重。定向力和理解力均较差，对时、地、人的概念混乱，不能完成简单的计算和智力构图（如搭积木、用火柴杆摆五角星等），言语不清、书写障碍、举止反常也很常见。多有睡眠时间倒错，昼睡夜醒，甚至有幻觉、恐惧、狂躁，而被看成一般精神病。此期患者可有神经系统症状和体征，如不随意运动和运动失调、腱反射亢进、肌张力增高、踝阵挛及 Babinski 征阳性等。此期扑翼样震颤存在，脑电图有异常 θ 波。

③Ⅲ度（昏睡期）：以昏睡和精神错乱为主，各种神经体征持续或加重，患者大部分时间呈昏睡状态，但可以唤醒，醒时尚可应答问话，但常有神志不清和幻觉。扑翼样震颤仍可引出。肌张力增高，四肢被动运动常有抵抗力，锥体束征常呈阳性，脑电图见异常 θ 波和三相慢波。

④Ⅳ度（昏迷期）：神志完全丧失，不能唤醒。浅昏迷时，对疼痛刺激和不适体位尚有反应，腱反射和肌张力仍亢进；由于患者不能合作，扑翼样震颤无法引出。深昏迷时，各种反射消失，肌张力降低，瞳孔常散大，可出现阵发性惊厥、踝阵挛和过度换气。脑电图出现 δ 波。

2) 上消化道出血：病因包括凝血因子、血小板减少，胃黏膜广泛糜烂和溃疡，门脉高压等。呕血和/或黑便是上消化道出血的特征性表现。粪便隐血试验阳性者提示每日出血量在 5ml 以上。黑便的出现一般需每日出血量在 50～100ml。胃内储积血量在 250～300ml 可引起呕血。出血量 400ml 以内可无症状，出血量大于 500ml 可引起贫血、头晕、软弱无力，突然起立可发生晕厥、口渴、肢体冷感及血压偏低等。大量出血达全身血量 30%～50%（约 1500～2500ml）即可产生休克，表现为烦躁不安或神志不清，面色苍白，四肢湿冷，口唇发绀，呼吸困难，血压下降至测不到，脉压差缩小（小于25～30mmHg）及脉搏快而弱（脉率大于 120 次/分）等，随出血量增多，症状更为明显，引起失血性休克。若处理不当，可导致死亡。

3）肝肾综合征（hepatorenal syndrome，HRS）：往往是严重肝病的终末期表现。特点为自发性少尿或无尿、低尿钠、氮质血症、稀释性低钠血症。但肾组织检查缺乏重要的病理改变，尿常规一般正常，尿比重正常或偏高，与肾前性氮质血症相似，而与急性肾小管坏死相反，常不能自愈。根据临床特点可分为两种类型：Ⅰ型：表现为急性进展性肾衰竭，或肌酐清除率减少到 20ml/min 以下，多在Ⅱ型 HRS 基础上发生严重感染、胃肠道出血、大量穿刺放液及严重瘀胆等情况下引发，预后很差，80% 患者在 2 周内死亡，只有 10% 的患者生存至 3 个月以上。Ⅱ型：常发生于肝功能相对较好的肝硬化患者中，该型临床较为多见，通常表现为对利尿剂抵抗性顽固腹水。肾功能衰竭进展缓慢，可数月都保持稳定状态，常在上述诱因作用下转为Ⅰ型 HRS。平均存活期为 1 年。

4）腹水：肝硬化和肝衰竭时，水钠潴留是早期腹水产生的主要原因，门脉高压、低蛋白血症是后期腹水的主要原因。

5）感染：肝衰竭易发生难以控制的感染，以胆道、腹膜、肺多见，革兰阴性杆菌为主，应用广谱抗生素后，往往出现真菌感染。

【实验室及其他检查】

1. 血常规 急性肝炎初期白细胞总数正常或略高，一般不超过 10×10^9/L，黄疸期白细胞总数正常或稍低，淋巴细胞相对增多，偶可见异型淋巴细胞。肝衰竭时白细胞可升高，红细胞下降，血红蛋白下降。肝炎肝硬化伴脾功能亢进者可有血小板、红细胞、白细胞减少的"三少"现象。

2. 尿常规 尿胆红素和尿胆原的检测是早期发现肝炎的简易有效方法，同时有助于黄疸的鉴别诊断。肝细胞性黄疸时两者均阳性，溶血性黄疸时以尿胆原为主，梗阻性黄疸以尿胆红素为主。深度黄疸或发热患者，尿中除胆红素阳性外，还可出现蛋白质、红、白细胞或管型。

3. 肝功能

（1）ALT 和 AST 血清 ALT 和 AST 是反映肝细胞损伤的敏感指标，其中 ALT 对肝病诊断的特异性比 AST 高，是反映肝细胞损伤最敏感最常用的指标。AST 80% 存在于肝细胞线粒体中，仅 20% 在胞浆，血清 AST 升高提示线粒体损伤，病情持久且较严重，通常与肝病严重程度呈正相关。急性肝炎时 ALT 明显升高，AST/ALT 常小于 1，黄疸出现后 ALT 开始下降。慢性肝炎和肝硬化时 ALT 轻或中度升高或反复异常，AST/ALT 常大于 1。肝衰竭患者可出现 ALT 快速下降、胆红素不断升高的"胆酶"分离现象，提示肝细胞大量坏死。

（2）胆红素 通常血清胆红素水平与肝细胞坏死程度有关，但需与肝内和肝外胆汁瘀积所引起的胆红素升高鉴别。肝衰竭患者血清胆红素常较高，且呈进行性升高，每天上升≥1 倍正常值上限（ULN），可≥10×ULN；也可出现胆红素与 ALT 和 AST 分离现象。

（3）凝血酶原时间（prothrombin time，PT）及 PTA PT 是反映肝脏凝血因子合成功能的重要指标，PTA 是 PT 测定值的常用表示方法，对判断疾病进展及预后有较大价值，近期内 PTA 进行性降至 40% 以下为肝衰竭的重要诊断标准之一，<20% 者提示预后不良。亦有用国际标准化比值（international normalized ratio，INR）来表示此项指标者，INR 值的升高同 PTA 值的下降有同样意义。

（4）胆碱酯酶 可反映肝脏合成功能，对了解病情轻重和监测肝病发展有参考价值。

（5）血清白蛋白 反映肝脏合成功能，慢性肝炎、肝硬化和肝衰竭患者的血清白蛋白下降或球蛋白升高，表现为血清白蛋白/球蛋白比值降低。

慢性肝炎的肝功能检查异常程度参考指标见表 3－1：

表 3－1 慢性肝炎的肝功能检查异常程度参考指标

项目	轻度	中度	重度
ALT 和/或 AST（U/L）	≤正常 3 倍	>正常 3 倍	>正常 3 倍
胆红素（μmol/L）	≤正常 2 倍	正常 2 倍~ 正常 5 倍	>正常 5 倍
白蛋白（A）（g/L）	≥35	35~32	≤32
A/G	≥1.4	1.4~1	<1
电泳 γ 球蛋白（γEP）（%）	≤21	21~26	≥26
凝血酶原活动度（PTA）（%）	>70	70~60	60~40
胆碱酯酶（CHE）（U/L）*	>5400	5400~4500	≤4500

注：*有条件开展 CHE 检测的单位，可参考本项指标。

4. 甲胎蛋白（α－fetoprotein，AFP） 甲胎蛋白明显升高往往提示 HCC，可用于监测 HCC 的发生；AFP 升高也可提示大量肝细胞坏死后的肝细胞再生，有助于判断预后。但应注意 AFP 升高的幅度、持续时间、动态变化及其与 ALT、AST 的关系，并结合患者的临床表现和 B 超等影像学检查结果进行综合分析。

5. 肝纤维化指标 血清透明质酸（hyaluronic acid，HA）、层粘连蛋白（laminin，LN）、Ⅲ型前胶原肽（procollagen－Ⅲ－peptide，PCⅢ）、Ⅳ型胶原（Collagen Ⅳ，C－Ⅳ）可反映肝纤维化程度，特别是 HA 和 PCⅢ 对早期肝纤维化的价值最高，同时也受肝脏炎症程度的影响。

6. 肝炎病毒标志物检测

（1）甲型肝炎 抗 HAV IgM 和抗 HAV IgG 为其病毒标志物检测指标。

（2）乙型肝炎 HBV 血清学标志包括 HBsAg、抗 HBs、HBeAg、抗 HBe、抗 HBc 和抗 HBc IgM，目前常采用酶免疫法（EIA）、放射免疫法（RIA）、微粒子酶免分析法（microparticle enzyme immunoassay，MEIA）或化学发光法等检测。HBV DNA 是病毒复制和具有传染性的直接标志。检测 HBV DNA 目前已成为临床上最常用的手段，HBV DNA 定量对于判断病毒复制程度、传染性大小及抗病毒疗效等有重要意义。HBV DNA 的检测值可以 IU/ml 或拷贝/ml 表示，根据检测方法的不同，1IU 相当于 5~6 拷贝。HBV 基因分型和耐药突变株检测：常用的方法有基因型特异性引物聚合酶链反应（polymerase chain reaction，PCR）法；限制性片段长度多态性分析法（restriction fragment length polymorphism，RFLP）；线性探针反向杂交法（INNO – LiPA）；基因序列测定法等。

（3）丙型肝炎　HCV 抗体不是保护性抗体，是 HCV 感染的标志。抗 HCV IgM 阳性提示现症 HCV 感染，抗 HCV IgG 阳性提示现症感染或既往感染。HCV RNA 阳性是病毒感染和复制的直接标志。HCV RNA 基因分型结果有助于判定治疗的难易程度及制定个体化的抗病毒治疗方案。

（4）丁型肝炎　HDAg 阳性是诊断急性 HDV 感染的直接证据。抗 HD IgM 阳性是现症感染的标志。当感染处于 HDAg 和抗 HD IgG 之间的窗口期时，可仅有抗 HD IgM 阳性。高滴度抗 HD IgG 提示感染的持续存在，低滴度提示感染静止或终止。HDV RNA 是诊断 HDV 感染的最直接依据。

（5）戊型肝炎　抗 HEV IgM 阳性是近期 HEV 感染的标志。急性肝炎患者抗 HEV IgM 阳性可诊断为戊型肝炎。

7. 影像学检查　腹部超声检查有助于鉴别阻塞性黄疸、脂肪肝及肝内占位性病变，反映肝脏表面变化，门静脉、脾静脉直径，脾脏大小，胆囊异常变化及腹水等，对肝硬化有较高的诊断价值，CT、MRI 的应用价值基本同超声，但费用较昂贵，且造影剂有可能引起肾损伤，应根据病情需要选择。近来应用瞬时弹性超声、弹性成像 MRI 和弥散加权 MRI 对肝纤维化诊断有一定价值，可对肝纤维化进行早期诊断，也可用于监测肝脏疾病的发展及评价抗纤维化疗法的效果。

腹部超声检查诊断慢性肝炎的依据：①轻度：肝脾无明显异常改变。②中度：可见肝内回声增粗，肝脏和/或脾脏轻度肿大，肝内管道（主要指肝静脉）走行多清晰，门静脉和脾静脉内径无增宽。③重度：可见肝内回声明显增粗，分布不均匀；肝表面欠光滑，边缘变钝，肝内管道走行欠清晰或轻度狭窄、扭曲；门静脉和脾静脉内径增宽；脾脏肿大；胆囊有时可见"双层征"。

腹部超声检查诊断肝硬化的依据：①肝右叶上、下径变短，肝左叶代偿增大，肝边缘角变钝或不规则，肝横切面失去楔形，矢状面不呈三角形，似椭圆形。②肝包膜增厚，失去光滑的纤维亮线，肝表面凹凸不平，呈锯齿状，小结节状，出现腹水时更清晰。③肝实质内回声致密，弥漫性增强、增粗，或呈索条状、结节样光带、光团改变，透声性差，于强回声间可见小的低回声区。④肝内血管粗细不均匀，扭曲、紊乱，门静脉、脾静脉内径增宽，脾脏增大，脾包膜增厚。

8. 肝组织病理学检查　肝组织病理检查是明确诊断、衡量炎症活动度、纤维化程度及评估疗效的金标准。还可在肝组织中原位检测病毒抗原或核酸，以协助确定病毒复制状态。病理诊断主要根据炎症活动度和纤维化程度进行分级（Grade）和分期（Stage）（表 3 – 2）。

表3-2　慢性肝炎分级、分期标准

炎症活动度（G）			纤维化程度（S）	
级	汇管区及周围	小叶内	期	纤维化程度
0	无炎症	无炎症	0	无
1	汇管区炎症	变性及少数点、灶状坏死灶	1	汇管区纤维化扩大，局限窦周及小叶内纤维化
2	轻度 PN	变性，点、灶状坏死或嗜酸小体	2	汇管区周围纤维化，纤维间隔形成，小叶结构保留
3	中度 PN	变性、融合坏死或见 BN	3	纤维间隔伴小叶结构紊乱，无肝硬化
4	重度 PN	BN 范围广，累及多个小叶（多小叶坏死）	4	早期肝硬化

注：PN：碎屑状坏死；BN：桥状坏死。

【诊断与鉴别诊断】

病毒性肝炎的临床表现复杂，应根据流行病学资料、临床症状和体征、实验室及影像学检查结果，并结合患者具体情况及动态变化进行综合分析，并根据肝炎病毒学检测结果做出病原学诊断。

1. 临床诊断

（1）流行病学资料

1）甲型肝炎：病前是否去过甲肝流行区，有无进食未煮熟海产品及饮用污染水等不洁饮食史。

2）乙型肝炎：是否有输血、不洁注射史，是否有与 HBV 感染者接触史，家庭成员有无 HBV 感染者，特别是婴儿母亲是否 HBsAg 阳性等有助于乙型肝炎的诊断。

3）丙型肝炎：有输血或血制品史、静脉吸毒、血液透析、多个性伴侣、母亲为 HCV 感染等病史的肝炎患者应怀疑丙型肝炎。

4）丁型肝炎：同乙型肝炎，我国西南部感染率较高。

5）戊型肝炎：基本同甲型肝炎，暴发以污染水源传播为多见，多累及成年人。

（2）临床表现、生化学、影像学表现

1）急性肝炎：起病较急，近期内出现的、持续几天以上但无其他原因可解释的症状，如乏力、食欲减退、恶心等，肝功能异常。依据其不同病毒学检测进一步明确诊断；依据其是否伴有黄疸可诊断为急性黄疸型肝炎或急性无黄疸型肝炎。

2）慢性肝炎：急性肝炎病程超过半年，或原有乙型、丙型、丁型肝炎或 HBsAg 携带史，常有乏力、厌油、肝区不适等症状，可有肝病面容、肝掌、蜘蛛痣、肝大质偏硬、脾大等体征。根据临床表现、生化学和其他辅助检查结果，慢性肝炎也可进一步分为轻度、中度和重度：①轻度：临床症状、体征轻微或缺如，肝功能指标仅 1 或 2 项轻度异常。②中度：症状、体征、实验室检查居于轻度和重度之间。③重度：有明显或持续的肝炎症状，如乏力、纳差、腹胀、尿黄、便溏等，并有肝病面容、肝掌、蜘蛛痣、脾大并排除其他原因，且无门静脉高压症者，实验室检查血清 ALT 和/或 AST 反复或持续升高，白蛋白降低或 A/G 比值异常，丙种球蛋白明显升高。除前述条件者，凡白蛋白≤32g/L，胆红素大于 5 倍正常值上限，凝血酶原活动度60%~40%，胆碱酯酶＜4500U/L，4 项中有 1 项达到上述程度者诊断为重度慢性肝炎。

其中，慢性 HBV 感染又可分为以下几种情况：①慢性乙型肝炎：A：HBeAg 阳性慢性乙型肝炎：血清 HBsAg、HBeAg 阳性，抗－HBe 阴性，HBV DNA 阳性，ALT 持续或反复升高，或肝组织学检查有肝炎病变。B：HBeAg 阴性慢性乙型肝炎：血清 HBsAg 阳性，HBeAg 持续阴性，抗－HBe 阳性或阴性，HBV DNA 阳性，ALT 持续或反复异常，或肝组织学检查有肝炎病变。②携带者：A：慢性 HBV 携带者：多为处于免疫耐受期的血清 HBsAg、HBeAg 和 HBV DNA 阳性者，1 年内连续随访 3 次以上均显示血清 ALT 和 AST 在正常范围，肝组织学检查无明显异常。B：非活动性 HBsAg 携带者：血清 HBsAg 阳性、HBeAg 阴性、抗－HBe 阳性或阴性，HBV DNA 低于最低检测限，1 年内连续随访 3 次以上，ALT 均在正常范围。肝组织学检查显示 Knodell 肝炎活动指数（histological activity index，HAI）＜4 或根据其他的半定量计分系统判定病变轻微。③隐匿性慢性乙型肝炎：血清 HBsAg 阴性，但血清和/或肝组织中 HBV DNA 阳性，并有慢性乙型肝炎的临床表现。除 HBV DNA 阳性外，患者可有血清抗－HBs、抗－HBe 和/或抗－HBc 阳性，但约 20% 隐匿性慢性乙型肝炎患者的血清学标志均为阴性。诊断需排除其他病毒及非病毒因素引起的肝损伤。

3）肝衰竭：①急性肝衰竭：急性起病，2 周内出现 Ⅱ 度及以上肝性脑病（按Ⅳ度分类法划分）并有以下表现者：极度乏力，并有明显厌食、腹胀、恶心、呕吐等严重消化道症状；短期内黄疸进行性加深；出血倾向明显，PTA≤40%，且排除其他原因；肝脏进行性缩小。②亚急性肝衰竭：起病较急，15 天~26 周出现以下表现者：极度乏力，有明显的消化道症状；黄疸迅速加深，血清总胆红素大于正常值上限 10 倍或每日上升≥17.1μmol/L；凝血酶原时间明显延长，PTA≤40% 并排除其他原因者。③慢加急性（亚急性）肝衰竭：在慢性肝病基础上，短期内出现急性肝功能失代偿的主要临床表现。④慢性肝衰竭：在肝硬化基础上，肝功能进行性减退和失代偿。诊断要点为：有腹水或其他门静脉高压表现；可有肝性脑病；血清总胆红素升高，白蛋白明显降低；有凝血功能障碍，PTA≤40%。

4）瘀胆型肝炎：起病急，类似急性黄疸型肝炎，但临床症状轻，黄疸持续时间长，肝组织学以肝细胞瘀胆为主，肝细胞坏死病变较轻。影像学未见肝外梗阻征象。

5）肝炎肝硬化：多有慢性肝炎病史，既有乏力、食欲减退、腹胀、肝掌、蜘蛛痣、白蛋白降低或 A/G 倒置等肝功能受损表现，又出现胃底食管下段静脉曲张、脾大、腹水等门静脉高压症表现。

2. 病原学诊断

（1）甲型肝炎　急性肝炎患者血清抗 HAV IgM 阳性，可确诊为 HAV 近期感染；抗 HAV IgG 急性期阴性，恢复期阳性；粪便中检出 HAV 颗粒或抗原或 HAV RNA 亦可确诊为甲型肝炎。在慢性乙型肝炎或自身免疫性肝病患者血清中检测到抗 HAV IgM 阳性时，判断 HAV 重叠感染应慎重，须排除类风湿因子（rheumatoid factor，RF）及其他原因引起的假阳性。接种甲型肝炎疫苗 2~3 周约 8%~20% 接种者可产生抗 HAV IgM，应注意鉴别。

（2）乙型肝炎 有以下任何一项阳性，可诊断为现症 HBV 感染：①血清 HBsAg 阳性。②血清 HBV DNA 阳性。③血清抗 HBc IgM 阳性。④肝内 HBcAg 和/或 HBsAg 阳性，或 HBV DNA 阳性。

（3）丙型肝炎 符合急性、慢性肝炎临床表现，血清或肝内 HCV RNA 阳性；或抗－HCV 阳性，且排除其他类型肝炎，可诊断为丙型肝炎。

（4）丁型肝炎 符合急性、慢性肝炎临床表现，有现症 HBV 感染，同时血清HDAg 或抗 HD IgM 或高滴度抗 HD IgG 或 HDV RNA 阳性，或肝内 HDAg 或 HDV RNA 阳性，可诊断为丁型肝炎。

（5）戊型肝炎 急性肝炎患者血清抗 HEV 阳转或滴度由低到高，或抗 HEV 阳性 >1∶20，或斑点杂交法或逆转录聚合酶链反应法（RT－PCR）检测血清和/或粪便 HEV RNA 阳性，可诊断为戊型肝炎。目前抗 HEV IgM 的检测试剂尚未标准化，仍需继续研究，但抗－HEV IgM 检测可作为急性戊型肝炎诊断的参考指标。

3. 鉴别诊断

（1）其他原因引起的黄疸

①溶血性黄疸：常有药物或感染等诱因，表现为贫血，腰痛，发热，血红蛋白尿，网织红细胞升高，骨髓增生旺盛，黄疸大多较轻，一般不超过 85μmol/L，主要为间接胆红素升高。

②肝外梗阻性黄疸：常见病因有胆囊炎、胆石症、胰头癌、壶腹周围癌、肝癌、胆管癌、阿米巴肝脓肿等。有原发病相应症状、体征，肝功能损害轻，胆红素升高，以直接胆红素为主，尿胆红素阳性，尿胆原和尿胆素减少或消失，血清胆固醇、γ－谷氨酰转肽酶（γ－GT）、碱性磷酸酶升高。影像学证实有肝内外胆管扩张。

（2）其他原因引起的肝炎

①其他病毒所致肝炎：如巨细胞病毒感染、传染性单核细胞增多症等。应根据原发病的临床特点和病原学、血清学检查结果进行鉴别。

②感染中毒性肝炎：如肾综合征出血热、恙虫病、伤寒等。主要根据原发病的临床特点和实验室检查加以鉴别。

③药物性肝损伤：有使用肝损伤药物的病史，用药 5 天~3 个月发病；除肝损伤外同时常伴有皮疹、发热、嗜酸性粒细胞增多等药物过敏的其他临床表现；停药后肝功能可逐渐恢复；肝炎病毒标志物阴性；用可疑的药物做抗原，做巨噬细胞或白细胞移动抑制试验阳性。

④酒精性肝病：有长期大量饮酒史；多伴有酒精性周围神经病性损害；血清γ－GT明显升高，AST/ALT 升高；酒精戒断反应明显，戒酒后肝功能好转；肝炎病毒标志物阴性。

⑤自身免疫性肝炎：多见于女性；常伴有肝外系统表现；血沉增快，血清球蛋白明显升高，自身抗体阳性，肝炎病毒学检查常为阴性；肝组织学检查汇管区有典型的淋巴细胞、浆细胞性界面炎；糖皮质激素和免疫抑制剂治疗有效。

⑥脂肪肝及妊娠期急性脂肪肝：脂肪肝大多继发于肝炎后或体型肥胖者，血清甘油三酯多增高，腹部超声有较特异性的表现。妊娠期急性脂肪肝多有急性腹痛或并发急性胰腺炎，黄疸深，有严重低血糖及低蛋白血症，尿胆红素阴性。

⑦Wilson 病：血清铜蓝蛋白明显下降，24 小时尿铜显著高于正常，裂隙灯检查角膜 Kayser - Fleischer（K - F）环是该病的重要体征，肝脏病理学检查可见肝细胞脂肪变性，肝细胞内铜沉积。

【预后】

1. 急性肝炎　多数患者在 3 个月内临床康复，肝组织学恢复稍晚。甲型肝炎预后良好，病死率约为 0.01%；急性乙型肝炎 60%～90% 可完全康复，10%～40% 转为慢性或病毒携带；急性丙型肝炎 50%～85% 转为慢性；急性丁型肝炎重叠 HBV 感染时约 70% 转为慢性；急性戊型肝炎病死率为 1%～5%，妊娠晚期合并戊型肝炎孕妇病死率达 10%～40%。

2. 慢性肝炎　轻度慢性肝炎患者一般预后良好；重型慢性肝炎预后较差，约 80% 患者 5 年内发展成肝硬化，少部分可转为肝细胞癌，病死率高达 45%。中度慢性肝炎预后居于轻度和重度之间。慢性 HBV 感染者约 15%～25% 最终死于肝衰竭、肝硬化或肝细胞癌。

3. 肝衰竭　预后不良，病死率 50%～70%，年龄较小、治疗及时，无并发症者病死率较低。急性肝衰竭存活者，远期预后较好，多不发展为慢性肝炎和肝硬化；亚急性肝衰竭存活者多数转为慢性肝炎或肝炎肝硬化；慢性肝衰竭病死率最高，可达 80% 以上，存活者病情可多次反复。

4. 瘀胆型肝炎　急性者预后较好，一般都能康复。慢性者预后较差，容易发展成胆汁性肝硬化，或演变为肝衰竭，导致严重后果。

5. 肝炎肝硬化　静止性肝硬化病情相对稳定，可长时间维持生命。活动性肝硬化预后不良。

【治疗】

病毒性肝炎的临床类型和临床表现复杂，应根据不同病原、不同临床类型和组织学损伤程度区别对待治疗。

1. 急性肝炎

（1）治疗原则　急性肝炎一般为自限性，多可完全恢复，西医治疗原则一般以对症治疗为主。

本病的中医治疗原则为根据辨证给予清热利湿解毒、疏肝药物，注意辨病与辨证相结合。

（2）西医治疗方法　急性肝炎的早期，应住院或就地隔离治疗，症状明显及有黄疸者应卧床休息；恢复期逐渐增加活动，但要避免过劳，以利康复。宜进食高蛋白质、低脂肪、高维生素类食物，碳水化合物摄取要适量，不可过多，以免发生脂肪肝。绝对禁酒，避免应用损害肝脏的药物。辅以保肝药物等对症以利肝功能恢复。除急性丙型肝炎外一般不采用抗病毒治疗，因为急性丙型肝炎容易慢性化，早期应用普通干扰素或聚乙二醇化干扰素联合利巴韦林抗病毒治疗。

（3）中医辨证论治

1）急性黄疸型肝炎

①阳黄

证候　尿黄，身目俱黄，色泽鲜明，恶心，厌油，纳呆，头身困重，胸脘痞满，乏力，大便干，小便黄赤，苔黄腻，脉弦滑数。

治法　清热解毒，利湿退黄。

方药　茵陈蒿汤合甘露消毒丹加减（茵陈、栀子、大黄、滑石、黄芩、石菖蒲、川贝母、藿香、射干、连翘、薄荷、白蔻仁）。湿重于热可用茵陈五苓散加减；热重于湿则以茵陈蒿汤化裁。

②阴黄

证候　身目发黄，色泽晦暗，畏寒喜温，形寒肢冷，大便溏薄，舌质淡、舌体胖，苔白滑，脉沉缓无力。

治法　健脾和胃，温化寒湿。

方药　茵陈术附汤加减（茵陈、附子、白术、干姜、甘草、肉桂）。胁痛者，可加郁金、川朴；身痒者，可加赤芍、丹皮、白鲜皮；头身困重，下肢酸软者，加苍术、茯苓、怀牛膝。

2）急性无黄疸型肝炎

①湿阻脾胃

证候　脘闷不饥，肢体困重，怠情嗜卧，或见浮肿，口中黏腻，大便溏泻，苔腻，脉濡缓。

治法　清热利湿，健脾和胃。

方药　茵陈五苓散加减（茵陈、泽泻、猪苓、白术、茯苓、桂枝）。若脾虚明显者，加党参、砂仁；纳呆，可加麦芽、神曲；舌苔厚腻，腹胀明显者，加厚朴、藿香、紫苏梗。

②肝郁气滞

证候　胁肋胀痛，胸闷不舒，善太息，情志抑郁，不欲饮食，或口苦喜呕，头晕目眩，苔白，脉弦滑；妇女月经不调，痛经或经期乳房作胀。

治法　疏肝理气。

方药　柴胡疏肝散加减（柴胡、香附、枳壳、陈皮、川芎、芍药、甘草）。胁痛重者，酌情加青皮、川楝子、郁金；若为脾虚而见肠鸣腹泻，可加白术、茯苓、薏苡仁等；若为胃失和降，见恶心、呕吐，加半夏、藿香、砂仁、生姜。

2. 慢性肝炎

（1）治疗原则　西医治疗原则为采用合理休息与营养、心理疏导、改善与恢复肝功能、调节免疫、抗病毒和抗纤维化等的综合治疗方案。

中医治疗原则是辨证施治。偏于肝气郁滞者，宜疏肝理气；偏于湿热内蕴者，宜清热解毒为主，气虚湿邪侵犯者予以健脾化湿治疗；血瘀者，宜活血化瘀；久病伤阴耗血，伤气损阳，宜益气养阴。常用的治法有疏肝理气、清热解毒、健脾化湿、活血化瘀、益气养阴、补肾柔肝等。

（2）西医治疗方法

1）一般治疗：病情轻者可酌情轻微活动，以不感觉疲乏为宜，病情重者应严格卧床休息；给予高蛋白、高热量、高维生素、低脂肪易消化食物，保证能量供应以利肝脏修复，避免营养过剩发生脂肪肝；做好心理疏导，使患者树立正确的疾病观和战胜疾病的信心。

2）改善和恢复肝功能：合理选择适当保肝药物，避免种类过多加重肝脏负担，慎用损害肝脏的药物。常用保肝药物有：①甘草甜素类：如甘草酸二铵、复方甘草酸单铵、异甘草酸镁等，具有减轻肝脏非特异性炎症，保护肝细胞作用。②还原型谷胱甘肽：可为肝脏提供巯基，在体内 γ - 谷氨酰循环中提供谷氨酰基以维持细胞的正常代谢和膜的完整性，肝细胞受损时为谷胱甘肽过氧化酶提供还原剂，从而抑制或减少自由基的产生，保护肝细胞免受损害。③多烯磷脂酰胆碱：在化学结构上与内源性磷脂一致，进入肝细胞以完整的分子与肝细胞膜及细胞器膜相结合，补充外源性磷脂成分，增加细胞膜的流动性，对肝细胞的再生和重构具有非常重要的作用。④腺苷蛋氨酸：作为甲基供体和生理性巯基化合物的前体参与体内重要的生化反应，通过使细胞膜磷脂甲基化功能的增强，活化了细胞膜磷脂的生物转移反应，恢复了胞质膜动力学特征和胞质膜的流动性，使 Na^+/K^+ - ATP 酶泵功能恢复，对于肝细胞摄入和分泌胆盐起着重要作用。

3）抗病毒治疗：慢性乙型肝炎、慢性丙型肝炎治疗的总体目标是最大限度地长期抑制病毒复制或消除病毒，减轻肝细胞炎症及肝纤维化，延缓和阻止疾病进展，减少和防止肝脏失代偿、肝硬化、HCC 及其并发症的发生，从而改善生活质量和延长存活时间。抗病毒治疗是慢性乙型肝炎、慢性丙型肝炎治疗的关键。

①慢性乙型肝炎：抗病毒治疗一般适应证：HBeAg 阳性者，HBV DNA ≥10^5 拷贝/ml（相当于 2000 IU/mL）；HBeAg 阴性者，HBV DNA ≥10^4 拷贝/ml（相当于 2000 IU/ml）；ALT≥2 ×ULN；如用干扰素治疗，ALT 应 ≤10 × ULN，血清总胆红素应＜2 × ULN；若 ALT＜2 ×ULN，但肝组织学显示 Knodell 组织学活动指数（histological activity index，HAI）≥4，或炎症坏死≥G2，或纤维化≥S2 也可采用抗病毒治疗。对持续 HBV DNA 阳性、达不到上述治疗标准、但有以下情形之一者，亦应考虑给予抗病毒治疗：ALT 大于正常上限且年龄＞40 岁者，也应考虑抗病毒治疗；ALT 持续正常但年龄较大者（＞40 岁），应密切随访，最好进行肝活检，如果肝组织学显示 Knodell HAI≥4，或炎症坏死≥G2，或纤维化≥S2，应积极给予抗病毒治疗；动态观察有疾病进展的证据（如脾脏增大）者，建议行肝组织学检查，必要时给予抗病毒治疗。在开始治疗前应排除由药物、酒精或其他因素所致的 ALT 升高，也应排除应用降酶药物后 ALT 暂时性正常。在一些特殊病例如肝硬化或服用联苯结构衍生物类药物者，其 AST 水平可高于 ALT，此时可将 AST 水平作为主要参考指标。

目前抗乙肝病毒药物有两大类，包括干扰素和核苷（酸）类似物。我国已批准普通干扰素α（2a，2b和1b）和聚乙二醇化干扰素α（2a和2b）用于治疗慢性乙型肝炎。目前已应用于临床的抗HBV核苷（酸）类似物药物有5种，我国已上市4种：拉米夫定（lamivudine，LAM）；阿德福韦酯（adefovir dipivoxil，ADV）；恩替卡韦（entecavir，ETV）；替比夫定（telbivudine，LDT）。

抗病毒治疗方案及疗程

a：慢性HBV携带者和非活动性HBsAg携带者：慢性HBV携带者暂时不需抗病毒治疗。但应每3~6个月进行生化学、病毒学、AFP和影像学检查，若符合抗病毒治疗适应证，可用IFN-α或核苷（酸）类似物治疗。对年龄>40岁，特别是男性或有HCC家族史者，即使ALT正常或轻度升高，也强烈建议做肝组织学检查确定其是否需要抗病毒治疗。非活动性HBsAg携带者一般不需抗病毒治疗，但应每6个月进行一次生化、HBV DNA、AFP及肝脏超声检查。

b：HBeAg阳性慢性乙型肝炎患者

普通IFN-α：剂量3~5 MU，每周3次或隔日1次，皮下注射，一般疗程为6个月。如有应答，为提高疗效亦可延长疗程至1年或更长。可根据患者的应答和耐受情况适当调整剂量及疗程；如治疗6个月仍无应答，可改用或联合其他抗病毒药物。

聚乙二醇IFN-α2a：剂量180 μg，每周1次，皮下注射，疗程1年。具体剂量和疗程可根据患者的应答及耐受性等因素进行调整。

聚乙二醇IFN-α2b：剂量1~1.5μg/kg，每周1次，皮下注射，疗程1年。具体剂量和疗程可根据患者的应答及耐受性等因素进行调整。

拉米夫定：剂量100mg，每日1次口服。在达到HBV DNA低于检测下限、ALT复常、HBeAg血清学转换后，再巩固至少1年（经过至少两次复查，每次间隔6个月）仍保持不变、且总疗程至少已达2年者，可考虑停药，但延长疗程可减少复发。

阿德福韦酯：剂量10mg，每日1次口服。疗程可参照拉米夫定。

恩替卡韦：剂量0.5mg，每日1次口服。疗程可参照拉米夫定。

替比夫定：600mg，每日1次口服。疗程可参照拉米夫定。

c：HBeAg阴性慢性乙型肝炎患者：此类患者复发率高，疗程宜长。最好选用干扰素类或耐药发生率低的核苷（酸）类似物治疗。

普通IFN-α：剂量用法同前，疗程至少1年。

聚乙二醇IFN-α2a：剂量用法同前，疗程至少1年。具体剂量和疗程可根据患者耐受性等因素进行调整。

拉米夫定、阿德福韦酯、恩替卡韦和替比夫定：剂量用法同前，但疗程应更长，在达到HBV DNA低于检测下限、ALT正常后，至少在巩固1年半（经过至少3次复查，每次间隔6个月）仍保持不变、且总疗程至少已达到2年半者，可考虑停药。由于停药后复发率较高，可以延长疗程。

d：代偿期乙型肝炎肝硬化患者：HBeAg阳性者的治疗指征为HBV DNA ≥10^4拷贝/ml，HBeAg阴性者为HBV DNA ≥10^3拷贝/ml，ALT正常或升高。治疗目标是延缓或减少肝功能失代偿和HCC的发生。因需要较长期治疗，最好选用耐药发生率低的核苷

（酸）类似物，其停药标准尚不明确。因干扰素有导致肝功能失代偿等并发症的可能，应十分慎重应用。如认为有必要，宜从小剂量开始，根据患者的耐受情况逐渐增加到预定的治疗剂量。

e：失代偿期乙型肝炎肝硬化患者：只要能检出 HBV DNA，不论 ALT 或 AST 是否升高，建议在知情同意的基础上，及时应用核苷（酸）类似物抗病毒治疗，以改善肝功能并延缓或减少肝移植的需求。因需要长期治疗，应选用耐药发生率低的核苷（酸）类似物，不能随意停药，一旦发生耐药变异，应及时加用其他已批准的能治疗耐药变异的核苷（酸）类似物。干扰素治疗可导致肝衰竭，因此对失代偿期肝硬化患者属禁忌证。

治疗的监测和随访：对治疗过程中相关指标定期监测和随访，以评价疗效和提高依从性：

a：有下列因素者干扰素抗病毒治疗常可取得较好的疗效：治疗前 ALT 水平较高；HBV DNA $< 2 \times 10^8$ 拷贝/ml；女性；病程短；非母婴传播；肝组织炎症坏死较重，纤维化程度轻；对治疗的依从性好；无 HCV、HDV 或 HIV 合并感染；HBV 基因 A 型；治疗 12 或 24 周时，血清 HBV DNA 阴性或低于检测下限。其中治疗前 ALT、HBV DNA 水平和 HBV 基因型，是预测疗效的重要因素。

b：干扰素治疗的监测和随访：治疗前应检查：生化学指标，包括 ALT、AST、胆红素、白蛋白及肾功能；血常规、尿常规、血糖及甲状腺功能；病毒学标志，包括 HBsAg、HBeAg、抗 HBe 和 HBV DNA 的基线状态或水平；对于中年以上患者，应做心电图检查和测血压；排除自身免疫性疾病；尿人绒毛膜促性腺激素（HCG）检测以排除妊娠。治疗过程中应检查：开始治疗后的第 1 个月，应每 1～2 周检查 1 次血常规，以后每月检查 1 次，直至治疗结束；生化学指标，包括 ALT、AST 等，治疗开始后每月 1 次，连续 3 次，以后随病情改善可每 3 个月 1 次；病毒学标志，治疗开始后每 3 个月检测 1 次 HBsAg、HBeAg、抗 – HBe 和 HBV DNA；其他，每 3 个月检测 1 次甲状腺功能、血糖和尿常规等指标；如治疗前就已存在甲状腺功能异常或已患糖尿病者，应先用药物控制甲状腺功能异常或糖尿病，然后再开始干扰素治疗，同时应每月检查甲状腺功能和血糖水平；应定期评估精神状态，对出现明显抑郁症和有自杀倾向的患者，应立即停药并密切监护。

常见不良反应及处理

a：干扰素的不良反应及其处理

流感样症候群：表现为发热、寒战、头痛、肌肉酸痛和乏力等，可在睡前注射 IFN – α，或在注射干扰素同时服用解热镇痛药。

一过性外周血细胞减少：主要表现为外周血白细胞（中性粒细胞）和血小板减少。如中性粒细胞绝对计数 $\leq 0.75 \times 10^9$/L 和/或血小板 $< 50 \times 10^9$/L，应减少 IFN – α 剂量；1～2 周后复查，如恢复，则逐渐增加至原量。如中性粒细胞绝对计数 $\leq 0.5 \times 10^9$/L 和/或血小板 $< 30 \times 10^9$/L，则应停药。对中性粒细胞明显降低者，可试用粒细胞集落刺激因子（G – CSF）或粒细胞巨噬细胞集落刺激因子（GM – CSF）治疗。

精神异常：可表现为抑郁、妄想、重度焦虑等精神病症状。对症状严重者，应及时停用 IFN-α，必要时会同神经精神科医师进一步诊治。

自身免疫性疾病：一些患者可出现自身抗体，仅少部分患者出现甲状腺疾病（甲状腺功能减退或亢进）、糖尿病、血小板减少、银屑病、白斑、类风湿关节炎和系统性红斑狼疮样综合征等，应请相关科室医师会诊共同诊治，严重者应停药。

其他少见的不良反应：出现肾脏损害（间质性肾炎、肾病综合征和急性肾衰竭等）、心血管并发症（心律失常、缺血性心脏病和心肌病等）、视网膜病变、听力下降和间质性肺炎等，应停止干扰素治疗。

b：核苷（酸）类似物总体安全性和耐受性良好，但在临床应用中确有少见、罕见严重不良反应的发生，如肾功能不全、肌炎、横纹肌溶解、乳酸酸中毒等，应引起关注。建议治疗前仔细询问相关病史，以减少风险。对治疗中出现血肌酐、肌酸激酶或乳酸脱氢酶明显升高，并伴相应临床表现者如全身情况变差、明显肌痛、肌无力等症的患者，应密切观察，一旦确诊为尿毒症、肌炎、横纹肌溶解或乳酸酸中毒等，应及时停药或改用其他药物，并给予积极的相应治疗干预。

c：核苷（酸）类似物耐药的预防与处理：病毒学突破是指在连续治疗中达到病毒学应答后血清 HBV DNA 自最低值上升 >1 个 log 值；病毒学反弹是指在连续治疗中达到病毒学应答后，血清 HBV DNA 上升 >20000IU/ml 或超过治疗前的水平；生化学突破是指在连续治疗中达到复常后，ALT 上升超过正常值上限；基因型耐药是指检测到可导致对正在治疗的核苷类药物耐药的突变，临床耐药是指在基因型耐药基础上出现病毒学反弹和生化学突破。对于核苷（酸）类似物耐药的预防与监测，严格掌握抗病毒治疗适应证，避免不必要的治疗。其他措施还有：初始治疗选用强效抗病毒和低耐药发生率的药物或联合治疗；早期治疗（如治疗 3 个月）无应答应及早改用其他药物；治疗过程中（如治疗 24 周或 48 周）表现为部分应答者，采用加药治疗策略。治疗过程中需对核苷（酸）类似物耐药性进行监测。治疗期间每 3~6 个月检测血清 HBV DNA，对于病毒学反弹的患者确认其服药的依从性，用基因型检测确认抗病毒耐药的发生。对于拉米夫定耐药者，加阿德福韦酯或替诺福韦；或停用拉米夫定，换用替诺福韦；或停用拉米夫定，换用恩替卡韦，但易发生恩替卡韦耐药。对于阿德福韦酯耐药者，加用拉米夫定；或停拉米夫定，换用替诺福韦；或换用或加用恩替卡韦。对恩替卡韦耐药者，换用或加用阿德福韦酯或替诺福韦。

②慢性丙型肝炎：目前有两种 PEG 干扰素用于慢性丙型肝炎的治疗：一种是聚乙二醇 IFN-α2a，另一种是聚乙二醇 IFN-α2b。PEG 干扰素联合利巴韦林（ribavirin，RBV）应用已成为慢性丙型肝炎标准的治疗方案，可使半数以上的慢性丙型肝炎患者得到治愈。联合或单用小分子化合物治疗慢性丙型肝炎已在国外使用。

PEG 干扰素剂量：聚乙二醇 IFN-α2a 为 180 μg，聚乙二醇 IFN-α2b 为 1.5 μg/kg，每周 1 次，皮下注射。疗程可根据基因型而定。利巴韦林的剂量为 13~15mg/(kg·d)，分次口服。

慢性丙型肝炎的个体化治疗近年来受到重视，通过检测抗病毒治疗过程的病毒学应答，可采取提前终止、延长疗程等方法以提高持续病毒学应答（sustained virological re-sponse，SVR），或缩短疗程。

a：基因 1 型：在治疗后的第 4、12、24 周检测 HCV RNA，在治疗 4 周后，如发生快速病毒学应答（rapid virological response，RVR），对于基线 HCV RNA $< 6 \times 10^5$ IU/ml（低病毒载量）的患者，疗程可为 24 周；对于基线水平 $\geq 6 \times 10^5$ IU/ml（高病毒载量）的患者，疗程仍为 48 周。如 HCV RNA 下降低于 1 个 log 值，可终止治疗，也可在治疗第 12 周后再进行评估。如 HCV RNA 下降大于 1 个 log 值，可在治疗第 12 周后再进行评估。

b：基因 2 或 3 型：24 周疗程的 SVR 要高于 16 周疗程的 SVR，在达到 RVR 的患者中也是如此，所以目前的推荐疗程为 24 周。

c：基因 4 型：在治疗 12 周后，如 HCV RNA 转阴，疗程为 36～48 周；如 HCV RNA 下降低于 2 个 log 值，可终止治疗；如 HCV RNA 下降大于 2 个 log 值，疗程为 48 周。

4）调节免疫：胸腺肽主要是从猪或小牛胸腺中提取的多肽，每日 100～160mg，静脉滴注，3 个月为 1 疗程。胸腺肽 α_1 为合成肽，每次 1.6mg，皮下注射，每周 2 次，疗程 6 个月。

5）抗纤维化：以活血化瘀中药为主，单药如丹参、红花、冬虫夏草、核仁提取物等，中成药如扶正化瘀胶囊、复方鳖甲软肝片、安络化纤丸等在临床应用中有一定效果，注意辨证用药，有待于进一步对于中药抗纤维化的作用机理和有效成分进行研究。目前尚无疗效确切的西药抗纤维化药物。

（3）中医辨证论治

①湿热中阻

证候　右胁胀痛，脘腹满闷，恶心厌油，身目黄或无黄，小便黄赤，大便黏滞臭秽，舌苔黄腻，脉弦滑数。

治法　清热利湿解毒。

方药　茵陈蒿汤合甘露消毒丹加减（茵陈、栀子、制大黄、滑石、黄芩、石菖蒲、川贝母、藿香、射干、连翘）。口苦而黏，小便黄赤者，加车前草、金钱草、田基黄等以清热利湿；发热、口干、口臭，舌苔黄厚者，加黄连、苍术、白花蛇舌草等以清热泻火化湿；口中黏腻，腹满，便溏者，加炒薏苡仁、茯苓、炒白术等以化湿健脾；齿龈红肿渗血或鼻衄者，加黄芩炭、青黛、小蓟等凉血解毒。

②肝郁气滞

证候　两胁胀痛，甚则连及胸肩背，且情志激惹则痛甚，胸闷，纳差，善太息，得嗳气稍舒，大便不调，小便黄，舌质红，舌苔薄白，脉弦。

治法　疏肝解郁，理气和中。

方药　柴胡疏肝散加减（柴胡、香附、枳壳、陈皮、白芍、川芎、甘草）。胁胀痛较甚者，加青皮、川楝子、郁金等理气止痛；兼见性急烦躁，口干口苦，尿黄便干者，加栀子、黄芩、龙胆草等以清肝泻火；肠鸣，腹泻者，加白术、茯苓、薏苡仁等以健脾化湿；伴恶心呕吐者，加藿香、生姜等以化湿和中。

③肝郁脾虚

证候 胁肋胀满，精神抑郁或性情急躁，面色萎黄，大便溏薄，食少，口淡乏味，脘腹痞胀，舌质淡红，苔白，脉沉弦。

治法 疏肝解郁，健脾和中。

方药 逍遥散加减（柴胡、当归、白芍、白术、茯苓、薄荷、甘草）。胁痛明显，或妇女月经愆期，加香附、川芎、延胡索等疏肝理气活血；疲乏无力，肢倦嗜卧，食入不化，舌苔白，舌质淡，边有齿痕者，加炒党参、山药、黄芪、莲子等益气健脾。

④肝肾阴虚

证候 头晕耳鸣，两目干涩，咽干，失眠多梦，五心烦热，腰膝酸软，女子经少或经闭，舌红体瘦、少津或有裂纹，脉细数。

治法 养血柔肝，滋阴补肾。

方药 一贯煎加减（北沙参、麦冬、生地、枸杞子、川楝子）。眩晕、耳鸣较甚者，加天麻、钩藤、磁石等以平肝潜阳；腰膝酸软较甚者，加桑寄生、怀牛膝、杜仲、续断等以补益肝肾；如属气阴两虚，兼见面黄无华，全身乏力，气促，心悸者，加入黄芪、党参、山药、白术等以健脾益气。

⑤脾肾阳虚

证候 畏寒喜暖，少腹、腰膝冷痛，食少便溏，完谷不化，下肢浮肿，舌质淡胖，脉沉细或迟。

治法 温补脾肾。

方药 附子理中汤合金匮肾气丸加减（党参、白术、茯苓、甘草、干姜、制附子、桂枝、山药、生地、山茱萸、枸杞子、菟丝子、肉苁蓉）。兼有畏寒，四肢不温或男子阳痿，女子经少或闭者，加巴戟天、仙茅、仙灵脾等以温补肾阳；伴体倦乏力，自汗明显者，加黄芪、黄精等以益气健脾。

⑥瘀血阻络

证候 胁肋刺痛，痛处固定而拒按，入夜更甚，或面色晦暗，舌质紫暗，脉沉弦或涩。

治法 活血化瘀，通络散结。

方药 膈下逐瘀汤加减（当归、桃仁、红花、川芎、丹皮、赤芍、延胡索、枳壳、丹参、鳖甲、炙甘草）。伴有口干咽燥，舌红少苔者，可加生地、女贞子、北沙参、麦冬等以养阴清热；齿衄、鼻衄明显者，加青黛、炒黄芩、旱莲草、生茜草等以凉血化瘀；女子痛经，经水色暗有块者，可加鸡血藤、五灵脂、蒲黄、乌药等以化瘀通经止痛。

3. 肝衰竭

（1）治疗原则 采取综合性治疗方案，在支持和对症治疗基础上，最大限度促进肝细胞再生，预防和治疗各种并发症，必要时人工肝支持和肝移植。

中医治疗需辨清虚实，实证当清当攻；虚实夹杂者宜攻补兼施；虚证当以补益为主。清热解毒、活血化瘀、益气养阴为其基本治则。

（2）西医治疗方法

1）内科综合治疗：目前肝衰竭的内科治疗尚缺乏特效药物和手段。原则上强调早期诊断、早期治疗，针对不同病因采取相应的综合治疗措施，并积极防治各种并发症。

①一般支持治疗：卧床休息，减少体力消耗，减轻肝脏负担；高碳水化合物、低脂、适量蛋白质饮食，进食不足者，每日静脉补给足够的液体和维生素，保证每日6272千焦耳（1500千卡）以上总热量；积极纠正低蛋白血症，补充白蛋白或新鲜血浆，并酌情补充凝血因子；注意纠正水电解质及酸碱平衡紊乱，特别要注意纠正低钠、低氯、低钾血症和碱中毒；注意消毒隔离，加强口腔护理，预防医院内感染发生。

②针对病因的治疗：对 HBV DNA 阳性的肝衰竭患者，在知情同意的基础上可尽早酌情使用核苷酸类似物如拉米夫定、阿德福韦酯、恩替卡韦等，但应注意后续治疗中病毒变异和停药后病情加重的可能。对于药物性肝衰竭，应首先停用可能导致肝损害的药物。

③免疫调节治疗：目前对于糖皮质激素在病毒感染性肝衰竭治疗中的应用尚存在不同意见，不推荐常规应用。为调节肝衰竭患者机体的免疫功能、减少感染等并发症的发生，可酌情使用胸腺肽 α1 等免疫调节剂。

④促进肝细胞再生：临床上常用肝细胞生长因子（hepatocyte growth factor，HGF），为小分子多肽物质，动物实验表明 HGF 能刺激肝细胞增生，可能有一定临床效果。

⑤改善和恢复肝功能：参考慢性肝炎治疗。

⑥其他治疗：可应用肠道微生态调节剂、乳果糖或拉克替醇，以减少肠道细菌易位或内毒素血症；酌情选用抗氧化剂，如还原型谷胱甘肽。

2）防治并发症

①肝性脑病：去除诱因，如严重感染、出血及电解质紊乱等。限制蛋白质饮食。应用乳果糖或拉克替醇，口服或高位灌肠，可酸化肠道，促进氨的排出，减少肠源性毒素吸收。根据电解质和酸碱平衡情况酌情选择精氨酸、鸟氨酸 – 门冬氨酸等降血氨药物。酌情使用支链氨基酸或支链氨基酸、精氨酸混合制剂以纠正氨基酸失衡。必要时人工肝支持治疗。

②肝肾综合征：大剂量袢利尿剂冲击，可用呋塞米持续泵入；限制液体入量，24小时液体总入量不超过尿量加 500～700ml；肾灌注压不足者可应用白蛋白扩容或加用特利加压素等药物，但急性肝衰竭患者慎用特利加压素，以免因脑血流量增加而加重脑水肿；人工肝支持治疗。

③抗感染：肝衰竭患者容易合并感染，常见原因是机体免疫功能低下、肠道微生态失衡、肠黏膜屏障作用降低及侵袭性操作较多等。常见感染包括自发性细菌性腹膜炎、肺部感染和败血症等。感染的常见病原体为大肠埃希菌等革兰阴性杆菌、葡萄球菌、肺炎链球菌、厌氧菌、肠球菌等细菌以及假丝酵母菌等真菌。一旦出现感染，应首先根据经验用药，选用强效抗菌素或联合应用抗菌素，同时可加服微生态调节剂。尽可能在应用抗菌素前进行病原体分离及药敏试验，并根据药敏实验结果调整用药。同时注意防治二重感染。

④消化道出血：对门静脉高压性出血患者，为降低门静脉压力，首选生长抑素类似物，也可使用垂体后叶素（或联合应用硝酸酯类药物）；可用三腔管压迫止血；或行内窥镜下硬化剂注射或套扎治疗止血。内科保守治疗无效时，可急诊手术治疗。对弥漫性血管内凝血患者，可给予新鲜血浆、凝血酶原复合物和纤维蛋白原等补充凝血因子，血小板显著减少者可输注血小板，可酌情给予小剂量低分子肝素或普通肝素，对有纤溶亢进证据者可应用氨甲环酸或止血芳酸等抗纤溶药物。

3）人工肝支持治疗

①治疗机制和方法：人工肝是指通过体外的机械、物理化学或生物装置，清除各种有害物质，补充必需物质，改善内环境，暂时替代衰竭肝脏部分功能的治疗方法，能为肝细胞再生及肝功能恢复创造条件或等待机会进行肝移植。人工肝支持系统分为非生物型、生物型和混合型三种。非生物型人工肝指各种以清除毒素功能为主的装置，包括血液透析、血液滤过、血液/血浆灌流、血浆置换等，其中以血浆置换为常用，既能清除毒性物质，又能补充生物活性物质。生物型人工肝是将同种或异种的全肝、肝组织片、培养肝细胞、肝细胞微粒、肝细胞酶等与生物合成材料相结合组装而成的体外装置，具有肝特异性解毒、生物合成及转化功能。混合型人工肝是指生物反应器与血液透析滤过、血浆置换、血液灌流等偏重于解毒作用的装置结合起来，建立体外循环。

②适应证：各种原因引起的肝衰竭早、中期，PTA在20%~40%之间和血小板 >50 ×10^9/L为宜；晚期肝衰竭和PTA <20%的患者也可进行治疗，但并发症多见，应慎重应用。

③禁忌证：严重活动性出血或弥漫性血管内凝血者；对治疗过程中所用血制品或药品如血浆、肝素和鱼精蛋白等高度过敏者；循环功能衰竭者；心脑梗死非稳定期者；妊娠晚期。

④并发症：包括过敏反应、低血压、继发感染、出血、失衡综合征、溶血、空气栓塞、水电解质及酸碱平衡紊乱等。随着人工肝技术的发展，并发症发生率逐渐下降，一旦出现，可根据具体情况给予相应处理。

4）肝移植：是治疗晚期肝衰竭最有效的治疗手段。

①适应证：各种原因所致的中晚期肝衰竭，经积极内科和人工肝治疗疗效欠佳者。各种类型的终末期肝硬化。

②禁忌证：绝对禁忌证：难以控制的全身性感染；肝外有难以根治的恶性肿瘤；难以戒除的酗酒或吸毒；合并严重的心、脑、肺等重要脏器器质性病变；难以控制的精神疾病。相对禁忌证：年龄大于65岁；肝脏恶性肿瘤伴门静脉主干癌栓或转移；合并糖尿病、心肌病等预后不佳的疾病；胆道感染所致的败血症等严重感染；获得性人类免疫缺陷病毒感染；明显门静脉血栓形成等解剖结构异常。

③移植肝再感染肝炎病毒的预防和治疗

乙型肝炎病毒再感染：目前的预防方案是术前拉米夫定、阿德福韦酯或恩替卡韦等核苷酸类抗病毒药使用1个月以上，术中和术后较长时间应用高效价乙型肝炎免疫球蛋白与核苷酸类抗病毒药物。

丙型肝炎病毒再感染：目前对于丙型肝炎病毒感染患者肝移植术后肝炎复发尚无有效的预防方法。移植后可酌情给予干扰素 α 和利巴韦林联合抗病毒治疗。

（3）中医辨证论治

①毒热炽盛

证候　病势凶险，高热烦渴，或渴不欲饮，胸腹胀满，黄疸迅速加深，烦躁不安，神昏谵语，皮肤瘀斑，舌红绛，苔黄腻，脉弦数。

治法　清热解毒，凉血救阴。

方药　犀角地黄汤加减（犀角、鲜生地、石菖蒲、板蓝根、豆豉、玄参、天花粉、紫草、金银花、连翘）。阳明腑实证，加用大黄、厚朴、枳实、芒硝等通腑泄热；痰热蒙闭心包而见神志昏迷者，可用安宫牛黄丸，或以生大黄、生槐花等保留灌肠；黄疸色深重者，加茵陈、赤芍、栀子、大黄等。

②脾肾阳虚

证候　黄疸色不鲜，面色㿠白，神疲倦怠，口中黏腻，喉中有痰声，腰膝冷痛，腹胀尿少，便溏，舌淡胖，脉细小。

治法　健脾温肾，化痰开窍。

方药　茵陈四逆汤合菖蒲郁金汤加减（茵陈、干姜、附子、甘草、茯苓、白芍、白术、藿香、瓜蒌、石菖蒲、郁金）。阴寒重，嗜睡或表情淡漠者，加用苏合香丸；深度昏迷患者，色败脉微，呼之不应，宜急用生脉注射液静脉点滴；四肢厥冷者，用大剂量参附汤，从胃管灌入；伴有消化道出血者，可用白及、生大黄、生地炭、白茅根煎汤，加入三七粉或云南白药 2g，从胃管灌服。

③气阴两虚，脉络瘀阻

证候　极度乏力，面色黧黑，黄疸晦暗，皮肤花纹瘀斑，两胁胀痛，尿少甚或无尿，舌质暗红或绛，苔少或薄白，脉弦细涩。

治法　益气救阴，活血化瘀。

方药　生脉饮合桃红四物汤加减（人参、麦冬、五味子、玄参、桃仁、红花、当归、赤芍、生地、生甘草）。尿少甚或无尿、昏迷者，用生大黄 30g，芒硝 30g，地榆 15g，槐米 15g，水煎 150～200ml，加 10ml 食醋，保留灌肠，每日 1～2 次。出血重者，可加地榆、茜草根、仙鹤草、白茅根、三七粉等。

4. 肝硬化

（1）西医治疗原则和西医治疗方法可参照慢性肝炎和肝衰竭。

（2）中医治疗强调辨证施治，以活血化瘀为原则，根据气血相关的理论来指导临床用药配伍，调气在理血之先，补气在养血之上，注意辨邪之虚实，或补而通之，或行而通之。

1）代偿期

①肝郁脾虚

证候　胁肋胀痛或窜痛，急躁易怒，喜太息，口干口苦，或咽部有异物感，纳差或食后胃脘胀满，嗳气，便溏，舌淡红苔白，脉弦。

治法 疏肝健脾，行气活血。

方药 柴胡疏肝散合四君子汤加减（柴胡、枳实、白芍、香附、白术、茯苓、陈皮、党参）。脾虚较甚，乏力，便溏明显者，可酌加生薏苡仁、黄芪、党参健脾益气；胁肋胀痛者，加青皮、佛手行气疏肝；肝郁甚而化火易急躁，口干苦者，酌加栀子、黄芩清泄肝火。

②脾虚湿盛

证候 面色萎黄，自汗，气短，乏力，口淡不欲饮，纳差或食后胃脘胀满，腹胀，便溏，或黏滞不畅，舌质淡，舌体胖或齿痕多，苔薄白或腻。

治法 健脾益气，利湿行水。

方药 胃苓汤加减（茯苓、猪苓、白术、泽泻、桂枝、苍术、厚朴、陈皮、甘草）。若气虚较重者，重用黄芪、白术；水湿壅盛出现肿胀者，加大腹皮、桑白皮以行气利水；夹杂表证者，可加苏叶以解表宣肺；胃脘胀闷者，加川楝子、莱菔子、沉香末；纳差者，加鸡内金、麦芽等健脾消食。

③湿热内阻

证候 皮目黄染，黄色鲜明，恶心呕吐，口干或口臭，脘闷，纳呆，腹胀，小便黄赤，大便秘结或黏滞不畅，舌苔黄腻，脉弦滑数。

治法 清热利湿，通腑泄下。

方药 龙胆泻肝汤、茵陈蒿汤或中满分消丸加减（黄芩、黄连、知母、厚朴、枳实、陈皮、茯苓、猪苓、泽泻、白术、茵陈蒿、栀子、大黄、甘草）。如风火上炎症见头痛，目赤者，加菊花、桑叶等以清肝散风；若便秘，腹胀满者为热重于湿，肠中津液耗伤，可加芒硝泄热通便；若目黄，溲黄，发热，口渴者，可加茵陈、黄柏以清热除湿退黄。

④肝肾阴虚

证候 胁肋胀痛，劳累加重，头晕，眼干涩，耳鸣，腰痛或腰酸腿软，五心烦热或低烧，大便干结，舌红少苔，脉细数。

治法 滋养肝肾，养阴活血。

方药 一贯煎加减（北沙参、麦冬、当归、生地黄、枸杞子、川楝子）。阴虚肝旺，头晕目眩者，加石决明、天麻等；虚烦少寐者，加酸枣仁、知母；大便干燥，加瓜蒌仁、麻仁；津伤渴甚者，加知母、天花粉；低热者选用知母、生地；精血不足，双目干涩者，选用枸杞子、熟地等养肝明目。

⑤脾肾阳虚

证候 形寒肢冷，纳差或食后胃脘胀满，便溏，或黏滞不畅，或五更泻，腰痛，腰酸腿软，阳痿，早泄，耳鸣，耳聋，小便清长，夜尿频数，舌质淡胖，苔润，脉沉。

治法 温脾暖肾，行气活血。

方药 附子理中丸、济生肾气丸或实脾饮加减（炮附子、干姜、党参、白术、猪苓、茯苓、泽泻、桂枝、甘草）。纳呆腹胀，食后尤甚者可加黄芪、山药、薏苡仁、扁豆健脾化湿；畏寒神疲，腰痛，腰酸腿软，阳痿者可酌加仙灵脾、巴戟天、仙茅等；小便清长，夜尿多者，加乌药、益智仁；五更泻者，可酌伍四神丸。

⑥血瘀阻络

证候　面色晦暗，胁痛如刺，痛处不移，朱砂掌，或蜘蛛痣色暗，毛细血管扩张，腹壁青筋暴露，舌质紫暗，或瘀斑、瘀点。

治法　活血祛瘀，通络软坚。

方药　膈下逐瘀汤加减（柴胡、当归、桃仁、五灵脂、炮山甲、丹参、白茅根、大腹皮、茯苓、白术）。气虚甚者，宜重用黄芪、白术益气活血，并酌加枳实、香附等行气活血；胁下硬块者，加牡蛎、鳖甲等柔肝软坚；脾大明显者加服鳖甲煎丸。

2）失代偿期

a. 肝硬化腹水

①水湿内阻

证候　属肝功能失代偿期腹水轻症，症见腹胀如鼓，按之坚满，或如蛙腹，两胁胀痛，胸闷纳呆，恶心欲吐，小便短少，大便溏薄，舌淡红，苔白腻或薄白，脉弦细。

治法　健脾利湿，理气行水。

方药　胃苓汤加减（苍术、厚朴、泽泻、陈皮、木香、柴胡、茯苓、白术、车前子）。若体实而腹水多者，可配黑白丑粉、禹功散、甘遂末以逐水；腹胀以气为主者，加川楝子、莱菔子、沉香末；胸闷纳呆，恶心欲吐者，加半夏、枳壳、生姜等；夹瘀血者，加泽兰、桃仁、丹参、当归。

②瘀血阻络

证候　多见于门静脉高压症明显者，腹大坚满，按之不陷而硬，腹壁青筋显露，胁腹攻痛，面色黧黑或晦暗，头颈胸腹红丝赤缕，唇色紫褐，大便色黑，小便短赤，舌质紫红或有瘀点、瘀斑，舌下静脉怒张，舌苔薄黄腻，脉细涩。

治法　祛瘀通络，活血利水。

方药　膈下逐瘀汤加减（柴胡、当归、桃仁、五灵脂、炮山甲、丹参、白茅根、大腹皮、茯苓、白术）。水盛者，加益母草、泽兰、车前子等；胁腹胀满甚者，加沉香、降香、莱菔子；瘀热者，可用生地、赤芍，加丹皮凉血退热。

③肝肾阴虚

证候　除水湿内阻症状外，尚有面色灰滞，形体消瘦，潮热心烦，手足心热，唇干口燥，失眠多梦，鼻衄牙宣，舌红绛而干或光剥，脉细数无力等。

治法　滋补肝肾，活血利水。

方药　一贯煎加减（沙参、麦冬、枸杞子、阿胶、生地、泽泻、猪苓、茯苓、车前子、白茅根）。潮热起伏者，加银柴胡、地骨皮；津伤渴甚者，加知母、天花粉；有出血倾向症见牙龈出血、鼻衄者，加知母、生地、丹皮等；腰膝酸软无力，加杜仲、续断等补肾强筋；阴虚阳亢头痛头晕及失眠者，加天麻、钩藤、石决明等平息肝风。

④脾肾阳虚

证候　除水湿内阻症状外，尚有面色萎黄或㿠白，畏寒肢冷，神疲乏力，小便清白，大便稀薄，下肢浮肿，舌淡胖，苔白滑，脉沉细无力。多见于本病后期。

治法　健脾温肾，化气行水。

方药　附子理中汤合五苓散加减（附子、桂枝、党参、白术、干姜、泽泻、茯苓、猪苓、大腹皮、车前子）。兼阴黄者，加茵陈；腰背劳困者，加杜仲、川断、狗脊；大便稀溏者，加黄芪、山药、补骨脂等。

b. 肝性脑病

①湿浊蒙蔽，清窍不利

证候　黄疸，面色晦滞，鼓胀，食少纳呆，脘闷腹胀，四肢困重，神情淡漠，嗜睡懒言，言语不清，或语无伦次，或如癫如狂，渐渐神志模糊，或时清时昧，甚则昏不知人，口气秽浊，苔浊腻，脉弦滑。

治法　化湿除浊，涤痰开窍。

方药　菖蒲郁金汤合苏合香丸加减（石菖蒲、郁金、大腹皮、茯苓、泽泻、滑石、茵陈、藿香、连翘、栀子、白蔻仁、鲜竹沥）。

②肝肾阴虚，肝阳上扰

证候　面色晦暗或黧黑，形体消瘦，眩晕，神昏谵语，躁动不安，四肢抽搐，舌干、舌红或绛，苔少或光剥，脉弦细数。

治法　滋补肝肾，清热息风。

方药　羚羊角汤加减（水牛角粉、夏枯草、白芍、龟甲、熟地黄、丹皮、钩藤、生石膏）。

③气阴两竭，神明无主

证候　神志昏迷，面色苍白，四肢厥冷，循衣摸床，神昏痉厥，呼之不应，气息低微，汗出肢冷，二便失禁，舌质淡，无苔，脉微欲绝。

治法　益气养阴，回阳固脱。

方药　参附汤合生脉散加减（人参、制附子、麦门冬）。煎汤，灌胃或鼻饲。

5. 瘀胆型肝炎　急性瘀胆型肝炎治疗参见急性黄疸型肝炎，慢性瘀胆型肝炎治疗可参考慢性肝炎，在此基础上加用熊去氧胆酸加强退黄。

【预防】

1. 控制传染源

（1）报告和登记　各级医务人员应依照《中华人民共和国传染病防治法》，对病毒性肝炎病例做传染病报告，急性病毒性肝炎应做病原学分型报告和统计。慢性病毒性肝炎病例只登记一次，一年复发跨两个年度者不再重复登记。

（2）隔离和消毒　急性甲型肝炎隔离期自发病日起3周。乙型肝炎可不定隔离期，如需住院治疗，也不宜以HBsAg阴转或肝功能完全恢复正常为出院标准，只要病情稳定，即可出院。对恢复期HBsAg携带者应定期随访。对丙型和丁型肝炎的处理同乙型肝炎。戊型肝炎隔离期暂同甲型肝炎。各型病毒性肝炎可住院或留家隔离治疗。患者隔离后，对其居住和活动场所（家庭、宿舍及托幼机构等）应尽早进行终末消毒。基层卫生防疫机构应对肝炎病例进行个案流行病学调查。

（3）托幼机构儿童肝炎患者的管理　托幼机构发现急性病毒性肝炎患者后，除患者隔离治疗外，应对接触者进行医学观察。医学观察范围根据调查后确定，一般以患者所在班级为主。观察期间不办理入托手续。甲型和戊型肝炎的观察期限为 45 天，乙型、丙型和丁型肝炎暂定为 60 天，对符合出院标准的肝炎患者，尚需继续观察 1 个月，并需持医院出院证明方可回所（园）。

（4）献血员管理　献血员应在每次献血前进行体格检查，检测谷丙转氨酶（ALT）、HBsAg 和抗 HCV，凡 ALT 异常和/或 HBsAg、抗 HCV 阳性者不得献血。

2. 切断传播途径

（1）提高个人卫生水平：利用黑板报、小报、电影、电视、广播等各种宣传工具，广泛开展健康教育。各企业单位应创造条件，提供流动水洗手和洗餐具等，养成食前便后洗手的良好习惯。

（2）加强饮食、饮水、环境卫生管理：饮食行业（包括个体开业户）及集体食堂都应认真执行《中华人民共和国食品卫生法》，尤其要做好食具消毒，食堂、餐厅应实行分餐制或公筷制。要加强生食水产品的卫生监督，加强对产地水域的卫生防护，防止被粪便和生活污水污染。要掌握产地病毒性肝炎流行和水域污染情况，以及运输、销售过程中的卫生问题，一旦发现有污染可能，应立即采取相应措施。于短时期内供应大量贝壳类水产品时，应留样以便查考。要加强水源保护，严防饮用水被粪便污染，对甲型和戊型肝炎流行区的井水、缸水、涝坝水，须用漂白粉消毒，余氯应保持在 0.3mg/L 以上。中小学校应供应开水，学生自带水杯。要做好环境卫生及粪便无害化处理。医疗单位中的粪便及污水须经消毒处理后，方可排入下水道，废弃物应及时焚毁。

（3）加强托幼机构卫生管理：托幼机构要建立切实可行的卫生制度，严格执行对食具及便器的消毒制度，儿童实行一人一巾一杯制，认真执行晨检或午检。对托儿所应注意尿布消毒。各班级使用的玩具应严格分开。发现肝炎患者，应立即隔离并及时报告有关防疫部门，对所在班进行消毒及医学观察。

（4）防止医源性传播：各级医疗卫生单位应加强消毒防护措施。各种医疗及预防注射（包括皮试、卡介苗接种等）应实行一人一针一管，各种医疗器械及用具应实行一人一用一消毒（如采血针、针灸针、手术器械、划痕针、探针、各种内窥镜以及口腔科钻头等），尤其应严格对带血污染物的消毒处理。对血液透析病房应加强卫生管理。对确诊及疑似病毒性肝炎病例进行医疗和预防注射时，应使用一次性注射器。

（5）各级综合医院应建立肝炎专科门诊，有关医务人员应相对固定。

（6）阻断母婴传播：妇产科医务人员向 HBsAg 和/或抗 HCV 阳性的育龄妇女广泛宣传关于防止乙型和丙型肝炎病毒传染其婴儿及其他人群的注意事项。应将 HBsAg 和抗 HCV 列入产前常规检查项目。对 HBsAg 和/或抗 HCV 阳性孕妇，应设专床分娩，产房所有器械要严格消毒。对 HBsAg 阳性的孕妇所生婴儿，用乙型肝炎疫苗预防；HBsAg 及 HBeAg 双阳性母亲所生婴儿，应用乙型肝炎免疫球蛋白（HBIG）和乙型肝炎疫苗联合免疫，方法及剂量参考有关规定。对其他所有新生儿于出生 24 小时内注射乙型肝炎疫苗。

（7）加强血液制品的管理：从事血液和血液制品以及生物制品的单位，应按卫生部（82）卫防字第 35 号《关于加强生物制品和血液制品管理的规定（试行）》要求生产和供应血液制品和含人体成分的生物制品，尤其要做好生物制品的 HBsAg 和抗 HCV 检测工作，阳性制品不得出售和使用。

（8）加强对娱乐服务场所的管理，坚决遏制卖淫嫖娼、吸毒贩毒等丑恶活动。

3. 保护易感人群

（1）甲型肝炎疫苗：主要用于幼儿、学龄前儿童及其他高危人群。

（2）人血丙种免疫球蛋白：主要用于接触甲型肝炎患者的易感儿童。剂量为0.02 ~ 0.05ml/kg，注射时间越早越好，不宜迟于接触后 14 天。

（3）乙型肝炎疫苗：应纳入计划免疫管理，主要用于阻断母婴传播和新生儿预防及其他高危人群。在有条件的地区，可对学龄前和学龄儿童进行接种。对接种疫苗后抗 HBs 消失者可考虑加强免疫。

（4）乙型肝炎免疫球蛋白：主要用于母婴传播的阻断，可与乙型肝炎疫苗联合作用。此外，还可用于意外事故的被动免疫。

（5）目前对于丙型、丁型、戊型肝炎尚缺乏特异性免疫预防措施。

第二节　病毒感染性腹泻

病毒感染性腹泻（viral infections diarrhea）亦称病毒性胃肠炎（viral gastroenteritis），是由多种病毒感染引起的急性胃肠道传染病，临床上以呕吐、腹泻、水样便为主要特征，可伴有恶心、厌食、发热、腹痛等中毒症状。该病可发生于各年龄组，病程多呈自限性。引起本病的主要病毒有轮状病毒、诺沃克病毒、肠腺病毒、星状病毒、嵌杯病毒及冠状病毒等，其中轮状病毒感染最为常见，其次为诺沃克病毒感染，前者是引起婴幼儿急性腹泻的主要病因，后者则常引起儿童或成人急性胃肠炎。

本节重点介绍临床上多发的轮状病毒、诺沃克病毒及肠腺病毒所致病毒性腹泻。

本病属中医学"泄泻"范畴。

【病原学】

1. 轮状病毒　人类轮状病毒（HRV），属呼肠孤病毒科，呈球形，直径约 70 ~ 75nm，其核心直径约 36 ~ 38nm，有双层衣壳，内壳为一层柱形壳粒体由内向外呈放射状排列而包绕，电镜下形如车轮状（长 10nm，宽 6nm），由此命名为轮状病毒。病毒颗粒的完整与否决定其传染性，具有双层衣壳结构的完整病毒颗粒称光滑型病毒颗粒，具有传染性；粗糙型病毒颗粒是只有内壳的不完整颗粒，无传染性。

轮状病毒基因由分子量不一的 11 个双链 RNA 片段组成，每个基因片段至少编码一个多肽，分子量在 $(0.2 ~ 2.2) \times 10^6$ kD 之间，其总分子量为 $(10 ~ 12) \times 10^6$ kD，并在聚丙烯酰胺凝胶上呈现独特的 11 条区带电泳图谱，即电泳型。轮状病毒的基因组 11 个片段的核苷酸序列已确定，由基因编码的多肽包括 3 个核心蛋白、1 个内衣壳蛋白、2 个外衣壳蛋白和 5 个非结构蛋白。轮状病毒的 3 个核心蛋白 VP_1、VP_2、VP_3 分别由第 1、2、3 基因片段编码，内衣壳蛋白 VP_6 则由第 6 基因片段编码，第 4 和第 9 基因片段编码

外衣壳蛋白 VP_4 和 VP_7，第 5、7、8、10、11 基因片段分别编码 5 个非结构蛋白，即 NS_{53}、NS_{34}、NS_{35}、NS_{28}、NS_{26}。其中，病毒的血清型又由 VP_4 和 VP_7 决定，分为 P 型和 G 型，现已证实至少存在 20 个 P 型血清型（$P_1 \sim P_{20}$），14 个 G 型血清型（$G_1 \sim G_{14}$），各型间无交叉免疫。根据轮状病毒基因结构及其特异性，将其划分为 A～G 七个组和 Ⅰ、Ⅱ 两个亚群。A 组主要引起婴幼儿腹泻。B 组则为成人腹泻轮状病毒，由我国学者洪涛于 1984 年于成人腹泻患者的粪便中分离出，该组仅限于中国内地流行。C 组在猪群中流行，仅于个别人体内发现，其重要性目前尚未确定。D～G 仅与动物疾病相关。两个亚群中，Ⅱ 型多于 Ⅰ 型。

A 组轮状病毒在外界环境中较稳定，耐酸碱，于粪便中可存活数日至数周，经 56℃ 处理 1 小时方可将其灭活。胰酶处理可增强其感染性，故分离病毒时常规预先用胰酶处理。B 组病毒极易降解，不稳定。A、B、C 三组病毒中，A 组及 C 组病毒可在特定细胞内复制。

2. 诺沃克病毒 为单股正链 RNA 病毒，属嵌杯病毒科。呈球形，直径在 25～35nm，无包膜。1968 年 10 月美国俄亥俄州诺沃克地区学校内暴发流行急性胃肠炎，因在患者粪便中找到病毒颗粒，故以该地区名称命名为诺沃克病毒，其为第一个被证实能引起人类胃肠炎的病毒。

该病毒基因全长为 7642nt，其中 G+C 占 48%。有三个开放阅读框（open reading frame，ORF）ORF1、ORF2、ORF3，其分子量分别为 193.5kD、57kD、22.5kD。ORF1 编码 1738 个氨基酸，具有 RNA 聚合酶的非结构蛋白前体，ORF2 编码与病毒衣壳蛋白相关的 530 个氨基酸多肽，ORF3 则编码 212 个氨基酸多肽，其中，ORF2 编码的蛋白具有抗原性，可刺激机体产生抗体。

根据 RNA 聚合酶区核苷酸序列，将病毒分为两个基因组，Ⅰ 组以诺沃克病毒原株 NV68 为代表，Ⅱ 组以雪山病毒为代表。两组病毒共同特点为：①病毒颗粒通常从胃肠炎患者粪便中分离出。②电镜观察其形态学无区别。③细胞培养不能生长。④具有 RNA 基因组。⑤在氯化铯溶液中浮力密度为 1.33～1.41g/cm³。⑥单一原始型病毒蛋白分子重量接近 60000kD。

诺沃克样病毒有较强的抵抗力，耐酸、耐热、耐乙醚，在 PH 为 2.7 的环境中可存活 3 小时，冷冻数年仍具活性。煮沸 2 分钟可使病毒失活，若含氯 10mg/L 时，需 30 分钟才能灭活。

3. 肠腺病毒 为双链直线形 DNA 病毒，分子量约 34kD，无脂性包膜，形态与普通腺病毒相同，核衣壳呈对称 20 面体，直径约 70～80nm。根据红细胞凝集特性将腺病毒分为 A～F 六个亚群，其中 F 组的 30 型、40 型及 41 型最为重要，可侵袭小肠而引起腹泻，故称作肠腺病毒。肠腺病毒是仅次于轮状病毒引起婴幼儿急性腹泻的另一个重要病原体。

肠腺病毒有较强的抵抗力，耐酸碱，且在室温、PH 为 6～9.5 的条件下，感染力最强。可于 36℃ 7 天、4℃ 70 天感染力仍保持不变，但在 56℃ 时 2～5 分钟即灭活。对紫外线敏感，经 30 分钟照射后丧失感染性。因不含脂质，对脂溶剂如胆盐有较强抵抗力，可在肠道中存活。

4. 其他致腹泻的病毒　包括柯萨奇病毒（20～30nm）、埃可病毒（20～30nm）、星状病毒（28～30nm）、呼肠病毒（70～75nm）、原型嵌杯病毒（33～35nm）、诺沃克样病毒的其他小圆形病毒（20～30nm）、冠状样病毒颗粒（100～150nm），一些与动物有关的病毒如突隆病毒（100～140nm）和微小双核糖核酸病毒（35nm）等，在腹泻患者的粪便中可检测出这些病毒株或抗原，但比例很小，其致病性亦需进一步研究确定。

【流行病学】

1. 轮状病毒

（1）传染源　被感染的人和动物均可作为传染源。急性期患者的粪便中有大量的病毒颗粒，腹泻第3～4天仍有大量病毒排出，持续约4～8天，少数可长达18～42天。

（2）传播途径　主要为粪-口传播，也可通过水源或者呼吸道传播。经水传播常引起暴发流行，家庭、医院中的传播则主要通过接触传播。

（3）易感人群　A组病毒主要感染婴幼儿，因6个月以下婴儿体内有来自母体的抗体，故较少发病，最高发病年龄为6～24个月。成人对B组病毒普遍易感，以20～40岁青壮年居多。C组病毒主要感染儿童，成人偶有发病。轮状病毒感染后均可产生特异性IgG抗体，并可持续较长时间，但其保护性尚待确定。

（4）流行特征　本病遍及世界各地。A组轮状病毒是发达国家及发展中国家中引起婴幼儿急性腹泻共同的主要病因。B组病毒感染主要发生在发展中国家，常暴发流行，具有明显的季节性，多数于4～7月发病。C组病毒感染后多为散发，偶有小规模流行。

2. 诺沃克病毒

（1）传染源　患者和隐性感染者，其中患者为主要传染源。患者腹泻停止后2天粪便中仍可检出病毒，少数患者可持续排出病毒2周。

（2）传播途径　粪-口途径传播为主，散发病例通常为接触感染，暴发流行通常因食物或水源污染所致，流行时间约为1～2周。

（3）易感人群　人群对该病毒普遍易感，以成人及年龄稍长儿童发病常见。感染后，成人血清特异性抗体阳性率为50%～90%，儿童特异性抗体水平较低。感染后3周血清抗体水平达高峰，持续至感染后6周下降，该抗体对机体无明显保护作用，故可反复感染而发病。

（4）流行特征　全年均有发病，以秋冬季多见，流行地区较广泛，常呈暴发流行，诺沃克病毒引起的腹泻占急性非细菌性腹泻的1/3以上。

3. 肠腺病毒

（1）传染源　包括患者和隐性感染者，无症状的病毒携带者也可作为本病传染源。腹泻开始至停止后5天，患者粪便中均可分离出病毒颗粒。

（2）传播途径　以粪-口途径传播和人-人接触传播为主，亦可由呼吸道传播。水及食物传播尚未见报道。

（3）易感人群　主要为 2 岁以下儿童，且以 6～12 月龄为发病高峰。成人很少发病。儿童期感染可获得持久免疫力。

（4）流行特征　本病呈世界性分布，全年均可发病，以夏秋季发病率较高。通常呈散发或地方性流行，暴发流行少见。在我国，肠腺病毒腹泻患病率仅次于轮状病毒，也是医院内感染病毒性腹泻的第二位病原体。

4. 其他病毒所致的腹泻　与腹泻有关的星状病毒、原型嵌杯病毒、冠状样病毒和小圆形病毒以及一些与动物有关的病毒等引起的腹泻病例数少，临床报道不多，其致病性也未得到充分肯定，需要新的临床研究进一步评估这些病毒在病毒性腹泻中的作用。柯萨奇病毒和埃可病毒曾经在我国许多地区小儿腹泻患者粪便中分离到，但占病毒性腹泻患者比例很少。

【病机病理】

1. 西医发病机制和病理

（1）轮状病毒　主要侵犯小肠，病毒首先通过外壳蛋白 VP_4（吸附蛋白）与肠黏膜绒毛上皮细胞上的轮状病毒受体结合而进入细胞，目前认为该受体为肠上皮刷状缘所带的乳糖酶。婴幼儿因肠黏膜上皮细胞含大量乳糖酶，故易感染轮状病毒。随年龄增长，乳糖酶减少，易感性也随之下降。病毒脱衣壳后进入细胞，在胞浆内增殖，破坏小肠绒毛上皮细胞，使正常肠黏膜绒毛上的乳糖酶、蔗糖酶、麦芽糖酶减少，致绒毛功能障碍，双糖转化为单糖减少，未吸收转化的双糖聚集造成肠腔内高渗透压，从而使水分向肠腔内移位，最终导致渗透性腹泻，或伴有恶心、呕吐。同时，隐窝底部立方上皮细胞上移，替代脱落的绒毛上皮细胞，由于其功能尚未成熟，而又处于高分泌、低吸收状态而导致肠液滞留，使腹泻时间延长。腹泻及呕吐严重者可导致水、电解质紊乱和酸中毒。

（2）诺沃克病毒　主要侵袭空肠上段，病变一般较轻，且为可逆性。肠黏膜可保持其完整，多在 1～2 周内完全恢复。病毒作用于空肠黏膜上皮细胞使其绒毛缩短变宽、顶端变钝，胞质内线粒体肿胀，空泡形成，无细胞坏死。固有层单核细胞浸润。刷状缘碱性磷酸酶明显减少，使空肠对双糖一过性吸收障碍，肠腔渗透压增高，液体渗入肠腔，引起腹泻及恶心、呕吐。同时，肠黏膜上皮细胞酶活性降低可致消化不良而使胃排空时间延长，加重恶心、呕吐。

（3）肠腺病毒　空肠和回肠为肠腺病毒感染的主要部位。病毒感染使肠黏膜上皮细胞绒毛变短小，并在细胞内形成病毒包涵体，导致细胞变性及溶解。固有层内单核细胞浸润，伴隐窝细胞肥大。小肠上皮细胞的损伤致吸收功能障碍，最终导致渗透性腹泻。

（4）其他　嵌杯病毒、星状病毒、柯萨奇病毒和埃可病毒等感染与上述的病理学改变相似。

2. 中医病因病机　本病多由饮食不洁、外感时邪或污浊之气引起。病邪多从口鼻而入，侵袭脾胃，导致脾胃受纳、腐熟、运化失常，气机不畅，升降失调，清浊不分，可出现腹痛、腹胀、恶心、呕吐、腹泻等证候表现。若频频呕吐、腹泻，中阳下陷，失于温运，阳随阴泄，可出现厥脱证候。

【临床表现】

1. **轮状病毒腹泻** 多发于婴幼儿，潜伏期约1~3天，成人为2~3天。临床类型呈多样性，可从亚临床感染、轻型腹泻至严重腹泻而致脱水、酸中毒、电解质紊乱，甚至死亡。急性起病，主要首发症状包括发热、恶心、呕吐、腹泻等。大部分患者有发热，体温39℃左右，并有恶心、呕吐，一般发热与呕吐持续2天左右。多数先吐后泻，腹泻持续3~5天，病程约1周左右。典型粪便呈水样或黄绿色稀便，无黏液及脓血，每日粪便10余次左右，量中等。成人可出现米汤样大便，无里急后重。少数患儿可在腹泻前伴有支气管炎或肺炎的严重表现。免疫缺陷者、体弱及年老者一旦感染，症状较重。严重病例可发生脱水、酸中毒和电解质紊乱，少数可出现肠套叠、肠出血、溶血尿毒综合征，儿童患者还可出现Reye综合征。

2. **诺沃克病毒腹泻** 潜伏期1~2天。急性起病，以恶心、呕吐、腹痛、腹泻为主要症状，轻重不等，腹痛多呈绞痛，可伴有低热、畏寒、头痛、肌痛、乏力等。儿童感染先出现呕吐，继而腹泻，成人以腹泻为主，为黄色稀水便或水样便，每日10余次，通常持续1~3天自愈。

3. **肠腺病毒腹泻** 潜伏期3~10天，平均为7天。发病以5岁以下儿童多见。病情较轻，但病程较长，临床表现与轮状病毒感染相似。大便呈稀水样，每日约10余次，伴呕吐，偶有发热，持续2~3天。极少数患儿可迁延呈慢性腹泻，可引起营养不良，发育迟缓。

【实验室及其他检查】

1. **血常规** 外周血白细胞总数多正常，少数可稍升高。

2. **大便常规** 粪便多呈黄色水样便，偶有少量白细胞，无脓细胞及红细胞。

3. **病原学检查**

（1）分子生物学检测 聚合酶链反应（polymerase chain reaction，PCR）或逆转录聚合酶链反应（RT－PCR）可检测出粪便中病毒DNA或RNA，特异性、敏感性高。

（2）免疫学检测 采用酶联免疫吸附试验（ELISA）、免疫荧光（IF）、补体结合（complement fixation，CF）及放射免疫试验（radioimmunoassay，RIA）均可检测患者粪便中特异性病毒抗原。

（3）电镜和免疫电镜 据不同病毒的生物学特性及排毒时间可从粪便提取液中检出病毒颗粒。但诺沃克病毒因病毒量少而难以发现。

（4）凝胶电泳分析 将由粪便中提取的病毒RNA进行聚丙烯酰胺凝胶电泳（PAGE），可根据A、B、C三组病毒11个基因组片段特殊分布图形进行分析和诊断轮状病毒感染。从粪便提取液中提取的DNA病毒进行限制性内切酶消化及凝胶电泳，可用特有的酶切图谱鉴定是否为肠腺病毒感染。

（5）大便细菌培养 无致病菌生长。

4. **血清抗体的检测**   将患者发病初期和恢复期双份血清，应用病毒特异性抗原检测，若病初与恢复期特异性抗体效价比较呈 4 倍以上增高，则有诊断意义。血清特异性抗体通常于病毒感染后 3 周达高峰，延续至第 6 周逐渐下降。轮状病毒感染以抗体 IgA 检测价值较大。

【诊断与鉴别诊断】

1. **诊断依据**   根据流行病学特点、临床表现及实验室检查可作出诊断。于流行季节，在我国特别是秋冬季，患者有突发的呕吐、腹泻等明显的临床症状或者住院患者突然发生不明原因腹泻，且病程较短，又有集体发病特征，而外周血中白细胞无明显变化，大便常规仅有少量白细胞时应怀疑病毒感染性腹泻。但本病确诊需借助电镜找到病毒颗粒，或从大便提取液中检出特异性抗原，或于患者血清中测得特异性抗体且抗体效价大于 4 倍时有诊断意义。

2. **鉴别诊断**   本病需与大肠杆菌、沙门菌等所引起的细菌感染性腹泻鉴别，另需与隐孢子虫等寄生虫感染引起的腹泻相鉴别。与其他病毒性腹泻的鉴别依赖于实验室特异性病原学检测。

【治疗】

1. **治疗原则**   本病目前无特效疗法，以对症支持治疗为主。主要有暂停乳类及双糖类食物，吐、泻较重时用止吐剂及镇静剂，口服或静脉补液以纠正酸中毒和电解质紊乱。

中医认为泄泻为病，湿为主因。"湿胜则濡泄"（《素问》），"凡泻皆兼湿"（《医述》），即言及此。故治疗应以清热利湿为基本原则。中西医结合治疗，可有较为满意的效果。

2. **西医治疗方法**

（1）一般治疗   该病多数病情轻，病程短且呈自限性，故大多数患者在门诊接受治疗即可，大约 3%～10% 患儿因严重脱水需住院治疗。呕吐严重者，可给予止吐剂和镇静剂。有明显痉挛性腹痛者，口服解痉药山莨菪碱或次水杨酸铋剂缓解症状。另外，还可加用肠黏膜保护剂。病程中因小肠黏膜绒毛上皮细胞受损，吸收功能下降，故应以富含水分及清淡饮食为宜。对于吐泻频繁的患者，可禁食 8～12 小时后逐渐恢复正常饮食。

（2）对症治疗   本病主要针对脱水和腹泻对症治疗。轻度脱水及电解质紊乱的患者，可予以口服补盐液纠正。按照世界卫生组织推荐的口服补盐液（ORS）配方，1L 水中需含氯化钠 3.5g，碳酸氢钠 2.5g，氯化钾 1.5g，葡萄糖 20g 或蔗糖 40g。补液速度不宜过快，以 5～10 分钟饮 200～300ml 为宜。呕吐者仍可口服补液，但应注意补液速度要更慢一些。ORS 加米汤对婴幼儿腹泻引起的脱水有较好的效果。补液量按照排出 1 份补充 1.5 份计算。高渗性脱水应将补盐液稀释 1 倍后再口服。儿童有明显呕吐及意识障碍者为避免液体误吸，不宜口服补液纠正脱水，应改用静脉补液。

当液体丢失量大约为体重的 10%～15% 时，应行静脉补液纠正严重脱水及电解质紊乱，若可结合口服补液则效果更好。静脉补液应该掌握早期、迅速、足量的原则，先快后慢，先盐后糖，纠酸补钙，见尿补钾。最初的 30 分钟之内，补液量应保证 2000ml 左右，开始 2 小时累计补液（包括口服和静脉）应在 4000ml，24 小时内补液总量约 8000~12000ml，当血压恢复正常后可尽量口服补液，同时继续静脉补液。如可口服补液，静脉补液的液体用 3：2：1 液（3 份 5% 葡萄糖液、2 份 0.9% 氯化钠液、1 份 1.4% 碳酸氢钠液），或用 5：4：1 液（1000ml 液体含 5g 氯化钠、4g 碳酸氢钠、1g 氯化钾）。若不能同时口服补液，静脉补液的成分应该为乳酸盐林格液。

（3）其他支持治疗 微生态制剂如丽珠肠乐、金双歧、双歧杆菌制剂等可起到一定的辅助治疗作用。对于营养不良患儿宜对症补充微量元素锌、铁，补充维生素 A、维生素 C、维生素 B_1、维生素 B_{12} 及叶酸等。

（4）饮食调整和抗生素的应用 多主张继续母乳喂养或按照平常的饮食习惯，如粥、面条、蔬菜、肉末、鱼等，可给一些新鲜蔬菜、水果以补充钾。去乳糖饮食有利于婴幼儿腹泻的痊愈。

确诊为病毒性肠炎的患者一般不用抗生素，应用抗生素不利于疾病恢复。对重症患者，根据病情需要可以适当选用抗生素。

3. 中医辨证论治

（1）风寒泻

证候 发热，鼻塞流涕，腹痛肠鸣，泄泻清稀，中多泡沫，无明显臭味，或兼恶寒，舌苔白腻，脉浮有力。

治法 疏风散寒，祛寒化湿。

方药 藿香正气散加减（藿香、紫苏、半夏、茯苓、炒白术、陈皮、泽泻）。若腹痛较甚者，加木香、砂仁以理气止痛；兼有食滞者，加山楂以消食导滞；小便短少者，加泽泻、猪苓以渗湿利尿。

（2）湿热泻

证候 食欲不振，或伴泛恶，肢体倦怠，发热或不发热，腹部时感疼痛，泻下稀薄，水分较多，或如水注，粪色深黄而臭，或见少许黏液，口渴，小便短黄，舌苔黄腻。

治法 解表清里，清热利湿。

方药 葛根芩连汤加减（葛根、黄芩、甘草、茯苓、泽泻、厚朴、车前草、神曲）。若小便涩赤而短者，加六一散（滑石、甘草）以清热利湿；腹痛甚者，加白芍、木香以理气止痛；呕吐频者加半夏、生姜汁或玉枢丹以降逆辟秽；湿邪偏重，口不甚渴者，加苍术以燥湿；高热、烦渴引饮者，加石膏、寒水石以清热除烦。

（3）伤食泻

证候 嗳气酸馊，或欲呕吐，不思饮食，夜卧不安，脘腹胀满、疼痛，痛则欲泻，泻后痛减，粪便酸臭，或如败卵，舌苔厚腻，或微黄。

治法 去积消食，芳香化浊。

方药 保和丸加减（神曲、麦芽、谷芽、山楂、茯苓、黄连、半夏、陈皮）。如腹痛较剧及气胀者，加木香、厚朴以理气消胀；呕吐较甚者，加藿香、生姜以辛香止吐。还可服用小儿七珍丹。若伴口渴者，可用大黄粉，以助通便。

（4）脾虚泻

证候　大便稀溏，多见食后作泻，色淡不臭，时轻时重，面色萎黄，肌肉消瘦，神疲倦怠，舌淡苔白。且常反复发作。

治法　健脾止泻，理气化湿。

方药　参苓白术散加减（党参、炒白术、茯苓、怀山药、炒薏苡仁、炒白扁豆、陈皮、砂仁、乌梅、炙甘草）。若时见腹痛，加木香以理气止痛；久泻不止，而无夹杂积滞者，加煨诃子肉、赤石脂以固肠止泻；大便稀或水谷不化者，加干姜以温中散寒。

（5）脾肾阳虚泻

证候　久泻不止，粪质清稀，完谷不化，或见脱肛，形寒肢冷，面色苍白，精神萎靡，睡时露睛，舌淡苔白，脉细弱，指纹淡。

治法　补脾温肾，固肠止泻。

方药　附子理中丸加减（人参去芦、白术、干姜、炙甘草、制附子）。脱肛者加黄芪、升麻；久泻，滑脱不禁者加诃子、赤石脂、石榴皮。

西医目前尚未找到治疗本病的特效抗病毒药，而常用抗病毒药物（如利巴韦林）疗效一般。中医由于其灵活的治疗方法和独特的辨证思维，在治疗该病的过程中取得了良好的临床疗效，甚至优于西医的常规疗法，但在治疗的过程中对于急性腹泻的处理稍显不足。近年来，从大量临床与实验研究中发现，应用中西医结合治疗病毒性腹泻尤其是轮状病毒腹泻，疗效已得到肯定，优于单纯的西医或单纯的中医治疗方法。在常规西医治疗的基础上，加用疏风祛邪、利湿固涩中药，可达标本同治，治病防变之效。另外，针灸疗法及其推广应用所产生的水针疗法等，都显现出较为肯定的疗效。

【预防】

1. 管理传染源　对密切接触者及疑诊患者实行严密观察。患者应行消化道隔离，并积极治疗本病。

2. 切断传播途径　本环节为预防该病重要而有效的措施。保持良好的个人卫生习惯，勤洗手，避免食用生冷和变质食物，加强对水产品的卫生监督，保证水产品的加工食用符合卫生要求，均可从一定程度上切断传播途径。另外，需加强粪便管理和水源保护。

3. 保护易感人群　轮状病毒现有获准临床应用的疫苗，新一代的 4 价基因重组轮状病毒减毒活疫苗主要用于 6~12 个月婴幼儿，含有目前流行的 4 种血清型，最佳接种方式为 2、4、6 月龄时分 3 次口服。最迟于 1 岁内完成，其有效率可达 80% 以上。急性胃肠炎及免疫力低下者禁止应用。诺沃克病毒重组疫苗已通过志愿者口服试验，但尚未获得最终批准。肠腺病毒仍无疫苗推广。

人乳在一定程度上可以保护严重的轮状病毒性腹泻患儿。经牛轮状病毒免疫后的牦牛的牛奶中含有 IgA 及 IgG 抗体，用此种牛奶喂养婴儿也有保护作用。

第三节 脊髓灰质炎

脊髓灰质炎（poliomyelitis）是由脊髓灰质炎病毒（poliovirus）感染所致以脊髓运动神经元受损为主的一种急性传染病。临床主要以发热、咽痛、肢体疼痛伴有对称或不对称的无感觉障碍的弛缓性瘫痪为特征，少数病例发生肢体瘫痪，重症患者可因呼吸肌瘫痪而死亡。该病多发生于 5 岁以下儿童，故俗称"小儿麻痹症"。流行期以隐性感染多见，占 90% 以上，瘫痪型病例约为 1/200，其中 5%~10% 因呼吸肌麻痹死亡。

19 世纪末至 20 世纪初，脊髓灰质炎在全球包括欧洲、美国在内的多个地区广泛流行，我国发病率亦较高，自 20 世纪 50 年代末大面积接种脊髓灰质炎疫苗以来，其发病率已大为降低。在世界上绝大多数地区由野生病毒株导致的脊髓灰质炎已被消灭，至 2011 年，全球仍流行脊髓灰质炎的国家由 1988 年的 125 个减少为 4 个（阿富汗、印度、尼日利亚和巴基斯坦）。2000 年 7 月经确认中国阻断了本土脊髓灰质炎病毒的传播，曾实现了无脊髓灰质炎的目标，该病被定为 20 世纪末被消灭的疾病。但 2011 年 9 月中国疾病预防控制中心通告新疆维吾尔自治区和田地区发生 9 例脊髓灰质炎确诊病例，并确认为来自巴基斯坦的输入性疫情野病毒株。

根据脊髓灰质炎临床表现，本病初期类似中医"温病"、"疫疠"，后期出现肢体瘫痪等后遗症则属于"痿证"范畴。

【病原学】

脊髓灰质炎病毒属微小 RNA 病毒科、肠道病毒属，呈球形，直径 27~30nm，无包膜，含单股正链 RNA，内有约 16nm 的致密核心。按病毒抗原性的不同分为 Ⅰ、Ⅱ、Ⅲ 型，三个血清型之间偶有交叉免疫。国内病例发病与流行多以 Ⅰ 型为主。本病毒对人、猴及猩猩均致病，故可以利用人胚肺、猴肾上皮细胞及 Hela 细胞等培养、分离病毒和制备疫苗。

病毒对外界抵抗力较强，在体外、污水、粪便和牛奶中可生存 4~6 个月，耐寒冷，低温环境能长期存活。在酸性环境中较稳定，不易被胃酸和胆汁灭活，因此易在肠道内生长繁殖。对各种氧化剂如高锰酸钾、双氧水、漂白粉等含氯消毒剂较敏感。但不耐高温和干燥，加热 56℃~60℃ 30 分钟可使病毒灭活。在减毒活疫苗中加入 1mol/L 的氯化镁，能稳定疫苗中病毒的活性。

【流行病学】

1. **传染源** 人类为唯一天然宿主及唯一传染源，其中隐性感染者即无症状病毒携带者带毒期长达数周，故为本病的主要传染源，约占 90% 以上。

2. **传播途径** 主要经粪－口途径传播。自发病前 3~5 天至发病后 1 周左右，患者咽部及粪便中均有病毒排出，通过污染的食物、用具、玩具、手等传播。病初数天鼻咽分泌物可以带病毒，故早期可通过飞沫传播。饮用水污染可引起暴发流行。此外，苍蝇和蟑螂亦可作为传播媒介。

3. 易感人群 人群普遍易感，感染后可获得同型病毒的持久免疫力。血液中最早出现的特异性抗体为 IgM，2 周后出现 IgG 和 IgA，特异性 IgG 可通过胎盘、分泌型 IgA 通过母乳自母体传给新生儿，但新生儿得自母体的免疫力至生后 3~4 个月降至最低水平，故新生儿应出生后 3~4 个月以内接种疫苗。

4. 流行特征 全球均有发病，以温带居多。全年可见，以夏秋季多发，呈散发或流行。高发年龄为 6 个月至 5 岁，占 90% 以上，6 个月以下幼儿自母体获得免疫力，5 岁以上儿童及成人多通过隐性感染而获得免疫，故较少发病。在应用减毒活疫苗预防的地区，发病率显著下降。Ⅰ 型病毒所致的瘫痪比 Ⅱ 型和 Ⅲ 型多，年长儿、成人、男孩、孕妇发生瘫痪的比例较高。

虽然世界上绝大多数地方野生株所致的脊髓灰质炎已被消灭，但疫苗来源的脊髓灰质炎仍时有发生。研制更为安全、有效的疫苗成为当务之急。

【病机病理】

1. 西医发病机制和病理 脊髓灰质炎病毒在机体内作用分 3 个时期：

（1）消化道期 病毒自口咽部及肠道黏膜侵入人体消化道，先在咽部扁桃体及肠黏膜上皮细胞及局部淋巴组织内繁殖，同时向外界排放病毒，约 90% 以上患者病毒感染只局限于肠道而不出现临床症状，且粪便中排毒时间较长，同时病毒刺激机体产生相应的免疫应答，如果产生足够特异性抗体，病毒被清除，则为隐性感染者。

（2）血行期 若机体免疫应答未将肠道内病毒清除，病毒可经淋巴组织进入血液循环，形成病毒血症，并侵犯呼吸道、消化道、心脏、肾脏等非神经组织，此时可出现前驱期症状，如发热、乏力、流感样症状、呼吸道炎症或胃肠道功能紊乱等。如果机体产生的特异性抗体足以将病毒中和，则疾病停止，成为顿挫型，而不出现神经系统症状。

（3）神经期 如机体免疫力弱，病毒数量多，且毒力大，病毒则进入全身网状内皮系统继续繁殖并通过血脑屏障侵入中枢神经系统，产生麻痹前期症状，包括剧烈头痛、烦躁不安、脑膜刺激征和锥体外系症状，甚至出现短暂意识障碍，但不会发生瘫痪，成为无麻痹型患者。若大量病毒进入神经组织，同时破坏中枢神经的运动神经元，损害脊髓颈段及腰段的前角灰质和白质细胞，导致四肢瘫痪，尤以下肢瘫痪多见，本型则称为麻痹型。脊髓灰质炎病毒也可引起脑炎或脑膜炎，但病变较少累及感觉神经。病变期间，劳累、感染、受寒、外伤、预防接种和怀孕等都可作为诱因促进瘫痪的发生。

脊髓灰质炎病毒的特点为嗜神经性，在神经细胞内生长，可引起中枢神经系统广泛病变，以脊髓运动神经元的损害为主。脊髓病变以颈段及腰段为重，尤其腰段最重，故临床上常表现为四肢瘫痪，以下肢瘫痪多见。除脊髓前角外，病变严重者可波及整个灰质、后角及背根神经节，但很少出现感觉障碍。少数患者还可累及脑干的呼吸中枢、血管运动中枢及脑神经运动核，并出现相应症状。周围神经及自主神经亦可受累，大脑皮质病变轻微，软脑膜可有病变，故脑脊液检查可有轻微炎性改变。

病理改变早期有神经元肿胀，尼氏小体消失，神经细胞染色体溶解，此时病变尚可逆；若病变进一步发展，细胞核固缩、细胞坏死，则为不可逆性，且伴有周围组织充血水肿，血管周围炎症等改变。当出现神经细胞坏死区空洞形成、胶质细胞增生，则导致持久瘫痪、肌肉萎缩。

2. 中医病因病机　中医认为，本病是由于外感时行疫邪，经口鼻而入，初犯肺胃，肺失宣降，故可见发热、咽痛、身痛、咳嗽等表证。如热毒炽盛，上扰神明则见嗜睡、神昏、抽搐、项强等。邪毒流注经络，气血运行不畅，筋脉失养，关节不利，继而出现肢体疼痛，渐至肢体麻痹。如病久则损伤肝肾，肝血不足，肾精亏损，无以濡养筋脉骨髓，而致筋软、骨痿、肌肉萎缩等后遗症。其病机主要为疫毒郁结肺胃，流注经络，气滞血瘀，筋脉失养。主要病变脏腑为肺、胃、肝、肾。

【临床表现】

潜伏期3~35天，一般为5~14天。临床表现轻重程度不等，可分为顿挫型、无瘫痪型、瘫痪型。

1. 顿挫型　以上呼吸道感染的表现为主，有发热、乏力、纳差、全身不适、流感样症状，或伴腹痛、腹泻等胃肠道功能紊乱，但无神经系统表现。大多数持续1~3天后退热，其他症状也随之消失而痊愈。

2. 无瘫痪型　患者除有顿挫型表现外出现明显的神经系统症状，包括剧烈头痛、烦躁不安、脑膜刺激征和锥体外系症状，甚至有短暂的意识障碍，但不发生瘫痪。脑脊液呈无菌性脑膜炎改变。通常3~5天热退，症状消失而痊愈。

3. 瘫痪型　为本病最典型临床类型，其病程可分为：

（1）前驱期　主要为上呼吸道感染及胃肠炎表现，如发热、乏力、多汗、全身不适、咽痛、头痛、轻咳、食欲减退、恶心、呕吐、腹泻、腹痛及便秘等。症状多轻微，持续1~4天，多数患者体温下降、症状消失，即称顿挫型，部分患者进展至瘫痪前期。

（2）瘫痪前期　可由前驱期直接进展至本期，约10%~30%患者于前驱期退热1~6天后再次出现发热，呈双峰热，亦可无前驱期而直接出现该期表现而发病。临床特点：出现中枢神经系统感染的症状及体征而无瘫痪，如高热（体温达38℃~40℃）、头痛、嗜睡、烦躁不安，神经系统体征可有颈强直、克氏（Kernig）征和布氏（Brudzinski）征阳性。三脚架征（患者在床上起坐时两臂向后伸直支撑身体）和Hoyne征（患者在仰卧位时，将其肩部抬高可见头向后倾）亦可呈阳性，但无神经和肌肉功能的改变。此期脑脊液多有改变，细胞数和蛋白质均增加。此外还可有自主神经系统症状如多汗、尿潴留等。部分患者3~6天后热退，为"无瘫痪型"，部分患者进展至瘫痪期。

（3）瘫痪期　瘫痪可发生于起病后3~4天或第二次发热后1~2天，瘫痪可突然发生，表现为不对称的弛缓性麻痹，腱反射减弱或消失，无感觉障碍，并于5~6天内出现不同部位的瘫痪，并逐渐加重，至体温正常后，瘫痪停止发展。根据病变部位和程度可分为脊髓型、延髓型、脑型和混合型：

1）脊髓型：瘫痪表现为下运动神经元性，呈不规则、不对称分布的弛缓性瘫痪，以下肢多见，且多为单肢瘫痪，其次为双肢瘫痪。肌张力减低，腱反射减弱或消失，多不伴感觉障碍。近端大肌群较远端小肌群瘫痪出现早且重，可累及颈背肌、胸肌、肋间肌和腹肌。颈背肌受累则不能抬头、坐起、翻身；累及肋间肌、膈肌等呼吸肌则出现呼吸浅速、呼吸音低微、咳嗽无力，吸气时上腹内凹（膈肌瘫痪），X线透视可见吸气时横膈上抬、胸廓扩张受限；腹肌或肠肌受累则可发生顽固性便秘；膀胱肌受累则出现尿潴留或尿失禁。

2）延髓型：又称脑干型麻痹或球麻痹，占瘫痪型的5%~35%，为颅神经的运动神经核、延髓的呼吸或循环中枢受损的表现。

①脑神经瘫痪：主要为第Ⅸ、Ⅹ、Ⅶ和Ⅻ脑神经受损，其他脑神经如第Ⅺ、Ⅲ、Ⅳ、Ⅵ等也可累及。此外尚可出现面神经瘫痪、声音嘶哑、呛咳、吞咽困难、痰液潴留于咽部等。

②呼吸中枢瘫痪：可出现呼吸浅弱而不规则、双吸气、呼吸间歇延长，甚至呼吸暂停，重者有缺氧及呼吸衰竭。

③血管运动中枢损害：可有心律失常、脉细数而不规则、血压下降、循环衰竭等。

3）脑型：本型较少见，表现为大脑受损症状，如高热、惊厥、烦躁不安、嗜睡或昏迷，可有上运动神经元瘫痪，表现与其他病毒性脑炎相似。

4）混合型：兼有以上几型的表现，多见脊髓型与延髓型并存。

（4）恢复期　瘫痪停止进展后1~2周肢体功能逐渐恢复，一般从肢体远端肌群开始，渐及近端大肌群，腱反射继而随自主运动的恢复渐趋正常。多于前3~6个月内恢复较快，此后仍可继续缓慢恢复，重者常需6~18个月或更久恢复期。

（5）后遗症期　1~2年仍不能恢复者则为后遗症，因神经组织受损严重，主要表现为肌肉麻痹、萎缩及退化，相关肌群和骨骼也可萎缩，并导致肢体或躯干畸形等，如脊柱弯曲、足内翻或足外翻以及足下垂。

（6）并发症　多见于延髓型患者，可并发吸入性肺炎、肺不张、急性肺水肿、心肌炎、高血压、氮质血症、胃肠麻痹及消化道出血，尿潴留及尿路感染，长期卧床可致骨质脱钙引发高钙血症及泌尿系结石。

【实验室及其他检查】

1. **血常规**　多无明显变化，急性期血沉可增快。

2. **脑脊液常规**　前驱期脑脊液一般正常，瘫痪前期即可有异常改变：外观稍浑浊，压力增高，白细胞数增多，在（50~500）$\times 10^6$/L之间，早期主要为中性粒细胞增多，后期以淋巴细胞增多为主；蛋白在早期可正常或略高，为0.3~0.5g/L，之后逐渐增高，1周后升至1~1.5g/L；氯化物多正常，糖正常或偏高。瘫痪第3周，细胞数多已恢复正常，而蛋白量仍可继续增高，4~10周方可恢复正常，此种细胞–蛋白分离现象对诊断有参考价值。

3. **病毒分离**　发病第1周，自咽拭子及粪便可分离到病毒，因患者有较长的排毒时间，粪便阳性可达3周或更久。脑脊液中偶可分离出病毒。尸检可从中枢神经组织中分离到病毒。

4. **血清学检查**　感染后1周血清抗脊髓灰质炎病毒IgM滴度达高峰，有助于早期诊断；IgG抗体滴度逐渐上升，2~3周后滴度增高4倍以上者具有诊断意义。近年采用已知抗原的免疫荧光法检测抗体，可快速诊断。

5. 病毒 RNA 检测 应用 RT – PCR 检测，具有快速、敏感、特异、简便等优点，有助于确诊。

【诊断与鉴别诊断】

1. 诊断依据 根据流行病学资料，包括当地脊髓灰质炎流行情况及接种、发病季节（夏秋季多发），结合患者临床症状和体征如发热、多汗、烦躁不安、嗜睡、重度头痛、颈背肢体疼痛、感觉过敏、咽痛而无明显炎症，可初步诊断。热退后出现躯体或四肢肌张力减弱、腱反射减弱或消失、并出现不对称的肢体弛缓性瘫痪或延髓性瘫痪，可做出临床诊断，确诊则依据病毒分离或血清特异性抗体检测。

2. 鉴别诊断 本病前驱期与普通的上呼吸道感染、流行性感冒及胃肠道炎症表现相似，需依靠流行病学资料及密切观察神经系统症状及阳性体征进行诊断，并与下列疾病相鉴别：

（1）假性瘫痪 婴儿如有先天性髋关节脱位、骨折、骨髓炎、骨膜下血肿时出现肢体活动受限，即假性瘫痪。详细询问病史、体格检查则有助于明确诊断。

（2）急性感染性多发性神经根炎 又称格林－巴利综合征，发病年龄常较大，多无发热或仅有低热。弛缓性瘫痪呈对称性及上行性，近躯干轻，远端重，且常伴有不同程度的感觉障碍。脑脊液中蛋白明显升高而细胞数相对减少，蛋白－细胞分离现象明显。瘫痪恢复迅速而完全，很少留有后遗症。

（3）家族性周期性麻痹 为钾代谢异常所致，有家族史及周期发作史，以成年男性为多。无发热，肢体瘫痪多突然发生，进展迅速，两侧对称，重者可遍及全身，补钾后可迅速恢复。

（4）其他肠道病毒引起的瘫痪 柯萨奇病毒和埃可病毒偶可引起肌肉弛缓性瘫痪，但多为小范围轻瘫，无后遗症，偶见重度瘫痪者。多无流行性发病，病毒分离和血清学检查可明确诊断。脑干型或脑型则需与其他病毒性脑炎相鉴别。

（5）急性脊髓炎 起病较急，病初可有发热，早期为弛缓性瘫痪，逐渐演变为痉挛性瘫痪，伴有病理反射阳性，常有感觉和自主神经功能障碍。

【预后】

如果诊断及时，病死率为 5%~10%，延髓脊髓型病死率较高，多死于呼吸肌麻痹。肢体瘫痪 1 年以上者常遗留后遗症。由于疫苗的广泛接种，发病率、重症病例及病死率均明显降低。

【治疗】

1. 治疗原则 目前尚无特效抗病毒治疗，以对症支持治疗为主。其治疗因不同病期而异，合理和细致的护理在早期尤为重要。前驱期和瘫痪前期可适量应用镇静剂，症状严重者可用糖皮质激素。瘫痪期主要是对症治疗，同时可选用促神经传导药物，预防咽肌瘫痪、呼吸中枢麻痹。恢复期和后遗症期则主要采用综合疗法如体育疗法、针刺疗法、推拿疗法、理疗等促进瘫痪肌肉的恢复。

中医治疗本病有一定的优势，以清暑化湿为总体治疗原则。前驱期多在卫气，瘫痪前期多在气分，瘫痪期则要辨别病位及津气的多少。恢复期和后遗症期则要辨别虚实主次。各期应用中医药治疗均可改善症状、缩短病程，尤其恢复期和后遗症期，能促进肢体功能的恢复。但同时应采用综合措施积极治疗，减少后遗症的发生率。

2. 西医治疗方法

（1）前驱期和瘫痪前期　严格卧床休息，至少到退热后1周。发热、烦躁不安者可给予解热镇痛药。肢体及肌肉疼痛者，可适当用镇痛剂，或在疼痛局部做温湿敷以增进血液循环，减轻肌痛。静脉注射50%葡萄糖溶液加维生素C 1～2g，每日1次，连续数日，以减轻神经细胞水肿。症状严重者可短期应用糖皮质激素。病情进展迅速者，可用丙种球蛋白，初始量为9～12ml，以后每2～3天1次，亦可使用干扰素（interferon，IFN）。有继发感染可加用抗生素。

（2）瘫痪期　瘫痪肢体应保持在功能位置上，卧床时保持身体成一直线，膝部略弯曲，髋部及脊柱用板或重物使之挺直，踝关节成90°。疼痛消失后，应积极恢复主动锻炼或行被动锻炼，防止肌肉萎缩、骨骼畸形。对有便秘和尿潴留时，可灌肠和导尿，可应用促进神经传导作用的药物，如地巴唑；增加肌张力药物，如加兰他敏等。予以充足营养及水分，维持水、电解质及酸碱平衡。使用神经细胞营养药物，如维生素B_1、维生素B_{12}等促进细胞代谢。

若为延髓型瘫痪，当咽肌瘫痪致咽部分泌物积留引起气道阻塞时，应吸出分泌物，保持呼吸道通畅，采用头低位，避免误吸。必要时行气管切开，并予吸氧。若呼吸中枢麻痹，应做气管切开并及时应用人工呼吸器，同时给予呼吸兴奋剂。选用适宜的抗菌药物，防止肺部继发感染。

（3）恢复期和后遗症期　体温降至正常，肌痛消失、瘫痪停止发展，应积极开始康复治疗，如针刺、按摩、理疗等，结合主动和被动运动以促进瘫痪肌肉恢复。对瘫痪时间长、伴畸形者可进行外科矫形治疗。

我国于20世纪70年代以来开展穴位刺激结扎疗法，该法用肠线按瘫痪部位及畸形情况，选择有效穴位进行刺激，并用肠线局部结扎，以产生数天的穴位持续刺激，直到肠线被完全吸收，对提高瘫痪肢体肌力和纠正畸形有一定疗效。

3. 中医辨证论治

（1）邪犯肺胃

证候　发热有汗，咳嗽流涕，咽红咽痛，全身不适，或有头痛，呕吐，腹痛，腹泻，便秘，伴有精神不振、嗜睡或烦躁不安，舌质红，苔薄白，脉滑数。

治法　解表清热，疏风利湿。

方药　葛根芩连汤加减（葛根、黄芩、黄连、甘草）。如湿邪偏重，可加用藿香、薏苡仁、半夏、焦山楂等和胃化湿；烦躁不安，可加灯心草、地龙等安神镇静；嗜睡、苔腻者，加胆南星、茯苓、石菖蒲等以化痰祛浊；恶心，呕吐频繁，舌苔黄腻者，加干姜合黄连苦辛通降；大便秘结者加瓜蒌、决明子清热润肠。

（2）邪注经络

证候　发热多汗，头痛身疼，烦躁不安，或嗜睡，苔黄腻，脉滑数（属瘫痪前期，出现中枢神经感染病证，高热、脑膜刺激征，并可有脑脊液异常，但无瘫痪）。

治法　清热化湿，舒通经络。

方药　羌活胜湿汤加减（羌活、独活、薏苡仁、秦艽、防风、细辛）。若湿热身重，伴有汗，舌苔黄腻者，加苍术、黄柏、防己、薏苡仁等清热除湿。

（3）肝肾亏损

证候　较长时期肢体瘫痪，肌肉萎缩，局部皮肤欠温，关节纵缓不收，骨骼变形，舌淡脉涩，肢体痿软畸形。

治法　补肾柔肝，温经通络。

方药　加味金刚丸（萆薢、牛膝、木瓜、巴戟天、菟丝子、蜈蚣、全蝎、白僵蚕、肉苁蓉、杜仲、马钱子、天麻、乌贼骨）。若肢冷脉细者，可加用黄芪、桂枝、当归等益气温经，和营通痹，有助于瘫痪肢体气血之运行。

（4）气虚血滞

证候　轻者症见四肢瘫痪，或口眼㖞斜，或吞咽不利，面色苍黄，舌质赤红，舌苔薄净，脉细艰涩。重者气脱阳亡。本证属瘫痪期，脊髓型表现肢体瘫痪，脑干型可致呼吸、循环衰竭。

治法　益气活血，祛邪通络。

方药　补阳还五汤（黄芪、当归、赤芍、地龙、桃仁、红花）。湿热留恋未清者，可用三妙丸清热利湿；上肢瘫痪者，酌加桂枝、桑枝祛风通络。

【预防】

疫苗的广泛应用已证实具有良好的免疫效果，为早日实现在全球消灭脊髓灰质炎的目标，预防的重点即疫苗的普遍使用。

1. **管理传染源**　自发病之日至少隔离 40 天，在第 1 周为呼吸道和消化道隔离，1周后仅进行消化道隔离，密切接触者应医学观察 20 天。对带毒者应按要求加以隔离。

2. **切断传播途径**　对患者呼吸道的分泌物、粪便及污染物品应彻底消毒，加强环境卫生、个人卫生以及食品卫生、水源和粪便的管理。

3. **保护易感人群**　主动免疫是预防本病的主要而有效的措施。

（1）灭活疫苗　安全有效，特别是某些活疫苗效果不佳的热带地区亦有满意的预防效果，但价格昂贵，抗体产生缓慢，免疫时间短，需反复加强注射，亦不能产生肠道局部免疫。免疫缺陷者可用灭活疫苗。

（2）减毒活疫苗　适用于 2 个月小儿~7 岁儿童，且价廉、口服方便，同时诱生血清和肠道中的保护性抗体，免疫力可维持终身。国内研制的脊髓灰质炎糖丸（oral polio vaccine，OPV），有Ⅰ、Ⅱ、Ⅲ型混合减毒活疫苗，由减毒的活病毒组成，对健康儿童无致病性，但口服后活疫苗病毒仍能在机体增殖，具有较强的免疫原性，一旦疫苗中病毒灭活，就不能达到免疫的效果，故活疫苗的运输和保存一定要在 4℃~8℃ 或更低温度的环境中冷藏运输。活疫苗病毒在 -20℃ 以下能保存 2 年以上，2℃~10℃ 保存 5 个月，20℃~22℃ 仅保存 1 天。服疫苗时应用冷开水吞服，服疫苗后半小时内不宜饮热开水，以免影响活疫苗的免疫效果。口服疫苗接种程序为 2、3、4 月龄各服 1 次，4 岁时加服

1次。部分脊髓灰质炎输入风险较大或免疫工作薄弱地区要视情况对特定年龄组儿童开展疫苗的强化免疫活动，以维持人群的高免疫力。3次服疫苗后，保护率可达90%以上。该疫苗的缺点是将活疫苗应用于免疫缺陷者、免疫抑制药治疗者，有可能引起瘫痪，此类病例称为疫苗相关性脊髓灰质炎瘫痪（vaccine associated paralytic poliomyelitis, VAPP）。服疫苗者发生VAPP的危险率约为1/150万剂，故对于免疫功能缺陷者包括接受免疫抑制剂治疗者以及急、慢性心、肝、肾病患儿忌服。

除疫苗外，在流行期间，儿童应尽量减少到人口密集的公共场所，避免过度疲劳和受凉。对年幼的密切接触者，可以肌内注射10%丙种球蛋白0.3~0.5ml/kg，每月1次，连用2次。

第四节　流行性感冒

流行性感冒（influenza）简称流感，是由流感病毒引起的具有高度传染性的急性呼吸道传染病。该病主要通过飞沫传播，且传播速度快，临床表现往往呼吸道症状轻微，而伴有明显的全身症状及体征，如急起的高热、头痛、乏力、全身肌肉酸痛等。本病病程短，常呈自限性，在健康年轻患者中较少出现并发症，但发病率高，在传染病中位居首位，且在年老和慢性病患者中易引起严重并发症。流感病毒分甲、乙、丙三种病原体，其中甲型流感病毒极易变异，对人群的威胁性最大，可反复流行或大流行。

本病可归属中医温病之"风温"、"冬温"范畴。多认为与"时行感冒"，"时气病"相似。根据《诸病源候论·时气病诸候》中记载："时行病者，春时应暖而反寒，冬时应寒而反温，非其时而有其气。是以一岁之中，病无长少，率相似近者，此时时行之气也。"提示其具有较强的传染性。至清代，不少医家认识到本病的发生与感受时行之气有关，林佩琴在《类证治载·伤风》中明确提出"时行感冒"之名。徐灵胎《医学源流论·伤风难治论》中所述："凡人偶感风寒，头痛发热，咳嗽涕出，俗谓之伤风……乃时行之杂感也。"指出该病乃因触冒时气所致。

【病原学】

流感病毒系RNA病毒，属正黏病毒科，多呈球形，直径通常在80~120nm，偶见丝状病毒株或其他不规则形态，丝状病毒可达400nm。流感病毒自内向外依次为核心、基质蛋白和包膜三部分，其核心含有分节段的单股负链RNA即病毒的遗传物质，根据核心蛋白不同的抗原性，将病毒分为甲（A）、乙（B）、丙（C）三型，三型之间无交叉免疫。基质蛋白为病毒的外壳骨架，有保护病毒核心及维系病毒正常空间结构的作用。核心外的脂质包膜含有两种重要糖蛋白成分，在病毒进入宿主过程中起到关键作用。这两种糖蛋白为血凝素（hemagglutinin，HA）和神经氨酸酶（neuraminidase，NA），前者可与红细胞表面的糖蛋白受体结合引起红细胞凝集现象，且具有亚型特异性；后者则协助释放病毒颗粒，并增强病毒颗粒对呼吸道上皮细胞的黏附作用，促进其播散。由于RNA分节段的特性，流感病毒易发生同型不同株间基因重配。若两株不同的病毒株同时感染同一宿主，这些呈节段性的RNA便可互相杂交或重组，形成新的病毒颗粒。

目前国际上通用的流感病毒株的命名涉及 6 个要素：核蛋白抗原型别（分为 A、B、C）；宿主来源（若宿主为非人类来源）；发现地区；毒株编号；病毒分离年份；当分型为甲型流感病毒时，需要另用括号注明其所属血凝素（H）和神经氨酸酶（N）的亚型，用 HnNn 表示。以 1997 年在我国香港从鸡和人类分离得到的两种 H_5N_1 型流感病毒为例，分别表示为：A/Chicken/Hongkong/220/97（H_5N_1）和 A/Hongkong/156/97（H_5N_1）。

抗原变异是流感病毒显著的特征，主要是 HA 和 NA 的变异，故病毒可反复引起流行。有时只有一种抗原发生变异，有时则可有两种同时变异。小的变异是抗原的量变，仅限于亚型之间基因序列的点突变，称抗原漂移（antigenic drift）。当抗原发生质变，产生新的亚型时，则称为抗原转变（antigenic shift），由于人群对新的亚型病毒株缺乏抗体，往往可引起大流行。人类感染的三种流感病毒中，以甲型流感病毒的变异性最强，可导致世界性流行，乙型病毒次之，可局部流行，而丙型流感病毒则相当稳定，未见变异，常呈散发。

流感病毒不耐酸，在 pH 6.5～7.9 之间最稳定，不耐热，100℃ 1 分钟或 56℃ 30 分钟即可灭活，对干燥、紫外线、甲醛、乙醚、乙醇及常用消毒药都很敏感。但耐低温，在 4℃ 可存活月余，真空干燥或 -20℃ 以下可长期保存。病毒分离常用鸡胚，组织培养多用原代猴肾和人胚肾细胞，实验动物可用小鼠。

【流行病学】

1. 传染源 主要为急性期流感患者和隐性感染者，其中轻型患者及隐性感染者数量大，且无明显临床表现而不易被发现，在疾病传播上有重要意义。携带病毒的健康人群因排毒数量少且时间短，作为传染源意义不大。流感从疾病潜伏期开始即有传染性，从患者鼻涕、口涎、痰液中排出大量病毒，可达 100 万病毒颗粒/ml，且以发病 3 天内传染性最强。

2. 传播途径 主要经空气飞沫方式引起人与人之间直接传播，但也可经接触病毒污染的日常用具，如茶具、食具、毛巾等以及手而间接传播。其传播速度与广度与人口拥挤程度有关。流感病毒在外界保持其感染性的时间与外界环境因素有关，一般可于物体表面保持 3 天左右。

3. 易感人群 人群普遍易感，感染后可获对同亚型病毒的免疫力，一般能维持 8～12 个月，或 1～2 年。由于病毒各型之间无交叉免疫，而又极易发生变异，故可反复感染而发病。流感的高危人群，即在流感流行期间属于死亡危险性增加的人群，在流感流行期应作为重点保护和预防的人群，包括：①慢性病患者，如风湿性心脏病，尤其是二尖瓣狭窄者；冠状动脉粥样硬化性心脏病及高血压病患者，且具有心功能不全者；慢性阻塞性肺疾病、糖尿病及慢性肾炎合并肾功能不全者；肝病、血液系统疾病、神经系统及肌肉疾病、代谢及内分泌系统疾病、免疫功能抑制（包括应用免疫抑制剂或 HIV 感染等致免疫功能低下）、19 岁以下长期服用阿司匹林者。②年龄 <5 岁的儿童（年龄 <2 岁更易发生严重并发症）；妊娠期妇女；肥胖者（体重指数大于 30）；老年人，尤其

是 65 岁以上者。

4. 流行特征 常表现为突然发生和迅速传播，流行情况与人群密集程度有关。流感病毒一般每隔 10～15 年发生一次抗原转变，产生新的亚型，因人类对其缺乏免疫力，故常引发世界性大流行。流感在一般流行时年龄越大发病率越低，而新的亚型大流行时，各年龄组发病率相对一致，以 6～15 岁最高，0～2 岁及 40 岁以上人群发病率较低。

甲型流感除散发外，常呈暴发或小流行，患者年龄多在 20 岁以下。同时，一般以 2～3 年为周期，甲型流感亚型之间会产生抗原漂移，引起季节性或地方性流行，多发生于冬春季。

乙型流感近年来发病数有所增多，以散发和局部流行为主。我国先后于 1992～1993 年和 1993～1994 年在人群中有乙型流感的局部暴发和流行。本型病毒只发生抗原漂移，无抗原转变，且新旧病毒株之间仍有一定相关性，无亚型划分。

丙型流感多以散发为主，一般不引起流行，多表现为小儿上呼吸道感染。

【病机病理】

1. 西医发病机制和病理 病毒多数经飞沫传播，进入上呼吸道后，首先停留于覆盖在呼吸道上皮细胞表面的黏液中，黏液中分泌的 IgA 和糖蛋白抑制素可阻止病毒附着于宿主细胞，但病毒表面的神经氨酸酶（NA）又可破坏这些抑制物。NA 与人呼吸道上皮细胞表面的唾液酸寡聚糖特异性结合，并在血凝素（HA）的作用下使病毒类脂膜与细胞膜融合，从而进入宿主细胞，病毒核衣壳在胞浆内释放并增殖。在受染的少数细胞中复制的病毒颗粒再释放到上皮细胞表面的黏液中又进入其他细胞，致使感染得以蔓延，同时被感染的宿主细胞破坏后渗出的液体也促使病毒扩散，在 1～2 天内可引起上呼吸道炎症：上皮细胞变性、坏死、溶解、脱落，临床上则表现为发热、头痛、肌肉痛等全身中毒症状。这种损害一般仅局限于上呼吸道，少数也会播散到下呼吸道，引起支气管、细支气管和肺泡等部位的上皮细胞和肺泡巨噬细胞出血性坏死和脱落，并伴有广泛间质性水肿和炎性细胞浸润。呼吸道上皮细胞的破坏可降低对继发细菌感染的抵抗力，尤其是肺炎球菌和金黄色葡萄球菌。

单纯流感病变主要损害呼吸道中上部黏膜，只形成浅表性感染，病毒不破坏呼吸道基底膜，也不进入血流引起毒血症，但其产物对全身器官有广泛的毒性作用。少数情况下，病毒侵袭年老患者、婴幼儿及免疫力低下者时，病毒常未局限，而可侵犯全部呼吸道，致流感性肺炎。肺黏膜充血，黏膜下局部炎性反应，细胞间质水肿，伴巨噬细胞浸润，肺泡细胞脱落，可致肺水肿和毛细血管血栓形成。

2. 中医病因病机 中医学认为本病的病因主要是感受疫疠毒邪，四时不正之气所致，即"非其时而有其气"的"异气"，又称"杂气"、"疠气"，在气候多变的冬春季节，起居失常、寒温失调、过度疲劳后容易发病。

病邪由口鼻或从皮毛而入肺卫，卫气失宣，皮毛开阖失司，则出现恶寒、发热、头痛、身体酸痛等症。肺失宣肃，则出现鼻塞、流涕、咳嗽等症。肺与大肠相表里，肺热及肠而兼见下利热臭，肛门灼热。若上焦痰热阻肺，下焦腑有热结，可出现喘促，痰涎壅盛，潮热便秘。

病邪深入营分，逆传心包，可见热扰心包之烦躁不安，邪热内闭，包络受阻，机窍阻塞，神明扰乱，而见昏谵，昏愦不语，时见抽搐。热入血分，血热炽盛，迫血妄行，扰乱神明，则灼热躁扰，狂乱谵妄，甚者昏迷。血分之热深入肝经，熏灼筋脉，则见手足抽搐，颈项强直等热盛动风征象。后期邪热大盛，邪正剧争，正气不支，骤然外脱，失于温煦而见四肢厥冷，津液不内守则身热骤退，大汗淋漓，气虚不足以息则呼吸短促，血脉运行失常则面色苍白，脉象细微。总之，流感的病位在肺卫，其基本病机是外邪影响肺卫功能失调。

【临床表现】

潜伏期多为 1~3 天，短者可仅数小时左右。流感起病多突然，主要以全身中毒症状为主，而呼吸道症状往往轻微或不明显。按临床表现特点不同分为以下类型：

1. **轻型流感** 急性起病，轻度或中度发热，呼吸道症状轻，仅有鼻塞、流涕、喷嚏或轻度全身不适，中毒症状不明显，多数在 2~3 天自愈。

2. **典型流感** 最常见，且起病急，病程约 4~7 天，全身中毒症状明显，前驱期即出现发热，发病后数小时至 24 小时内体温达高峰（38℃~40℃），伴有显著乏力、寒战、头痛、全身酸痛等不适，伴或不伴流涕、咽部疼痛、咳嗽等局部症状，查体可见结膜、咽喉充血，肺部听诊呼吸音粗，可闻及干鸣音。3~4 天后热退，全身症状好转，但上呼吸道症状可持续数日。

3. **肺炎型流感** 因流感病毒由上呼吸道继续向下呼吸道蔓延引起，多于 5~10 天之内发生，常见于老年人、婴幼儿或原有较重基础疾病及免疫力低下者。病初类似典型流感，但于病后 1 天病情突然迅速加重，继而出现高热、呼吸困难甚至发绀，可伴心、肝、肾多个器官衰竭，预后较差。肺部听诊布满干湿性啰音，但无肺实变体征。胸部 X 线示双肺呈散在絮状阴影。痰细菌培养阴性，抗生素治疗往往无效。

4. **其他类型** 主要有以下几种特殊类型的流感：胃肠型，除典型流感症状、体征外，还可伴呕吐、腹泻等消化道症状；脑膜脑炎型，主要表现为意识障碍、脑膜刺激征等神经系统异常症状；心肌炎型或心包炎型，常累积心肌、心包，表现为胸闷、气促、心前区疼痛、心律失常，重者出现心力衰竭；肌炎型，仅见于儿童，以横纹肌溶解为主要表现。

5. **并发症**

（1）呼吸系统并发症 主要为继发性的细菌感染，包括急性鼻旁窦炎、急性化脓性扁桃体炎、细菌性气管炎、细菌性肺炎等。除此之外，还可有慢性阻塞性肺疾病、原有哮喘加重等并发症。致病菌主要有流感嗜血杆菌及肺炎链球菌，金黄色葡萄球菌感染多为老年患者。

（2）肺外并发症 包括 Reye 综合征、中毒性休克、中毒性心肌炎等。其中，瑞氏综合征仅发生于儿童，是因肝脏脂肪浸润而引起的以肝功能障碍及脑水肿为特征的综合征，被认为与服用阿司匹林有关。患儿肝脏常肿大，但无黄疸，脑脊液检查无异常。

【实验室及其他检查】

1. **血常规** 外周血白细胞总数多减少，其中中性粒细胞显著减少，淋巴细胞相对增加，大单核细胞也可增加，这种特殊的血象表现于病初数日就可出现，持续约 10～15 天。当合并有细菌感染时，白细胞及中性粒细胞可增多。

2. 病原学检查

（1）血清学检查　以急性期及发病 2 周后血清中抗体行补体结合试验或血凝抑制试验，如抗体滴度大于 4 倍以上，则判定为阳性。

（2）病毒分离　起病 3 天内取患者的含漱液或上呼吸道分泌物接种于鸡胚或组织培养，可行病毒分离。

（3）免疫荧光法检测抗原　起病 3 天内，用鼻黏膜压片染色找病毒包涵体，荧光抗体检测抗原。

【诊断与鉴别诊断】

1. 诊断依据　根据典型临床症状，结合流行病学史，可对患者做出初步诊断。如确定诊断，则需分离病毒阳性，或取患者双份血清抗体，测定恢复期抗体较急性期增高 4 倍或 4 倍以上可确诊。

（1）临床症状　出现急起畏寒、高热、头痛、头晕、全身酸痛、乏力等中毒症状，可伴有咽痛、干咳、流涕、流泪等上呼吸道感染症状，少数患者有食欲减退，并伴有腹痛、腹胀、呕吐及腹泻等消化道症状。

（2）流行病学史　在流行季节同一单位或地区同时出现大量上呼吸道感染患者，或近期本地区或邻近地区上呼吸道感染患者增多。

（3）实验室诊断　血象示白细胞总数不高或偏低；从患者鼻咽分泌物分离出流感病毒；恢复期患者血清中抗体滴度比急性期的高 4 倍或 4 倍以上；或直接检测呼吸道上皮细胞流感病毒抗原阳性。

本病于流感流行期间，根据典型临床表现，作出诊断并无困难，但在非流行期间或为流行初期的散发病例，需结合流行病学、临床表现、实验室检查如病毒学分离和血清学抗体检查综合分析以确诊。

2. 鉴别诊断　应与其他病原体引起的呼吸道感染相鉴别，如急性化脓性扁桃体炎、支原体肺炎、军团病、链球菌性咽峡炎、流行性脑脊髓膜炎等，若临床难以区分，则需借助病原学检查以鉴别。

【预后】

单纯流感者良好，老年人或有慢性疾病患者可因流感病毒肺炎或继发细菌性肺炎，并发呼吸衰竭和循环衰竭而死亡。

【治疗】

1. 治疗原则　本病常呈自限性经过，病程短，且目前尚无确切有效的抗流感病毒药物，故西医治疗原则主要以对症治疗为主，包括解热、止痛、镇咳等。

中医治疗主要注意辨别感邪性质，即疫疠之邪所兼夹的时令之气，有风热、风寒、暑湿、燥热之别。同时要结合卫气营血辨证，若失治、误治或感邪较重或年老体弱，抗病能力差，则外邪可由表入里，出现卫气营血的演变过程。本病初起邪在肺卫，宜辛凉宣解以驱邪外出；如邪传气分则宜辛寒清热或苦寒攻下；内陷心包，则必须清心开窍。至后期，邪热已退而肺胃津伤未复，则宜甘寒清养肺胃之阴。临床以热象居多，或气热烁津，或胃火燔灼，故在表宜辛凉宣散，入里则宜苦寒清热，并时时以顾护津液为要务。

中医对本病治疗疗效较好，按分型论治与西医相结合，对缓解全身症状有明显作用，能缩短病程。

2. 西医治疗方法

（1）一般治疗　卧床休息，鼓励患者多饮水，并加强营养，以流质或半流质饮食为宜。保持鼻咽部及口腔清洁。按呼吸道隔离1周或至主要症状消失。

（2）对症治疗　有高热、烦躁者，给予解热镇痛药，如阿司匹林、苯巴比妥、地西泮等，但儿童禁用含阿司匹林成分的药物，以防止 Reye 综合征的发生。高热伴呕吐者予以静脉补液，以防脱水。如有咳嗽及呼吸道分泌物，必要时可使用止咳祛痰药物，在没有充分证据提示患者有继发细菌感染时无需使用抗生素。

（3）抗病毒治疗

①离子通道 M_2 阻滞剂：包括金刚烷胺和金刚乙胺，仅对甲型流感病毒有效。该药作用靶点为流感病毒包膜上的病毒跨膜蛋白 M_2，通过干扰 M_2 离子通道，可阻断病毒吸附于宿主细胞，并抑制病毒复制，宜在病程初期应用，可减少病毒排毒量和排毒时间，达到缩短病程的作用。推荐用量为：成人每日200mg，老人每日100mg，儿童按 $4 \sim 5$ mg/（kg·d），分2次口服，疗程为 $3 \sim 4$ 天。但该药易产生耐药性，故不宜长期应用，其不良反应主要为口干、头晕、嗜睡、失眠、易激动、共济失调等神经精神症状，在用药数小时后出现。金刚乙胺抗病毒活性高于金刚烷胺，半衰期较长，口服同等剂量的金刚乙胺，其平均血药浓度较金刚烷胺高1倍，而神经精神系统不良反应明显降低，偶有胃肠道反应，用法用量与金刚烷胺相同。

②神经氨酸酶抑制剂：奥司他韦（达菲）是目前我国已获批准临床使用的神经氨酸酶抑制剂，通过特异性抑制神经氨酸酶，起到抑制病毒释放和减少病毒传播的作用。建议尽早口服，推荐用量为：成人每次75mg，每日2次，连用5天。儿童按不同体重相应调整剂量：体重为15kg者，推荐剂量为30mg，$15 \sim 23$kg者为45mg，$24 \sim 40$kg者为60mg，体重大于40kg可按成人剂量使用，1岁以下婴幼儿不推荐使用本药。

③病毒唑：对各型流感均有一定疗效。病毒唑含片，$50 \sim 100$mg，每 $2 \sim 3$ 小时1次，疗程为 $2 \sim 3$ 天。在重症肺炎型流感患者应静脉给药，每日 $10 \sim 15$mg/kg，分2次，疗程为 $3 \sim 5$ 天。

3. 中医辨证论治

（1）风热袭表

证候　发热重，恶寒轻，头痛，有汗，口渴，咽干且痛，咳嗽，小便短赤，苔薄而黄，舌边尖红，脉浮数。

治法　辛凉解表，宣肺泄热。

方药　银翘散加减（金银花、连翘、贯众、淡竹叶、牛蒡子、鲜芦根、桔梗、芥穗、薄荷、甘草）。若热毒较甚，可加大青叶、鸭跖草、鱼腥草等以清热解毒；咽喉肿痛，声嘶者，加玄参、鲜石斛、板蓝根、蝉蜕以开音润喉。

（2）风寒袭表

证候　恶寒重，发热轻，无汗，头痛，肢节酸痛，鼻塞，流清涕，苔薄白，脉浮紧。

治法　疏风散寒，辛温解表。

方药　荆防败毒散加减。恶寒重加麻黄、桂枝；咳嗽重加紫菀、款冬花；便秘则加生大黄以泄热攻下；咳痰黄稠者加鲜竹沥清热化痰。

（3）暑湿外袭，湿邪内蕴

证候　多见于夏季，发热，少汗，微恶风，头重身困，心烦口渴，鼻流黄涕，舌苔黄腻，脉滑数。

治法　透表清暑，化湿泄热。

方药　新加香薷饮加减。暑热重加黄连、黄芩、青蒿；头沉重加荷叶、蔓荆子；胸满纳呆，苔白腻，合二陈汤加白蔻仁。

（4）邪热壅肺，肺气不宣

证候　恶寒，发热，汗出，口渴，咳喘胸痛，或咳痰黄稠，痰涎壅盛，喘促不宁，舌红苔黄或黄腻，脉滑数。

治法　解表清里，宣肺平喘。

方药　麻杏石甘汤加减（麻黄、杏仁、甘草、石膏、贝母、瓜蒌、郁金）。若兼潮热便秘加生大黄。

（5）热陷心包，肝风内动

证候　高热，烦躁不安，头痛剧烈，甚则嗜睡，昏迷，谵语，颈项强直，儿童可见抽搐，舌质红绛，舌苔黄而干燥或无苔，脉弦数或细数。

治法　清心开窍，凉血息风。

方药　清营汤加减（水牛角、玄参、连翘、麦冬、莲子心、竹叶、天竺黄、石菖蒲、郁金、生地、丹皮）。高热不退者，加安宫牛黄丸；抽搐或惊厥者，加钩藤、地龙，另服紫雪丹或猴枣散；大便秘结者，加生大黄。

（6）暑热袭表，内湿滞胃

证候　发热，恶寒，头痛，胸脘痞满，腹痛，恶心呕吐，肠鸣腹泻，食少纳呆，舌苔白腻，脉缓。

治法　芳香化浊，理气和中。

方药　藿香正气散加减（藿香、姜半夏、白术、陈皮、厚朴、桔梗、大腹皮、茯苓、白芷、紫苏叶、神曲、佩兰）。风寒表证稍重者，加防风、荆芥穗、香薷；中焦湿重，舌苔白厚腻者，加苍术、白蔻仁；咳嗽有痰者，加紫菀、款冬；腹胀，呕吐较重者，加春砂仁、煨木香。

【预防】

1. 控制传染源　疫情检测做到早发现，并及时掌握疫情动态。对流感患者及早行呼吸道隔离，隔离时间为 1 周或主要症状消失，并进行积极的早期治疗，预防并发症。

2. 切断传播途径　在流感流行期间减少集体活动，易感者尽量少去公共场所等人口较为密集的地方，必要时应定期对公共场所进行消毒处理。室内注意通风，或进行空气消毒（1% 漂白粉澄清液或含氯消毒液喷洒），勤洗手。流感患者分泌物及用过之物品均应使用消毒剂消毒，无消毒条件者，也可将物品在阳光下曝晒 2 小时左右。患者住过的房间，可用过氧乙酸熏蒸法进行空气消毒。医务人员在工作时应戴帽子、口罩，防止交叉感染。

3. 保护易感人群

（1）**疫苗预防**　疫苗接种是预防流感最基本的措施。流感疫苗接种后，在血清和分泌物中可出现抗血凝素抗体和抗神经氨酸酶抗体或 T 细胞介导的细胞毒反应，抗体的产生能阻止病毒入侵，而细胞毒反应则可降低疾病的严重程度并加速疾病复原。流感感染高危人群，为疫苗接种之重点。应注意以下人群不适合接种疫苗：对鸡蛋或疫苗中其他成分过敏者；严重过敏体质者；有急性感染性疾病患者；格林－巴利综合征患者；孕期未满 3 个月的孕妇。WHO 根据每年将出现的新流感毒株类型发布新的流感疫苗组成成分。我国目前使用的有 3 种流感疫苗：全病毒灭活疫苗、裂解疫苗、亚单位疫苗。全病毒灭活疫苗免疫原性较好，但副作用较大，13 岁以下儿童禁用；裂解疫苗因免疫原性好和副作用小，是目前普遍应用的疫苗；亚单位疫苗副作用较小，但免疫原性尚不理想。

（2）**药物预防**　金刚烷胺预防甲型流感有一定的效果，每次 100mg，每日 2 次，连用 14 天。神经氨酸酶抑制剂，如奥司他韦可用于甲型、乙型流感的预防，成人推荐剂量为：75mg/次，每日 1 次，连服 7 天。

（3）**中药预防**　中药对流感有较好的预防效果。下列方药可供参考：①大青叶15g，板蓝根 30g，贯众 12g，甘草 3g，水煎分 2 次服，连服 3 天。②贯众、紫苏子、荆芥各 10g，甘草 3g，水煎分 2 次服，连服 3 天。

第五节　人禽流感

人禽流感（human avian influenza）是由禽甲型流感病毒某些亚型的毒株引起的急性呼吸道传染病。通常情况下，禽流感病毒并不感染人类，但自 1997 年禽甲型流感病毒H_5N_1亚型感染人类以来，相继出现 H_9N_2、H_7N_7 等亚型感染人类的报道。该病主要的临床表现为高热、咳嗽、呼吸急促，病情轻重不一。其中，高致病性禽流感（highly pathogenic avian influenza，HPAI）的病原体常为 H_5N_1 亚型，且病情严重，并可出现毒血症、感染性休克、多脏器功能衰竭等多种并发症，在儿童还可并发 Reye 综合征，严重者可致死亡。

根据人禽流感临床症状、发病特点、传染性极强等特征，归属"瘟疫"之范畴。

【病原学】

禽流感病毒属正黏病毒科、甲（A）型流感病毒属。甲型流感病毒基因为分节段的单股负链 RNA，病毒呈多形性，多为球形，直径在 80～120nm 之间，平均为 100nm，外层有脂质囊膜包绕。甲型流感病毒除感染人之外，还可感染猪、马、禽类和海洋哺乳动物。根据外膜血凝素（hemagglutinin，HA）和神经氨酸酶（neuraminidase，NA）蛋白抗原性的不同，将甲型流感病毒划分为若干亚型，目前已鉴定出的亚型中，H 亚型有 16 个（H_1～H_{16}），N 亚型有 9 个（N_1～N_9）。目前感染人类的禽流感病毒亚型主要有 H_5N_1、H_9N_2、H_7N_7，以 H_5N_1 亚型感染者病情最重，死亡率高。同一亚型病毒株间致病性差异甚远。H_5 和 H_7 亚型病毒株（以 H_5N_1 和 H_7N_7 为代表）能引起严重的禽类疾病，为高致病性禽流感。目前判断病毒株致病性高低有三个参考指标：①在无胰酶条件下，能形成融斑为高致病性，不能则为非致病性。②病毒颗粒 HA 蛋白分子上，重链（HA1）与轻链（HA2）间连接肽所含碱性氨基酸的多寡，含单个为非致病性，含多个则为高致病性。③静脉内致病性指数（intravenous pathogenicity index，IVPI）测定，该值为 2～3（波动 1.74～3）为高致病性，1.2～1.4 为中等致病性，0～1 无致病性。人类对大多数 H 亚型和 N 亚型的流感病毒株缺乏免疫力，故禽流感病毒有引发人类新的流感大流行的潜在可能。

禽流感病毒不耐热，65℃加热 30 分钟或煮沸（100℃）2 分钟以上均可将其灭活。在粪便中可存活 1 周，水中可存活 1 个月，在 pH < 4.1 的条件下也具有存活能力。对低温抵抗力较强，在有甘油保护的情况下可保持活力 1 年以上。对乙醚、氯仿、丙酮等有机溶剂均敏感。常用消毒剂容易将其灭活，如氧化剂、稀酸、十二烷基硫酸钠、卤素化合物（如漂白粉和碘剂）等都能迅速破坏其传染性。病毒在直射阳光下 40～48 小时即可灭活，紫外线直接照射，其传染性迅速破坏。

【流行病学】

1. 传染源　主要为患禽流感或携带禽流感病毒的家禽，另外野禽或猪也可成为传染源。患者是否为人禽流感的传染源尚待进一步确定。禽与人流感病毒在受体特异性方面有着明显的差异。流感病毒生态学研究表明，禽与人流感病毒不易在宿主间相互传播。这种受体特异性的差异，可能是导致高致病性禽流感病毒尚不具备人传人能力的主要原因之一。

2. 传播途径　主要经呼吸道传播，通过密切接触感染的禽类及其分泌物、排泄物、受病毒污染的水等，以及直接接触病毒毒株被感染。在感染水禽的粪便中含有高浓度的病毒，可通过污染的水源由粪－口途径传播流感病毒。目前尚未发现人的隐性感染者，尚无人与人之间传播的确切证据。

3. 易感人群　一般认为任何年龄均具有易感性，但 12 岁以下儿童发病率较高，病情较重。高危人群为与不明原因病死家禽或感染、疑似感染禽流感家禽密切接触的人员。

4. 流行特征　人禽流感疫情的蔓延引起世界关注。人禽流感于 20 世纪末首次发现以来，据统计，人类至少出现 8 次人感染禽流感事件。据 2011 年 6 月 1 日世界卫生组织（WHO）报告全球人禽流感疫情，自 2004 年以来，共有病例 554 例，死亡 324 例，病例主要集中在东南亚的印尼、越南、泰国及柬埔寨，另外，埃及、中国、土耳其、伊拉克、尼日利亚、阿塞拜疆等国家也有确诊病例。其中以印尼 177 例病例，死亡 146 例最为严重。其次是埃及 144 例病例，48 人死亡。禽型流感病毒极易发生基因变异，不断产生新的亚型而造成其暴发流行。

【病机病理】

1. **西医发病机制和病理** 与普通流感发病机制基本相似，通过病毒表面的血凝素与呼吸道表面的纤毛柱状上皮细胞的特异性受体结合后进入细胞，并在细胞内复制。同时，神经氨酸酶协助病毒颗粒不断释放并播散，继续感染其他细胞，受感染的宿主细胞变性、坏死、溶解、脱落，产生炎症反应，临床上出现发热、肌肉痛和白细胞减低等全身毒血症样反应。

病毒主要侵入呼吸道黏膜的上皮细胞，首先引起上皮细胞增生、坏死，黏膜局部充血、水肿和浅表溃疡等卡他性病变。4~5 天后，基底细胞层病变扩展到支气管、细支气管、肺泡和支气管周围组织，引起黏膜水肿、充血，淋巴细胞浸润，并伴有微血管栓塞、坏死，小动脉瘤形成和出血等，引发全身毒血症样反应。少数重症进行性肺炎除细支气管炎症外，可有肺泡壁充血水肿，纤维蛋白渗出，单核细胞浸润和透明膜形成，以及肺出血等，引起诸多并发症。

高致病性禽流感病毒毒力较强，引发的传染性变态反应（Ⅳ型变态反应）是导致进行性肺炎、急性呼吸窘迫综合征（acute respiratory distress syndrome，ARDS）和多器官功能障碍综合征（multiple organ dysfunction syndrome，MODS）等严重并发症的根本原因。

2. **中医病因病机** 本病是由于毒邪侵及肺、胃所致。毒邪袭于肺卫，致肺卫蕴邪，肺失宣降；毒邪犯胃，湿浊内蕴，胃肠失于和降。重者毒邪壅肺，肺失宣降，故高热、咳嗽；痰瘀闭肺，故口唇紫暗、气短喘促；内闭外脱，痰瘀闭肺，肺气欲绝，故呼吸极度困难、喘息气促；阳气欲脱，可见心悸、心慌、四末发冷、冷汗淋漓等。

【临床表现】

潜伏期一般为 7 天以内，大部分为 2~4 天。患者通常于发病前 1 天就开始排毒，排毒时间儿童比成人长，免疫抑制者可长达 1 个月。呈急性起病，早期表现类似普通型流感。主要为发热，体温多持续在 39℃以上，热程 1~7 天，多数为 3~4 天，可伴有鼻塞、流涕、咽痛、咳嗽、头痛、肌肉痛和全身不适等，部分患者出现恶心、腹痛、腹泻、稀水样便等症状。发病 1~5 天后常有呼吸急促和明显肺炎表现。

重症患者可在发病 1 周以内迅速进展为呼吸窘迫，随即发生呼吸衰竭，还可并发肺炎、肺出血、肾功能衰竭、败血症、感染性休克等多种并发症，体征可表现为肺实变，胸部影像学则为单侧或双侧肺炎，少数伴有胸腔积液。重症患者一旦发生呼吸衰竭，即使接受辅助通气治疗，往往效果不佳，多数病例死亡。

【实验室及其他检查】

1. **血常规**　外周血白细胞总数一般正常或降低，重症患者多有白细胞总数和淋巴细胞数下降。

2. **病毒分离**　从患者鼻咽部分泌物、口腔含漱液、气管吸出物、呼吸道上皮细胞中可分离出禽流感病毒。

3. **病毒抗原及基因检测**　应用免疫荧光法或酶联免疫法，可检测甲型流感病毒核蛋白（NP）抗原及禽流感病毒 H 亚型抗原。另外，采用 RT – PCR 法，可检测病毒核酸。

4. **血清学检查**　以患者发病初期及恢复期双份血清，采用血凝抑制试验、补体结合试验或酶联免疫吸附试验，可检测禽流感病毒抗体，其滴度 4 倍或以上增高，可作为回顾性诊断的参考指标。

5. **影像学检查**　X 线胸片可表现为肺内斑片状、弥漫性或多灶性浸润，但无特异性。重症患者可为大片毛玻璃状或肺实变影像，少数伴胸腔积液。

【诊断与鉴别诊断】

1. **诊断依据**　本病依据流行病学史、临床表现及实验室检查结果，在已排除其他疾病可能的基础上，可作出人禽流感的诊断。流行病学史是指发病前 1 周内曾到过禽流感暴发疫点，或与病禽包括其分泌物、排泄物等有密切接触者，或从事病毒实验研究的工作人员。

对不同类型病例，应分别采用不同的方法诊断：①医学观察病例：有流行病学史，或与人禽流感患者有密切接触史，在 1 周内出现临床表现者。②疑似病例：有流行病学史及临床表现，用甲型流感病毒 H 亚型单克隆抗体在患者的呼吸道分泌物中检测到特异性抗原者，或采用 RT – PCR 扩增出 H 亚型基因。③临床诊断病例：当被诊断为疑诊病例又无法进一步获取临床检验标本或实验室检查证据，而与其有共同接触史的人被诊断为确诊病例时，可借助作出判断，但需排除其他疾病诊断。④确诊病例：有流行病学史和临床表现，从患者呼吸道分泌物分离出特定病毒或 RT – PCR 方法检测到禽流感 H 亚型病毒基因，同时发病初期及恢复期双份血清，流感病毒抗体前后大于 4 倍以上升高者。

2. **鉴别诊断**　需与流感、普通感冒、细菌性肺炎、严重急性呼吸综合征（severe acute respiratory syndrome，SARS）、传染性单核细胞增多症、巨细胞病毒感染、衣原体肺炎及支原体肺炎等相鉴别。

【预后】

本病预后与患者年龄、是否有基础性疾病、治疗是否及时、有无并发症等有关。如感染 H_5N_1 亚型，则预后较差，病死率约为 30%~80%。

【治疗】

1. **治疗原则**　目前尚无特异的治疗方法，西医治疗原则主要采取对症支持及抗病毒治疗。由于人禽流感病毒有地域、发病季节的差异，且患者临床表现不同，中医认为不同的人禽流感病毒致病所表现的证候并非完全一致，根据辨证论治的原则，多采用清热解毒、祛湿和胃、清热泻肺、开窍化瘀、扶正固脱等法。

2. 西医治疗方法

（1）隔离 疑似病例、临床诊断病例及确诊病例均需进行隔离治疗。

（2）对症治疗 针对发热、流涕、咳嗽等不同临床表现，可分别给予解热镇痛药、缓解鼻黏膜充血药及止咳祛痰药等以缓解症状。儿童患者应注意避免使用阿司匹林等水杨酸类退热药物，以免引起 Reye 综合征。

（3）抗病毒治疗 提倡在发病 48 小时内使用抗病毒药物。

①离子通道 M_2 阻滞剂：代表药物有金刚烷胺和金刚乙胺。该类药物主要通过干扰病毒 M_2 离子通道活性起到抑制流感病毒复制的作用，早期应用还可有阻止病情发展、缩短病程及改善预后的效果。金刚烷胺成人按每日 100～200mg，分 2 次口服，连服 5 天，儿童剂量按每日 5mg/kg 计算。该药物主要的不良反应为神经精神系统异常的表现，如头晕、失眠及共济失调等，孕妇及癫痫患者禁用。另外，老年及有血管硬化者应慎用，有肝肾功能受损者酌情减少剂量。金刚乙胺用量同金刚烷胺，但以每日 1 次顿服，且神经系统不良反应较金刚烷胺少见。此类药物不宜长期使用，否则易诱发流感病毒产生耐药性。

②神经氨酸酶抑制剂：该类药物通过抑制流感病毒神经氨酸酶起到抑制病毒的作用，同时可减弱病毒的致病力。奥司他韦（达菲）是目前 WHO 确认及推荐的人禽流感预防和治疗药物，对亚型均有抑制作用，对金刚烷胺及金刚乙胺已耐药的禽流感病毒仍然有效。推荐剂量为：成人每日 150mg，儿童按每日 3mg/kg 计算用量，均分 2 次口服，疗程为 5 天。该药可减轻流感症状、缩短病程、减少并发症，且药物毒性低，不易引起耐药性。

③其他抗病毒药：如利巴韦林经体外实验证实，有抗流感病毒的作用。

（4）加强支持治疗和积极预防并发症 患者应注意休息，多喝水，加强营养，以易消化的清淡食物为宜。在无充分证据提示有继发性细菌感染时不使用抗生素。

（5）重症患者的治疗 必要的对症治疗及营养支持，密切进行血氧监测和呼吸支持，防止继发性细菌感染及其他并发症，短期内给予糖皮质激素可改善毒血症状和呼吸窘迫。

3. 中医辨证论治

（1）毒邪犯肺

证候 发热，恶寒，咽痛，头痛，肌肉关节酸痛，咳嗽，少痰，苔白，脉浮滑数。

治法 清热解毒，宣肺透邪。

方药 基本方：柴胡、黄芩、炙麻黄、炒杏仁、金银花、连翘、牛蒡子、羌活、白茅根、芦根、生甘草。咳嗽甚者加炙枇杷叶、浙贝母；恶心呕吐者加竹茹、苏叶。

（2）毒犯肺胃

证候 发热，或恶寒，头痛，肌肉关节酸痛，恶心，呕吐，腹泻，腹痛，舌苔白腻，脉浮滑。

治法 清热解毒，祛湿和胃。

方药　基本方：葛根、黄芩、黄连、鱼腥草、苍术、藿香、姜半夏、厚朴、连翘、白芷、白茅根。腹痛甚者加炒白芍、炙甘草；咳嗽重者加炒杏仁、蝉蜕。

（3）毒邪壅肺

证候　高热，咳嗽少痰，胸闷憋气，气短喘促，或心悸，躁扰不安，甚则神昏谵语，口唇紫暗，舌暗红，苔黄腻或灰腻，脉细数。

治法　清热泻肺，解毒化瘀。

方药　基本方：炙麻黄、生石膏（先下）、炒杏仁、黄芩、知母、浙贝母、葶苈子、桑白皮、蒲公英、草河车、赤芍、丹皮。高热，神志恍惚，甚则神昏谵语者加用紫雪丹、安宫牛黄丸，也可选用清开灵注射液、痰热清注射液、鱼腥草注射液；口唇紫绀者加黄芪、三七、当归尾；大便秘结者加生大黄、芒硝。

（4）热入营血

证候　高热，神昏，皮肤斑疹，甚者吐血、便血、尿血，舌质红绛，脉数。

治法　清营解毒，凉血活血。

方药　基本方：水牛角、生地、赤芍、丹皮、金银花、连翘、丹参、竹叶、紫草。

（5）内闭外脱

证候　高热或低热，咳嗽，憋气喘促，手足不温或肢冷，冷汗，唇甲紫绀，脉沉细或脉微欲绝。

治法　扶正固脱。

方药　基本方：生晒参、麦冬、五味子、炮附子（先下）、干姜、山茱萸、炙甘草。汗出甚多者加煅龙牡；痰多，喉中痰鸣，苔腻者，加金荞麦、苏合香丸、猴枣散。注射剂可选用醒脑静注射液、生脉注射液、参麦注射液、参附注射液、血必净注射液等。

【预防】

1. **监测及控制传染源**　加强禽类疾病的监测，一旦发现禽流感疫情，动物防疫部门应立即按有关规定进行处理养殖和处理禽的所有相关人员做好防护工作。将高致病性禽流感疫点周围半径3公里范围划为疫区，捕杀疫区内全部家禽，并对疫区5公里范围内的易感禽类进行强制性紧急疫苗接种。

2. **切断传播途径**　发生禽流感疫情后，应对禽类养殖场、市售禽类摊点以及屠宰场进行彻底消毒，对死禽以及禽类废弃物销毁或深埋；医院诊室则应彻底消毒，同时医护人员做好个人防护，避免交叉感染。加强检测标本和实验室病毒株的管理。严格执行操作规范，防止医院感染和实验室的感染。注意个人卫生，经常使用肥皂和清水洗手，尤其在咳嗽或打喷嚏后；保持室内空气流通。

3. **保护易感人群**　流感病毒极易变异，目前尚无商品化的人用 H_5N_1 疫苗。养成良好的个人卫生习惯、充足睡眠、多锻炼、勤洗手、避免在流感流行季节参加人群聚集性的活动，可一定程度上起到预防流感作用。对密切接触者可试用抗流感病毒药物。

第六节 麻 疹

麻疹（measles）是由麻疹病毒引起的一种急性呼吸道传染病。以发热、咳嗽、流涕、眼结膜充血、口腔麻疹黏膜斑（Koplik's spots）及皮肤斑丘疹为临床特征。患病后可获得持久免疫力，极少二次发病。我国自 1965 年普遍接种麻疹疫苗以来，该病的流行已得到基本控制，且发病年龄后移，成年人及不典型病例增加。

因本病疹点高出皮肤，如触麻粒，故中医谓之麻疹，属温病范畴。历代医家对麻疹均有类似的记载，早在汉唐时期就有发斑、隐疹等包括麻疹等出疹性疾病的记载。明代以后医家才对本病有了较为详尽的论述，龚廷贤《古今医鉴》首次确立麻疹的病名："麻疹多为天行戾气传染，沿门阖户遍地相传。"吕坤《麻疹拾遗》载有"古人重痘轻疹，今则疹之惨毒与痘同酷，麻疹之发，多在天行疠气传染，沿门履巷，遍地相传。"将"麻"、"痘"区分开。万全《痘疹世医心法》进一步指出麻疹并发症有"喉痹"、"肺胀"、"口疳"等。

【病原学】

麻疹病毒属于副黏液病毒科麻疹病毒属，与其他副黏液病毒不同之处是该病毒无特殊的神经氨酸酶。电镜下呈球形或丝状，直径 100~250nm。外有脂蛋白包膜，包膜蛋白成分主要有膜蛋白（membrane protein，M）、血凝素（hemagglutinin，H）和融合蛋白（fusion protein，F）三种，内有核衣壳蛋白（L、P、N 三种），核心为单股负链 RNA，其基因组有 16000 个核苷酸。麻疹病毒只有一个血清型。病毒在人或猴来源的细胞中增殖，可用于病毒的分离和培养。

麻疹病毒对外环境的抵抗力不强，在流通空气中或日光下生存半小时，多数消毒措施如福尔马林、紫外线可杀灭。该病毒能耐寒及耐干燥，在低温下可生存较久，−15℃~−70℃时可保存数月至数年，0℃时约 1 个月，4℃冰箱常用于短期保存麻疹减毒活疫苗，室温时则易失效，56℃30 分钟可以灭活。

【流行病学】

1. 传染源 患者是唯一传染源。从发病前 2 日至出疹后 5 日内都具有传染性。患者的口、鼻、咽、眼的分泌物均含有病毒。前驱期传染性最强，出疹后逐渐减弱，疹退时已无传染性，恢复期不带病毒。

2. 传播途径 呼吸道飞沫为主要传播途径，也可经被污染的手等而发生间接接触传播。病毒经口、咽、鼻及眼结合膜侵入易感者体内引发感染。

3. 易感人群 人群普遍易感。易感者感染后 90% 以上发病，极少隐性感染者。病后可获持久免疫力，再次发病者极少。6 个月内婴儿因从母体获得抗体而很少发病，但近年来，由于广泛接种麻疹疫苗后，麻疹的自然感染率显著下降，育龄妇女抗体水平低，对婴儿的保护能力也下降。成人由于疫苗接种时隔较久，体内抗体水平降低而成为易感者。使得目前新生儿及成人麻疹发病愈来愈多。

4. 流行特征　四季均可发病，以冬春季最多。世界各地均有流行，尤其在发展中国家，是导致儿童死亡的重要传染病之一。近年由于广泛接种麻疹减毒活疫苗，其发病率已显著下降。

【病机病理】

1. 西医发病机制和病理　麻疹病毒随飞沫等侵入易感者的呼吸道、口咽部或眼结膜等处，在局部的上皮细胞及局部淋巴组织内繁殖，并扩散入血，于感染后的第 2～3 天形成第一次病毒血症。病毒随血液进入全身的淋巴组织、肝、脾等单核－巨噬细胞系统内大量繁殖，于感染后第 5～7 天再次入血，形成第二次病毒血症。病毒侵入呼吸道、眼结合膜、口咽部、胃肠道、皮肤等全身组织或器官引起广泛病变，出现高热、出疹等一系列临床表现。

一般认为麻疹的发病机制有两个方面：①麻疹病毒侵入细胞直接引起细胞病变。②机体对病毒产生免疫应答，抗原抗体结合通过补体等引起免疫损伤，或由于超敏反应引起病变，如麻疹皮疹、麻疹肺炎等。异型麻疹及亚急性硬化性全脑炎（subacute sclerosing panencephalitis，SSPE）的发生更是与免疫机制密切相关。

麻疹病毒主要侵犯淋巴组织、呼吸系统及皮肤黏膜。典型病理改变是病毒感染部位出现单核细胞浸润，数个细胞融合成多核巨细胞，如出现在单核－巨噬细胞系统则称为华－佛巨细胞（Warthin－Finkeldey giant cells）。多核巨细胞大小不等，核内和胞质内均有病毒集落（嗜酸性包涵体）。

病毒和免疫复合物侵犯皮肤表浅血管，使皮肤充血水肿，血管内皮细胞肿胀、增生，单核细胞浸润及渗出，形成皮疹和口腔黏膜斑。并发脑炎时脑组织可出现充血、水肿、点状出血或脱髓鞘病变。

2. 中医病因病机　中医学认为麻疹为感受麻毒时邪所致。麻毒属阳毒，经口鼻而入，主要侵犯肺、脾二经，全身其他脏器也常受累。发病初期，邪在肺卫，故见发热、咳嗽、鼻塞、喷嚏、流涕等。重证可见气急、鼻扇、喉中痰鸣等肺气闭塞证。发展至气分，常有壮热、口渴、纳差、腹泻、烦躁等热毒壅盛之证。邪毒由内向外，由里达表，则表现为皮疹色泽红润，自头面部向下蔓延，皮疹透布全身，邪尽外达，无合并症者，为顺证。麻毒内陷，入营入血，肺心受邪，疹透不顺为逆证；或麻毒攻喉，邪犯心包或脾气虚衰等均属逆证。

【临床表现】

潜伏期一般为 6～21 天，平均约为 10 天。接受过被动或主动免疫者可延长至 21～28 天。

1. 典型麻疹　临床经过可分为三期。

（1）前驱期　指从发热到出疹，一般持续 3～4 天。主要为上呼吸道及结膜炎症状，表现为发热、疲乏、鼻塞、流涕、咳嗽、咽充血及声哑、眼结膜充血、畏光、流泪、食欲减退、恶心、呕吐、腹泻等，体温于 2～3 天内升高，可达 40℃，症状也随之加重，重症在高热时偶见惊厥。起病第 2～3 天，在相对于第二磨牙外侧的颊黏膜上可见到麻疹黏膜斑（即 Koplik 斑），为数个针尖大小的白色斑点，直径 0.5～1mm，周围有红晕，1～2 天内可迅速增多融合。此斑持续 2～3 天即消失，由于麻疹黏膜斑为此期的特征性表现，常先于皮疹出现而有早期诊断意义。

（2）出疹期　病程第 3～4 天，发热及呼吸道症状明显加重时，开始出现皮疹。皮疹先出现于耳后、发际，很快波及面部、颈部、躯干，经 2～3 天遍及四肢，手掌和足底最后出疹。皮疹为红色丘疹或斑丘疹，压之退色，直径 2～5mm，初起稀疏，以后增多可融合成片，皮疹间可见到正常皮肤。出疹期体温再度升高可达 40℃，症状加重，精神萎靡，肺部常闻及干湿啰音，全身浅表淋巴结和肝脾轻度肿大。此期持续 3～5 天。

（3）恢复期　皮疹出齐后 1～2 天内病情迅速好转，按出疹先后顺序消退，由红色逐渐转变为棕褐色，表皮有糠样脱屑，留有色素沉着，1～2 周后消退。退疹时体温下降，症状减轻。无并发症者整个病程长约 10～14 天。

2. 非典型麻疹

（1）轻型麻疹　为对麻疹有部分免疫力的表现。见于既往接种过麻疹疫苗、近期接受过被动免疫、6 个月以内婴儿等。表现为潜伏期较长，发热及其他症状较轻，皮疹数量较少，多无并发症，病程短，约 1 周左右。

（2）重型麻疹　此型多见于病毒毒力强，或营养不良、免疫力低下，或继发严重细菌感染者，常并发肺炎、心力衰竭或休克等，病死率较高。呼吸道及全身中毒症状严重，高热持续在 39℃～40℃或更高且持续时间长，皮疹密集，甚至融合成片；或皮疹突然暗淡、隐退（表示末梢循环障碍）；或有出血样皮疹，伴有消化道出血等。根据临床表现的不同可分为中毒性麻疹、出血性麻疹、休克性麻疹、疱疹性麻疹等不同类型。

（3）异型麻疹　表现为突起高热，头痛，肌痛，乏力，无麻疹黏膜斑，2～3 天后由四肢末端开始出现皮疹，渐及躯干及面部。皮疹多样，可为斑丘疹、疱疹、荨麻疹或紫癜。常伴有水肿、肺炎、胸腔积液。外周血嗜酸性粒细胞增多，病毒分离常为阴性，诊断需依据恢复期检测麻疹血凝抑制抗体。常发生于接种麻疹灭活疫苗后 4～6 年内，现多用减毒活疫苗接种，此型已很少见。

3. 并发症

（1）支气管肺炎　麻疹最常见的并发症，多见于 5 岁以下患儿，约占 10%或稍多。为麻疹死亡的主要原因，占麻疹患儿死因的 90%以上。多发生于出疹期。麻疹病毒引起的肺炎多不严重，主要为继发感染。继发感染病原常为细菌或病毒，也可为多种细菌的混合感染。并发肺炎时病情突然加重，体温持续升高，咳嗽、咳脓痰，可出现气促、鼻翼扇动、发绀，肺部有湿啰音。易并发脓胸、脓气胸、心肌炎、心衰及休克等，若病程迁延，可引起支气管扩张症。

（2）喉炎　发生率为 1%～4%，2～3 岁以下小儿多见。麻疹患儿常伴有轻度喉炎，出现声音嘶哑，刺激性干咳。重症喉炎多系合并细菌或其他病毒感染，见声嘶加剧，犬吠样咳嗽。易引起喉梗阻，表现为缺氧、紫绀、吸气性呼吸困难、三凹征明显，如不及时行气管切开术，则可窒息致死。

（3）心肌炎　2 岁以下幼儿多见。表现为气促烦躁、面色苍白、四肢冷、发绀、心率快、心音低钝、肝脏肿大。患儿疹发不透或隐退（中医称为麻毒内陷）。心电图显示 T 波和 ST 段改变及低电压。

（4）脑炎　麻疹并发中枢神经系统病变较其他出疹性疾病为多，发病率约0.01%~0.5%。多发生于出疹后2~6天，偶于前驱期或疹后2~3周发病。早期可能由麻疹病毒直接引起，而晚期发生者多有脑组织脱髓鞘病变，可能与免疫反应有关。常出现高热、剧烈头痛、呕吐、不同程度的意识障碍、瘫痪等，脑膜刺激征及病理征阳性，脑脊液细胞数增至50~500个/mm³，以单核细胞为多，蛋白稍增高，糖正常。病情大多危重，病死率约15%，多数可恢复，部分患者可遗留强直性瘫痪、智力障碍、失明、癫痫等后遗症。

（5）亚急性硬化性全脑炎（SSPE）　属麻疹远期并发症，罕见，发病率约（1~4)/100万。病理改变为脑组织退行性病变，在切片中可见麻疹病毒抗原，伴嗜酸性包涵体，并可分离到麻疹病毒。血液与脑脊液中麻疹病毒抗体滴度极度增高（高于急性麻疹患者10~40倍），且持续不降。患者大多在幼年时患过麻疹，麻疹病毒基因发生变异，麻疹病毒侵入脑组织，产生缺失 M 膜蛋白的有缺陷的麻疹病毒颗粒，机体不能产生针对基质蛋白的抗体，麻疹病毒在脑中长期潜伏，而引起脑组织进行性退化性病变。表现为亚急性或慢性进行性脑炎。本病潜伏期约2~17年，发病年龄以5~15岁儿童为多，男孩多见。起病隐匿，开始仅表现为行为异常或智力减退、睡眠障碍、情绪烦躁等。数周或数月后出现特征性肌痉挛、视听障碍、语言不清、共济失调和癫痫发作，病情发展直至昏迷，呈去大脑强直状态。病程可短至半年，也可长达6~7年，平均1年左右。

（6）其他　口腔炎、急性化脓性中耳炎、乳突炎、原有结核病灶者播散、肝功损害等。

【实验室及其他检查】

1. **血常规**　白细胞总数减少，淋巴细胞相对增多，如继发细菌感染则中性粒细胞增多。

2. **血清学检查**　酶联免疫吸附试验（ELISA）检测血清特异性 IgM 和 IgG 抗体。IgM 抗体于病后5~20天达高峰，有早期诊断意义。但成人麻疹约8%患者 IgM 抗体始终阴性。IgG 抗体常于2~4周达高峰，取病程早期和恢复期双份血清做血凝抑制试验、中和试验或补体结合试验，抗体效价4倍及以上增高有诊断意义。

3. **病原学检查**

（1）病毒分离　取早期患者的眼、鼻、咽分泌物或血、尿标本，接种于原代人胚肾或羊膜细胞，分离麻疹病毒。

（2）病毒抗原检测　早期患者的鼻、咽分泌物或血细胞及尿沉渣细胞，用免疫荧光或免疫酶法检查麻疹病毒抗原，有早期诊断意义。

（3）多核巨细胞检查　取早期患者的鼻、咽分泌物或痰、血细胞及尿沉渣涂片，用瑞氏染色查多核巨细胞。多核巨细胞以出疹前2天至出疹后1天阳性率最高。也可通过电镜找多核巨细胞内包涵体中麻疹病毒颗粒。

（4）核酸检查　采用逆转录聚合酶链反应（RT－PCR）从临床标本检测麻疹病毒RNA，灵敏性和特异性均高，有早期诊断意义。对免疫力低下而不能产生特异性抗体的患者尤其重要。

【诊断与鉴别诊断】

1. 诊断依据　典型麻疹诊断不难。根据流行病学史，典型的临床表现：急性发热、上呼吸道卡他症状、眼结膜充血、畏光，早期有口腔麻疹黏膜斑及典型皮疹和退疹表现等即可诊断。非典型患者的诊断则有赖于实验室检查，如血清特异性抗体 IgM 检测、病毒分离及抗原检测等。

2. 鉴别诊断　麻疹需与各种出疹性疾病鉴别：

（1）风疹　发病年龄以 5～15 岁多见。上呼吸道炎症及全身症状轻，无口腔黏膜斑，发热 1～2 天出疹，皮疹先出现于面部，后及躯干及四肢，1 天左右出齐。1～2 天消退，无脱屑及色素沉着。耳后及枕部淋巴结明显肿大。

（2）幼儿急疹　见于 2 岁以下婴幼儿。突发高热，持续 3～5 天骤然下降，热退疹出为其特征。出疹顺序为躯干、颈面及下肢，1 天内出齐。为细小玫瑰色斑丘疹，1～2 天内消退，无脱屑及色素沉着。

（3）猩红热　发热 1～2 天后全身出现针尖大小红色丘疹，疹间皮肤充血，一片猩红，压之褪色，面部充血无疹，口周围苍白圈，伴有杨梅舌。皮疹持续 4～5 天后热退疹消，并可见大片脱皮。外周血白细胞总数及中性粒细胞升高。

（4）药物疹　出疹前有用药史。皮疹形态不一、大小不等，多有瘙痒。一般无发热及上呼吸道感染症状，停药后皮疹渐消。外周血嗜酸性粒细胞常增多。

【预后】

单纯麻疹预后良好，重症患者病死率较高。预后与患者年龄大小、机体健康状态、麻疹病毒毒力强弱及有无并发症等因素有关，其中年龄因素最为重要，年龄越小并发症越多，病死率越高。

【治疗】

1. 治疗原则　目前尚无特效疗法，以支持及对症治疗为主，加强护理，防治并发症。

中医治疗注意辨别麻疹的顺逆，以宣透解毒为基础进行辨证论治。

2. 西医治疗方法

（1）一般治疗　患者应单间呼吸道隔离至体温正常或出疹后 5 天，保持室内空气清新，注意保持口腔、鼻腔及皮肤的清洁。保护眼睛，避免强光照射。供给足够水分及易消化富含维生素的食物。

（2）对症治疗　高热可用物理降温或小剂量解热剂。烦躁不安者口服苯巴比妥，或肌注安定。剧烈咳嗽者可口服止咳糖浆或镇咳剂。继发感染者酌情选用抗菌药物。

（3）并发症治疗

①肺炎：按一般肺炎处理，继发细菌感染应使用抗菌药物。最好根据痰细菌培养及

药敏试验选用敏感抗菌药物。

②喉炎：尽可能使患者安静。保持室内空气湿润，给予蒸汽雾化吸入，每 1 数次，以稀释痰液。选用 1～2 种抗菌药物，重症可酌情给予糖皮质激素口服或静脉滴注。喉梗阻严重者，应及早行气管切开术。

③心肌炎：控制补液总量和速度，维持电解质及酸碱平衡，保护心肌。出现心力衰竭时及早应用强心剂如毒毛花苷 K 或毛花苷 C 治疗，可同时应用利尿剂。循环衰竭者按休克处理。

④脑炎及亚急性硬化性全脑炎：重点是对症治疗如降温、止惊，昏迷者加强护理。对亚急性硬化性全脑炎无特效治疗，可试用干扰素等。

3. 中医辨证论治   麻疹辨证先辨顺逆。顺证者正气盛而邪气弱，症见身热，常有微汗，咳嗽而无气促。3～4 天后疹出，先见于耳后发际、头面、颈，渐及躯干、四肢，最后手心、足心，疹色红活，分布均匀。3 天内疹点透发完毕，疹收热退，精神转佳而渐趋康复。逆证者麻毒炽盛，邪毒内陷，症见疹出不畅，或疹出无序，分布不均，疹色紫暗，或见壮热气促，咳嗽咳痰，甚则神昏谵语，惊厥抽风，或疹退而病重，面色青灰，四肢厥冷，脉微欲绝等。

中医学有"麻宜发表透为先，形出毒解便无忧"及"麻不厌透"之说，治疗麻疹强调使腠理开，微微汗出，麻毒易达。故宣透解毒是辨证论治的基础。

（1）顺证

①疹前期（邪袭肺卫）

证候   发热，微恶风寒，喷嚏，咳嗽，目赤流泪，倦怠思睡，口颊有麻疹斑（细小白色疹点，周围红晕，累累如麻，由少渐多），小便短赤，或大便稀溏，舌苔薄白或微黄，脉浮数。

治法   辛凉透表，清宣肺卫。

方药   宣毒发表汤加减（升麻、葛根、荆芥、防风、薄荷、连翘、前胡、牛蒡子、甘草、桔梗）。咽痛甚者加射干、马勃清利咽喉；壮热阴伤者加生地、玄参、石斛养阴清热；麻疹透发不利者加麻黄、细辛辛温透表。

②出疹期（邪留气分）

证候   高热不退，起伏如潮，疹随潮出，循序透发，初起稀疏，色较鲜红，逐渐稠密，色转暗红，分布周身，口渴欲饮，肌肤灼热，咳嗽加剧，烦躁或嗜睡，舌质红苔黄，脉洪数。

治法   清热解毒透疹。

方药   清解透表汤加减（金银花、连翘、桑叶、菊花、西河柳、葛根、蝉蜕、牛蒡子、升麻、浮萍）。若疹点红赤或紫暗，融合成片者加丹皮、紫草清热凉血；热炽口干者加生地、玄参生津清热；咳嗽甚者加桔梗、桑白皮、杏仁清肺化痰；壮热、面赤、烦躁者加栀子、黄连、石膏清热泻火；齿衄、鼻衄，加藕节炭、白茅根凉血止血。

③疹回期（邪伤气阴）

证候   疹出齐后热退身凉，食纳增加，皮疹按出现的顺序依次消退，并见糠麸样脱屑及色素沉着，口渴乏力，或遗有潮热，舌红少苔，脉细数。

治法 养阴益气，清解余邪。

方药 沙参麦冬汤加减（沙参、麦冬、生地、玄参、党参、白薇、扁豆、芦根、天花粉、玉竹、丹皮、甘草）。余热不清者加地骨皮、银柴胡，以清肺退虚热；纳谷不香者加谷芽、麦芽，以养胃健脾；大便干结者加全瓜蒌、火麻仁，以润肠通便。

（2）逆证

①麻毒闭肺

证候 高热不退，疹出不透，口渴烦躁，咳嗽剧烈，气促鼻扇，喉间痰鸣，甚则口唇青紫，舌红绛苔黄，脉滑数。

治法 宣肺化痰，清热解毒。

方药 麻杏石甘汤加减（麻黄、杏仁、生石膏、金银花、连翘、鱼腥草、紫草、蝉蜕）。咳剧痰多者加浙贝母、竹沥、天竺黄清肺化痰；咳嗽气促者加苏子、葶苈子降气平喘；口唇紫绀者加丹参、红花活血化瘀；痰黄热盛者加黄芩、鱼腥草、虎杖等清肺解毒；大便干结，苔黄舌红起刺者可加黄连、大黄、栀子等苦寒直降里热，泻火通腑，急下存阴。

②麻毒攻喉

证候 咽喉肿痛，声音嘶哑，或咳嗽声重，声如犬吠，烦躁不安，甚则呼吸困难，张口抬肩，颜面紫绀，舌红苔黄腻，脉浮数。

治法 清热解毒，利咽消肿。

方药 清咽下痰汤加减（玄参、射干、甘草、桔梗、牛蒡子、金银花、板蓝根、葶苈子、全瓜蒌、浙贝母、马兜铃、荆芥）。大便干结者可加大黄、玄明粉泻火通腑；咽喉肿痛者加六神丸清利咽喉。若出现吸气困难，面色发绀等喉梗阻征象时，应采取中西医结合治疗措施，必要时行气管切开。

③邪闭心包

证候 高热神昏，烦躁谵语，时有抽搐，面赤气粗，疹出不畅，或疹密色紫，舌质红绛，苔黄燥，脉滑数。

治法 清热解毒，开窍醒神。

方药 犀角地黄汤加减（犀角、生地、丹皮、赤芍）。痰涎壅盛者加石菖蒲、胆南星、矾水、郁金、鲜竹沥清热化痰开窍；大便干结者加大黄、芒硝清热通腑；高热、神昏、抽搐者可选用紫雪丹、安宫牛黄丸以清心开窍，镇痉息风。

④心阳虚脱

证候 面色苍白，手足湿冷，冷汗淋漓，疹出不透，或皮疹突然隐退，神昏不安，舌淡苔白，脉沉细。

治法 回阳救逆。

方药 参附汤加减（人参、附片、黄芪、桂枝、五味子、麦冬、龙骨、甘草）。

【预防】

应采取以预防接种为主的综合性预防措施。

1. 管理传染源　早发现、早隔离、早治疗，做好疫情报告，一般麻疹患者应隔离至出疹后 5 天，有肺炎等呼吸道并发症者应隔离至出疹后 10 天。密切接触者应隔离检疫 3 周。

2. 切断传播途径　在流行期间，易感者应避免到人群密集的地方或探亲访友。做好消毒隔离，避免患者外出。

3. 保护易感人群　易感者均应接种麻疹减毒活疫苗。我国计划免疫规定 8 月龄小儿初种麻疹疫苗，7 岁时复种。1 次接种免疫力可维持 4～6 年。接种疫苗后机体反应轻微，少数可有短时间低热，个别甚至有高热。禁忌证为孕妇、过敏体质、免疫功能低下者、活动性结核等。发热及其他一般性疾病患者应暂缓接种。易感者在接触患者后 2 天内接种减毒活疫苗仍有预防效果，可防止发病或减轻病情。

体弱、年幼、孕妇等易感者在接触麻疹患者后 5 天内注射人血免疫球蛋白 3ml，可减少发病或减轻病情。

附：风疹

风疹（rubella）是由风疹病毒（rubella virus）引起的一种常见的急性呼吸道传染病。以发热、红色斑丘疹，常伴耳后、枕部淋巴结肿大为特征。孕妇在妊娠头 3 个月感染风疹病毒可致胎儿先天性感染而引起流产、胎儿畸形或死胎。

中医学根据其皮疹形似"痧子"而称为风痧，为了与麻疹（真痧）相区别又称为"野痧"。风痧散见于发疹性疾病之中，古代医书记载较少。一般认为是外感风热时邪，与气血相搏，发于皮肤所致，治疗以疏风清热，解毒凉血为首。

【病原学】

风疹病毒属披膜病毒科风疹病毒属，为单股正链 RNA 病毒，电镜下呈不规则球形，直径 50～70nm，风疹病毒的抗原结构相当稳定，只有一种抗原型。有 3 个重要的结构蛋白：E1、E2 和 C 蛋白，糖蛋白 E1 和 E2 位于包膜，E1 具有凝集动物和人"O"型红细胞的作用，能刺激机体产生中和抗体。衣壳蛋白 C 是一种非糖化蛋白。人类是风疹病毒的重要宿主，可在胎盘或胎儿体内（以及出生后数月甚至数年）生存增殖，产生长期、多系统的慢性进行性感染。该病毒可在兔肾、乳田鼠肾、绿猴肾、兔角膜等细胞培养中生长。

风疹病毒在体外的生存力较弱，对紫外线、乙醚、氯仿和甲醛等均敏感，pH < 3 可将其灭活。不耐热，但耐寒和干燥，56℃时 30 分钟可将其灭活，4℃保存不稳定，−60℃～−70℃可保持活性 3 个月。

【流行病学】

1. 传染源　患者是唯一的传染源，包括患者、亚临床及隐性感染者（数量最多）。发病前 7 天至出疹后 2 天均有传染性，患者口、鼻、咽部分泌物以及血液、尿液及粪便中均可分离出病毒，发病前后各 1 天传染性最强。约 2/3 感染者为隐性感染者，是重要的传染源。

2. 传播途径 主要经空气由飞沫传播，也可通过接触被污染的手、衣物、食具、生活用品等而经间接接触传播。还可通过母乳和胎盘传播，特别是宫内被感染的新生儿，咽部可排病毒数周、数月甚至 1 年以上，因此通过污染的奶瓶、奶头、尿布、衣被及直接接触等可感染缺乏抗体的医务人员、家庭成员，或引起婴儿室内传播。

3. 易感人群 人群普遍易感。多见于 1~5 岁的儿童，成人也可发病。6 个月以下小儿因来自母体的被动免疫很少患病。男性多于女性。感染后约 1/3 的人发病，可获持久免疫力。

4. 流行特征 世界各地均有发生，一年四季均可发病，冬春季高发。在风疹疫苗广泛使用以前，风疹一般间隔 3~4 年呈周期性流行。20 世纪 70 年代后，许多国家进行疫苗接种，使流行得以控制。世界各地风疹抗体阳性率不一致，在我国 5 岁以下儿童抗体阳性率农村高于城市，各地波动于 87%~100% 之间。

【病机病理】

1. 西医发病机制和病理 风疹病毒首先侵犯上呼吸道黏膜，引起呼吸道炎症。然后侵入耳后、枕部、颈部等浅表淋巴结内繁殖，并进入血流引起病毒血症，病毒随血流进入单核-巨噬细胞系统繁殖后再次进入血流形成第二次病毒血症，此时患者出现发热、皮疹、淋巴结肿大等典型临床表现。病毒直接损害血管内皮细胞可发生皮疹，而目前多认为皮疹是由于风疹病毒引起的抗原抗体复合物造成真皮上层的毛细血管炎所致。

本病病情较轻，病理改变不多，皮肤和淋巴结呈急性、慢性非特异性炎症。风疹病毒可引起脑炎、脑组织水肿、非特异性血管周围炎性细胞浸润、神经细胞变性及轻度脑膜炎症，也可感染数十年后由于慢性持续性病变而导致慢性全脑炎。

先天性风疹的发病机制尚不清楚。孕妇感染后，风疹病毒可于病毒血症阶段随血流通过胎盘感染胎儿。被风疹病毒感染后的胎儿，病毒在体内可长期、广泛存在，并随胎儿细胞分裂增殖侵入下一代细胞，不断增殖传代，形成持续的多器官感染，并产生多种多样的先天性缺陷，称为先天性风疹综合征（congenital rubella syndrome，CRS）。胎盘绒毛膜被感染后有较持久的小血管和毛细血管壁广泛受累的现象。胎儿在母体内受到风疹病毒感染后影响器官发育的程度与妊娠月份有关。妊娠期妇女越早被感染，胎儿被感染的几率越高。据 Kibrick 等统计，妊娠第 1 个月感染风疹，CRS 的发生率达 50%，第 2 个月是 30%，第 3 个月是 20%，第 4 个月是 5%，即使妊娠 4 个月后仍可有胎儿被感染。此类新生儿出生后持续排病毒数月甚至数年，也有不少未出现明显症状，但经血清学检查证明宫内风疹病毒感染。近年研究显示先天性风疹患儿常有进行性异常免疫反应。

2. 中医病因病机 本病病因为感受风热时邪。风热时邪从口鼻而入，郁于肺卫，蕴于肌腠，与气血相搏，邪毒外泄，发于肌肤。邪轻病浅，一般只伤及肺卫，故见恶风，发热，流涕，咳嗽等症，邪从外泄而发疹，疹色浅红，疹点发透后，邪泄热退而迅速康复。邪毒与气血相搏，阻滞于少阳经络则发为耳后及枕部结节肿大。若邪毒炽盛则可见高热烦渴，疹点红艳紫赤、密集等热毒内传营血，气营两燔证候。一般不会出现麻疹、丹痧等其他出疹性疾病可见的邪陷心包，内闭外脱等危重变证。

【临床表现】

1. 获得性风疹 潜伏期为 14~21 天，平均 18 天。

（1）前驱期 婴幼儿患者前驱期症状多较轻或无症状。年长儿及成人患者则较明显。常见低热或中度发热，持续 1~2 天，头痛、咽痛、喷嚏、流涕、咳嗽、眼结膜充血及食欲不振、疲倦、乏力等，伴耳后、枕部、颈部等浅表淋巴结肿大，偶有呕吐、腹泻、鼻出血、齿龈肿胀等。

（2）出疹期 多于发热 1~2 天后出疹，皮疹先于面颈部，1 天内迅速遍布躯干和四肢，但手掌、足底多无疹。皮疹为淡红色充血性斑丘疹，初期皮疹较稀疏，形似麻疹，躯干及背部皮疹密集，融合成片，类似猩红热。皮疹一般持续 3 天消退。故有"3日麻疹"及"1 日麻疹、2 日猩红热、3 日退疹"之说。少数患者皮疹呈出血性，同时伴全身出血倾向。皮疹消退后一般无色素沉着，亦无脱屑。仅少数重症患者可有细小脱屑。

少数风疹患者仅有发热、上呼吸道症状、淋巴结肿大，而无皮疹，此即无皮疹性风疹。也可在感染风疹病毒后无任何症状、体征，仅血清风疹病毒抗体阳性，此为隐性感染或亚临床型感染。

2. 先天性风疹综合征 是孕妇妊娠早期感染风疹病毒通过胎盘感染胎儿所致胎儿的先天性疾病。轻者可导致胎儿发育迟缓，出生体重、身长、头围、胸围等均比正常新生儿低，重者可导致死胎、流产、早产。大多数患儿出生时即有异常，也可于出生后数月至数年才出现进行性加重的症状或新的畸形。常见的先天异常有白内障、视网膜病、青光眼、虹膜睫状体炎、神经性耳聋、前庭损伤、中耳炎、先天性心脏病、心肌炎、高血压、间质性肺炎、巨细胞肝炎、肝脾及淋巴结肿大、肾小球硬化、尿道下裂、血小板减少性紫癜、溶血性贫血、再生障碍性贫血、脑炎、脑膜炎、小头畸形、智力障碍等。1 岁以后也可出现耳聋、精神动作异常、语言障碍、骨骼畸形等。进行性风疹全脑炎常由稳定的先天性风疹发展而来，潜伏期约 12 年，常于 11~30 岁发病。因此，对患有先天性风疹可能的小儿，自出生后需随访至 2~3 年或 4~5 年甚至更长时间。

【实验室及其他检查】

1. 血常规 白细胞总数减少，淋巴细胞增多，并出现异形淋巴细胞及浆细胞。

2. 血清学检查 特异性风疹抗体 IgM 有早期诊断价值。一般在患者出现皮疹时即可阳性。新生儿检出特异性抗体 IgM，抗体 IgG 持续存在或逐渐升高即为婴儿已被感染。

3. 病毒抗原检查 用特异性单克隆抗体检测白细胞内风疹病毒抗原可早期快速诊断。

4. 病毒核酸检查 采用 RT－PCR 检测患者咽拭子、白细胞等标本中风疹病毒RNA，敏感性和特异性均较好。

5. 病毒分离 取风疹患者鼻咽部分泌物，先天性风疹患者取尿、脑脊液、血液、骨髓等培养于 RK－13、Vero 或 SIRC 等传代细胞，可分离出风疹病毒，再用免疫荧光法或酶标法鉴定。

【诊断与鉴别诊断】

1. **诊断依据** 主要依据流行病学史和临床表现进行诊断，如前驱期短，上呼吸道炎症，低热，皮疹，耳后、枕部淋巴结肿大等。但常因临床症状轻微而难以诊断，尤其是在流行期间，以不典型患者和隐性感染者为主，必要时需做病毒分离、病毒抗原或血清抗体测定，以确定诊断。

妊娠期间怀疑患风疹的妇女所生新生儿或婴儿，不论有无症状、体征，均应做风疹病毒分离和 IgM 抗体检测，阳性者即可诊断为先天性风疹。

2. **鉴别诊断** 应与麻疹、猩红热、幼儿急疹、传染性单核细胞增多症、药物疹及某些出疹性肠道病毒感染等进行鉴别。先天性风疹综合征应与先天性弓形虫病、先天性巨细胞病毒感染、梅毒、单纯疱疹病毒等导致的宫内感染相鉴别，主要依靠实验室检查进行鉴别。

【预后】

本病预后良好，并发脑膜脑炎、颅内出血者可导致死亡。先天性风疹患儿可引起各种先天畸形或死亡。

【治疗】

1. **治疗原则** 目前尚无特效的抗风疹病毒药物。干扰素、利巴韦林等似有一定疗效，可能减轻病情，对重症或有并发症者可试用。治疗重点是对症及支持治疗和防治并发症。

中医治疗本病以疏风解表，清热透疹；重症患者常是邪毒炽盛，内传营血，应治以清热解毒，凉营透疹。

2. **西医治疗方法**

（1）**一般及对症治疗** 症状轻微者一般不需要特殊治疗。症状较显著者，应卧床休息，给予流质或半流质清淡饮食，高热、头痛者可给予解热镇痛剂。先天性风疹患儿，应给予良好的护理、教养，密切观察患儿生长发育情况，监测听力，矫治畸形，青光眼、白内障、先天性心脏病等必要时可采用手术治疗。

（2）**防治并发症** 并发脑炎者，可按病毒性脑炎处理。出血倾向严重者，可用糖皮质激素治疗，必要时输新鲜全血。

3. **中医辨证论治** 风痧辨证要点主要是辨证候轻重。低热，精神安宁，疹色淡红，分布均匀，病程在 3～4 天之内者为轻证，病在肺卫。壮热烦渴，疹色鲜红或紫暗，分布密集，出疹持续 5～7 天方见消退，病程长者为重证，病在气营。

（1）邪犯肺卫

证候 发热恶风，喷嚏流涕，轻微咳嗽，精神倦怠，胃纳欠佳，疹色浅红，先起于头面、躯干，随即遍及四肢，分布均匀，稀疏细小，2～3 天消退，有瘙痒感，耳后及枕部淋巴结肿大，舌质偏红，苔薄白或薄黄，脉浮数。

治法 疏风解表，清热透疹。

方药　银翘散加减（金银花、连翘、竹叶、牛蒡子、桔梗、荆芥、薄荷、豆豉、甘草）。淋巴结肿大疼痛者，加蒲公英、夏枯草、玄参清热解毒散结；咽喉肿痛者，加僵蚕、板蓝根清热解毒利咽；皮肤瘙痒者，加蝉蜕、僵蚕祛风止痒。

（2）气营两燔

证候　壮热口渴，烦躁不宁，疹色鲜红或紫暗，疹点细密，甚则融合成片，小便黄少，大便秘结，舌质红，苔黄糙，脉洪数。

治法　清热解毒，凉营透疹。

方药　透疹凉解汤加减（桑叶、薄荷、牛蒡子、蝉蜕、连翘、黄芩、紫花地丁、赤芍、红花）。口渴甚者，加天花粉、鲜芦根清热生津；大便干结加大黄、芒硝泻火通腑；疹色紫暗而密者，加生地、丹皮、紫草清热凉血，养阴止血。

【预防】

先天性风疹危害较大，重点是对先天性风疹的预防。如怀孕妇女确诊为风疹病毒感染应考虑人工流产。

1. 管理传染源　早发现、早诊断、早报告、早隔离、早治疗。应隔离患者至出疹后5天。一般接触者可不进行检疫。妊娠妇女，尤其是早期妊娠的妇女在风疹流行期间，应避免接触风疹患者。对接触者进行观察，必要时医学检疫21天。

2. 切断传播途径　保持室内通风换气。流行期间易感人群，尤其是孕妇应避免到公共场所。

3. 保护易感人群

（1）主动免疫　接种风疹减毒活疫苗是预防风疹最有效的办法。接种对象为15月龄至12岁儿童及育龄妇女。疫苗免疫的强度与持久性都不如自然感染，有效免疫时间5~8年。免疫抑制者和孕妇禁用。

（2）被动免疫　流行期间密切接触者可注射人血免疫球蛋白预防风疹，可减轻症状，但不能防止感染，也不能避免孕妇感染后胎儿的感染。

第七节　水痘和带状疱疹

水痘（varicella，chickenpox）和带状疱疹（herpes zoster）是由水痘－带状疱疹病毒（VZV）引起的两种不同表现的疾病。原发感染表现为水痘，主要发生于小儿，临床上以皮肤及黏膜分批出现斑疹、丘疹、疱疹和结痂而全身症状轻微为特征。水痘痊愈后部分病毒潜伏在感觉神经节内，当机体免疫功能减退时，病毒可被激活引起带状疱疹，多见于成年人，临床特征为沿一侧周围神经分布的集簇性疱疹，常伴有局部神经痛及附近淋巴结肿大。

因水痘疱疹内含水液，状如豆粒而得名，中医又称之为"水花"、"水疮"、"水疱"。带状疱疹多属中医"火丹"范畴，俗称"蜘蛛疮"，发于颜面称为"蛇丹"，发于腰胁称为"缠腰火丹"。在古代医籍中，有关水痘的论述始于宋代，《小儿药证直诀·疮疹候》中最早提出"水疱"之名，《小儿卫生总微论方·疮疹论》则正式立名

"水痘"。

【病原学】

水痘－带状疱疹病毒属疱疹病毒科，为直径 150～200nm 球形 DNA 病毒。病毒衣壳由 162 个壳粒组成对称 20 面体，外层为脂蛋白包膜，核心为双链 DNA。病毒含有 DNA 聚合酶及胸腺嘧啶激酶，前者为疱疹病毒共有的，后者仅存于本病毒及单纯疱疹病毒。一般认为含有胸腺嘧啶激酶的病毒才能形成潜伏性感染，否则不会引起带状疱疹。病毒在感染的细胞核内繁殖，出现嗜酸性包涵体，并可与邻近细胞融合形成多核巨细胞。病毒对外界抵抗力较弱，不耐热及酸，对乙醚等敏感，不能在结痂中存活。只有一个血清型，人是唯一的自然宿主。一般动物和鸡胚对水痘－带状疱疹病毒不敏感，可在人或猴纤维母细胞中增殖，并缓慢产生细胞病变。

【流行病学】

1. **传染源**　患者是唯一传染源。病毒存在于患者的上呼吸道及疱疹液内，发病前 1～2 天至皮疹完全结痂均有传染性。易感者接触带状疱疹患者后也可发生水痘，但不会发生带状疱疹。

2. **传播途径**　主要通过呼吸道飞沫传播和直接接触水痘疱疹液传播。也可通过接触被污染的各种物品传播。处于潜伏期的供血者也可通过输血传播。孕妇患水痘时可传染给胎儿，造成胎儿水痘综合征。

3. **易感人群**　人群普遍易感。易感人群密切接触后约 90% 发病，感染后可获持久免疫，一般不会再患水痘，但可多次发生带状疱疹。

4. **流行特征**　水痘一年四季均可发病，冬春季高发，主要见于儿童，20 岁以后发病不足 2%。

【病机病理】

1. **西医发病机制和病理**　水痘－带状疱疹病毒的感染形式包括首次感染及潜伏性感染。病毒经口鼻进入人体，首先在呼吸道黏膜细胞内繁殖，2～3 天后进入血液形成病毒血症。病毒随之进入单核－巨噬细胞系统大量繁殖再次进入血流，形成第二次病毒血症，病毒随血流播散至全身，可引起各器官及组织病变。但其主要损害部位为皮肤，内脏也可受累。在临床上皮疹分批出现与病毒间歇播散有关。皮疹出现 1～4 天后产生特异性抗体，病毒血症消失，病情随之缓解。

水痘的疱疹只限于表皮棘状细胞层，有细胞变性和水肿，多核巨细胞形成。由于细胞的裂解、液化及组织液的渗入，形成单房性疱疹（天花则形成多房性疱疹），真皮层有毛细血管扩张和多核细胞浸润。疱疹液中含有大量的感染性病毒颗粒，开始为透明状，当上皮细胞脱落及炎性细胞浸润，疱疹内液体变浊并减少，下层的上皮细胞再生，结痂脱落，且一般不留瘢痕。水痘疱疹也可出现于口咽部、呼吸道、胃肠道、阴道等处的黏膜，黏膜疹病变与皮疹相似。

人体初次感染水痘－带状疱疹病毒时临床上表现为水痘，痊愈后部分病毒经感觉神经纤维进入神经节如脊髓后根神经节和三叉神经节内形成潜伏性感染。某些因素，如受凉、发热、过度劳累、患白血病、淋巴瘤、服用抑制免疫的药物等使机体免疫力下降时，潜伏的病毒就可能被激活而大量繁殖，神经节产生炎症，病毒沿感觉神经离心扩散至该神经支配的皮肤细胞内繁殖，并引起相应区域皮肤发生疱疹并产生疼痛。故带状疱疹的主要病变部位在神经和皮肤。局部可见单个核细胞浸润，神经细胞变性，胞核内可见包涵体。皮疹性质与水痘相似。

免疫功能正常的水痘患者可有部分脏器受累，如血清转氨酶可升高；免疫功能缺陷者感染水痘－带状疱疹病毒后可产生播散性水痘，病变可广泛累及消化道、呼吸道、肝、脾、胰、肾上腺等，病变部位可见嗜酸性包涵体的多核巨细胞、局灶性坏死、炎性细胞浸润等。并发脑炎时脑组织可出现充血、水肿及点状出血，脑血管周围有炎性细胞浸润，神经细胞变性、坏死等改变。

2. 中医病因病机　水痘病因为外感时行邪毒，由口鼻而入，上犯于肺，内郁于脾而发病，其病位在肺、脾。肺合皮毛，主肃降，外邪袭肺，宣降失常，初期多见肺卫症状，如发热、咳嗽、流涕等。病邪郁于肺脾，邪毒与内湿相搏，外透于肌表，则发为水痘。若毒邪尚轻，病在卫表者，则疱疹稀疏，点粒分明，病证轻浅；偶有素体虚弱者，感邪较重，邪毒炽盛，内犯气营，可见疱疹稠密，色紫红，多伴有壮热面赤、烦躁口渴；甚者毒热化火，内陷心肝，出现神昏、抽搐。也有邪毒内侵，闭阻于肺，宣肃失司，可见咳嗽、喘促、鼻扇等重症。带状疱疹多因湿热内蕴，感受毒邪所致。内湿外发肌肤，而现水疱疹；湿郁化热，热郁化火，火热壅肤，则疱疹色红或起红斑；湿热与毒邪搏结，阻滞经脉，不通则痛。若毒热胜于湿邪，则出现皮肤焮红、水疱密集为主之毒热炽盛证；若湿热毒邪俱盛，则出现以水疱密集、破溃糜烂为主之湿热搏结证；病至后期，皮损好转，余毒未尽，经脉失疏，气滞血瘀，则常留有疼痛不止之气滞血瘀证。

【临床表现】

1. 水痘　潜伏期为 10～21 天，平均 14 天。典型水痘可分为两期：

（1）前驱期　幼儿前驱期症状常不明显，开始即见皮疹。年长儿和成年人可有轻至中度发热、咽痛、咳嗽、流涕、全身不适、乏力、食欲不振等，持续 1～2 天迅速进入出疹期。

（2）出疹期　初为红色斑疹，数小时后变为红色斑丘疹，再经数小时后很快发展为疱疹。疱疹为单房性，椭圆形，状似滴露，直径 3～5mm，壁薄，易于破损，其周围有红晕。疱液透明，24 小时内变混浊，疱疹持续数日后从中心开始干枯结痂，红晕消失，痂盖于 5～10 天脱落，一般不留疤痕，如继发感染则成脓疱，脱痂延长，并可留有疤痕。水痘皮疹一般在起病的 3～5 天内分批出现，每批皮疹的发展均有以上的经过，因此，同一部位同时可见到斑疹、斑丘疹、疱疹与结痂。后期出现的皮疹可未形成疱疹即隐退。皮疹有瘙痒感。皮疹呈向心性分布，主要见于躯干与头面部，四肢远端较少，手掌、足底更少。黏膜水痘疹可发生于口腔、咽喉、眼结合膜、外阴部等，破溃后可成浅溃疡，迅速愈合。若疱疹发生在角膜，则对视力有潜在危险。皮疹数量不一，一般为数十个，多者可达数百个。

水痘多为自限性疾病，常于 10 天内自愈，儿童患病后症状较轻，成人患者病情较重，易并发水痘肺炎。少数呈重型，见于体质虚弱幼小婴儿，有免疫缺陷，或正在使用糖皮质激素等免疫抑制剂治疗者，易出现播散性水痘，病情重，偶可危及生命，临床表现为疱疹数量多，密布全身，往往融合形成大疱型疱疹。有的水痘患者疱疹内出血则为出血型水痘，此型患者全身症状重，可因严重的血小板减少或 DIC 致皮肤黏膜瘀点、瘀斑及内脏出血等，病情危重。少数患者因继发细菌感染致坏疽型水痘，皮肤出现大片坏死，可因败血症死亡。

妊娠期患水痘可致胎儿畸形、早产或死胎。母亲在妊娠末期患水痘，其所生的婴儿可发生先天性水痘或新生儿水痘，病情常较严重，致畸率及病死率均较高。

2. **带状疱疹** 是水痘－带状疱疹病毒所致疾病的复发形式，主要发生于成年人。发病前数日可有低热、全身不适、食欲不振等，随后局部皮肤常有灼痒、疼痛、感觉过敏等。1~3 天后沿周围神经分布区域皮肤出现簇状皮疹，先为红斑，数小时后发展为斑丘疹、疱疹。疱疹大小不等，可小至米粒大至绿豆，常分批出现，沿神经支配的皮肤呈簇状，数簇可连接成片而呈带状，故名"带状疱疹"。患者常伴有剧烈的神经痛。疱疹一般 7 天内干枯，10~12 天结痂，2~3 周脱痂，不留疤痕，疼痛也随之消失。带状疱疹可出现于任何感觉神经分布区域，但以脊神经胸段最常见，故皮疹常出现在胸部、腰部，其次为面部等处。多限于身体一侧，很少越过躯干中线。多神经或双侧同时受累罕见。

若水痘－带状疱疹病毒侵犯三叉神经眼支，可发生眼带状疱疹，进一步可发展成角膜炎及虹膜睫状体炎，如发生角膜溃疡可致失明。病毒侵犯其他颅神经可引起面瘫、听力丧失、眩晕、咽喉麻痹等。

如患者病情较轻，可不出现皮疹，仅有节段神经痛；如免疫功能缺陷则可发生播散性带状疱疹，局部出现皮疹后 1~2 周全身出现水痘样皮疹，伴高热及毒血症症状，亦可发生带状疱疹肺炎、脑炎、脑膜脑炎等，病死率高。

50 岁以上患者 15%~75% 可发生疱疹后神经痛，可持续数月甚至 1 年以上。

【实验室及其他检查】

1. **血常规** 血白细胞总数正常或略减少，淋巴细胞稍高。

2. **疱疹刮片** 刮取新鲜疱疹基底组织涂片，用瑞特或吉姆萨染色，可见多核巨细胞；用苏木精－伊红染色可见胞核内包涵体。

3. **血清学检查** 常用酶联免疫吸附试验、补体结合试验等检测特异性抗体，补体结合抗体于出疹后 1~4 天出现，2~6 周达高峰，6~12 个月后逐渐转阴。特异性抗体检查有可能与单纯疱疹病毒起交叉免疫反应。

4. **病原学检查**

（1）**抗原检查** 取疱疹基底组织刮片或疱疹液用免疫荧光法检查病毒抗原，方法敏感、快速，并可与单纯疱疹病毒鉴别，可用于早期诊断。

（2）**病毒 DNA 检测** 用 PCR 检测呼吸道上皮细胞或外周血白细胞中水痘－带状疱疹病毒 DNA，敏感性及特异性均较高，可用于早期快速诊断。

（3）**病毒分离** 取发病后 3 天内疱疹液接种于人胚成纤维细胞分离病毒，阳性率较高。

【诊断与鉴别诊断】

1. **诊断依据** 水痘-带状疱疹病毒原发感染时发病为水痘，病毒潜伏性感染再激活后发病为带状疱疹。根据皮疹特点，临床诊断多较容易，非典型患者需依据实验室检查明确诊断。

2. **鉴别诊断**

（1）麻疹、风疹、猩红热等：应与水痘鉴别。这些发疹类疾病皮疹均为斑丘疹，分布全身，无疱疹、结痂现象。

（2）丘疹样荨麻疹：应与水痘鉴别。丘疹样荨麻疹多见于婴幼儿，系皮肤过敏所致，可分批出现，皮疹多见于四肢、躯干，为红色丘疹，顶端有小水疱，壁较坚实，周围无红晕，无结痂，不累及头面及口腔。

（3）脓疱疮：应与水痘鉴别。多发于夏天炎热季节，疱疹较大，壁较薄，初为疱疹，继成脓疱，内含脓液，不透亮，容易破溃、结痂。多发于头面部及四肢暴露部位。无分批出现特点，不出现于黏膜处，无全身症状。

（4）带状疱疹：应与水痘鉴别。成人多见，疱疹沿一定的神经走行局限性呈带状分布，不对称，局部疼痛明显。

（5）手足口病：系由多种肠道病毒引起的一种小儿急性传染病。多见于学龄前儿童。主要表现为咽痛，口腔疱疹溃疡，四肢远端如手掌、足底或指、趾间及臀部出现斑丘疹和疱疹，具有不痛、不痒、不结痂、不结疤"四不"特征。

（6）单纯疱疹：应与带状疱疹鉴别。常反复发生，皮疹分布无规律，局部无神经痛。

（7）带状疱疹出疹前应注意与胸膜炎、胆囊炎、肋软骨炎、流行性肌痛等相鉴别。

【预后】

预后大多良好，结痂脱落后一般不留疤痕，重症患者或并发脑炎者预后较差，甚至导致死亡。

【治疗】

1. **治疗原则** 以对症治疗为主，必要时可给予抗病毒治疗。忌用糖皮质激素。
中医治疗以清热解毒利湿为主，并应注意水痘变证的辨治。

2. **西医治疗方法**

（1）一般治疗和对症治疗 水痘传染性极强，患者应立即隔离至疱疹全部结痂。发热患者应卧床休息，慎用水杨酸制剂以防发生 Reye 综合征，可选用其他药物或物理降温，给予易消化食物和充足水分，注意皮肤清洁，患儿应剪短指甲，戴手套，防止抓伤。皮肤瘙痒者可用炉甘石洗剂涂擦，疱疹破裂可用甲紫或抗菌药膏涂抹。

（2）抗病毒治疗 阿昔洛韦为首选治疗水痘-带状疱疹病毒感染的抗病毒药物，早期应用有一定的作用。患儿每次 10mg/kg 静脉滴注，每 8 小时 1 次；成人每次 0.8g 口服，每日 5 次，疗程 7~10 天。水痘出现皮疹 24 小时内使用可控制病情，促进恢复。抗病毒治疗还可减轻带状疱疹后神经痛。新生儿水痘、白血病患儿、器官移植受者、青少年及成人水痘、50 岁以上带状疱疹患者等均应进行抗病毒治疗，其他患者也可考虑抗病毒治疗。

3. 中医辨证论治

（1）水痘 中医辨证要点在于辨别轻证和重证。轻证以肺卫受邪为主，一般症状轻，痘形小而稀疏，色红润，疮顶较薄如水疱，疱内浆液清亮如露珠，或伴有轻度发热、咳嗽、流涕等症状，治以疏风清热解毒，佐以利湿；重证邪至气营，邪毒较重，痘形大而稠密，色赤紫，疱浆较混，根盘红晕明显，范围较大，伴有高热、烦躁等，病在气营，易见邪毒闭肺、邪陷心肝等变证，治以清热凉营，解毒渗湿。对邪毒闭肺，邪陷心肝之变证，当治以开肺化痰，镇痉开窍，清热解毒等法。

①风热轻证

证候 发热轻微或无发热，鼻塞流涕，可伴有喷嚏及咳嗽，1～2 天内出疹，疹色红润，疱浆清亮，根盘红晕不明显，点粒稀疏，此起彼伏，舌苔薄白，脉浮数。

治法 疏风清热，利湿解毒。

方药 银翘散加减（金银花、连翘、竹叶、荆芥、薄荷、牛蒡子、桔梗、豆豉、车前子、甘草）。疹密根盘红晕明显者加丹皮、赤芍、紫草凉血活血；咳嗽有痰者加杏仁、浙贝母宣肺化痰；咽喉疼痛者加板蓝根、僵蚕清热解毒利咽；皮疹瘙痒甚者加蝉蜕、僵蚕、地肤子祛风止痒。

②热毒重证

证候 壮热不退，烦躁不安，口渴欲饮，面红目赤，水痘较密，根盘红晕明显，疹色紫暗，疱浆混浊，大便干结，小便黄赤，舌红或绛，苔黄糙而干，脉洪数。

治法 清热凉营，解毒渗湿。

方药 清胃解毒汤加减（升麻、石膏、黄芩、黄连、丹皮、生地、紫草、栀子）。唇燥口干，津液耗伤者加麦冬、芦根养阴生津；口舌生疮，大便干结者加生大黄、全瓜蒌泻火通腑。

患者如出现高热、咳嗽、气促、鼻扇、紫绀等症，则为邪毒闭肺之变证，治当清热解毒，开肺化痰，可予麻杏石甘汤加减；若见壮热不退，神志模糊，口渴烦躁，甚则昏迷、抽搐等症，此为邪毒内陷心肝之变证，治当凉血泻火，息风开窍，予清瘟败毒饮加减，并吞服紫雪丹或安宫牛黄丸。

（2）带状疱疹 辨证要点在于辨别湿热毒邪孰轻孰重，若热盛于湿，则为毒热炽盛证；若湿热俱盛，则为湿热搏结证；病至后期，常留有疼痛不止，则为气滞血瘀证。

①湿热炽盛

证候 局部皮肤焮红，皮疹累累如珠，疱壁紧张，灼热刺痛，咽干口苦。舌红或绛，苔黄，脉弦数。

治法 清热泻火，解毒止痛。

方药 龙胆泻肝汤加减（龙胆草、黄芩、栀子、大青叶、连翘、生地、丹皮、泽泻、木通、延胡索、车前子、生甘草）。皮疹发于颜面加菊花、霜桑叶，发于上肢者加姜黄，发于下肢者加牛膝，发于眼角周围加谷精草；大便秘结者加大黄通腑泄热；出现血疱坏死者加白茅根、赤芍凉血止血；体虚者可加党参、黄芪扶正。

②湿毒搏结

证候　皮肤起黄白色水疱，大小不等，疱壁松弛，破烂流水，疼痛略轻，口渴不欲饮，食少便溏，舌淡苔白腻或黄腻，脉滑数。

治法　健脾利湿，解毒止痛。

方药　除湿胃苓汤加减（苍术、厚朴、陈皮、猪苓、泽泻、赤茯苓、白术、木通、延胡索、龙胆草、甘草）。纳呆食少者加神曲、炒麦芽健脾消食；腹胀便溏者加大腹皮、炒枳壳、木香理气；糜烂重者加六一散、藿香、佩兰祛湿。

③气滞血瘀

证候　皮疹消退后疼痛不止，甚或影响睡眠，舌质暗或有瘀斑，苔白，脉弦细。

治法　活血化瘀，行气止痛，兼清余毒。

方药　桃仁四物汤合柴胡疏肝散加减（桃仁、红花、当归、川芎、熟地、白芍、珍珠母、柴胡、银花藤、延胡索、枳壳、川楝子、甘草）。年老体弱者加党参、黄芪以扶正；体实者加酒大黄以破瘀。

4. 中医其他治疗方法　外治法：①疱疹未破者可外涂玉露膏。②疱疹破溃可用青黛膏外敷，也可用松花粉或青黛散撒布患处。③疱疹破溃有脓者可外涂金黄膏。

【预防】

1. 管理传染源　水痘患儿应立即隔离至全部疱疹结痂。带状疱疹患者应避免与易感儿及孕妇接触。接触水痘患儿后，应医学检疫3周。

2. 切断传播途径　保持室内通风换气。流行期间勿带易感儿童去公共场所。患者呼吸道及皮疹分泌物污染过的各种物品应及时采取消毒措施。

3. 保护易感者

（1）被动免疫　水痘–带状疱疹免疫球蛋白（VZIG）在接触患者后4天内注射有预防作用。可用于无水痘病史的免疫抑制者、生前5天内生后2天内母亲患水痘的新生儿等高危人群，可减轻病情。

（2）主动免疫　接种减毒活疫苗可有效预防易感者发生水痘。可用于1岁以上未患过水痘的儿童和成人。

第八节　流行性腮腺炎

流行性腮腺炎（epidemic parotitis，mumps）是由腮腺炎病毒引起的一种常见急性呼吸道传染病，临床上以发热、腮腺非化脓性肿痛为特征。儿童和青少年多见，多呈良性经过并具有自限性的特点。除腮腺受累外，儿童可引起脑膜炎、脑膜脑炎，青春期后的腮腺炎患者还可出现睾丸炎、附睾炎和胰腺炎等其他腺体炎症。

在中医文献中，早在《素问·病机气宜保命集》中就有"夫大头病者，是阳明邪热太甚，资实少阳相火而为之也，多在少阳，或在阳明，或传太阳，视其肿势在何部分，随经取之……"等有关本病的记载。根据本病病变部位、证候特征、流行季节及传染性而有不同的名称：《局方发挥》谓之"时行腮肿"、《疮疡经验全书》谓之"痄腮"、《证治准绳》谓之"腮颔发"、《温病条辨》谓之"温毒"等。民间亦有称为"鸬鹚瘟"、"蛤蟆瘟"。现中医学多谓之"痄腮"。

【病原学】

腮腺炎病毒属副黏病毒科，呈不规则圆球形，直径约为 85～300nm，平均 200nm。有脂蛋白包膜，表面有小突起的糖蛋白。病毒基因为单股负链 RNA，长约 15.3kb，可编码 7 种蛋白：①可溶性抗原（S 抗原）：核蛋白（NP）、多聚酶蛋白（P）、L 蛋白。②包膜糖蛋白：含血凝素（H）、神经氨酸酶（N）。③血溶 - 细胞融合（F）糖蛋白（又称 V 抗原）。④基质蛋白（M）。根据 S 抗原基因的变异度可将腮腺炎病毒分为 A～K11 个基因型，亚洲多为 B、F 和 I 型，欧美国家多为 C、D、E、G 和 H 型。基因型对流行病学调查有重要意义。腮腺炎病毒只有一个血清型，V 抗原和 S 抗原可刺激机体产生相应的抗体。S 抗体在病后 1 周即可出现，无保护性，可用于早期诊断；V 抗体一般于病后 2～3 周出现，并持久存在，具有保护作用。

人类是腮腺炎病毒的唯一宿主。于病程早期可自患者的唾液、尿液、血液及并发脑膜炎患者的脑脊液中分离出病毒。该病毒体外可在猴肾、人羊膜等许多哺乳动物细胞及鸡胚中培养增殖，感染病毒后 24 小时即可出现细胞病变。

病毒对物理和化学因素作用均很敏感，甲醛、乙醇可于 2～5 分钟内将其杀灭，暴露于紫外线下很快死亡，4℃时其活力可保持 2 个月，37℃时可保存 24 小时，加热 55℃～60℃时 10～20 分钟可灭活。

【流行病学】

1. **传染源**　早期患者和隐性感染者为传染源。患者腮腺肿大前 6 天至肿大后 9 天，均可从其唾液中分离出病毒而有传染性。病毒也可存在于血液、尿液及脑脊液中。

2. **传播途径**　本病毒主要通过飞沫经呼吸道和密切接触传播，也可通过唾液及污染的衣物传播，还可通过胎盘传染给胎儿，致畸胎或死胎。

3. **易感人群**　人群普遍易感。感染后可获持久免疫，很少二次发病。少年儿童发病率较高，免疫接种可有效控制本病的流行而降低发病率。

4. **流行特征**　本病呈全球性分布，为散发或流行；一年四季均可发病，冬春季有发病高峰。发病人群主要为 5～15 岁，尤其是 5～9 岁儿童，但近年来成人病例有增多趋势。无明显性别差异。

【病机病理】

1. **西医发病机制和病理**　腮腺炎病毒通过飞沫等侵入上呼吸道，在局部黏膜上皮细胞和淋巴结中繁殖，进入血流形成原发病毒血症。由于病毒对腺体组织和神经组织亲和力高，可侵入腮腺等唾液腺、非唾液腺（如性腺、胰腺等）及其他非腺体组织和器官（如中枢神经系统），大量复制后再次进入血流形成第二次病毒血症，并侵犯前次未累及的器官和组织。因此，临床上可出现不同器官相继发生病变的现象。发病早期可从患者口腔、呼吸道分泌物、血液、尿液、乳汁、脑脊液及其他组织中分离出病毒。

本病的主要病理改变为腮腺的非化脓性炎症，表现为腮腺腺体周围组织充血水肿，腺体间质浆液纤维蛋白渗出及淋巴细胞浸润，腮腺导管上皮细胞水肿、坏死、脱落，管腔内充满坏死细胞、少量中性粒细胞及渗出物，唾液排出受阻而经淋巴管进入血循环，致血清及尿淀粉酶增高。

胰腺、睾丸、卵巢等受累时可出现与腮腺相似病变。多核细胞浸润和灶性出血在睾丸炎较常见，严重者可见曲精管上皮细胞萎缩伴玻璃样变和纤维化。中枢受累则脑组织出现细胞变性、坏死和炎性细胞浸润，此可能与腮腺炎病毒的血溶－细胞融合（F）糖蛋白有关。

2. 中医病因病机　历代中医名家对本病病因病机早有论述，如《诸病源候论》中有"风热毒邪，客于咽喉颌颊之间，与气血相搏，结聚肿痛。"《外科正宗》有"疠腮因风热痰所生，有冬温后天时不正，感发传染者，多两腮肿，初发寒热。"等记载。本病病因为感受风温邪毒。风温邪毒内侵，壅阻少阳经脉，与气血相搏，郁而不散，结于腮部，见耳下腮颊漫肿、坚硬、疼痛。热甚化火，则见高热不退，烦躁头痛。经脉失和，机关不利，则张口咀嚼困难。

足少阳胆经与足厥阴肝经互为表里，热毒炽盛，正气不支，邪陷厥阴，扰动肝风，蒙蔽心包，可出现高热惊厥等症。若热毒炽盛，窜入营分，陷入心包，则可出现神昏。

足厥阴肝经循少腹络阴器，邪毒内传，引睾窜腹，则可伴有睾丸肿痛，或少腹疼痛。肝气乘脾，尚可见胃脘疼痛、恶心呕吐等。

【临床表现】

潜伏期为 14～28 天，平均 18 天。多数患者无前驱症状，部分患者可有低热、头痛、食欲下降、乏力等前驱症状。多数患者以腮腺疼痛肿大起病，可有高热，伴畏寒、头痛和全身不适。通常先一侧腮腺肿大，2～4 天后可累及对侧。腮腺肿大是以耳垂为中心向周围发展，边界不清，触之有弹性感及轻度触痛，张口咀嚼及进食酸性食物时疼痛更甚。局部皮肤紧张发亮、表面灼热，但无颜色变化及化脓。病初腮腺管口（上颌第 2 臼齿相对颊黏膜处）常有红肿。腮腺肿胀于 2～3 天达到高峰，持续 4～5 天后逐渐消退，病程为 10～14 天。颌下腺、舌下腺等唾液腺亦可同时受累或单独受累。不典型病例可始终无腮腺肿胀，而仅表现为单纯脑膜炎、脑炎、睾丸炎或颌下腺炎。

中枢神经系统是腮腺炎病毒最容易侵犯的非腺体组织，尤多见于儿童，男女之比为 3∶1。约 15% 的腮腺炎患者有脑膜炎的表现，多于腮腺肿大后 2 周内出现。患者常有头痛、呕吐、嗜睡、脑膜刺激征，脑脊液与其他病毒性脑炎类似。呈良性经过，一般症状在 1 周内消失，可完全康复，无后遗症。还可并发脑炎、脑膜脑炎、耳聋、小脑共济失调、面瘫、横断性脊髓炎、多发性神经根炎（格林－巴利综合征）及类脊髓灰质炎综合征。

腮腺炎病毒易侵犯成熟的生殖腺，故多见于青春期后的腮腺炎患者。睾丸是除唾液腺外最易被累及的腺体，多发生于腮腺炎病程第 1 周内，肿大的腮腺开始消退，患者又出现发热，睾丸肿痛明显，多侵犯单侧，极少引起不育症。也可合并附睾炎、阴囊水肿和鞘膜积液。约 5% 的成年女性可发生卵巢炎，症状较轻，表现为发热、下腹部疼痛，严重者可扪及肿大的卵巢，伴压痛。一般不会影响生育。

成年人腮腺炎患者偶见胰腺炎，多发生于腮腺肿大后1周内，出现发热、恶心、呕吐、中上腹部疼痛和压痛，常伴有腹泻。单纯腮腺炎也可引起血、尿淀粉酶升高，不宜做胰腺炎诊断依据，而血清脂肪酶检查可辅助诊断。

腮腺炎患者也可并发其他脏器损伤，如肾炎、心肌炎、甲状腺炎、乳腺炎、前列腺炎、胸膜炎、肝炎、关节炎、血小板减少等。

【实验室及其他检查】

1. 血常规　外周血白细胞计数大多正常，并发脑膜炎、睾丸炎或胰腺炎者可升高。

2. 淀粉酶　腮腺炎时90%的患者血清和尿淀粉酶水平升高，其增高程度与腮腺肿大程度成正比，胰腺受累时也可升高。无腮腺肿大的脑膜炎患者也可升高。

3. 病原学检查

（1）**抗体检测**　采用 ELISA 检测患者血清中核蛋白 IgM 抗体可用于近期感染的诊断，此方法特异性及敏感性均较高。对于并发中枢神经系统感染的患者可检测脑脊液中特异性 IgM 抗体，以明确病原诊断。

（2）**抗原检测**　采用单克隆抗体检测患者血清、唾液中的腮腺炎病毒抗原有早期诊断意义。

（3）**PCR**　检测腮腺炎病毒 RNA 具有很高的敏感性和特异性，可检测出唾液、咽拭子和尿液中的腮腺炎病毒。

（4）**病毒分离**　早期患者的血液、唾液、尿液、脑脊液接种于组织细胞可分离出腮腺炎病毒。

【诊断与鉴别诊断】

1. 诊断依据　根据发病前14～28天有与流行性腮腺炎患者接触史或当地有本病流行以及发热、腮腺肿痛的特征，临床诊断并不困难。对不典型患者可根据实验室检查结果进一步明确诊断。

2. 鉴别诊断

（1）**化脓性腮腺炎**　多由金黄色葡萄球菌感染所致。常为一侧，局部有明显红、肿、热、痛，拒按，后期可有波动感，挤压腮腺可见脓性分泌物自腮腺管口溢出。外周血白细胞总数和中性粒细胞数明显升高。不伴睾丸炎或卵巢炎等其他腺体炎症。

（2）**其他病毒性腮腺炎**　甲型流感病毒、副流感病毒、柯萨奇病毒 A 型及淋巴细胞脉络丛脑膜炎病毒等也可引起急性腮腺炎，确诊需依据病原学检查。

（3）**其他原因引起腮腺肿大**　腮腺肿瘤或囊肿、过敏性腮腺炎、腮腺导管阻塞以及糖尿病、慢性肝病、结节病等也可引起腮腺肿大，一般无急性感染症状，局部疼痛及压痛均不明显。

【预后】

多数患者预后良好，少数患者有严重并发症，如有重型脑炎、心肌炎、肾炎等应积极救治。并发胰腺炎者大多预后良好。死亡患者多为重症腮腺炎病毒性脑炎。

【治疗】

1. 治疗原则   以对症治疗及防治并发症为主，必要时可早期给予抗病毒治疗。中医治疗强调以清热解毒为主，佐以软坚散结；同时要注意变证的防治。

2. 西医治疗方法

（1）一般及对症治疗   患者应卧床休息，给予流质或半流质饮食，避免进食油腻、辛辣及酸性食物，注意保持口腔清洁卫生。可用解热镇痛剂减轻局部疼痛和退热。并发睾丸炎者需卧床休息，用睾丸托带或棉花垫将睾丸位置抬高，局部可冷敷。

（2）抗病毒治疗   发病早期可用利巴韦林每日 15mg/kg 静脉滴注，或分 3～4 次口服，疗程 5～7 天。成人腮腺炎并发睾丸炎也可试用干扰素，可加速症状消失。

（3）糖皮质激素的使用   重症或并发脑炎、脑膜脑炎、心肌炎等患者可短期使用小剂量糖皮质激素，每日 5～10mg，疗程为 5～7 天。

（4）颅内高压处理   并发脑炎、脑膜脑炎等患者出现剧烈头痛、呕吐、脑膜刺激征等疑为颅内高压者，用 20% 甘露醇 1～2g/kg 快速静脉滴注，每 4～6 小时可重复 1 次。

（5）预防睾丸炎   成人男性腮腺炎患者可早期应用己烯雌酚每次 1mg，每日 3 次。

3. 中医辨证论治   痄腮的中医辨证要点主是辨别轻证、重证。轻证不发热或轻度发热，腮肿不硬，属温毒在表；重证则高热，腮肿坚硬，胀痛拒按，属热毒在里。若出现高热不退，神昏，抽风，或出现少腹疼痛，睾丸胀痛等并发症者，则为变证。治疗上着重于清热解毒，佐以软坚散结，注意临证时不可过于攻伐。出现变证者，如邪陷心肝，或毒窜睾腹，则多用息风开窍或清肝泻火等法治之。

本病治疗内服药与外治疗法配合应用，有助于局部消肿。

（1）邪犯少阳

证候   轻微发热恶寒，腮部肿胀疼痛，咀嚼不便，或伴头痛，咽痛，舌红苔薄黄，脉浮数。

治法   疏风清热，散结消肿。

方药   银翘散加减（连翘、金银花、牛蒡子、荆芥、桔梗、甘草、板蓝根、夏枯草、赤芍、僵蚕）。咽喉肿痛者加马勃、玄参清热利咽；食少，呕吐者加竹茹、陈皮清热和胃。

（2）热毒壅盛

证候   壮热不退，腮部肿痛，坚硬拒按，张口及咀嚼困难，烦躁不安，口渴引饮，或伴头痛、呕吐食少，尿赤便干，舌红苔黄，脉滑数或洪数。

治法   清热解毒，软坚散结。

方药   普济消毒饮加减（升麻、柴胡、黄芩、黄连、连翘、板蓝根、牛蒡子、马勃、桔梗、薄荷、玄参、僵蚕、甘草）。腮部肿胀疼痛甚者加夏枯草、昆布、海藻软坚散结；热甚者加生石膏、知母清热泻火；便秘腑实者加大黄、芒硝通腑泄热。

（3）邪陷心肝

证候   壮热不退，嗜睡，神昏，项强，反复抽风，头痛，呕吐，腮部肿痛，坚硬拒按，舌红苔黄，脉洪数。

治法 清热解毒，息风开窍。

方药 凉营清气汤加减（栀子、黄连、连翘、水牛角、生地、丹皮、赤芍、竹叶、玄参、芦根、薄荷、生甘草）。昏迷者加紫雪丹、至宝丹清热镇惊，息风开窍；反复抽风者，加钩藤、僵蚕平肝息风。

（4）邪窜睾腹

证候 病至后期，睾丸肿痛，或伴少腹疼痛，痛甚者拒按，舌红苔黄，脉数。

治法 清肝泻火，活血止痛。

方药 龙胆泻肝汤加减（龙胆草、栀子、黄芩、黄连、柴胡、川楝子、延胡索、荔枝核、桃仁）。睾丸肿大明显者加青皮、乌药、莪术理气活血消肿；少腹痛甚伴腹胀、便秘者加大黄、陈皮、木香理气通腑。

（5）邪退正虚，气阴两亏

证候 病至后期，头晕心烦，困倦纳呆，舌红少津，苔薄黄，脉细数。

治法 益气养阴，健脾开胃。

方药 基础方：沙参、麦冬、茯苓、白术、炒麦芽、炒山楂、神曲、太子参、甘草。腮肿硬结不散者加醋柴胡、海藻、昆布去甘草，软坚散结；便干者加桃仁、杏仁润肠通便。

4. 中医其他治疗方法 外敷药物：①青黛散、如意金黄散、紫金锭任选一种，以醋或水调匀后外敷患处，每日2次，适用于腮部肿痛。②鲜蒲公英、鲜马齿苋、鲜仙人掌（去刺）任选一种，捣烂外敷患处，每日2次，适用于腮部肿痛。

【预防】

疫苗接种是预防流行性腮腺炎的主要措施。

1. 控制传染源 及早隔离，按呼吸道传染病隔离患者至腮腺肿大消退。对密切接触者应医学检疫3周。由于腮腺炎患者在腮腺肿大前已经开始排出病毒，而且尚有隐性感染者也可排出病毒，因此仅采取隔离措施无法有效预防本病的流行。

2. 被动免疫 恢复期血清及特异性高效价免疫球蛋白有一定预防作用，但仅维持2～3周，临床意义不大，较少采用。

3. 主动免疫 腮腺炎减毒活疫苗皮内或皮下或喷鼻、气雾等方式接种，免疫效果好，90%以上可产生抗体。但该疫苗不能用于孕妇、免疫功能低下者以及对鸡蛋白过敏者。近年国内外使用麻疹、腮腺炎和风疹三联疫苗（MMR）后，可明显降低腮腺炎的发病率，但疫苗所致腮腺炎病毒的感染问题应引起高度重视。有报告应用 Leningrad - Zagreb 腮腺炎病毒株作疫苗接种后35天内无菌性脑膜炎发生率为2.5/万。

4. 中药预防 可用板蓝根、金银花等煎水内服。

第九节 手足口病

手足口病（hand - foot - mouth disease，HFMD）是由多种肠道病毒（以柯萨奇病毒A组16型、肠道病毒71型多见）引起的急性传染病。大多数患者症状轻微，主要表现为发热，手、足、臀及口腔等部位的斑丘疹、疱疹或疱疹性咽峡炎。少数患者可出现无菌性脑膜炎、脑炎、急性弛缓性麻痹、神经源性肺水肿和心肌炎等，个别重症患者病情进展快，可致死亡。多发生于学龄前儿童，尤以 3 岁以下者发病率最高，常出现暴发或流行。患者和隐性感染者为传染源，主要通过消化道、呼吸道和密切接触等途径传播。

目前尚未发现古代中医文献中有对本病的记载。根据本病的临床特点，属于中医"温病"、"湿温"、"时疫"等范畴。

【病原学】

早先根据致病性不同，按抗原特异性将肠道病毒分为：①脊髓灰质炎病毒（PV）1、2、3 型。②柯萨奇病毒 A 组（Cox A），至今已发现 Cox A1~24 型共 24 个型（其中 23 型归入 ECHO 9 型）。③柯萨奇病毒 B 组（Cox B）已发现 Cox B1~6 型共 6 个型。④埃可病毒（ECHO virus，E）已发现 1~34 型共 30 多型（其中 8、10、22、23、28、34 型已归入其他病毒型）。⑤新发现的肠道病毒。在 1968 年以前已确定了 67 个血清型，原分类方法已不适用，1976 年国际病毒分类委员会决定以后发现的统称为肠道病毒（EV），不再用原名。随之就有 68~71、73、74~78、89~91 等型，目前已达 100 余型。肠道病毒侵入机体可引起如麻痹性疾病、无菌性脑膜炎、心肌损伤、手足口病、结膜炎、皮疹等多种病变。

2001 年 Caro、Guillot 等用分子生物学方法根据肠道病毒 VP1 编码区的 3′端 1/3 区基因序列的差异（血清特异性）将其分为 5 个种群（PV 及 HEV A~D）。

肠道病毒属于微小 RNA 病毒科肠道病毒属。为单股正链 RNA 病毒，基因组由 7500 个核苷酸组成。基因组两端为保守的非编码区，中间为连续的开放读码框架，编码一个 2100~2400 氨基酸的多聚蛋白。病毒呈二十面体立体对称球形颗粒，无包膜，直径 27~30nm。衣壳由 60 个亚单位排列为 12 个五聚体组成。每个亚单位含有 4 种多肽（VP1、VP2、VP3、VP4）。VP1、VP2、VP3 带有中和抗原和型特异性抗原位点暴露于病毒表面，VP4 位于衣壳内部。功能蛋白至少包括依赖 RNA 的 RNA 聚合酶和两种蛋白酶。VP1 蛋白是病毒中和决定因子，直接决定病毒的抗原性，具有与病毒血清型完全对应的遗传多样性及较大的变异性，为 EV71 基因分型的最重要对象。EV71 具有嗜神经性，感染后较易引起中枢神经系统的严重损害。肠道病毒各型之间除少数几型外一般无交叉免疫。感染后产生的中和抗体对同型病毒有持久的免疫力。

引起手足口病的病原体主要为肠道病毒的某些型，包括埃可病毒、柯萨奇病毒 A 组（Cox A）2、4、5、7、9、10、15、16 型和 B 组（Cox B）1、2、3、4、5 型和肠道病毒 71 型（EV71）等。其中 EV71 及 Cox A16 最多见。

Cox A 在灵长类细胞中不能生长，Cox B 则生长良好。EV71 体外培养的易感细胞有非洲绿猴肾细胞、人横纹肌肉瘤细胞（RD）、恒河猴肾细胞（LLC-MK2）等。

肠道病毒无囊膜，对有机溶剂乙醚、乙醇、氯仿等不敏感，75% 酒精和 5% 煤酚皂溶液不能将其灭活。耐酸，耐低温，能抵抗胃酸，pH3~10 稳定，病毒在 4℃ 可存活 1 年，−70℃~ −20℃ 可长期保存。对高锰酸钾、双氧水及游离氯等氧化类消毒剂敏感。不耐热，56℃ 时 30 分钟可灭活，煮沸即刻死亡。紫外线照射 30~60 分钟即死亡。在外环境中可较长期存活，在粪便中可存活数月，在温热的环境下可生存与传播。

【流行病学】

1957 年新西兰籍学者 Seddon 首次报道加拿大儿童出现以手、足、口腔等部位的以皮疹、溃疡为特征的疾病流行。1958 年加拿大 Robinson 医生首次由手足口病患者粪便及咽拭子中分离出 Cox A16。以后在英国、美国、马来西亚、新加坡、我国台湾、日本等地相继出现大规模流行。1959 年在英国被正式命名为手足口病。以后又相继发现其他多种肠道病毒也可引起本病。1969～1972 年在美国加利福尼亚分离到手足口病相关 EV71 病毒。20 世纪 70 年代在保加利亚和匈牙利相继暴发以中枢神经系统损害为临床特征的 EV71 流行。20 世纪 90 年代以来先后在马来西亚、我国台湾、新加坡、日本、澳大利亚等亚太国家或地区发生多次由 EV71 引起的手足口病大流行或区域性流行，而且并发中枢神经系统损害的重症病例及死亡病例明显增多。如 1998 年 6 月和 10 月两次由 EV71 感染引起的手足口病在我国台湾流行，共监测到 129106 例患者，重症患者 405 例，死亡 78 例，死亡者 91% 为 5 岁以下的儿童，主要死因是中枢神经系统感染导致的肺水肿和肺出血（占 83%）。

我国自 1981 年首次在上海发现手足口病流行，以后在北京、河北、天津、福建、吉林、山东、湖北、西宁、广东等多地均有报道或流行，病原以 Cox A16 型为主。自 1999 年以来，EV71 成为我国南方地区手足口病的主要病原，先后在广东、福建、上海、重庆等多地发生局部流行，但病情较轻。由于 EV71 感染除引起手足口病外，还能引起中枢神经系统等损害的重症病例，病死率高，我国从 2008 年 5 月 2 日起把手足口病纳入法定管理传染病种的丙类传染病管理。

1. **传染源** 人是本病的唯一传染源，包括患者、无症状带病毒者和隐性感染者。患者是主要传染源，在发病前数日其血液、鼻咽分泌物及粪便中均含有病毒，发病后 1～2 周内鼻咽部及发病后 3～5 周内粪便中均有排毒，疱疹液中含有大量的病毒，破溃时即排出。通常以发病后 1 周内传染性最强。无症状感染者比例较高且难以被发现，也是重要的传染源。

2. **传播途径** 主要通过粪 - 口途径和呼吸道飞沫传播。包括通过飞沫经呼吸道传播、通过被污染的手和各种物品等间接接触传播、经被污染的水传播、环境卫生不良的地区通过苍蝇、蟑螂等媒介传播，少见的情况下也可发生母婴传播。还可通过交通工具发生远距离传播。

3. **易感人群** 人群普遍易感。不同年龄组均可感染发病，以 5 岁及以下儿童为主，尤以 3 岁及以下儿童发病率最高。显性感染及隐性感染均可产生中和抗体，并在体内存留较长时间，可获得对同血清型病毒较持久的免疫力，但各型之间一般无交叉免疫。

4. **流行特征**

（1）地区分布 本病呈世界性分布，主要集中在热带、亚热带、温带地区，卫生条件较差的农村发病率高于城市。

（2）季节分布 一年四季均可发生，但有明显的季节性。不同地区流行高峰存在差异。在我国一般 3～4 月开始上升，夏秋季达高峰，冬季降低。有一定的周期性，如日本、英国等相关资料显示每 2~4 年有一次流行高峰。

（3）年龄分布　患者主要是 5 岁以下的儿童，在流行期间儿童集中的幼儿园易发生集体感染。

肠道病毒传染性强、隐性感染比例大、传播途径复杂、传播速度快，控制难度大，可在短时间内引起暴发或大流行。

【病机病理】

1. 西医发病机制和病理　病毒自口鼻经呼吸道或消化道进入体内，病毒对胃酸及各种蛋白酶有抵抗作用，可在咽部或胃肠道黏膜局部定植并侵入黏膜下集合淋巴结等淋巴组织中繁殖。如机体免疫力较弱，则病毒进入血流形成第一次病毒血症。病毒随血流可播散进入全身单核－巨噬细胞系统大量繁殖，大量病毒进入血流形成第二次病毒血症。病毒随血流进入皮肤黏膜、脑组织、脊髓、脑膜、心肌、横纹肌等体内任何脏器。所以肠道病毒感染后可引起各脏器损害，导致不同的病变。

组织学检查病变常较轻，病变组织可见充血、水肿，间质内单核细胞浸润。少数病变较重，病变组织可见弥漫性变性、坏死和炎症。病变可发生在心肌、肝、胰腺、肾上腺、横纹肌、脑实质、脑膜等。柯萨奇病毒引起的损害以心肌、肝、胰腺、肾上腺、横纹肌多见；EV71 较易侵犯中枢神经系统，可引起脑膜炎、脑炎、脑膜脑炎、脊髓灰质炎样麻痹、神经源性肺水肿及心衰等多种严重并发症。

口腔溃疡性损伤和皮肤斑丘疹为手足口病的特征性病变。光镜下斑丘疹可见表皮内水疱，水疱内有中性粒细胞、嗜酸性粒细胞碎片，水疱周围上皮有细胞间和细胞内水肿，水疱下真皮有多种白细胞的混合型浸润。电镜下可见上皮细胞内有嗜酸性包涵体。

脑膜脑炎表现为淋巴细胞性软脑膜炎，脑灰质和白质血管周围淋巴细胞、浆细胞浸润，局灶性出血和局灶性神经细胞坏死以及胶质反应性增生。心肌炎表现为局灶性心肌细胞坏死，偶见间质淋巴细胞和浆细胞浸润。肺炎表现为弥漫性间质淋巴细胞浸润、肺泡损伤、肺泡内出血和透明膜形成，可见肺细胞脱落和增生，有片状肺不张。

2. 中医病因病机　一般认为手足口病的中医病因为温热疫毒，病位在肺、脾、心。

小儿乃"稚阴稚阳"之体，脾常不足，肺脏娇嫩，易受伤害。温热毒邪由口鼻而入，内侵肺脾，卫表被遏，肺气失宣，则症见发热，头痛，流涕，咳嗽等；疫毒循经熏蒸口舌，则症见口舌疱疹，疼痛，拒食，流涎；脾主四肢，温热熏蒸，邪透肌表，则见手足疱疹；若热毒内盛，气营两燔，则见壮热，口渴烦躁，四肢及臀部疱疹稠密；若邪热闭肺，肺气上逆，则气促，咳嗽，鼻扇，痰壅；若邪毒侵心，则出现心悸，胸闷，气短；气机不利，血行郁滞，则见颜面苍白，唇甲青紫；若疫毒逆传心包，内陷厥阴，则见壮热，神昏，抽搐等；甚则邪毒炽盛，正气不足，则出现四肢厥冷，脉微如绝等危候。恢复期常见脾气受损，气阴两虚之证。

【临床表现】

潜伏期为 2~10 天；平均 3~5 天。

1. 一般表现　主要见于 5 岁以下儿童。急性起病，突起发热，体温可达 38℃~

39℃，发热同时或 1~2 天后口腔黏膜出现散在疱疹，手、足和臀部出现米粒或绿豆大小斑丘疹、疱疹，疱疹周围可有炎性红晕，疱内液体较少。疱疹较少出现在躯干及面部，具有不痛、不痒、不结痂、不结疤的"四不"特点。可伴有烦躁、哭闹、咳嗽、流涕、流涎、食欲不振等症状。部分病例仅表现为皮疹或疱疹性咽峡炎。多在 1 周内痊愈，预后良好。部分病例皮疹表现不典型，如单一部位或仅表现为斑丘疹。

2. 重症表现 少数患者（尤其是不足 3 岁者）病情进展迅速，在发病 1~5 天出现脑膜炎、脑炎（以脑干脑炎最为凶险）、脑脊髓炎、肺水肿、循环障碍等，病情危重者可致死亡，存活病例可留有后遗症。常由 EV71 引起。患者大多有手足口病的典型皮肤黏膜表现，部分患者仅有疱疹性咽峡炎，少数患者无皮肤黏膜病变。

（1）神经系统 神经系统受累可表现为精神差，嗜睡，易惊，头痛，呕吐，谵妄甚至昏迷；肢体抖动，肌阵挛，眼球震颤，共济失调、眼球运动障碍；无力或急性弛缓性麻痹；惊厥。查体可见脑膜刺激征，腱反射减弱或消失，巴氏征等病理征阳性。1 岁以下患儿可有囟门紧张或隆起，脑膜刺激征常阴性。

（2）呼吸系统 重症患者可并发神经源性肺水肿、肺出血及间质性肺炎，常发生于并发脑干脑炎的患者。表现为呼吸浅促，呼吸困难或节律不规整，口唇青紫，咳嗽，咳白色、粉红色或血性泡沫样痰；肺部可闻及湿啰音或痰鸣音，也可出现肺实变体征。

（3）循环系统 部分合并脑干脑炎的患者可出现顽固性左心衰和心源性休克的表现，病死率极高。一般认为此也属神经源性。表现为面色苍灰，皮肤花纹，四肢湿冷，指（趾）发绀；出冷汗；毛细血管再充盈时间延长；心率增快或减慢，脉搏浅速或虚弱甚至消失；血压升高或下降。

（4）重症患者早期识别 有以下临床表现尤其是 3 岁以下的患者，可能在短期内发展为危重病例，应密切观察，进行必要的辅助检查，有针对性地做好救治工作。

1）持续高热：体温高于39℃，常规退热治疗效果不佳。

2）神经系统表现：出现精神萎靡，呕吐，易惊，肢体抖动，无力，站立或坐位不稳等，极个别病例出现食欲亢进。

3）呼吸异常：呼吸增快、减慢或节律不整。若安静状态下呼吸频率超过 30~40 次/分，应警惕神经源性肺水肿。

4）循环功能障碍：四肢发凉，出冷汗，皮肤花纹，心率增快（>140~150 次/分）、血压升高、毛细血管再充盈时间延长（>2 秒）。

5）外周血白细胞计数升高：超过 15×10^9/L，除外其他感染。

6）血糖升高：出现应激性高血糖，血糖高于 8.3mmol/L。

卫生部手足口病临床专家组制定的《肠道病毒 71 型（EV71）感染重症病例临床救治专家共识（2011 年版）》中将 EV71 感染分为 5 期：①第 1 期（手足口出疹期），属于手足口病普通病例，绝大多数病例在此期痊愈。②第 2 期（神经系统受累期），属于手足口病重症病例重型，大多数病例可痊愈。③第 3 期（心肺功能衰竭前期）：多发生在病程 5 日内。属于手足口病重症病例危重型。及时发现上述表现并正确治疗，是降低病死率的关键。④第 4 期（心肺功能衰竭期），或以严重脑功能衰竭为主要表现，此期亦属于手足口病重症病例危重型，病死率较高。⑤第 5 期（恢复期），体温逐渐恢复正常，脑、心、肺功能逐渐恢复，少数可遗留神经系统后遗症。

【实验室及其他检查】

1. **血常规**　白细胞计数正常或降低，单核细胞相对增加。重症患者白细胞计数可明显升高。

2. **血生化检查**　部分患者可有轻度丙氨酸氨基转移酶、天冬氨酸氨基转移酶、肌酸激酶同工酶升高，病情危重者可有肌钙蛋白、血糖升高。C 反应蛋白（CRP）一般不升高。

3. **血气分析**　呼吸系统受累时可有动脉血氧分压（PaO_2）降低、血氧饱和度（SaO_2）下降，二氧化碳分压（$PaCO_2$）升高，酸中毒。

4. **脑脊液检查**　神经系统受累时可出现脑脊液异常。外观清亮，压力增高，白细胞计数增多，多以单核细胞为主，蛋白含量轻度增高，糖和氯化物正常。脑脊液细胞数对重症患者监测病情及判断预后有一定的指导意义。

5. **病原学检查**　可以自咽拭子或咽喉洗液、粪便或肛拭子、脑脊液、疱疹液、血清以及脑、肺、脾、淋巴结等标本中检测到人肠道病毒（包括 CoxA16 和 EV71 等）核酸或分离到相应病毒。

6. **血清学检查**　如无法进行病毒分离或未分离到病毒，血清学方法有辅助诊断意义。急性期与恢复期血清 Cox A16、EV71 等肠道病毒中和抗体 4 倍及以上升高有诊断意义。ELISA 检测 Cox A16、EV71 等肠道病毒特异性抗体 IgM 有早期快速诊断意义。

7. **胸部 X 线检查**　重症患者出现心肺并发症可出现相应改变。如并发肺炎可见双肺纹理增多，网格状、斑片状阴影，部分病例以单侧为著。并发肺水肿可表现为两肺透光度降低，呈磨玻璃状改变，或可见 Kerley B 线。心衰患者可见心影增大。肺出血表现为肺野透光度降低伴小斑点影，如出血量增多则可见片絮状影或大片状影。必要时可行胸部 CT 检查。

8. **磁共振（MRI）**　神经系统受累时 MRI 是首选的影像学检查方法，头颅 MRI 可见相应异常改变，以脑干、脊髓灰质损害为主。

9. **脑电图**　可表现为弥漫性慢波，少数可出现棘（尖）慢波。

10. **心电图**　无特异性改变。少数病例可见窦性心动过速或过缓，Q－T 间期延长，ST－T 改变。

【诊断与鉴别诊断】

1. **诊断依据**

（1）临床诊断病例

1）在流行季节发病，常见于学龄前儿童，婴幼儿多见。

2）发热伴手、足、口、臀部皮疹，部分病例可无发热。

极少数重症病例皮疹不典型，临床诊断困难，需结合病原学或血清学检查作出诊断。无皮疹病例，临床不宜诊断为手足口病。

（2）确诊病例　临床诊断病例具有下列之一者即可确诊：

1）Cox A16、EV71 等肠道病毒特异性核酸检测阳性。

2）分离出肠道病毒，并鉴定为 Cox A16、EV71 或其他可引起手足口病的肠道病毒。

3）急性期与恢复期血清 Cox A16、EV71 或其他可引起手足口病的肠道病毒中和抗体有 4 倍以上的升高。

（3）重症病例的诊断

1）重型：手足口病患者出现神经系统受累表现。如：精神差、嗜睡、易惊、谵妄；头痛、呕吐；肢体抖动，肌阵挛，眼球震颤，共济失调，眼球运动障碍；无力或急性弛缓性麻痹；惊厥。体征可见脑膜刺激征，腱反射减弱或消失。

2）危重型：手足口病患者出现：①频繁抽搐、昏迷、脑疝。②呼吸困难、紫绀、血性泡沫痰、肺部啰音等。③休克等循环功能不全表现。

2. 鉴别诊断

（1）其他儿童发疹性疾病　手足口病普通病例需与丘疹性荨麻疹、水痘、不典型麻疹、幼儿急疹、带状疱疹以及风疹等鉴别。可根据流行病学史、皮疹形态、部位、出疹时间、皮疹演变规律、有无淋巴结肿大以及伴随症状等进行鉴别，以皮疹形态及部位最为重要。可依据病原学和血清学检测明确诊断。

（2）其他病毒所致脑炎或脑膜炎　由其他病毒引起的脑炎或脑膜炎如单纯疱疹病毒、巨细胞病毒、EB 病毒、呼吸道病毒等，临床表现与手足口病合并中枢神经系统损害的重症病例表现相似，对皮疹不典型者，应根据流行病学史并尽快留取标本进行病毒学检查，结合病原学或血清学检查作出诊断。

（3）脊髓灰质炎　重症手足口病合并急性弛缓性瘫痪时需与脊髓灰质炎鉴别。后者主要表现为双峰热，病程第 2 周热退前或退热过程中出现弛缓性瘫痪，病情多在热退后到达顶点，无皮疹。

（4）肺炎　重症手足口病可发生神经源性肺水肿，应与肺炎鉴别。肺炎主要表现为发热、咳嗽、呼吸急促等呼吸道症状，一般无皮疹，无粉红色或血性泡沫痰；胸部 X 线检查示病变加重或减轻均呈逐渐演变，可见肺实变病灶、肺不张及胸腔积液等。

（5）暴发性心肌炎　以循环障碍为主要表现的重症手足口病患者需与暴发性心肌炎鉴别。暴发性心肌炎无皮疹，有严重心律失常、心源性休克、阿斯综合征发作等表现；心肌酶谱多有明显升高；胸片或心脏彩超提示心脏扩大，心功能异常，恢复较慢。依据病原学或血清学检测进行鉴别。

【预后】

本病为自限性疾病，多预后良好。患儿手足疱疹一般于发病 3～4 天内自行消退，口腔溃疡可于发病后数日愈合。危重病例经积极救治多可痊愈，少数会留有后遗症。部分危重病例可因心肺功能衰竭、重症脑炎、肺出血或其他严重并发症而死亡。

【治疗】

1. 治疗原则　所有患者均应及时隔离，一般应至少隔离至病后 2 周。目前尚无有效抗病毒药物，患者大多为轻症患者，有自限性，采取一般及对症治疗即可。重症患者应做到早发现、早报告、早隔离和早治疗，以对症及支持治疗为主。

中医治疗以清热解毒为主，而小儿脏气清灵，具有易虚易实的特点，临证时不可过用寒凉之品，应中病即止，使祛邪不伤正，邪祛则正安。重症患者需中西医结合救治。

2. 西医治疗方法

（1）普通患者的治疗

1）一般治疗：隔离患者，避免交叉感染。注意休息，饮食宜清淡容易消化，做好口腔和皮肤护理。

2）对症治疗：如发热超过 38.5℃可给予对乙酰氨基酚或布洛芬等，慎用阿司匹林类退热剂，以防引起 Reye 综合征。

（2）重症患者治疗　EV71 感染的重症患者病情进展迅速，临床上应密切观察病情变化，根据临床不同病理生理过程，采取相应救治措施。

1）一般治疗：注意隔离，避免交叉感染；清淡饮食，做好口腔和皮肤护理；高热可予以药物及物理降温退热；保持患儿安静；惊厥可用地西泮、咪达唑仑、苯巴比妥等；吸氧，保持气道通畅；注意营养支持，维持水、电解质平衡。

2）液体疗法：EV71 感染重症病例可出现脑水肿、肺水肿及心功能衰竭，应适当控制液体入量。匀速给予生理需要量 $60\sim80ml/(kg\cdot d)$（脱水剂不计算在内）。注意维持血压稳定。休克病例在应用血管活性药物同时，予以生理盐水 $10\sim20ml/kg$ 进行液体复苏，30 分钟内输入，此后可酌情补液，避免短期内大量扩容。仍不能纠正者给予胶体液输注。有条件可根据中心静脉压、有创动脉血压、脉搏指数连续心输出量监测等指导补液。

3）脱水剂：出现脑水肿、肺水肿及心功能衰竭时应在严密监测下使用脱水剂或利尿剂等。无低血压和循环障碍的脑炎及肺水肿患者，以脱水剂和限制液体为主；如患者出现休克和循环衰竭，应在纠正休克、补充循环血量的前提下使用脱水药物。常用脱水药物包括：①20% 甘露醇。②10% 甘油果糖。③心功能不全者，可先注射速尿，经评估后再确定使用脱水剂及其他救治措施（如气管插管使用呼吸机）。④人血白蛋白，常与利尿剂合用。

4）血管活性药物：如患者出现皮肤花纹、四肢发凉，但并非真正休克状态，血流动力学常是高阻力性，应以扩血管药物为主，常用米力农注射液。血压高者可用酚妥拉明或硝普钠，一般由小剂量开始逐渐增加剂量，逐渐调整至合适剂量，使血压不低于正常。如血压降低，则停用血管扩张剂，可使用正性肌力及升压药物，如多巴胺、多巴酚丁胺、肾上腺素、去甲肾上腺素等。儿茶酚胺类药物应从低剂量开始，以能维持接近正常血压的最小剂量为佳。

5）静脉丙种球蛋白（IVIG）：在病毒感染治疗中应用 IVIG，主要是针对严重脓毒症。从 EV71 感染重症病例发病机制看，有证据支持下丘脑和/或延髓的损伤导致交感神经系统兴奋，可导致神经源性肺水肿和心脏损害的发生，但 EV71 感染能否导致严重脓毒症尚不清楚，而且 IVIG 治疗 EV71 感染重症病例的确切疗效尚缺乏足够的循证医学证据。有脑脊髓炎和高热等严重中毒症状的危重患者可考虑使用。特异性 EV71 免疫球蛋白和含有 EV71 中和抗体的 IVIG，尚未应用于临床。

6）糖皮质激素：糖皮质激素有助于抑制炎症反应，降低微血管通透性，稳定细胞膜并恢复钠泵功能，防止或减弱自由基引起的脂质过氧化反应。并发脑水肿和肺水肿的危重患者可考虑短期应用糖皮质激素。

7）抗病毒药物：目前尚无确切有效的抗 EV71 病毒药物。利巴韦林体外试验证实有抑制 EV71 复制和部分灭活病毒的作用，可考虑使用，用法为 10～15 mg/（kg·d），分 2 次静脉滴注，疗程 3～5 天。

8）机械通气：心肺功能不全的患者应及时气管插管机械通气，尤其是呼气末正压通气对减少肺部渗出、阻止肺水肿及肺出血发展、改善通气和提高血氧饱和度非常关键。如 EV71 感染重症病例经机械通气、血管活性药物和液体疗法等治疗无好转，有条件者可考虑应用体外膜氧合。

3. 中医辨证论治

（1）肺脾湿热

证候　发热，手、足和臀部出现斑丘疹、疱疹，口腔黏膜出现散在疱疹，咽红、流涎，神情倦怠，舌淡红或红，苔腻，脉数，指纹红紫。

治法　清热解毒，化湿透邪。

方药　甘露消毒丹加减（连翘、金银花、黄芩、青蒿、牛蒡子、藿香、佩兰、通草、生薏苡仁、滑石、生甘草、白茅根）。根据患儿的年龄、体重等酌定药物用量。水煎 100～150ml，分 3～4 次口服。便秘者加大黄；咽喉肿痛者加玄参、板蓝根。

（2）湿热郁蒸

证候　高热，疹色不泽，口腔溃疡，精神委顿，舌红或绛、少津，苔黄腻，脉细数，指纹紫暗。

治法　清气凉营，解毒化湿。

方药　清瘟败毒饮加减（连翘、栀子、黄芩、黄连、生石膏、知母、丹皮、赤芍、生薏苡仁、川草薢、水牛角）。根据患儿的年龄、体重等酌定药物用量。每日 1 剂，水煎100～150ml，分 3～4 次口服，或结肠滴注。

（3）毒热动风

证候　高热不退，易惊，呕吐，肌肉瞤动，或见肢体痿软，甚则昏蒙，舌暗红或红绛，苔黄腻或黄燥，脉弦细数，指纹紫滞。

治法　解毒清热，息风定惊。

方药　羚角钩藤汤加减（羚羊角粉、钩藤、天麻、生石膏、黄连、生栀子、大黄、菊花、生薏苡仁、全蝎、白僵蚕、生牡蛎）。根据患儿的年龄、体重等酌定药物用量。每日 1 剂，水煎 100～150ml，分 3～4 次口服，或结肠滴注。

（4）心阳衰微，肺气欲脱

证候　壮热不退，神昏喘促，手足厥冷，面色苍白晦暗，口唇紫绀，可见粉红色或血性泡沫液（痰），舌质紫暗，脉细数或沉迟，或脉微欲绝，指纹紫暗。

治法　回阳救逆。

方药　参附汤加味（人参、炮附子、山茱萸）。根据患儿的年龄、体重等酌定药物用量。每日1剂，浓煎鼻饲或结肠滴注。

（5）气阴不足，余邪未尽

证候　低热，乏力，或伴肢体痿软，纳差，舌淡红，苔薄腻，脉细。

治法　益气养阴，化湿通络。

方药　生脉散加味（人参、五味子、麦冬、玉竹、青蒿、木瓜、威灵仙、当归、丝瓜络、炙甘草）。根据患儿的年龄、体重等酌定药物用量。每日1剂，水煎分3~4次口服。

4. 中医其他治疗方法

①针灸按摩：手足口病合并弛缓型瘫痪者，进入恢复期应尽早开展针灸、按摩等康复治疗。

②外治法：口咽部疱疹可选用青黛散、双料喉风散、冰硼散等，每日2~3次。

【预防】

1. 管理传染源　早发现、早报告、早隔离和早治疗患者。对医院及托幼机构等进行重点监测，及时发现并报告疫情。患儿应及时就医，并采取居家或住院隔离治疗，防止交叉感染。自患者被发现起隔离至症状消失后1周。密切观察患者的病情变化，如发现神经系统、呼吸系统、循环系统等相关症状，应立即送医院就诊。密切接触者应居家检疫10天。

2. 切断传播途径　养成良好的卫生习惯，饭前便后及外出回家后洗手；注意保持家庭环境卫生，居室要经常通风，勤晒衣被；本病流行期间避免带儿童到人群聚集、空气流通不良的公共场所；避免接触患病儿童；对患者接触过的病床及桌椅等设施和物品必须消毒后方能继续使用；患者的呼吸道分泌物和粪便及其污染的物品要进行消毒处理。

3. 保护易感人群　加强易感儿童营养，提高体质，防止过度劳累，增强抗病能力。

目前国内外正在研发针对手足口病病原特别是EV71的高效、廉价、多价、安全的疫苗。

第十节　肾综合征出血热

肾综合征出血热（hemorrhagic fever with renal syndrome，HFRS）既往称为流行性出血热（epidemic hemorrhagic fever，EHF），是由汉坦病毒（Hantan virus）引起的以鼠类为主要传染源的自然疫源性急性病毒性传染病，其主要病理变化是全身小血管广泛性损害，临床以发热、出血、低血压性休克和肾脏损害为主要特征。病程呈五期经过。世界各地均有流行，主要分布在亚洲地区，我国亦是高发区。

本病属中医"瘟疫"、"疫疹"、"疫疬"、"伏气温病"等范畴。

【病原学】

汉坦病毒为布尼亚病毒科汉坦病毒属，为负性单链RNA病毒。病毒为圆形或卵圆形，平均直径约120nm（78~210nm），有双层包膜，表面有纤突。病毒基因组RNA含大（L）、中（M）、小（S）三个不同片段，其中S基因编码核衣壳蛋白，M基因编码G1、G2膜蛋白，L基因编码聚合酶。核衣壳蛋白包裹着病毒的各基因片段，是病毒的主要结构蛋白之一，G1、G2膜蛋白组成病毒的包膜。

汉坦病毒的核衣壳蛋白具有较强的免疫原性和稳定的抗原决定簇，宿主感染病毒后核衣壳蛋白最早出现，对早期诊断有帮助。根据病毒抗原反应性和基因结构的不同，汉坦病毒至少有20个以上的血清型。世界卫生组织认定的四型病毒包括Ⅰ型汉坦病毒、Ⅱ型汉城病毒、Ⅲ型普马拉病毒和Ⅳ型希望山病毒。我国流行的主要是Ⅰ型和Ⅱ型病毒，近年也报道有Ⅲ型普马拉病毒。病毒型别不同，其致病性和病变严重性有显著不同，其中Ⅰ型较重，Ⅱ型次之，Ⅲ型一般为轻型。

汉坦病毒对酸、热、紫外线、一般消毒剂和脂溶剂均较敏感，在体外较易被灭活，pH 3~5、56℃30分钟、70%的乙醇、0.5%的碘酒、乙醚、氯仿和丙酮都可灭活病毒。

【流行病学】

1. **传染源**　主要为小型啮齿类动物。我国黑线姬鼠为野鼠型HFRS的主要宿主和传染源，褐家鼠为城市型和家鼠型HFRS的主要传染源，大林姬鼠是林区HFRS的主要传染源。此外，家猫、家兔、狗、猪等家畜可携带汉坦病毒。目前统计至少170种脊椎动物自然感染汉坦病毒，我国已发现有53种携带汉坦病毒。人被感染后仅发生短期病毒血症，且血中病毒数量较少，故患者及隐性感染者不是主要传染源。

2. **传播途径**　人类接触宿主动物的含病毒的血、唾液、尿、便等而感染。主要传播途径有：

（1）呼吸道传播　携带病毒的鼠类排泄物污染尘埃形成的气溶胶，能通过呼吸道而感染。

（2）接触传播　被鼠咬伤或皮肤伤口直接接触带病毒鼠的排泄物、分泌物而感染。

（3）消化道传播　进食带病毒鼠排泄物直接污染的食物经口腔或胃肠道黏膜感染。

（4）虫媒传播　鼠类体表寄生的螨类可通过叮咬人而导致感染。

（5）母婴传播　从患本病的孕妇流产胎儿的脏器中分离到汉坦病毒，证明该病毒可经过胎盘感染胎儿。

3. **易感人群**　人群普遍易感，流行区隐性感染率可达3.5%~4.3%。以男性青壮年农民和工人发病率较高，其他人群亦可发病，发病率高低主要与接触传染源的机会多少有关。

4. **流行特征**　呈世界性分布，主要见于欧亚大陆。我国疫情最重，除青海和新疆外均有病例报道。本病四季均可发病，但有明显的高峰季节，野鼠型（乡村型、重型、姬鼠型）以11月到次年1月为发病高峰，5月至7月为小高峰。家鼠型（城市型、轻型、褐鼠型）以3月至5月为发病高峰。以姬鼠为主要传染源的疫区发病率有一定周期性波动，以家鼠为主要传染源的疫区则周期性尚不明确。

【病机病理】

1. **西医发病机制和病理**　本病发病机制尚未完全阐明，目前认为病毒进入人体后随血流到达全身，病毒首先与血小板、内皮细胞和单核细胞表面表达的受体 β3 整合素相结合，然后进入细胞内以及肝、脾、肺、肾等组织，进一步复制后再释放进入血液循环，引起病毒血症。病毒能够直接对感染的细胞造成破坏，同时病毒感染诱发机体的免疫应答和各种细胞因子的释放，导致组织器官的损伤。汉坦病毒对人体呈泛嗜性感染，可引起多器官损害。

（1）病毒直接作用　本病患者均有病毒血症和相应的中毒症状，而且不同型病毒所引起的病情轻重也不同；几乎所有患者脏器组织中均可检测出汉坦病毒抗原，而且有抗原存在的细胞多有病变；体外实验表明，正常人骨髓细胞和血管内皮细胞感染汉坦病毒后，出现了细胞膜和细胞器损伤。

（2）免疫损伤作用　①免疫复合物引起的损伤：本病疾病早期特异性抗体即已出现，形成特异性免疫复合物，激活补体系统，并附着到小血管壁、肾小球、肾小管基底膜以及红细胞和血小板表面，引起免疫病理反应，从而引起组织器官的损伤和功能改变，主要表现为Ⅲ型变态反应。②其他免疫损伤反应：变态反应：本病病程早期血清中 IgE 抗体增高，与肥大细胞脱颗粒阳性率呈正相关，提示Ⅰ型变态反应存在；电镜观察颗粒状 IgG 沉积于肾组织，线状 IgG 沉积于肾小管基底膜，以及淋巴细胞攻击肾小管上皮细胞，提示Ⅱ型和Ⅳ型变态反应参与了发病过程。细胞免疫反应：本病患者急性期外周血 CD8$^+$ 细胞明显升高，CD4/CD8 比值下降，抑制性 T 细胞功能低下，细胞毒 T 淋巴细胞（CTL）升高。CTL 具有分泌细胞毒素诱导细胞凋亡和直接杀灭表面有抗原的靶细胞的作用，提示 CTL 在杀灭病毒同时也直接杀死了感染汉坦病毒的靶细胞。细胞因子和介质损伤作用：汉坦病毒能够诱发机体巨噬细胞和淋巴细胞等释放各种细胞因子和炎症介质如白细胞介素 1（IL-1）和肿瘤坏死因子（TNF）等参与发病过程。

本病以出血、休克和肾脏损害为主要特征：①出血：出血是由于血管壁受损和血小板减少或功能异常所致，休克以后出血加重主要与 DIC 导致的凝血机制异常相关。②休克：原发性休克的主要原因是血管通透性增加，血浆外渗于组织中，有效循环血容量下降。由于血浆外渗，促使血液黏稠度升高和 DIC，进一步加重了有效血容量的不足。继发性休克主要与大出血继发感染和多尿期水、电解质的失衡导致有效血容量不足有关。③急性肾功能衰竭：其原因主要包括肾血流量不足致肾小球滤过率急剧下降；免疫复合物沉积于肾小管和肾小球基底膜导致免疫损伤；肾间质水肿和出血，压迫肾小管致尿量减少；肾实质缺血性坏死；肾素、血管紧张素Ⅱ激活致肾小球滤过率降低；肾小管管腔被蛋白、管型阻塞致尿液排出受阻。基本病理改变为全身小血管和毛细血管广泛性损害，血管内皮细胞肿胀、变性和坏死，表现为皮肤、黏膜和各系统组织器官广泛充血、出血、严重渗出和水肿，多数器官组织和实质细胞有凝固性坏死，以肾髓质、脑垂体前叶、肝小叶中间带和肾上腺皮质最常见，在病变处可见到单核细胞和浆细胞浸润。

2. 中医病因病机　本病的病因是疫疠毒邪，具体可有风热疫邪、暑热疫邪和湿热疫邪等。不同性质的疫毒致病其临床特点也不同，风热疫邪引起的是以肺热和肺气壅闭为主要表现，湿热疫毒引起的初起常见湿热蕴伏膜原的证候，暑热性质的疫毒致病，初起大多在阳明胃经，但病势常充斥表里上下，易发斑疹，传变迅速。

人体正气的强弱与发病有密切的关系。《温疫论》说："本气充满，邪不易入；本气适逢亏欠，呼吸之间，外邪因而乘之。"由于疫毒性质暴戾，侵犯人体后常弥漫上、中、下三焦，造成多脏腑损害，心、肝、肾、脾、胃、肠等皆可受累。由于感受疫毒侵犯途径、病邪性质及侵犯部位的不同，发病后的病机演变和临床表现十分复杂。"疫毒"虽经口鼻而入，遵循温热病"卫气营血"传变规律，但病程有顺传、逆传、变证、险症，证候复杂多变。一般而言，疫毒致病的传变特点有以下几种方式：一是疫毒可由卫气直入营血，热毒炽盛，耗血动血，多见发热、皮下出血，发为瘀斑。二是热毒炽盛，炼液成痰，痰火上扰心神，蒙蔽清窍，则神昏谵语。三是热盛伤津耗液，严重者致津亏血少，易发汗出、肢冷、脉伏等厥脱之证。四是肾精亏损，肾阴枯竭，化源不足，下焦气化不利，可见少尿或无尿；升降失司，浊邪不降，内闭上扰，则恶心呕吐；阴阳互根互用，阴损及阳，或阴阳俱损，则肾气不固，统摄无权，制约失职，而致多尿。当热毒已衰，正气渐复，病则进入恢复期。若疫邪乘虚深入，气阴大伤，正气溃败，则致变证蜂起，危象必现。

【临床表现】

本病潜伏期为4~46天，一般为1~2周。典型病例表现为发热、低血压休克、少尿、多尿与恢复期五期经过。多数病例临床表现并不典型，或某期表现突出，或某期不明显而呈"越期"现象，或前二期、三期重叠，病情轻者常呈"越期"表现，重者则常见发热期、休克期和少尿期之间相互重叠。

1. 临床分期

（1）发热期 本期主要表现为发热、中毒症状、全身毛细血管损伤和肾脏损害。

1）发热：起病多急骤，突然恶寒、发热，体温在1~2天内可达39℃~40℃，热型以弛张热或稽留热为多，持续约3~7天。体温下降后全身中毒症状并未减轻，或反而加重，这是本病不同于其他发热性疾病的临床特点。体温越高，热程越长，提示病情越重。

2）全身中毒症状：高度乏力，全身酸痛等全身中毒症状明显。常有典型的"三痛"征，即头痛、腰痛、眼眶痛。多数患者有较突出的胃肠道症状，如食欲不振、恶心、呕吐、腹痛、腹泻等。

3）毛细血管损伤征：表现为颜面、颈部及上胸部呈弥漫性潮红，即"三红"征，似酒醉貌。颜面和眼睑浮肿，眼结膜充血，球结膜水肿。发病2~3天软腭充血明显，腋下、上胸部、颈及肩部等皮肤有散在、簇状或搔抓状、条索样出血点，少数患者有鼻衄、咯血、黑便等。如皮肤迅速出现大片瘀斑或腔道出血，提示病情严重，可能并发弥漫性血管内凝血（DIC）。

4）肾损害：发病1~2天即可出现肾脏损害，表现为蛋白尿、血尿和少尿倾向，有时尿中可见膜状物。

（2）低血压休克期 常在起病后3~7天出现，体温开始下降或退热后不久出现低血压（收缩压低于90mmHg，脉压差小于20mmHg，或低于基础血压20mmHg），重者发生休克（收缩压低于70mmHg）。主要为低血容量休克的表现：心率加快，脉细弱，四肢厥冷，烦躁不安，意识模糊，口唇及四肢末端发绀，呼吸短促，尿少等。长期组织灌注不良可见出血加重、合并 DIC、心力衰竭、水及电解质平衡失调等。本期一般持续 1～3 天，重者达 6 天以上。

（3）少尿期　多始于病程第 6～8 天，血压上升，尿量锐减甚至尿闭。24 小时尿量在 500～800ml 为少尿倾向，少于 500ml 为少尿，少于 50ml 为无尿。一般持续 2～5 天，重者无尿超过 1 周。本期与低血压期常无明显界限，二者经常重叠或接踵而至，也可由发热期直接进入少尿期。临床表现为厌食、恶心、呕吐、腹胀和腹泻等，可有头晕、头痛、烦躁不安、嗜睡、抽搐、昏迷等，为尿素氮和氨类刺激作用所致。严重者可出现高血容量综合征和肺水肿，表现为体表静脉充盈，收缩压增高，脉搏洪大有力（脉压增大引起），面部胀满和心率增快，心力衰竭等。

（4）多尿期　常出现在病程的 9～14 天，持续时间 1 天～数月，由于新生肾小管回吸收功能尚未完善，其功能恢复迟于肾小球滤过功能的修复，加之尿素氮等潴留物质引起高渗性利尿，使尿量逐渐增多。根据患者尿量和氮质血症情况可分为以下三期：①移行期：每日尿量 500～2000ml，氮质血症、高血压、高血容量仍可存在，甚至加重。②多尿早期：每日尿量 2000ml 以上，仍有氮质血症。③多尿后期：每日尿量 3000ml 以上，逐日增多，多达每日 4000～10000ml，少数患者每日超过 10000ml，临床症状和体征逐步消退。但此期若未及时补充水和电解质或继发感染，可发生水、电解质平衡失调和继发性休克。

（5）恢复期　经过多尿期后，随着尿液稀释与浓缩功能逐渐恢复正常，尿量恢复至每日 2000ml 以下，患者精神及食欲逐渐好转，但体力恢复较慢，需经 1～3 个月完全恢复正常。少数患者可遗留高血压、肾功能障碍、心肌劳损和垂体功能减退等症状。

2. 临床分型　根据发热、中毒症状、出血、休克、肾功能的损害程度分为非典型、轻、中、重和危重五型。

（1）非典型　低热，体温一般不超过 38℃，皮肤黏膜散在出血点，尿蛋白 ±，诊断依据主要是血、尿特异性抗原或抗体阳性。

（2）轻型　体温在 39℃ 以下，全身中毒症状较轻，仅见皮肤有少量出血点，肾脏损害较轻，尿蛋白 +～＋＋，无休克和少尿表现。

（3）中型　体温 39℃～40℃，全身中毒症状较重，有明显皮肤黏膜出血和球结膜水肿，病程中出现收缩压低于 90mmHg 或脉压小于 30mmHg，肾脏损害较重，尿蛋白 ＋＋＋，有明显少尿期，但程度较轻，持续时间较短。

（4）重型　体温高于 40℃，全身中毒症状严重，可出现中毒性精神症状，皮肤黏膜渗出征严重，有明显的皮肤瘀斑和腔道出血，休克和肾损害严重，少尿持续 5 天以内或无尿 2 天以内。

（5）危重型　在重型基础上出现以下情况之一者：难治性休克；并发心力衰竭、肺水肿；重要脏器出血；并发脑水肿、脑疝；严重的继发感染；肾损害极为严重，少尿超过 5 天或尿闭超过 2 天，或血尿素氮（BUN）超过 42.84mmol/L（120mg/dl）。

3. 并发症

（1）腔道大出血及颅内出血　呕血、便血最为常见，腹腔出血、鼻腔和阴道出血等均较常见，可继发失血性休克；大咯血可导致窒息；颅内出血可产生突然抽搐、昏迷、颅内高压，危及生命。

（2）肺水肿

①急性呼吸窘迫综合征（ARDS）：常见于休克期和少尿期。由于肺毛细血管损伤，通透性增加，导致肺间质大量渗液，主要表现为呼吸急促、紫绀等，两肺可闻及干湿性啰音，X线表现为双侧斑点状或片状阴影，呈毛玻璃样，血气分析可有动脉血氧分压显著降低，预后极差，病死率高。

②心源性肺水肿：可由高血容量引起，也可由肺毛细血管受损引起肺泡内大量渗液或心肌受损所致，主要表现为呼吸增快、咳泡沫样粉红色痰、发绀和满肺啰音。

（3）中枢神经系统并发症　发病早期因病毒侵犯中枢神经而引起脑炎和脑膜炎；休克期和少尿期因休克、凝血功能障碍、电解质紊乱和高血容量综合征等引起的脑水肿、高血压脑病和颅内出血等。可出现头痛、呕吐、神志意识障碍、抽搐、呼吸节律改变或偏瘫等，CT检查有助于以上诊断。

（4）自发性肾破裂　多发生于少尿期，由于严重肾髓质出血所致。患者表现为突感腰部或腹部剧痛，严重者血压下降、冷汗淋漓。若血液渗入腹腔，可出现腹膜刺激征，腹穿有鲜血。B超检查能发现肾周围及腹腔包块中有液平面。如能及时手术可降低病死率。

（5）继发感染　少尿期和多尿期易并发肺炎、尿路感染、败血症等。

【实验室及其他检查】

1. **血常规**　早期白细胞总数正常或偏低，发病第3～4天开始升高，低血压及少尿期达高峰，多在（15～30）×10^9/L，少数重症患者可高达（50～100）×10^9/L，中性粒细胞增多，核左移，重型可呈现类白血病反应。异型淋巴细胞在发病第1～2天即可出现，且逐日增多，重者可达15%以上，第4～6天达高峰。血小板在第2天即开始减少，其数量与病情发展、预后相一致，在低血压少尿期降至（40～60）×10^9/L，少尿期后开始恢复。红细胞及血红蛋白在发热后期和低血压期因血液浓缩而升高，少尿期则随血容量增加血液稀释而降低。

2. **尿常规**　发病第2～3天即可见尿蛋白，第4～6天可达＋＋＋～＋＋＋＋，随着多尿的出现尿蛋白可逐渐减少。部分患者尿中可见红细胞、各类管型和膜状物（为大量蛋白和脱落上皮细胞的凝聚物）。

3. **血生化检查**　血尿素氮和肌酐逐渐增高，少尿期和多尿期早期达高峰，多尿后期开始下降。发热期以呼吸性碱中毒多见，休克期和少尿期以代谢性酸中毒为主。病程各期可见低钠、低氯、低钙，而磷、镁可增高。发热期和低血压休克期血钾多偏低，少尿期升高，多尿期又降低。

4. **凝血功能检查**　发病第2天血小板开始减少，并可见异型血小板。出现DIC时血小板常减少至50×10^9/L以下，DIC高凝期凝血时间缩短，消耗性低凝期则纤维蛋白原降低，凝血酶原时间延长和凝血酶时间延长，纤维蛋白降解物（FDP）在纤溶亢进期明显升高。

5. 血清免疫学检查　特异性抗原检查常用直接免疫荧光法或 ELISA 法，胶体金法更为敏感。特异性免疫球蛋白（IgM）是诊断本病简便而可靠的依据，且有早期诊断价值，IgM 抗体在病后 1~3 天即可检出（1：20 为阳性），至发热后期其阳性率最高，持续 3 个月至半年逐渐消失；IgG 出现较晚（1：40 为阳性），常于 1 周后出现，持续时间较长，检测患者双份血清，IgG 抗体效价 4 倍以上增高者可确诊。早期患者的血清及周围血中性粒细胞、单核细胞、淋巴细胞和尿沉渣细胞均可检出汉坦病毒抗原。

6. 病毒核酸检测　用逆转录聚合酶链反应技术（RT－PCR）可检出汉坦病毒 RNA，敏感性高，有利于早期诊断。

【诊断与鉴别诊断】

1. 诊断依据

（1）流行病学　在流行或新流行地区、流行季节，有明确或可疑的鼠类或其他宿主动物接触史。

（2）临床特征　主要表现为感染中毒症状，充血、出血、外渗征和肾损害。

①感染中毒症状：发热伴有头痛、腰痛、眼眶痛"三痛"征。

②充血、出血等血管中毒症状：面红、颈红、上胸红"三红"征，眼球结膜充血、出血、水肿和皮肤有条痕样出血点。

③肾脏损害症状：蛋白尿、尿中膜状物、血尿、尿少、尿毒症，伴腰痛或腹痛，肾区叩痛。

（3）五期经过　典型病例呈五期经过（依次为发热、低血压休克、少尿、多尿、恢复五期），重型前三期可重叠，轻型病例低血压休克及少尿期可不明显。

（4）实验室检查　血小板减少，出现异型淋巴细胞，尿蛋白大量出现和尿中带膜状物，特异性 IgM、IgG 阳性，RT－PCR 检测汉坦病毒 RNA 阳性。

2. 鉴别诊断

（1）以发热为主症者　应与流行性感冒、上呼吸道感染、败血症、伤寒、钩端螺旋体病、登革热等发热性疾病相鉴别。

（2）出血　应与急性白血病、过敏性和血小板减少性紫癜等出血性疾病相鉴别。

（3）低血压休克期　应与休克性肺炎、暴发性流脑等感染中毒性休克相鉴别。

（4）肾损害者　应与急性肾盂肾炎、急性肾小球肾炎等肾脏疾病相鉴别。

（5）腹痛者　少数有剧烈腹痛应排除急腹症。

【预后】

本病预后取决于病情轻重、治疗迟早及措施是否恰当，无合并症者半个月开始缓解，一般不留后遗症，且可获得终生免疫。20 世纪 60 年代以前，本病死亡率高达 20%，主要死于休克，占总病死率的 50%。后经采用平衡盐液、低分子右旋糖酐等有效抢救措施，使休克抢救成功率大幅度提高，病死率已降至 5% 以下。目前主要死因是出血、高血容量综合征及继发感染。

【治疗】

1. 治疗原则　主要采用综合治疗为主，早期可用抗病毒治疗，中晚期则给予对症治疗。做到早发现、早休息、早治疗和就近治疗的"三早一就"和把握好休克、出血及肾功能不全的"把好三关"是本病的治疗原则。恢复期注意补充营养，避免受凉，注意休息。

中医认为本病以热疫毒邪为主因，治疗原则以清热解毒，顾护津液为要。本病初起多实，治宜祛邪为主，中期邪盛正虚，治以扶正祛邪，后期邪退正虚，治以扶正为主，佐以祛邪。发热期根据病邪在卫、在气及营血之不同，分别治以辛凉解表、清热泻火和凉血解毒等；低血压休克期明辨热厥、寒厥而分别施以益气养阴、回阳救逆之法；少尿期可分别治以滋肾生津、清热利湿、泻肺行水、化瘀解毒等法；多尿期以补肾固摄、益气摄血为主；恢复期则重在扶正以清解余邪。

2. 治疗方法

（1）发热期

1）一般治疗：绝对卧床休息，给予营养丰富、易消化饮食。高热者可给予物理降温，慎用发汗退热药，以避免大汗引起的血容量进一步丧失，诱发休克。

2）抗病毒治疗：在病程早期应用利巴韦林具有抑制病毒、减轻病情和缩短病程作用。成人可应用利巴韦林每日1g，加入10%葡萄糖注射液500ml内静脉滴注，疗程3～5天。

3）改善中毒症状和对症治疗：对高热、中毒症状严重者，可选用氢化可的松每次100～200mg或地塞米松每次5～10mg，稀释后缓慢静脉滴注，每日1次。呕吐频繁者可给予甲氧氯普胺10mg肌内注射。为降低血管通透性可给予芦丁、维生素C等。发热早期按前1天的出量加1000ml，高热出汗多者加1500ml补充液体，以口服为主，不足者从静脉输入平衡盐液。发热后期，根据二氧化碳结合力情况，可加用适量5%碳酸氢钠。

4）预防DIC：给予适量低分子右旋糖酐或/和丹参注射液静脉滴注，以降低血液黏滞性、促进利尿、防止休克、肾功能不全和DIC发生。高热、中毒症状和渗出严重者，应及时检测凝血时间，高凝状态（试管法3分钟以内或APTT在34秒以内）可给予小剂量肝素抗凝，常用0.5～1mg/kg，6～12小时1次缓慢静注。再次用药前宜再做凝血时间检测，若试管法>25分钟，应暂停1次。疗程1～3天。

5）中医辨证论治

①邪袭卫表（发热初期）

证候 发热重，恶寒轻，头身疼痛，面红目赤，口微渴，眼眶痛，骨与关节痛，疲乏无力，舌质红，苔薄白或薄黄，脉浮数。

治法 清热解毒，透表散邪。

方药 银翘散加减（金银花、连翘、薄荷、板蓝根、大青叶、丹皮、桔梗、黄芩、竹叶、牛蒡子、甘草）。口渴甚加石膏、知母等生津止渴；头身疼痛甚加葛根、白芷等祛邪通窍止痛；腰痛甚加杜仲、知母等滋补肝肾，强壮筋骨；目赤甚加桑叶、菊花、夏枯草等清热明目；胸腹斑疹隐现者，加生地、丹参、麦冬等凉血祛瘀。

②邪盛气分（发热中期）

证候　壮热，多汗，口渴，面红目赤，周身酸痛，头痛，腰痛，眼眶痛，皮肤斑点或瘀斑，舌质红，苔白或黄，脉洪大而数。

治法　清气泄热，解毒透邪。

方药　白虎汤合银翘散加减（生石膏、金银花、连翘、黄芩、板蓝根、知母、竹叶、甘草）。大汗淋漓者加党参、麦冬等益气养阴生津；伴出血倾向者，加生地、丹皮、赤芍等清热凉血止瘀；腹痛，大便燥黑者，加桃仁、当归、赤芍等活血止血；喘促不安，痰涎壅盛，脉长而实者，加瓜蒌、杏仁等宣肺平喘。可用丹参注射液加入平衡盐溶液中静脉滴注。

③邪毒入营，气血两燔（发热极期）

证候　发热，口渴，食少，斑疹显现，谵语烦躁，或神志恍惚，鼻衄，吐血，黑便，头身疼痛，舌质红或红绛，苔黄干燥，脉数。

治法　清气泄热，凉血解毒。

方药　清瘟败毒饮加减（水牛角、生地、丹皮、大青叶、丹参、知母、金银花、连翘、生石膏、栀子、玄参）。吐衄，便血者，加赤芍、白茅根、侧柏叶、大小蓟、茜草根等共奏凉血止血之功，或选用三七粉、云南白药等口服止血；热盛者，口服牛黄解毒丸以清热解毒，每次1丸，每日2次；神昏谵语者，口服安宫牛黄丸以清热解毒，豁痰开窍，每次1丸，每日1~3次；或用醒脑静注射液10ml加50%葡萄糖注射液60ml静脉推注。

（2）低血压休克期

1）补充血容量：强调"一早"、"二快"、"三适量"。"一早"指力争在低血压倾向时（收缩压低于100mmHg或低于基础压20mmHg，脉压差<26mmHg）即开始扩容。"二快"指首次输液速度宜快，约100滴/分钟；发生休克时，首次补液300ml在30分钟内静脉滴注，随即静脉快速滴注1000ml，以后按血压回升情况及血液浓缩改善程度调整补液量及速度。快速补液时应注意液体温度及心肺情况。"三适量"是指输入的液体要适量，应达到收缩压90~100mmHg，脉压差>26 mmHg，心率100次/分左右，微循环障碍缓解，血红蛋白及红细胞压积接近正常。液体应晶体和胶体相结合，以平衡盐溶液、低分子右旋糖酐等为主，渗出严重、胶体渗透压低者，也可使用血浆或白蛋白。补充血容量期间应密切观察血压变化，一般血压正常后输液仍需维持24小时以上。

2）纠正酸中毒：由于5%碳酸氢钠注射液渗透压为血浆的4倍，故常选用5%碳酸氢钠溶液，每次60~100ml，根据病情每日给予1~4次，或根据二氧化碳结合力分次补充。

3）强心剂的应用：当血容量已基本补足，心率仍在140次/分钟以上者，可选用西地兰等强心剂。

4）血管活性药物与糖皮质激素的应用：血管活性药物不宜早期应用，在血容量基本补足，强心、纠酸等处理后血压回升仍不满意者，可酌情选用阿拉明、多巴胺等血管活性药物。可酌情选用地塞米松10~20mg静脉滴注，并及时予以氧气吸入。

5）中医辨证论治

①热厥证（低血压休克早期）

证候 恶热口渴，腹部、胁下灼热，四肢厥冷，口唇发绀，烦躁不安，小便短赤，颈胸潮红，身有斑疹，舌质红绛，苔黄，脉细无力或细数。

治法 凉血解毒，养阴救脱。

方药 生脉散合清营汤加减（水牛角、生地、玄参、麦冬、人参、五味子、金银花、丹参、黄连）。口渴引饮，舌绛，苔黄燥者，加石膏、板蓝根等以助清热养阴之效；参麦注射液 20～40ml 加入 10% 葡萄糖注射液 40ml 静脉注射，每日 1～2 次，或加入 5% 葡萄糖注射液 250～500ml 静脉滴注。

②寒厥证（低血压休克期）

证候 面色苍白，四肢厥冷，冷汗淋漓，烦躁不安，呼吸急促，皮肤湿冷，瘀斑隐现，舌质淡红，苔黄燥，脉微欲绝。

治法 温经通脉，回阳救逆。

方药 生脉散合参附汤加减（人参、麦冬、五味子、制附片、干姜、黄芪、炙甘草）。冷汗淋漓不止，加生龙骨、生牡蛎回阳固脱；参麦注射液 20～40ml 加入 10% 葡萄糖注射液 40ml 静脉注射，每日 1～2 次，或加入 5% 葡萄糖注射液 250～500ml 静脉滴注。

（3）少尿期

1）稳定内环境：维持热量及氮质平衡。高糖、高维生素、低蛋白饮食，静脉滴注葡萄糖注射液加胰岛素治疗，可有助于氮质血症的改善。维持水、电解质和酸碱平衡，应限制进液量，原则为"量出为入"，每日入量为前 1 天尿量和吐泻量加 500～700ml。

2）促进利尿：少尿早期需与休克期的肾前性少尿（尿比重 > 1.020，尿钠 < 40 mmol/L，尿尿素氮：血尿素氮≥10：1）相鉴别，可输注电解质溶液 500～1000ml，或 20% 甘露醇 100～125ml 静脉滴注，观察 3 小时，尿量若少于 100ml，则为肾实质损害所致少尿，应严格控制液体输入量。

肾间质水肿压迫肾小管是本病少尿的原因之一，少尿初期可应用 20% 甘露醇 125ml 静脉滴注，以减轻肾间质水肿。利尿效果明显者可重复应用 1 次，但不宜长期大量应用。呋塞米是常用利尿剂，从小剂量开始，如尿量不增可加大剂量到每次 100～300mg，4～6 小时可重复应用。在应用利尿剂的同时，亦可应用血管扩张剂如酚妥拉明 10mg 或山莨菪碱 10～20mg 静脉滴注，每日 2～3 次。

3）导泻疗法：导泻有助于预防高血容量综合征和高血钾。常用甘露醇 25g，亦可用 50% 硫酸镁 40ml 或大黄 10～30g 煎水口服，每日 2～3 次。消化道出血者忌用。

4）透析疗法：有助于纠正电解质和酸碱失衡，缓解尿毒症，为肾脏修复和再生争取时间。常用血液透析、腹膜透析和结肠透析等，以血液透析疗效最好。应用指征包括：少尿持续超过 4 天或无尿持续超过 2 天以上，经利尿剂治疗无效；有严重尿毒症表现，血尿素氮 > 28.6～35.7mmol/L，或每日上升 25mmol/L；高血容量综合征者；血钾 >6mmol/L，心电图有提示高钾的高耸 T 波出现。

5）中医辨证论治

①肾阴耗竭

证候　尿少或尿闭，腰痛，恶心呕吐，口渴，鼻衄，便血，斑疹显现，神昏谵语，舌质红绛，苔黄燥，脉细数或细涩。

治法　滋阴生津，凉血止血。

方药　犀角地黄汤合增液汤加减（水牛角、玄参、麦冬、丹皮、知母、天冬、白芍、白茅根、茜草、丹参）。斑疹透露，鼻衄，便血等出血甚者，加生地、赤芍、仙鹤草、侧柏叶等凉血、化瘀止血。呕吐甚者，可采用灌肠法给药。

②阴虚热结

证候　小便赤涩量少，欲解不得，甚则尿闭不通，或有血尿，腰背酸痛，口渴，少腹胀满，精神萎靡，恶心呕吐，小便腥臭，大便秘结，舌质红绛，苔黄燥，脉细数。

治法　滋阴利水，清热散结。

方药　导赤散合知柏地黄丸加减（生地、丹皮、竹叶、甘草梢、车前子、泽泻、茯苓、知母、黄柏）。尿少或尿闭者加猪苓、滑石清热利尿；尿中有膜状物者加萹蓄、瞿麦以利水通淋；血尿者加大小蓟、琥珀等凉血止血；肺热者加桑白皮、黄芩、地骨皮等清肺降火；喘咳便秘者加葶苈子、生大黄等通腑泄热，宣肺平喘；痰多者加竹沥、天竺黄、瓜蒌等止咳豁痰；瘀滞甚者加桃仁、赤芍等；呕吐甚者，可采用灌肠法给药。

（4）多尿期

1）稳定内环境：给予半流质和含钾食物。液体补充遵循"量出为入"的原则，进食太少可静脉补液。及时补足液体并注意电解质平衡，防止失水、低钾和低钠。

2）预防感染：注意卫生，增强免疫功能，及时发现和治疗继发感染，同时应避免使用有肾毒性的抗菌药物。

3）支持疗法：患者应进食营养丰富、易消化、含钾量较高的食物，对严重贫血及低蛋白血症者，可输新鲜血液、血浆或人血白蛋白。

4）中医辨证论治

证候　多尿多饮，口渴乏味，肢软乏力，腰背酸痛，恶心欲吐，舌质红，苔白少津，脉大无力。

治法　补肾益气，育阴生津。

方药　左归丸合生脉散加减。此期患者多为气阴两虚证，以生地、山药、山茱萸、枸杞子、龟甲胶、鹿角胶、菟丝子、牛膝、党参、麦冬、五味子、益智仁、覆盆子、旱莲草等补肾益气，养阴生津。

（5）恢复期

1）注意休息，逐渐增加活动量，加强营养，给予高糖、高蛋白、多维生素饮食。出院后可根据病情恢复情况休息1~3个月。

2）中医辨证论治

证候　口干食少，头昏倦怠，肢软乏力，四肢麻木，畏寒汗出，低热不退，舌质稍红或正常，苔少或薄白苔，脉缓或弱。

治法　益气生津。

方药 竹叶石膏汤加减（沙参、麦冬、石斛、玉竹、党参、生石膏、山药、生地、甘草、莲子肉、砂仁、白术）。卫阳虚，畏寒汗出者加黄芪、桂枝、白芍等益气固表；低热者，加青蒿、白薇等以清虚热；气血不足者，加黄芪、当归、枸杞子等，或用归脾丸加减以益气摄血；食少纳呆者加扁豆、山药健脾和胃。注意休息，逐渐增加活动量，加强营养。

（6）并发症的治疗

1）消化道出血：注意病因治疗，DIC 消耗性低凝血期，可补充凝血因子和血小板。DIC 纤溶亢进期则给予氨基己酸或对羧基苄胺静脉滴注。鱼精蛋白或甲苯胺蓝可治疗肝素类所致出血。如果 DIC 指标阳性可用肝素 0.5～1mg/kg 加入 10% 葡萄糖注射液 100～250ml 中，1 小时内静脉滴注，4～6 小时给药 1 次，凝血时间得到控制即停药，一般用药 2～3 天即可。

2）急性呼吸窘迫综合征（ARDS）：应限制入液量和进行高频通气，可应用大剂量糖皮质激素地塞米松 20～30mg 每 8 小时 1 次静脉注射，必要时可用呼吸机进行人工呼吸。

3）中枢神经系统并发症：应注意区别脑水肿和脑出血。抽搐严重者可用止痉剂或安定，颅内压高者应头部冰敷降温，可用甘露醇、高效利尿剂等脱水利尿，高血压者可用降压剂，出血时用止血剂，呼吸衰竭用呼吸兴奋剂。

4）心衰、肺水肿：停止输液，给西地兰等强心剂，吸氧。伴高血压者应降压，可给予镇静剂、扩血管及利尿药物等。

5）继发感染：采用对致病菌敏感但不损伤肾脏的抗菌药物。

6）自发性肾破裂：紧急手术缝合。

【预防】

1. 消灭传染源 鼠类是本病的主要传染源，防鼠和灭鼠是预防本病的有效措施。查清疫区和非疫区宿主动物的种类、分布、密度和带毒率，在鼠类繁殖季节（3～5 月）与本病流行季节前采用捕鼠、堵鼠洞等综合措施进行灭鼠。疫区鼠密度降低在 1% 以下可控制流行。在秋季灭鼠可同时用杀虫剂进行灭螨，防螨应注意：①不坐卧于稻草堆上。②清除室内外草堆、柴堆，经常铲除周围杂草，以减少螨类孳生场所和叮咬机会。③保持室内清洁，曝晒与拍打铺草。④可用 5‰敌敌畏溶液喷晒衣服开口处，有效时间约半天。

2. 切断传播途径 注意食品卫生，保存好粮食及食物，防止食品被鼠类污染；不用手接触鼠及其排泄物。挖防鼠沟，野营、工地应搭高铺。汉坦病毒对一般消毒剂十分敏感，加热 56℃30 分钟或煮沸 1 分钟即可杀灭。因此，饮用水应煮沸，剩菜剩饭应加热。

3. 保护易感人群 我国已研制出预防本病的疫苗，用于人群的预防接种，已取得一定预防效果。

第十一节　流行性乙型脑炎

流行性乙型脑炎（epidemic encephalitis B）简称乙脑，其病原体于 1934 年在日本发现，故亦称日本乙型脑炎（Japanese encephalitis），1939 年我国分离出乙型脑炎病毒，并结合大量流行病学资料命名。本病是由乙型脑炎病毒引起的以脑实质炎症为主要病变的中枢神经系统急性传染病。主要分布在亚洲地区，多在夏秋季流行。临床上以高热、意识障碍、抽搐及脑膜刺激征为特征，重症者常发生中枢性呼吸衰竭，病死率高，约有 5%~20% 的患者遗留不同程度的后遗症。

本病属于中医学"暑温"范畴。

【病原学】

乙型脑炎病毒属虫媒病毒乙组的黄病毒科，直径约 20~40nm，呈球形，核心为单股正链 RNA，包被有单股多肽的核衣壳蛋白，外层为脂质包膜，镶嵌有糖基化蛋白（E 蛋白）和非糖基化蛋白（M 蛋白），其中 E 蛋白是病毒的主要抗原成分，可诱导中和抗体和血凝抑制抗体产生。乙脑病毒为嗜神经病毒，可在小鼠脑内传代，在鸡胚、猴肾和 Hela 细胞中生长繁殖，对热、乙醚和酸等常用消毒剂敏感，100℃2 分钟、56℃30 分钟即可灭活，但对低温和干燥耐受性强，以冰冻干燥法在 4℃冰箱中可保存数年。

乙脑病毒的抗原性较稳定，人与动物感染后可产生特异性 IgM 抗体、补体结合抗体、中和抗体和血凝抑制抗体，有助于临床诊断和流行病学调查。

【流行病学】

1. **传染源**　乙脑是人兽共患的自然疫源性疾病，人和动物（家畜、家禽和鸟类）感染乙脑病毒后均可发生病毒血症，成为传染源。人感染后病毒血症期短暂，血中病毒含量少，故乙脑患者和隐性感染者不是主要的传染源。猪的感染率高，感染后血中病毒含量多，病毒血症期长，且因猪的饲养面广，更新率快，是本病的主要传染源，感染高峰在人类流行高峰前 1~2 个月，可作为乙脑流行的预测依据。此外，牛、马、羊、狗、猫、鸡、鸭和鸟类感染后亦可作为传染源。蚊虫、被感染的候鸟、蝙蝠是乙脑病毒的长期储存宿主，可带病毒越冬。

2. **传播途径**　蚊虫叮咬是乙脑的主要传播途径，传播乙脑病毒的蚊种有 26 种，三带喙库蚊是主要的传播媒介，其次是东方伊蚊和中华按蚊。蚊虫叮咬感染乙脑病毒的动物后，乙脑病毒先在其体内增殖，然后移行至唾液腺，在唾液中保持较高浓度，经叮咬将病毒传给人和动物，更多蚊虫叮咬感染乙脑病毒动物，形成蚊－动物（猪）－蚊循环。

3. **人群易感性**　人对乙脑病毒普遍易感，感染后多呈隐性感染，显性感染与隐性感染比率为 1∶（300~2000），感染后可获得较持久的免疫力，再次感染者少见。婴儿可从母体获得抗体而具有保护作用。

4. 流行特征 东南亚和西太平洋地区是乙脑主要流行区，我国除东北北部、青海、新疆、西藏外，均有乙脑流行。热带地区全年均可发病，温带和亚热带地区集中在7、8、9三个月。发病人群以10岁以下儿童为主，2~6岁儿童发病率最高，但近年由于儿童和青少年按计划接种疫苗，成人和老年人的发病率相对增加。乙脑集中发病少，呈高度散发性，家庭成员中少有多人同时发病。

【病机病理】

1. 西医发病机制和病理 携带乙脑病毒的蚊虫叮咬人后，病毒进入人体，经淋巴管或毛细血管进入单核-吞噬细胞系统内繁殖，随后进入血液循环，引起病毒血症。乙脑病毒进入人体后是否发病以及致病的严重性，一方面取决于感染病毒的数量与毒力，更重要的一方面是取决于机体的免疫功能。当机体免疫功能正常、免疫力强时，被感染者只发生短暂的病毒血症，病毒迅速被清除，不进入中枢神经系统，临床表现为隐性感染或轻型病例，并可获得终身免疫力；当机体免疫力弱，病毒数量多且毒力强时，病毒侵入中枢神经系统，引起脑实质病变。

乙脑病毒引起的中枢神经系统病变范围较广，可累及脑及脊髓，以大脑皮层、基底核及视丘病变最为严重，脊髓病变最轻。主要病理变化包括神经细胞变性、肿胀及坏死，形成镂空筛网状软化灶；淋巴细胞和大单核细胞围绕变性坏死神经元形成炎症灶，或围绕血管形成血管套；胶质细胞弥漫性增生形成小胶质细胞结节；脑实质及脑膜血管充血扩张，大量浆液渗出，形成脑水肿。

2. 中医病因病机 中医学认为，本病的发生，是由于人体正气亏虚，夏季暑热邪气乘虚侵袭人体所致。其病理演变符合卫气营血传变规律，但暑热乃火热之气，其性酷烈，伤人极速，卫气营血各阶段多界限不明显。暑热多直入气分而无卫表过程，初期即见壮热、汗多、口渴、脉洪大等气分热盛的症状。暑性火热，灼煎津液，迫津外泄，"壮火食气"，极易伤津耗气，常出现津气耗损，甚或津气欲脱的危重征象。若气分暑热不得及时清解，炼液成痰，内陷心营，则出现痰热闭窍，风火相扇等症。暑热直侵心包或犯肝经，引起神昏、惊厥。暑热最易夹湿，故临床除暑热常见症外，尚伴有湿邪中阻症状。

本病后期邪热渐退而津气未复，多表现为气阴亏损、虚风内动、包络痰热未净及风痰瘀滞经络等正虚邪恋证候。经积极治疗，一般都可恢复。若病势严重，神昏、惊厥持续时间较长，则可遗留痴呆、失明、失语、瘫痪等后遗症。

【临床表现】

潜伏期4~21天，一般为10~14天。人体感染乙脑病毒后，可表现出轻重不一的症状，轻者仅出现发热、头痛，重者表现为高热、头痛、呕吐、颈项强直、惊厥、意识障碍、呼吸衰竭等。

1. 临床分期

典型病例临床进程可分为四期：

（1）初期 病初1~3天。急性起病，体温在1~2天内达到39℃~40℃，伴头痛、食欲不振、恶心和呕吐，多有倦怠和嗜睡。多数患者症状无特异性，部分患者可有神志淡漠和颈项强直。

（2）极期　病程第4～10天。

①高热：体温持续上升，达40℃以上，一般持续7～10天，重者可达3周。体温高低、热程长短与病情轻重明显相关。

②意识障碍：表现为程度不等的嗜睡、谵妄、定向力障碍或昏迷等。最早可见于病程第1～2天，但多见于第3～8天，通常持续1周左右，重者可长达4周以上。昏迷的深浅、发生的早晚及持续时间的长短与病情的严重性和预后有关。

③惊厥或抽搐：发生率约40%～60%，是病情严重的表现，系高热、脑实质炎症及脑水肿所致。多于病程第2～5天出现，先有面部、眼肌、口唇的小抽搐，随后肢体呈阵挛性抽搐，重者出现全身抽搐，强直性痉挛，历时数分钟至数十分钟不等，并反复发作，均伴有意识障碍。频繁长时间抽搐可导致紫绀，昏迷程度加深，甚至呼吸暂停。

④呼吸衰竭：主要为中枢性呼吸衰竭，多见于重症患者，由于脑实质炎症、缺氧、脑水肿、颅内高压、脑疝和低钠性脑病等所致，其中以脑实质病变，尤其延髓呼吸中枢病变为主要原因。常见的脑疝包括小脑幕切迹疝和枕骨大孔疝。主要表现为呼吸节律不规则及幅度不均，如呼吸表浅、双吸气、叹息样呼吸、潮式呼吸、抽泣样呼吸等，最后呼吸停止。有时可出现外周性呼吸衰竭，多由脊髓病变导致呼吸肌麻痹所致，表现为呼吸先快后慢，胸式或腹式呼吸减弱，发绀，但呼吸节律规整。

⑤脑膜刺激征：发生率约为40%～60%，表现为颈项强直、克氏征和布氏征阳性，婴幼儿则常表现为前囟隆起而脑膜刺激征缺如。

⑥其他神经系统症状和体征：乙脑的神经系统表现多在病程10天内出现，第2周后则较少出现新的神经症状和体征。常有浅反射先减弱后消失，膝、跟腱反射等深反射先亢进后消失，锥体束征阳性。昏迷时，除浅反射消失外，可有肢体强直性瘫痪、偏瘫或全瘫，伴肌张力增高，还可伴膀胱和直肠麻痹（大、小便失禁或尿潴留）。此外，根据病变部位不同，可有颅神经损伤或自主神经功能紊乱的表现。

高热、抽搐和呼吸衰竭是乙脑极期的严重症状，三者相互影响，尤其呼吸衰竭常为死亡的主要原因。循环衰竭少见。

（3）恢复期　患者体温逐渐下降，神经系统症状和体征逐日好转，一般于2周左右可完全恢复。但重症患者可有反应迟钝、痴呆、失语、多汗、吞咽困难、颜面瘫痪、四肢强直性瘫痪或扭转痉挛等症状。经积极治疗后大多数患者于6个月内恢复。

（4）后遗症期　约5%～20%重症患者留有后遗症，主要有意识障碍、痴呆、失语、肢体瘫痪、扭转痉挛和精神失常等，经积极治疗可有不同程度的恢复。癫痫后遗症可持续终生。

2. 并发症　发生率约10%，以支气管肺炎最常见，多因昏迷患者呼吸道分泌物不易咳出，或应用人工呼吸器后引起；其次为肺不张、败血症、尿路感染、压疮等。重型患者要警惕应激性溃疡致上消化道大出血。

3. 临床分型

（1）轻型　体温 38℃~39℃，神志清楚，无抽搐，脑膜刺激征不明显。病程 5~7 天。

（2）普通型　体温 39℃~40℃，嗜睡或浅昏迷，偶有抽搐及病理反射阳性，脑膜刺激征较明显。病程约 7~14 天，多无后遗症。

（3）重型　体温 40℃ 以上，昏迷，反复或持续抽搐，浅反射先消失，深反射亢进后消失，病理反射阳性。常有神经系统定位症状和体征。可有肢体瘫痪和呼吸衰竭。病程多在 2 周以上，恢复期常有精神异常、瘫痪、失语等症状，部分患者留有不同程度后遗症。

（4）极重型（暴发型）　起病急骤，体温于 1~2 天内升至 40℃ 以上，常抽搐不止，伴深度昏迷，迅速出现中枢性呼吸衰竭及脑疝等。多在极期中死亡，病死率高，幸存者常留有严重后遗症。

流行期以轻型和普通型多见。

【实验室及其他检查】

1. 血常规　白细胞总数增高，常为（10~20）×10^9/L，中性粒细胞占 80% 以上，部分患者血常规始终正常。

2. 脑脊液　脑脊液压力增高，外观无色透明或微混浊，白细胞计数多为（50~500）×10^6/L，个别可高达 1000×10^6/L 以上，白细胞计数的高低与病情轻重和预后无关，早期中性粒细胞稍多，随后则淋巴细胞增多。糖和氯化物正常，蛋白质轻度升高。少数病例于病初脑脊液检查正常。

3. 血清学检查

（1）特异性 IgM 抗体测定　一般在病后 3~4 天即可出现，脑脊液中最早于病程第 2 天检测到，2 周达高峰，可作为早期诊断指标。检测方法有酶联免疫吸附试验（ELISA）、间接免疫荧光法、2-巯基乙醇（2-ME）耐性试验等。

（2）血凝抑制试验　血凝抑制抗体出现早，一般在病后 4~5 天出现，2 周达高峰，抗体水平维持 1 年以上，可用于临床诊断及流行病学调查。

（3）补体结合试验　IgG 抗体多在发病后 2 周出现，5~6 周达高峰，抗体水平维持 1 年左右，主要用于回顾性诊断或流行病学调查。

（4）中和试验　中和抗体于发病后第 2 周出现，持续 2~10 年，特异性高，但方法复杂，仅用于人群免疫水平的流行病学调查，不做临床诊断用，近年来少用。

4. 病原学检查

（1）病毒分离　病程第 1 周内死亡病例的脑组织中可分离到病毒，但脑脊液和血中不易分离到病毒。

（2）病毒抗原或核酸检测　采用直接免疫荧光或聚合酶链反应（PCR）检测脑组织、血液或其他体液中的乙脑病毒抗原或特异性核酸。

【诊断与鉴别诊断】

1. 诊断依据

（1）流行病学资料　严格的季节性（夏秋季），10 岁以下儿童多见，但近年来成人病例有增加趋势。

（2）临床特征　起病急、高热、头痛、呕吐、意识障碍、抽搐、病理反射及脑膜刺激征阳性等。

（3）实验室检查　外周血白细胞及中性粒细胞均增高，脑脊液检查符合浆液性脑膜炎改变，结合血清特异性 IgM 阳性即可作出早期诊断，也可根据血凝抑制试验或补体结合试验做回顾性诊断。

2. 鉴别诊断

（1）中毒性菌痢　流行季节与乙脑相同，亦多见于 10 岁以下儿童，但起病较乙脑更急，常在发病 24 小时内出现高热、抽搐、昏迷和感染中毒性休克。一般无脑膜刺激征，脑脊液多正常。作肛拭子或生理盐水灌肠镜检粪便，可见白细胞或脓细胞。

（2）结核性脑膜炎　无季节性。常有结核病史。起病较缓，病程长，以脑膜刺激征为主。脑脊液中氯化物与糖均降低，蛋白增高较明显，其薄膜涂片或培养可检出结核杆菌。X 线胸片及眼底检查，可能发现结核病灶。

（3）化脓性脑膜炎　脑膜炎球菌所致者，多发生在冬春季，皮肤黏膜常出现瘀点、瘀斑，昏迷多在发病 1~2 天内出现。其他化脓菌所致者多可找到原发病灶。脑脊液均呈细菌性脑膜炎改变，取涂片染色或培养可发现致病菌。

（4）其他病毒性脑炎　如单纯疱疹病毒性脑炎、腮腺炎并发脑膜脑炎，临床表现与乙脑相似，鉴别困难，需依据脑 CT、脑电图，并与临床资料如起病缓急、季节等比较才能鉴别，确诊有赖于血清免疫学检查和病毒分离。

【预后】

轻型和普通型大多顺利恢复，重型和暴发型病死率在 20% 以上，主要是中枢性呼吸衰竭所致，存活者可有程度不等的后遗症。

【治疗】

1. 治疗原则　目前在病原学治疗方面尚无特效的抗病毒药物，早期可试用利巴韦林、干扰素等。主要是采取中西医结合的综合治疗措施，积极对症、支持治疗和护理。重点处理好高热、抽搐和呼吸衰竭等危重症状，降低病死率和防止后遗症的发生。

中医治疗初期以清暑泄热为主；极期以清热解毒为主；后期以生津益阴为主。如暑热毒邪化火，生痰动风，内陷心营，蒙蔽清窍，宜采用清心凉营、化痰开窍、凉肝息风、通腑泄热等法。若暑温夹湿，应配以祛湿之法；若火毒灼伤营血，则宜配伍凉血散血之剂，若夹痰夹瘀，当配合化痰祛瘀之法。

2. 西医治疗方法

（1）一般治疗　患者应住院隔离于有防蚊和降温设备的病室，控制室温在 30℃ 以下。昏迷患者要注意保持口腔清洁。定时翻身、拍背、吸痰以防止继发肺部感染。保持皮肤清洁，防止压疮发生。注意保护角膜。昏迷抽搐患者应设床栏以防坠床，并防止舌头被咬伤。注意水及电解质平衡，重症患者应输液，成人每日 1500～2000ml，小儿 50～80ml/（kg·d），并酌情补充钾盐，纠正酸中毒，但输液量不宜过多，以防止脑水肿。昏迷者可予鼻饲。

（2）对症治疗 高热、抽搐及呼吸衰竭是危及患者生命的三大主要症状，且可互为因果，形成恶性循环，因此必须及时给予相应处理。

①降温：采用物理降温为主，药物降温为辅，同时降低室温至 30℃ 以下，使肛温控制在 38℃ 左右。物理降温：包括冰敷额、枕部和体表大血管部位（腋下、颈部及腹股沟等），酒精擦浴，冷盐水灌肠等。药物降温：幼儿或年老体弱者可用 50% 安乃近滴鼻，防止应用过量退热药物致大量出汗而引起虚脱。亚冬眠疗法：适于高热伴抽搐者，以氯丙嗪和异丙嗪每次各 0.5～1mg/kg 肌内注射，每 4～6 小时 1 次，配合物理降温。疗程约 3～5 天，用药过程要密切观察生命体征变化，注意保持呼吸道通畅。

②镇静止痉：在去除病因基础上防止惊厥或抽搐。高热所致者以降温为主；脑水肿所致者以脱水为主，可用 20% 甘露醇静脉滴注或推注（20～30 分钟内），每次 1～2g/kg，根据病情每 4～6 小时重复应用，同时可合用糖皮质激素、呋塞米、50% 高渗葡萄糖注射液；因脑实质病变引起的抽搐，可使用镇静剂，首选地西泮，成人每次 10～20mg，小儿每次 0.1～0.3mg/kg（每次不超过 10mg），肌内注射或缓慢静脉注射；水合氯醛鼻饲或灌肠，成人每次 1～2g，小儿每次 60～80mg/kg（每次不超过 1g）。巴比妥钠可用于预防抽搐，成人每次 0.1～0.2g，小儿每次 5～8mg/kg 肌内注射。

③防治呼吸衰竭：积极降温、控制颅内压以防止呼吸衰竭的发生。根据引起呼吸衰竭的不同原因和病变程度给予相应的治疗。氧疗可选用鼻导管或面罩给氧，纠正患者缺氧状态；由脑水肿所致者用脱水剂治疗；中枢性呼吸衰竭有呼吸表浅、节律不整或紫绀时，可用呼吸兴奋剂，首选山梗菜碱，成人每次 3～6mg，小儿每次 0.15～0.2mg/kg，肌内注射或静脉滴注，亦可尼可刹米、二甲弗林等交替使用。若明显缺氧时，可经鼻导管使用高频呼吸器治疗（送氧压力 0.4～0.8kg/cm²，频率 80～120 次/分钟）。呼吸道分泌物梗阻所致者，吸痰和加强翻身引流。若痰液黏稠可雾化吸入 α 糜蛋白酶 5mg，伴支气管痉挛可用 0.25%～0.5% 异丙肾上腺素雾化吸入。并适当用抗菌药物防治细菌感染。如患者意识障碍程度加重，呼吸衰竭经上述处理无好转，需清除下呼吸道分泌物或存在吞咽麻痹时，为保持呼吸道通畅、防止误吸可气管插管或气管切开。改善微循环，减轻脑水肿可用血管扩张剂，如东莨菪碱，成人每次 0.3～0.5mg，小儿每次 0.02～0.03mg/kg，稀释于葡萄糖注射液中静脉注射或静脉滴注，15～30 分钟重复使用，时间 1～5 天。此外，尚可用酚妥拉明、山莨菪碱等。

（3）糖皮质激素的应用 该药有抗炎，退热，降低毛细血管通透性和渗出，减轻脑水肿等作用，可早期、短程酌情用于重症患者，有一定效果。但糖皮质激素抑制免疫反应，增加继发感染机会，不主张常规使用。

（4）恢复期及后遗症处理 加强护理，防止压疮和感染的发生，进行功能训练，包括吞咽、语言和肢体功能锻炼，可用理疗、针灸、按摩、体疗、高压氧治疗等，对智力、语言和运动功能的恢复有较好疗效。

3. 中医辨证论治

（1）暑犯卫气

证候　发热，热势较高，或微恶寒，头痛，恶心呕吐，口渴，倦怠嗜睡，颈项强直，舌红，苔微黄，脉浮数。

治法　辛泄暑热，清气解毒。

方药　银翘散加减（金银花、连翘、大青叶、芦根、板蓝根、贯众、淡豆豉、薄荷）。兼夹湿邪，壮热烦渴，汗多溺短，脘痞身重，苔黄腻，脉洪大或滑数者，可用白虎加苍术汤以清热祛湿；头痛剧烈者，可加钩藤、僵蚕、蔓荆子；呕吐不止者，可加竹茹、制半夏；腹泻者，可加葛根、黄芩、黄连、滑石；便秘者，可加生大黄（后下）。

（2）暑入阳明

证候　高热，心烦，头痛头晕，面赤气粗，口渴汗多，或背微恶寒，苔黄燥，脉洪数或洪大。

治法　清暑泄热，益气生津。

方药　白虎加人参汤加减（生石膏、知母、甘草、粳米、人参、大黄）。常酌加银花、连翘、竹叶、荷叶、西瓜翠衣等清暑透热之品。伴抽搐者，可加钩藤、僵蚕、地龙等凉肝息风；伴神志异常者，可灌服安宫牛黄丸或紫雪丹。

（3）气营两燔

证候　高热持续，汗多烦渴，头痛呕吐，烦躁不安，嗜睡或昏迷，时有谵语，甚至抽搐痉挛，舌红绛，苔黄燥而干，脉滑数。

治法　清气泄热，凉营解毒。

方药　凉营清气汤加减（水牛角、金银花、大青叶、生石膏、知母、玄参、连翘、生地、黄连、竹叶心）。嗜睡，昏迷，谵语者，可加远志、石菖蒲、郁金以开窍化痰，严重者给予安宫牛黄丸化服；惊厥抽搐者，可加羚羊角粉、钩藤、全蝎、蜈蚣以息风止痉；大便秘结，兼有阳明腑实证者，可用生大黄（后下）以通腑泄热。

（4）暑入心营

证候　灼热烦躁，夜寐不安，时有谵语，甚或昏迷不语，舌红绛，脉细数，或猝然昏倒，不省人事，身热肢厥，气粗如喘，牙关微紧或口开，舌绛，脉数。

治法　凉营泄热，清心开窍。

方药　清营汤加减（水牛角、生地、丹参、银花、连翘、玄参、淡竹叶、黄连）。邪陷心包，神志不清者，可予安宫牛黄丸、紫雪丹等清心开窍之品；热入血分，衄血、吐血，神志不清，甚至四肢抽搐，角弓反张者，可予神犀丹凉血解毒，清心开窍。

（5）暑热动风

证候　身灼热，四肢抽搐，甚或角弓反张，牙关紧闭，神志不清，或喉有痰壅，脉弦数。

治法　凉肝息风，清暑泄热。

方药　羚角钩藤汤加减（羚羊角、钩藤、生地、川贝、桑叶、菊花、茯神、白芍、甘草、竹茹）。腑实燥结者，可加大黄、芒硝通腑泄热；心营热盛者，可加水牛角、玄参、丹皮以清营泄热；痰壅抽搐者，可加至宝丹化水服，以化痰开窍止痉；抽搐频繁，难以控制者，可加全蝎、蜈蚣、地龙、僵蚕等息风定痉；热甚神昏谵语，甚或昏愦者，宜加服安宫牛黄丸以清心开窍；痰涎壅盛者，宜加胆南星、竹沥清热化痰。

（6）正气外脱

证候　高热骤降，时见抽搐，突然喘咳欲脱，呼吸不规则，或双吸气样呼吸，甚则出现面色苍白，四肢厥逆，冷汗淋漓，舌红少津，脉细数或微细欲绝。

治法　益气养阴，敛肺固脱。

方药　生脉散合参附汤加减（人参、制附子、麦冬、五味子、黄芪、甘草）。喘咳不止者，可加乌梅、罂粟壳等敛肺定喘；大汗淋漓者，加煅龙骨、煅牡蛎等收敛止汗；阳气外脱严重者，可酌加干姜、肉桂回阳固脱。本证病情危笃，需中西医结合抢救，必要时做气管切开或应用人工呼吸机。

（7）正虚邪恋

证候　低热不退，午后为甚，面赤，口干咽燥，心烦寐差，舌红少津，脉虚数。

治法　滋养肝肾，养阴清热。

方药　加减复脉汤（生地、麦冬、玄参、知母、丹皮、白芍、阿胶、石斛）。夜热早凉，热退无汗者，可加青蒿、鳖甲、牡蛎等以退虚热；肢体强直性抽搐者，应去知母、丹皮之凉滞，酌加僵蚕、全蝎、地龙、鸡血藤搜风化痰，活血通窍；面色少华，心悸气短者，当配伍黄芪、党参、黄精、茯苓等以益气健脾。

（8）痰瘀阻络

证候　神志呆钝，失语，精神异常，肢体瘫痪（强直性或弛缓性），面色苍白，舌淡或紫，脉细涩。

治法　益气活血，化痰通络。

方药　补阳还五汤合菖蒲郁金汤加减（黄芪、赤芍、当归、桃仁、石菖蒲、贝母、红花、郁金、桑枝）。若以气血不足为主，配党参、白术、茯苓、熟地、白芍等加强益气养血之功；血瘀之象明显者，加乳香、没药、三棱、莪术加强行气破瘀之功；痰闭心窍为主者，重用石菖蒲、郁金、远志以增化痰开窍之效；痰浊蒙蔽，神昏或痴呆者，可加服苏合香丸；脉络痹阻为主者，加络石藤、鸡血藤、桑寄生、地龙、全蝎、蜈蚣以搜风化痰通络。本证还可配合针灸、推拿及功能锻炼综合治疗，有利于康复。

【预防】

以灭蚊、防蚊及预防接种为主。

1. 控制传染源　隔离患者和疑似患者至体温正常。本病主要传染源是家畜，尤其未经流行季节的幼猪，故应加强对家畜的管理，搞好饲养场所的环境卫生，人畜居住地分开。流行季节前给幼猪进行疫苗接种，减少猪群的病毒血症，能有效控制人群乙脑的流行。

2. 切断传播途径　防蚊、灭蚊为主要措施，包括灭越冬蚊和早春蚊，消灭蚊虫孳生地。防蚊用蚊帐、捕蚊灯、蚊香片、驱蚊剂等。

3. **保护易感人群**　预防接种是保护易感人群的关键措施。目前我国使用的是地鼠肾细胞灭活疫苗和减毒活疫苗，接种后抗体阳转率达 85%～98%。接种对象以 6～12 个月的婴幼儿为主，初种两次，每次 0.5ml，两次间隔 1～2 周，接种后 2 年和 6～10 周岁时分别加强注射 1 次。对于初入流行区域的人员，可按初种方法，接种两次。疫苗接种应在乙脑开始流行前第 1 个月完成。接种时应注意过敏等不良反应，不能与伤寒三联菌苗同时注射，有中枢神经系统疾患和慢性酒精中毒者禁用。

4. **中药预防**　牛筋草 60g，煎水代茶饮服；大青叶 30g，板蓝根 30g，甘草 3g，煎水代茶饮服。

第十二节　登革热

登革热（dengue fever，DF）是由登革病毒（dengue virus，DV）经蚊媒传播所引起的急性虫媒传染病。主要表现为突起高热，全身肌肉、骨、关节疼痛、皮疹、出血、淋巴结肿大及白细胞减少等。登革出血热（dengue hemorrhagic fever，DHF）是登革热的一种严重类型，以高热、皮疹、血液浓缩、血小板减少、出血、休克等为特征，病死率高，已成为流行区儿童住院和死亡的主要病因之一。近几十年全球登革热发病率大幅度增长，WHO 估计，现在每年世界上可能有 5000 万登革热感染病例，约有 2/5 世界人口面临登革热的危险。主要在热带和亚热带地区流行，我国海南等南部沿海地区也有流行。

登革热属于中医温病学"温疫"、"疫疹"等范畴。

【病原学】

登革病毒为黄病毒科黄病毒属，病毒颗粒呈哑铃状、杆状或球状，直径约 50nm。基因组为单股正链 RNA，约含 11000 个核苷酸，编码包膜蛋白 E、核衣壳蛋白 C、膜蛋白 M 3 个结构蛋白和 7 个非结构蛋白（NS）。包膜蛋白 E 含有中和抗原及病毒的种、属、型等特异性表位，可诱导机体产生中和抗体、血凝抑制抗体。膜蛋白 M 与病毒感染能力强弱有关。根据抗原性的差异，登革病毒可分为 4 个血清型，各型之间及与其他黄病毒属的病毒之间可有部分交叉免疫反应。各型登革病毒均可引起登革热及登革出血热，但引起登革出血热的以血清 Ⅱ 型最常见。登革病毒可在伊蚊胸肌细胞、猴肾细胞及乳鼠脑中增殖良好，目前实验室常用白纹伊蚊 C6/36 细胞株分离病毒。登革病毒在 pH6.2～6.8 的条件下可凝集鹅、鸽、小鸡、绵羊红细胞。

登革病毒不耐热但耐低温和干燥，在人血清中 -20℃ 可存活 5 年，-70℃ 存活 8 年以上；50℃ 时 30 分钟或 100℃ 时 2 分钟均可灭活；对酸、有机溶剂等敏感，乙醚、紫外线照射、0.65% 甲醛、高锰酸钾等可灭活病毒。

病毒在细胞质中增殖，并引起恒定的细胞病变。初次感染者自第 4～5 病日出现红细胞凝集抑制抗体，2～4 周达高峰，低滴度维持数年以上；第 8～10 病日出现中和抗体，2 个月达高峰，低滴度存在数年至数十年；第 2 周出现补体结合抗体，1～2 个月达高峰，3 个月后降至较低水平。

【流行病学】

1. **传染源** 主要是患者和隐性感染者。患者在潜伏期末及发热期内有传染性，以发病前 1 天及病后 3 天内传染性最强，少数患者热退后仍有传染性。在流行期间，以轻型患者和隐性感染者居多，是最重要的传染源。蝙蝠、猴及鸟类等动物可能为登革病毒的自然宿主，从而亦有可能成为传染源。

2. **传播途径** 主要通过蚊虫叮咬而传播。埃及伊蚊和白纹伊蚊等伊蚊（花斑蚊）是传播登革热的主要蚊种。埃及伊蚊和白纹伊蚊常孳生于室内外的盛水容器或积水中。埃及伊蚊喜栖室内，是引起城市流行的重要媒介，主要分布在东南亚和我国南方沿海地区，在我国尤其是海南省分布最为广泛。白纹伊蚊常在室外活动，是引起农村和林区流行的主要媒介，分布广泛，在太平洋岛屿和我国长江以南地区较为普遍。蚊卵耐干燥，数月后仍有孵化能力，孵化出的幼虫经 10 天发育后即可吸食人或动物血。在 32℃ 时，伊蚊吸入染毒者血液后病毒主要在其唾液腺和神经细胞内大量增殖，经 8~10 天即有传播能力。伊蚊可能是登革病毒的储存宿主，染毒后终生有传染性且可经卵传代。本病也可通过气溶胶传播。尚无人传人的报道。

3. **易感人群** 人群普遍易感。感染后可产生对同型病毒较持久的免疫力，对其他三型只有部分和短暂的交叉免疫力，仍可感染其他型病毒，连续感染会增加患登革出血热的危险。

4. **流行特征**

（1）流行地区 主要发生在热带和亚热带气候地区。目前该病在非洲、美洲、东地中海、东南亚和西太平洋 100 多个国家呈地方性流行，东南亚和西太平洋地区受影响最为严重。我国主要发生在海南、台湾、香港、澳门、广东和广西等地。随着气候变暖和交通便利，近年有向北扩展的趋势。多在城市和半城市地区流行，常先流行于市镇，后逐渐向农村蔓延。

（2）流行季节 与伊蚊孳生活动有关，主要流行于气温高、雨量多的夏秋季。我国广东为 5~11 月，海南为 3~12 月，高峰一般为 7~9 月。

（3）人群分布 在东南亚等地方性流行区 20 岁以上人群血清中几乎均可检出抗登革病毒的中和抗体，发病以儿童为主，且儿童登革出血热亦较多见。在新流行区，任何年龄均可被感染发病。男女发病一般无明显差异。登革热地方性流行区的外来人员很少发生登革出血热。

【病机病理】

1. **西医发病机制和病理** 登革病毒经伊蚊叮咬进入人体内，先在单核－巨噬细胞系统增殖后进入血液循环，形成第一次病毒血症。然后病毒随血流扩散至单核－巨噬细胞系统和淋巴组织中大量繁殖，再次释放入血流形成第二次病毒血症，引起临床症状。登革病毒与机体产生的抗登革病毒抗体结合形成免疫复合物，激活补体系统，导致血管壁损伤，使血管通透性增加，血浆外渗，血液浓缩，发生出血和休克等。同时病毒可抑制骨髓，引起白细胞和血小板减少，发生出血倾向。

登革出血热的发病机制尚不清楚。多数学者认为与抗体依赖增强作用（antibody dependent enhancement，ADE）有关。登革病毒表面含有群特异性抗原决定簇及型特异性抗原决定簇。群抗原决定簇为黄病毒属病毒所共有，初次感染登革病毒所产生的群特异性抗体对再次感染的病毒发生所谓抗体依赖的增强病毒感染作用或免疫促进作用，称为增强性抗体（enhancing antibody）。型特异性抗原决定簇刺激机体产生的抗体称为中和抗体，对同型病毒有较强的中和作用，对异型病毒也有一定的中和作用。如再次感染的病毒为同型病毒，则血清中的增强性抗体作用较弱，而中和抗体活性较强，可迅速将入侵的病毒清除，使感染者不发病。如再次感染的病毒为异型病毒，则血清中中和抗体作用较弱，而增强性抗体活性较强，促进病毒在单核－巨噬细胞内大量繁殖，产生抗体依赖性感染增强现象。抗原抗体形成的免疫复合物与单核－巨噬细胞表面的 Fc 受体结合，可促进登革病毒复制，使被激活的 CD4$^+$T 淋巴细胞和单核细胞释放一些血管活性因子，如肿瘤坏死因子 α（TNF－α）、白细胞介素－2（IL－2）、白细胞介素－6（IL－6）、白细胞介素－8（IL－8）、白细胞介素 10（IL－10）、白细胞介素－12（IL－12）和干扰素 γ（IFN－γ）、蛋白酶、凝血激酶等致血管通透性增高，血浆外渗，血容量减少，发生血液浓缩和休克。凝血系统被激活可引起播散性血管内凝血（DIC），加重休克，并可与血小板减少一起导致各系统出血。病毒抗原与血小板上的病毒受体结合，再与病毒抗体结合，可使血小板聚集、破坏，致血小板减少，骨髓被抑制则使血小板的生成减少，外周血血小板进一步减少，从而使各器官组织容易出血。有学者发现 Ⅱ 型登革病毒可有多个与 ADE 有关的抗原决定簇，而其他型病毒则鲜见。这也许就是各型登革病毒均可引起登革出血热，但由 Ⅱ 型引起的更为多见的原因。

也有学者认为登革出血热的发生与登革病毒的毒力和变异有关。还有学者发现葡萄糖－6－磷酸脱氢酶（G－6－PD）缺乏症的男性登革热患者较易发生登革出血热。

登革热患者的肝、肾、心、脑均有退行性改变。心内膜、心包、胸膜、腹膜、胃肠黏膜、肌肉、皮肤及中枢神经系统不同程度的出血，皮疹内小血管内皮细胞肿胀，血管周围水肿及单核细胞浸润，瘀斑中广泛血管外溢血。重症患者可见肝小叶灶性坏死及瘀胆，小叶性肺炎，肺脓肿等。脑部受损患者可见蛛网膜下腔和脑实质灶性出血，脑水肿及脑软化等。

登革出血热的主要病变为血管性损伤，引起的全身血管扩张、充血、出血及血浆外渗。胃肠道、皮下、心内膜下、肝包膜下、肺、软组织出血，内脏小血管及毛细血管周围出血、水肿、淋巴细胞浸润，单核－巨噬细胞系统增生，肺充血、出血、间质细胞增生，肝实质脂肪变并有灶性坏死，肾上腺毛细血管扩张、充血、灶性出血、坏死，骨髓可见巨核细胞成熟障碍。

2. 中医病因病机　中医学认为，本病为温热疫毒内侵所致。素体正气不足，病邪乘虚而入。温热疫毒从肌肤入侵，先犯卫气或侵犯膜原则见高热，恶寒等症状；毒邪夹湿热秽浊阻遏中焦，则运化失常，出现胸脘满闷，恶心，呕吐，腹痛等；疫毒灼伤血络，则出现斑疹；疫毒炽盛则内传营血，耗损营阴，扰乱心神，故见烦躁，神昏；毒热入血，耗血动血，迫血妄行则见各种血证；邪热亢盛引动肝风则见痉厥，抽搐。病程中若因疫毒亢盛，耗伤元气或因出血过多，气随血脱，则可致厥脱或内闭外脱之危候。病变后期，疫毒渐退，表现为余邪留恋。

【临床表现】

潜伏期为 2~14 天，一般为 5~8 天。

1. 登革热

（1）典型登革热

①发热：起病急骤，畏寒、发热，24~36 小时内体温可达 40℃，热型多为弛张热，持续 5~7 天后骤退至正常。部分患者于病程 3~5 天体温降至正常，1 天后再度升高，呈双峰热（马鞍热）型。剧烈头痛，眼眶痛，全身骨、肌肉及关节痛，可伴恶心、呕吐，腹痛，腹泻或便秘等症状。早期结膜充血，颜面、颈部及上胸皮肤潮红等。可有相对缓脉，极度疲乏等。儿童起病多较慢，热度较低，其他症状亦较轻。

②皮疹：一般在病程第 3~6 天出现。皮疹形态多样，为针尖样出血性皮疹、红色斑疹或斑丘疹、麻疹样皮疹、猩红热样皮疹，严重者可为大片瘀斑。皮疹初见于手掌心、足底或躯干及腹部，逐渐可延至全身，以四肢为主，尤以胫前多见，多有痒感，持续 3~4 天消退，消退后多无脱屑。

③出血：部分患者（25%~50%）于病程的 5~8 天发生各部位、组织、器官不同程度的出血现象，如皮肤瘀点、瘀斑、牙龈出血、鼻衄、咯血、呕血、便血、尿血、阴道出血、腹腔或胸腔出血等。

④其他：于病程开始就可出现全身浅表淋巴结轻度肿大及触痛，肝脏可轻度肿大，个别病例可有黄疸。病后常有虚弱及抑郁。

（2）轻型登革热 类似流行性感冒，发热较低且持续时间短，全身疼痛较轻，皮疹稀少或无皮疹，浅表淋巴结常肿大，一般无出血表现，一般 1~4 天即可痊愈。流行期间轻型病例多见，易漏诊。

（3）重型登革热 罕见，但病死率很高。发病 3~5 天后病情突然加重，出现剧烈头痛、呕吐、烦躁，不同程度的意识障碍、抽搐、颈项强直等脑膜脑炎表现。病情进展迅速，多于 24 小时内死于中枢性呼吸衰竭。

2. 登革出血热 病初为典型登革热的表现，于病程的 2~5 天，发热时或热退后 1~2 天，病情突然加重，出现休克和出血：

（1）休克 烦躁不安，面色苍白，四肢厥冷，皮肤花斑，少尿或无尿，脉搏细速，脉压变小，血压进行性下降甚至测不出。亦可出现脑水肿，甚至昏迷。如救治不及时，患者常于数小时内死亡。有休克表现的登革出血热又称为登革休克综合征（dengue shock syndrome，DSS）。

（2）出血 严重出血现象，全身皮肤大片瘀斑，消化道或其他腔道或器官明显出血，如呕血、便血、咯血、血尿、阴道出血，甚或颅内出血等。常见肝肿大，血液浓缩，红细胞容积增加 20% 以上，血小板低于 100×10^9/L。

3. 并发症 以急性血管内溶血最常见，发生率约 1%，多发生于葡萄糖-6-磷酸脱氢酶（G-6PD）缺乏的患者。其他如精神异常、心肌炎、肾衰竭、急性肝炎、急性脊髓炎、格林－巴利综合征、眼部病变等并发症也可发生。

【实验室及其他检查】

1. **一般常规检查** 外周血白细胞大多显著减少，从发病第 2 天开始下降，第 4～5 天降至最低，可低至 $2\times10^9/L$，热退 1 周后恢复正常。中性粒细胞减少，淋巴细胞相对增多。登革出血热外周血白细胞正常或增多，严重患者或有继发细菌感染者血白细胞一般在 $10\times10^9/L$ 以上，甚至高达 $(20\sim40)\times10^9/L$。血小板多减少，登革休克综合征患者可低至 $10\times10^9/L$ 以下。尿常规检查可有蛋白、红细胞、白细胞和管型。生化学检查血清丙氨酸氨基转移酶（ALT）可轻度升高。

2. **血清学检查**

（1）特异性 IgM 抗体测定 常用捕捉 IgM 抗体 ELISA（IgM antibody capture ELISA）检测血清中特异性 IgM 抗体，为登革病毒近期感染的标志。该抗体在初次感染及二次感染均可出现，初次感染增加更为明显。一般病后 5 天即可阳性，10～20 天阳性率最高，2～3 个月后开始明显降低。

（2）补体结合试验、中和试验或血凝抑制试验 单份血清补体结合试验滴度 >1∶32，血凝抑制试验滴度超过 1∶1280 有诊断意义，双份血清抗体滴度升高 4 倍以上者可以确诊。

3. **PCR** 用 RT－PCR 检测急性期血清登革病毒 RNA，用于早期快速诊断及血清型鉴定，注意有假阳性或假阴性的可能。

4. **病毒分离** 将急性期患者血清接种于乳鼠脑内或 C6/36 细胞系可分离出病毒。

【诊断与鉴别诊断】

1. **诊断依据**

（1）登革热 ①流行病学资料：凡在流行地区、流行季节生活在登革热流行区或发病前 14 天内去过流行区；居住或工作场所周围 1 个月内有登革热病例出现。②临床特征：突起畏寒高热，或为双峰热，疲乏，恶心，呕吐，较剧烈的头痛、眼眶痛以及肌肉、关节和骨骼痛，皮肤潮红，结膜充血，浅表淋巴结肿大，于病程 3～7 天出现多样性皮疹（麻疹样、猩红热样），皮疹分布于四肢、躯干或头面部，多有痒感，不脱屑，持续 3～5 天消退。有出血倾向，束臂试验阳性，病程 5～8 天出现皮肤瘀点、瘀斑、牙龈出血、鼻衄等。少数患者可表现为脑膜脑炎样脑病症状和体征。③实验室检查：外周血白细胞总数、中性粒细胞明显减少，血小板减少。如血清特异性 IgM 抗体阳性，或恢复期血清特异性 IgG 抗体比急性期有 4 倍或 4 倍以上增长，或 RT－PCR 阳性，或血清分离出登革病毒等可确定诊断。

（2）登革出血热 ①有典型登革热表现。②明显出血现象。③血小板减少（<100 $\times10^9/L$）。④血细胞比容较正常水平增加 20% 以上。⑤病毒分离或血清学检测为确诊的主要依据。

2. **鉴别诊断** 应与下列疾病相鉴别：

（1）流行性感冒 流感流行季节发病，无皮疹，无淋巴结肿大，束臂试验阴性，血小板正常。

（2）猩红热 有明显扁桃体炎，起病第 2 天出疹，疹退后有大片脱皮，口周苍白圈，杨梅舌，外周血白细胞及中性粒细胞明显增多。

（3）麻疹 有前驱期卡他症状、Koplik 斑，皮疹从面部开始且数量较多，疹退后有脱屑及色素沉着，淋巴结和肝肿大少见。

（4）肾综合征出血热 有发热、出血及肾损害三大特点，腰痛明显，典型病例有发热期、低血压休克期、少尿期、多尿期及恢复期五期经过，外周血白细胞明显增多，大量异型淋巴细胞，血小板减少，尿检有大量蛋白和膜状物出现，特异性 IgM 抗体阳性可确诊。

【预后】

登革热常为自限性，预后良好，病死率约为 3/10000，死亡病例多为重型。登革出血热病死率为 1%~5%。登革休克综合征患者预后不良。

【治疗】

1. **治疗原则** 无有效抗登革病毒药物和特效治疗药物，主要是采取以支持及对症治疗为主的综合治疗措施。

中医药治疗时常根据卫气营血病机演变进行辨证论治。

2. **西医治疗方法**

（1）登革热的治疗

①一般治疗：急性期应卧床休息，并防蚊隔离至完全退热。给予流质或半流质易消化食物，注意补充维生素，维持水、电解质和酸碱平衡。保持口腔和皮肤清洁。

②对症治疗：高热者应以物理降温为主，慎用解热镇痛剂。高热不退且毒血症状严重者，可短期应用小剂量糖皮质激素或亚冬眠疗法。出汗量多，呕吐或腹泻者，应及时口服或静脉补液。出血或有出血倾向者，可选用酚磺乙胺（止血敏）、卡巴克络（安络血）、维生素 K_1 和维生素 C 等止血。大出血者，应及时输入新鲜全血或血小板等。

（2）登革出血热的治疗 休克病例应快速静脉补液以扩充血容量，应用低分子右旋糖酐等血浆代用品、平衡盐液或葡萄糖盐液，必要时可输血浆或加用多巴胺、间羟胺等血管活性药物，不宜输全血，以免加重血液浓缩。出血严重者，可输新鲜全血或血小板。上消化道出血者，可静脉给予奥美拉唑等，严重者可用冰盐水或去甲肾上腺素灌胃或内镜直视下止血。中毒症状严重者，可予糖皮质激素静脉滴注。有 DIC 证据者按 DIC 治疗。有脑水肿者，及早使用 20% 甘露醇 250~500ml（可加入地塞米松 10mg）快速静脉滴注，可同时应用呋塞米以加强脱水效果。抽搐者可给予地西泮静脉滴注或缓慢注射。

3. **中医辨证论治**

（1）邪袭表卫

证候 壮热恶寒，头身与骨肉疼痛，面红目赤，口渴烦躁，舌红苔薄黄或黄腻，脉浮数。

治法　清热透表。

方药　银翘散加减（连翘、金银花、板蓝根、牛蒡子、荆芥、葛根、青蒿、桑叶、菊花、甘草）。食少，呕吐者加竹茹、陈皮清热和胃；舌苔黄腻者加藿香、佩兰化湿和中。

（2）湿热阻遏

证候　恶寒发热，头身困重疼痛，渴不欲饮，胸脘满闷，恶心欲吐，腹痛腹泻，舌红苔薄厚腻或黄腻，脉濡缓。

治法　疏利透达，辟秽化浊。

方药　达原饮加减（厚朴、槟榔、法半夏、黄芩、茵陈、柴胡、藿香、佩兰、青蒿、栀子、甘草）。头痛甚者加葛根、白芷解肌止痛；湿重者加苍术等燥湿；腹痛甚者加枳壳、白芍、木香等理气止痛；恶心，呕吐者加竹茹等和胃止呕。

（3）气分热盛

证候　壮热不退，汗出口渴，恶寒发热，头身疼痛，皮肤斑疹，舌红苔黄，脉洪大滑数。

治法　清气泄热，解毒透邪。

方药　白虎汤合银翘散加减（生石膏、知母、连翘、金银花、板蓝根、黄芩、葛根、甘草）。热盛抽搐者加服紫雪丹清热解毒，镇痉息风；便秘者加大黄通腑泄热；有出血倾向者加生地、丹皮、赤芍清热凉血。

（4）邪热燔灼气营

证候　高热口渴，渴不欲饮，抽搐，汗出，烦躁不安，神昏谵语，或昏愦不语，皮肤斑疹，舌红绛，脉细数。

治法　清热解毒，透营转气。

方药　清营汤合白虎汤加减（生石膏、知母、水牛角、丹皮、赤芍、玄参、板蓝根、黄连、黄芩、青蒿、金银花、连翘）。烦躁者加郁金、天竺黄以清热安神；抽搐者加钩藤、石决明镇肝息风或加服紫雪丹清热解毒，镇痉息风；神昏谵语，或昏愦不语者加服安宫牛黄丸以解毒通窍。

（5）气血两燔

证候　壮热口渴，烦躁不宁，头痛、肌痛，目赤，抽搐，神昏谵语，皮肤斑疹，或肌肤发斑，甚或吐血，衄血等，舌绛苔黄燥，脉数。

治法　清气凉营，解毒泄热。

方药　清瘟败毒饮加减（生石膏、知母、熟地、知母、玄参、水牛角、丹皮、生栀子、赤芍、连翘、钩藤、竹叶、甘草）。神昏谵语者加服安宫牛黄丸以解毒通窍；抽搐者加服紫雪丹清热解毒，镇痉息风；衄血，便血者加白茅根、侧柏叶等以凉血止血，或加服云南白药。

（6）内闭外脱

证候　面色苍白，大汗淋漓，四肢厥冷，烦躁不安，抽搐，神昏谵语，皮肤花斑，或肌肤发斑，舌苔黄燥，脉无力或细数。

治法 益气扶正，回阳救脱。

方药 生脉散合参附汤加减（人参、麦冬、五味子、制附子、干姜、黄芪、生龙骨、生牡蛎、甘草）。或用参麦注射液或生脉注射液静脉滴注。

【预防】

防蚊灭蚊是预防登革热和登革出血热的主要措施。

1. **控制传染源** 在流行地区或可能的流行地区、流行季节或流行期间，要做好疫情监测，及时识别和发现患者，做到早发现、早报告、早诊断、及时隔离和治疗。对可疑者应进行医学观察，患者应隔离于有防蚊设施的居室内，隔离时间应不少于 5 天。

2. **切断传播途径** 防蚊灭蚊是预防的根本措施。改善卫生环境，消灭伊蚊孳生地，喷洒灭蚊剂消灭成蚊。流行季节加强个人防护，使用驱避剂，药物浸泡蚊帐等措施防止被蚊虫叮咬，减少感染机会。

3. **保护易感人群** 疫苗预防接种目前仍处于研究试验阶段，尚无安全有效的疫苗应用于临床。

第十三节 传染性单核细胞增多症

传染性单核细胞增多症（infectious mononucleosis）简称"传单"，是由 EB 病毒（Epstein – Barr virus，EBV）引起的一种急性的单核 – 吞噬细胞系统增生性疾病。其临床特征为：不规则发热，咽痛，肝、脾及淋巴结肿大，外周血中淋巴细胞明显增多，出现异常淋巴细胞，嗜异性凝集试验阳性，血清中可检测出抗 EB 病毒的抗体，部分患者合并轻度一过性肝炎。青年和成年的 EB 病毒原发性感染，约有半数表现为传染性单核细胞增多症，病程呈自限性，预后良好。

本病属中医"风温"、"温毒"等范畴。

【病原学】

EBV 是 Epstein 和 Bar 等在 1964 年首先从非洲儿童恶性淋巴瘤发现的一种人类疱疹病毒，属疱疹病毒科。EBV 是一种嗜淋巴细胞的 DNA 病毒，主要侵犯 B 细胞。病毒呈球形，由类核、膜壳、壳微粒以及包膜组成，直径 150～180nm，病毒核酸为双链 DNA，DNA 分子呈线性和环性两种形式，在宿主细胞染色体 DNA 中整合的是其线性分子，而环形分子则游离于宿主细胞染色体 DNA 外，两种形式的 DNA 分子由于宿主细胞不同单独存在或者同时存在。EBV 基因组可编码 5 个抗原蛋白，即衣壳蛋白（viral capsid anti-gen，VCA）、膜抗原（membrane antigen，MA）、早期抗原（early antigen，EA）、EBV 核抗原（EBV nuclear antigen，EBNA）和淋巴细胞检测的膜抗原（lymphocyte detected membrane antigen，LYDMA）。VCA – IgM 抗体出现是 EBV 新近感染的标志，EA – IgG 抗体则是近期感染或 EBV 增殖活跃的标志。

EBV 仅能在 B 淋巴细胞中增殖、转化。病毒感染细胞后，可分为增殖性感染和非增殖性感染两种形式：EBV 在细胞内增殖时，受感染细胞可表达 EBV 的 EA、VCA、

MA；当 EBV 在细胞内潜伏感染时，受感染细胞则表达 EBNA。EBV 只在非洲淋巴细胞瘤细胞、传染性单核细胞增多症患者血中、白血病细胞以及健康人脑细胞等培养中繁殖，故病毒分离困难。

【流行病学】

1. **传染源**　患者和 EBV 携带者是主要传染源。唾液中含有大量病毒，口咽部上皮细胞是病毒增殖场所，排毒可持续数周至数月，病毒携带者可持续或间断排毒数年。

2. **传播途径**　EBV 主要存在于口咽部分泌物中，子宫分泌物中也可分离到该病毒，主要通过密切接触经口－口传播或经飞沫传播，也可通过性传播，偶见通过输血传播。

3. **易感人群**　人群普遍易感，多见于儿童及少年，近年 16~30 岁青年患者比例增大，男女之比为 2:1。35 岁以上患者少见，6 岁以下小儿多呈隐性感染或表现为上呼吸道炎症或轻症咽炎，可检测到 EBV 抗体，无嗜异性抗体。15 岁以上患者多呈典型发病，可见 EBV 抗体和嗜异性抗体。发病后可获得持久免疫力，罕见二次发病。

4. **流行特征**　世界各地均有发病，一般呈散发性，亦可发生流行，一年四季均可发病，以秋冬季节多见。

【病机病理】

1. **西医发病机制和病理**　本病发病机理尚未完全阐明。目前认为 EBV 进入口腔后首先在咽部淋巴组织内增殖，引起渗出性咽扁桃体炎，局部淋巴管受累，淋巴结肿大，之后病毒侵入血液出现病毒血症，进而累及淋巴系统的组织和器官。由于 B 淋巴细胞表面有 EBV 受体，故 EBV 容易感染 B 淋巴细胞，使其表面抗原性发生变化。受感染的 B 淋巴细胞膜上表达由 EBV 基因不同片段编码的特异性抗原，导致 T 细胞免疫应答反应，继而转化为细胞毒性效应细胞，杀灭感染 EBV 的 B 淋巴细胞。患者血液中出现的大量异常淋巴细胞，就是这种细胞毒性 T 淋巴细胞（CTL）。CTL 能够杀灭携带 EBV 基因的 B 淋巴细胞，同时也导致组织器官的破坏，故 CTL 在本病的免疫病理损伤过程中起重要作用。

淋巴组织的良性增生是本病的病理特征。主要侵犯单核－吞噬细胞系统，淋巴结肿大，但无脓肿形成，多呈自限性。淋巴细胞、单核－吞噬细胞显著增生，以胸腺依赖副皮质区 T 淋巴细胞增生最为明显，其他脏器如肝、脾、肾、骨髓及中枢神经系统等均可见淋巴细胞浸润。

2. **中医病因病机**　中医认为本病系感受风温毒邪引起，热、毒、痰、瘀是其病理变化。叶天士《温热论》说："温邪上受，首先犯肺。"温毒之邪从口鼻而入，首先侵犯肺卫，肺卫失宣，故初期则见发热，恶风，咽痛，咳嗽，口渴等症状；如肺卫之邪不解，由表入里，充斥气分，邪热壅肺，肺失宣降，则见高热，口渴，烦躁，咽喉肿痛等症；热郁于肺，炼液为痰，痰热阻滞，或毒邪循少阳经脉，导致气血壅滞，或兼夹痰热凝聚，则局部出现肿痛；风温热毒蕴蒸肝胆，肝失疏泄，胆汁不循常道而外溢肌肤，则目黄身黄，胁肋疼痛；若温热毒邪波及血络，则见肌肤红疹；温毒之邪内陷厥阴肝经，闭阻心窍，肝风内动，则可见神昏谵语，痉厥抽搐等症；邪热易于耗伤阴液，故后期每见肺胃阴津亏损证候；若热毒留而不去，煎熬血液，气血运行不畅，日久必成积聚。

【临床表现】

儿童潜伏期5~15天，大多10天左右，成人多为4~7周。起病急缓不一，部分病例可有全身不适、头痛、食欲减退、恶心、呕吐及轻度腹泻等前驱症状，发病期的典型表现有：

1. **发热**　除极轻型病例外，多有发热，体温在38℃~40℃之间，可伴有寒战和多汗，中毒症状多不严重。热型不定，呈弛张热、不规则热或稽留热。热程自数日至数周，甚至数月。

2. **淋巴结肿大**　70%以上患者在病程的第1周内即可出现淋巴结肿大，全身均可受累，以颈部淋巴结肿大最为常见，腋下及腹股沟次之。肿大的淋巴结直径1~4cm，质地中等，光滑，无粘连，轻度压痛，不化脓，热退后需数周至数月才消退。若肠系膜淋巴结肿大可引起腹痛及压痛。

3. **咽峡炎**　半数以上患者有咽痛症状，多数病例可见咽部充血，扁桃体肿大，少数患者咽部有溃疡及伪膜形成，腭部及咽弓处可见出血点。齿龈也可肿胀或有溃疡。咽喉部肿胀明显者可出现呼吸和吞咽困难。

4. **肝脾大**　约10%患者出现肝大，伴急性肝炎及消化道症状，肝功能异常者可达2/3，少数患者出现黄疸，个别可发生暴发性肝衰竭，但转为慢性者少见。半数以上患者可有轻度脾大，多在肋缘下2~3cm，重者可达肋下7cm，偶可发生脾破裂。

5. **皮疹**　约10%的病例出现皮疹，呈多形性，典型者为黏膜疹，表现为多发性针尖样瘀点，见于软、硬腭的交界处；丘疹、斑丘疹多见于躯干部，较少波及肢体，常在起病后1~2周内出现，3~7天消退，不留痕迹，未见脱屑；尚可见猩红热样皮疹、结节性红斑、荨麻疹等，偶呈出血性皮疹。

6. **神经系统**　极少被累及，表现为急性无菌性脑膜炎、脑膜脑炎、脑干脑炎、周围神经炎等，临床上可出现头痛、偏瘫、抽搐、昏迷等相应的症状；脑脊液中可有中等度蛋白质和淋巴细胞增多，并可见异常淋巴细胞。

7. **并发症**　约30%患者可并发咽峡部溶血性链球菌感染，间质性肺炎发生率约5%，心肌炎发生率者约占6%，急性肾炎发生率可高达13%，脾破裂发生率约0.2%，多见于病程的10~21天内。

【实验室及其他检查】

1. **血常规**　血象改变是本病的重要特征，初期时白细胞总数可正常，以后逐渐升高至（10~20）×10^9/L，甚至可达（30~60）×10^9/L。单个核细胞可达60%以上，若异常淋巴细胞超过10%或其绝对值超过1×10^9/L时，具有诊断意义；异常淋巴细胞依其细胞形态可分为空泡型、不规则型及幼稚型3型，这种异常淋巴细胞亦可见于其他病毒性疾病，如病毒性肝炎、肾综合征出血热、水痘、腮腺炎等，但其百分比一般低于10%；血小板计数可减少，极个别患者有粒细胞缺乏或淋巴细胞减少。

2. 血清学检查

（1）嗜异性凝集试验　阳性率可达 80%~90%，效价达 1∶64 以上有诊断价值，其原理是患者血清中 IgM 型嗜异性抗体，能凝集绵羊或马红细胞，40% 在病程早期即呈阳性，第 4~6 周达高峰，在体内持续时间平均为 2~5 个月。少数病例（约 10%）的嗜异性凝集试验始终阴性。

（2）EBV 抗体检测　常用免疫荧光法和 EIA 法检测 EBV 特异性抗体，对嗜异性抗体阴性的 EBV 感染有帮助。VCA－IgM 抗体出现是 EBV 新近感染的标志，EA－IgG 抗体则是近期感染或 EBV 增殖活跃的标志，均具诊断价值。

3. EBV DNA 检测　聚合酶链反应具有较高的灵敏度和特异度，可检测血液中 EBV DNA 水平，Southern 印迹法可检测整合的 EBV DNA，原位杂交可测定口咽上皮细胞中 EBV。

【诊断与鉴别诊断】

1. 诊断依据

（1）流行病学资料　儿童及青壮年多见，6 岁以下小儿多呈急性或隐性感染，在流行季节出现局部流行时，对诊断有重要参考价值。

（2）临床表现　主要为发热，咽痛，颈部及其他部位淋巴结肿大，肝脾肿大，多形性皮疹，少数可出现神经症状、黄疸、肺炎、脑膜炎等。

（3）实验室检查　外周血异型淋巴细胞超过 10% 或绝对值超过 1×10^9/L，嗜异性凝集试验阳性。嗜异性凝集试验阴性者检测 EBV 抗体和 EBV DNA 有助于诊断。

2. 鉴别诊断

（1）巨细胞病毒感染　亦可见发热、肝脾肿大、淋巴细胞增多等，但巨细胞病毒感染时咽痛和颈部淋巴结肿大少见，嗜异性凝集试验呈阴性，确诊有赖于病毒分离及特异性抗体检测。

（2）急性淋巴细胞性白血病　骨髓细胞学检查有助于确诊。

（3）急性感染性淋巴细胞增多症　主要见于幼儿，大多有上呼吸道症状，淋巴结肿大少见，无脾肿大，嗜异性凝集试验阴性，血中无 EBV 抗体出现。

（4）病毒性肝炎及扁桃体炎　本病尚应与甲型病毒性肝炎和链球菌感染所致的渗出性扁桃体炎鉴别，主要依据血清学和病原学检查。

【预后】

本病多为自限性，预后良好，病程从数日至 6 个月不等，多为 2~3 周，偶有复发。极少数患者病程迁延达数年之久，称之为慢性活动性 EBV 感染。病死率 1% 以下，主要死因为脾破裂、脑膜炎、心肌炎等，有先天性免疫缺陷者感染本病后，病死率极高。

【治疗】

1. 治疗原则　本病预后良好，大多能自愈，主要为对症治疗。高热患者酌情补液；休克者给予补充血容量及血管活性药物治疗；出血者给予止血药物；脑水肿者给予甘露醇脱水；急性期特别是并发肝炎时应卧床休息。

中医治疗以清热解毒为要。本病初起邪在肺卫，治宜辛凉宣泄，透邪外达；邪渐入里，肺经邪热壅盛者，治宜清热宣肺；当邪毒内陷，深入营血或内陷厥阴引起闭窍、动风时，根据具体病情采用清营凉血、凉肝息风等法。后期多为余邪未清，气阴未复，故常用益气养阴、清泻余热等。

2. 西医治疗方法

（1）一般治疗　发病初期应卧床休息2～3周，减少机体耗氧量，避免心肌受累。饮食应以清淡、易消化、高蛋白、高维生素的流食或半流食为主，保证充足水分。注意口腔卫生，饭后漱口，保持口腔清洁。淋巴结肿痛可局部冷敷。高热者可用温水、乙醇擦浴，注意维持水、电解质平衡。

（2）病原治疗　抗生素对本病无效，如出现咽部、扁桃体继发性链球菌感染时，可用青霉素G，疗程7～10天；禁用氨苄西林或阿莫西林，因为给药后1周或停药后约95%患者可出现多形性皮疹。早期可应用抗病毒制剂如阿昔洛韦、阿糖腺苷、干扰素等。

（3）糖皮质激素　对于重症患者如伴有咽部、喉头严重水肿，出现神经系统并发症、血小板减少性紫癜、心肌炎、心包炎者，短疗程应用糖皮质激素可改善症状。

（4）对症治疗　体温超过38.5℃应给予酒精擦浴等物理和药物降温。随时警惕脾破裂的发生，及时确诊，迅速进行手术缝合或脾切除。

3. 中医辨证论治

（1）温毒袭表

证候　发热，恶寒，头身疼痛，咽红疼痛，食欲减退，舌边尖红，苔薄白或微腻，脉浮数。

治法　辛凉解表，宣肺利咽。

方药　银翘散加减（金银花、连翘、荆芥、牛蒡子、豆豉、薄荷、竹叶）。咽红疼痛加射干、僵蚕、芦根、玄参；热势较高加栀子；恶心呕吐加藿香、竹茹、白蔻仁等；腹泻加茯苓、薏苡仁、黄芩、黄连、葛根。

（2）邪热壅肺

证候　身热，汗出，烦渴，咽痛，或伴有咳嗽，气喘，胸闷胸痛，小便短赤，舌质红，苔黄干，脉数。

治法　清热宣肺，利咽止咳。

方药　麻杏石甘汤加减。若痰多，咳甚，胸闷者，加浙贝母、瓜蒌；咳痰带血或咳铁锈痰者，加白茅根、仙鹤草；高热，面赤，痰黄稠难咳者，加蒲公英、金银花。

（3）温毒内蕴

证候　壮热，头痛，口渴，烦躁，咽喉赤肿疼痛，颈部肿结疼痛，两胁下可触及包块（肝脾肿大），大便秘结，或身目发黄，小便黄赤，或肌肤红疹，舌红，苔黄或黄腻，脉滑数。

治法　清热解毒，消肿散结。

方药　普济消毒饮加减（牛蒡子、黄芩、黄连、薄荷、连翘、玄参、甘草、桔梗、板蓝根、升麻、僵蚕、马勃、柴胡、陈皮）。大便秘结加大黄；胁下包块明显加丹参、赤芍;身目发黄,小便黄赤加茵陈、车前草;肌肤红疹加生地、丹皮、赤芍;颈部淋巴结肿大疼痛灼热者加三黄二香散醋调外敷。

(4)邪毒内陷

证候 壮热,头痛,口渴,烦躁,甚则神昏,痉厥,舌红绛,脉数。

治法 清热解毒,平肝息风。

方药 羚角钩藤汤加减(羚羊角粉、钩藤、桑叶、菊花、贝母、茯苓、生地、玄参、白芍、丹皮、竹茹)。高热神昏加服安宫牛黄丸,亦可静脉滴注清开灵注射液;惊厥抽搐加用紫雪丹。

(5)余毒伤阴

证候 身热已退或低热,手足心热,咽喉痛减,颈部肿结,两胁下有包块,舌红少苔,脉细数。

治法 滋阴清热,软坚散结。

方药 沙参麦冬汤加减(沙参、麦冬、桑叶、山药、玄参、生地)。两胁下有包块加莪术、赤芍、丹参;咽喉干痛加射干、马勃、桔梗;颈部淋巴结肿大加僵蚕、夏枯草、浙贝母、莪术、生牡蛎。

(6)气阴两虚

证候 低热或身热夜甚,汗出,少气懒言,神倦乏力,心神烦乱,口渴咽燥或咽干痛,舌红少苔,脉细数。

治法 益气养阴,清解余毒。

方药 竹叶石膏汤加减(生石膏、人参、麦冬、清半夏、粳米、生甘草)。口渴甚者,加玉竹、天花粉;咳嗽较重伴咽喉疼痛者,加杏仁、贝母、枇杷叶;汗出神倦者加党参或太子参、生黄芪;纳呆者加炒谷麦芽、神曲等;阴伤严重者,可静脉滴注生脉饮注射液。可配合饮食疗法,如进食雪梨汁、石斛茶等,注意避免进食油腻和辛辣食物。

【预防】

本病尚无有效的预防措施。急性期应呼吸道隔离,呼吸道分泌物及其污染物宜用漂白粉、氯胺或煮沸消毒。目前问世的疫苗有两种,一种是我国研制的同时表达EBVgp320和HBsAg的痘苗疫苗,另一种是提纯病毒gp320膜蛋白疫苗,其预防效果尚在研究中。

第十四节 狂犬病

狂犬病(rabies)亦称恐水症,是由狂犬病病毒引起的一种人兽共患的中枢神经系统急性传染病。主要发生在亚洲、非洲和拉丁美洲等发展中国家,中国是受狂犬病危害较为严重的国家之一。狂犬病在我国曾一度得到控制,但近年随着养犬、猫等宠物的迅速增加而缺乏对其严格管理,加之缺乏狂犬病防治知识,狂犬病疫情有所回升。其主要临床表现为特有的狂躁、恐惧不安、恐水、恐声、怕风、流涎和咽肌痉挛、进行性瘫痪,常有典型的恐水症状,故又称恐水症。一旦发病,死亡率近100%。

中医称狂犬病为"猘犬病"、"癫犬病"、"疯犬病",对狂犬病最早记载的是东晋葛洪的《肘后备急方》,详细记载了狂犬病的发病、治法及禁忌等内容。

【病原学】

狂犬病病毒属弹状病毒科拉沙病毒属,一端圆、另一端扁平,形似子弹,大小约80 nm×160nm,病毒中心为单股负链RNA,外为核衣壳和含脂蛋白及糖蛋白的包膜。狂犬病毒含G、N、L、P、M共5个结构基因,分别编码糖蛋白、核蛋白、转录酶大蛋白、磷蛋白和基质蛋白。糖蛋白易与乙酰胆碱受体结合,决定了狂犬病毒的嗜神经性,能刺激抗体产生保护性免疫反应。核蛋白是荧光免疫法检测的靶抗原,有助于临床诊断。狂犬病病毒可接种于鸡胚、鼠脑中,也可在地鼠肾细胞、人二倍体细胞中增殖、传代。从患者或患病动物直接分离的病毒称为野毒株(wild virus)或街毒株(street strain),致病力强,能在唾液腺中繁殖。街毒株在动物脑内传代50代后其毒力减弱,对人和犬失去致病能力,但仍保持其免疫原性,可供制备疫苗,称为固定毒株(fixed strain)。

狂犬病毒易被紫外线、苯扎溴铵(新洁尔灭)、碘酒、高锰酸钾、乙醇、甲醛等灭活,对热敏感,加热100℃ 2分钟即可灭活。

【流行病学】

狂犬病是一种世界性的急性传染性疾病,主要集中在亚洲和非洲。

1. **传染源** 带狂犬病毒的动物是本病的传染源。我国主要传染源是病犬,85%~95%狂犬病由病犬传播,其次是猫、猪、牛、野兽等温血动物。在发达国家犬狂犬病已被控制,野生动物如狼、狐狸、臭鼬、浣熊等为主要传染源。在拉丁美洲带病毒的吸血蝙蝠是当地的重要传染源。一般来说狂犬病患者不是传染源,人与人之间传播的病例罕见,曾有器官移植感染狂犬病病毒的报道。

2. **传播途径** 主要通过咬伤传播,人被犬咬伤后,狂犬病的发生率为15%~20%。也可由带病毒犬的唾液,经各种黏膜和皮肤伤口入侵,在宰杀病犬过程中也可被感染。此外偶见因吸入蝙蝠群居洞穴中含病毒的气溶胶经呼吸道传播和因器官移植受体接受感染狂犬病毒供体的组织而发病的报道。

3. **易感人群** 人群普遍易感,兽医和动物饲养员尤易被感染。人被病兽咬伤后发病与否与下列因素有关:①咬伤部位:头、面、颈、手等咬伤后发病率高,尤其是头面部伤口深者发病率可达80%。②咬伤程度:伤口深而大、多处被咬伤者发病率高。③伤口局部处理情况:咬伤后立即彻底清洗者发病机会少,未做处理者发病机会多。④是否预防接种:未及时、全程、足量注射狂犬疫苗者发病机会多。⑤机体免疫功能:免疫功能低下或免疫缺陷者发病机会多。

4. **流行特征** 本病呈世界性分布,见于全球100多个国家,每年约55000人死于该病。主要集中在非洲和亚洲,我国主要集中在广西、湖南、安徽、江苏及贵州等省。本病全年均可发生,以夏秋季为多,男性多于女性,各年龄组均有发病,尤其是对儿童和青少年危害较大。

【病机病理】

1. 西医发病机制和病理 狂犬病病毒自皮肤或黏膜破损处入侵人体后，一般不入血，与神经组织有强大的亲和力，沿神经逆行性向中枢传播，其发病过程分为3个阶段：

（1）病毒少量增殖期 病毒结合肌肉表面的烟碱型乙酰胆碱受体后，先在伤口附近的肌细胞内小量增殖，在局部停留至少72小时或1~2周后，侵入邻近神经末梢。潜伏期差异性较大可能与病毒复制及侵入神经组织部位、时间等不同有关，如位于头颈部的深部咬伤，病毒可直接侵犯神经组织，潜伏期则较短。

（2）侵入中枢神经期 神经肌肉接头是病毒进入神经系统的主要部位，病毒通过神经肌肉接头扩散至非髓鞘神经末端，以每天8~20 mm的速度，至脊髓背根神经节大量繁殖，免疫系统识别后引起免疫损伤而导致一系列神经系统症状。病毒入侵脊髓并很快达到脑部，主要侵犯小脑、脑干等处的神经细胞，一般不进入血流。

（3）向各器官扩散期 病毒由中枢神经向周围神经扩散，侵入器官组织，尤以唾液腺、舌部味蕾、嗅神经上皮等处的病毒较多。由于迷走、舌咽及脑神经核受损，导致吞咽肌及呼吸肌痉挛，出现恐水、吞咽和呼吸困难等症状。交感神经受累时可出现唾液分泌和出汗增多。迷走神经节、交感神经节和心脏神经节受损时，可引起患者心血管功能紊乱而猝死。

病理变化主要为急性弥漫性脑脊髓炎，以大脑基底面海马回和脑干部位（中脑、脑桥和延髓）及小脑损害最为明显。外观有充血、水肿、微小出血等。镜下可见脑实质非特异性神经细胞变性及炎细胞浸润，具有特征性的病变为神经细胞内的嗜酸性包涵体，称内基小体（Negri body），为狂犬病病毒的集落，该小体位于细胞质内，呈圆形或椭圆形，直径3~10μm，染色后呈樱桃红色，内有1~2个细胞核状小点，最常见于海马及小脑浦肯野细胞，具有诊断意义。

2. 中医病因病机 汉代张仲景认为本病的病机为瘀血所致狂证。明代医家陈实功指出，狂犬发病是感染非时不正之气、五脏受毒所致。"疯犬乃朝夕露卧，非时不正之气所感，故心受之，其舌外出；肝受之，其尾下托。此五脏受毒，成为疯犬，乃禀阴阳肃杀之气，故经此必致伤人"。清代医家则认为狂犬病的病机为"风、热、毒、瘀。"总之，狂犬病由狂犬袭人、人体感受疫毒所致，毒邪内侵，化火动风，耗伤阴血，渐致阴阳两伤、阴阳离决。

【临床表现】

本病潜伏期长短不一，多为1~3个月，最长可达10年以上。影响潜伏期的因素包括年龄、伤口部位及深浅、病毒入侵数量及毒力、伤口的处理、狂犬病疫苗接种、抗狂犬病人免疫球蛋白或抗狂犬病免疫血清的应用情况等。

本病可分为躁狂型和麻痹型两型，我国以躁狂型较为常见，典型病例临床经过分为3期。

1. 前驱期 本期持续2~4天。多数患者有低热、头痛、食欲不振等上感样症状，少数有恶心、呕吐、全身不适，对痛、声、光、风等刺激非常敏感，并有喉咙紧缩感，已愈合的伤口部位及神经支配区有麻木、发痒、刺痛或虫爬、蚁走等感觉异常为具有诊断意义的早期症状，可见于约80%的病例。

2. **兴奋期** 本期持续1~3天。表现为高度兴奋、极度恐惧，并对水、声、光等刺激非常敏感，可引起发作性喉肌痉挛，讲话吐字不清。恐水是本病的特殊症状，典型患者虽渴极而不敢饮水，见水、闻水声，或仅提及水时便可引起喉肌严重痉挛，严重发作时可出现全身肌肉阵发性抽搐、呼吸困难和发绀，可死于呼吸或循环衰竭。常见流涎、多汗、体温升高（可达40℃以上）、心率快、血压增高等交感神经功能亢进表现。多数患者神志清楚，少数可出现精神失常、幻视、幻听、谵妄等。

3. **麻痹期** 本期持续6~18小时。肌肉痉挛停止，全身弛缓性瘫痪，患者由安静进入昏迷状态，最后因呼吸、循环衰竭而死亡。

本病全程一般不超过6天。除上述狂躁型表现外，尚有以脊髓或延髓受损为主的麻痹型（静型），病程约10~20天。该型患者无兴奋期和典型的恐水表现，常见高热、头痛、呕吐、腱反射消失、肢体软弱无力、共济失调和大小便失禁等，呈横断性脊髓炎或上行性麻痹等状态，最终因瘫痪死亡。

【实验室及其他检查】

1. **血常规** 外周血白细胞总数轻至中度增多，中性粒细胞一般在80%以上。

2. **脑脊液** 脑脊液压力稍增高，细胞数轻度增加，以淋巴细胞为主，蛋白质轻度增高，糖及氯化物正常。

3. **病原学检查**

（1）抗原检测 取患者的脑脊液或唾液直接涂片或咬伤部位皮肤组织通过免疫荧光法（immunofluorescence assay test，FAT）检测抗原，阳性率可达98%。

（2）病毒分离 取患者的唾液、脑脊液、皮肤组织或脑组织进行细胞培养或用小白鼠接种法分离病毒。

（3）内基小体观察 死者的脑组织做病理切片，塞莱（seller）氏染色剂染色，显微镜下观察神经细胞中内基小体，阳性率70%~80%。

（4）狂犬病毒RNA检测 采用反转录－聚合酶链反应（RT－PCR）法测定狂犬病毒RNA。聚合酶链反应可以完成病毒全基因组克隆和测序，并有助于狂犬病分子流行病学的研究。

4. **抗体检测** 血清特异性抗体仅适于存活1周以上的患者，采用酶联免疫吸附法（ELISA）检测。WHO推荐应用快速荧光焦点抑制试验（rapid fluorescent focus inhibition test，RFFIT）检测脑脊液或血清中和抗体，快速、特异性及敏感性好。

结合以上各项检测特点，患病早期，以荧光抗体方法（FAT）检测皮肤中狂犬病病毒抗原，1周后，检测血清中狂犬病病毒特异性抗体可确诊；患者死亡后可用多种方法来确定狂犬病毒感染，其中内基小体的意义非常重要。

【诊断与鉴别诊断】

1. 诊断依据

（1）流行病学资料　有被狂犬、病畜或野兽咬伤、抓伤史。

（2）典型临床表现　有恐水、怕风、喉肌痉挛，或怕光、怕声、多汗、流涎和咬伤处出现麻木、感觉异常等典型症状，可作出临床诊断。

（3）实验室检查　检出病毒抗原、病毒核酸或尸检脑组织中的内基小体可确诊。

2. 鉴别诊断

（1）破伤风　多为深伤口且有牙关紧闭、苦笑面容及角弓反张等特点，但无恐水、流涎等症状。

（2）脊髓灰质炎　以发热、咽痛、部分患者弛缓型麻痹为特点，而无恐水、痉挛性抽搐等兴奋期症状。

（3）病毒性脑膜炎　无咬伤史，多有早期意识障碍和脑膜刺激征，可出现反应迟钝、嗜睡、昏迷及惊厥等，无恐水、恐慌不安等症状。

（4）狂犬病恐怖症　有动物咬伤史，有狂犬病知识或是看见过狂犬病患者发作，对狂犬病十分恐怖，有咬伤部位的疼痛感，但遇水无真正的痉挛，无恐水现象。

【预后】

本病预后极差，是所有传染病中最凶险的病毒性疾病，一旦发病，病死率几乎达 100%。

【治疗】

1. 治疗原则　目前尚无有效的抗病毒药物，重在隔离和对症支持治疗，尽量减轻患者痛苦。

中医认为，本病病位在血，以排出血中毒邪为首要治疗原则，注意伤部消毒，药物治疗以清热解毒、祛风解痉为主，可辅以针灸治疗。

2. 西医治疗方法

（1）隔离　单室严格隔离患者，尽量保持患者安静，病房要阴暗，减少光、风、声、特别是流水声等刺激。

（2）对症支持　加强监护，镇静，解除痉挛，给氧，纠正酸中毒，补液，维持水、电解质平衡，稳定血压，出现脑水肿时给予脱水剂等。有心动过速、心律失常者，使用 β 受体阻滞剂或强心剂，如普萘洛尔 5~10mg，每日 3 次。兴奋期最重要的对症治疗是交替使用各种镇静药，如地西泮 10mg，肌内注射或缓慢静脉注射；苯巴比妥 0.1g，肌内注射等，以减少患者狂躁、痉挛和抽搐。对呼吸衰竭者，可使用人工呼吸机，必要时气管切开，采取一切措施保护患者的心血管系统和呼吸功能。

3. 中医辨证论治

（1）风毒犯表

证候　精神不振，恶风，轻度发热，头痛，食欲不振，畏光，畏声，原伤口处有麻木、瘙痒或虫行感，舌淡红，苔薄白，脉浮紧。

治法　疏风解毒。

方药　人参败毒散加减（党参、羌活、独活、前胡、柴胡、枳壳、桔梗、茯苓、甘草、川芎、生姜、生地榆、大青叶、板蓝根）。

（2）肝风内动

证候　闻声则惊或抽搐，甚至闻水声、见水或谈论饮水则咽喉痉挛，烦躁不安，多汗流涎，排尿、排便困难，舌红，苔白，脉弦。

治法　息风解痉。

方药　玉真散加味（天南星、防风、羚羊角、雄黄、蜈蚣）。

【预防】

预防是防止疾病流行和发病的最主要手段。

1. **管理传染源**　管理传染源减少传染源数量。捕杀野犬，管理和免疫家犬（大面积给犬注射兽用狂犬病疫苗）以及对进口动物检疫等，可以达到消灭或基本消灭狂犬病。病死动物应以焚毁或深埋处理。家犬应拴养或关养，按规定进行登记、注册、免疫、挂牌，加强犬定期疫苗接种。

2. **伤口处理**　伤口处理是避免发病的首要环节。对动物咬伤或抓伤处应尽快用20%肥皂水或0.1%苯扎溴铵（新洁尔灭）消毒液反复冲洗至少30分钟，力求除去狗涎、污血，冲洗后用75%酒精擦洗及浓碘酒反复擦拭，伤口一般不予缝合或包扎，以便排血引流。若咬伤头颈部、手指或严重咬伤时，除用疫苗外还需用抗狂犬病免疫血清或狂犬病人免疫球蛋白在伤口周围进行局部浸润注射。此外，防止细菌感染和破伤风。

3. **预防接种**　预防接种是防止狂犬病发生的关键步骤。接种疫苗可用于暴露后预防，也可用于暴露前预防。对于触摸或饲养动物，完整皮肤被舔，不需要处理；无防护皮肤被啃咬，无流血的轻度擦伤或抓伤，破损皮肤被舔后应立即接种疫苗；一处或多处皮肤的穿透性咬伤或抓伤，唾液污染黏膜的处理方法是接种疫苗后，再加抗狂犬病免疫球蛋白。若被咬伤者免疫力低下，或暴露时间已超过48小时者，WHO建议首针免疫剂量加倍。

WHO推荐使用的疫苗有：①人二倍体细胞疫苗，价格昂贵。②原代细胞培养疫苗，包括地鼠肾疫苗、狗肾疫苗和鸡胚疫苗等。③传代细胞系疫苗，包括Vero细胞（非洲绿猴肾传代细胞）疫苗和幼仓鼠肾细胞（baby hamster kidney，BHK）细胞疫苗。国内常用的疫苗为地鼠肾细胞疫苗。暴露前预防：接种3次，每次2ml，肌内注射，于0、7、21天进行。暴露后预防：全程5针，按程序分别在0、3、7、14和30天各肌内注射1针（2ml）。严重咬伤者，全程10针，于当天至第6天，每日1针，随后分别于10、14、30、90天再各注射1针。

狂犬病免疫球蛋白是预防狂犬病发生的有效手段。常用的制品有人抗狂犬病免疫球蛋白和抗狂犬病马免疫血清两种，以人抗狂犬病免疫球蛋白为佳。抗狂犬病马免疫血清使用前应做皮肤过敏试验。

第十五节 艾滋病

艾滋病全称为获得性免疫缺陷综合征（acquired immunodeficiency syndrome，AIDS），是人体感染人类免疫缺陷病毒（HIV）而引发的一种流行范围广、病死率高的慢性传染病。HIV 主要侵犯 T 淋巴细胞，导致人体免疫功能受损，临床常表现为原因不明的发热、淋巴结肿大、全身皮疹、慢性腹泻等，最终并发多种机会性感染或恶性肿瘤。HIV 感染者和艾滋病患者（以下称 HIV/AIDS 患者）是本病的传染源，HIV 主要通过性传播、体液传播和母婴垂直传播，人群普遍易感，其发病与人的行为密切相关。本病传播迅速、病程漫长、死亡率高，目前尚无彻底治愈的药物和方法。

中医历代文献中并无艾滋病明确记载，结合其病证特点和临床表现，可将其归于中医"疫毒"、"虚劳"等范畴。

【病原学】

HIV 属于反转录病毒科慢病毒属中的人类慢病毒组，为直径约 100～120nm 球形颗粒，根据血清学反应和病毒核酸序列测定，将其分为 HIV-1 型和 HIV-2 型，两型间氨基酸序列的同源性为 40%～60%。目前全球流行的主要是 HIV-1 型。HIV-1 型由核心和包膜两部分组成，核心包含两条单股 RNA 链、核心结构蛋白和病毒复制所必需的酶类，包括反转录酶（RT，P51/P66）、整合酶（INT，P32）和蛋白酶（P1，P11）。核心外层为病毒衣壳蛋白（P24，P17）。病毒最外层为包膜，其中嵌有外膜糖蛋白（gp120）和跨膜糖蛋白（gp41）。HIV-2 的生物学特性与 HIV-1 相似，但其传染性较低，引起的艾滋病临床进展较慢，症状较轻。

HIV 基因全长约 9.8kb，含有 3 个结构基因：核心基因 gag（P24，P17）、逆转录酶基因 pol（P66，P32，P11）、包膜基因 env（gp120，gp41）；2 个调节基因（tat 反式激活因子、rev 毒粒蛋白表达调节子）和 4 个辅助基因（nef 负调控因子、vpr 病毒 r 蛋白、vpu 病毒 u 蛋白和 vif 毒粒感染性因子）。

HIV-1 进一步可分为不同的亚型，包括 M 亚型组（主要亚型组）、O 亚型组和 N 亚型组，其中 M 组有 A、B、C、D、E、F、G、H、I、J、K 共 11 个亚型。HIV-2 有 A、B、C、D、E、F、G 7 个亚型。我国以 HIV-1 为主要流行株，已发现的有 A、B（欧美 B）、B'（泰国 B）、C、D、E、F 和 G 8 个亚型，还有不同流行重组型。1999 年起在部分地区发现并证实我国有少数 HIV-2 型感染者。及时发现并鉴定 HIV 各种亚型对于追踪流行趋势、及时诊断、开发新型诊断试剂、新药研制及疫苗开发均具有重要意义。

HIV 在外界环境中的生存能力较弱，对物理因素和化学因素的抵抗力较低。因此，对乙型肝炎病毒有效的消毒和灭活方法均适用于 HIV，75% 乙醇也可灭活 HIV，但紫外线或 γ 射线不能灭活 HIV。HIV 对热很敏感，对低温的耐受性强于高温。56℃处理 30 分钟可使 HIV 在体外对人的 CD4$^+$T 淋巴细胞失去感染性，但不能完全灭活血清中的 HIV；100℃处理 20 分钟可将 HIV 完全灭活。

【流行病学】

1. 传染源 HIV/AIDS 患者是本病唯一的传染源。HIV/AIDS 患者的血液、精液、阴道分泌物、尿液、脑脊液、唾液、眼泪和乳汁中均可以检测到 HIV，任何接触这些体液的个体均有可能感染 HIV。通常认为，无症状期的 HIV 感染者由于感染者本人和与其交往者均有可能降低警觉性，增加感染几率，为本病最重要的传染源。

2. 传播途径 HIV 主要存在于 HIV/AIDS 患者的血液、精液、阴道分泌物、乳汁中。通过性传播（包括同性、异性和双性性接触）、体液传播（包括 HIV 污染的血液及血制品、乳汁等）和母婴传播（包括产前、产中和产后）三种途径传播。

性传播是艾滋病最常见的传播途径。在没有保护措施或措施不当的情况下，与 HIV/AIDS 患者发生性接触，通过破损的皮肤或黏膜，很容易感染 HIV。体液传播中血液传播最危险。常见的方式有共用注射器静脉吸毒、使用含有 HIV 的血液或血制品、共用 HIV 污染的器械（包括医源性器械和日常生活器械）。母婴垂直传播是感染 HIV 的孕妇通过妊娠、分娩和哺乳传播给婴儿。

研究证实，在自然环境中 HIV 仅能存活数小时，HIV 脱离活体后不能复制，因此，一般社交接触和使用公共设施不会传播 HIV，与 HIV/AIDS 患者日常生活和工作接触不会感染 HIV，握手、拥抱、礼节性亲吻、共同进餐、共用工具和办公用品，以及共用厕所、浴室、办公室、公共交通工具、娱乐设施等，不会传播艾滋病。由于 HIV 不能在蚊虫体内复制，且蚊虫口器沾染的病毒量极少，所以蚊虫叮咬不会传播艾滋病。

3. 易感人群 人体对 HIV 普遍易感，HIV 的感染与人的行为方式高度相关。高危行为包括：不安全性行为、共用注射器静脉吸毒、共用沾染 HIV 的器械、使用含有 HIV 的血液或血液制品、携带 HIV 的女性孕育和哺乳。

4. 流行特征 自 1981 年美国发现艾滋病以来，迅速在全球蔓延。联合国艾滋病规划署发布的 2011 年全球艾滋病报告显示，2010 年全球新增艾滋病患者约 270 万人，约 180 万人死于与艾滋病相关的疾病，目前全球艾滋病患者总数约为 3400 万人。从地区分布来看，非洲和亚洲仍然是艾滋病患者最为集中的地区。艾滋病在 1985 年传入中国。卫生部、联合国艾滋病规划署、世界卫生组织联合所做的 2011 年中国艾滋病疫情评估结果显示，截至 2011 年年底，估计中国存活艾滋病病毒感染者和艾滋病患者 78 万人，女性占 28.6%；艾滋病患者 15.4 万人；全人群感染率 0.058%。估计 2011 年中国新发艾滋病病毒感染者 4.8 万人、艾滋病相关死亡 2.8 万人。

2011 年疫情估计结果表明，我国艾滋病疫情呈现以下五个特点：①全国艾滋病疫情依然呈低流行态势，但部分地区疫情严重。②HIV 感染者和 AIDS 患者数量继续增加，但新发感染人数保持在较低水平。③既往 HIV 感染者陆续进入发病期，AIDS 发病和死亡增加。④传播途径以性传播为主，所占比例继续增高。⑤感染人群多样化，流行形势复杂化。

【病机病理】

1. 西医发病机制和病理

（1）HIV 感染与复制

①HIV-1 相关受体：HIV-1 感染人体的靶细胞是 CD4$^+$T 细胞（T 淋巴细胞、单核细胞、树突状细胞、小胶质细胞）。靶细胞膜上的许多分子都可作为 HIV-1 的共同受体，目前已鉴定出 HIV-1 的 12 个共同受体均为 7 次跨膜的 G 蛋白偶联蛋白。这些共同受体分别是：CCR5、CCR4、CCR2b、CCR3、CCR8、CCR9、CX3CR1、GPR-15/BOBS、STRL-33/BONZO、US28、APJ 和 Chem23，其中趋化因子受体 CCR5 和 CCR4 是 HIV-1 的主要共同受体，CCR4 是第一个被发现的 HIV-1 嗜 T 细胞（T cell-trophic）毒株的共同受体，CCR5 是 HIV-1 嗜巨噬细胞毒株的共同受体。某些 HIV-1 毒株的共同受体可感染表达 CCR4 或 CCR5 的细胞，称为双重嗜性（dual-trophic）毒株。只有在 CD4$^+$T 细胞和共同受体同时存在的条件下，HIV-1 才能有效地与靶细胞结合。在缺少 CD4$^+$T 细胞时，gp120 和 HIV-1 共同受体的亲和力非常低，而在缺少 gp120 时，CD4$^+$T 细胞分子仍能和 HIV-1 共同受体结合。在感染初期 HIV-1 主要利用 CCR5 作为共同受体，随着病程进展，HIV-1 以 CCR5、CCR3、CCR2b 及 CCR4 作为共同受体，同时 CD4$^+$T 细胞数量迅速减少。CCR5 的 N 端对于嗜巨噬细胞株的 HIV-1 感染起关键作用，是 CCR5 与 gp120 结合的主要位点。

②HIV 感染机制：CD4$^+$T 细胞作为 HIV-1 的靶细胞，其细胞表面的分子是HIV-1 的受体，病毒表面的包膜糖蛋白 gp120 为其天然配体。gp160 是 HIV-1 包膜上唯一的糖蛋白，蛋白酶水解将其分成非共价连接的两部分：表面糖蛋白 gp120 和跨膜糖蛋白 gp41。当病毒表面的 gp120 与细胞表面的 CD4$^+$T 细胞分子发生高亲和力结合后，病毒蛋白 gp41 发生构象变化，暴露出 gp41N 末端的融合肽，融合肽插入 CD4$^+$T 细胞膜，破坏了膜结构的稳定。gp41 变化为最后的融合性构象，使病毒包膜和靶细胞质膜相互靠近，继而发生融合，病毒核心进入靶细胞。

③HIV 复制与释放：HIV-1 病毒包膜与 CD4$^+$T 细胞质膜融合后，病毒核心蛋白和遗传物质才能进入宿主细胞内进行复制，伴随宿主细胞的分裂传给子代细胞，导致病毒感染在人体内不断扩散。gp120 在宿主蛋白酶水解作用下，释放病毒核酸进入被感染宿主细胞。HIV-1 病毒 RNA 利用自身反转录酶进行反转录，合成的病毒基因组 cDNA 以 DNA-RNA 杂合体的形式存在，反转录酶的 RNase H 活化后，使病毒 RNA 模板降解，形成的双股 DNA 转运到细胞核，在整合酶作用下，使病毒 DNA 基因组插入到宿主细胞 DNA，整合到宿主细胞内的病毒 DNA 是病毒 RNA 转录的模板。病毒进入细胞并发生整合后，易潜伏下来形成持续感染。HIV RNA 经转译合成的囊膜糖蛋白插入宿主细胞膜，在病毒蛋白酶的作用下，病毒的衣壳蛋白和酶被裂解和加工。同时，病毒 RNA 基因组在细胞膜附近被包装并组装成病毒核心，在出芽的过程中，从宿主细胞获得含有囊膜糖蛋白的脂质囊膜，分泌到细胞外，成为成熟的病毒粒子。

（2）抗 HIV 免疫反应　抗 HIV 免疫反应包括特异性和非特异性免疫反应，以特异性免疫反应为主。参与免疫应答的细胞主要有 T 淋巴细胞、B 淋巴细胞、单核/巨噬细胞、树突状细胞、NK 细胞等；参与免疫反应的分子主要有抗体、细胞因子、MHC 分子和补体等。T 淋巴细胞主要有 CD4$^+$T 细胞（Th 细胞）和 CD8$^+$T 细胞（CTL 和 Ts 细胞）。

病毒属于细胞内寄生微生物，其感染过程分为急性感染和慢性感染。HIV 属于慢病毒属，它通过感染免疫系统的中枢细胞 CD4$^+$T 细胞，激发异常的免疫反应，诱导有利于病毒繁殖的细胞因子微环境来扰乱整个免疫系统。

1）特异性体液免疫：HIV 进入人体后 2 ~ 12 周，人体免疫系统即可产生针对 HIV 蛋白的各种特异性抗体如 IgM 和 IgG 等，其中中和抗体具有抑制病毒复制的作用。B 细胞是体液免疫的功能细胞，能够产生大量抗体来抵抗病原体。

2）特异性细胞免疫

① CD4$^+$T 细胞免疫反应：CD4$^+$T 细胞是免疫系统的中枢细胞，它诱导 B 细胞产生抗 HIV 抗体，促进特异性 CTL 的产生和成熟，活化巨噬细胞和 NK 细胞。CD4$^+$T 细胞通过对 HIV 病毒蛋白抗原决定部位的识别，导致 I 型细胞因子 IL－2（由 TH1 细胞产生）的分泌和细胞增殖。IL－2 可以增强 HIV 特异性的细胞毒性 T 淋巴细胞（CTL）反应，IL－2 也可以通过前炎症细胞因子来促进 HIV 病毒的复制。

② 细胞毒性 T 淋巴细胞（CTL）：CD8$^+$T 细胞及其分泌的抗病毒因子是保护性免疫机制的主要组成部分，能够抑制病毒复制。CD8$^+$T 细胞和 CD4$^+$T 细胞均具有 CTL 活性，CD8$^+$T 细胞 CTL 是主要的特异性细胞免疫的效应细胞，CTL 对几乎所有的 HIV 结构蛋白和一些调节蛋白的功能性位点产生反应。

③ CD8$^+$T 细胞非细胞毒性 T 细胞：能抑制 CD4$^+$T 细胞和巨噬细胞中的 HIV 复制，但并不影响细胞的繁殖及激活标记物的表达，并且不杀死病毒感染细胞。

④ NK 细胞：NK 细胞是天然免疫应答中的主要效应细胞，通过抗体依赖性细胞毒性作用能杀伤和溶解 HIV 感染的以及未受感染的细胞。NK 细胞在病毒感染早期的免疫应答中起重要作用，影响适应性免疫应答的特征和结果。

⑤ 抗原呈递细胞（antigen presenting cells，APC）：体内的 APC 主要有单核/巨噬细胞和树突状细胞（DC），DC 是人体中最有效的抗原呈递细胞，辅助细胞免疫和体液免疫，还能够辅助 NK 细胞的活性。

（3）HIV 损伤免疫系统　HIV 感染后主要损伤人体免疫系统，T 细胞和 B 细胞均可被累及，以 T 细胞受损为主。HIV 感染后 CD4$^+$T 细胞数量明显减少或进行性下降，原因可能包括 CD4$^+$T 细胞破坏增加、产生减少和淋巴组织扣留外周血 CD4$^+$T 细胞等。HIV 感染后 CD4$^+$T 细胞功能失调，表现为对抗原刺激不起反应或反应性降低，干扰 T 细胞正常增殖和分化，Th 细胞功能异常等。

CD8$^+$T 细胞在 HIV 感染早期常高于正常水平，随着病情逐渐加重，可能出现 CD8$^+$T 细胞明显减少和功能异常。CD8$^+$T 细胞具有对 HIV 特异的细胞溶解能力，在 HIV 感染初期具有抗病毒作用。

随着病程的进展，B 细胞功能障碍，对抗原缺少特异性抗体反应，而非特异性免疫球蛋白、循环免疫复合物和各种自身抗体增多，其中循环免疫复合物能抑制 T、B 细胞功能，干扰抗原呈递功能，从而导致免疫反应的多重缺陷，使患者易受条件性病原体的感染。

单核/巨噬细胞在 HIV 感染的免疫致病方面具有关键作用，这些细胞是病毒感染的储存库并且和组织特异性的病理过程有关，其功能异常可以导致 CD4$^+$T 细胞功能障碍，损害机体的防御能力。感染 HIV 的单核/巨噬细胞能够伴随细胞的活动而到达脑部、肺部等器官，出现感染的播散和器官损伤。现有研究证实，树突状细胞是黏膜感染 HIV 后最早接触 HIV 的细胞，但其在 HIV 感染过程中的作用尚无定论。

（4）艾滋病的病理变化

1）免疫系统的病理变化：HIV 感染后与 CD4$^+$T 细胞受体分子融合进入淋巴细胞，P24 衣壳蛋白与病毒 RNA 及酶共同组成 HIV-1 核心颗粒，淋巴结是 HIV 最早和最多涉及的部位。急性感染期可见全身浅表淋巴结肿大，淋巴滤泡显著增生；AIDS 相关复合症期浅表淋巴结肿大更为明显，AIDS 晚期淋巴结体积缩小和数量减少，淋巴结内的滤泡和副皮质区结构消失。

脾肿大是艾滋病患者常见的临床症状。成人患者脾重量超过400g 时，意味着脾内有机会性感染和恶性肿瘤发生。艾滋病患者脾脏的显著病变是淋巴细胞高度耗竭。儿童艾滋病患者脾脏的改变为显著的淋巴细胞耗竭和吞噬红细胞现象。

成人胸腺会生理性退化萎缩，成人艾滋病患者胸腺无明显病理变化。儿童艾滋病患者可发生胸腺过早退化，体积明显缩小。HIV 损伤胸腺上皮，引起淋巴组织萎缩和耗竭，可见浆细胞和肥大细胞浸润、多核巨细胞形成和胸腺小体囊肿形成。

HIV 感染初期，多数病例表现为细胞增生，以粒细胞和巨核细胞增生为主。晚期骨髓细胞减少，可见淋巴细胞聚集、不典型巨核细胞、组织细胞增生和含铁血黄素沉积。

2）艾滋病相关机会性感染

① 病毒感染：艾滋病患者常见感染的疱疹病毒有 5 种：水痘-带状疱疹病毒（VZV）、巨细胞病毒（CMV）、EB 病毒（EBV）、Ⅰ型单纯疱疹病毒（HSV-1）、Ⅱ型单纯疱疹病毒（HSV-2）。

CMV 感染在艾滋病机会性病毒感染中较为常见，CMV 感染具有播散性，可以感染人体所有器官，尸体解剖显示肾上腺、肺和消化道最常见，以镜下可见被感染组织内有巨细胞和核内病毒包涵体为特征。消化道 CMV 感染病理检查可见黏膜萎缩、糜烂、溃疡形成、黏膜下充血或出血等，临床出现腹痛、腹胀、腹泻、发热等表现。CMV 累及肺部时，在肺泡内可见到呈弥散分布的核内包涵体或巨细胞，患者临床出现发热、阵发性干咳、呼吸急促、发绀等症状。CMV 还可以感染肾上腺、脑、脊髓、肝胆、脾脏、胰腺等器官。

VZV 感染以皮肤为靶器官，引起局部皮肤血管扩张充血，表现为红色斑丘疹，随后表皮内有液体渗入形成疱疹，溃破后结痂而成痂疹，痂皮脱落而愈合。集簇性红斑和水疱沿神经分布形成带状疱疹，伴发局部疼痛和瘙痒。单纯疱疹病毒（HSV）感染多累及皮肤和黏膜，引起局部薄壁疱疹。镜下见血管扩张充血，炎性渗出和炎细胞浸润，感染细胞多融合成多核巨细胞。也可侵犯肝脏、肺脏、眼部、脑部和食管等，引起局部出血和炎性改变。EBV 感染率约为 96%，其感染首先侵犯口咽部，口腔黏膜毛状白斑是艾滋病患者最常见的口腔症状，在舌侧缘多见白色斑块。EBV 感染与艾滋病患者并发恶性淋巴瘤密切相关。

② 细菌感染：艾滋病患者发生细菌感染的常见致病菌有大肠杆菌、金黄色葡萄球菌、铜绿假单胞菌、嗜血流感杆菌、肺炎球菌和杆菌、分枝杆菌等，大多感染肠道、皮肤和肺，表现为肠道炎症、溃疡和出血，皮肤脓肿和蜂窝织炎，肺炎和肺结核等病变。分枝杆菌是常见的艾滋病机会性感染病原体之一，肺结核在艾滋病相关结核病中较为多见。

③ 真菌感染：引起艾滋病患者发生真菌感染的常见真菌有白色念珠菌、新型隐球菌、曲霉菌、毛霉菌、组织胞浆菌、球孢子菌和肺孢子菌等。其中白色念珠菌感染最多见，感染部位主要在上消化道、口腔和食道，黏膜可见灰白色膜状物，病理检测可有假菌丝体和芽生孢子。肺孢子菌是最常见的引起艾滋病机会性感染的病原体，肺孢子菌感染可引起间质性肺炎和肺泡性肺炎，病理表现为肺脏体积增大，重量增加，质地坚实，灰褐色，切面韧，呈实变感。肺孢子菌肺炎（pneumocystis pneumonia，PCP）是艾滋病重要的指征性疾病。新型隐球菌感染部位以脑膜和脊髓膜最常见，其次为肺部、淋巴结、脾脏、肝胆和肾脏等，镜检可见其孢子体和荚膜。

④ 寄生虫感染：艾滋病机会性感染相关的寄生虫有：弓形虫、隐孢子虫、等孢球虫、贾地鞭毛虫、小孢子虫等。弓形虫主要经过消化道传播，经血管到达脑、心、肺、淋巴结等部位，引起弓形虫脑炎、弓形虫心肌炎等病。隐孢子虫通过饮用水或食物进入消化道，主要附着于小肠和结肠绒毛，病理确诊可采用空肠活检。

3）艾滋病相关恶性肿瘤：恶性肿瘤的发病率增加是艾滋病流行的显著特征，目前公认的有卡波西肉瘤（Kaposi sarcoma，KS）、非霍奇金 B 细胞性淋巴瘤（non - Hodgkin lymphoma，NHL）、霍奇金淋巴瘤（HL）、脑原发性恶性淋巴瘤和浸润性宫颈癌。其中 KS 和 NHL 约占总数的 95%。

艾滋病相关 KS 可发生于身体各个部位，常见于皮肤、淋巴结、消化道、呼吸道。在不同部位，瘤组织具有斑片、斑块、结节、浸润和溃疡形成。KS 的组织学成分主要有瘤性血管和肉瘤型梭形细胞，胞质内嗜酸性透明小体是具有诊断意义的特征性表现。皮肤 KS 最常见且常为首发部位和首发体征，主要在肢体皮肤。早期出现红色斑点或斑丘疹，质软，随后逐渐变为紫红色或棕褐色斑块、结节，质硬，表面突起，可见溃疡，患肢肿胀。淋巴结病变呈对称性或全身性肿大，无触痛，切面紫红，早期侵犯被膜下区，最后淋巴结结构被破坏，由梭形细胞取代。消化道 KS 以小肠多见，口腔 KS 较易发现，内镜检查可见黏膜紫红或紫蓝色出血性病变。KS 可发生于整个呼吸道，肺部病变可见肺内弥漫性或多灶性网状结节样浸润，支气管病变可引起咳嗽、咯血，严重者可发生呼吸困难。

艾滋病相关 NHL 多发生在淋巴结、骨髓、肝脏、中枢神经系统和消化道，其显著特征包括发热、乏力、盗汗、体重减轻。NHL 的病理学表现为灰白色实质性肿块，在颅内为边界清晰的占位性病变，在淋巴结为局部肿大融合，在消化道为结节状病灶。艾滋病相关 NHL 组织学类型为大 B 细胞淋巴瘤，包括高度恶性的免疫母细胞性和中度恶性的弥漫性大细胞性淋巴瘤。艾滋病相关 HL 主要累及颈部和锁骨上淋巴结，引起淋巴结肿大。镜下见淋巴结构破坏，发现镜影细胞具有诊断价值。

2. 中医病因病机　艾滋病作为一种新发传染病，临床表现具有症状相似、传变迅速的特点，应属中医"疫毒"范畴，正如《素问·刺法论》所说："五疫之至，皆相染易，无问大小，病状相似。"HIV 作为外在邪毒侵袭人体，多由破损的皮肤进入血络或直入血脉，逐渐消耗人体元气，终致脏腑虚损而变证丛生，所谓"邪之所凑，其气必虚"。

（1）艾滋病发生的原因主要有以下几个方面：

①恋情纵欲：房事不节，纵欲无度，或狎妓嫖娼，不洁交媾，耗伤肾精，正气内虚，HIV 通过精血体液入侵，伏于血络，内舍营分而成本病发病之源。

②吸毒成瘾：吸毒成瘾，耗气伤正，静脉吸食，血脉破损，HIV 经针具直入血络，伏于营分。

③脾胃虚损：HIV 侵入体内，首先损伤脾脏，脾胃虚损是其发病的重要环节。脾乃后天之本，脾胃健运失常，气血生化乏源，内不能调和脏腑，外不能滋养经脉，HIV 乘机侵袭致病。

④禀赋薄弱：孕妇感染 HIV，孕产哺乳皆可将邪毒经血脉传于胎儿，导致胎儿发育不良，禀赋薄弱，体质不强。

（2）在临床救治过程中，主要有以下几种病机认识：

①元气虚损：HIV 侵入人体是否发病不仅取决于病毒之邪，更主要取决于机体的抵抗能力；人体免疫功能概括在元气当中，元气根于肾，并经三焦而敷布周身，激发和推动人体各个脏腑组织的功能活动。在艾滋病的虚损脏腑中，元阴元阳具有调整机体阴阳的作用，因此，艾滋病的发生又以肾阴肾阳的虚损为主要原因。

②肾气亏虚：肾虚是艾滋病发生发展的根本原因。现代研究证实，肾可以调节神经－内分泌－免疫系统网络，维持人体内环境的稳定性。肾虚可以造成人体内控能力紊乱，潜能衰退，以致内环境失衡。在艾滋病的发生过程中，肾虚首当其冲，艾滋病潜伏期的长短以及是否最终发展成真正的艾滋病患者均取决于肾虚的严重程度。

③脾脏虚损：HIV 首先损伤脾脏，脾为后天之本，气血生化之源，脾脏受损，运化功能失常，一方面水谷精微不能吸收输布，气血化生无源，渐致心肝肺肾受损，终至五脏气血阴阳俱虚；另一方面，脾运不健，则湿邪内生，故脾气亏虚伴有湿邪，进而导致五脏气血阴阳俱虚，尤其是脾、肺、肾三脏亏虚是贯穿艾滋病全过程的基本病机。艾滋病患者病程缠绵难愈，后天之本受损，脾乃升降之枢，导致气血精微化生不足，正气虚弱，抗邪无力，邪气更甚，终见各种机会性感染。

④痰饮血瘀：HIV 伏于体内，渐致脏腑功能受损，痰饮水湿瘀血内生。痰饮瘀血既是艾滋病脏腑气血功能失调所形成的病理产物，反过来又成为致病因素，从而引起艾滋病并发痰核、瘰疬和恶性肿瘤。

综上所述，本病是由于 HIV 经由血脉体液、房室劳伤或孕产胎生而侵入体内，伏于营血三焦膜原，逐渐损耗人体脏腑气血阴阳，病位涉及五脏六腑。其病变过程，通常首犯一脏，由于脏腑生克相关，气血阴阳同源互根，最终累及他脏，病势进展，病情渐重。

【临床表现】

从初始感染 HIV 到终末期是一个漫长且复杂的过程，在不同阶段，HIV 相关的临床表现也繁杂多变。艾滋病全过程分为急性期、无症状 HIV 感染期和艾滋病期。

1. **急性期**　HIV 感染进入人体内 24～38 小时，被感染的细胞转移到局部淋巴结，5 天内进入血液循环，可以在外周血中查到病毒。急性期通常发生在初次感染 HIV 后 2～4 周，大量 HIV 复制和 $CD4^+T$ 淋巴细胞计数急剧下降，大部分感染者出现 HIV 血症和免疫系统急性损伤所产生的临床症状，临床表现以发热最为常见，可伴有全身不适、头痛、盗汗、恶心、呕吐、腹泻、咽痛、皮疹、肌肉痛、关节痛、淋巴结肿大及神经系统症状。急性期患者出现的临床症状多为自限性，大多数患者症状轻微，持续 1～3 周后可自行缓解。此期在血液中可检出 HIV RNA 和 P24 抗原，而 HIV 抗体则在感染后数周才出现。从 HIV 感染到产生抗体（或血清抗体阳转）称为"窗口期"，一般认为此期为 3～6 个月。HIV 主要侵犯 $CD4^+T$ 淋巴细胞，因此部分患者 $CD4^+T$ 淋巴细胞计数呈一过性减少，同时 $CD4^+/CD8^+$ 比值亦可倒置，部分患者可有轻度白细胞和血小板减少或肝功能异常。

2. **无症状 HIV 感染期**　可从急性期进入此期，或无明显的急性期症状而直接进入此期。此期持续时间一般为 6～8 年。其时间长短与感染病毒的数量、型别、感染途径、机体免疫状况的个体差异、营养条件及生活习惯等因素有关。在无症状 HIV 感染期，部分患者可出现持续性淋巴结肿大（persistent generalized lymphadenopathy，PGL），PGL 的诊断标准是：①除腹股沟部位外有 2 个或 2 个以上的淋巴结肿大。②淋巴结直径≥ 1cm，无压痛，无粘连。③持续时间 3 个月以上。④除外其他病因。在此期，HIV 在感染者体内不断复制，免疫系统受损，$CD4^+T$ 淋巴细胞计数逐渐下降，同时具有传染性。

3. **艾滋病期**　此期为感染 HIV 后的最终阶段。患者 $CD4^+T$ 淋巴细胞计数明显下降，常小于 $200/mm^3$，血浆 HIV 病毒载量明显升高。此期主要临床表现为 HIV 相关症状和各种机会性感染及肿瘤。

（1）HIV 相关症状　主要表现为持续 1 个月以上的发热、盗汗、腹泻；体重减轻常超过 10%。部分患者表现为神经精神症状，如记忆力减退、神情淡漠、性格改变、头痛、癫痫及痴呆等。另外还可出现持续性全身性淋巴结肿大。

（2）各系统常见的机会性感染及肿瘤

①呼吸系统：肺孢子菌肺炎（PCP）是常见的艾滋病机会性感染和指征性疾病，初期表现为进行性呼吸短促和干咳，常伴发热。随着病情进展，出现高热、呼吸困难、咳嗽、发绀、心动过速等症状，胸部 X 线显示间质性肺炎。肺结核常是 HIV 感染者的首发感染，临床常见咳嗽、咳痰、咯血、低热、胸痛和呼吸困难。复发性细菌和真菌性肺炎临床表现可见发热、咳嗽、咳痰、胸痛、乏力等症状。

②中枢神经系统：隐球菌脑膜炎亦是艾滋病指征性疾病，临床症状以发热、疲劳不适、头痛为主，脑脊液（CSF）检查是诊断隐球菌脑膜炎的主要手段。结核性脑膜炎、各种病毒性脑膜脑炎和弓形虫脑病，主要表现为神经精神症状和体征，如头痛、眩晕、

精神错乱、性格改变、记忆力丧失、肢体麻木、颈项强直等。

③消化系统：白色念珠菌食管炎表现为咽下困难，吞咽疼痛，胸骨后疼痛或烧灼感，或恶心呕吐，消瘦，低热。巨细胞病毒性食管炎主要症状为吞咽疼痛和胸痛，内镜下可见食管黏膜有溃疡形成。巨细胞病毒性肠炎常表现为腹泻，腹痛，体重减轻，食欲下降和发热，肠镜可见肠黏膜弥漫性充血、黏膜下出血和溃疡形成。沙门菌、痢疾杆菌、空肠弯曲菌肠炎多以腹泻，腹痛，发热为主。隐孢子虫性肠炎表现为慢性顽固性腹泻，间歇性水样便，伴低热、上腹疼痛、厌食、腹胀、疲劳等症状。

④口腔：鹅口疮属于口腔白色念珠菌病假膜型，口腔黏膜形成乳白色薄膜，浅表，稍隆起，易剥离，刮掉可见鲜红色湿润基底，刮下的假膜中可查到白色念珠菌。舌毛状白斑由 EB 病毒引发，舌两侧边缘可见白色或灰色病变，不能去除，并见垂直皱褶。亦可见复发性口腔溃疡，牙龈炎等。

⑤皮肤：带状疱疹表现为皮肤上可见绿豆大小发亮水疱，沿外周神经呈带状排列，伴皮肤疼痛，淋巴结肿大压痛。传染性软疣表现为在皮肤上出现蜡样光泽的小丘疹，顶端凹陷。尖锐湿疣、真菌性皮炎、甲癣亦较常见。

⑥眼部：巨细胞病毒性视网膜炎，初发时单侧，可发展为双侧，表现为视野缺损或视力降低，眼前有漂浮感、暗点。弓形虫性视网膜炎以脉络膜炎多见，表现为视力突然下降、眼痛，镜检可见白色或黄色非血性分泌物。

⑦肿瘤：卡波西肉瘤最常见，多见于中青年男性同性恋者，常为播散性分布，常多器官受累，皮损不典型而较早累及淋巴结和内脏。皮肤呈红色或紫红色，早期为平坦的斑点，进而发展为隆起的斑块，最终形成结节，并可发生糜烂、溃疡。非霍奇金淋巴瘤（NHL）较霍奇金淋巴瘤（HL）更多见。

【实验室及其他检查】

1. 一般检查　血常规检查可见白细胞、红细胞、血小板和血红蛋白均有不同程度减少。肝肾功检查可有血清转氨酶升高及肾功能异常。尿蛋白阳性。

2. 免疫学检查　T 细胞总数降低，$CD4^+T$ 淋巴细胞减少。免疫球蛋白、β_2 微球蛋白可升高。

3. 病毒及抗原抗体检测

（1）病毒分离　在患者血浆、单核细胞和脑脊液中可分离出 HIV。病毒分离要求条件较高，操作复杂，在筛选中很难使用，多用于研究。

（2）抗体检测　酶联免疫吸附试验（ELISA）是最常用的初筛 HIV 感染的方法，灵敏性和特异性较强，检测血清、尿液、唾液或脑脊液抗 HIV 可获阳性结果，主要为血清 p24 和 gp41 抗体阳性。ELISA 抗体检测结果须经蛋白免疫印迹（Western blot，WB）检测确认。

（3）抗原检测　一般在 HIV 感染约 2 周即可在血液中检出 HIV 抗原，抗体出现后抗原浓度随即下降。随着病情进展，如果 HIV 抗原再度出现伴 p24 抗体下降或消失，提示病毒复制活跃、病情恶化。HIV 抗原检测以 p24 和 gp41 为主，于感染早期（窗口期）和晚期分别具有诊断和预后意义。孕妇 HIV 阳性，婴儿出生 6 个月内需要检测 HIV 抗原以确定有无垂直感染。抗 HIV p24 抗原单克隆抗体可用以检测血清 p24 抗原。采用流式细胞技术（FCM）检测血液或体液中 HIV 特异性抗原，对诊断有一定帮助。

（4）核酸检测　聚合酶链反应（PCR）对于 HIV 感染早期（窗口期）诊断和婴儿 HIV 感染最有效。采用体外淋巴细胞培养，以 Northern 印迹法检测淋巴细胞 HIV RNA，或以 PCR 或 RT-PCR 法检测血清 HIV RNA 与 HIV DNA，后者易出现假阳性。

（5）蛋白质芯片　能同时检测 HIV、HBV、HCV 联合感染者血中 HIV、HBV、HCV 核酸和相应的抗体。

【诊断与鉴别诊断】

1. **诊断依据**　诊断原则：HIV/AIDS 的诊断需结合流行病学史（包括不安全性生活史、静脉注射毒品史、输入未经抗 HIV 抗体检测的血液或血液制品、HIV 抗体阳性者配偶及所生子女或有职业暴露史等）、临床表现和实验室检查等进行综合分析，慎重作出诊断。HIV 抗体阳性（经确认试验证实）是 HIV/AIDS 诊断的必须条件，而 HIV RNA 和 P24 抗原检测则有助于 HIV/AIDS 的诊断，尤其是能缩短抗体"窗口期"和帮助早期诊断新生儿的 HIV 感染。

（1）急性期　患者近期内有流行病学史和临床表现，实验室检查 HIV 抗体由阴性转为阳性；或仅实验室检查 HIV 抗体由阴性转为阳性。

（2）无症状期　有流行病学史，HIV 抗体阳性；或仅 HIV 抗体阳性。

（3）艾滋病期　有流行病学史，HIV 抗体阳性，加下列诊断条件中的任何一项；或 HIV 抗体阳性，CD4$^+$T 淋巴细胞数 <200/mm^3：①原因不明的 38℃ 以上持续不规则发热，>1 个月。②慢性腹泻次数多于每日 3 次，>1 个月。③6 个月之内体重下降 10% 以上。④反复发作的口腔白色念珠菌感染。⑤反复发作的单纯疱疹病毒感染或带状疱疹病毒感染。⑥肺孢子菌肺炎。⑦反复发生的细菌性肺炎。⑧活动性结核或非结核分枝杆菌病。⑨深部真菌感染。⑩中枢神经系统占位性病变。⑪中青年人出现痴呆。⑫活动性巨细胞病毒感染。⑬弓形虫病。⑭青霉菌感染。⑮反复发生的败血症。⑯卡波西肉瘤。⑰淋巴瘤。

2. **鉴别诊断**

（1）原发性 CD4$^+$ 淋巴细胞减少症（ICL）　是一种极为罕见的综合征。发病时患者体内的 CD4$^+$T 淋巴细胞数量过低。少数 ICL 可并发严重机会性感染与 AIDS 相似，但无 HIV 感染流行病学资料，亦缺乏 HIV 感染的实验室证据，HIV-1 和 HIV-2 病原学检测阴性。

（2）继发性 CD4$^+$ 细胞减少　多见于肿瘤及自身免疫性疾病经化学或免疫抑制剂治疗后，根据病史和病原学检查有助于鉴别。

【预后】

部分感染者无症状 HIV 感染期可达 10 年以上。进入艾滋病期后，如不进行抗病毒治疗，病死率很高，平均存活期 12~18 个月。规范的抗病毒治疗可以显著延长艾滋病患者生存期。本病预后差，病死率高，尤其进入艾滋病期后极易并发机会性感染和/或恶性肿瘤。

【治疗】

1. 治疗原则　艾滋病作为一种复杂的慢性传染病，目前尚无理想的治疗方法。其治疗原则强调综合治疗，抑制 HIV 复制，获得免疫重建，提高生存质量，减少机会性感染和恶性肿瘤的发生。

HIV 侵入人体后不同病情阶段，其中医病机表现不同，临床证候复杂多变，对艾滋病的辨证，应以气血为纲，脏腑为目。一般而论，HIV 感染直接损伤人体正气，故其辨证多以正虚为主，同时又会产生痰饮水湿、气滞血瘀、化风化火等内生实邪，而见虚实错杂；艾滋病机会性感染时，多以邪实为主或虚实夹杂。中医对艾滋病治疗的主要目标是提高免疫功能，控制机会性感染，改善生存质量，使患者带毒生存。因此中医的治疗原则以早期治疗，分期论治，扶正祛邪为主。

2. 西医治疗方法

（1）对症治疗　急性期或无症状期 HIV 感染者应密切监测病情变化，可以保持正常的工作生活。出现发热、头痛、盗汗、恶心、呕吐、腹泻、咽痛、皮疹、肌痛、关节痛、淋巴结肿大及神经系统症状者，应积极对症治疗，针对忧郁或绝望的患者应给予心理疏导和精神治疗。艾滋病期患者除抗病毒治疗外，还应对症处理 HIV 相关症状，保持高热量、高维生素饮食，加强支持疗法。

（2）抗病毒治疗　抗反转录病毒治疗（antiretroviral therapy，ART）是针对病原体的特异治疗，目标是最大限度地抑制 HIV 复制，保存和恢复免疫功能，降低病死率和 HIV 相关疾病的罹患率，提高患者的生存质量，减少艾滋病的传播。

目前有四类抗 HIV 药物，分别为核苷类反转录酶抑制剂（nucleoside reverse transcriptase inhibitors，NRTI）、非核苷类反转录酶抑制剂（non-nucleoside reverse transcriptase inhibitors，NNRTI）、蛋白酶抑制剂（protease inhibitors，PI）、进入/融合抑制剂（entry/fusion inhibitors，EI/FI）。国内目前有三种：NRTI、NNRTI、PI。

1）NRTI：为最早使用的抗 HIV 药物，选择性抑制 HIV 反转录酶，掺入正在延长的 DNA 链中，抑制 HIV 复制。

①齐多夫定：又名叠氮胸苷，成人每次 300mg，每日 2 次。儿童 160mg/m²，每日 3 次。新生儿和婴幼儿 2mg/kg，每日 4 次。不良反应有头痛、恶心、骨髓抑制、贫血、肌痛等。

②去羟肌苷（DDI）：成人体重≥60kg 者，每次 200mg，每日 2 次；体重 <60kg 者，每次 125mg。可引起周围神经炎、腹泻、口腔炎或胰腺炎等，可诱发癫痫。

③拉米夫定（3TC）：成人 150mg，每日 2 次，与 AZT 合用有协同作用，不良反应较小，可见疲乏、腹痛等。

④司他夫定（d4T）：成人 30mg，每日 2 次，不良反应有周围神经炎、脂肪重新分布、贫血、肝功能异常等。

⑤阿巴卡韦（ABC）：成人每日 300mg，每日 2 次，可引起过敏等不良反应。

⑥双汰芝：是含 3TC（150mg）和 AZT（300mg）的复合制剂，成人每次 1 片，每

日 2 次，不良反应为贫血、白细胞减少等。

⑦替诺福韦（TDF）：成人每日 300mg，每日 1 次，可引起腹泻、呕吐、头痛等不良反应。

2）NNRTI：主要与反转录酶深部结构结合，破坏酶的催化位点，使其失去活性，常与其他抗 HIV 药物联合使用。

①奈韦拉平（NVP）：成人每日 200mg，每日 1 次，连续服药 14 天后，每日 200mg，每日 2 次，不良反应以皮疹和转氨酶升高为主。

②依非韦伦（EFV）：又名施多宁，成人每日 600mg，每日 1 次，不良反应以皮疹和神经系统症状常见。

3）蛋白酶抑制剂（PI）：抑制蛋白酶，阻断 HIV 复制和成熟过程中必需的蛋白质合成。主要药物有利托那韦（RTV）、茚地那韦（IDV）、沙奎那韦（SQV）、奈非那韦（NFV）、克力芝（含有洛匹那韦和利托那韦复合制剂 LPV/r）、阿扎那韦（ATV）等。

4）高效抗反转录病毒治疗：单用一种抗病毒药物治疗易诱发 HIV 变异，产生耐药性，目前主张联合用药，即高效抗反转录病毒治疗（HAART）。HAART 可以减少病毒载量，获得免疫功能重建和维持免疫功能，延缓病程，减少药物毒副作用，防止耐药，延长生命并提高生活质量。目前我国根据实际情况制定的免费治疗推荐方案有以下两种：

①未接受过抗病毒治疗：标准一线方案（服用 NVP 预防母婴传播的妇女除外）为：AZT 或 d4T + 3TC + NVP。剂量：AZT300mg + 3TC150mg + NVP200mg，每日 2 次；或 d4T30mg + 3TC150mg + NVP200mg，每日 2 次。对 NVP 不能耐受或禁忌的患者，可用 EFV（600mg，每日 1 次）替换。

②接受过抗病毒治疗：目前推荐二线方案：成人/青少年二线方案是 TDF + 3TC + LPV/r；儿童/婴儿二线方案是 ABC + DDI/3TC + LPV/r。

5）治疗时机

①成人及青少年开始抗反转录病毒治疗的指征和时机（表 3 – 3）：

表 3 – 3　成人及青少年开始抗反转录病毒治疗的指征和时机

临床分期	CD4$^+$T 淋巴细胞计数（个/mm^3）	推荐意见
急性期	无论 CD4$^+$T 淋巴细胞计数为多少	考虑治疗
无症状期	>350，无论血浆病毒载量的值为多少	定期复查，暂不治疗
	200~300 之间	定期复查，出现以下情况之一即进行治疗：
		1. CD4$^+$T 淋巴细胞计数 1 年内下降大于 30%
		2. 血浆病毒载量 >100000/ml
		3. 患者迫切要求治疗，且保证有良好的依从性
艾滋病期	无论 CD4$^+$T 淋巴细胞计数为多少	进行治疗

② 婴幼儿和儿童开始抗反转录病毒治疗的指征和时机：

a. 婴幼儿期：对于小于 18 个月婴儿体内有来自母体抗 HIV 抗体，应首先用 PCR 法检测 HIV DNA，阳性可早期诊断 HIV 感染，或 PCR 法两次检测 HIV RNA 均阳性者，也可诊断为 HIV 感染。婴幼儿病情进展要比大龄的儿童和成人快，对于 <12 个月龄的婴幼儿，可不考虑病毒载量、$CD4^+T$ 淋巴细胞计数及是否伴有 AIDS 症状，建议治疗。

b. 1 岁以上的儿童：艾滋病期或 $CD4^+T$ 淋巴细胞比例 <15% 时，建议治疗；如 $CD4^+T$ 淋巴细胞比例介于 15%~20% 之间，推荐治疗；如果介于 21%~25% 之间，建议延迟治疗、密切监测患者 $CD4^+T$ 淋巴细胞比例的变化；无临床症状，$CD4^+T$ 淋巴细胞比例 >25%，建议延迟治疗、定期随访，监测临床表现、免疫学及病毒学指标的变化。

6）疗效判断：一般认为在 HAART 治疗开始第 4、8、12、16、24 周分别检测血液中 $CD4^+T$ 淋巴细胞与病毒载量以评定疗效。

7）依从性教育：抗病毒治疗的依从性对于治疗非常重要，高度的依从性与良好的病毒学结果和临床疗效有确切的关系。开始服用抗病毒药物之前，要反复对患者进行依从性教育，使患者认识到按时按量服药的必要性和重要性。设计监督服药方案和随访计划，确保无擅自停药和漏服、少服现象的发生。

（3）免疫治疗　白细胞介素 2（IL-2）具有增加 $CD4^+T$ 淋巴细胞和 $CD8^+T$ 淋巴细胞数量的作用，采用 IL-2 与抗病毒药物同时应用有助于改善患者免疫功能。

（4）治疗并发症

①PCP：喷他脒每日 3~4mg/kg，肌内注射或静脉滴注，或加氨苯砜 100mg，每日 1 次，或复方磺胺甲噁唑（每片含 SMZ400mg，TMP80mg）3 片，每日 3~4 次，疗程 2~3 周。

②其他真菌感染：口腔及食管真菌感染用克霉唑 1.5g 或酮康唑 0.1g，每日 2 次；制霉菌素 2.5 万单位涂抹黏膜病变处，每日 4 次；肺部念珠菌病等可用氟康唑或伊曲康唑治疗，新型隐球菌脑膜炎用两性霉素 B、氟胞嘧啶或氟康唑治疗等。

③病毒感染：全身性 CMV、HSV、EBV 感染及带状疱疹，用阿昔洛韦 7.5~10mg/kg，或更昔洛韦 5mg，每日静脉滴注 2 次，疗程 2~4 周。

④弓形虫病：螺旋霉素或克林霉素每日 0.6~1.2g，二者常与乙胺嘧啶合用或交替应用。也可用 SMZ/TMP，或磺胺嘧啶 1g，每日 4 次，疗程 4 周。

⑤鸟分枝杆菌感染：可用氨苯砜每日 100mg；或阿奇霉素 500mg，每日 1 次；或克拉霉素 500mg，每日 2 次；或乙胺丁醇 15mg/（kg·d），或利福布丁每日 200~600mg、利福平每日 600mg、环丙沙星 0.5g，每日 3 次；氯法奇明 0.1g，每日 1 次。疗程与抗结核相同。

⑥卡波西肉瘤：抗病毒治疗同时使用 α-INF 治疗，也可用博来霉素 $10mg/m^2$，长春新碱 $2mg/m^2$ 和阿霉素 $20mg/m^2$ 联合化疗等。

（5）预防性治疗　$CD4^+T$ 淋巴细胞计数 $<0.2 \times 10^9/L$ 者服复方磺胺甲噁唑，每次 2 片，每日 1 次，预防肺孢子菌肺炎。医务人员被污染针头刺伤或实验室意外，根据职业暴露后预防程序进行评估和用药预防。

3. 中医辨证论治

（1）急性期

①风热型

证候 身热，头痛，咽痛，微恶风，咳嗽，痰黄稠，自汗，舌苔薄白或兼黄，脉浮数。

治法 辛凉解表。

方药 银翘散加减（连翘、金银花、桔梗、薄荷、竹叶、生甘草、荆芥穗、淡豆豉、牛蒡子）。中成药选用板蓝根冲剂、维 C 银翘片。

②风寒型

证候 恶风、恶寒明显，头痛剧烈，发热汗不出，周身肌肉疼痛，舌苔薄白，脉浮紧。

治法 辛温解表。

方药 荆防败毒散加减（羌活、独活、柴胡、前胡、枳壳、茯苓、荆芥、防风、桔梗、川芎、甘草）。中成药选用川芎茶调散、正柴胡饮。

（2）无症状期

①气血两亏

证候 平素体质虚弱，面色苍白，畏风寒，易感冒，声低气怯，时有自汗，舌质淡，脉虚弱或细弱。

治法 气血双补。

方药 八珍汤或归脾汤加减（当归、川芎、白芍、熟地、人参、白术、茯苓、甘草、黄芪、龙眼肉、酸枣仁、远志）。中成药选用人参归脾丸。

②肝郁气滞

证候 平素性格内向、情感脆弱、情绪易抑郁，得知感染 HIV 后，焦虑恐惧、胸胁胀闷，失眠多梦，不能控制情绪，甚至产生轻生念头，妇女可有月经不调，乳房结块，舌苔薄白，脉弦。

治法 疏肝理气。

方药 柴胡疏肝散加减（陈皮、柴胡、川芎、香附、枳壳、芍药、甘草、当归、白术、茯苓）。中成药选用丹栀逍遥丸。

③痰热内扰

证候 平素饮食不节，或嗜食辛辣厚腻，易于心烦急躁，口苦吞酸，呕恶嗳气，失眠，目眩头晕，苔腻而黄，脉滑数。

治法 化痰清热，理气和中。

方药 温胆汤加减（半夏、陈皮、茯苓、枳实、竹茹、甘草、生姜）。

（3）艾滋病期

①热毒内蕴，痰热壅肺

主症 咳嗽，喘息，痰多色黄，发热，头痛。

次症 胸痛，口干口苦，皮疹或疱疹，或大热，大渴，大汗出，日晡潮热。

舌脉 舌红，苔白或兼黄，脉浮数或弦数。

治法 清热解毒，宣肺化痰。

方药　清金化痰汤合麻杏石甘汤加减（半夏、杏仁、陈皮、瓜蒌仁、黄芩、枳实、茯苓、麻黄、生石膏、甘草）。中成药选用羚羊清肺散、二母宁嗽丸。艾滋病机会性感染之上呼吸道感染、肺炎（包括 PCP）初、中期可参考此型论治。

②气阴两虚，肺肾不足

主症　低热盗汗，五心烦热，干咳少痰，痰稠黏难咳出，乏力。

次证　口干咽燥，午后或夜间发热，或骨蒸潮热，心烦少寐，颧红，尿黄，或面色白，气短心悸，头晕，咳嗽无力，咳痰困难或夹血丝，或恶风，多汗，皮肤受风后起痒疹、如粟粒或成片状。

舌脉　舌质干红，少苔，脉细数。

治法　补肺益气，滋肾养阴。

方药　生脉散合百合固金汤加减（人参、麦冬、五味子、熟地、百合、甘草、生地、贝母、白芍、玄参、桔梗）。中成药选用生脉饮口服液或胶囊、养阴清肺丸。艾滋病呼吸系统机会性感染（包括 PCP）后期可参考此型论治。

③气虚血瘀，邪毒壅滞

主症　乏力气短，躯干或四肢有固定痛处或肿块，甚至肌肤甲错，面色萎黄或暗黑。

次症　口干不欲饮，午后或夜间发热，或自感身体局部发热，或热势时高时低，遇劳而复发或加重，自汗，易感冒，食少便溏，或肢体麻木，甚至偏瘫，或脱发。

舌脉　舌质紫暗或有瘀点、瘀斑，脉涩。

治法　益气活血，化瘀解毒。

方药　补中益气汤合血府逐瘀汤加减（黄芪、桃仁、红花、当归、生地黄、川芎、赤芍、牛膝、桔梗、枳壳、甘草、人参、橘皮、升麻、柴胡、白术）。中成药选用血府逐瘀口服液、补中益气丸。艾滋病并发周围神经炎、带状疱疹后遗症、脂溢性皮炎等可参考此型论治。

④肝经风火，湿毒蕴结

主症　疱疹，口疮，不易愈合。

次症　皮肤瘙痒或糜烂、溃疡，或小水疱、疼痛、灼热，或发于面部躯干，或发于口角、二阴，口苦，心烦易怒。

舌脉　苔腻质红，脉滑数。

治法　清肝泻火，利湿解毒。

方药　龙胆泻肝汤加减（龙胆草、黄芩、栀子、泽泻、车前子、当归、生地、柴胡、生甘草、白鲜皮、地肤子）。中成药选用龙胆泻肝丸、皮肤病血毒丸或防风通圣丸，冰硼散、锡类散、湿毒膏外涂患处。艾滋病见带状疱疹、单纯性疱疹、脓疱疮、脂溢性皮炎、药疹等可参考此型论治。

⑤气郁痰阻，瘀血内停

主症　瘰疬肿块，抑郁寡欢，病情常随情绪而变化，善太息，按之不痛或轻痛，胸胁胀满。

次症　梅核气，或大便不爽，妇女可见月经不畅或痛经或兼血块。

舌脉　舌淡红苔薄白，脉弦。

治法　利气化痰，解毒散结。

方药　消瘰丸合逍遥丸加减（海藻、昆布、牡蛎、玄参、半夏、陈皮、连翘、贝母、川芎、茯苓、桔梗、当归、柴胡、白术、芍药）。中成药选用内消瘰疬丸、牛黄解毒片。艾滋病出现卡波西肉瘤，或淋巴瘤紫色丘疹和结节，或颈部淋巴结核等可参考此型论治。

⑥脾肾亏虚，湿邪阻滞

主症　腹泻便溏，脘闷食少。

次症　大便如稀水，间歇发作，或持续不断而迁延难愈；或泄泻清稀，甚则如水，腹痛肠鸣，恶寒发热，泻下急迫；或腹痛，大便不爽，色黄而臭，肛门灼热，烦热口渴，小便短黄；或泻下粪臭如败卵，得泻而痛减、伴不消化之物，脘腹痞满，嗳腐酸臭；或大便时溏时泻，时发时止，日久不愈，水谷不化，稍进油腻等难消之物或凉食则发，食少腹胀，面色萎黄；或五更泄泻，甚则滑泄不禁，迁延反复，形寒肢冷，腰膝酸软，腹痛绵绵，下腹坠胀，脱肛；或恶心，呕吐，食欲不振，腹痛腹胀，泄泻频多，经久不愈；或伴腰酸腿软，消瘦瘦弱，毛发疏落，耳聋耳鸣。

舌脉　舌淡苔白或黄腻或厚腻秽浊，脉沉细或滑数，或濡缓。

治法　健脾和胃，利湿止泻。

方药　参苓白术散加减（党参、白术、茯苓、桔梗、砂仁、白扁豆、山药、薏苡仁、黄连）。中成药选用参苓白术丸、葛根芩连微丸、四神丸。艾滋病以消化道为主的各种慢性疾病可参考此型论治。

⑦元气虚衰，肾阴亏涸

主症　消瘦脱形，乏力身摇，水谷难入。

次症　四肢厥逆，神识似清似迷，冷汗淋漓，或喘脱息高；耳鸣重听，齿摇发脱，排尿困难，鸡鸣泄泻，下利清谷或洞泄不止；或口腔舌面布满腐糜；或面色苍白，疲惫腰酸，两耳不聪，小便频数，夜尿增多，甚至失禁；女子月经不行，带下清稀或子宫脱垂；口干咽燥，声音嘶哑。

舌脉　舌苔灰或黑或舌光剥无苔，脉沉弱或虚大无力或脉微欲绝。

治法　大补元气，滋阴补肾。

方药　补天大造丸加减（人参、白术、当归、熟地、山药、泽泻、茯苓、枸杞子、山茱萸、紫河车、菟丝子、鹿胶、龟胶）。中成药选用参麦注射液合六味地黄丸或左归丸。艾滋病晚期恶液质可参考此型酌情治疗。

【预防】

1. **管理传染源**　本病是《传染病防治法》管理的乙类传染病。高危人群普查 HIV 感染有助于发现传染源。加强国境检疫。

2. **切断传播途径**　加强艾滋病防治知识宣传教育。禁毒和取缔商业性性行为，高危人群普及安全套。严格筛查血液及血制品，推广使用一次性注射器。严格消毒医疗器械。规范治疗性病。对 HIV 感染的孕妇可采用产科干预（如终止妊娠、择期剖宫产等措施）、抗病毒药物干预以及人工喂养措施。新生儿可采用一次性服用 NVP 方案以降低 HIV 母婴传播，避免母乳喂养。注意个人卫生，不共用牙具、刮面刀等。

3. 保护易感人群 避免直接接触患者的体液，接触时应戴手套穿隔离衣。不慎被患者体液污染时，应立即彻底清洗、消毒和抗病毒预防用药。

第十六节 严重急性呼吸综合征

严重急性呼吸综合征（severe acute respiratory syndrome，SARS），亦称传染性非典型肺炎，是由 SARS 冠状病毒（SARS - CoV）引起的急性呼吸道传染病，其传染性强、病情严重。SARS 患者为其主要传染源，主要通过短距离飞沫、接触患者呼吸道分泌物及密切接触传播。以发热、头痛、肌肉酸痛、乏力、干咳少痰、腹泻等为主要临床表现，严重者出现气促或呼吸窘迫。

本病属中医学"瘟疫"、"热病"范畴。

【病原学】

SARS - CoV 属冠状病毒科冠状病毒属，与经典冠状病毒相似。SARS - CoV 的基因组为单股正链 RNA，由大约 3 万个核苷酸组成，其核苷酸序列与已知的人类和动物冠状病毒序列的同源性差异较大。基因组从 5′端到 3′端依次为：5′-多聚酶-S-E-M-N-3′，中间为开放读码框（ORF），编码膜蛋白（M）、突起蛋白（S）、核衣壳蛋白（N）等结构蛋白和 RNA 依赖的 RNA 聚合酶等非结构蛋白。病毒在细胞质内增殖，组装成新病毒并出芽分泌到细胞外。SARS - CoV 能在 Vero 细胞、狗肾细胞、人胚胎细胞等细胞系中培养繁殖。

SARS 冠状病毒的抵抗力和稳定性要强于其他人类冠状病毒。室温 24℃条件下，病毒在尿液里至少可存活 10 天，在腹泻患者的痰液和粪便里能存活 5 天以上，在血液中可存活约 15 天，在塑料、玻璃、马赛克、金属、布料、复印纸等多种物体表面均可存活 2~3 天。病毒对温度敏感，随温度升高抵抗力下降，37℃可存活 4 天，56℃加热 90 分钟、75℃加热 30 分钟能够灭活病毒。紫外线照射 60 分钟可杀死病毒。对有机溶剂敏感，乙醚 4℃条件下作用 24 小时可完全灭活病毒，75% 乙醇作用 5 分钟可使病毒失去活力，含氯的消毒剂作用 5 分钟可以灭活病毒。

SARS - CoV 特异性 IgM 抗体在起病后较早出现，在急性期达到高峰，约 3 个月后消失。IgG 抗体在起病后 2 周左右出现，在病程第 3 周即可达高滴度，12 个月后仍持续高效价。实验证明 IgG 抗体可以中和体外分离到的病毒颗粒，可能是保护性抗体。

【流行病学】

1. 传染源 SARS 患者是最主要的传染源。一般情况下传染性随病程而逐渐增强，在发病的第 2 周最具传染力。急性期患者传染性较强，症状明显，特别是持续高热、频繁咳嗽、出现急性呼吸窘迫综合征（acute respiratory distress syndrome，ARDS）时传染性较强，退热后传染性迅速下降。个别患者可造成数十甚至成百人感染，被称为"超级传播者"。老年人以及具有中枢神经系统、心脑血管、肝脏、肾脏疾病或慢性阻塞性肺疾病、糖尿病、肿瘤等基础性疾病的患者，不但较其他人容易感染 SARS – CoV，而且感染后更容易成为超级传播者。SARS – CoV 感染以显性感染为主，存在症状不典型的轻型患者和隐性感染者。潜伏期患者传染性低或无传染性，作为传染源意义不大；康复患者无传染性；隐性感染者是否作为传染源，迄今尚无足够的资料佐证。本病未发现慢性患者。SARS 作为一种新发传染病，其传染来源尚未明确。已有越来越多的流行病学和分子生物学的证据支持人类 SARS – CoV 可能来源于果子狸等野生动物，但仍有待于进一步证实。

2. 传播途径

（1）呼吸道传播 ①短距离呼吸道飞沫传播：即通过与患者近距离接触，吸入患者咳出的含有病毒颗粒的飞沫，是 SARS 经呼吸道传播的主要方式，是 SARS 传播最重要的途径。②气溶胶传播：即通过空气污染物气溶胶颗粒在空气中中距离传播，是经空气传播的另一种方式，易感者可以在未与 SARS 患者见面的情况下，因为吸入了悬浮在空气中含有 SARS – CoV 的气溶胶而感染。

（2）接触传播 通过手接触传播是另一种重要的传播途径，因易感者的手直接或间接接触了患者的分泌物、排泄物以及其他被污染的物品，再经手接触口、鼻、眼黏膜致病毒侵入机体而实现的传播。

（3）消化道传播 患者粪便中可检测出病毒 RNA，通过消化道传播可能是另一个传播途径。

（4）其他 尚无经过血液途径、性途径传播和垂直传播的流行病学证据。尚无证据表明苍蝇、蚊子、蟑螂等媒介昆虫可以传播 SARS – CoV。

3. 易感人群 人群普遍易感，SARS 患者的密切接触者是 SARS 的高危险人群之一。患者家庭成员、医护人员及实验室操作工作人员等均是可能被感染的高危人群。发病者以青壮年居多，儿童和老人少见。男女性别间发病无显著差异。

4. 流行特征 根据 WHO 2004 年 4 月 21 日公布的疫情，在 2002 年 11 月至 2003 年 7 月全球首次 SARS 流行中，全球共报告 SARS 临床诊断病例 8096 例，死亡 774 例，发病波及 29 个国家和地区。中国（内地、香港、澳门、台湾）共发病 7429 例、死亡 685 例（分别占全球总数的 91.8% 和 88.5%），病死率为 9.2%；其余国家发病 667 例，死亡 89 例，病死率为 13.3%。在此次流行中，经回顾性调查，首例患者发生在中国广东省佛山市，发病日期为 2002 年 11 月 16 日，最后 1 例患者在中国台湾，发病日期为 2003 年 6 月 15 日。内地疫情首先在广东发生流行，其后远程传播到山西、四川、北京等地，再向全国其他地区扩散。共有 24 个省、自治区、直辖市先后报告发生 SARS 临床诊断病例。

该次流行发生于冬末春初，有明显的家庭和医院聚集发病现象，社区发病以散发为主，偶见点状暴发流行。主要流行于人口密集的大都市，农村地区很少发病。

2003 年 7 月 5 日 WHO 宣布全球首次 SARS 流行结束后，全球又陆续发生几起 SARS

感染发病事件。其感染事件的发生多因 SARS – CoV 实验室感染，未引起广泛流行。

【病机病理】

1. 西医发病机制和病理　发病机制尚不清楚。发病早期可出现病毒血症。体外实验表明，SARS – CoV 进入人体细胞是通过与细胞膜融合而不是通过入胞作用实现的。血管紧张素转换酶Ⅱ（ACE2）是介导 SARS – CoV 进入细胞的受体之一。被病毒侵染的细胞包括气管和支气管上皮细胞、肺泡上皮细胞、巨噬细胞、肠道上皮细胞、肾脏远端曲管上皮细胞等。

肠道上皮细胞被 SARS – CoV 侵染可解释部分临床患者的消化道症状。另一方面，肠道和肾脏远端曲管上皮细胞被病毒侵染，在疾病的传播方面有一定的流行病学意义。

SARS – CoV 作用的另一类靶器官为免疫系统（淋巴结、脾脏等），患者末梢血淋巴细胞减少，特别是 CD4$^+$ 细胞数减少。SARS – CoV 感染也会不同程度地影响患者的体液免疫反应。SARS – CoV 影响细胞免疫和体液免疫反应在 SARS 发生发展过程中起一定作用，免疫损伤可能是本病发病的主要原因。

SARS 主要累及肺，其他脏器如脾、淋巴结、心、肝、肾、肾上腺、脑等也可出现不同程度的损害。肺部的病理改变为双肺明显肿胀，光镜观察主要表现为弥漫性肺泡损伤。依据病变时期的不同可有如下表现：病程 10 天左右主要为急性弥漫性肺泡损伤的改变，如肺水肿、纤维素渗出、透明膜形成，肺泡腔内可见巨噬细胞积聚和脱落增生的Ⅱ型肺泡上皮细胞。随着病变的进展，在病程超过 2～3 周则以弥漫性肺泡损伤的机化期病变为主，如肺泡内渗出物的机化、透明膜的机化和肺泡间隔的纤维母细胞增生。二者不断融合，最终形成肺泡的闭塞和萎缩，导致全肺实变。

2. 中医病因病机　本病符合《素问·刺法论》"五疫之至，皆相染易，无问大小，病状相似"的论述。近次流行表明其多发于冬末春初，与气候应寒反暖，气温偏高密切相关。其病因为疫毒之邪，由口鼻而入，主要病位在肺，亦可累及其他脏腑。文献研究表明"湿、热、毒、瘀、虚"贯穿疾病始末，为本病病机，早期热毒袭肺、湿遏热阻；进展期湿热蕴毒，充斥表里，热毒壅盛，气阴两伤，内闭外脱；恢复期湿热瘀毒未尽兼肺脾两虚，气阴两伤。其基本病机为湿热毒邪壅肺，气血阴阳亏虚，脏腑功能虚衰。

【临床表现】

SARS 的潜伏期通常限于 2 周之内，一般 2～10 天。SARS 临床分为 3 期：

1. 早期　一般为病初的 1～7 天。起病急，以发热为首发症状，体温一般高于38℃，半数以上的患者伴有头痛、关节肌肉酸痛、乏力等症状，部分患者可有干咳、胸痛、腹泻等，但少有上呼吸道卡他症状，肺部体征多不明显，部分患者可闻及少许湿啰音。X 线胸片肺部阴影在发病第 2 天即可出现，平均在第 4 天时出现，95% 以上的患者在病程 7 天内出现肺部影像改变。

2. 进展期　多发生在病程的 8～14 天，个别患者可更长。在此期，发热及感染中毒症状持续存在，肺部病变进行性加重，表现为胸闷、气促、呼吸困难，尤其在活动后明显。X 线胸片检查肺部阴影发展迅速，且常为多叶病变。少数患者（10%～15%）出现 ARDS 而危及生命。

3. **恢复期** 进展期过后，体温逐渐下降，临床症状缓解，肺部病变开始吸收，多数患者经 2 周左右的恢复，可达到出院标准，肺部阴影的吸收则需要较长的时间。少数重症患者可能在相当长的时间内遗留限制性通气功能障碍和肺弥散功能下降，但大多可在出院后 2~3 个月内逐渐恢复。

SARS 常见的并发症包括肺部继发感染、肺间质改变、纵隔气肿、皮下气肿和气胸等，常有胸膜病变、心肌病变及骨质缺血性改变等。

【实验室及其他检查】

1. **血常规** 病程早期、进展期白细胞计数正常或下降，淋巴细胞计数绝对值常减少，部分病例血小板减少。T 淋巴细胞亚群中 CD3$^+$、CD4$^+$ 及 CD8$^+$ T 淋巴细胞均减少，尤以 CD4$^+$ 亚群降低明显。疾病后期多能恢复正常。

2. **血液生化检查** 丙氨酸氨基转移酶（ALT）、乳酸脱氢酶（LDH）及其同工酶等均有不同程度升高。血气分析可发现血氧饱和度降低。

3. **血清学检查** 常用酶联免疫吸附试验（ELISA）和免疫荧光试验（IFA）法检测 SARS – CoV 特异性抗原 N 蛋白及血清 SARS – CoV 抗体，前者抗原蛋白检测可用于 SARS – CoV 感染的早期辅助诊断，SARS – CoV 特异性抗原 N 蛋白 SARS – CoV 抗体中和试验（neutralization test）作为 SARS 血清学诊断的金标准。

4. **分子生物学检测** 应用聚合酶链反应（PCR）检测患者呼吸道分泌物、血液、大便等标本中的 SARS – CoV RNA。

5. **细胞培养分离病毒** 将患者呼吸道分泌物、血液等标本接种到 Vero 细胞中进行培养，分离到病毒后用 RT – PCR 或免疫荧光法进行鉴定。

6. **影像学检查** X 线平片和 CT 是 SARS 的主要检查方法。普通 X 线检查一般采用立位后前位胸片。数字化影像技术如计算机 X 线摄影术（computed radiography，CR）和数字 X 线摄影术（digital radiography，DR）有助于提高胸部 X 线检查的诊断质量。CT 可检出 X 线胸片难以发现的病变。SARS 的 X 线和 CT 基本影像表现为磨玻璃密度影和肺实变影。影像学表现分为 3 期：①早期表现为肺内小片状影，一般为磨玻璃密度影，少数为肺实变影，病变以两肺下野及肺周围部位较多见，以单发多见，部分病例病变处肺血管影增多。②进展期：肺部影像学改变在发病后 3~7 天后进行性加重，多数患者在 2~3 周进入最严重阶段，表现为大片阴影，单发病变进展为多发或弥漫性病变，可扩散到多个肺野，以两肺下叶多见，磨玻璃密度影多见，或可合并实变影。③恢复期：病变吸收一般出现在发病 2~3 周后，影像表现为病变范围逐渐减小，密度减低，以至消失；在炎症吸收过程中可出现肺纹理增重和条状阴影，肺内病变影像的完全消失需要较长的时间。

【诊断与鉴别诊断】

结合流行病学史、临床症状和体征、一般实验室检查、肺部 X 线影像变化，配合 SARS 病原学检测阳性，排除其他表现类似的疾病，可以作出 SARS 的诊断。

具有临床症状和出现肺部 X 线影像改变，是诊断 SARS 的基本条件。

1. 诊断依据

（1）流行病学资料　患者在近 2 周内有与 SARS 患者接触，尤其是密切接触（指与 SARS 患者共同生活，照顾 SARS 患者，或曾经接触 SARS 患者的排泄物，特别是气道分泌物）的病史；或为与某 SARS 患者接触后的群体发病者之一；或患者有明确的造成他人尤其是多人感染 SARS 的证据，可以认为该患者具有 SARS 的流行病学依据。

对于 2 周内曾经前往或居住于目前有 SARS 流行区域的就诊患者，应警惕其患 SARS 的可能性。

（2）临床症状和体征　急性起病，常以发热为首发和主要症状，体温一般高于 38℃，常呈持续性高热，可伴有畏寒、肌肉酸痛、关节酸痛、头痛、乏力；咳嗽不多见，或表现为干咳，少痰，少数患者出现咽痛；可有胸闷，严重者逐渐出现呼吸急促、气短，甚至呼吸窘迫，常无上呼吸道卡他症状；呼吸困难和低氧血症多见于发病 6～12 天以后。部分患者出现腹泻、恶心、呕吐等消化道症状。SARS 患者的肺部体征常不明显，部分患者可闻及少许湿啰音，或有肺实变体征。偶有局部叩浊音、呼吸音减低等少量胸腔积液的体征。

（3）实验室检查　外周血白细胞计数一般不升高，或降低；常有淋巴细胞计数减少。

（4）胸部 X 线检查　肺部有不同程度的片状、斑片状浸润性阴影，部分患者进展迅速，呈大片状阴影；常为多叶或双侧改变，阴影吸收消散较慢；肺部阴影与症状体征可不一致。若检查结果为阴性，应 1～2 天后复查。胸部 CT 检查，有助于发现早期轻微病变或与心影及大血管影重合的病变。

（5）血清学检查　用 IFA 或 ELISA 法检测患者血清特异性抗体或病毒抗原蛋白，特异性 IgM 抗体阳性，或特异性 IgG 抗体急性期至恢复期抗体滴度升高 4 倍以上时，可作为确定诊断的依据。检测阴性结果，不能作为排除本病诊断的依据。

（6）生物学分析及细胞培养分离病毒　应用聚合酶链反应（PCR）方法检测患者呼吸道分泌物、血液、大便等标本中的 SARS – CoV RNA；将患者呼吸道分泌物、血液等标本接种到 Vero 细胞中进行培养，分离到病毒后用 RT – PCR 或免疫荧光法进行鉴定。

（7）重症 SARS 的诊断标准　具备以下三项之中的任何一项，均可以诊断为重症 SARS：

1）呼吸困难，成人静息状态下呼吸频率≥30 次/分，且伴有下列情况之一：①X 线胸片显示多叶病变或病灶总面积在正位胸片上占双肺总面积的 1/3 以上。②病情进展，48 小时内病灶面积增大超过 50% 且在正位胸片上占双肺总面积的 1/4 以上。

2）出现低氧血症，氧合指数低于 300mmHg（1mmHg = 0.133 kPa）。

3）出现休克或多器官功能障碍综合征（multiple organ disfunction syndrome，MODS）。

2. 鉴别诊断　临床上普通感冒、流行性感冒（流感）、人禽流感、普通细菌性肺炎、肺炎支原体肺炎、肺炎衣原体肺炎、军团菌性肺炎、真菌性肺炎、普通病毒性肺炎、肺结核是需要与 SARS 进行鉴别的重点疾病。其他需要鉴别的疾病还包括艾滋病或使用免疫抑制剂（如器官移植术后等）患者合并的肺部感染、流行性出血热、肺部肿瘤、非感染性间质性肺疾病、肺水肿、肺不张、肺栓塞、肺血管炎、肺嗜酸性粒细胞浸润症等。

【预后】

大部分患者经治疗后痊愈。少数患者可进展至 ARDS 甚至死亡。我国患者的病死率约为 6.55%，全球平均病死率为 10.88%。重症患者、患有其他严重基础疾病的患者死亡率明显升高，其死亡原因多为出现 ARDS、休克或 MODS。少数重症病例出院后随访发现肺部有不同程度的纤维化。

【治疗】

1. 治疗原则　该病目前缺乏特异性治疗手段。临床以对症支持治疗和针对并发症治疗为主，针对疾病发生的病理生理异常加以纠正，促进疾病的恢复。所有患者应隔离集中治疗，疑似病例应与临床诊断病例分开收治。治疗总原则是早期发现、早期隔离、早期治疗。

中医药治疗原则是早预防、早治疗、重祛邪、早扶正、防传变。治疗早期及进展期以清热解毒，宣肺透邪化湿为主；重症患者在清热解毒的基础上，加以祛瘀化浊，扶助正气或益气敛阴，回阳固脱等治法；恢复期则以益气养阴，化痰通络为主。

2. 西医治疗方法

（1）一般治疗与病情监测　卧床休息，注意维持水、电解质平衡，避免用力和剧烈咳嗽。密切观察病情变化（不少患者在发病后的 2~3 周内都可能属于进展期）。早期给予持续鼻导管吸氧（吸氧浓度一般为 1~3 L/min）。根据病情需要，每天定时或持续监测脉搏及血氧饱和度（SpO$_2$）。定期复查血常规、尿常规、血电解质、肝肾功能、心肌酶谱、T 淋巴细胞亚群和 X 线胸片等。

（2）对症治疗

1）体温高于 38.5℃，或全身酸痛明显者，可使用解热镇痛药。高热者给予冰敷、酒精擦浴、降温毯等物理降温措施。儿童禁用水杨酸类解热镇痛药。

2）咳嗽、咳痰者可给予镇咳、祛痰药。

3）有心、肝、肾等器官功能损害者，应采取相应治疗。

4）腹泻患者应注意补液及纠正水、电解质失衡。

5）糖皮质激素的应用：目的在于抑制异常的免疫病理反应，减轻严重的全身炎症反应状态，防止或减轻后期的肺纤维化。具备以下指征之一时可考虑应用糖皮质激素：①有严重的中毒症状，持续高热不退，经对症治疗 5 天以上最高体温仍超过 39℃。②X线胸片显示多发或大片阴影，进展迅速，48 小时之内病灶面积增大超过 50% 且在正位胸片上占双肺总面积的 1/4 以上。③达到急性肺损伤或 ARDS 的诊断标准。

成人推荐剂量甲泼尼龙 2~4mg/(kg·d)，必要时可适当增加剂量，具体剂量及疗程根据病情调整，大剂量应用时间不宜过长。当临床表现改善或 X 线胸片显示肺内阴影有所吸收时，应及时减量停用。一般每 3 ~ 5 天减量 1/3，通常静脉给药 1 ~ 2 周后可改为口服泼尼松或泼尼松龙，一般不超过 4 周。同时应用制酸剂和胃黏膜保护剂，还应警惕骨缺血性改变和继发感染，包括细菌或/和真菌感染，以及原已稳定的结核病灶的复发和扩散。

6）抗病毒治疗：目前尚未发现针对 SARS – CoV 的特异性药物。利巴韦林等常用抗病毒药对 SARS 无效。蛋白酶抑制剂类药物洛匹那韦及利托那韦的疗效尚待验证。

7）预防和治疗继发感染：主要用于治疗和控制继发细菌或真菌感染。继发感染的致病原包括革兰阴性杆菌、耐药革兰阳性球菌、真菌及结核杆菌，应有针对性地选用适当的抗菌药物。

8）其他治疗　免疫疗法、心理治疗等。

（3）重症病例的处理　临床上大约有 30% 的病例属于重症病例，其中部分可能进展至急性肺损伤或 ARDS，甚至死亡。因此对重症患者必须严密动态观察，加强监护，及时给予呼吸支持，合理使用糖皮质激素，加强营养支持和器官功能保护，注意水、电解质和酸碱平衡，预防和治疗继发感染，及时处理并发症。

①监护与一般治疗：一般治疗及病情监测与非重症患者基本相同，但重症患者还应加强对生命体征、出入液量、心电图及血糖的监测。当血糖高于正常水平时，可应用胰岛素将其控制在正常范围，可能有助于减少并发症。

②呼吸支持治疗：对重症 SARS 患者应该经常监测 SpO_2 的变化。活动后 SpO_2 下降是呼吸衰竭的早期表现，应给予及时处理。

对于重症病例，即使在休息状态下无缺氧的表现，也应给予持续鼻导管吸氧。有低氧血症者，通常需要较高的氧流量吸入，应使 SpO_2 维持在 93% 或以上，必要时可选用面罩吸氧。应尽量避免脱离氧疗的活动（如：上洗手间、医疗检查等）。若吸氧流量 ≥ 5 L/min（或吸入氧浓度 ≥40%）条件下，SpO_2 <93%，或经充分氧疗后，SpO_2 虽能维持在 93% 或以上，但呼吸频率仍在 30 次/分或以上，呼吸负荷仍保持在较高的水平，应及时考虑无创人工通气。

无创正压人工通气（non – invasive positive pressure ventilation，NIPPV）应用指征为：呼吸频率 >30 次/分；吸氧 5 L/min 条件下，SpO_2 < 93%。禁忌证为：有危及生命的情况，需要紧急气管插管；意识障碍；呕吐、上消化道出血；气道分泌物多和排痰能力障碍；不能配合 NIPPV 治疗；血流动力学不稳定和有多器官功能损害。

NIPPV 常用的模式和相应参数如下：持续气道正压通气（continuous positive airway pressure，CPAP），常用压力水平一般为 4 ~ 10cmH$_2$O（1cmH$_2$O = 0.098kPa）；压力支持通气（pressure support ventilation，PSV）+呼气末正压通气（positive end expiratory pressure，PEEP），PEEP 水平一般 4 ~ 10cmH$_2$O，吸气压力水平一般 10 ~ 18cmH$_2$O。吸入气氧浓度（FiO$_2$）<0.6 时，应维持动脉血氧分压（PaO$_2$）≥70mmHg，或 SpO_2 ≥93%。

应用 NIPPV 时应注意以下事项：选择合适的密封的鼻面罩或口鼻面罩；全天持续应用（包括睡眠时间），间歇应短于 30 分钟。开始应用时，压力水平从低压（如

$4cmH_2O$）开始，逐渐增加到预定的压力水平；咳嗽剧烈时应考虑暂时断开呼吸机管道，以避免气压伤的发生；若应用 NIPPV 2 小时仍未达到预期效果（$SpO_2 \geqslant 93\%$，气促改善），可考虑改为有创通气。

有创通气：对 SARS 患者实施有创正压人工通气的指征为：使用 NIPPV 治疗不耐受，或呼吸困难无改善，氧合功能改善不满意，$PaO_2 < 70\ mmHg$，并显示病情恶化趋势；有危及生命的临床表现或多器官功能衰竭，需要紧急进行气管插管抢救。

在使用呼吸机过程中，极易引起医务人员被 SARS – CoV 感染，因此务必加强防护。谨慎处理呼吸机废气，吸痰等操作均应小心操作。

③糖皮质激素的应用：对于重症且达到急性肺损伤标准的病例，应该及时规律地使用糖皮质激素，以减轻肺的渗出、损伤和后期的肺纤维化，并改善肺的氧合功能。一般情况成人剂量甲泼尼龙每日 80～320mg，具体可根据病情及个体差异来调整。少数危重患者可考虑短期（3～5 天）甲泼尼龙冲击疗法（每日 500mg）。待病情缓解或 X 线胸片显示病变有吸收后逐渐减量停用，一般可选择每 3～5 天减量 1/3。

④营养支持：由于大部分重症患者存在营养不良，因此早期应鼓励进食易消化的食物。当病情恶化不能正常进食时，应及时给予营养支持，采用肠内营养与肠外营养相结合的方法。

⑤预防和治疗继发感染：重症患者通常免疫功能低下，需要密切监测和及时处理继发感染，必要时可慎重地进行预防性抗感染治疗。

3. 中医辨证论治

（1）疫毒犯肺证　多见于疾病初期。

证候　初起发热，或有恶寒，头痛，身痛，肢困，干咳，少痰，或有咽痛，乏力，气短，口干，舌苔白腻，脉滑数。部分患者在发热前可有前驱症状，如疲乏、纳差、周身不适等。

治法　清肺解毒，化湿透邪。

方药　银翘散合蒿芩清胆汤加减（金银花、连翘、黄芩、柴胡、青蒿、白蔻仁、炒杏仁、薏苡仁、沙参、芦根）。无汗者加薄荷、荆芥；热甚者加生石膏、知母、滑石、寒水石；苔腻甚者加藿香、佩兰、草果、苍术；腹泻者加黄连、炮姜；恶心呕吐者加制半夏、竹茹。此外，恶心呕吐严重者可用灶心土煎水，取上清液煎苏叶、黄连，频频呷服。

（2）湿毒壅肺　多见于早期、进展初期。

证候　高热，汗出热不解，咳嗽，少痰，胸闷，气促或腹泻，或恶心呕吐，或脘腹胀满，或便秘，或便溏不爽，口干不欲饮，气短，乏力，甚则烦躁不安，舌红或绛，苔黄腻，脉滑数。

治法　清热解毒，宣肺化湿。

方药　麻杏石甘汤加减（生石膏、知母、炙麻黄、银花、炒杏仁、薏苡仁、浙贝母、太子参、生甘草）。烦躁，舌绛口干有热入心营之势者，加生地、赤芍、丹皮；气短，乏力，口干重者去太子参，加西洋参；脘腹胀满，便溏不爽者加焦槟榔、木香；便秘者加全瓜蒌、大黄；若伴有不能进食者，可将口服汤药改成直肠滴注式灌肠给药。此外，部分女性患者因热扰血室，月经失调，表现为月经淋漓不净者，可加紫草、仙鹤草。

（3）热毒闭肺　多见于进展期及重症 SARS。

证候　高热不退或开始减退，呼吸困难，憋气胸闷，喘息气促，或有干咳，少痰，痰中带血，气短，疲乏无力，口唇紫暗，舌红或暗红，苔黄腻，脉滑。

治法　清热泻肺，祛瘀化浊，佐以扶正。

方药　葶苈大枣泻肺汤合泻白散加减（葶苈子、桑白皮、黄芩、全瓜蒌、郁金、萆薢、鱼腥草、丹参、败酱草、西洋参）。气短疲乏喘重者，加山茱萸；脘腹胀满，纳差者，加厚朴、麦芽；口唇紫暗，加三七、益母草、泽兰；气短，脉缓者，加黄芪。

（4）内闭外脱　见于重症 SARS。

证候　呼吸窘迫，憋气喘促，呼多吸少，语声低微，躁扰不安，甚则神昏谵语，汗出肢冷，口唇紫暗，舌暗红，苔黄腻，脉沉细欲绝。

治法　益气敛阴，回阳固脱，化浊开闭。

方药　参附汤加味（红参、炮附子、山茱萸、麦冬、郁金、三七）。高热、神昏恍惚，甚则神昏谵语者，上方送服安宫牛黄丸（或胶囊）；痰多，喉间痰鸣者，加用猴枣散；汗出淋漓者，加煅龙骨、煅牡蛎、浮小麦；肢冷甚者，加桂枝、干姜。

（5）气阴亏虚，痰瘀阻络　多见于恢复期。

证候　胸闷，气短，神疲乏力，动则气喘，或见咳嗽，自觉发热或低热，自汗，焦虑不安，失眠，纳呆，口干咽燥，舌红少津，舌苔黄或腻，脉象多见沉细无力。

治法　益气养阴，化痰通络。

方药　沙参麦冬汤加减（党参、沙参、麦冬、生地、赤芍、紫菀、浙贝母、麦芽）。气短气喘较重，舌暗者，加黄芪、三七、五味子、山茱萸；自觉发热或心中烦热，加青蒿、栀子、丹皮；大便溏者，加茯苓、炒白术；焦虑不安者，加醋柴胡、香附；失眠者，加炒枣仁、远志；肝功能损伤转氨酶升高者，加五味子；骨质损害者，加龟甲、鳖甲、生龙骨、生牡蛎、骨碎补。

4. 中医其他治疗方法　中成药辨证使用。

（1）退热类　适用于早期、进展期发热。可选用瓜霜退热灵胶囊、新雪颗粒、柴胡注射液等。

（2）清热解毒类　适用于早期、进展期的疫毒犯肺证、湿毒壅肺证、肺闭喘憋证。可选用清开灵注射液、双黄连粉针、鱼腥草注射液、清开灵口服液、双黄连口服液、梅花点舌丹、紫金锭等。

（3）清热、化痰、开窍类　适用于重症的高热、烦躁、谵语等。可选用安宫牛黄丸（或胶囊），也可选用紫雪丹、至宝丹。痰多，痰黏稠者可选用猴枣散。

（4）活血化瘀祛湿类　适用于进展期肺闭喘憋证。可选用复方丹参注射液、血府逐瘀口服液（或颗粒、胶囊）、藿香正气软胶囊（或丸、水）等。

（5）扶正类　适用于各期有正气亏虚者。可选用生脉注射液、参麦注射液、参附注射液、黄芪注射液、生脉饮、百令胶囊等。

【预防】

1. **控制传染源**　2004 年《中华人民共和国传染病防治法》将该病列为法定乙类传染病，并参照甲类传染病进行管理。发现或怀疑本病时应城镇 6 小时、农村 12 小时内向卫生防疫机构报告。做到早发现、早报告、早隔离、早治疗。

对临床疑似病例及临床诊断病例应就地隔离观察和治疗。同时具备下列三个条件方可考虑出院：体温正常 7 天以上；呼吸系统症状明显改善；X 线胸片有明显吸收。

对密切接触者均应实施医学观察，一般采取家庭观察；必要时实施集中医学观察，但要注意避免交叉感染。隔离观察期为 14 天。

2. **切断传播途径**

（1）社区综合性预防　加强科普宣传，流行期间减少大型集会或活动，保持公共场所通风换气、空气流通；注意空气、水源、下水道系统的处理消毒。

（2）保持良好的个人卫生习惯　不随地吐痰，流行季节避免去人多或相对封闭的地方。有咳嗽、咽痛等呼吸道症状及时就诊，注意戴口罩，避免与患者近距离接触。

（3）严格隔离患者，加强院内感染控制，做好防护。医院应设立发热门诊，建立本病的专门通道。病房应设在严格管理的独立病区；应注意划分清洁区、半污染区、污染区；患者应该戴口罩，不得随意离开病房，禁止陪护及探视。病区、患者使用过的物品应按要求分别进行有效消毒。病房通风条件要好，尤其是冬季要定时开窗换气，最好设有卫生间；医护人员办公室与病区应相对独立，以尽量减少医护人员与 SARS 患者不必要的接触或长时间暴露于被 SARS 病原污染的环境中。强调呼吸道防护、洗手及消毒、防护用品的正确使用、隔离管理、病区生活垃圾和医疗废物的妥善处理，加强医务人员 SARS 预防控制（消毒、隔离和个人防护）等防治知识的培训。

（4）实验室条件要求　实验室必须具备生物安全防护条件，才能开展 SARS 患者人体标本或病毒株的检测和研究工作，以防病毒泄露。同时实验室研究人员必须采取足够的个人防护措施。

3. **卫生免疫与防护**　正在研制的疫苗分为灭活疫苗、减毒活疫苗和亚单位疫苗三大类。2004 年 5 月，中国开始了全球首次 SARS 灭活疫苗的人体试验。虽然全球 SARS 疫苗研制取得了很大的进展，但要真正用于人群的防护，还有待时日。个人防护是预防的关键，医务人员须戴 12 层棉纱口罩或 N95 口罩，戴帽子和眼防护镜以及手套、鞋套等，穿好隔离衣，避免体表暴露。

4. **中医预防**　重点在于固护正气，改变不良的生活习惯，适当锻炼，对于体质较差的人群可服用中药，改善体质。"邪之所凑，其气必虚"，"正气存内，邪不可干"。并可针对疾病特点而预防用药，主要包括解毒、化湿、扶正、祛邪等。

第四章 立克次体病

立克次体病（rickettsiosis）是一组由立克次体（rickettsia）引起的急性传染病，临床主要以发热、头痛、皮疹及中枢神经系统症状等为共同特征，病理变化表现为小血管炎及血管周围炎。本病经广谱抗生素治疗效果较好，愈后可获免疫力。

立克次体是介于细菌与病毒之间而生物学特性接近于细菌的病原微生物，具有以下特点：①需要寄生在活的细胞内生长与繁殖，在代谢功能低下的细胞内生长尤为旺盛。②有典型的细胞壁，体内含有 DNA 和 RNA，但没有核仁和核膜，呈多形性球杆状，染色后光学显微镜下可见。③与某些变形杆菌（OX_{19}、OX_2 或 OX_k 株）有共同抗原，可利用外斐（Weil - Felix）凝集试验协助诊断。④对广谱抗生素，如四环素、氯霉素等敏感。⑤耐低温和干燥，对热及常用消毒剂抵抗力较弱。

立克次体所致人类疾病可分五大组：①斑疹伤寒组（流行性斑疹伤寒与地方性斑疹伤寒）。②斑点热组（落基山斑点热、纽扣热、昆士蓝斑点热及立克次体痘等）。③恙虫病组（恙虫病）。④Q 热组（Q 热）。⑤阵发性立克次体病组（战壕热）。我国从病原学证实的立克次体病有流行性斑疹伤寒、地方性斑疹伤寒、恙虫病、Q 热及斑点热中的北亚蜱媒立克次体病。

中医对本病早有记载，晋代葛洪在《肘后方》中就有"沙虱毒"的详细描述。中医认为本病是感染疫毒之邪所致。如余师愚在《疫诊一得》中指出："余每论热疫不是伤寒，伤寒不发斑疹……"与西医立克次体病基本吻合，故本病属于中医"瘟疫"范畴。

第一节 流行性斑疹伤寒

流行性斑疹伤寒（epidemic typhus）又称虱传斑疹伤寒（louse - borne typhus）或"典型斑疹伤寒"，是由普氏立克次体（Rickettsia prowazekii）通过体虱传播的急性传染病，其临床特征为急骤起病、稽留高热、剧烈头痛、皮疹及中枢神经系统症状，自然病程约 2~3 周，在 40 岁以上人群中病情相对较重。

立克次体最早是在 1910 年由 Ricketts 从斑疹伤寒患者的血液中发现，1913 年 Prowazekii 也从该类患者中性粒细胞中找到了立克次体。两位科学家都在研究斑疹伤寒中牺牲，后人为纪念他们，遂将流行性斑疹伤寒的病原体命名为普氏立克次体。

我国金代张从正著《儒门事亲》，提出"斑疹伤寒"病名，并与伤寒相鉴别。中医认为本病为感受疫毒之邪所致，根据本病发热及皮疹等表现，将其归属于"瘟疫"、"疫疹"、"疫斑"范畴。

【病原学】

1. 形态结构 普氏立克次体与其他立克次体在形态学上并无明显差别，呈多形性球杆状，大小约 $(0.3 \sim 0.6) \mu m \times 0.3 \mu m$，最长可达 $4 \mu m$。在虱肠中发育阶段呈多形性变化，革兰染色阴性，吉姆萨(Giemsa)染色呈紫红色。病原体基本形态为微小球杆状，沿长轴排列成链状。通常寄生于人体小血管的内皮细胞和体虱肠壁上皮细胞内，在立克次体血症时也可附着于红细胞和血小板上。病原体的化学组成和代谢物有蛋白质、糖、脂肪、磷脂、DNA、RNA、内毒素样物质、各种酶等，其胞壁组成近似革兰阴性杆菌的细胞壁。

普氏立克次体主要有两种抗原：一种为可溶性抗原，具有组（群）特异性，可区别斑疹伤寒和其他组立克次体病；另一种为颗粒性抗原，含有特异性抗原，如普氏与莫氏立克次体表面的多肽 I，可以用来区别两型斑疹伤寒。因本病的立克次体与变形杆菌 OX_{19}、OX_2 有部分共同抗原，故可发生凝集反应（外斐试验），可应用此特性协助诊断。

2. 生长繁殖 普氏立克次体具有严格的细胞内寄生性，在鸡胚卵黄囊中生长尤为旺盛。以感染组织或分泌物注入虱肠内可获得几乎纯粹的病原体，接种于雄性豚鼠腹腔内，一般仅有发热和血管病变，而无明显阴囊反应，此点有助于与莫氏立克次体鉴别。毒素样物质在试管中可使人、猴、兔等温血动物的红细胞溶解，注入大、小鼠静脉时可引起呼吸困难、痉挛、抽搐性四肢麻痹，并导致血管壁通透性增强、血容量减少等，动物一般于 $6 \sim 24$ 小时内死亡。

3. 抵抗力 立克次体对热、紫外线和一般化学消毒剂均敏感，$37 ℃$ $5 \sim 7$ 小时，$56 ℃$ 30 分钟，即可被杀灭，对干燥和低温有较强耐受性，$-20 ℃$ 可长期保存，在干虱粪中可存活数月至 1 年。

【流行病学】

1. 传染源 患者是唯一的传染源，自潜伏期末 $1 \sim 2$ 天至热退后数天均有传染性。发热期第 1 周传染性最强，恢复期一般无传染性。个别患者恢复后立克次体仍可长期存在于单核巨噬细胞内，当机体免疫力降低时可出现复发，这部分复发的患者也具有传染性。1975 年国外报告从东方鼯鼠以及牛、羊、猪等家畜体内分离出普氏立克次体，表明哺乳动物可能成为贮存宿主，但作为传染源尚待证实。近年来研究发现，除人之外，飞行松鼠也是普氏立克次体的贮存宿主，此种松鼠分布于美国东部及中部，松鼠间传播的媒介可能是虱或蚤，但使人受染的途径尚不明确。

2. 传播途径 体虱是最重要的传播媒介，头虱次之，阴虱不传播，近年来发现蜱或螨亦可能是本病的传播媒介。体虱叮咬患者时，立克次体随血进入虱肠上皮细胞内大量繁殖，$4 \sim 5$ 天后细胞因肿胀过甚而破裂，大量立克次体进入肠腔，并随虱粪排出体外，或因虱体被压碎而散出，当人瘙痒而搔抓时，病原体可通过皮肤抓痕侵入。干虱粪中的立克次体可形成气溶胶而被吸入呼吸道，或由眼结膜进入人体发生感染。因体虱喜生活于 29℃左右的环境，当患者发热或死亡后即可转移至健康人体而造成传播。迄今为止，以患者为传染源，体虱为传播媒介的"人 – 虱 – 人"传播方式，仍是本病流行病学的基本特点。

3. 易感人群　各年龄组人群普遍易感，15 岁以下儿童感染此病病情相对较轻。目前轻型和不典型病例并不少见。大部分患者病后可产生持久的免疫力，极少部分患者因免疫力低下可出现再感染或者潜伏在体内的立克次体再度增殖而复发。

4. 流行特征　本病呈世界性发病。多发生在寒冷地区的冬春季，3 ~ 4 月为高峰，因气候寒冷，衣着较厚且少换洗，故有利于虱的寄生和繁殖。在 1918 ~ 1922 年间，前苏联和东欧有 3000 万人曾患本病，约 300 万人死亡。我国自 1850 年至 1934 年间，由于灾荒、战争等原因，曾发生 15 次较大的流行，波及全国大部分地区。近年来，由于随着杀虫剂、抗生素、疫苗的广泛应用，本病的发病率和病死率均明显下降，目前已基本控制。国内仅在寒冷地区的郊区、农村等有散发或小流行，国外主要见于非洲，尤其是埃塞俄比亚等国。

【病机病理】

1. 西医发病机制和病理　立克次体侵入人体后，主要在毛细血管、前毛细血管及小血管内皮细胞中繁殖，内皮细胞破裂后病原体释放入血流引起立克次体血症。病原体死亡后所释放出的内毒素，可引起全身中毒症状。病程第 2 周随着机体抗感染免疫的产生，而出现变态反应，可使血管病变进一步加重。

本病基本病变为小血管炎的增生性、血栓性或坏死性改变。具体表现为：血管内皮细胞大量增生，形成血栓，血管壁有节段性或圆形坏死，血管外膜有浆细胞、单核细胞或淋巴细胞浸润而形成肉芽肿，称为"斑疹伤寒结节"。此病变可遍及全身，尤以真皮、心肌、中枢神经系统、肺、肾、睾丸和肾上腺等为重。中枢神经系统以大脑皮质、延髓、基底节的损害最重，脑桥、脊髓次之，脑膜可呈急性浆液性炎症。肺可有间质性炎症和支气管肺炎。肝细胞有不同程度的脂肪变性、灶性坏死，汇管区可见单核细胞浸润。肾脏主要呈间质性炎性改变，肾上腺可有出血、水肿和实质细胞退行性变。

2. 中医病因病机　中医认为，本病基本病因为外感疫毒，正气虚弱不能抗邪而致。病初邪毒从皮肤、口鼻侵入人体，正气较充足或感邪稍轻则邪正相争，表现为卫气同病阶段，逗留最久，症见寒战、高热、头痛、颧红、口渴等症。若体质较差或感邪较重者，邪毒入里，则出现气营（血）两燔；热毒厥阴，引动肝风而见抽搐痉厥；或内闭心包，扰乱神明，见神昏谵妄；邪毒侵扰营血，灼伤血络则引发斑疹。病至后期，毒势渐减而正气已伤，可见邪毒留恋，气阴两虚之象。

【临床表现】

本病潜伏期 5 ~ 23 天，平均 10 ~ 14 天。人体感染普氏立克次体后，均出现发热、皮疹和毒血症状。

1. 典型斑疹伤寒

典型的流行性斑疹伤寒可分为 3 期：

（1）初期 即侵袭期，病初1~3天。多数患者常突发寒战，继之发热，1~2天后体温达高峰，同时伴周身乏力、肌肉酸痛不适、食欲不振等症状。少数患者发病前2~3天可有乏力、不适等前驱症状。

（2）极期 即毒血症期，可出现以下临床表现：

①高热及全身中毒症状：患者体温在39℃以上，多为稽留热型，亦可为弛张热型。高热持续2~3周后下降，并于2~4天内降至正常。发热的同时常伴有寒战、剧烈头痛、明显乏力、失眠、颜面部及结膜充血等毒血症状。

②皮疹：见于90%以上的患者，为本病的重要体征。皮疹特征为：①出疹时间为发病4~5天。②出疹顺序及部位：先出现于胸、肩、背部，继之扩散至腋窝、腹部、上肢，数小时后波及全身，面部通常无疹。③皮疹形态：初起为圆形或不规则的浅红色充血性斑疹，直径约1~4mm，压之退色，之后演变为暗红色斑丘疹，压之不退色，少数为出血性斑疹，持续1~2周后消退。④退疹：一般无脱屑、脱皮现象，但可遗有色素沉着。

③神经系统症状：多数患者于病程第2周达高峰，表现为剧烈头痛、耳鸣、听力减退、两手震颤、烦躁不安，重者可有谵妄、狂躁、大小便失禁、昏迷等，可有脑膜刺激征，但脑脊液通常无变化。

④循环系统症状：常有血压偏低，脉搏增快。重者可发生中毒性心肌炎，表现为心音低钝、心律不齐、奔马律，甚至发生周围循环衰竭。

⑤肝脾肿大：部分患者有脾肿大，肝肿大少见。

⑥其他表现：消化系统可有恶心、呕吐、食欲下降、便秘、腹泻等症状；呼吸系统可出现咳嗽、胸痛、呼吸急促等支气管肺炎表现。重症患者还可并发血栓性静脉炎而引起手指、足趾、耳垂等末端坏死。

（3）恢复期 一般于发病2周后进入该期。患者体温趋于正常，各种症状逐渐好转，多数于短期内恢复。神经系统症状恢复较慢，少部分患者可长期留有耳鸣、精神不集中、手颤等。

2. 其他临床类型

（1）轻型斑疹伤寒 随疫苗接种和抗生素的广泛应用，该型斑疹伤寒目前十分多见。散发病例多为此型。其特点为：①发热较轻，多在39℃以下，热程较短，1周左右。②感染中毒症状较轻，头痛及全身酸痛明显，其他症状少见。③皮疹数量少，持续时间短，仅见于胸、腹部，一般呈充血性，1~2天消退。④神经系统症状不明显，肝、脾肿大少见。

（2）复发型斑疹伤寒 也称 Brill - Zinsser 病，本病见于东欧居民，我国较少见。原发性感染后，立克次体能在人体淋巴结中潜伏多年。数年至数十年后因免疫力减低，立克次体能再次繁殖而发病。其临床特点为：①病情较轻，病程较短（7~11天）。②发热不规则，一般无皮疹或仅有稀少斑丘疹。③头痛仍较明显，其他中枢神经系统症状较轻。④并发症少，病死率低。⑤变形杆菌凝集试验常阴性或效价很低，但补体结合试验阳性且效价较高。

【实验室及其他检查】

1. **血常规** 白细胞总数多在正常范围，中性粒细胞常增多，嗜酸性粒细胞显著减少或消失；血小板可减少。

2. **尿常规** 部分患者的尿蛋白呈阳性，偶有红、白细胞及管型。

3. **脑脊液检测** 有脑膜刺激征者，应做脑脊液检查，脑脊液外观大多澄清，白细胞及蛋白稍增多，糖含量一般在正常范围。

4. **血清学检查**

（1）外斐（Weil – Felix）反应（变形杆菌 OX_{19} 凝集试验） 多在第 1 周出现阳性，第 2～3 周达到高峰，可持续数周至 3 个月。效价在 1：160 以上有诊断意义，病程中呈 4 倍以上升高者意义更大。总体阳性率在 70%～80%，少数患者可始终阴性。本试验不能与地方性斑疹伤寒相鉴别，且可与回归热、布鲁菌病等病原体发生凝集反应而出现假阳性，但因其操作简单、简便易行，故临床上仍广泛应用。复发型斑疹伤寒虽为普氏立克次体所引起，但是外斐试验往往呈阴性，或凝集效价 <1：160。

（2）立克次体凝集反应 用普氏立克次体颗粒抗原与患者血清做凝集反应，效价 1：40 以上即为阳性，此方法特异性强，阳性率高，且阳性反应出现时间早，第 5 天阳性率为 85%，第 2～3 周达 100%，4 周后逐渐下降，消失亦较早。此试验与地方性斑疹伤寒患者血清有交叉反应，但后者效价低。

（3）补体结合试验 用普氏立克次体与患者血清做补体结合试验，第 1 周阳性率为 50%～70%，第 2 周达高峰，阳性率可达 90% 以上。可用于临床诊断，且与地方性斑疹伤寒患者血清不发生交叉反应，可与之鉴别。由于阳性反应持续时间长久，可达 10～30 年，故可用于流行病学调查。

（4）间接免疫荧光试验 用立克次体抗原进行间接免疫荧光试验，检测患者血清中特异性抗体，方法敏感，特异性强，可鉴别流行性斑疹伤寒与地方性斑疹伤寒。主要检测特异性 IgM 和 IgG 抗体，而 IgM 抗体的检出具有早期诊断价值。

5. **病原体分离** 可取早期（最好发病 5 天内）患者血清 3～5ml 接种于雄性豚鼠腹腔，经 7～10 天后豚鼠出现发热，阴囊轻度发红而无明显肿胀，此时取睾丸鞘膜或腹膜、脑、肾上腺、脾等组织做刮片或涂片染色，镜检可在细胞浆内发现大量立克次体。亦可将血液标本接种于鸡胚卵黄囊中增殖以分离病原体。

6. **分子生物学检查** 应用 PCR 技术，或者特异性探针，在体外检测立克次体特异性 DNA，可检出并鉴别流行性和地方性斑疹伤寒病原体 DNA，具有快速、特异、敏感、重复性好等优点。

7. **其他** 心电图可显示心肌损害，如低电压、T 波及 S–T 段改变等，少数患者可有肝、肾功能的改变。

【诊断与鉴别诊断】

1. **诊断依据**

（1）流行病学资料 包括以下几点：①流行性斑疹伤寒的发病季节（冬春季）。②

流行区居民或 1 个月内去过流行区。③有虱叮咬史或与带虱者接触史。

（2）典型临床表现 ①高热。②病程 4～5 天出现充血性皮疹，伴酒醉面容。③明显的中枢神经系统症状，如剧烈头痛及意识障碍等。

（3）实验室检查 ①外斐反应（变形杆菌 OX_{19} 凝集试验）效价大于 1：160 或双份血清对照 4 倍以上升高。②立克次体凝集反应、补体结合反应、间接免疫荧光试验检出特异性抗体。③患者体液或接种组织分离出病原体。

2. 鉴别诊断

（1）其他立克次体病 ①地方性斑疹伤寒，鉴别要点见地方性斑疹伤寒。②恙虫病，除高热、头痛、皮疹外，还有皮肤焦痂及淋巴结肿大，变形杆菌 OX_k 试验阳性。

（2）成人麻疹 一般全身症状较重，第 4 病日出现大量皮疹，易误诊为斑疹伤寒。但麻疹患者面部皮疹较多，发病初期有口腔 Koplik 斑。

（3）伤寒 亦有长期发热、皮疹和中枢神经系统症状，故有可能与斑疹伤寒混淆。伤寒之头痛、全身酸痛症状较轻，皮疹出现晚且数量少，有相对缓脉、外周血白细胞减少。依据肥达反应阳性，血或骨髓培养分离出伤寒杆菌可鉴别诊断。

（4）肾综合征出血热 早期亦有发热、头痛及出血点，但该病特有的三大主症（发热、出血、肾损伤）和典型的临床病程（发热期、低血压休克期、少尿期、多尿期、恢复期）有助于鉴别诊断。该病多有鼠类接触史或疫区野外工作史，外周血白细胞及异常淋巴细胞增多，出现尿蛋白及膜状物，特异的病原学和血清学检测可确诊。

（5）回归热 亦由虱传播，冬春发病。起病急，高热持续 3～7 天，体温多骤降，伴大汗而转入间歇期，经数日间歇后可再发热，伴有全身中毒症状，外周血及骨髓涂片找到回归热螺旋体可确诊。流行季节偶有两种疾病同时存在，广谱抗生素疗效不佳时，应考虑可能合并感染回归热。

（6）钩端螺旋体病 多在夏秋季发病，有疫水接触史。无皮疹，多有腹股沟和腋窝淋巴结肿大，可伴有咯血、黄疸及皮肤黏膜出血等。腓肠肌压痛为该病典型症状。通过补体结合试验或凝集试验可以鉴别。

（7）其他 还应与流行性脑脊髓膜炎、药疹等发疹性疾病相鉴别。

【预后】

本病预后与患者的年龄、病情的轻重、有无并发症以及治疗时间等有关。有严重毒血症、支气管肺炎等并发症者预后不良。回归热同时发病者影响预后。

每次流行的严重程度常有明显差异，儿童患者病情一般较轻。未经特效治疗病死率为 5%～17%，50 岁以上可达 40%～50%。采用四环素类、氯霉素等特效治疗，预后明显改善，病死率约为 1.5%。既往有预防接种者，病程较短，病情也较轻。

【治疗】

1. 治疗原则 彻底消除病原体是治疗的关键。应用广谱抗生素进行病原治疗，病情严重、症状明显者加强对症支持治疗。

中医治疗本病根据卫气营血辨证，以祛除温邪和扶助正气为治则。

2. 西医治疗方法

（1）一般治疗　患者衣物灭虱，进行虫媒隔离。急性期卧床休息，注意口腔卫生、皮肤清洁护理。注意补充 B 族维生素和维生素 C，进食易消化、营养丰富的半流食，供应足够水分，每日成人量为 3000ml 左右（年老者及有心功能不全者酌减），必要时可静脉补液。

（2）病原治疗　四环素、多西环素（强力霉素）和氯霉素对本病及复发型斑疹伤寒均为特效，宜尽早使用。服药后 12～24 小时病情即有好转，体温下降、感染中毒症状改善或消失。一般体温正常后继续服药 3～4 天。剂量：多西环素，成人 200mg/d，分 1～2 次口服，连用 3 天。氯霉素、四环素族（四环素、土霉素、金霉素）对本病也有较好效果，服药后 10 余小时多数患者症状减轻，24～48 小时后完全退热，成人 1.5～2g/d，小儿 25mg/（kg·d），分 3～4 次口服。热退后用量酌减，连服 3 天。如联合应用甲氧苄胺嘧啶（TMP），0.1g，每日 2～3 次，疗效更好。因氯霉素不良反应较重，小儿一般不推荐首选。

（3）对症治疗　高热可用温水或酒精擦浴进行物理降温，亦可用药物降温，忌用大量解热镇痛剂，以免大汗而虚脱或导致水、电解质紊乱。剧烈头痛和神经系统症状明显时可给予止痛剂及镇静剂。继发细菌感染时，根据发生部位及细菌药敏结果给予适宜的抗菌药物。出现心功能不全时采用强心剂。感染中毒症状严重者，可考虑短期应用糖皮质激素；出现脱水、低血容量休克者可给予静脉补液，补充血浆、右旋糖酐等胶体溶液，必要时加用血管收缩药物。

3. 中医辨证论治

（1）邪犯肺卫

证候　恶寒发热，头身疼痛，咽干咳嗽，舌边尖红，苔薄白，脉浮数。

治法　清热宣肺，解表润燥。

方药　葱豉桔梗汤合银翘散加减（鲜葱白、豆豉、桔梗、前胡、薄荷、金银花、连翘、竹叶、牛蒡子、甘草）。恶寒发热重，加葛根、荆芥解表清热；咳嗽甚者，加杏仁止咳宣肺；斑疹隐现者，加丹皮、生地、紫草凉血活血以散瘀；小便短赤者，加白茅根、滑石凉血止血。

（2）气营（血）两燔

证候　壮热烦渴，面赤潮红，头身剧痛，斑疹显现，胁下痞块，舌红绛，苔黄，脉洪大或滑数。

治法　清热凉血解毒。

方药　清瘟败毒饮加减（石膏、知母、玄参、水牛角、赤芍、桔梗、甘草、竹叶、黄连、黄芩、栀子、丹皮）。神昏肢厥者，加服安宫牛黄丸或紫雪丹醒神开窍；斑疹紫黑出血重，加紫草、大青叶、仙鹤草凉血止血；大便秘结，加大黄、芒硝通腑泄热；寒热往来，胁肋苦满者，选蒿芩清胆汤加减。

（3）气阴两伤

证候　乏力倦怠，纳少便溏，手足心热，口干舌燥，舌淡，苔薄白，或舌红少津，脉细数。

治法 益气养阴，清热。

方药 生脉散合沙参麦冬汤加减（党参、五味子、扁豆、炙甘草、沙参、麦冬、玉竹、桑叶、天花粉）。如低热不退，加白薇、银柴胡以退虚热；心烦少寐，加酸枣仁、莲子心、知母以宁心安神；食少腹胀，加山药、麦芽、陈皮以理气开胃。

【预防】

讲究个人卫生，灭虱是预防和控制本病流行的关键。

1. 管理传染源 及早发现患者，进行隔离、灭虱和治疗。患者应洗澡、更衣、剃发，剃下头发应焚烧，衣服应消毒。不能剃发者应选用药物灭虱，可用10%百部煎液，并包裹以充分发挥其作用。解除隔离需在体温恢复正常12天后。密切接触者彻底灭虱后，医学观察14天。

2. 切断传播途径 为本病预防的重点所在。发现患者后，应对在同一时期接触者进行灭虱，并在7~10天后复查1次，必要时重复灭虱。对全民进行卫生宣传，开展群众性卫生运动，勤洗澡、勤换衣。加强对旅馆、浴室、工厂、集体宿舍等场所的卫生管理。物理灭虱可用干热、湿热或煮沸等方法，温度在85℃以上30分钟即可；亦可用10% DDT粉或1%马拉硫磷等化学方法。为预防耐药发生，以上药物可交替使用。

3. 保护易感人群 疫区居民及新进入疫区人员、防疫医护人员、从事相关实验室工作人员应注射疫苗，以提高抗病能力。目前常用的疫苗是鸡胚或鼠肺疫苗，第1年皮下注射3次，每次间隔5~10天，成人剂量分别为0.5ml、1ml（第2次）和1ml（第3次）；14岁以下分别为0.3~0.4ml、0.6ml（第2次）、0.8ml（第3次）；以后每年加强1次，注射剂量与第3次相同。经过6次以上预防接种后即可获较持久的免疫力，对莫氏立克次体感染也有效。亦可用减毒E株活疫苗，注射1次即可，免疫效果可维持5年。注射疫苗一般只能减轻症状、缩短病程、降低病死率，而不能降低发病率，故不能代替灭虱。

第二节 地方性斑疹伤寒

地方性斑疹伤寒（endemic typhus）又称鼠型斑疹伤寒（murine typhus）或蚤型斑疹伤寒（flea - borne typhus），为莫氏立克次体（Rickettsia mooseri）通过鼠蚤传播的急性传染病。其发病机制、临床表现、治疗措施等与轻型流行性斑疹伤寒极为相似，只能依据血清学与动物实验进行鉴别。

中医认为，本病为感受疫毒之邪所致，根据临床表现，可归属于"瘟疫"、"热疫"、"疫疹"、"疫斑"等范畴。

【病原学】

1. 形态结构 莫氏立克次体的主要特征，如形状、大小、染色性质、培养条件及对外界的抵抗力等均与普氏立克次体相似，但形态上多形性不明显，多为短丝状。两者有相同的耐热可溶性抗原，可产生交叉免疫反应，而不耐热的颗粒性抗原具有特异性，能够用补体结合试验或立克次体凝集试验区别。

2. 生长繁殖　可用鸡胚卵黄囊做组织培养，也可做动物接种。莫氏立克次体接种雄性豚鼠后，除引起发热外，还可引起阴囊高度红肿和睾丸明显肿胀。取睾丸鞘膜渗出物涂片，可见大量立克次体。除豚鼠外，莫氏立克次体对大鼠和小鼠的致病性也较强，腹腔接种后，可引起发热或死亡，在其肝、脑、肺中均可查到立克次体。

3. 抵抗力　对湿热及消毒剂的抵抗力与普氏立克次体相似。

【流行病学】

1. 传染源　主要为家鼠，如褐家鼠、黄胸鼠等为本病的主要传染源。鼠感染后大多并不死亡，而鼠蚤只在鼠死亡后才离开鼠体叮咬人并使人感染。家畜如牛、羊、猪、马等亦有可能成为传染源。

2. 传播途径　莫氏立克次体通过鼠－鼠蚤－鼠的形式在鼠间传播。鼠蚤吮吸病鼠血时，病原体随血进入蚤肠繁殖，病原体可在蚤体长期存在。当受染鼠蚤吮吸人血时，同时排出含病原体的蚤粪和呕吐物于皮肤上，立克次体可经抓伤处进入人体；或蚤被打压破碎后，其体内病原体也可经同一途径侵入。另外，进食被病鼠排泄物污染的饮食也可发病，干蚤粪内的病原体偶可成为气溶胶，经呼吸道或眼结膜而使人受染。螨、蜱等节肢动物因可带有病原体，而成为可能的传播媒介。

3. 易感人群　人群普遍易感，病后可获得持久的免疫力，并与流行性斑疹伤寒有一定交叉免疫。

4. 流行特征　本病属自然疫源性疾病，全球散发，多见于热带和亚热带。以晚夏和秋季谷物收割时发生较多，并可与流行性斑疹伤寒同时存在于某些地区。国内以河南、河北、云南、山东、北京、辽宁等地的发病率较高，1982～1984 年间曾有多篇有关该病的文献报道。由于人被鼠蚤叮咬是偶然现象，因此本病一般为散发。如家鼠和鼠蚤特别密集，亦可引起暴发流行。

【病机病理】

1. 西医发病机制和病理　与流行性斑疹伤寒相同。但病变较轻，小血管血栓形成很少见。

2. 中医病因病机　本病是由疫毒之邪引起。病邪经鼠蚤叮咬入侵人体血脉，初期邪遏卫气，继而疫毒炽盛，内闭心包，与流行性斑疹伤寒相似。

【临床表现】

潜伏期 7～14 天，平均 12 天。临床表现与流行性斑疹伤寒基本相似，但病情较轻，皮疹呈瘀点样者少，病程较短。

1. 发热　起病亦较急，少数患者有 1～2 天的乏力、纳差及头痛等前驱症状期，发病后体温在 38℃～40℃ 之间，多呈弛张热或稽留热，伴乏力、头痛、全身酸痛及眼结膜充血。一般持续 1～2 周后发热逐渐消退。

2. 皮疹　可见于约 50%～80% 患者，多发于第 4～7 天。初发于胸腹部，24 小时遍布背、肩、腿等处，面部、颈部、手掌、脚底一般无疹。开始为粉红色斑疹，直径 1~4mm，按之即退，继而形成斑丘疹，色暗红，按之不退色，并于数日内消退。与流行性斑疹伤寒相比，皮疹数量少，且出血性皮疹十分罕见。

3. 中枢神经系统症状 神经系统症状轻微，大多表现为头痛、头晕、失眠、听力减退等。烦躁不安、谵妄、昏睡及意识障碍等少见。

4. 其他 约 30%~50% 病例可有轻度脾大，肝大少见；部分患者有便秘、恶心、呕吐、腹痛等；循环系统症状可有心动过速，偶有低血压。并发症可有支气管炎、肾衰竭等。

【实验室及其他检查】

1. 血常规 白细胞总数及分类多正常，少数患者于病程早期出现血小板减少。

2. 凝血功能 凝血酶原时间可延长，但 DIC 罕见。

3. 生化检测 约 90% 的患者出现肝功能异常。

4. 血清学检查 外斐反应（变形杆菌 OX_{19} 集试验）阳性，但凝集效价较流行性斑疹伤寒低，通常在 1:160~1:640。以莫氏立克次体为抗原与患者血清做凝集试验、补体结合试验以及间接免疫荧光试验可与流行性斑疹伤寒相鉴别。

5. 病原体分离 将发热期患者血液接种到雄性豚鼠的腹腔，接种 5~7 天后，豚鼠会出现发热，阴囊因睾丸鞘膜炎而肿大，鞘膜渗出液涂片可见肿胀的细胞质内有大量的病原体。因易造成感染在动物间扩散和实验室工作人员的感染，一般不常规开展。

6. 核酸检测 DNA 探针杂交与 PCR 基因扩增技术联合检测患者血中立克次体DNA，适用于本病的早期诊断。

【诊断与鉴别诊断】

1. 诊断依据

（1）流行病学资料 居住地是否有本病发生，近期是否到过流行区，当地鼠类密度及鼠蚤叮咬史尤为重要。

（2）临床特征 基本同流行性斑疹伤寒，但症状轻，皮疹发生率低，病程短，一般为散发。

（3）实验室检查 通常以变形杆菌 OX_{19} 凝集试验阳性为诊断依据，必要时行补体结合试验或立克次体凝集试验进一步确诊。

2. 鉴别诊断 主要与流行性斑疹伤寒鉴别，见表 4-1。

表 4-1 流行性斑疹伤寒与地方性斑疹伤寒的鉴别要点

	流行性斑疹伤寒	地方性斑疹伤寒
病原体	普氏立克次体	莫氏立克次体
传染源	患者	家鼠
传播媒介	人虱	鼠蚤
流行特点	流行性，多发生于冬春季	多呈散发，多见于夏秋季
疾病性质	病情较重，神经系统症状明显	病情较轻，神经系统症状轻

续表

	流行性斑疹伤寒	地方性斑疹伤寒
皮疹	皮疹多，斑丘疹，多为充血性，遍及全身	斑丘疹，稀少
血小板减少	常见	少见
外斐试验	强阳性，1∶320～1∶5120	阳性，1∶160～1∶640
凝集反应	患者血清对普氏立克次体有凝集反应	患者血清对莫氏立克次体有凝集反应
接种豚鼠试验	病原体不引起豚鼠睾丸肿胀	病原体引起豚鼠阴囊肿胀或轻度肿胀
死亡率	6%～30%	<1%

本病还需与伤寒、恙虫病、钩端螺旋体病等相鉴别，见流行性斑疹伤寒一节。

【预后】

本病病情轻，并发症少，经多西环素、氯霉素等及时治疗后很少死亡，预后大多良好。

【治疗】

治疗原则和方法均和流行性斑疹伤寒相同。通常经治疗1～3天体温下降，体温正常后继续用药3～4天。国内报道多西环素优于四环素。近年来，使用喹诺酮类，如环丙沙星、氧氟沙星和培氟沙星等对本病治疗也有效。体外试验显示：环丙沙星对立克次体有杀灭作用，而四环素和氯霉素仅产生抑制作用，提示环丙沙星疗效更佳。

本病的中医治疗参见流行性斑疹伤寒。

【预防】

1. **管理传染源**　主要是灭鼠和防鼠。在居民区，搞好环境卫生，清除鼠类栖息活动场所，经常开展灭鼠活动。对野外施工和作业地区进行流行病学及疫源地的监测，施工期内做好防鼠、灭鼠工作，避免与鼠类及其排泄物、分泌物的接触，以减少受感染的危险。

2. **切断传播途径**　主要是灭蚤和防蚤。杀灭跳蚤是切断地方性斑疹伤寒流行的环节之一；应搞好室内卫生，改善生活环境；管好家禽家畜，控制和消除鼠类，野外作业时所着衣物应注意防蚤。

3. **保护易感人群**　加强个人防护措施，对患者及早隔离治疗。因本病多散发，故一般不用预防注射疫苗。接种对象为灭鼠工作人员及莫氏立克次体有接触的实验室工作人员。

第三节　恙虫病

恙虫病（tsutsugamushi disease）又名丛林斑疹伤寒（scrub typhus），是由恙虫病立克次体（Rickettsia tsutsugamushi）引起的急性自然疫源性传染病。临床主要表现突发起病，以发热、皮疹、焦痂（或溃疡）、淋巴结肿大、肝脾肿大、外周血白细胞减少等为特征。

1927 年日本学者绪方规雄等将患者血液注射至家兔睾丸内，经 5 ~ 6 次传代后，家兔阴囊红肿，取其涂片染色发现立克次体，命名为东方立克次体（Rickettsia orteintalis）。1931 年定名为恙虫病立克次体。国内于 1948 年在广州从一例患者血液中成功分离出恙虫病立克次体，证明我国是恙虫病的流行区，随后东南沿海地区陆续发现本病。近年来恙虫病的发病率和病死率已有所降低。

晋代医家葛洪于公元 313 年在《肘后方·治卒中沙虱毒方》中曾记载："山水间多有沙虱甚细，略不可见。人入水浴及以水澡浴，此虫在水中着人身，及阴天雨行草中亦着人，仅钻入皮里。其诊法：初得之，皮上正赤，如小豆黍米粟粒，以手摩赤上痛如刺，三日之后，令百节疼痛，寒热，赤上发疮，此虫渐入骨则杀人。"此描述的"沙虱热"颇似现代的恙虫病。针对此病，葛洪的"罗浮山百草油"对驱虫驱蚊、解毒消肿有独特功效。本病属于温病学中的"湿温"与"伏暑"范畴。

【病原学】

1. 形态结构 恙虫病立克次体呈球形或球杆状，长约 0.3 ~ 0.6μm，宽约 0.2 ~ 0.4μm 或 0.5 ~ 1.5μm，在细胞浆内靠近核旁成堆排列，革兰染色呈阴性，Giemsa 染色呈紫蓝色。

恙虫病立克次体遗传基因易出现变异，导致各株之间的抗原性不同，根据抗原性的差异，可将其分为 10 个血清型：Karp、Gilliam、Kato、Kawasaki、Kuroki、TA678、TA686、TA716、TA763 和 TH1817。我国大陆约 50% 为 Gilliam 血清型，其次是 Karp 血清型。不同地区、不同株间的抗原性与毒力均有差异，故病情及病死率的差异也较大。恙虫病立克次体与变形杆菌 OX_k 有共同耐热多糖抗原，因而有交叉免疫原性，以此特点进行血清学试验，有助于本病的诊断。但恙虫病立克次体与 OX_2、OX_{19} 不发生凝集反应。

2. 生长繁殖 在发热期间可从患者的血液、淋巴结、焦痂及骨髓中分离出病原体。恙虫病立克次体为专性细胞内寄生，呈二分裂方式繁殖，在原代鼠肾细胞、鸡胚细胞、Hela 细胞中生长良好，用鸡胚卵黄囊接种可分离到病原体，亦可通过动物实验如小鼠腹腔内接种来分离病原体。

3. 抵抗力 恙虫病立克次体抵抗力弱，对热及化学消毒剂均很敏感，加热至55℃10 分钟或用 0.5% 石炭酸均可杀灭。但耐低温，–20℃可存活 5 周，液氮中可保存 1 年以上。对氯霉素、四环素敏感，但能耐青霉素、头孢菌素及氨基糖苷类抗生素。

【流行病学】

1. 传染源 主要传染源是鼠类。在广东省城镇以家鼠为主，农村以社鼠、黄毛鼠为主，福建以黄毛鼠和褐家鼠为主，四川以黑线姬鼠为主，云南、浙江以黄胸鼠为主，台湾以赤家鼠为主，海南以黄胸鼠和黑家鼠为主。鼠类感染后多不出现症状，可成为本病的贮存宿主。在部分地区，家兔、猪、家禽、野鸭、候鸟也可成为贮存宿主。人被感染后虽血液中有立克次体，但被恙螨叮咬的机会很少，故患者作为传染源的意义不大。

2. 传播途径 恙螨（mite）是本病的传播媒介，在我国主要是红纤恙螨和地里纤恙螨。恙螨多生活在鼠类常活动的场所，如温度较高、湿度较大的丛林边缘、草莽地带、河湖岸边及农田的土壤中。恙螨很微小，成虫长度不超过1mm，其发育周期包括卵、幼虫、蛹、稚虫和成虫5期。只有幼虫为寄生性，当鼠类经过时可附着于鼠体吸食其组织液。如被叮咬的动物带有病原体，则幼虫受感染，病原体在幼虫体内繁殖，经蛹、稚虫、成虫和卵传给第二代幼虫，当第二代幼虫叮咬人或动物时，即能传播恙虫病。

3. 易感人群 人群对恙虫病立克次体普遍易感。野外工作者、农民、青少年发病率较高。患病后对同株病原体可获得持久免疫，而对异株病原体免疫力仅维持数月，故可再次感染。

4. 流行特征 本病主要流行于热带、亚热带地区，尤以东南亚、澳大利亚等地区常见。我国主要发生于广东、浙江、福建、台湾、云南、四川、贵州、江西、新疆、西藏等地区，以海岛、沿海地区多发，山区较少。因受啮齿类和恙螨孳生繁殖的影响，本病在我国南北流行的季节有差异，南方省区多发生于夏秋季节5~11月，6~8月为高峰；北方多发生于秋冬季，发病以9~12月为主，流行高峰出现在10月。本病一般为散发，但亦可发生流行。

【病机病理】

1. 西医发病机制和病理 恙虫病立克次体从恙螨叮咬处侵入人体，病原体先在叮咬部位细胞内繁殖，引起局部的皮肤损害，继而直接或经淋巴系统进入血液循环，形成立克次体血症，血液中的病原体到达身体各器官组织，在血管内皮细胞和单核-吞噬细胞内生长繁殖，恙虫病立克次体死亡后所释放的毒素是引起毒血症状和各脏器的炎性病变的主要因素。

本病的基本病变是全身小血管炎、血管周围炎和网状内皮细胞增生。被恙螨叮咬的局部皮肤先有充血、水肿，形成小丘疹，然后出现小水疱，水疱中央坏死、出血，最后形成圆形或椭圆形的黑色焦痂，痂皮脱落后形成溃疡，附近淋巴结显著肿大，并可伴全身淋巴结肿大。体腔如胸腔、心包、腹腔可见草黄色浆液纤维蛋白性渗出液，内脏普遍充血，肝脾可因网状内皮细胞增生而肿大，心脏呈局灶或弥漫性心肌炎，肺脏可有出血性肺炎或继发性支气管肺炎，脑可发生脑膜炎，肾脏可呈广泛急性炎症改变，胃肠道常广泛充血。

2. 中医病因病机 中医认为，本病是被携带疫毒邪气的沙虱幼虫叮咬而引起。沙虱毒邪乘虚入侵人体，壅滞肺卫，故起病即见恶寒、发热、头身疼痛；肺失宣降则见咳嗽；毒邪留滞局部，腐肌败血，则肌表赤疹生疮；湿热阻滞中焦，则见食欲不振、恶心呕吐、纳呆腹胀；郁久化热化火，内入营血，扰乱心神，则见神昏谵语、烦躁、出血等证候。

【临床表现】

潜伏期4~21天，多数为10~14天。

1. 主要表现 起病急骤，无前驱期。患者多突然发热，体温在1~2天内迅速上升，达 39℃~40℃，多呈弛张热型，少数可呈持续热型或不规则热型，发热可持续 1~3 周。除常伴畏寒或寒战、剧烈头痛、全身酸痛、恶心、呕吐、乏力、食欲减退等急性感染症状外，还有咳嗽、胸痛、颜面潮红、结膜充血、焦痂、淋巴结肿大、皮疹、肝脾肿大等表现。病程第 2 周，病情往往加重，神经系统可表现神情淡漠、烦躁、谵妄、重听、神志改变、颈项强直等神经系统症状；循环系统可有心率加快、心律失常、微循环障碍等表现；呼吸系统可出现咳嗽加重、气促、胸痛、两肺啰音等肺炎表现；少数患者可有广泛出血现象，严重者可出现弥散性血管内凝血。第 3 周后体温逐渐下降至正常，症状减轻或消失。但如未及时得到有效治疗，部分患者可因病情加重而死亡。由于我国南北流行的恙虫病立克次体毒力不同，南方夏季型恙虫病临床表现较重，而北方秋冬型表现较轻。

2. 特殊体征 以下特殊体征对诊断有价值。

（1）焦痂与溃疡 焦痂对诊断最有特征性。被恙螨叮咬的局部皮肤先有充血、水肿，形成小丘疹，继而形成水疱，然后坏死和出血，形成黑色痂皮，称为焦痂。可见于 70%~98% 的患者，焦痂呈圆形或椭圆形，大小不一，直径 2~15mm，多为 4~10mm，其边缘稍隆起，如堤围状，焦黑色，周围有红晕，如无继发感染，多无疼痛及瘙痒感，痂皮脱落后中央凹陷形成小溃疡，边缘整齐，底部平坦，为淡红色肉芽创面，起初常有血清样渗出液，之后渗出逐渐减少，形成光洁的凹面，偶有继发性化脓。多数患者只有一个焦痂，个别有 2~3 个，有报道最多 11 个。由于恙螨幼虫喜欢叮咬人体的湿润、味浓、易被压迫的部位，故焦痂多见于腋窝、腹股沟、肛周、会阴、生殖器等处。亦有报道焦痂见于外耳道、鼻前庭及头皮等部位。焦痂持续时间长短不等，常于体温开始消退时结痂脱落，进入恢复期时溃疡可愈合。

（2）淋巴结肿大 全身浅表淋巴结可轻度肿大。通常以焦痂周围的局部淋巴结肿大最为明显，因此诊断常以这一体征为线索。肿大的淋巴结直径约 1.5~5cm 不等，活动，有压痛，为非化脓性炎症，消退较慢，恢复期仍可触及。

（3）皮疹 皮疹于病程的 4~6 天出现，少数患者可在发病初期出现，皮疹常为斑疹或斑丘疹，暗红色，多为充血性，压之退色。少数呈出血性，直径约 2~5mm，不痒，以胸、背和腹部较多，向四肢发展，面部少见，持续 3~7 天后消散，可留少许色素沉着。皮疹的发生率在各次流行中有较大差异，从 30% 到 100% 不等。

（4）肝脾肿大 肝肿大者约占 10%~30%，脾肿大者约 30%~59%。多为轻度肿大，肋下 1~2cm，质软，表面光滑，可有轻微触痛。

3. 并发症 常见的并发症有中毒性肝炎、支气管肺炎、心肌炎、心力衰竭、脑膜脑炎、消化道出血、肾衰竭等。

【实验室及其他检查】

1. 血常规 外周血白细胞计数减少或正常，重症患者或有其他并发症时增高，分类有核左移现象，淋巴细胞数相对增多。

2. 血清学检查

（1）外斐反应（变形杆菌 OX_k 凝集试验） 患者血清中的恙虫病立克次体抗体能

与变形杆菌 OX_k 抗原发生凝集反应。最早可于病程第 4 天出现阳性。病程第 1～3 周阳性率分别是 30％、75％、90％，效价随病程延长而逐渐增高，可达 1：160～1：1280。第 4 周后阳性率开始下降，至第 8～9 周多数转为阴性。效价在 1：160 或以上才有诊断意义，病程中前后双份血清效价有 4 倍以上增高者有诊断意义。

（2）斑点酶标法测定特异性 IgM 抗体　用各种血清型的恙虫病立克次体或其蛋白作为抗原，吸附在硝酸纤维膜上，检测患者血清中各血清型的特异性 IgM 抗体。该方法对病程早期可有较高的阳性率，其敏感性和特异性均较强。可区分不同血清型。

（3）补体结合试验　选用当地代表株或多价抗原，可提高检测的阳性率。本试验特异性强，阳性率高，抗体持续时间长，可达 5 年左右。效价 1：10 以上可判定为阳性。

（4）间接免疫荧光试验　测定血清特异性抗体，于起病第 1 周末可出现抗体阳性，第 2～3 周达高峰，2 个月后效价逐渐下降，阳性率高于外斐反应，抗体可持续存在 10 年，对流行病学调查意义较大。

3. 病原体分离　用小鼠作病原体分离，取高热患者的全血 0.5～1ml 接种于小鼠腹腔内，小鼠一般于接种后 7～9 天发病，第 11～16 天死亡。解剖濒临死亡小鼠可见双肺充血、水肿，肝、脾、淋巴结充血肿胀，出现胸水、腹水。取动物肝、脾或腹水涂片，用 Giemsa 染色后可见单个核细胞胞质内靠近细胞核的蓝色、团块分布的恙虫病立克次体。若用特异性抗体做直接免疫荧光试验，在荧光显微镜下可见细胞内有黄绿色的荧光。其他还可用鸡胚卵黄囊接种、HeLa 细胞培养等方法分离恙虫病立克次体。

4. 分子生物学检查　可用 PCR 技术检测组织、血液等标本中的恙虫病立克次体。具有敏感度高、特异性强等特点，对本病的诊断及血清型的鉴定有一定价值。

【诊断与鉴别诊断】

1. 诊断依据

（1）流行病学资料　注意流行季节、疫区居住史及职业等。发病前 3 周内是否到过流行区，有无户外工作、露天野营或田边、草丛上坐卧休息等。

（2）临床表现　急性起病，有发热、寒战、焦痂或特异性溃疡、淋巴结肿痛、皮疹、肝脾肿大等表现，发现焦痂或特异性溃疡对诊断有重要意义。

（3）实验室检查　白细胞总数多减少，最低可达 2×10^9/L，亦可正常或增高，外斐反应阳性有辅助诊断价值。必要时可进行动物接种分离病原体。

2. 鉴别诊断　本病应与以下疾病鉴别：

（1）斑疹伤寒　多在冬春发病，无焦痂和局部淋巴结肿大。外斐反应（变形杆菌 OX_{19} 凝集试验）阳性，而变形杆菌 OX_k 凝集试验阴性。小鼠腹腔内接种试验可予鉴别。

（2）钩端螺旋体病　恙虫病流行区常伴有钩端螺旋体病的存在。两者均多见于夏秋季，均有发热、眼结膜充血、淋巴结肿大、多器官损害等。钩端螺旋体病的腓肠肌疼痛明显，而无焦痂、溃疡及皮疹，血涂片可找到钩端螺旋体。钩端螺旋体补体结合试验和乳胶凝集试验可阳性。

（3）疟疾　疟疾有周期发作的寒战、高热、大汗，但无焦痂、皮疹，周围淋巴结不肿大。血涂片可找到疟原虫。

（4）皮肤炭疽 有牲畜接触史，病变多见于外露部位，毒血症状轻，无皮疹，血象白细胞总数多增高，取分泌物可查及炭疽杆菌，外斐反应阴性。

（5）伤寒 起病较缓，有持续高热，神情淡漠，可有相对缓脉、玫瑰疹、嗜酸性粒细胞减少。依据肥达反应阳性，血或骨髓培养分离出伤寒杆菌可诊断。

（6）其他 还需同流行性感冒、败血症、登革热、肾综合征出血热等疾病相鉴别。

【预后】

诊治及时绝大多数患者预后良好。病情重或有并发症、未得到及时诊断和治疗者病死率可达60%，应用有效的抗生素治疗病死率可下降到1%~5%。老年人、并发症严重者预后差，不同毒力的恙虫病立克次体株感染与病死率高低有一定关系。

【治疗】

1. 治疗原则 主要以抗生素控制病原体，辅以对症治疗。

中医治疗原则，首先辨清湿热偏盛程度；其次要辨别病位上下浅深；再次要审证情虚实转化。本病的治疗，总以清热解毒利湿为原则。初起卫气同病，湿邪偏盛者宜芳香透表里之湿；气分阶段病位在中焦脾胃为主，治以宣上、畅中、渗下的三焦分解法；病程中出现动血则凉血止血，出现阳气衰脱则温阳益气。恢复期多为湿热余邪未净，分解湿热当宜轻宣芳化淡渗之法，涤除余邪。

2. 西医治疗方法

（1）一般治疗 卧床休息为主，注意口腔、皮肤及居室卫生。进食易消化的食物，注意水、电解质平衡，补充适量维生素。重症患者应加强巡视和病情观察，发现各种并发症后应及时采取适当的治疗措施。高热者可用冰敷、酒精擦浴等物理降温，酌情使用解热镇痛剂，必要时予糖皮质激素以减轻毒血症状，有心衰者应绝对卧床休息，并用强心药、利尿剂控制心衰。

（2）针对病原治疗 多西环素、四环素、氯霉素对本病均有效。多西环素为特效药物，宜首选，成人剂量为0.2g，每日1次，连服5~7天。亦可用氯霉素，成人剂量2g/d，儿童25~40mg/（kg·d），分4次口服，热退后剂量减半，再用7~10天以防复发。用药后1~3天体温大多可降至正常。若加甲氧苄氨嘧啶（TMP）0.1g，每日2次，疗效更佳。

此外，大环内酯类如红霉素、罗红霉素、阿奇霉素，喹诺酮类的环丙沙星、诺氟沙星等对本病亦有效，但是青霉素类、头孢菌素类和氨基糖甙类抗生素对本病无作用。

3. 中医辨证论治

（1）温毒袭表

证候 突然寒战，高热，头痛，全身不适，肌肉酸痛，面赤口干，苔黄腻，脉数。

治法 清热利湿解毒。

方药 五味消毒饮合白虎汤加减（金银花、蒲公英、连翘、大青叶、生石膏、知母、白茅根）。头身疼痛者，加葛根、秦艽；恶心、呕吐者，加藿香、佩兰化湿止呕；

大便秘结者，加大黄、芒硝通腑泄热。

（2）热入营血

证候 持续高热，面红目赤，皮肤赤疹生疮，口渴烦躁，谵语，舌红，苔黄而干，脉数。

治法 清营凉血解毒。

方药 犀角地黄汤合五味消毒饮加减（水牛角、生地、竹叶心、丹皮、玄参、赤芍、连翘、蒲公英、紫花地丁）。斑疹明显者，加紫草、丹参、大青叶等凉血止血；高热者，加石膏、知母滋阴清热；惊厥者，加羚羊角、钩藤息风止痉；神昏者，可送服安宫牛黄丸醒神开窍。

（3）邪滞中焦

证候 身热不扬，恶心呕吐，乏力，肢体酸痛，纳差腹胀，舌红，苔黄厚腻，脉滑。

治法 清热利湿，宣畅气机。

方药 三仁汤加减（杏仁、白蔻仁、薏苡仁、滑石、竹茹、法夏、蒲公英、神曲）。呕吐甚者，加竹茹、苏梗理气宽胸止呕；寒热往来者，加草果、青蒿。

【预防】

1. 控制传染源 鼠是主要传染源。重视环境卫生，杀灭鼠类以及清除鼠类栖息活动场所是控制传染源的重点。患者不必隔离，接触者亦不做检疫。

2. 切断传播途径 本病由媒介恙螨幼虫叮咬而传播，应采取消除恙螨孳生地的任何可行措施。铲除杂草、改造环境、喷洒杀虫剂是消灭恙螨孳生地的有效措施。流行区野外作业时，应铲除或焚烧住地周围 50 米以内的杂草，然后用敌敌畏、乐果乳剂等杀虫剂喷洒地面。

3. 保护易感人群 加强个人防护措施。在流行区野外活动时，应扎紧领袖口、裤脚口，可在外露的皮肤上涂抹 5% 邻苯二甲酸二甲酯（驱避剂）防止恙螨叮咬。回营区后应及时沐浴、更衣，如发现恙螨幼虫叮咬，可立即用针挑去，涂以酒精或其他消毒剂。流行季节避免在草地上坐、卧、晒衣被。恙虫病疫苗目前还处于实验研究阶段。

第五章 细菌感染性疾病

第一节 伤寒与副伤寒

伤 寒

伤寒（typhoid fever），又称"肠热病"，是由伤寒杆菌引起的一种急性肠道传染病。临床特征为持续性发热、表情淡漠、相对缓脉、玫瑰疹、肝脾肿大及白细胞减少等。肠出血和肠穿孔等是其常见严重并发症。

中医很早就有"伤寒"病名的记载，《素问·热论》指出："今夫热病者，皆伤寒之类也。"《难经·五十八难》认为："伤寒有五，有中风，有伤寒，有湿温，有热病，有温病，其所苦各有不同。"系指各种发热性疾病的总称，其中亦包括本病在内。伤寒属中医"湿温"、"暑湿"范畴，引起流行时，又称"瘟疫"或"温热疫"。

【病原学】

伤寒杆菌属沙门菌属 D 群，为革兰染色阴性，在（0.6~1）μm×（2~3）μm 之间。无荚膜，不形成芽孢，有鞭毛，能运动。伤寒杆菌在普通培养基中即可生长，在含有胆汁的培养基中生长良好。伤寒杆菌不产生外毒素，菌体裂解可释放内毒素，在本病的发病过程中起重要作用。伤寒杆菌有脂多糖菌体抗原（O 抗原）、鞭毛抗原（H 抗原）和多糖毒力抗原（Vi 抗原），O 抗原和 H 抗原的抗原性较强，可刺激机体产生特异性、非保护性 IgG 与 IgM 抗体，常用于血清凝集试验（肥达反应）以辅助临床诊断。Vi 抗原其抗原性较弱，随着伤寒杆菌从人体中清除，Vi 抗体滴度迅速下降以至消失，Vi 抗体的检测有助于伤寒杆菌带菌者的筛查。

【流行病学】

1. 传染源 患者和带菌者为唯一的传染源。潜伏期患者粪便即可排菌，发病后 2~4 周排菌量最多，传染性最强，恢复期排菌量减少。恢复期仍持续排菌但在 3 个月内停止者，称暂时性带菌者。恢复期排菌超过 3 个月以上者为慢性带菌者。一般以胆道系统带菌为主，原有慢性胆道系统疾病的女性或老年伤寒患者，较易变为慢性带菌者。慢性带菌者是伤寒不断传播、流行的重要传染源，具有重要的流行病学意义。

2. **传播途径** 粪-口传播为主要传播途径，可通过污染的水或食物而感染，也可通过日常生活接触、苍蝇或蟑螂等媒介造成传播。水源污染是本病传播的最重要途径，且可导致暴发流行。食物被污染亦可引起本病流行。散发病例一般以日常生活密切接触传播多见。

3. **易感人群** 人对本病普遍易感，伤寒发病后多可获得较为持久免疫力，第二次发病少见。免疫水平与血清中"O"、"H"、"Vi"抗体效价无关。伤寒与副伤寒之间没有交叉免疫。

4. **流行特征** 世界各地均有本病发生，以热带、亚热带地区多见，可散发、地方性流行或暴发流行。本病可发生于任何季节，但以夏秋季节为主。学龄期儿童和青年多见。近年来我国伤寒的发生率明显下降，但部分地区仍可见流行，农村发病率高于城市。

【病机病理】

1. **西医发病机制和病理** 人体摄入伤寒杆菌后是否发病取决于所摄入的细菌数量和宿主的防御能力。如伤寒杆菌摄入量较多（达 10^5 以上）或胃酸缺乏（胃酸 pH 值小于 2 时伤寒杆菌可迅速被其杀灭），未被胃酸杀灭的致病菌到达回肠下段，侵入回肠集合淋巴结的单核吞噬细胞内繁殖形成初发病灶，进一步侵入肠系膜淋巴结经胸导管进入血液循环，引起第一次菌血症。此时患者无任何症状，临床上为潜伏期。伤寒杆菌被单核-巨噬细胞系统吞噬繁殖后再次进入血液循环，引起第二次菌血症。伤寒杆菌随血液循环进入肝、脾、胆囊、骨髓、肾等器官组织中大量繁殖播散，释放内毒素，患者出现发热、全身不适等症状，临床上相当于初期和极期（病程的第 1~3 周）。伤寒杆菌在胆道系统内大量繁殖，随胆汁进入肠道，大部分随粪便排出体外，一部分则经肠黏膜再次入侵肠道淋巴组织，促使已致敏的肠道淋巴组织产生严重的炎症反应，引起坏死和溃疡，为临床上缓解期（病程的第 3~4 周）。在极期和缓解期，如病变累及血管可引起肠出血，如侵及小肠的肌层和浆膜层可引起肠穿孔。随着机体的免疫力增强，血液和脏器组织中的伤寒杆菌逐渐被清除，肠壁溃疡愈合，患者处于恢复期。伤寒杆菌释放内毒素，进而激活单核吞噬细胞释放肿瘤坏死因子和白细胞介素-1 等炎性细胞因子，引起持续发热等临床表现。

伤寒的病理变化主要表现为单核-巨噬细胞系统的增生性反应，回肠下段附近肠系膜淋巴结常出现明显肿大、充血。第 1 周淋巴组织增生肿胀，第 2 周淋巴结发生坏死，第 3 周坏死组织脱落形成溃疡，第 4 周溃疡逐渐愈合，一般不留疤痕。除肠淋巴结、肝、脾、骨髓有巨噬细胞增生、灶性坏死外，肾脏和心肌也可受累。巨噬细胞伤寒杆菌、淋巴细胞和细胞碎片，称为"伤寒细胞"。伤寒细胞聚集成团，形成小结节，称为"伤寒结节"或"伤寒肉芽肿"，具有病理诊断意义。

2. **中医病因病机** 本病的发生主要是在人体正气不足的条件下，外感湿热或暑湿病邪为患。正如薛生白《湿热病篇》中所述"太阴内伤，湿饮停聚，客邪再至，内外相引，故病湿热。"夏秋季节气候炎热，潮湿多雨，易酿湿生热，加之饮食不节或不洁，湿热或疫毒之邪外遏肌表，内阻中焦，阳则见恶寒发热、纳呆等症；如湿热郁蒸，化燥伤阴，灼伤肠络，可致大便下血；如湿邪阻于大肠，传导失司，则致大便不畅或下利黏垢；如湿热熏蒸肝胆，胆失疏泄，胆汁外溢而致身目发黄；如湿热郁蒸，蒙蔽于上，壅塞清窍，则表情淡漠，耳鸣重听，甚则神昏谵语。湿阻气机，则脉濡缓。病至后期多表现余邪未尽，气阴两虚等复杂证候。湿热之邪相合，蕴蒸胶着，缠绵难解，因此本病在热势减退后仍有可能复发，即"炉灰复燃"。

【临床表现】

潜伏期长短与所摄入伤寒杆菌的数量、致病性以及机体的免疫状态有关，范围为3~42天，一般为7~14天。典型患者临床经过以下4期：

1. **初期**　病程第1周。起病缓慢，发热，体温呈阶梯形升高，5~7天内可达39℃~40℃，发热前可有畏寒，寒战少见。常伴乏力、头痛、全身不适、食欲不振、腹痛、轻度腹泻或便秘等表现，右下腹可有轻压痛，病情逐渐加重。

2. **极期**　病程第2~3周。患者出现典型临床表现，肠出血、肠穿孔等并发症常在本期出现。

（1）发热　发热持续不退，多为稽留热，体温可达39℃~40℃，部分患者可呈弛张热或不规则热。如未经有效治疗，热程可持续2周以上。

（2）消化道症状　多有腹部隐痛等不适症状，食欲不振较前加重，伴腹胀，多有便秘，少数为腹泻，右下腹压痛明显。

（3）神经系统症状　表现为精神恍惚、表情淡漠、呆滞、反应迟钝、耳鸣、重听或听力减退，严重者可出现谵妄、昏迷等，部分患者可出现颈项强直。上述症状的出现与内毒素致热和毒性作用有关。

（4）相对缓脉　大约20%~70%的患者出现相对缓脉或重脉，常见于成年人，并发中毒性心肌炎时相对缓脉常不明显。

（5）皮疹　大约半数患者在病程第7~14天皮肤出现淡红色斑丘疹，称为玫瑰疹，直径约2~4mm，压之退色，多在10个以下，分批出现，主要分布于胸、腹及肩背部，四肢少见，常于2~4天内变淡、消失。出汗较多者，可见水晶形汗疹（白㾦）。

（6）肝脾肿大　多数患者可有肝脾肿大。严重者出现黄疸及肝功能异常，提示为伤寒性肝炎。

3. **缓解期**　病程第4周，体温逐渐下降，神经、消化系统等症状好转，脾肿大回缩。由于此时小肠仍处于溃疡期的病理改变，故本期仍可出现肠出血、肠穿孔等并发症。

4. **恢复期**　病程第5周。体温恢复正常，临床症状消失，肝脾恢复正常，大多数患者在1个月左右完全康复。

【临床类型】

除上述典型伤寒之外，根据发病年龄、人体免疫状态、致病菌的毒力与数量、病程初期不规则应用抗菌药物以及有无基础疾病等因素，伤寒又可分为下列类型：

1. **轻型**　全身中毒症状轻，体温38℃左右，病程短，1~3周内可痊愈。多见于儿童及早期接受有效抗菌药物或病前曾接受伤寒菌苗注射者。本型患者易误诊或漏诊。

2. **普通型**　此型为典型伤寒表现。

3. **迁延型**　起病与典型伤寒表现相同，由于人体免疫功能低下，发热可持续5周以上，甚至数月，热型为不规则热、弛张热。肝脾肿大明显。此型多见于合并有慢性乙型肝炎、胆道结石或慢性血吸虫病等消化系统基础疾病的患者。此外，伤寒合并血吸虫病时，发热常为弛张型或间歇型，肝脾肿大较著，嗜酸性粒细胞在发热期及极期显著减少或消失，热退后回升，常超过正常值，热程可迁延数月之久。

4. **逍遥型**　起病初期临床症状不明显，患者可照常工作、生活，部分患者以肠出血、肠穿孔为首发症状而就诊。

5. **暴发型**　急性起病，毒血症状严重，高热或体温不升、腹痛、腹泻、休克，常合并中毒性脑病、中毒性心肌炎、中毒性肝炎、肠麻痹、DIC等，预后凶险，但如及时诊断、治疗，仍可能治愈。

6. **小儿伤寒**　年龄越小表现愈不典型，学龄期儿童症状与成人相似，但多属轻型。一般起病较急，发热以弛张热多见，呕吐和腹泻等胃肠道症状突出，肝脾肿大较常见，玫瑰疹及相对缓脉少见。外周血白细胞可不减少，甚或增高。病程较短，有时仅2~3周即自然痊愈。由于肠道病变轻，故肠出血、肠穿孔等并发症较少。婴幼儿伤寒常不典型，病情亦较重，起病急，伴有呕吐，惊厥，不规则高热，脉速，腹胀，腹泻等，玫瑰疹少见，白细胞计数常增多，常并发支气管炎或肺炎。

7. **老年伤寒**　发热不高，多汗时易出现虚脱，易并发支气管肺炎和心力衰竭，常伴持续性胃肠功能紊乱和记忆力减退。病程迁延，恢复期长，病死率较高。

8. **复发与再燃**　患者在退热1~3周后，体温再度升高，临床症状再次出现，血培养阳性，称为复发，多见于抗菌治疗不彻底的患者，病灶内的伤寒杆菌没有完全清除，潜伏在单核–巨噬细胞系统中的细菌大量繁殖，再次侵入血流所致。复发者病情多较轻，病程短，并发症少。个别患者可复发多次。

部分患者在缓解期，体温还未下降到正常，即再度升高，持续5~7天后退热，血培养也常阳性，称为再燃。其发生机理与复发相同，即与伤寒杆菌菌血症尚未得到完全控制有关。有效和足量的抗菌药物治疗可减少或杜绝再燃。

【并发症】

1. **肠出血**　为常见的严重并发症。发生率为2%~15%，多见于病程的第2~3周。少量出血可仅有大便潜血阳性，患者无症状或仅见头晕，心率增快等；大量出血时，大便为暗红色，患者表现为体温骤降，脉细速，头晕，面色苍白，烦躁，冷汗，血压下降等休克征象。其诱因包括饮食不当、过多活动、腹泻、灌肠等，成人比小儿多见。

2. **肠穿孔**　是最严重的并发症。发生率为1%~4%，多见于病程的第2~3周，常发生在回肠末端，成人多见。穿孔数目大多为1个，少数2~3个，也有报告多达13个者。穿孔前可有腹胀、腹泻或肠出血等前兆。穿孔时突然右下腹剧痛，有明显腹膜炎体征，伴有恶心，呕吐，四肢冰冷，脉搏细速，呼吸急促，体温与血压下降等休克表现

（休克期）。经 1～2 小时后腹痛及其他症状暂时缓解（平静期）。不久体温又迅速升高，腹痛持续存在并加剧；腹壁紧张，有广泛压痛及反跳痛，肝浊音界缩小或消失，肠鸣音减弱或消失，腹腔内出现游离液体；X 线检查膈下有游离气体，白细胞数较前增高伴核左移（腹膜炎期）。其诱因与肠出血相同，亦有病例并发肠出血的同时发生肠穿孔。

3. 中毒性肝炎 又称伤寒肝炎，发生率为 12%～60%，多见于病程第 1～3 周。主要表现为肝脏肿大，可伴有压痛，少数患者出现轻度黄疸，谷丙转氨酶轻至中度升高。临床容易与病毒性肝炎或阿米巴肝炎相混淆。随着病情好转，肝肿大及肝功能可于 2～3 周恢复正常，发生肝功能衰竭者少见，仅个别病例可因深度黄疸并发肝性脑病而危及生命。

4. 中毒性心肌炎 发生率为 3%～5%，常出现在病程第 2～3 周。患者伴有严重毒血症状，主要表现为心率增快，血压下降；第一心音低钝、心律失常等；心电图显示为 P–R 间期延长、T 波改变、S–T 段下移等；心肌酶谱异常。一般可恢复，预后较好。

5. 支气管炎和肺炎 支气管炎多见于初期，肺炎常发生于极期及以后，多为继发细菌感染所致，少数由伤寒杆菌引起。

6. 溶血尿毒综合征 近年来国内外报道的发病率有增加趋势，一般见于病程第 1～3 周，约半数发生于第 1 周。主要表现为溶血性贫血和肾功能衰竭，并有纤维蛋白降解产物增加，血小板减少及红细胞碎裂现象。溶血性尿毒综合征发生与伤寒杆菌内毒素诱使肾小球微血管内凝血，促使红细胞破裂，导致肾血流受阻有关。

7. 其他 包括急性胆囊炎、血栓性静脉炎、骨髓炎、脑膜炎和肾盂肾炎等偶可发生。孕妇可发生早产或流产。

【实验室及其他检查】

1. 常规检查

（1）血常规 外周血白细胞总数大多为（3～5）×10⁹/L，伴中性粒细胞减少及嗜酸性粒细胞减少或消失。嗜酸性粒细胞计数随病情好转而恢复正常，复发时再度减少或消失。嗜酸性粒细胞计数对诊断和评估病情有重要的参考价值，极期嗜酸性粒细胞 > 2% 或绝对计数超过 4 ×10⁸/L 者可基本除外伤寒。如血小板计数骤降，应警惕溶血尿毒综合征或弥散性血管内凝血等严重并发症。

（2）尿常规 从病程第 2 周开始可出现轻度蛋白尿或少量管型。

（3）粪便常规 腹泻患者大便中可出现少量白细胞。少数患者可见脓血便或黏液脓血便。如并发肠出血则便潜血试验阳性甚至出现肉眼血便。

2. 细菌学检查

（1）血培养 是伤寒确诊的依据。病程第 1～2 周阳性率最高，可达 80%～90%，第 2 周后阳性率逐渐下降，第 3 周末为 50% 左右，第 4 周后不易检出。再燃或复发患者亦可出现血培养阳性。

（2）骨髓培养 出现阳性的时间和血培养一致。由于骨髓中的单核吞噬细胞吞噬致病菌较多，细菌存在时间较长，故阳性率较血培养稍高，可达 80%～95%，尤其适合已用抗菌药物或血培养阴性诊断有困难的患者。

（3）粪便培养　对慢性带菌者价值较高。病程第 2 周阳性率逐渐增高，病程第 3～4 周阳性率可达 75%。

（4）尿培养　初起多为阴性，病程后期阳性率仅约 25%，但应注意避免粪便污染。

（5）其他　十二指肠引流液培养也有助于带菌者的诊断，玫瑰疹的刮取物或活检切片也可获阳性培养，必要时可考虑进行。

3. 血清学检查　肥达试验（widal test）是应用伤寒杆菌菌体抗原"O"、鞭毛抗原"H"，副伤寒甲、乙、丙杆菌鞭毛抗原，通过凝集法测定患者血清中相应抗体的效价。对辅助诊断伤寒、副伤寒有一定价值。大多数患者从病程第 2 周效价升高出现阳性，第 3 周约 50%，第 4 周可升至 80%，病愈后阳性可维持数月之久。少数患者抗体出现较晚或抗体水平很低，甚至始终不出现。评价肥达反应的结果应注意以下几个问题：

（1）伤寒流行区正常人群中，部分个体可有低效价的凝集抗体，只有当 O 抗体效价在 1：80 以上，H 抗体效价在 1：160 以上；或者 O 抗体效价出现 4 倍以上升高，才有辅助诊断价值。

（2）伤寒和副伤寒甲、乙、丙杆菌有共同的"O"抗原，能刺激机体产生相同的"O"抗体，故"O"抗体增高不能区分伤寒和副伤寒，只能支持沙门氏菌感染。

（3）伤寒杆菌和副伤寒甲、乙、丙杆菌的 H 抗原不同，能刺激机体产生不同的抗体，所以当某一种 H 抗体升高超过阳性效价时，可区分伤寒或副伤寒感染。

（4）若仅有"O"抗体效价升高，而"H"抗体效价正常，可能是发病初期；仅有"H"抗体升高而"O"抗体正常可能是回忆反应，与既往接种过伤寒、副伤寒菌苗或曾患伤寒有关，因此，单独出现 H 抗体升高，对伤寒辅助诊断价值不大。

（5）肥达试验必须动态观察，应 5～7 天复查 1 次，效价逐渐升高则辅助诊断价值也随之提高。

（6）除伤寒，副伤寒甲、乙、丙杆菌外，其他沙门菌属细菌也有 O 和 H 抗原，与患者血清可产生交叉反应。

（7）少数免疫力低下的伤寒、副伤寒患者，肥达试验效价始终不高，甚至阴性，或者有些患者早期应用有效抗菌药物，病原菌及时清除，抗体效价可能不高，所以肥达试验阴性不能排除本病。

（8）某些疾病如结核病、结缔组织病等在发病过程中也可出现肥达试验阳性，应注意结合临床进行判断，以防误诊为伤寒。

【诊断与鉴别诊断】

1. 诊断依据　伤寒可依据流行病学资料、临床特征及免疫学检查作出临床诊断，但确诊应以培养出伤寒杆菌为依据。

（1）流行病学　注意当地是否有本病流行，是否在流行季节，是否有过伤寒史，是否近期有与本病接触史，有无伤寒菌苗预防接种史。

（2）临床特征　持续高热：发热原因未明，尤以缓慢起病、呈梯形上升并持续 1～2 周以上者多见；消化道症状：腹痛、腹泻或便秘等；相对缓脉：成人伤寒多见；特殊中毒症状：伤寒面容、表情淡漠、重听、谵妄等；肝脾肿大；玫瑰疹。如并发肠出血、肠穿孔则有助于诊断。

（3）实验室检查　外周血白细胞减少，嗜酸性粒细胞计数减少或消失。肥达反应在病程中效价增高 4 倍以上有助于诊断。血、骨髓或粪便培养阳性有确诊意义。

2. 鉴别诊断　伤寒病程早期临床表现缺乏特征性，应注意与发热伴有肝脾肿大的疾病进行鉴别。

（1）病毒性上呼吸道感染　患者高热、头痛、白细胞减少等表现与伤寒相似。但此类患者多起病较急，伴有咽痛、鼻塞、咳嗽等呼吸道症状，但无肝脾肿大，无玫瑰疹，肥达反应及血培养均阴性，病程也较短，常在 10 天内好转。

（2）细菌性痢疾　细菌性痢疾患者腹痛以左下腹为主，伴里急后重，排脓血便，白细胞升高，大便可培养到痢疾杆菌。

（3）疟疾　患者有发热、肝脾肿大、白细胞减少等与伤寒类似。典型疟疾寒战、高热及大汗呈规则性、周期性发作，脾肿大明显，质较软，且随着发作次数增加贫血更加明显。发作时血涂片可见疟原虫。

（4）钩端螺旋体病　本病的流感伤寒型在夏秋季流行期间常见，起病急，伴畏寒发热，发热与伤寒相似。但此病有疫水接触史，临床表现常有眼眶痛，眼结膜充血，全身酸痛，尤以腓肠肌疼痛与压痛为著，以及腹股沟淋巴结肿大等；血清凝集试验阳性，血培养钩端螺旋体阳性，白细胞计数增高。

（5）流行性斑疹伤寒　冬春季多见，有体虱叮咬史，起病急，常有高热，寒战，脉快，球结膜充血，皮疹为斑丘疹，发热第 3~5 天出疹，量多分布广，暗红色，压之不退色。神经系统症状如头痛等出现早，外斐反应阳性。

（6）急性病毒性肝炎　伤寒并发中毒性肝炎应与病毒性肝炎相鉴别。前者肝功能损害较轻，有伤寒的其他特征性表现。通过病原及血清学检查可以作出鉴别。

（7）布鲁菌病　患者有与病畜（牛、羊、猪）接触史，或有饮用未消毒的乳制品史。本病起病缓慢，发热多为波浪形，有关节痛或肌痛等症状。确诊须有血液或骨髓培养出病原体、布氏杆菌凝集试验阳性。

（8）血行播散性结核病　患者常有结核病史或与结核病患者密切接触史，不规则发热，盗汗，消瘦，脉快，中毒症状明显，部分患者结核菌素试验阳性，X 线检查有助于诊断。

（9）革兰阴性杆菌败血症　患者常伴原发病灶，如胆道、肠道及泌尿系统感染。起病急，常伴寒战、高热，早期可出现感染中毒性休克，白细胞计数可减少，但中性粒细胞升高，血培养可发现相应的致病菌。

（10）恶性组织细胞病　多表现为不规则发热，肝脾及淋巴结肿大，进行性贫血等，本病确诊需多次、多部位骨髓细胞学检查发现恶性组织细胞。

【预后】

本病预后与患者的年龄、免疫状态、毒血症程度、有无并发症以及治疗是否有效及时等有密切关系。老年人、婴幼儿预后较差，明显贫血、营养不良者预后也较差。并发肠穿孔、肠出血、心肌炎、严重毒血症等病死率较高。在抗菌药物问世以前，伤寒的病死率约为12%，自应用氯霉素等抗菌药物以来，病死率明显下降（4%左右）。病后一般可获得持久的免疫力，5%~10%患者可复发，3%患者成为慢性带菌者。

【治疗】

1. 治疗原则 西医治疗以针对伤寒和副伤寒病原的抗菌治疗为主。中医治疗宜兼顾湿热，以清热利湿为基本原则。

2. 西医治疗方法

（1）一般治疗

①隔离与休息：给予消化道隔离，临床症状消失后，每隔5~7天送检粪便培养，连续两次粪便培养阴性方可解除隔离。发热期患者必须卧床休息，退热后1周可由轻度活动恢复至正常活动量。

②护理：注意观察体温、脉搏、血压、腹部以及大便等变化。重症患者应注意多变换体位，防止压疮的发生。

③饮食：给予高热量、高维生素、易消化的无渣饮食，少量多餐。有腹胀者宜少进食牛奶、豆类等易产气的食物。退热后，食欲增强时，仍应继续进食一段时间无渣饮食，一般退热后2周才恢复正常饮食，以免诱发肠出血和肠穿孔。应鼓励患者多进水分，每日约2000~3000ml（包括饮食在内）。如因病重不能进食者可用5%葡萄糖盐水静脉滴注。

（2）对症治疗

①高热：可应用物理降温方法，如温水擦浴或酒精擦浴等，慎用发汗退热药。

②便秘：用开塞露或用生理盐水低压灌肠，禁用高压灌肠和泻剂。

③腹泻：低糖低脂饮食，可用收敛药，忌用鸦片制剂。

④腹胀：减少食用易产气的食物，如牛奶、豆奶等，可用肛管排气，禁用新斯的明类促进肠蠕动的药物。

⑤糖皮质激素：毒血症状明显的高危患者，在应用足量、有效抗菌药物的同时可加用糖皮质激素，以减轻毒血症状。可用氢化可的松50~100mg或地塞米松2~4mg，每日1次静脉缓慢滴注，一般疗程3天。有肠穿孔、肠出血者忌用糖皮质激素。

（3）病原治疗

1）第三代喹诺酮类药物：自上世纪90年代后，第三代喹诺酮类药物成为治疗伤寒的首选药物。本类药物口服吸收好，在血液、胆汁、肠道以及泌尿系统浓度高，能作用于细菌DNA旋转酶影响DNA合成而发挥杀菌作用，对氯霉素敏感或者耐药的伤寒菌株均有良好的抗菌活性。

① 左旋氧氟沙星：每次0.2~0.4g，每日口服2~3次，疗程14天。

② 诺氟沙星：每次0.2~0.4g，每日口服3~4次，疗程14天。

③ 环丙沙星：每次0.5g，每日口服2次，疗程14天。重型或有并发症的患者，每次0.2g，每日静脉滴注2次，症状控制后改为口服，疗程14天。

④ 氧氟沙星：每次0.2g，每日口服3次，疗程14天。重型或有并发症的患者，每次0.2g，每日静脉滴注2次，症状控制后改为口服，疗程14天。

2）第三代头孢菌素：第三代头孢菌素抗菌活性强，在胆汁中浓度高，不良反应少，尤其适用于孕妇、儿童伤寒患者。对于氯霉素敏感、耐药的伤寒菌株以及多重耐药的伤寒菌株都有良好的杀菌效果，治愈率达90%以上，复发率低于5%。

①头孢哌酮：每次2g，每日2次静脉滴注；儿童，100mg/（kg·d），分2次静脉滴注，疗程10~14天。

②头孢噻肟：每次2g，每日2次静脉滴注；儿童，100mg/（kg·d），分2次静脉滴注，疗程10~14天。

③头孢曲松：每次1~2g，每日2次静脉滴注；儿童，100mg/（kg·d），分2次静脉滴注，疗程10~14天。

④头孢他啶：每次2g，每日2次静脉滴注；儿童，100mg/（kg·d），分2次静脉滴注，疗程10~14天。

3）氯霉素：应用氯霉素治疗伤寒已有60余年历史，曾作为伤寒的首先药物，至今仍然可有效地治疗敏感的伤寒沙门菌所致的伤寒病例。氯霉素用法：每次0.5g口服，每日4次；重型患者，每次0.75~1g，静脉滴注，每日2次；体温正常后减半量再用10~14天，总疗程为2~3周。由于对氯霉素耐药菌株不断增多及对血液系统的毒副作用，现已较少应用本药。新生儿、孕妇和肝功能明显损害者忌用；注意骨髓抑制的不良反应，经常复查血象，当白细胞低于0.25×10^9/L时停药。

4）氨苄西林：用于敏感菌株的治疗。成人2~6g/d，儿童100~150mg/（kg·d），分3~4次口服或静脉滴注，疗程14天。氨苄西林使用之前需做过敏试验。

（4）带菌者的治疗

1）单纯带菌者的治疗

①氧氟沙星或环丙沙星：氧氟沙星每次200mg，口服，每日2次；环丙沙星500mg，口服，每日2次，疗程4~6天。

②氨苄西林（或阿莫西林）：成人氨苄西林每次4~6g，静脉滴注，每日1次；阿莫西林每次0.5g，口服，每日4次；可联合丙磺舒2g/d，分3~4次口服，疗程4~6天。

2）伴有慢性胆囊炎或胆石者的治疗：内科疗效不佳可考虑手术切除胆囊。

（5）并发症治疗

1）肠出血：绝对卧床休息，暂时禁食或给予流质饮食。密切注意血压、脉搏、神志及大便出血情况。补充血容量，注意维持水、电解质和酸碱平衡。可应用止血剂，必要时输入新鲜全血。出血量大而内科治疗无效时应考虑手术治疗。

2）肠穿孔：对局限性穿孔患者可采取禁食并行胃肠减压，维持水、电解质和酸碱平衡。加强支持和抗感染治疗，可联合有效抗菌药物，警惕感染性休克的发生。肠穿孔并发腹膜炎的患者应根据病情及时手术治疗。

3）中毒性心肌炎：严格卧床休息，必要时在足量有效抗菌药物治疗情况下，可应用糖皮质激素。如出现心力衰竭，可应用小剂量洋地黄和利尿剂。可给予保护心肌药物。

4）溶血性尿毒综合征：①控制伤寒杆菌的原发感染。②输血，补液。③应用糖皮质激素。④抗凝治疗。⑤必要时进行血液透析，以及时纠正氮质血症，促进肾功能恢复。

5）局部化脓性感染：对脑膜炎、骨髓炎等局部伤寒杆菌感染，选用渗透力强，能保证局部有效抗菌浓度的药物。

6）中毒性肝炎、胆囊炎和 DIC：根据病情采用相应的内科措施进行治疗。

3. 中医辨证论治 本病为湿热病邪所致，首先应辨清湿与热孰轻孰重；湿热以中焦脾胃为病变中心，但湿邪有蒙上流下特点，临证须辨清湿热所属三焦部位；湿热发病有"内外合邪"的特点，与其他温病一样，亦需分清卫气营血的浅深层次；本病虽以邪实为主，但在后期可出现湿热化燥、化火损伤阴液，或湿邪伤阳等虚象，临证应详辨证候虚实。此外，疾病极期，可出现"湿胜阳微"或"气随血脱"等危重证候，亦应予以高度重视，及早防变。本病治疗虽以清热利湿为基本大法，但由于湿性黏腻缠绵，湿不去则热不除，故治疗更应注重祛湿，湿去热孤，其热方易清解。

（1）湿重于热

①湿遏卫气

证候　发热恶寒，身重头痛，体倦纳呆，胸闷腹胀，便秘或便溏，舌淡红，苔白腻，脉濡缓。

治法　清热透表，芳香化湿。

方药　藿朴夏苓汤加减（藿香、淡豆豉、厚朴、法半夏、茯苓、杏仁、薏苡仁、佩兰）。如恶心呕吐加陈皮、生姜、竹茹；大便溏泻加苍术、葛根、黄连。

②邪阻膜原

证候　寒热往来如疟状，寒甚热微，身痛有汗，手足沉重，呕逆胀满，舌苔白厚腻浊，或如积粉，脉缓。

治法　开达膜原，辟化湿浊。

方药　达原饮加减（槟榔、厚朴、草果、知母、黄芩、芍药、甘草）。头项痛者加羌活；耳聋，胁痛，呕而口苦者加柴胡。

（2）湿热并重

①湿热中阻

证候　身热不退，有汗不解，脘腹胀满，渴不多饮，神情呆滞，耳聋重听，便溏不爽，舌红，苔黄腻，脉濡数。

治法　清热化湿，理气和中。

方药　王氏连朴饮加减（黄连、黄芩、厚朴、半夏、石菖蒲、栀子、木香）。若高热不退加青蒿（后下）、石膏（先煎）；若身目发黄加茵陈、滑石；若便秘加大黄（后下）。

②湿热蕴毒

证候　发热口渴，胸痞腹胀，恶心呕吐，肢酸倦怠，咽肿溺赤，大便秘结，或身目发黄，舌红苔黄腻，脉滑数。

治法　清热解毒，利湿化浊。

方药　甘露消毒丹加减（黄芩、连翘、茵陈、滑石、木通、藿香、白蔻仁、石菖蒲、川贝、射干、薄荷）。口渴明显，加玉竹、石斛、芦根；恶心呕吐加半夏、竹茹；黄疸明显，加虎杖、田基黄、栀子。

（3）热重湿轻

证候　壮热汗出，心烦口渴，渴喜多饮，呕吐纳呆，大便秘结，小便短赤，舌红，苔黄腻而干，脉洪数或滑数。

治法　清热解毒，佐以化湿。

方药　白虎加苍术汤加减（石膏、知母、黄芩、苍术、滑石、黄连、通草、芦根、大黄、枳实）。高热抽搐者加羚羊角粉（冲）、钩藤、地龙；耳聋重听，神昏者加石菖蒲、郁金。

（4）湿热蒙蔽心包

证候　身热不退，神情淡漠，耳鸣重听，甚至谵语神昏，舌红赤，苔黄浊腻，脉滑数。

治法　清热化湿，芳香开窍。

方药　菖蒲郁金汤加减（石菖蒲、郁金、栀子、连翘、竹叶、滑石、丹皮、竹沥）。高热神昏者，加安宫牛黄丸。

（5）湿热化燥，伤络便血

证候　身体灼热，神情烦躁，大便下血，小便短赤，舌红苔黄，脉细数。

治法　清热解毒，凉血止血。

方药　犀角地黄汤加减（水牛角、生地、丹皮、赤芍、侧柏、茜草、紫珠草）。若便血不止，面白肢冷，加高丽参、麦冬、五味子。

（6）余邪留恋，气阴两伤

证候　低热不退，胸腹痞满，食少倦怠，舌红少苔，脉细数。

治法　益气养阴，去除余邪。

方药　竹叶石膏汤加减（竹叶、藿香、佩兰、芦根、石膏、麦冬、石斛、薏苡仁、甘草）。如有便秘加生地、玄参、麻仁。切忌攻逐通下。

（7）湿胜阳微，脾肾阳虚

证候　形寒身疲，头晕心悸，面浮肢肿，小便短少，舌淡苔白，脉沉细。

治法　健脾补肾，温阳利水。

方药　真武汤加减（茯苓、白术、附子、生姜、芍药）。水肿较甚者，可合用五皮散；形寒肢冷，脉沉迟者，可加干姜、菟丝子、杜仲；唇甲青紫者加桃仁、红花、丹参等。若病情进一步发展，肾阳衰微，水湿内盛较甚，适当重用附子、茯苓等温阳利水之品，同时配合人参、肉桂、巴戟天等温阳药。另外，也可酌情应用参附注射液静脉滴注。

（8）气随血脱

证候　便血不止，面色苍白，汗出肢冷，舌淡无华，脉微细。

治法　益气固托，养血止血。

方药　独参汤合黄土汤加减（人参、白术、附子、灶心黄土、阿胶、生地、黄芩、甘草）。本证病势危急，急当以独参汤频频饮之以救其急，也可用生脉注射液、参附注射液等静脉滴注。必要时配合输血等抢救措施。

【预防】

1. 控制传染源　患者及带菌者按肠道传染病隔离。体温正常 15 天，或症状消失后每隔 5 天左右粪便培养 1 次，连续 2 次阴性可解除隔离。患者的大小便及便器、食具、衣物等均需消毒处理。带菌者不得从事饮食及托幼工作，并给予治疗。接触者要进行医学观察 23 天（副伤寒为 15 天）。

2. 切断传播途径　是预防本病的关键。重点加强水源、饮食及粪便的管理，消灭苍蝇等传播媒介。养成良好的个人卫生习惯，餐前便后洗手，不吃不洁食物，避免饮用生水和进食未煮熟的肉类食品等。

3. 提高人群免疫力　易感人群可进行免疫接种，可注射伤寒、副伤寒甲、乙三联灭活菌苗，或者口服伤寒 Ty21a 活疫苗，以上疫苗仅有部分免疫保护作用。

副伤寒

副伤寒（paratyphoid fever）是由副伤寒甲、乙、丙杆菌引起的一组传染病。其发病过程和治疗方法与伤寒大致相同。一般病情较轻，病程较短，病死率较低。副伤寒丙尚可表现为急性胃肠炎或脓毒血症。

【病原学】

副伤寒甲、乙、丙的病原分属沙门菌 A、B、C 组，其生化特性类似伤寒杆菌，但菌体抗原和鞭毛抗原成分不同。在自然条件下，副伤寒杆菌一般只能感染人类。

【流行病学】

传染源为患者和带菌者。传播方式与伤寒大致相同，因副伤寒杆菌可在食物中较长时间存在，以食物传播较为常见。我国副伤寒的发病率较伤寒为低。成年人中以副伤寒甲为多，儿童易患副伤寒乙。

【病机病理】

副伤寒甲、乙的发病机理与病理变化与伤寒大致相同，副伤寒丙的肠道病变一般较轻，肠壁可无溃疡形成，但常有体内其他脏器局限性化脓病变，多见于关节、软骨、胸膜、心包等处。

【临床表现】

1. 副伤寒甲、乙　潜伏期为 2～15 天，一般为 8～10 天。起病时可先有急性胃肠炎症状如呕吐、腹痛、腹泻等，2～3 天后出现发热等伤寒样临床表现，胃肠道症状减轻。发热以弛张热型多见，热程较短，副伤寒甲大约 3 周左右，副伤寒乙大约 2 周左右，毒血症状较轻。玫瑰疹出现较早、稍大、量多、颜色较深。肠出血、肠穿孔均少见。副伤寒甲复发率较高，肠出血、肠穿孔少见。

2. 副伤寒丙　临床症状复杂，常见有以下三种类型：

（1）伤寒型　症状与副伤寒甲、乙相似，但较易出现肝功能异常。

（2）胃肠炎型　主要以发热、恶心、呕吐、腹痛、腹泻等胃肠炎症状为主，病程短。

（3）脓毒血症型　起病急，寒战、高热明显，热型通常不规则，热程1～3周。常有皮疹、肝脾肿大，并可出现黄疸。出现迁延性化脓病灶时，治疗期长且困难，肺脓肿、骨关节脓肿较常见。但肠出血、肠穿孔少见。

副伤寒甲、乙、丙的诊断、治疗及预防等与伤寒大致相同。一旦有脓肿形成，应在积极抗菌治疗的同时进行外科处理。

第二节　细菌性食物中毒

细菌性食物中毒（bacterial food poisoning）是由于食用被细菌或细菌毒素污染的食物后引起的急性中毒性疾病。其中前者亦称感染性食物中毒，后者则称毒素性食物中毒。常由食物保存不当或加热不彻底所致。根据临床表现的不同，可分为胃肠型食物中毒与神经型食物中毒两大类，前者以急性胃肠炎为主要表现，预后良好；后者以神经系统表现为主要特征，常常来势凶猛，如不及时救治病死率较高。

中医学并无细菌性食物中毒名称，但根据胃肠型食物中毒的临床表现，当属中医"呕吐"、"泄泻"等范畴，病情严重者属"霍乱"范畴。神经型食物中毒属中医"痿证"等范畴。

胃肠型食物中毒

胃肠型食物中毒较常见，多发生于夏秋季，其特点为集体发病，潜伏期短，以恶心、呕吐、腹痛、腹泻等急性胃肠炎表现为主要特征。

【病原学】

引起胃肠型食物中毒的细菌种类很多，常见的有：

1. 沙门菌属　为肠杆菌科沙门菌属，是引起细菌性食物中毒最常见的病原菌之一，其中鼠伤寒沙门菌、肠炎沙门菌、鸭沙门菌多见。该菌为革兰阴性杆菌，需氧，无荚膜，不产生芽孢，绝大多数有鞭毛，能运动。该细菌对外界有较强抵抗力，在水和土壤中能存活数月，在粪便中能活1～2个月，在冰冻土壤中能越冬，但该菌不耐热，60℃15～30分钟可将其灭活，5%石炭酸5分钟内即可将其杀灭。沙门菌广泛存在于多种家禽、家畜、鸟类、鱼类、鼠类等动物的体内，在水、牛奶、蛋制品及肉类食品中可存活数月，如果温度适宜（22℃～30℃），能在食品中大量繁殖。细菌由粪便排出，污染水、食物、餐具等，尤其以新鲜的肉蛋乳类食物较易受污染，人进食后造成感染。

2. 副溶血弧菌　是一种嗜盐性多形球状杆菌，革兰染色阴性、有荚膜，两端浓染，一端有单根鞭毛，菌体运动活泼。广泛存在于鱼、虾、蟹等各种海产品及盐分较高的腌制食品如咸菜、腌肉等中，亦偶见于淡水。该菌在海水中能存活 47 天以上，淡水中生存 1~2 天。根据菌体（O）及鞭毛（H）抗原可分为 25 个血清型，其中引起食物中毒的主要血清型是 B、E、H 三型。致病性菌株能溶解人及家兔红细胞，称为"神奈川"试验（kanagawa test）阳性。该细菌对较高浓度氯及低温抵抗力强，在抹布及砧板上能存活 1 个月以上，其最好的生长环境为 37℃、pH7.7、氯化钠含量 3%~4%，对酸和热极度敏感，在食醋中 3 分钟、56℃ 5 分钟即可被杀死，90℃ 1 分钟被灭活。

3. 大肠埃希菌　通常称为大肠杆菌，属变形菌门。该菌是肠道的正常菌群，有 150 多个血清型，其中一些血清型可引起食物中毒。根据其不同的生物学特征和致病机制分为：

（1）肠产毒素性大肠杆菌（ETEC）　致病物质主要为肠毒素，是旅游者腹泻及 5 岁以下婴幼儿腹泻的重要病原体。

（2）肠致病性大肠杆菌（EPEC）　不产生肠毒素，作用部位在小肠，是婴儿腹泻的主要病因。

（3）肠侵袭性大肠杆菌（EIEC）　不产生肠毒素，侵袭和破坏结肠黏膜上皮细胞。可引起年长儿童及成年人的痢疾样腹泻。

（4）肠出血性大肠杆菌（EHEC）　该菌产生志贺样毒素（VT 毒素），可引起出血性肠炎和溶血尿毒综合征（hemolytic uremic syndrome，HUS），其中的 O157∶H7 已在许多国家或地区引起过感染暴发或流行。

（5）肠黏附（聚集）性大肠杆菌（EAEC）　此菌具有对 Hep-2 细胞的体外黏附能力，不侵袭细胞。其重要的组织病理学变化是 EAEC 能增强黏膜分泌肠液。

（6）弥散黏附性大肠杆菌（DAEC）　最初指能黏附于 Hep-2 细胞但不形成 EPEC 的微菌落型黏附的大肠杆菌，随着 EAEC 的发现，多数学者认为 DAEC 是致泻性大肠杆菌一个独立类别。但目前对 DAEC 导致腹泻的病理特征和发病机制尚不清楚。

4. 金黄色葡萄球菌　产肠毒素的金黄色葡萄球菌可致食物中毒，该菌为革兰染色阳性，不形成芽孢，无荚膜。存在于人体皮肤、鼻腔、鼻咽部、甲沟或皮肤化脓性病灶处，在乳、肉类食物中极易繁殖，剩饭菜中也易繁殖，食物被污染后，在 30℃经 1 小时后即可产生耐热性很强的外毒素（肠毒素），此种毒素可分 8 个血清型（A、B、C1、C2、C3、D、E、F），其中引起食物中毒的以 A、D 型最多见，B、C 型次之。该肠毒素对热的抵抗力较强，煮沸 30 分钟仍能保持毒性，人食入后可出现急性胃肠炎表现。常可由带菌炊事人员的鼻咽部黏膜或手指等污染食物而致病。

5. 蜡样芽孢杆菌　为厌氧型革兰阳性杆菌，具有粗大芽孢，常位于次极端呈圆形或柱形，单独、成双或短链状排列；在体内形成荚膜，无鞭毛，不活动。该菌自然界分布较广，污水、垃圾、土壤、人和动物的粪便、昆虫以及食品等均可检出。蜡样芽孢杆菌对外界有害因子抵抗力强，110℃能存活 1~4 小时，且能分泌强烈的外毒素，依其毒素性质可分 6 型（A、B、C、D、E、F），A 型和 F 型引起食物中毒最多见，其中以 A 型（能产生肠毒素）为多，C 型及 F 型偶可引起出血坏死性肠炎。多由于带菌食物存放较久或加热不足，细菌大量繁殖，分泌毒素而引起中毒。

6. **其他细菌** 包括变形杆菌、空肠弯曲菌、小肠结肠炎耶尔森菌等。

【流行病学】

1. **传染源** 主要传染源为被各种致病菌感染的人或动物如家畜、家禽、鱼类、飞鸟、鼠类及野生动物等。

2. **传播途径** 通过进食被细菌或细菌毒素污染的食物而传播。

3. **易感人群** 人群普遍易感，感染后通常无明显免疫力，且因致病菌血清型较多，常可反复感染，引起发病。

4. **流行特征** 多见于夏秋季节，以7~9月最易发病，与夏秋季节气温高，适合细菌生长繁殖有关，多因进食不新鲜食物或食物烹调不当引起感染。本病潜伏期短，可散发、暴发或流行。暴发时病例集中，突然发生，集体发病，常有共同进食可疑食物史，病情轻重与进食量有关，停止进食可疑食物后流行可被控制，此病无年龄及性别差异。

【病机病理】

1. **西医发病机制和病理** 细菌性食物中毒可分为感染型、毒素型和混合型，其是否发病及病情的轻重，与进食的细菌及/或毒素量及毒力、人体抵抗力有关。主要发病机制为：

（1）某些细菌产生的肠毒素或类毒素可激活肠黏膜上皮细胞膜上的腺苷环化酶，后者催化细胞内的三磷酸腺苷（ATP）转为环磷酸腺苷（cAMP），cAMP浓度增高，引起一系列酶促反应，使肠黏膜上皮细胞大量分泌和/或抑制肠壁上皮细胞对钠和水的吸收，出现剧烈腹泻，多为分泌性腹泻。

（2）细菌的菌体裂解释放的内毒素可引起发热、胃肠黏膜炎症并使肠道蠕动加快，引起呕吐、腹泻等表现。

（3）某些病菌，如沙门菌、空肠弯曲菌、侵袭性大肠杆菌等进入肠道大量繁殖，能侵袭肠黏膜上皮细胞或黏膜下层，引起黏膜充血、水肿、细胞变性、坏死，甚至形成溃疡，产生痢疾样表现。

（4）部分细菌，如变形杆菌，除产生肠毒素外还能使蛋白质中的组氨酸脱羧形成组胺，从而引起变态反应。

由于发病后细菌和毒素随着吐泻多被迅速排出体外，故引起败血症或脓毒血症者较少见，病程一般较短。

病理改变主要为胃肠黏膜充血、水肿，重者可出现胃肠黏膜糜烂、出血，肝、肾、肺等脏器出现中毒性改变。

2. **中医病因病机** 本病是由于疫毒兼湿热、暑湿、寒湿等邪随饮食侵入中焦，致使脾胃受邪，湿毒之邪困于脾土，肠道功能失调所致。病位在肠，脾胃运化失职，升降失常是关键，同时与肝肾相关。胃不降浊而上逆，脾不升清而下泄，致脾胃升降逆乱，吐泻交作而出现临床各种表现。严重者可伤津耗气，最终致阳气虚脱或阴阳俱损。

【临床表现】

一般潜伏期较短，进食数小时后发病，超过72小时的病例可基本排除胃肠型食物中毒。不同的病原菌引起的胃肠型食物中毒，其潜伏期有所不同，蜡样芽孢杆菌引起者多为1~2小时，金黄色葡萄球菌为1~6小时，副溶血弧菌为6~12小时，大肠杆菌为2~20小时，变形杆菌为5~18小时，沙门菌为4~24小时，个别可长达2~3天。

细菌性食物中毒以急性胃肠炎症状为主要表现，起病急，常先有腹部不适，继而出现腹痛，以上腹部及脐周持续性或阵发性绞痛多见，多伴恶心、呕吐，呕吐物多为所进食物，常先吐后泻。腹泻症状轻重不一，每天数次至数十次不等，可为稀便、水样便或黏液便。葡萄球菌或蜡样芽孢杆菌引起的食物中毒呕吐常较剧烈，呕吐物可含胆汁、血或黏液。鼠伤寒沙门菌食物中毒时大便呈水样或糊状，并有腥臭味，也可为脓血便。肠出血性大肠杆菌、侵袭性大肠杆菌及部分副溶血弧菌食物中毒可出现出血性腹泻，呈血水样大便或黏液脓血便伴里急后重，上腹部可有压痛，肠鸣音亢进，吐泻严重者可出现脱水、酸中毒甚至休克，部分患者有畏寒、发热、头痛、头晕、乏力等全身中毒症状。大肠杆菌O157：H7及其他一些能产生Vero毒素（VT）的EHEC感染可发生HUS，引起急性肾功能衰竭、溶血性贫血、血小板减少等严重并发症。

本病病程短，无并发症者一般1~3天内恢复，极少数病程达1~2周。腹泻严重者可出现脱水、酸中毒，甚至休克。

【实验室及其他检查】

1. **血常规** 副溶血弧菌及金黄色葡萄球菌感染者，白细胞总数可增高至10×10^9/L以上，中性粒细胞增多。沙门菌感染者白细胞计数多在正常范围内。

2. **粪便检查** 稀水样大便镜下可见少量白细胞；血水样便可见大量红细胞和少量白细胞；黏液脓血便可见大量红细胞及白细胞，与细菌性痢疾大便相似。

3. **细菌培养** 取患者的呕吐物、排泄物及所进食的食物做细菌培养，培养出相同病原菌有利于疾病诊断。变形杆菌极易污染食物及患者呕吐物，即使培养阳性亦不足以证明为真正的致病菌。

4. **分子生物学检查** 近年有采用聚合酶链反应检查病原菌DNA并进行分型，有助于诊断。

5. **血清学检查** 疾病早期及病后2周血清抗体效价呈4倍以上增长有诊断意义。由于病程短，此方法较少应用。

【诊断与鉴别诊断】

1. **诊断依据**

（1）流行病学资料 多发生于夏秋季，有进食可疑食物史或共同进餐后集体发病。

（2）临床表现 潜伏期短，以急性胃肠炎为主要表现，病程短，恢复快。如发生出血性腹泻伴HUS，应高度怀疑O157：H7等EHEC感染。

（3）实验室检查 用患者的呕吐物、粪便及可疑食物做细菌培养，可分离出相同的病原菌。重症患者做血培养。免疫学检测患者相应抗体，如急性期和恢复期血清抗体效价呈4倍以上增长者有诊断意义。疑为金黄色葡萄球菌食物中毒者可行动物实验观察，确定有无耐热的葡萄球菌肠毒素存在。

2. **鉴别诊断**

（1）非细菌性食物中毒　主要有生物性（毒蕈、生鱼胆、河豚等）食物中毒和化学性（砷、汞、有机磷杀虫药等）食物中毒。患者有进食相应毒物史，潜伏期更短，为数分钟至数小时。除有呕吐、腹痛、腹泻等胃肠道症状外，尚有神经系统症状及肝肾等脏器功能损害的表现。汞、砷中毒者有咽痛、充血、吐泻物中含血，呕吐物、粪便及可疑食物可检出相应毒物。

（2）急性细菌性痢疾　起病急，发热、头痛、周身酸痛等毒血症状明显，恶心、呕吐较少见，腹泻量亦少，为黏液或脓血便，伴里急后重，下腹部及左下腹呈明显压痛，大便镜检有红细胞、脓细胞及巨噬细胞，粪便培养有痢疾杆菌生长。

（3）霍乱　临床上为无痛性泻吐，以剧烈的腹泻继之以呕吐米泔水样物为特征，大便亦呈米泔水样，且不发热，多无腹痛，常很快出现脱水、酸中毒及周围循环衰竭。粪便悬滴检查、动力试验及制动试验阳性，或粪便培养霍乱弧菌阳性可确诊。

（4）病毒性胃肠炎　是由多种病毒引起，无明显进食可疑食物史，潜伏期 24～72 小时，常突然起病，出现恶心、呕吐、腹痛、腹泻等症状，腹泻多为水样，吐泻严重者可发生水、电解质及酸碱平衡紊乱。粪便细菌培养常无致病菌生长。

【预后】

胃肠型食物中毒轻者可自愈，病程较短，多在 1～3 天恢复，预后较好。

【治疗】

1. **治疗原则**　本病病程较短，治疗应以对症为主，一般可不用抗菌药物。

中医治疗本病基本原则为运脾化湿，佐以分利。根据寒湿和湿热不同，分别采用清利湿热和温化寒湿，兼有食积者佐以消导，中气下陷宜升提，久泻不止宜固涩，暴泻不可骤用补涩，以免关门留寇，久泻不可分利太过，以防劫其阴液。临床随证可予以益气生津，回阳固脱等法。

2. **西医治疗方法**

（1）一般治疗　卧床休息，早期以进食清淡、易消化的流质或半流质饮食为主，病情好转后可逐渐恢复正常饮食。沙门菌食物中毒者应进行床边隔离。

（2）对症治疗　注意水、电解质平衡，有脱水症状且能进食者可口服补液，不能进食或脱水重者应静脉补液，休克者应积极抗休克治疗，出现酸中毒时应适当补充 5% 碳酸氢钠溶液或 11.2% 乳酸钠溶液。腹痛剧烈者可给予阿托品或山莨菪碱等解痉止痛。大肠杆菌 O157：H7 等感染引起的 HUS 还应进行透析等治疗。

（3）病原治疗　一般不用抗菌药物治疗，可以通过对症疗法治愈。伴有高热的严重患者，可按病原菌不同选用相应抗菌药物，如沙门细菌、大肠杆菌及副溶血弧菌食物中毒可选用喹诺酮类或氨基糖苷类抗菌药物治疗。

3. **中医辨证论治**

（1）湿热内蕴

证候　起病急，腹痛、吐泻并作，泻下急迫，或泻而不爽，粪便黄褐，或夹脓血，气味臭秽，肛门灼热，脘闷食少，烦热口渴，小便短赤，舌苔黄腻，脉滑数。

治法　清热利湿，和胃降逆。

方药　葛根芩连汤加减（葛根、黄连、黄芩、木香、车前草、苦参、甘草）。食滞者加神曲、山楂、麦芽消食和胃；伴发热，头痛，脉浮者加金银花、连翘、薄荷疏风清热；湿重者加厚朴、薏苡仁、藿香、茯苓、猪苓、泽泻健脾祛湿；暑季感邪者加藿香、香薷、扁豆花或加六一散表里同治，解暑清热，利湿止泻。

（2）寒湿内困

证候　腹痛拘急，呕吐清水，泻下清稀，甚则如水，或夹黏液，头身困重，脘闷食少，口淡不渴，小便清少，舌苔白腻，脉濡缓。

治法　散寒化湿和胃。

方药　藿香正气散加减（藿香、厚朴、半夏、茯苓、苏叶、陈皮、大腹皮、白芷、桔梗）。表邪重者加荆芥、防风疏风散寒；湿浊偏重者可用胃苓汤行气健脾，祛湿止泻。

（3）食积胃肠

证候　腹痛，腹泻，恶心呕吐，不思饮食，嗳腐吞酸，脘腹痞满，泻下不爽，泻后痛减，粪臭如败卵，舌苔垢浊或厚腻，脉滑。

治法　消食和中。

方药　保和丸加减（炒麦芽、莱菔子、山楂、陈皮、半夏、茯苓、连翘、甘草等）。若食积较重，脘腹胀满，可用枳实导滞丸，以通因通用之法使邪去正安；食积化热者，可加黄连清热燥湿止泻；兼脾虚者，可加白术、扁豆健脾祛湿。

（4）津液亏虚

证候　吐泻频繁，口渴引饮，烦躁不安，皮肤干燥，眼眶凹陷，舌红苔干，脉细数无力。

治法　益气生津。

方药　生脉散加减（人参、麦冬、五味子）。湿热重者，加黄连、黄芩、藿香清热祛湿；呕吐不止者，加法半夏、石斛、竹茹和胃止呕；阴虚甚者加石斛、山药、乌梅等滋阴生津。

（5）阳脱

证候　大便稀薄，滑脱不禁，面色苍白，四肢不温，冷汗淋漓，或神昏，舌淡暗，脉微欲绝。

治法　回阳固脱。

方药　参附龙牡汤加减（人参、附子、龙骨、牡蛎、五味子）。阴虚甚者，加麦冬、石斛等益气滋阴固脱；气虚甚者，予独参汤益气固脱。

【预防】

贯彻《食品卫生法》，搞好饮食卫生，加强食品卫生管理是预防细菌性食物中毒的关键。对食品生产、流通、销售过程加强卫生管理。严格对禽类、猪、牛等宰前宰后的检疫，加强对食品加工、运输与贮存的卫生监督。加强对饮食行业卫生管理，严禁出售病死动物肉食及腐败、变质食品，工作人员应定期体检，并持健康合格证上岗。大力开展卫生宣传教育工作，养成良好的卫生习惯，食物应合理烹调及制作，不食腐败、变质食物。

发现食物中毒后应立即报告当地疾病控制中心，及时进行调查、分析，制定并采取有力防疫措施，及早控制疫情。

神经型食物中毒

神经型食物中毒又称肉毒中毒，是因进食含有肉毒梭状芽孢杆菌（简称肉毒杆菌）外毒素的食物而引起的中毒性疾病。临床以中枢神经系统症状如眼肌、舌咽肌麻痹等为主要表现，如抢救不及时常危及生命。

【病原学】

肉毒杆菌为严格厌氧的革兰阳性梭状芽孢杆菌，有周鞭毛，能运动。芽孢对热及化学消毒剂抵抗力强，沸水中可存活 5～22 小时，120℃ 20 分钟能灭活。在缺氧条件下本菌可大量繁殖并产生一种剧毒的嗜神经外毒素——肉毒素，被食入后可引起神经型食物中毒。按抗原性不同可将肉毒杆菌分为 A、B、C（Ca、Cb）、D、E、F、G 8 型，A、B和 E 型为主要致病型，F 型偶可致病。C、D 型主要感染禽畜。各型皆能产生肉毒素，对人的致死量仅为 0.01mg。肉毒素对胃酸有抵抗力，但不耐热，80℃ 30 分钟或煮沸 10分钟可失活。肉毒素在干燥、密封和阴暗的条件下，可保存多年。由于此毒素的毒性强，且无色、无臭、无味、不易发现，必须严加防范。不同型肉毒杆菌产生的外毒素不同，经甲醛处理后可刺激动物产生不同的抗毒素。

【流行病学】

1. **传染源**　肉毒杆菌主要存在于变质的肉食品及豆制品中。该菌常存在于动物肠道，排出后其芽孢可在土壤中长期存活，污染食品后，在缺氧条件下可大量繁殖，并产生大量外毒素。我国引起肉毒中毒的多为变质的牛肉、羊肉、发酵的豆制品等，国外以罐头食品为主。

2. **传播途径**　通过进食含有肉毒杆菌外毒素的食物而传播，如变质的腌肉、罐头，发酵的豆、面制品等。

3. **易感人群**　人群普遍易感，病后不产生免疫力。

【病机病理】

1. **西医发病机制和病理**　肉毒杆菌外毒素是一种嗜神经毒素，人进食被肉毒素污染的食物后，胃酸及消化酶不能将其破坏，肉毒素经消化道吸收进入血液，主要作用于中枢神经系统的脑神经核、外周神经、神经肌肉连接处及自主神经末梢，通过抑制神经传导介质乙酰胆碱的释放，使神经肌肉接头受到干扰和阻断，肌肉收缩运动障碍而发生瘫痪。

病理变化主要为脑神经核及脊髓前角发生退行性变，其所支配的相应肌群发生瘫痪，脑及脑膜显著充血、水肿、广泛点状出血与小血栓形成。在显微镜下可见神经节细胞变性。

2. 中医病因病机   中医认为本病因湿热疫毒随饮食而入，损伤脾胃，运化失职，输布水谷精微功能失常，湿热内生，痰湿内停，流窜经脉，气血运行不畅，致肢体经脉失于滋养而致肢体痿软。

【临床表现】

潜伏期 2 小时~10 天，多为 12~36 小时，最短可 2~6 小时发病。潜伏期长短与食入毒素量有关，量大则潜伏期短，病情严重，病死率高。亦有起病轻，进展为重型者。

临床表现轻重不等，轻者仅有轻微不适，重者可于 24 小时内死亡。一般起病急骤，以中枢神经系统症状为主，病初症状为头痛、头晕、乏力、食欲不振，继而出现脑神经麻痹的表现。眼部症状：视力模糊、复视、眼睑下垂、瞳孔不等大、对光反射减退等。口咽症状：咀嚼困难、吞咽困难、言语困难、声音嘶哑。其他肌肉麻痹：头前倾或歪斜、胸式或腹式呼吸减弱致呼吸困难，甚或呼吸麻痹或吸入性肺炎导致死亡。患者意识清楚，体温多正常，胃肠道症状缺如或很轻微。血压常先正常后升高，脉搏先慢后快。病程长短不一，如能及时处理，多于 4~10 天内逐渐恢复，长者可达 1 个月以上。重症者抢救不及时病死率较高，约为 30%~60%，多死于中枢性呼吸衰竭、心功能不全及吸入性肺炎等。婴儿感染者常以拒奶、啼哭、颈软不能抬头及脑神经损害为首发症状，其病情进展迅速，多死于中枢性呼吸衰竭。

【实验室及其他检查】

1. 细菌培养   将可疑食物、患者呕吐物或排泄物经加热煮沸以厌氧条件培养检测出肉毒杆菌有利于明确诊断。

2. 毒素检查

（1）动物实验   将检查标本浸出液喂食实验动物或行小白鼠腹腔注射，同时以灭活肉毒杆菌或加抗毒素处理的标本进行对照试验，若实验组动物出现肢体麻痹死亡，而对照组无此现象，则可明确诊断本病。

（2）中和实验   将各型抗毒素血清注射小白鼠腹腔内，随后接种标本并设对照组，从而判断有无毒素及毒素血清型。

（3）禽眼睑接种实验   将浸出液根据禽类大小以不等剂量注入禽眼睑下方皮下，禽类出现眼睑闭合，或出现麻痹性瘫痪或呼吸困难，继而禽类死亡，可快速诊断。

【诊断与鉴别诊断】

1. 诊断依据

（1）有进食可疑食物史，如变质罐头、腊肉或发酵的豆、面制品等，同食者先后集体发病。

（2）起病突然，出现典型的神经麻痹症状，如表现为眼肌麻痹，吞咽、语言及呼吸困难等。

（3）确诊可用动物实验检测患者血清及可疑食物中的肉毒素，对可疑食物及粪便做厌氧培养，可发现肉毒杆菌。用可疑食物之浸出物做动物实验，观察动物有无肉毒中毒的表现，以检测其外毒素。

2. 鉴别诊断　本病应与河豚或毒蕈等引起的食物中毒、脊髓灰质炎、白喉后神经麻痹、流行性乙型脑炎、格林－巴利综合征、重症肌无力等相鉴别。

【预后】

本病轻症患者经积极治疗可逐渐康复，重症患者治疗不及时死亡率较高。

【治疗】

1. 治疗原则　有条件者应尽早使用抗毒素治疗，同时注意一般治疗及对症治疗。

中医治疗原则为虚证宜补虚和络，实证宜祛邪和络。脾胃虚弱者宜益气健脾，补血和络；湿热浸淫者宜清热、利湿、通络。虚实夹杂者，又当兼顾之。临床注重调理脾胃，遵《内经》"治痿独取阳明"之义。

2. 西医治疗方法

（1）一般治疗及对症治疗　患者应严格卧床休息，并予适当镇静剂，以避免瘫痪加重。肉毒毒素在碱性溶液中易破坏，在氧化剂作用下毒力减弱，故发现早者应尽快（进食可疑食物后 4 小时内）用 5% 碳酸氢钠或 1：4000 高锰酸钾溶液洗胃并清洁灌肠。无肠麻痹者可服用导泻剂清除未吸收的毒素，但不能用镁剂。呼吸困难时应吸氧，必要时进行人工呼吸或气管插管，加强监护，观察病情变化。吞咽困难时可鼻饲或静脉补充营养及水分。有继发感染时用抗菌药物治疗。

（2）抗毒素治疗　多价抗毒素血清（A、B、E 型）对本病有特效，治疗越早疗效越好。病后 24 小时内或发生肌肉瘫痪前，多价抗毒血清 5～10 万单位静脉及肌内各半量注射，必要时 6 小时后重复 1 次。即使出现瘫痪后抗毒素仍有一定的中和毒素作用。注射抗毒素血清前应做过敏试验，阳性者进行脱敏注射。已知病菌毒素型别者应注射同型抗毒素，每次 1～2 万单位。

（3）其他治疗　盐酸胍乙啶有促进周围神经释放乙酰胆碱的作用，对神经瘫痪和呼吸功能有改善作用，剂量为 15～50mg/（kg·d），亦可经鼻饲给予，但应注意胃肠反应、肌痉挛、心律不齐等不良反应。肉毒中毒瘫痪肌肉仍能保持对乙酰胆碱的反应性，静脉注射乙酰胆碱能减轻中毒症状，促使瘫痪的肌肉恢复功能。为防止肉毒素在肠道内产生神经毒素亦可用青霉素消灭肠道内肉毒杆菌。

3. 中医辨证论治

（1）湿热浸淫

证候　四肢软瘫，眼睑下垂，张目困难，瞳孔扩大，重者吞咽困难，咀嚼无力，言语及气息微弱，舌苔黄腻，脉滑数。

治法　清热化湿，化瘀通络。

方药　加味二妙散加减（黄柏、苍术、牛膝、防己、地龙、当归、海风藤、络石藤、鸡血藤、萆薢）。若湿邪偏盛，胸脘痞闷者，加厚朴、茯苓、陈皮以理气化湿；热邪偏盛者，加忍冬藤、连翘、蒲公英等清热解毒利湿；兼瘀血阻络，关节活动不利伴疼痛者加丹参、鸡血藤、赤芍等活血通络。

（2）脾虚湿滞

证候　肢体痿软日久不复，倦怠乏力，纳谷不香，腹胀，舌淡，苔白腻，脉濡细。

治法　健脾化湿，益气通络。

方药　参苓白术散加减（党参、白术、茯苓、山药、扁豆、砂仁、陈皮、半夏、桔梗、莲肉）。兼夹食积者，佐以谷麦芽、山楂、神曲等消食化积；气血虚者，重用黄芪、当归、党参，加阿胶以益气养血；气血不足兼血瘀者，加丹参、川芎、牛膝等养血活血。

【预防】

预防同胃肠型食物中毒。一旦发现可疑食物中毒，应立即报告当地卫生防疫部门，及时调查、分析、预防，及早控制疫情。同时尤应注意检查罐头食品、腊肠、火腿、发酵豆制品等是否变质，异常者禁止食用。如患者被确诊为肉毒中毒，同食者即使未发病也应立即注射多价抗毒血清 1000～2000 单位。对高危人群或经常食用罐头食品者，可注射肉毒杆菌混合类毒素以防止发病。

第三节　细菌感染性腹泻

细菌感染性腹泻（bacterial diarrhea）在广义上是指由各种细菌引起，以腹泻为主要临床表现的一组常见肠道传染性疾病，本节是指除霍乱、痢疾、伤寒、副伤寒以外的细菌感染性腹泻，属《中华人民共和国传染病防治法》中规定的丙类传染病。该病发病呈全球性，多为散发，也可暴发流行。临床表现以胃肠道症状为主，病情轻重程度不同，多为自限性，少数可发生严重并发症，甚至导致死亡。

本病属中医学"泄泻"范畴。

【病原学】

常见细菌有大肠埃希菌、耶尔森菌、沙门菌属、志贺菌属、弯曲菌、金黄色葡萄球菌、变形杆菌、副溶血性弧菌、艰难梭菌等，因本书其他章节对其中多种细菌有详细描述，所以本节仅介绍以下几种近年来较受重视的病原菌。

1. **大肠埃希菌**　属埃希菌属，肠杆菌科，为短杆状革兰阴性菌，无芽孢，大多有鞭毛，运动活跃。在 15℃～46℃环境下均能生长，最适宜生存温度为 37℃，在水中可存活数周至数月，冰箱中可长期生存。对酸有较强耐受力，对高温和化学消毒剂敏感，75℃以上 1 分钟即可灭活。该菌是国际公认的卫生监测指示菌，在现代遗传工程中也是主要的工程菌。与人类腹泻有关的大肠埃希菌主要包括：肠致病性大肠埃希菌、肠产毒性大肠埃希菌、肠侵袭性大肠埃希菌、肠出血性大肠埃希菌（EHEC）以及肠集聚性大肠埃希菌。近年来引起美国、日本等许多国家暴发流行的出血性结肠炎主要为 EHEC O157：H7 所致，该菌显著的特点是能产生志贺样毒素，此毒素对非洲绿猴肾异倍体细胞（Vero 细胞）有毒性，所以又称之为 VT 毒素，具有神经毒、细胞毒和肠毒素作用。

2. **耶尔森菌**　为革兰阴性短小杆菌，无芽孢，兼性厌氧，在 30℃～42℃环境下均可生存。广泛存在于自然环境中，能够从人类、动物、土壤、水及各种食品中分离出来，煮沸、干燥及常规消毒剂可将其杀灭。能产生热稳定性肠毒素，121℃时经 30 分钟不被破坏，对酸、碱稳定。

3. **变形杆菌**　属肠杆菌科，为革兰阴性菌，呈多形性，无芽孢和荚膜，有周鞭毛，运动活跃，最适宜生存温度为 37℃，能产生肠毒素。该菌对外界环境适应力较强，营养要求低，生长繁殖迅速，存在于人及各种野生动物肠内，也存在于粪肥、土壤及水中，在鱼、蟹及肉类中变形杆菌污染率较高。

4. **艰难梭菌**　为革兰阳性杆菌，专性厌氧，有芽孢。能产生肠毒素，包括 A、B 两种毒素，对酶作用有较强抵抗力，酶作用 24 小时后仍保留全部活性，B 毒素较 A 毒素细胞毒性更强。艰难梭菌是人、畜肠道中的正常菌群，婴儿时期带菌率尤高。

5. **类志贺邻单胞菌**　为革兰阴性菌，单独或成双存在，呈短链或长丝状，兼性厌氧，有动力，无芽孢和荚膜。与志贺菌有部分共同的生化反应和抗原结构，但毒力较志贺菌低得多。不耐高盐，常存在于淡水、温血及冷血动物体内。

6. **亲水气单胞菌**　为革兰阴性杆菌，单鞭毛，无荚膜和芽孢。广泛存在于自然界，河水、海水及供水系统中均可检测到该菌。能产生溶血素、肠毒素和细胞毒素以及杀白细胞素、上皮细胞黏附因子等毒力因子，还可产生多种胞外酶。

【流行病学】

1. **传染源**　患者和携带者均为本病传染源。一些动物可成为储存宿主，在疾病传播中有重要意义，如受感染的人和动物（特别是反刍动物）均是 EHEC O157：H7 的传染源，EHEC O157：H7 在牛中的流行为 0.1%~16%，牛的带菌、间歇排菌时间至少为 1 年。

2. **传播途径**　主要为粪 – 口途径，可通过食用污染的食品、饮用水而传播，人与家畜的密切接触也可传播。苍蝇、蟑螂等昆虫因其特殊生活习性，在一些细菌性腹泻的传播中发挥了重要作用。另外，需引起重视的是通过医务人员的手或污染的公共物品可引起医院内传播。

3. **易感人群**　普遍易感，无交叉免疫。儿童、老年人、有免疫抑制或慢性疾病者均为高发人群，且容易发生严重并发症，一些正使用抗生素的患者是抗生素相关性腹泻的高危人群。另外，旅游者也易发生细菌性腹泻，称为旅游者腹泻。患病后一般可获得免疫力，但持续时间较短。

4. **流行特征**

（1）**地区性**　广泛流行于世界各地，欧美国家细菌性腹泻主要病菌为沙门菌属，其次为弯曲菌和志贺菌属。发展中国家以志贺菌属、沙门菌属、大肠埃希菌为主。我国各地方的报道结果差异较大，有的以志贺菌属为主，有的以大肠埃希菌为主，沿海地区则以沙门菌属、副溶血弧菌多见。

发病通常以发展中国家较为严重，但是一些特定细菌的感染在发达国家比发展中国家更为严重，如 EHEC O157：H7 感染，这主要与发达国家肉、乳类在饮食中所占比例大及生食习惯有关，当然发展中国家检测手段落后也是一个重要原因。

（2）**季节性**　全年均可发病，好发于夏秋季，部分细菌性腹泻如耶尔森菌肠炎则好发于冬季。

（3）年龄分布　可侵犯各年龄组，最易感染的是免疫力低下的儿童、年老体弱者。

（4）流行性　一般为散发感染，也可发生暴发或流行，危害非常大。

【病理机理】

1. 西医发病机制与病理

（1）分泌性腹泻　当病原菌进入肠道后，并不侵入肠上皮细胞，而是在小肠内繁殖，并黏附于肠黏膜，释放肠毒素与肠黏膜表面的受体结合，以刺激肠黏膜分泌过多的水和 Na^+ 到肠腔，当分泌量超过吸收能力时便导致腹泻，故称为分泌性腹泻。此类细菌主要包括大肠埃希菌、金黄色葡萄球菌、变形杆菌、亲水气单胞菌、艰难梭菌等。病理生理改变：空肠和十二指肠黏膜病变轻微，绒毛顶端黏膜下水肿，隐窝细胞有伪足样突起伸向隐窝腔内；上皮杯状细胞的黏膜分泌增加，黏膜上皮固有层毛细血管充血，上皮细胞出现线粒体肿胀和嵴的消失、高尔基体泡囊增加及内质网的扩张和囊泡形成等。艰难梭菌相关性腹泻主要发生在大肠，偶见于小肠，病变肠段黏膜早期充血、水肿、糜烂、溃疡，周围有红晕，不久便形成典型的假膜。病变进展时假膜可由点状融合成规则片状，严重时可出现剥脱性改变及渗血。假膜在艰难梭菌相关性腹泻具有特征性，是确诊依据之一。

（2）侵袭性腹泻　病原菌通过菌毛等直接侵入肠上皮细胞，生长繁殖并分泌外毒素，影响细胞蛋白质合成，导致细胞的功能障碍和黏膜的坏死、溃疡及炎性渗出，肠内渗透压升高，从而使电解质、溶质和水的吸收发生障碍，并产生前列腺素，进而刺激分泌，增加肠的动力，引起腹泻。脓血便为其特征表现，又称之为渗出性腹泻。沙门菌属、空肠弯曲菌、耶尔森菌、侵袭性大肠埃希菌、肠出血性大肠埃希菌等均能引起侵袭性腹泻。耶尔森菌既能引起侵袭性腹泻，又可释放肠毒素而引起分泌性腹泻。病理生理改变：小肠末端和结肠黏膜肠上皮细胞肿胀、线粒体消失、内积脂质的膜样囊泡增多及核固缩，上皮细胞内可见病原菌。部分病原菌可侵入黏膜固有层和肠系膜淋巴结，引起固有层大量多形核白细胞聚积的趋化反应和炎性病变，并可在肠系膜淋巴结内繁殖，甚至引起全身感染或菌血症。

EHEC O157：H7 毒力强、破坏力大，很少量细菌即可致病，一旦侵入人的肠内，依靠其黏附因子 – 紧密黏附素依附肠壁滋生，并释放 VT 毒素，引起肠上皮损伤，VT 毒素便可穿越肠上皮细胞进入血液循环，引起微血管病性溶血性贫血、血小板减少、广泛肾小管坏死及造成肠道、中枢神经系统、肾脏损伤。

2. 中医病因病机

（1）发病因素　感受外邪，饮食所伤，情志不调，禀赋不足，及久病脏腑虚弱等。

（2）感邪途径　外感寒湿暑热之邪，内因饮食、情志之伤及脏腑虚弱。

（3）病位　病位在肠，主病之脏属脾，同时与肝、肾密切相关。

（4）病机特点　本病基本病机变化为脾病与湿盛，致肠道功能失司而发生泄泻。病理性质有虚实之分。一般来说，暴泻以湿盛为主，多因湿盛伤脾，或食滞生湿，壅滞中焦，脾为湿困所致，病属实证。久泻多偏于虚证，由脾虚不运而生湿，或他脏及脾，如肝木克脾土，或肾虚火不暖脾，水谷不化所致。而湿邪与脾病相互影响、互为因果，湿盛可困遏脾运，脾虚又可生湿。虚实之间又可相互转化夹杂；急性泄泻，经及时治疗，绝大多数在短期内痊愈，有少数患者，暴泄不止，损气伤津耗液，可成痉、厥、闭、脱等危证，特别是伴有高热、呕吐及热毒甚者尤然。急性泄泻因失治或误治，可迁延日久，由实转虚，转为慢性泄泻。日久脾病及肾，肾阳亏虚，脾失温煦，不能腐熟水谷，可成命门火衰之五更泄泻。

【临床表现】

潜伏期数小时至数天、数周。多急性起病，少数起病较缓慢。

1. 各种细菌所致腹泻的临床表现

（1）肠出血性大肠埃希菌感染 病前多有食用生或半生肉类、生乳等不洁饮食史。多急性起病，轻者水样泻，症状典型者突起剧烈腹痛、水样便，数天后出现血性便，伴腹痛、腹泻、低热或不发热，易被误诊为痢疾。病情严重者伴有剧烈腹痛、水样便、血便，感染1周后可合并溶血尿毒综合征（HUS）、血栓性血小板减少性紫癜、脑神经障碍等，危及生命，导致死亡，病死率可达5%~10%。

（2）耶尔森菌感染 由于该菌适宜在低温下生长，故在一些寒冷的国家和地区或在寒冷的季节常多发，又称之为"冰箱病"。近年来，随着人们生活水平的提高，暴发较为少见，以散发为主。起病急，以发热、腹泻、腹痛为主要表现，热程多为2~3天，腹泻一般1~2天，重者达1~2周，粪便多呈水样，带黏液，可有脓血便，腹痛可局限在右下腹，并且伴有肌紧张和反跳痛，容易误诊为阑尾炎，尤其是幼儿患者。虽然耶尔森菌感染所致小肠结肠炎属于自限性疾病，但是由它感染所引发的多种肠外疾病，如结节性红斑、关节炎、耶尔森肝炎等值得关注。

（3）变形杆菌感染 变形杆菌属于条件致病菌，是医院感染的常见致病菌，特别是抵抗力下降后使用广谱抗生素者。在一定条件下可引起多种感染，如化脓性感染、尿路感染、胃肠炎、心内膜炎、败血症等。主要表现为发热、恶心、腹痛、腹泻，腹痛部位在上腹和脐周，腹泻轻者每日数次，重者数十次。

（4）抗生素相关性腹泻 多由艰难梭菌引起，亦称之为艰难梭菌相关性腹泻（clostridium difficile–associated diarrhea，CDAD），即假膜性肠炎，近年来其发生率不断升高，是医院感染性腹泻的主要病因。大多数临床表现为轻到中度水样腹泻、发热、腹胀、下腹或全腹痉挛性疼痛。病情严重者也可见黏液便，血便少见，严重的并发症有脱水、低蛋白血症、电解质紊乱、肠麻痹和肠穿孔等，其死亡率为2%~5%，但老年人和衰弱患者死亡率达10%~20%，甚至达30%~80%，与死亡相关的主要原因是延误诊断。

（5）旅游者腹泻 是出国旅行者中报告的最主要感染性疾病，在致病微生物中，细菌占61%，主要包括大肠埃希菌属、志贺菌属、沙门菌属、弯曲菌属、耶尔森菌、亲水气单胞菌及非霍乱性弧菌等。在发达国家和工业化国家发病率约为4%，在以色列、日本、南非以及某些加勒比海岛屿国家大约为20%，在其他发展中国家及接近发达国家为20%~70%。通常情况下该病起病较急（数小时至数天），约40%的旅游者腹泻患者症状轻微，重者出现明显腹泻症状，并伴有腹部绞痛、恶心、呕吐以及发热等症状。

（6）AIDS 相关性腹泻 在 AIDS 病程中 30%～80% 有腹泻表现，病原体包括志贺菌属（福氏为主）、沙门菌属（鼠伤寒沙门菌）、空肠弯曲菌、鸟分枝杆菌、艰难梭菌、肠侵袭性大肠杆菌等。腹泻通常是 AIDS 的首发症状和死亡原因，患者多伴有发热、周身不适、恶心、呕吐、厌食和体重下降等症状。急性腹泻的病程一般不超过 2 周，慢性腹泻通常可持续数周或数月。

2. 并发症

（1）脱水、酸中毒和电解质紊乱 由于腹泻使大量水和电解质丢失引起，尤其是数小时内腹泻丢失液体 2000～3000ml 以上而得不到补充者。严重者可能致死，多见于儿童、老年人及体弱者。

（2）溶血尿毒综合征 可由多种病原引起，如大肠杆菌、伤寒杆菌、志贺菌属等尤以 EHEC O157：H7 多见。通常发生于腹泻开始后的 1～2 周，主要表现以发热、血小板减少、微血管病性溶血性贫血、肾功能异常等多见，部分患者还有头痛、嗜睡、烦躁、幻觉等症状，约数小时或 12 小时后出现痉挛、昏睡等。

（3）格林－巴利综合征（Guillain－Barre syndrome，GBS） 见于多种细菌感染，腹泻开始后 5～15 天。空肠弯曲菌感染后较常见，且较其他原因所致的 GBS 病情重，病死率高。通常表现为急性或亚急性的四肢对称性弛缓性瘫痪，脑脊液呈细胞－蛋白分离。

（4）其他 包括肠穿孔、中毒性巨结肠、脑水肿、败血症、感染性休克、心包炎、反应性关节炎、血栓性血小板减少性紫癜等。

【实验室及其他检查】

1. 血常规 通常白细胞总数升高或正常，中性粒细胞增多或伴核左移。

2. 粪便常规 肉眼观察粪便的外形、量、稠度及有无食物残渣、黏液、脓血等。不同细菌感染后粪便呈不同性状：如稀水样便、洗肉水样便、脓血便、血便、黏液便等。如怀疑霍乱弧菌、弯曲菌感染，可做粪便悬滴检查，霍乱弧菌可见特征性鱼群样运动，弯曲菌则可见突进性运动的螺旋形细菌。

3. 粪便培养 确诊依据：细菌培养阳性。一般培养阳性率较低，提高阳性率的方法包括：①应用抗生素之前留取培养标本。②取新鲜粪便的黏液脓血部分。③标本保温、及时送检。④连续多次培养。⑤结肠镜检时取材。⑥除采用双硫与血液琼脂培养基外，还需根据可疑致病菌选用相应的培养基与培养条件。

4. 免疫学检查 常用方法有乳胶凝集试验、酶联免疫吸附试验（ELISA）、被动血凝集试验（passive hemagglutination assay，PHA）、免疫荧光法（IFA）、免疫磁球法、酶免疫荧光法等，用于粪便中细菌及毒素、血清中特异性抗原抗体的检测。

5. 核酸检测 应用基因探针技术和聚合酶链反应技术，检测病原菌特异性基因片段，该法简便、迅速、灵敏。DNA 指纹图谱、脉冲凝胶电泳等可追踪医院感染的播散情况，有利于流行病学调查。

【诊断与鉴别诊断】

1. 诊断依据 根据流行病学资料，包括发病季节、地区、年龄，有无不洁饮食史、集体发病史、动物接触史、疫水接触史、抗生素使用史及手术史，结合发病症状、体征、病程以及腹泻次数、性状等考虑可能的病原菌，确诊有赖于粪便病原菌的分离培养及特异性检查。

2. 鉴别诊断 本病应与其他感染性腹泻鉴别：如病毒、真菌、寄生虫引起的腹泻；与非感染性腹泻鉴别：如溃疡性结肠炎、克罗恩病、肿瘤性腹泻及功能性腹泻。

【预后】

多为自限性疾病，预后良好，但儿童、老年人、免疫缺陷或合并其他疾病者病死率稍高。

【治疗】

1. 治疗原则 补液、止泻、灭菌、止吐。

中医治疗原则为运脾化湿。急性泄泻多以湿盛为主，重在化湿，佐以分利，久泻以脾虚为主，当以健脾。久泄不止者，宜固涩。暴泻不可骤用补涩，以免关门留寇；久泻不可分利太过，以防劫其阴液。若病情处于虚寒热兼夹或互相转化时，当随证而施治。

2. 西医治疗方法

（1）一般及对症治疗 腹泻时一般不禁食，可进流食或半流食，忌多渣、油腻和辛辣刺激性食物，暂时停饮牛奶及其他乳制品，以免引起高渗性腹泻。腹泻频繁，伴有呕吐和高热等严重感染中毒症状者，需卧床休息、禁食，并鼓励多饮水。

腹泻伴有呕吐或腹痛剧烈者，可给予阿托品类药物，但慎用或禁用阿片制剂，因其能强烈抑制肠蠕动，致使肠毒素易被吸收而加重中毒或诱发中毒性巨结肠。也可使用肠黏膜保护剂如思密达等，可吸附病原菌和毒素，并能通过与肠道黏液分子间的相互作用而增强黏液屏障，以防御病原菌的侵入。另外小檗碱（黄连素）亦具有良好的收敛和轻微抑菌作用，对于细菌性腹泻有一定疗效。

（2）液体疗法

①口服补液疗法（ORT）：适用于急性腹泻轻、中度脱水及重度脱水的辅助治疗，WHO 推荐的口服补液配方（ORS 液）（2001 年纽约发布）含 Na^+ 75mmol/L、Cl^- 65mmol/L、K^+ 20mmol/L、枸橼酸根 10mmol/L、葡萄糖 75mmol/L，总渗透压为 245mOsm/L，较以前 ORS 液渗透压低，更适合非霍乱型腹泻。服用剂量和次数依据患者腹泻次数和脱水程度酌情掌握。

②静脉补液疗法：重症腹泻伴脱水、电解质紊乱、酸中毒或休克者，需静脉补液，推荐使用乳酸林格液，最初应快速静脉补液，遵循补液的基本原则，对于继发酸中毒者静脉给予 5% 碳酸氢钠或 11.2% 乳酸钠，用量可根据血气分析结果先给予半量，再视具体情况而决定，注意适量补充钾、钙。当患者脱水纠正、呕吐好转后即改为口服补液。

（3）抗菌治疗 不同病原菌所使用的抗菌药物不同，耶尔森菌感染的轻症患者多为自限性，不必应用抗生素治疗，重症或并发败血症者根据药物敏感实验选用，疗程 2～3 天，该菌一般对氨基糖苷类抗生素、氯霉素、磺胺类和氟喹诺酮类等敏感。侵袭性、致病性或产肠毒素性大肠杆菌引起的腹泻通常可选用氟喹诺酮类或磺胺类药物口服，疗程 3～5 天。

需要注意的是，在治疗肠出血性大肠埃希菌感染所致腹泻过程中，由于抗生素可促使 O157 菌释放 VT 毒素，可使患者并发 HUS 的危险性增加。因此 2002 年卫生部规定：肠出血性大肠杆菌 O157 患者和疑似患者禁止使用抗生素，疫区内的其他一般患者也应慎用抗生素。

CDAD 轻症患者停用抗菌药即可使正常菌群恢复，症状缓解，如果停用抗菌药后腹泻持续 48 小时或 72 小时以上，应当考虑选用抗菌药。重症患者，应立即予以有效抗菌药治疗。95％以上的艰难梭菌对甲硝唑和万古霉素敏感，二者疗效相仿。

AIDS 相关性腹泻的治疗应该及时、早期、足量应用抗菌药物，如头孢菌素及氟喹诺酮类药物。使用青霉素或氯霉素治疗鼠伤寒沙门菌可能会导致多重耐药株的出现，致病程延长或出现菌血症。因此对较重病情的腹泻患者可联合用药或根据药敏实验，选用敏感抗菌药物治疗，疗程较普通人的感染性腹泻长。

（4）微生态疗法　由于引起细菌性腹泻的原因为外源细菌的侵入或正常细菌的易位、比例失调等，均导致肠道正常菌群的破坏，引起肠道微生态的失衡，故近年来在细菌感染性腹泻的治疗中推广微生态疗法，目的是恢复肠道正常菌群，重建肠道生物屏障，拮抗病原菌定植侵袭，有利于腹泻的控制。常用制剂有益生菌和益生元，益生菌如双歧杆菌、乳酸菌、粪球菌等，益生元包括乳果糖、果寡糖、菊糖等。但需注意口服活菌制剂应该与抗生素间隔 2 小时左右，以免被杀灭，影响疗效。

3. 中医辨证论治

（1）辨证要点

①辨暴泻与久泻：暴泻者起病较急，病程较短，泄泻次数频多；久泻者起病较缓，病程较长，泄泻呈间歇性发作。

②辨寒热：大便色黄褐而臭，泻下急迫，肛门灼热者，多属热证；大便清稀，或完谷不化者，多属寒证。

③辨虚实：急性暴泻，泻下腹痛，痛势急迫拒按，泻后痛减，多属实证；慢性久泻，病程较长，反复发作，腹痛不甚，喜温喜按，神疲肢冷，多属虚证。

④辨证候特征：外感泄泻，多兼表证；食滞泄泻，以腹痛肠鸣，粪便臭如败卵，泻后痛减为特点；肝气乘脾之泄泻，每因情志郁怒而诱发，伴胸胁胀闷，嗳气食少；脾虚泄泻，大便时溏时烂，伴神疲肢倦；肾阳虚衰之泄泻，多发于五更，大便稀溏，完谷不化，伴形寒肢冷。

（2）证治分类

1）暴泻

①寒湿内盛

证候　泄泻清稀，甚则如水样，脘闷食少，腹痛肠鸣，或兼外感风寒，则恶寒，发热，头痛，肢体酸痛，舌苔白或白腻，脉濡缓。

治法　芳香化湿，解表散寒。

方药　藿香正气散加减（藿香、苍术、茯苓、半夏、陈皮、厚朴、大腹皮、紫苏、白芷、桔梗、木香）。若表寒重者，可加荆芥、防风疏风散寒；若外感寒湿，饮食生冷，腹痛，泻下清稀，可用纯阳正气丸温中散寒，理气化湿；若湿邪偏重，腹满肠鸣，小便不利，可改用胃苓汤健脾行气祛湿。

②湿热伤中

证候　泄泻腹痛，泻下急迫，或泻而不爽，粪色黄褐，气味臭秽，肛门灼热，烦热口渴，小便短黄，舌质红，苔黄腻，脉滑数或濡数。

治法　清热燥湿，分利止泻。

方药　葛根芩连汤加减（葛根、黄芩、黄连、木香、甘草、车前草、茯苓）。若有发热，头痛，脉浮等表证，加用金银花、连翘、薄荷疏风清热；若夹食滞者，加神曲、山楂、麦芽消食导滞；若湿邪偏重者，加藿香、厚朴、猪苓、泽泻健脾祛湿；若在夏暑之间，症见发热头重，烦渴自汗，小便短赤，脉濡数，可用新加香薷饮合六一散表里同治，解暑清热，利湿止泻。

③食滞肠胃

证候　腹痛肠鸣，泻下粪便臭如败卵，泻后痛减，脘腹胀满，嗳腐酸臭，不思饮食，舌苔垢浊或厚腻，脉滑。

治法　消食导滞，和中止泻。

方药　保和丸加减（神曲、山楂、莱菔子、半夏、陈皮、茯苓、连翘、谷芽、麦芽）。若食积较重，脘腹胀满，可因势利导，根据"通因通用"的原则，用枳实导滞丸，用大黄、枳实推荡积滞，使邪去则正安；食积化热可加黄连清热燥湿止泻；兼脾虚可加白术、扁豆健脾祛湿。

2）久泻

①脾胃虚弱

证候　大便时溏时泻，迁延反复，食少，食后脘闷不舒，稍进油腻食物，则大便次数增加，面色萎黄，神疲倦怠，舌质淡，苔白，脉细弱。

治法　健脾益气，化湿止泻。

方药　参苓白术散加减（人参、白术、茯苓、甘草、砂仁、陈皮、桔梗、扁豆、山药、莲子、薏苡仁）。若脾阳虚衰，阴寒内盛，可用理中丸以温中散寒；若久泻不止，精气下陷，或兼有脱肛者，可用补中益气汤以补气健脾，升阳止泻。

②肾阳虚衰

证候　黎明前脐腹作痛，肠鸣即泻，完谷不化，腹部喜暖，泻后则安，形寒肢冷，腰膝酸软，舌淡苔白，脉沉细。

治法　温肾健脾，固涩止泻。

方药　四神丸加减（补骨脂、肉豆蔻、吴茱萸、五味子、附子、炮姜）。若脐腹冷痛，可加附子理中丸温中健脾；若年老体衰，久泻不止，脱肛，为中气下陷，可加黄芪、党参、白术、升麻益气升阳；若泻下滑脱不禁，或虚坐努责者，可改用真人养脏汤涩肠止泻；若脾虚肾寒不著，反见心烦嘈杂，大便夹有黏冻，表现寒热错杂证候，可改服乌梅丸方。

③肝气乘脾

证候　泄泻肠鸣，腹痛攻窜，矢气频作，伴有胸胁胀闷，嗳气食少，每因抑郁恼怒，或情绪紧张而发，舌淡红，脉弦。

治法　抑肝扶脾。

方药　痛泻要方加减（白芍、白术、陈皮、防风）。若胸胁脘腹胀满疼痛，嗳气者，可加柴胡、木香、郁金、香附疏肝理气止痛；若兼神疲乏力，纳呆，脾虚甚者，加党参、茯苓、扁豆、鸡内金等益气健脾开胃；久泻反复发作可加乌梅、焦山楂、甘草酸甘敛肝，收涩止泻。

【预防】

1. 管理传染源　设置肠道专科门诊，早期发现患者并对部分感染性腹泻患者进行隔离与治疗。对从事餐饮业人员、保育员和给水人员定期体检，以检出慢性患者、带菌者；对吐泻物及饮食用具要严格消毒；受感染动物就地处理。对于多发或暴发疫情，要及时隔离、治疗患者，采样做病原学和/或血清学检查，尽快查明病原菌，确定传染来源。

2. 切断传播途径　是预防和控制腹泻的重要措施，包括养成良好个人卫生习惯，加强饮食、饮水卫生管理，以及对媒介昆虫的控制。处理好污物、污水，对患者的粪便等排泄物加入粪便量 1/5 的漂白粉或等量的 10% 漂白粉乳剂，处理后倒入便池。对于重点人群、集体单位、临时大型工地，要积极采取综合性预防措施，预防暴发和流行。

3. 保护易感人群　采用预防接种的方法能使急性细菌性腹泻的暴发和流行得到有效控制，目前有关疫苗正在研究中。

4. 其他预防措施　对于医源性的细菌性腹泻的预防，应当隔离患者，严格执行消毒隔离措施，如医务人员严格洗手，接触患者时戴手套，使用一次性医疗器械，以防止交叉感染。保持医院环境清洁，对内窥镜等反复使用的设备及易于被粪便污染的场所，采用有效的消毒剂，充分消毒。由于艰难梭菌最主要的来源为医院环境，因此预防的重点在于正确使用抗菌药，尤其是林可霉素、克林霉素、第三代头孢菌素及其他广谱抗菌药等易引起抗生素相关性腹泻的药物。

第四节　霍　乱

霍乱（cholera）是由霍乱弧菌所致的烈性肠道传染病，发病急、传播快，是亚洲和非洲大部分地区腹泻的重要原因，属国际检疫传染病。在《中华人民共和国传染病防治法》中被列为甲类传染病。主要由霍乱肠毒素（enterotoxin）引起的分泌性腹泻，临床表现轻重程度不一，一般以轻症多见。典型临床表现为：急骤起病，剧烈的腹泻、呕吐以及由此引起的脱水、电解质紊乱、肌肉痉挛，严重者可导致周围循环衰竭和急性肾功能衰竭。

本病中医又称为"触恶"，《内经》中有"清气在阴，浊气在阳……清浊相干……乱于肠胃，则为霍乱"的记述，但其所言霍乱与西医学所称霍乱不是同一疾病。西医学所称霍乱始于清代嘉庆二十五年（1820 年），由印度传入我国。

【病原学】

霍乱弧菌属弧菌科弧菌属，革兰染色阴性，呈弧形或逗点状，一般长 $1.5 \sim 3\mu m$，宽 $0.3 \sim 0.4\mu m$，菌体末端有鞭毛，借此能活跃运动，悬滴镜检呈穿梭状运动，粪便直接涂片并染色，可见霍乱弧菌呈鱼群样排列。其中 O_{139} 血清型霍乱弧菌在菌体外还有荚膜。

霍乱弧菌在普通培养基中生长良好，属兼性厌氧菌，在碱性环境中生长繁殖快，一般增菌培养常用 pH $8.4 \sim 8.6$ 的 1% 碱性蛋白胨水，可以抑制其他细菌生长。O_{139} 霍乱弧菌能在无氯化钠或 30g/L 氯化钠蛋白胨水中生长，而在 80g/L 浓度下不能生长。

霍乱弧菌具有耐热的菌体（O）抗原和不耐热的鞭毛（H）抗原。各群霍乱弧菌的 H 抗原大多相同，而 O 抗原特异性高，有群特异性和型特异性两种抗原，是霍乱弧菌分群、分型的基础。

霍乱弧菌产生三种毒素：Ⅰ 型毒素为内毒素，是制作菌苗引起疫苗免疫的主要成分；Ⅱ 型毒素为外毒素，即霍乱肠毒素，是霍乱弧菌在体内繁殖时产生的代谢产物，可引起剧烈腹泻，该毒素还具有抗原性，可刺激机体产生中和抗体；Ⅲ 型毒素在发病作用上意义不大。

世界卫生组织腹泻控制中心根据霍乱弧菌的抗原特异性、致病性等不同将其分为以下几类：

O_1 群霍乱弧菌：本群是霍乱的主要致病菌。根据表现型的不同，可进一步分为两个生物型：古典生物型（classical biotype）和埃尔托生物型（El - Tor biotype）。根据 O 抗原的不同，O_1 群霍乱弧菌可分三个血清型：小川型（Ogawa）含 A 与 B 抗原；稻叶型（Inaba）含 A、C 抗原；彦岛型（Hikojema）含 A、B 与 C 三种抗原。

不典型 O_1 群霍乱弧菌：可被多价 O_1 群血清凝集，但不产生肠毒素，因此无致病性。

非 O_1 群霍乱弧菌：不能被 O_1 群霍乱弧菌的多价血清所凝集，故统称为不凝集弧菌。目前非 O_1 群霍乱弧菌血清型已从 O_2 编排至 O_{200} 以上，一般无致病性，少数血清型可引起散发性腹泻。但是，其中的 O_{139} 霍乱弧菌具有特殊性，它是 1992 年孟加拉霍乱流行时发现的新的血清型，不被 O_1 群和非 O_1 群的 $O_2 \sim O_{138}$ 血清型霍乱弧菌诊断血清所凝集，故命名为 O_{139} 血清型。它含有与 O_1 群霍乱相同的毒素基因，能引起流行性腹泻。世界卫生组织确定 O_{139} 群霍乱弧菌所引起的腹泻与 O_1 群霍乱弧菌引起的腹泻同样对待。

霍乱弧菌对热、干燥、酸及一般消毒剂均甚敏感。干燥 2 小时或加热 55℃ 10 分钟，弧菌即可被杀灭，煮沸后立即被杀死。在正常胃酸中，霍乱弧菌能存活 4 分钟。自来水及深井水中加 0.5ppm 的氯，经 15 分钟即可杀死。但霍乱弧菌在自然环境中存活时间较长，一般在河水、海水和井水中，埃尔托生物型霍乱弧菌可存活 $1 \sim 3$ 周；当霍乱弧菌黏附于藻类或甲壳类动物时，其存活期还可延长，在合适的外环境中甚至可存活 1 年以上。

【流行病学】

霍乱有两个发源地，印度恒河三角洲是古典生物型的发源地，而印度尼西亚的苏拉威西岛则是埃尔托生物型的发源地。在人群中流行已达两个多世纪，从 1817 年开始，至今曾有过七次大流行。目前认为霍乱的前六次大流行与古典生物型有关。始于 1961 年的第七次霍乱大流行由埃尔托生物型所引发，至今已逾 50 年，其持续时间之长，波及范围之广，超过历次以印度为发源地的古典生物型霍乱大流行。进入 20 世纪 90 年代，情况更为严峻，随着霍乱入侵拉丁美洲，1991 年美洲即报告了近 40 万霍乱病例，同年全球病例达 60 万，是第七次霍乱大流行中病例报告最多的一年。

1992 年在印度、孟加拉等地由 O_{139} 血清型引起霍乱的暴发流行，并逐渐波及周边国家和地区。预测 O_{139} 血清型有可能引起新的世界大流行，应予以高度重视。

1. 传染源　患者和带菌者是霍乱的主要传染源。患者在发病期间，可连续排菌，时间一般为 5 天，亦有长达 2 周者，尤其是中、重型患者，排菌量较多，每毫升粪便含菌 $10^7 \sim 10^9$ 个，污染面广泛，是重要的传染源。轻型患者和隐性感染者不易确诊，常被忽视而得不到及时隔离和治疗，所以这两者在传播疾病上也是重要的传染源。

2. 传播途径　霍乱是消化道传染病。患者及带菌者的粪便或排泄物污染水源或食物后可引起霍乱的暴发流行。霍乱弧菌能通过污染鱼、虾等水产品引起传播。另外，日常的生活接触和苍蝇造成的食物污染亦可引起本病传播。

3. 易感人群　人群对霍乱弧菌普遍易感。但由于胃酸具有强大的杀弧菌作用，只有在大量进水、饮食或者胃酸缺乏，并有足够量的霍乱弧菌进入时，才引起发病，患病后可获一定程度的免疫力，能产生抗菌和抗毒素两种抗体，但持续时间较短，可再次被感染。

4. 流行特征　霍乱在热带地区全年均可发病，但在我国仍以夏秋季为流行季节，最早发病在 4 月份，最迟可到 12 月份，高峰期为 7 ~ 9 月。流行地区主要为沿海一带如广东、广西、浙江、江苏、上海等省市。

【病机病理】

1. 西医发病机制和病理　经口感染的霍乱弧菌，在正常情况下可被人体胃酸杀灭（正常胃酸 pH 为 3.2），但当胃酸分泌减少或被高度稀释时，或因入侵的弧菌数量较多，未被胃酸杀灭时，则霍乱弧菌可通过胃而进入小肠并保持其活力。借助鞭毛运动及其蛋白酶的作用，霍乱弧菌穿过肠黏膜上的黏液层，在毒素协同调节菌毛 A（toxin coregulated pilus A，TCPA）和霍乱弧菌血凝素（hemagglutinin，HAS）作用下，黏附于小肠上段黏膜上皮细胞的刷状缘上，在小肠的碱性环境下大量繁殖，产生外毒素性质的霍乱肠毒素，即霍乱原（choleragen）。霍乱弧菌不直接侵犯肠壁，而是通过霍乱肠毒素的作用引起肠液的过度分泌。

霍乱肠毒素有 A、B 两个亚单位。当肠毒素到达肠黏膜后，B 亚单位能识别肠黏膜上皮细胞的膜表面受体 - 神经节苷脂（ganglioside，GM_1），并与之结合。接着具有酶活性的 A 亚单位与整个毒素脱离并进入肠黏膜细胞内，此时 A 亚单位水解成 A_1 和 A_2 片段，A_1 片段能催化从烟酰胺腺嘌呤二核苷酸（NAD）转移出二磷酸腺苷 - 核糖（ADP - ribose）至靶蛋白磷酸鸟嘌呤核苷调节酶（GTP 酶或称 G 蛋白）。G 蛋白经 ADP - 核糖化后，其 GTP 酶的活性受到了抑制，导致腺苷酸环化酶（adenylate cyclase，

AC）持续活化，其结果促进三磷酸腺苷（ATP）不断转变为环磷酸腺苷（cAMP）。当细胞内 cAMP 浓度升高时，即刺激隐窝细胞分泌水、氯化物及碳酸氢盐的功能增强，同时抑制绒毛细胞对钠的正常吸收，以致大量水分和电解质聚集在肠腔，形成本病特征性的剧烈水样腹泻。霍乱肠毒素还能促使肠黏膜杯状细胞分泌黏液增多，使腹泻的水样便中含大量黏液。此外，腹泻导致的失水使胆汁分泌减少，因而腹泻排出的大便可呈"米泔水"样。

霍乱肠毒素是引起霍乱的主要致病物质，但弧菌产生的酶（如神经氨酸酶）、内毒素及其他代谢产物等也可能在本病的发病中起着一定作用。

霍乱患者的粪便为等渗液，电解质的含量为：钠 135mmol/L，氯 100mmol/L，钾 15mmol/L，碳酸氢盐 45mmol/L。其中钾和碳酸氢盐浓度为血浓度的 2~5 倍。霍乱引起的剧烈泻吐可导致水、电解质及酸碱失衡。

（1）水和电解质紊乱　由于剧烈呕吐与腹泻，体内水和电解质大量丧失，因而导致脱水和电解质紊乱。严重脱水者可出现循环衰竭，若不及时纠正，进一步发展则可引起急性肾功能衰竭。

（2）代谢性酸中毒　由于腹泻丢失大量碳酸氢根，失水导致周围循环衰竭，组织因缺氧进行无氧代谢，因而乳酸产生过多，可加重代谢性酸中毒。急性肾功能衰竭不能排泄代谢的酸性物质，也是引起酸中毒的原因。

本病病理特点主要是严重脱水引起的一系列改变：皮肤因脱水而干燥，心、肝、脾等脏器缩小。胃肠道的浆膜层干粘，肠黏膜轻度炎症，肠腔内充满米泔水样液体。胆囊内含有黏稠混浊的胆汁。而肾脏往往肿大，肾小球及间质毛细血管扩张，肾小管上皮有浊肿、变性及坏死，死于尿毒症者更为明显。

2. 中医病因病机　霍乱的致病原因主要是感受外来时邪和饮食不慎，损伤脾胃，升降失司，气机逆乱所致。

本病的发生，尚与患者的平素体质有关，若患者中阳不足，脾失健运，或重感寒湿，或畏热贪凉，过食生冷瓜果，则病从寒化，而成为寒霍乱；若患者素体阳盛，或湿热内蕴，或长途烈日冒暑远行，复感时令热邪，以及过食辛辣醇酒厚味等食物，湿热自内而生，则病从热化，而成为热霍乱。若饮食不慎先伤脾胃，再重感秽浊邪气，邪阻中焦，气机升降失常，则见欲吐不得吐，欲泻不得泻，腹中绞痛，脘闷难忍等症，是为干霍乱，俗称"绞肠痧"，是本病的严重证候。

若由于吐泻过剧，水液多失，津液亦随之耗竭，最后可导致亡阴。如《医学入门·霍乱》篇说："暴吐暴泄，津液骤亡。"《景岳全书·霍乱》篇说："霍乱之后，多有烦渴者，此以吐利亡津，肾水干涸。"严重吐泻之后，不仅耗损阴津，亦可伤及阳气，如《证治要诀·霍乱》篇说："吐利不止，元气耗散。""霍乱之后，阳气已脱。"都说明了吐下可耗散元气，使阳气外脱，危及生命。

【临床表现】

1. 临床分期　潜伏期 1~3 天（数小时~7 天）。多为突然起病，古典生物型与 O$_{139}$型霍乱弧菌引起的霍乱，症状较重；埃尔托生物型所致者常为轻型，隐性感染较多。典型霍乱的病程可分为 3 期：

（1）泻吐期 本期持续数小时或 1~2 天，先泻后吐，一般无发热（O$_{139}$型除外）。无痛性腹泻是发病的第一个症状，亦无里急后重。起初大便含粪质，后为黄色水样便或米泔水样便，有肠道出血者排出洗肉水样便，无粪臭。大便量多次频，每日可达十余次，甚至排便失禁。O$_{139}$血清型霍乱的特征是发热、腹痛比较常见（达 40%~50%），而且可以并发菌血症等肠道外感染。

呕吐一般发生在腹泻后，多为喷射状，次数不多。呕吐物初为胃内容物，后呈水样，严重者可呕出米泔水样液体，少有恶心。

（2）脱水期 频繁的泻吐导致脱水、电解质紊乱和酸中毒，严重者出现循环衰竭，此期一般为数小时至 2~3 天。

1）脱水 轻度脱水可见皮肤黏膜稍干燥，皮肤弹性略差，一般失水 1000ml。中度脱水可见皮肤弹性差，眼窝凹陷，声音轻度嘶哑，血压下降及尿量减少，约丧失水分 3000~3500ml。重度脱水者出现皮肤干瘪，声音嘶哑，两颊深凹，腹呈舟状，神志淡漠或不清，患者极度无力，尿量减少，失水量约 4000ml。

2）代谢性酸中毒 临床表现为呼吸增快，严重者除出现库斯莫尔深大呼吸外，可有意识障碍。

3）肌肉痉挛 大量泻呕使钠盐大量丢失出现低钠血症，可引起腓肠肌和腹直肌痉挛，临床表现为痉挛部位的疼痛，肌肉呈强直状态。

4）低血钾 频繁腹泻使钾盐大量丧失，低血钾可致肌张力减低、腱反射消失、鼓肠，甚至心律失常。

5）循环衰竭 主要为严重失水所致的低血容量性休克，出现四肢厥冷、脉搏细速甚至不能触及，血压下降或不能测出，继而由于脑部供血不足，脑缺氧而出现意识障碍，开始为烦躁不安，继而呆滞、嗜睡甚至昏迷。

（3）反应恢复期 脱水纠正后，症状逐渐消失，体温、脉搏、血压恢复正常。少数患者可有反应性低热，可能是循环改善后肠内毒素吸收增加所致。

2. 临床分型 临床上根据脱水程度将霍乱分为轻、中、重三型（表 5-1）。除这三种临床类型外，尚有暴发型或称中毒型，又称"干性霍乱"（cholera sicca），本型起病急骤，尚未出现腹泻和呕吐症状，患者即迅速出现中毒性休克而导致死亡。

表 5-1 霍乱临床分型

	轻	中	重
大便次数	10 次以下	10~20 次	20 次以上
脱水（体重%）	5% 以下	5%~10%	10% 以上
神志	清	不安或呆滞	烦躁，昏迷
皮肤	稍干，弹性较差	弹性差，干燥	弹性消失，干瘪
口唇	稍干	干燥，发绀	极干，青紫
前囟、眼窝	稍陷	明显下凹	深凹，目不可闭

续表

	轻	中	重
大便次数	10 次以下	10~20 次	20 次以上
肌肉痉挛	无	有	多
脉搏	正常	稍细，数	细数或不可得
血压	正常	12~9.3kPa	<9.3kPa 或测不出
尿量	稍减少	少尿	无尿
血浆比重	1.025~1.03	1.03~1.04	>1.04

【实验室及其他检查】

1. **血常规** 白细胞可达 $10 \times 10^9/L$ 以上，中性粒细胞和单核细胞增多。由于脱水血液浓缩，红细胞计数及血红蛋白含量增高，

2. **大便常规** 多为水样，可见黏液和少许红、白细胞。

3. **尿常规** 可有少量尿蛋白，镜检可见少许白细胞、红细胞和管型。

4. **血清生化学** 血清钾、钠、氯降低，尿素氮、肌酐升高。部分患者由于细胞内钾外移，血清钾可正常，纠正酸中毒后，钾离子移入细胞内可出现低钾血症。

5. **细菌学检查**

（1）粪便涂片镜检 粪便涂片行革兰染色，显微镜下可见革兰染色阴性呈鱼群样排列的弧菌。

（2）动力试验和制动试验 将新鲜粪便做悬滴或暗视野显微镜检，可见穿梭状运动的弧菌，即为动力试验阳性。随后加上 1 滴 O_1 群抗血清，细菌如停止活动，证明标本中有 O_1 群霍乱弧菌；如细菌仍活动，再加入 1 滴 O_{139} 抗血清，细菌活动消失，则证明 O_{139} 霍乱弧菌。当标本中细菌数少，动力试验不明显，亦不能排除本病的可能。以上两项粪便检查可作为霍乱流行期间的快速诊断方法。

（3）细菌培养 所有怀疑为霍乱患者的粪便除做显微镜检查外，均应进行细菌培养。用 1% 碱性蛋白胨水（pH8.4~8.6）增菌 6~8 小时后，转种到霍乱弧菌能生长的选择性培养基，如庆大霉素培养基、亚碲酸盐琼脂培养基等，数小时后有菌落生长，再与特异性的抗血清做玻片凝集试验，确定致病菌型。

6. **分子生物学检查** 采用 PCR 技术，从患者泻吐物或已初步增菌的标本中检出霍乱弧菌编码肠毒素的基因序列。本法快速，敏感性与特异性均较高。

7. **血清学检查** 霍乱弧菌的感染者，能产生抗菌抗体和抗肠毒素抗体。抗菌抗体中的抗凝集抗体，一般在发病第 5 天出现，病程 8~21 天达高峰。血清免疫学检查主要用于流行病学的追溯诊断和粪便培养阴性可疑患者的诊断。若抗凝集素抗体双份血清滴度 4 倍以上升高，则有诊断意义。

【诊断与鉴别诊断】

1. **诊断依据** 符合以下三项中一项者可确定诊断：①有泻吐症状，粪便培养有霍乱弧菌生长。②霍乱流行区人群，有典型症状，但粪便培养无霍乱弧菌生长者，经血清

凝集抗体测定效价呈 4 倍以上增长。③虽无症状但粪便培养阳性，且在粪检前后 5 天内曾有腹泻表现，并有霍乱患者密切接触史者。

疑似诊断：符合以下两项中一项者：①具有霍乱典型症状，但病原学检查未明确者。②流行期间与霍乱患者有明确接触史，且出现泻吐症状，不能以其他原因解释者。

疑似患者应该进行隔离、消毒，做疑似霍乱的疫情报告，并坚持每日做粪便培养，若连续两次粪便培养呈阴性，可排除该诊断，并做疫情订正报告。

2. 鉴别诊断　与其他弧菌（非 O_1 群、非 O_{139} 群）感染、大肠杆菌肠炎、沙门菌肠炎、病毒性肠炎、急性菌痢等感染性腹泻相鉴别。

【预后】

本病的预后与所感染霍乱弧菌的生物型、临床病情轻重、治疗是否及时正确等有关。另外，年老体弱、婴幼儿及有相关并发症者通常预后较差。死亡原因主要是循环衰竭和急性肾功能衰竭。

【治疗】

1. 治疗原则　严密隔离，及时补液，辅以抗菌和对症治疗。

中医治疗原则为芳香泄浊、化湿和中。结合不同证候表现，可分别兼以温化寒湿、清热化湿、辟秽解毒、养阴救逆、回阳固脱等。

2. 西医治疗方法

（1）补液

1）静脉补液　适于重度脱水、不能口服的中度脱水及极少数轻度脱水患者。补液原则是：早期、迅速、足量，先盐后糖，先快后慢，纠酸补钙，见尿补钾。对老人、婴幼儿及心肺功能不全的患者补液不可过快，边补边观察治疗反应。

静脉补液的种类有：541 液、腹泻治疗液、2∶1 溶液和林格乳酸钠溶液等。通常选择与患者丧失电解质浓度相似的 541 溶液（每升含氯化钠 5g，碳酸氢钠 4g 和氯化钾 1g），其配制可按以下比例组合：0.9% 氯化钠 550ml，1.4% 碳酸氢钠 300ml，10% 氯化钾 10ml，10% 葡萄糖 140ml。

输液量和速度宜根据失水程度决定。以第 1 个 24 小时计，轻型者 3000～4000ml，儿童 120～150ml/kg，含钠液量为 60～80ml/kg；中型者 4000～8000ml，儿童 150～200ml/kg，含钠液量 80～100ml/kg；重型者 8000～12000ml，儿童 200～250ml/kg，含钠液量 100～120ml/kg。中型以上患者最初 2 小时内应快速输入 2000～4000ml 液体，为此需建立多条输液通路和/或加压输液装置以保证输入量及速度每分钟 1ml/kg，视情况改善，逐步减慢速度。在脱水纠正且有排尿时，应注意补充氯化钾，剂量按 0.1～0.3g/kg 计算，浓度不超过 0.3%。及时补充钾盐对儿童病例尤为重要，因其粪便含钾量高，腹泻时容易出现低钾血症。

2）口服补液　霍乱患者肠道对葡萄糖的吸收能力仍然完好，葡萄糖的吸收能带动水及钠、钾等电解质的吸收。口服补液不仅适用于轻、中度脱水患者，重度脱水患者在纠正低血容量性休克后，也可给予口服补液。

世界卫生组织推荐的口服补液盐（oral rehydration salts，ORS）配方为：葡萄糖20g（可用蔗糖40g或米粉40～60g代替），氯化钠3.5g，碳酸氢钠2.5g（可用枸橼酸钠2.9g代替），氯化钾1.5g，溶于1000ml可饮用水内。配方中各电解质浓度均与患者排泄液的浓度相当。对轻、中度脱水患者，ORS用量在最初6小时，成人每小时750ml，儿童（<20kg）每小时250ml，以后的用量约为腹泻量的1.5倍。呕吐不一定是口服补液的禁忌，只需速度缓慢一些，特别是儿童病例。

（2）抗菌药物及抑制肠黏膜分泌药　两者均为辅助治疗。抗菌药物能减少腹泻量，并可缩短泻吐期及排菌期，但不能替代补液措施。常用药物有多西环素，成人200mg，每日2次；儿童6mg/（kg·d）；环丙沙星0.25～0.5g，每日2次；诺氟沙星0.2～0.4g，每日3次；复方磺胺甲基异噁唑，成人2片，每日2次；可选择其中一种，连服3天。近年已报道有耐药菌株出现，O_{139}血清型霍乱弧菌常对复方磺胺甲基异噁唑及链霉素耐药，有必要根据药物敏感试验选择用药。抗分泌药有氯丙嗪、黄连素等。

（3）一般对症治疗　严密隔离，注意休息。出现急性肺水肿及心力衰竭时应暂停输液，给予镇静剂、利尿剂及强心剂。严重低钾血症者应静脉滴注氯化钾。对急性肾功能衰竭者应纠正酸中毒及电解质紊乱，必要时可采用透析治疗。

3. 中医辨证论治

（1）寒霍乱

证候　暴起呕吐下利，初起时所下带有稀粪，继则下利清稀，或如米泔水，不甚臭秽，胸膈痞闷，腹痛或不痛，四肢清冷，舌苔白腻，脉象濡弱，甚则面色转白，倦怠乏力，吐泻频繁。或有筋脉挛急，或见眼眶凹陷，指螺皱瘪，头汗自出，最后可出现大汗淋漓，四肢冰冷，声音嘶哑，拘急转筋，脉沉细欲绝。

治法　轻证芳香化湿或温中祛寒；重证回阳固脱，补虚益阴。

方药　病证初起，藿香正气散加减（藿香、苏叶、白芷、大腹皮、茯苓、半夏曲、陈皮、厚朴、桔梗、甘草）。如寒伤中阳，四肢清冷，吐泻频作，倦怠无力，宜温中祛寒，可用理中汤。甚则头汗自出，面色苍白，可加重温中祛寒作用，以附子理中汤、四逆汤、丁附治中汤治之。呕吐甚者，加吴茱萸散寒止呕；筋脉挛急者，加吴茱萸、木瓜温经通络。

（2）热霍乱

证候　吐泻骤作，发热口渴，心烦脘闷，吐泻有腐臭味，腹中绞痛，小溲黄赤，舌苔黄腻，脉象濡数，甚则四肢酸楚，筋脉拘急，严重者可出现唇、面、爪甲皆青，身热自汗，手足厥逆，脉象沉伏。

治法　清热化湿，辟秽泄浊。

方药　燃照汤为主方（省头草、黄芩、栀子、滑石、淡豆豉、半夏、厚朴、白蔻仁）。筋脉挛急，腹中绞痛者加吴茱萸、白芍以缓急止痛；热甚者，可用桂苓甘露饮、白虎汤、竹叶石膏汤，以清其暑热。若四肢酸楚，筋脉拘急者，可用蚕矢汤以清热化湿，舒筋通络。如热深厥深，四肢厥逆，可用白虎汤合紫雪、碧雪、绛雪等。

（3）干霍乱

证候　卒然腹中绞痛，欲吐不得吐，欲泻不得泻，烦躁闷乱，甚则面色青惨，四肢厥冷，头汗出，脉象沉伏。

治法　辟浊解秽，利气宣壅。

方药　玉枢丹为主方，亦可用飞龙夺命丹、行军散等，凉开水调下。若邪气过盛，可用烧盐方探吐，可消烦躁之症，下窍宣畅，二便通利。此外尚可用瓜蒂散、三圣散。

【预防】

1. **控制传染源**　建立健全腹泻病门诊，对腹泻患者进行登记和采便培养是发现霍乱患者的重要方法。对患者应严密隔离治疗，直至症状消失后6天，并隔日粪便培养1次，连续3次阴性。对接触者应严密检疫5天，做粪便培养并服药预防。

2. **切断传播途径**　改善环境卫生，加强饮用水消毒和食品管理。对患者或带菌者的粪便与排泄物均应严格消毒。杀蛆灭蝇。

3. **保护易感人群**　提高人群免疫力，接种全菌体死菌苗，虽不能防止隐性感染及带菌，发病时病情也未减轻，并对 O_{139} 霍乱无预防作用，但在霍乱流行时做预防接种，可减少急性病例，控制流行规模。目前应用基因工程技术研制口服菌苗正在研究中。

第五节　弯曲菌肠炎

弯曲菌肠炎（campylobacter enteritis），又称小肠结肠炎，是由空肠弯曲菌和/或结肠弯曲菌感染所致。临床主要表现为发热、腹痛、腹泻及黏液血便，少数可出现程度不等的神经病变。此外尚有胎儿弯曲菌及其亚种感染，此菌为机会性感染，可引起败血症等全身感染。

中医无弯曲菌肠炎病名，根据本病临床特征，中医可归属"湿温"、"泄泻"等病证范畴。

【病原学】

感染人体导致疾病的弯曲菌包括空肠弯曲菌、结肠弯曲菌和胎儿弯曲菌等13种弯曲菌，其中空肠弯曲菌占弯曲菌中的80%~90%。

弯曲菌是严格微嗜氧菌，革兰染色阴性，弯曲短杆状，外形纤细，呈弧形、逗点状或S形等多种形态。一端或两端具有鞭毛，无荚膜和芽孢，暗视野镜下运动活泼，呈穿梭状运动。在5%氧气、10%二氧化碳和85%氮气的微氧条件及42℃温度中生长良好，是其最适生长环境。菌落呈灰色、有光泽、不溶血。生化特性为不分解和不发酵各种糖类、不分解尿素。有侵袭力，既有内毒素也分泌外毒素。

空肠弯曲菌抵抗力较弱，可被一般消毒剂及紫外线杀死，但该菌耐酸，故易在胃肠道生存。在鸡粪中保持活力可达96小时，人粪中如每克含菌数 10^8，则保持活力达7天以上。在低温环境下（4℃）可存活3~4周，干燥环境中3小时死亡，56℃5分钟即被杀死。

【流行病学】

1. **传染源**　该病为人兽共患疾病，患者、带菌者及被弯曲菌感染的野生和家养动物是本病的主要传染源。在发达国家主要通过肉、禽类或牛奶感染，弯曲菌引起的食物中毒逐渐增多；在发展中国家主要是通过污染的手或动物及患者粪便污染食物及水而传播。

2. **传播途径** 主要通过污染食物、奶制品或水，经口传染，也可通过母婴接触、人与人接触、人与动物接触等各种接触传播。

3. **易感人群** 人群普遍易感，呈世界性分布，病后可获得一定的免疫力，在发达国家，发病高峰年龄为小于 1 岁的婴儿和 20～29 岁青年，在发展中国家，发病高峰为小于 2 岁儿童，随年龄的增长发病率减少。但在接触动物的职业人群中携带率较高，如饲养员、屠宰工人等。

4. **流行特征** 本病发病的主要特点是：散发性和地方流行性，偶有暴发流行，散发以儿童多见。临床以空肠弯曲菌感染引起人类腹泻为主，全年均可感染，以夏秋季多见。在急性肠炎患者中，约 5%～14% 可检出空肠弯曲菌。其发病率有逐年增加趋势，在发达国家超过细菌性痢疾，在发展中国家与细菌性痢疾相当。胎儿弯曲菌感染多发生于有慢性基础疾病如慢性肝炎、糖尿病、恶性肿瘤、艾滋病等及老年、儿童等机体免疫力低下的患者。

【病机病理】

1. **西医发病机制和病理** 空肠弯曲菌肠炎的发病机制尚不完全清楚。现在多认为细菌经口摄入通过胃进入小肠后，在含微量氧环境下迅速繁殖，借助其本身侵袭力（包括表面蛋白质和鞭毛）侵犯肠黏膜，引起肠黏膜局部充血及出血性损伤。肠道病变可发生于空肠、回肠和结肠，主要为非特异性炎症反应，伴中性粒细胞、淋巴细胞浸润，可见肠黏膜水肿、点状出血、浅表溃疡、隐窝脓肿等，少数可通过肠黏膜进入血流引起菌血症、败血症和其他脏器感染。细菌产生的毒素和肠毒素也可能与腹泻相关。少数空肠弯曲菌感染后可出现不同程度的自身免疫性神经病变。如格林－巴利综合征（GBS）、风湿病、自身免疫甲状腺疾病、肾病等。

胎儿弯曲菌能耐受机体补体介导的杀菌和调理作用等防御机制，易引起菌血症及其他器官感染，且较易慢性化或症状反复发作。

2. **中医病因病机** 中医认为，本病多因饮食不节，劳倦过度等致正气不足，卫外不固，湿热病邪乘机由口鼻侵及人体。初起多表现卫气同病，湿邪犯卫则见发热、恶寒、身重疼痛等卫分表证，湿热困阻中焦，阻遏气机，脾胃运化失常，升降失司，见恶心、胸闷脘痞、腹痛、腹胀、大便泻下、苔白腻。本病经过顺利者，大多可停留在气分，经调治后病可渐愈；少数湿热化燥，灼伤肠络见便下鲜血；或湿热酿痰蒙蔽清窍，阻滞经络，见神昏、谵语、四肢瘫痪等。

【临床表现】

潜伏期长短不一，一般 1～7 天，病情轻重亦不一，轻者可无症状，典型患者起病急，大多数患者以发热为首发症状，体温可高达 40℃。初期有恶寒、头痛、发热、肌肉酸痛等前驱症状，高热者可有寒战或谵妄，随后出现腹泻、恶心呕吐，多伴有腹痛，以脐周、下腹部疼痛为主，可持续数天，大便为稀水样便、黏液或黏液脓血便，可伴里急后重感，腹泻次数多为每日 4~5 次，病重者可达 20 余次。多数自行缓解，于 1 周左右恢复。部分患者病情迁延，间歇腹泻持续 2~3 周，或愈后复发或形成慢性腹泻。病程中可并发阑尾炎、胆囊炎、肠系膜淋巴结炎等。少数在腹泻后 5~15 天出现 GBS，临床上以急性对称性肢体弛缓性麻痹为基本特征，主要表现为起病急、肌无力，起于下肢并以下肢为主，累及颅神经时可引起面瘫、吞咽和咳嗽无力，严重者累及呼吸肌致呼吸困难而危及生命，病程多有自限性，大多于 3~4 周后开始恢复，少数可遗留肢体不全性麻痹后遗症。

胎儿弯曲菌感染症状多不典型，全身症状轻微，多表现为肠道外感染症状，常见临床类型为败血症或菌血症。精神和外表若似无病，一般无发热和腹痛，仅有轻度间断性腹泻，偶有血便，持续较久，肠道外感染还可表现为心包炎、肺部感染、关节炎和其他局部感染。少数患儿可因腹泻而发育迟缓。成年人感染可表现为脑血管意外、蛛网膜下腔出血、脑脓肿等。妊娠期感染可引起死胎和流产。

【实验室及其他检查】

1. 常规检查　粪便外观以稀水样便或黏液血便多见，镜检可见较多白细胞或红细胞，少数见脓细胞。血常规检查可有白细胞总数和中性粒细胞轻度增加。

2. 病原学检查

（1）粪便直接涂片检查　取新鲜标本通过革兰或瑞特染色，在显微镜下可见细小、单个或成串海鸥翅形、S 形、C 形或螺旋形两端尖的杆菌为阳性，或加生理盐水制成悬滴标本，在暗视野显微镜或相关显微镜下寻找运动的弯曲菌可快速诊断。

（2）粪便及血培养　将粪便接种于选择性培养基上，42℃微氧环境下培养可获得该菌。患者高热时可做血培养。

3. 血清学检查　由于血清抗体效价不高，取早期及恢复期双份血清做间接凝集试验、间接荧光法、酶联吸附试验等检查 O、H、K 抗体。抗体效价呈 4 倍或以上增长，有诊断价值。

【诊断与鉴别诊断】

1. 诊断依据

（1）流行病学资料　本病在发展中国家多见于婴幼儿，而发达国家则以青年为主，且常有进食不洁食物史、饮用生水史或旅游史。

（2）临床症状　以发热，腹痛，腹泻，恶心，呕吐为主，发热多为首发症状，一般 38℃左右，可高达 40℃，或无发热；腹痛为脐周及全腹痉挛性疼痛，多伴里急后重；腹泻次数一般不多，可有间歇性黏液血便。胎儿弯曲菌感染时，症状多不典型，全身症状轻微，多表现为肠道外感染症状。

（3）实验室检查　可进行病原学检查及细菌培养和血清学检查，确诊需依靠此方法。

2. 鉴别诊断

（1）急性细菌性痢疾　典型急性细菌性痢疾起病急，全身感染中毒症状较重，有高热，腹痛，腹泻，黏液脓血便。腹痛在下腹或左下腹，左下腹明显压痛，腹泻量少，呈黏液脓血便，伴明显里急后重。粪检有较多白细胞、脓细胞、吞噬细胞，粪便培养可见志贺菌。

（2）其他原因所致腹泻　本病还应与肠套叠、肠息肉、溃疡性结肠炎，以及伤寒、副伤寒、沙门菌属、致病性大肠杆菌等细菌感染性腹泻相鉴别，细菌感染性腹泻需依靠病原学和血清学检查来确诊。

【预后】

本病常预后良好，轻症患者大多能自愈，年老体弱及合并其他严重疾病的患者预后不佳，部分患者偶有复发，一般发生在腹泻消失的 2~3 周内，少数可形成慢性腹泻，极少数并发 GBS 可遗留肢体不全性麻痹后遗症。

【治疗】

1. 治疗原则　主要是病原治疗，同时注意一般及对症治疗。

中医治疗原则以清热化湿解毒为主，根据病情随证予以益气、醒脾、健脾、清热、化痰、通络、养阴、和血等治法。

2. 西医治疗方法

（1）一般治疗及对症治疗　按消化道传染病隔离。急性期应卧床休息，给高热量、高营养易消化的半流质饮食，根据腹泻严重程度适当补液，维持水及电解质平衡。高热者可予物理降温。

（2）病原治疗　空肠弯曲菌感染轻症者多能自愈，可不予抗菌治疗。对于重症者首选红霉素抗菌治疗，加速恢复，减少复发，缩短排菌时间，成人 0.8~1.2g/d，儿童 40~50mg/（kg·d），分 3~4 次口服，疗程 5~7 天。新的大环内酯类抗生素可降低不良反应，如罗红霉素、阿奇霉素等。此外可选氨基糖苷类、喹诺酮类等抗菌药，但小儿慎用。临床可根据细菌培养及药敏试验来选择抗菌药物。胎儿弯曲菌感染可选用氨基糖苷类抗菌药物，如庆大霉素等敏感抗菌药物。发生败血症患者有效抗菌药物治疗应不少于 4 周。中枢神经系统感染者可选用氨苄西林、氯霉素等治疗，疗程 2~3 周。

3. 中医辨证论治

（1）邪遏卫表

证候　发热，恶寒，身重疼痛，恶心，胸闷脘痞，腹痛，苔白而腻，舌边尖红，脉濡缓或沉细。

治法　芳香宣化。

方药　藿朴夏苓汤（藿香、厚朴、半夏、茯苓、泽泻、陈皮、杏仁、薏苡仁、白蔻仁、通草）。恶寒明显，加苏叶、香薷疏风散寒；恶心，胸闷脘痞，加生姜理气和胃；若湿渐化热，无恶寒，但有口渴、小便黄，用三仁汤清热化湿；腹泻重，加黄芩、黄连、葛根厚肠利湿止泻。

（2）湿热中阻

证候　发热，腹痛，腹泻，大便呈水样稀便、黏液或脓血黏液便，腹泻次数多为4~5次，频者可达20余次，少数可有里急后重，舌尖红，苔白腻或黄腻，脉濡数。

治法　清热化湿。

方药　芍药汤合王氏连朴饮（白芍、黄芩、甘草、黄连、厚朴、半夏、栀子、淡豆豉）。发热甚，口渴口苦，小便短少，加柴胡、连翘、泽泻、茯苓、车前子或六一散解表清热祛湿；腹痛明显，加木香、枳实行气止痛；腹胀甚，苔白厚腻，加白蔻仁、陈皮、砂仁等理气除满。

（3）脾气未醒

证候　身热渐退，食少纳呆，倦怠乏力，大便溏，舌淡，苔白微腻，脉濡缓。

治法　益气健脾。

方药　参苓白术散（党参、白术、茯苓、甘草、山药、砂仁、扁豆、桔梗、陈皮）。食少纳呆，加山楂、炒麦芽、白蔻仁健脾消食；脘腹胀满者重用陈皮，加半夏和胃理气。

（4）痰湿阻络

证候　神情呆滞，四肢瘫痪或麻痹，活动受限，食少乏力，舌淡或暗淡苔白，脉细缓。

治法　健脾利湿，化痰通络。

方药　菖蒲郁金汤合补阳还五汤（石菖蒲、郁金、半夏、陈皮、黄芪、桂枝、芍药、当归、赤芍、川芎、当归尾、地龙）。食少纳呆，加山楂、炒麦芽、神曲等健脾消食；血虚者加阿胶、鸡血藤等养血补血；若痰湿郁久化热，加黄柏、丹皮、胆南星等清热化痰。本证配合针灸、推拿及功能锻炼有助康复。

【预防】

注意食品管理和饮水卫生，防止患者及动物排泄物污染水、食物至关重要。做好"三管"即管水、管粪、管食物，是防止弯曲菌肠炎传播的有力措施，同时做好牛奶及患者排泄物的严格消毒。

第六节　细菌性痢疾

细菌性痢疾（bacillary dysentery）亦称志贺菌病（shigellosis），简称菌痢，是由志贺菌属（Shigella）痢疾杆菌引起的肠道传染病。该病主要通过消化道传播，好发于夏秋季节。主要病变为直肠、乙状结肠的黏膜呈现溃疡性炎症，多表现为发热、腹痛、腹泻、里急后重、排黏液脓血便等，重者出现感染性休克和/或中毒性脑病。痢疾杆菌各组及各血清型之间无交叉免疫，且病后免疫力低下，可反复感染。本病多为急性发作，少数慢性化。

该病在《素问·生气通天论》中早有记载，称为"肠澼"。唐代《备急千金要方》称本病为"滞下"。"痢疾"病名首见于宋代医家严用和所著的《济生方·痢疾论治》。

金元时期已认识到本病具有传染性和流行性，称之为"时疫痢"。中西医结合方法治疗本病已取得了重大进展。

【病原学】

痢疾杆菌属于肠杆菌科志贺菌属，菌体小，无鞭毛、荚膜和芽孢，有菌毛，革兰染色阴性、兼性厌氧菌，在普通培养基中生长良好。宋氏志贺菌抵抗力最强，福氏志贺菌次之，痢疾志贺菌最弱。对紫外线、酸和常用消毒剂敏感，加热60℃10分钟即可杀灭。按照抗原结构和生化反应的不同分为4群（A、B、C、D）和40个血清型（不包括亚型）（表5-2）。

表5-2 志贺菌属的分型

菌 名	群别	血清型和亚型
痢疾志贺菌	A	1～15
福氏志贺菌	B	1～6（15个亚型）
鲍氏志贺菌	C	1～18
宋氏志贺菌	D	1

目前我国流行的优势菌群为福氏志贺菌和宋氏志贺菌，城市以宋氏志贺菌为主，农村以福氏志贺菌为主。所有痢疾杆菌均可产生内毒素，引起全身严重反应如发热、毒血症及休克等。外毒素亦称志贺毒素，具有肠毒性、神经毒性、细胞毒性，引起相应的临床表现。福氏志贺菌感染易转为慢性，宋氏志贺菌感染多为不典型发作，痢疾志贺菌毒力最强，临床症状较严重。

【流行病学】

1. 传染源 包括急、慢性菌痢患者及带菌者。由于症状不典型，非典型患者、慢性患者及带菌者常被误诊或漏诊，易造成菌痢的传播，具有重要的流行病学意义。

2. 传播途径 本病主要通过粪-口途径传播。志贺菌随粪便排出体外，通过污染食物、水，或经苍蝇、蟑螂等媒介污染食物经口传播；也可经密切接触患者或带菌者的生活用具而感染。食物或水源受污染后可致暴发流行。

3. 易感人群 人群普遍易感。患病后可获得一定免疫力，但持续时间较短暂，不同菌群及各血清型间无交叉免疫，易复发和重复感染。本病多见于儿童和中青年。

4. 流行特征 本病常年散发，有明显季节性，多于5月开始增多，8～9月达高峰，10月之后逐渐减少。夏秋季苍蝇孳生及细菌繁殖较多，且人们进食生冷食物机会较多，故夏秋季发病率高。

【病机病理】

1. 西医发病机制和病理 影响痢疾杆菌在人体致病的三要素为细菌数量、致病力和人体抵抗力。痢疾杆菌经口进入，大部分被胃酸杀死，即使少部分穿越胃酸屏障，由于机体正常菌群的拮抗作用或肠道分泌型IgA的阻断作用亦无法吸附于肠黏膜上皮，而不能致病。当机体抵抗力低下时，较少的痢疾杆菌即可致病；而致病力较强的痢疾杆菌即使数量较少仍可引起发病。痢疾杆菌在肠黏膜上皮细胞和固有层中繁殖、释放毒素，引起肠黏膜炎症反应和固有层小血管循环障碍，导致肠黏膜炎症、坏死及溃疡，患者出现腹痛、腹泻及脓血便，直肠受刺激出现里急后重。细菌内毒素入血可致发热等全身中毒症状，严重者可引起急性微循环障碍，出现感染性休克、DIC 或中毒性脑病等，临床表现为中毒性菌痢（休克型、脑型或混合型）。休克型主要临床表现为感染性休克，脑型主要临床表现为由脑水肿或脑疝引起的昏迷、抽搐及呼吸衰竭。

　　菌痢的主要病变位于结肠，以乙状结肠和直肠最显著。急性菌痢的基本病理变化为弥漫性纤维蛋白渗出性炎症，肠黏膜表面覆盖大量黏液、脓血性渗出物。初期黏膜分泌亢进，黏膜充血水肿，中性粒细胞及巨噬细胞浸润，出现点状出血；进一步发展，部分肠黏膜上皮受损形成浅表坏死，表面覆有大量黏液脓性渗出物，出现特征性假膜；约 1 周后假膜脱落形成溃疡，呈大小不等、形状各异的"地图状"。急性菌痢病变多局限在固有层，溃疡多较表浅，少见肠黏膜穿孔的发生。慢性菌痢肠黏膜水肿、肠壁增厚，溃疡可不断形成和修复，逐渐出现息肉样增生及疤痕，少数导致肠腔狭窄。中毒性菌痢结肠病变轻微，仅见充血水肿，很少有溃疡，可见其他脏器严重病变，如大脑和脑干水肿，神经细胞变性和点状出血。肾小管上皮细胞变性坏死，亦可有肾上腺皮质出血和萎缩。

　　2. 中医病因病机　　中医认为，本病多由外感时疫邪毒，内伤饮食，损伤脾胃及肠腑所致。湿热疫毒内蕴肠腑，湿热郁蒸，气血与暑湿毒邪搏结于肠之脂膜，化为脓血，则见赤白下痢。如素体阳盛，易受湿热，或湿邪化热，易为湿热痢；如疫毒内闭于营分，诱导肝风内动，患者易发神昏谵语，反复惊抽，唇指青紫，四肢厥冷，脉微欲绝；疫毒炽盛，内侵胃肠，燔灼气血，则为疫毒痢；如湿热内郁不清，日久伤阴，则为阴虚痢；如脾阳素虚，寒湿内生，进服寒凉药物，湿从寒化，则为寒湿痢；脾胃素弱者，屡伤寒湿，或湿热痢过服寒凉之品，中阳被遏，为虚寒痢。本病病位在肠，与胃密切相连，当湿热疫毒上攻于胃，或久痢伤正，胃虚受纳失司，食少，称为噤口痢；若下痢日久，时发时止，称之休息痢；痢久不愈，或反复发作，不仅损伤脾胃，还可伤及肾，致肾气虚衰，下痢不止。

【临床表现】

　　潜伏期可短至数小时，长达 7 天，平均约为 1~4 天。潜伏期长短和症状轻重受患者年龄、抵抗力、细菌数量及毒力等因素的影响。

　　依据病程和病情轻重将菌痢分为以下类型：

　　1. 急性菌痢

　　（1）普通型（典型）　　中医称为湿热痢。起病急，高热可伴发冷寒战，随后出现腹痛、腹泻和里急后重，每日排便十余次至数十次，量少。初始为稀便，可迅速转为黏液脓血便，左下腹压痛及肠鸣音亢进。及时治疗多于 1 周左右恢复，少数患者可迁延为慢性。

　　（2）轻型（非典型）　　全身毒血症状和肠道症状均较轻，可无发热或仅低热，腹痛轻微，里急后重感不明显，大便每日少于 10 次，为稀便或稀水便，有黏液但无脓血。

病程 3~7 天，少数亦可转为慢性。易被误诊为肠炎。

（3）中毒性菌痢　中医称为疫毒痢。多见于 2~7 岁儿童，成人偶发。起病急骤，病势凶猛，体温可达 40℃ 以上，全身毒血症状严重，精神萎靡，嗜睡，昏迷及抽搐，面色青灰，四肢厥冷，可迅速发生循环及呼吸衰竭。临床上以严重毒血症状、休克和/或中毒性脑病为主，常无肠道症状或较轻，开始时可不出现腹痛、腹泻，但病后 24 小时内可出现腹泻及脓血便。按其临床表现可分为以下 3 型：

1）休克型（周围循环衰竭型）：表现为感染中毒性休克，由于微循环障碍，出现面色苍白，皮肤花斑，口唇发绀，四肢厥冷，血压下降甚至测不出，脉搏细数，少尿或无尿，亦可有程度不等的意识障碍。此型较为常见。重型患者不易逆转，可致多脏器功能损伤与衰竭，危及生命。

2）脑型（呼吸衰竭型）：以中枢神经系统症状为主要临床表现。由于脑血管痉挛引起脑缺血、缺氧、脑水肿及颅内压升高，严重者可发生脑疝。表现为烦躁不安，嗜睡，昏迷，惊厥，频繁呕吐，瞳孔不等大，对光反射消失等。严重者出现呼吸异常甚至呼吸衰竭。此型较重，病死率高。

3）混合型：具有以上两型的综合表现，此型最为凶险，病死率极高。该型包括循环系统、呼吸系统及中枢神经系统等多脏器功能损害与衰竭。

2. 慢性菌痢　病程反复发作或迁延不愈达两个月以上者称慢性菌痢。菌痢慢性化与下列因素相关：①急性期治疗不及时或不彻底，患者原有营养不良、慢性胃肠疾病或寄生虫病等导致免疫功能低下。②细菌菌型如福氏志贺菌感染或耐药菌株感染。

根据临床特征可分为 3 型：①慢性迁延型：长期反复出现腹痛、腹泻及黏液脓血便，伴乏力、营养不良及贫血等，腹泻与便秘可交替出现。②急性发作型：有慢性菌痢史，进食生冷、劳累或受凉等诱因可引起急性发作，出现腹痛、腹泻及脓血便，但多无明显全身中毒症状。③慢性隐匿型：1 年内有急性菌痢史，无明显腹痛、腹泻症状，大便培养可检出痢疾杆菌，乙状结肠镜检查黏膜有炎症甚至溃疡等病变。

3. 并发症

（1）志贺菌败血症　是志贺菌感染的重要并发症，但较少见。表现为持续高热、腹痛、腹泻、恶心及呕吐，严重者可有脱水、意识障碍等。确诊依靠血培养。

（2）关节炎　急性期或恢复期偶发大关节的渗出性炎症，与变态反应有关。

（3）Reiter 综合征　表现为眼炎、尿道炎、关节炎，关节炎症状可长达数年。

（4）其他后遗症　脑型中毒性菌痢可遗留耳聋、失语及肢体瘫痪等。

【实验室及其他检查】

1. 一般检查

（1）血常规　急性菌痢白细胞总数轻至中度增高，以中性粒细胞为主，可达 $(10~20) \times 10^9/L$；慢性菌痢患者可有贫血表现。

（2）便常规　外观多为黏液脓血便。镜检有大量白细胞或脓细胞及少数红细胞，如发现巨噬细胞有助于诊断。

2. 病原学检查

（1）细菌培养　粪便培养出痢疾杆菌可以确诊。在使用抗生素前采集新鲜标本，取脓血部分及时送检和早期多次送检均可提高细菌培养阳性率。

（2）特异性核酸检测　采用核酸杂交或聚合酶链反应（PCR）可直接检查粪便中的痢疾杆菌核酸，具有灵敏度高、特异性强、快速简便、对标本要求低等优点，但必须在具备检测条件的单位应用，目前临床使用较少。

3. 免疫学检查　采用免疫学方法可早期、快速检测出细菌或抗原，有利于菌痢的早期诊断。但粪便中抗原成分复杂，易出现假阳性，目前尚未推广应用。

【诊断与鉴别诊断】

1. 诊断依据

（1）流行病学资料　多发于夏秋季，有进食不洁食物史或与菌痢患者接触史。

（2）临床症状及体征　急性期表现为发热、腹痛、腹泻、里急后重，黏液脓血便，左下腹明显压痛。中毒性菌痢起病急骤，伴意识障碍及循环或呼吸衰竭，早期胃肠道症状不明显，需及时用直肠拭子或高渗冷盐水灌肠取便送检。病程超过两个月者为慢性菌痢。

（3）实验室检查　便常规镜检可见脓细胞、红细胞，确诊有赖于便培养发现痢疾杆菌。

2. 鉴别诊断

（1）急性菌痢　应与以下疾病相鉴别：

①急性阿米巴性痢疾：鉴别要点见表5-3。

表5-3　急性细菌性痢疾与急性阿米巴性痢疾的鉴别诊断

鉴别要点	急性细菌性痢疾	急性阿米巴性痢疾
病原体	志贺菌	溶组织内阿米巴滋养体
流行病学	散发性，可流行	散发性
潜伏期	数小时至7天	数周至数月
全身症状	多有发热，毒血症状明显	多不发热，毒血症状多不明显
胃肠道症状	腹痛重，有里急后重，腹泻次数多，每日十多次至数十次，多为左下腹压痛	腹痛轻，无里急后重，腹泻次数少，每日数次，多为右下腹压痛
粪便检查	量少，黏液脓血便；镜检有大量白细胞及红细胞，可见吞噬细胞；粪便培养有痢疾杆菌	量多，呈暗红色果酱样，腥臭味浓；镜检白细胞少，红细胞多，常见夏科-雷登结晶体，可找到溶组织阿米巴滋养体
血常规	白细胞总数及中性粒细胞明显增多	早期略增多
结肠镜检查	肠黏膜弥漫性充血、水肿及浅表溃疡，病变以直肠、乙状结肠为主	肠黏膜大多正常，有散在深切溃疡，周围有红晕，病变主要在盲肠、升结肠，其次为乙状结肠和直肠

②其他细菌性肠道感染：如肠侵袭性大肠埃希菌、空肠弯曲菌以及气单胞菌等细菌引起的肠道感染也可出现痢疾样症状，鉴别诊断有赖于大便培养检出不同的病原菌。

③细菌性胃肠型食物中毒：多为进食被沙门菌、金黄色葡萄球菌、副溶血弧菌、大

肠埃希菌等病原体及其产生的毒素污染的食物而引起。集体发病，有进食同一种食物史，大便镜检白细胞通常不超过 5 个/高倍视野。从可疑食物及患者呕吐物、粪便中检测出同一细菌或毒素有助于确诊。

④其他：急性菌痢还需与急性肠套叠及急性坏死出血性小肠炎相鉴别。

（2）慢性菌痢　应与结肠、直肠癌、慢性非特异性溃疡性结肠炎等相鉴别。结肠、直肠癌抗菌治疗无效，进行性消瘦、乏力，肛门指诊或直肠镜、结肠镜检查有助于诊断。慢性非特异性溃疡性结肠炎也可表现为慢性腹泻，抗菌治疗亦无效，X 线钡灌肠可见结肠袋消失，呈铅管状改变。

（3）中毒性菌痢　休克型应与其他感染中毒性休克相鉴别，血及大便培养检出不同致病菌有助于鉴别；脑型应与流行性乙型脑炎（乙脑）鉴别，乙脑病情进展较缓，以意识障碍及脑膜刺激征为主，休克极少见，脑脊液可有蛋白及白细胞增高，乙脑病毒特异性 IgM 阳性，且粪便无异常改变。

【预后】

急性菌痢多于治疗 1~2 周内痊愈，仅少数转为慢性菌痢或带菌者。中毒性菌痢预后差，病死率较高。影响预后的因素主要包括全身免疫状态、感染菌型、临床类型及病后治疗是否及时合理等。

【治疗】

1. 治疗原则　急性期以病原治疗为主，慢性期在病原治疗的基础上改善肠道功能，可以应用中药辅助治疗，中毒性菌痢应针对威胁生命的各种病理变化予以及时抢救。

中医认为痢疾初期多属实证，宜通，久痢多属虚证，宜涩（补），赤者重用血药，白者重用气药，顾护胃气为治疗之本。

2. 西医治疗方法

（1）急性菌痢

1）一般治疗：消化道隔离至症状消失，大便培养连续 2 次阴性。卧床休息，饮食宜少渣流食或半流食，忌生冷、油腻、刺激性食物。

2）病原治疗：轻型菌痢患者在充分休息、对症处理和医学观察的条件下可以不应用抗生素；严重病例如出血性腹泻等则需使用抗生素，不仅可缩短病程，还可减少带菌时间。由于耐药性的增加，对于菌痢的抗菌治疗，应根据当地流行菌株或患者大便培养的药敏结果选择敏感的抗生素，疗程一般为 3~5 天（表 5-4）。

①喹诺酮类药物：抗菌谱广，杀菌作用较强，口服吸收好，为成人菌痢的首选药物。如环丙沙星成人每次 0.5g，每日 2 次，儿童每次 15mg/kg，每日 2 次，疗程均为 3 天。不能口服用药的重症患者，可静脉滴注。动物实验发现本类药物可影响骨骺发育，故儿童、孕妇及哺乳期妇女如非必要不宜使用。

②其他抗生素：如匹美西林、头孢曲松、阿奇霉素，任何年龄组患者均可使用，可对抗多重耐药菌株。一般在志贺菌菌株发生环丙沙星耐药时才考虑使用。

③小檗碱（黄连素）：减少肠道分泌，可与抗生素同时使用，每次 0.1~0.3g，每

日 3 次，疗程 7 天。

3）对症治疗：出现水、电解质丢失时均应口服补液（ORS），补液量为丢失量加生理需要量。严重脱水者，可考虑静脉补液，之后尽快改为口服补液。高热患者可给予物理降温，必要时适当使用退热药；毒血症状明显者，可在抗菌治疗基础上酌情给予小剂量糖皮质激素。腹痛剧烈者可应用颠茄片或阿托品等解痉药。

表 5 - 4　治疗菌痢抗生素一览表

抗生素名称	用法及用量	
	儿童	成人
一线用药		
环丙沙星	每次 15mg/kg	每次 500mg
	每日 2 次，疗程 3 天，口服给药	
二线用药		
匹美西林	每次 20mg/kg	每次 400mg
	每日 4 次，疗程 5 天，口服给药	
头孢曲松	每次 50～100mg/kg	每次 50～100mg/kg
	每日 1 次肌内注射，疗程 2～5 天	
阿奇霉素	每次 6～20mg/kg	每次 1～1.5g
	每日 1 次，疗程 1～5 天，口服给药	

（2）慢性菌痢　病因较复杂，遵循全身治疗与局部治疗相结合的原则。

1）一般治疗：鼓励患者适当锻炼，保持生活规律，避免劳累与紧张，进食易消化少渣食物，忌食生冷、油腻或刺激性的食物，积极治疗其他可能伴存的慢性疾病。

2）病原治疗：通过便培养及细菌药敏实验结果选择敏感抗生素，可联合应用两种以上的有效抗生素，需适当延长疗程或多疗程治疗。也可行药物保留灌肠疗法，应用 0.5% 卡那霉素或 0.3% 黄连素或 5% 大蒜素液加 0.25% 普鲁卡因及小剂量氢化可的松灌肠，每次 100～200ml，每晚 1 次，10～14 天为 1 疗程。

3）对症治疗：对于肠道功能紊乱者可予以镇静或解痉药物；对于抗生素应用后存在菌群失调的患者可予以微生态制剂，如整肠生、培菲康、金双歧等。

（3）中毒性菌痢　应积极采取有针对性的综合措施予以及时抢救。

1）病原治疗：采用有效抗生素静脉滴注，如环丙沙星 0.2～0.4g 静脉滴注，每日 2 次，或左氧氟沙星 200mg，每日 2 次，或头孢噻肟每日 4～6g，分 2 次静脉滴注。病情好转后改为口服。

2）对症治疗

①降温止惊：高热易引起惊厥而加重脑缺氧和脑水肿，应积极予以物理降温，必要时予以退热药物治疗，使体温保持在 38.5℃ 以下；高热并发惊厥、烦躁者，可给予亚冬眠疗法，氯丙嗪与异丙嗪各 1～2mg/kg 肌内注射；反复惊厥者予以地西泮、苯巴比妥肌内注射或水合氯醛灌肠。

②休克型：扩充血容量：快速静脉滴入低分子右旋糖酐（儿童 10～15ml/kg，成人 500ml）及葡萄糖盐水等液体纠正休克，补液量及成分根据脱水情况而定。纠正酸中毒：静脉输入 5% 碳酸氢钠。改善微循环障碍：在扩充血容量的基础上，应用血管扩张药物如山莨菪碱解除血管痉挛，成人每次 20～60mg，儿童每次 0.5～2mg/kg，每 5～15 分钟静脉注射 1 次，待面色红润、四肢变暖及血压回升后可逐渐减量至停用。上述治疗后效果不佳者可改用多巴胺、酚妥拉明等，改善重要脏器血流灌注。保护重要脏器功能：主要是心、脑、肝、肾。其他对症处理：可应用糖皮质激素减轻炎性反应，有心力衰竭者加用西地兰，早期 DIC 表现者予以肝素抗凝等治疗。

③脑型：给予 20% 甘露醇每次 1～2g/kg，快速静脉滴注以控制脑水肿，每 4～6 小时可重复应用。此型患者应保持呼吸道通畅，吸氧，以防止呼吸衰竭，必要时予以山梗菜碱、尼可刹米等呼吸兴奋剂。重症患者可应用呼吸机辅助呼吸。

3. 中医辨证论治

（1）湿热痢

证候 身热，腹痛，里急后重，下痢赤白脓血，赤多白少，或纯下赤冻，肛门灼热，小便短赤，头痛身楚，口渴，舌质红，苔腻微黄，脉滑数或浮数。

治法 清热利湿，调气行血。

方药 芍药汤加减（黄连、黄芩、当归、赤芍、木香、槟榔、地榆）。热毒重者，宜用白头翁汤清热解毒，加用桃仁、丹皮等凉血化瘀之品，以凉血、解毒止痢；痢疾初期，兼有表证者多有夹食滞，痢下不爽，热偏重可加用枳实导滞丸，行气导滞，消积散热；表证已减，痢尤未止，加香连丸；身热汗出，脉象急促，表邪未解而里热已盛者，宜用葛根芩连汤以解表清里。

（2）疫毒痢

证候 发病急骤，壮热，口渴，汗出喘息，头痛烦躁，甚则神昏抽搐，精神萎靡，面色青灰，汗冷肢厥，腹痛剧烈，里急后重明显，伴有下痢脓血，舌质红绛，苔黄，脉滑数或沉伏。

治法 清热解毒，凉血止痢。

方药 白头翁汤加减（白头翁、黄连、黄芩、秦皮、赤芍、丹皮、黄柏）。夹食滞者，加枳实、山楂、莱菔子以消食导滞；暑湿困表者，加藿香、佩兰芳香化湿，解表透邪外出；腹痛，里急后重明显者可合芍药汤调和气血；积滞甚者，痢下臭秽，腹痛拒按者，急加大承气汤，通腑泄热；暴痢致脱者加用参附汤或独参汤以回阳救逆；热极动风，神昏抽搐者加紫雪丹以清热解毒，凉血息风。

（3）寒湿痢

证候 腹痛，下痢赤白黏冻，白多赤少，或纯为白冻，里急后重，脘闷，头身困重，口淡无味，舌质淡，苔白腻，脉濡缓。

治法 温化寒湿，调气和血。

方药 平胃散加减（苍术、厚朴、陈皮、甘草、藿香、生姜、木香）。兼表证者可合用荆防败毒散祛邪外出。

（4）阴虚痢

证候　腹痛，下痢赤白脓血，色鲜红，质黏稠，里急后重，心烦口渴，舌质红绛少苔，或舌光乏津，脉细数。

治法　养阴清肠。

方药　驻车丸加减（黄连、干姜、当归、阿胶、生地、白芍）。口干口渴明显，加石斛、沙参养阴生津；阴虚火旺，湿热内盛，下痢赤白重者，加黄柏、秦皮、白头翁清热化湿解毒，加丹皮、赤芍、槐花凉血止血。

（5）虚寒痢

证候　腹部隐痛，下痢稀薄白冻，甚或滑脱不禁，食少神疲，四肢不温，腰酸怕冷或脱肛，舌淡苔薄，脉细弱。

治法　温补脾肾，涩肠固脱。

方药　真人养脏汤加减（赤石脂、罂粟壳、当归、白术、藿香、肉豆蔻、肉桂、厚朴、木香、炙甘草）。脾肾阳虚重，四肢不温者，加附子温补脾肾；脱肛坠下者加升麻、黄芪升阳举陷，或用补中益气汤加减。凡痢便脓血，里急后重，肛门灼热，湿热积滞未净者，应忌用本方。

（6）休息痢　以时发时止，终年不愈为辨证要点。

1）发作期

证候　腹痛伴里急后重，下痢赤白脓血，倦怠怯冷，食少，嗜卧，舌质淡，苔腻，脉弦或濡。

治法　温中清肠，调气化滞。

方药　四君子汤合香连丸加减（人参、白术、茯苓、炙甘草、黄连、木香、地榆）。

2）缓解期

①脾气虚弱

证候　腹胀食少，肢体倦怠乏力，面色萎黄，大便溏薄或夹少量黏液，或脱肛，舌质淡，苔白或腻，脉缓弱。

治法　补中健脾，益气升阳。

方药　补中益气汤（黄芩、人参、炙甘草、白术、当归、陈皮、升麻、柴胡）。

②脾阳虚衰

证候　腹痛绵绵，喜按喜温，大便稀溏，夹有少许黏液白冻，四肢不温，食少，面白无华，口淡不渴，舌淡胖或有齿痕，苔白滑，脉沉迟。

治法　温阳祛寒，益气健脾。

方药　附子理中汤（附子、人参、白术、干姜、炙甘草）。肢体浮肿重者，可合用苓桂术甘汤；大便滑脱不禁者可合用桃花汤或真人养脏汤。

③寒热错杂

证候　胃脘灼热，烦渴，腹痛绵绵，下痢稀溏，时夹少量黏冻，饥不欲食，食入则吐，四肢不温，舌红苔黄厚腻，脉沉缓。

治法 温中补虚，清热燥湿。

方药 乌梅丸（乌梅、黄连、黄柏、人参、当归、附子、桂枝、蜀椒、干姜、细辛）。

④瘀血内阻

证候 腹部刺痛，拒按，固定不移，夜间加重，面色晦暗，或腹部结块，推之不移，下痢色黑，舌质紫暗或有瘀斑，脉细涩。

治法 活血化瘀，行气止痛。

方药 膈下逐瘀汤（五灵脂、当归、川芎、桃仁、丹皮、赤芍、乌药、延胡索、甘草、香附、红花、枳壳）。

【预防】

应采取以切断传播途径为主，同时加强对传染源管理和保护易感人群的综合措施。

1. 管理传染源 对于菌痢患者及带菌者应及时隔离并彻底治疗，直至粪便培养阴性。对从事饮食、幼托及水源管理等行业人员应定期粪检，一旦发现问题应及时调离原工作岗位并予以治疗，未治愈前不得从事上述行业的工作。

2. 切断传播途径 注意饮食、饮水卫生，做好个人及环境卫生，开展"三管一灭"（管水、管粪、管饮食，消灭苍蝇）。

3. 保护易感人群 我国目前采用口服活菌苗，如痢疾F2a"依链株"和T32菌苗，可刺激肠黏膜产生具有保护作用的IgA抗体，保护率可达80%左右，免疫力维持6~12个月，但对于其他血清型菌痢无交叉保护。

第七节 布鲁菌病

布鲁菌病（brucellosis）又称地中海弛张热、波浪热或波状热，是由布氏杆菌（*Brucella*）引起的自然疫源性人兽共患传染病，病畜（羊、牛、猪）为主要传染源，主要通过直接接触传播，病理特点为单核－巨噬细胞系统细胞增生和肉芽肿形成，其临床特点为长期发热、多汗、关节痛及肝脾肿大等，慢性期以骨、关节的器质性病变及局部脓肿为主要表现。

本病属于中医学"湿温"、"湿毒"、"湿痹"等范畴。

【病原学】

布氏杆菌为革兰阴性短小杆菌，初次分离时多呈球状、球杆状和卵圆形，该菌传代培养后渐呈短小杆状，菌体无鞭毛，不形成芽孢，毒力菌株可有菲薄的荚膜。1985年，联合国粮农组织和世界卫生组织（FAC/WHO）布鲁菌病专家委员会把布氏杆菌属分为6个种19个生物型，即羊种（生物型1~3），牛种（生物型1~7，9）、猪种（生物型1~5）、绵羊副睾种、沙林鼠及犬种菌（各1个生物型）。我国有15个生物型，羊种（1~3型）、牛种（1~7，9型）、猪种（1、3型），绵羊副睾种和犬种各1型。临床常见致病菌种为羊、牛、猪三种，羊种致病力最强，猪种次之，牛种致病力最弱，犬种感染发病隐匿，易慢性化。菌体含 20 余种抗原和脂多糖，其中脂多糖（内毒素）为主要致病物质。

布氏杆菌在自然环境中生存力较强，在病畜的分泌物、排泄物及死畜的脏器中能生存 4 个月左右，牛奶中存活 18 个月，动物皮毛上存活 4 个月，一般食品中存活 2 个月。对紫外线、热和常用消毒剂敏感，加热 60℃或日光下暴晒 10～20 分钟可杀死此菌。

【流行病学】

1. 传染源　目前已知有 60 多种家畜、家禽及野生动物是布氏杆菌的宿主。中国传染源主要是病羊，其他传染源还有牛、猪、犬、马、鹿、家禽等。染菌动物首先在同种动物间传播，造成带菌或发病，随后波及人类。患者也可以从粪、尿、乳向外排菌，但人与人之间传播可能性极小。

2. 传播途径　经皮肤黏膜接触传染是主要传播途径，如直接接触病畜或其排泄物、阴道分泌物、娩出物，或在饲养、挤奶、剪毛、屠宰以及加工皮、毛、肉等过程中未注意防护等。也可因食用被病菌污染的食品、水、生乳及未熟的肉、内脏而受染。其他如病菌污染环境后形成气溶胶、苍蝇携带、蜱叮咬也可传播本病。

3. 易感人群　人群普遍易感，其高危人群包括兽医、畜牧者、屠宰工人、皮毛工等。病后可获得一定免疫力，不同种布氏杆菌间有交叉免疫，再次感染发病者有 2%～7%，疫区居民可因隐性染病而获免疫。

4. 流行特征　本病流行于世界各地，地中海地区、亚洲、中南美洲等为高发区，我国多见于新疆、内蒙、东北、西北等北方地区。一年四季均可发病，但以家畜流产季节为多。发病率牧区高于农区，农区高于城市。流行区在发病高峰季节（春末夏初，家畜流产高峰后 1～2 个月）可呈点状暴发流行。发病年龄以青壮年为主，男多于女。2000 年后我国布鲁菌病疫情持续上升，部分省（区）暴发和流行，应高度重视。

【病机病理】

1. 西医发病机制和病理　布氏杆菌自皮肤或黏膜侵入人体，随淋巴液到达淋巴结，被吞噬细胞吞噬。如吞噬细胞未能将病菌杀灭，则病菌在细胞内生长繁殖，形成局部原发病灶。病菌在吞噬细胞内大量繁殖导致吞噬细胞破裂，随之大量病菌进入淋巴液和血循环形成菌血症。病菌被血流中的单核－吞噬细胞吞噬，并随血流至全身，在肝、脾、淋巴结、骨髓等处的单核－吞噬细胞系统内繁殖，形成多发性病灶。当病灶内释放出来的病菌，超过了吞噬细胞的吞噬能力时，则在血流中生长、繁殖，出现明显的菌血症。在机体多种因素作用下，部分病菌破坏死亡，释放出内毒素及菌体其他成分，出现毒血症的临床表现。机体免疫功能正常者，通过细胞免疫及体液免疫清除病菌而获痊愈；若机体免疫功能不健全，或感染的菌量大、毒力强，则部分病菌逃脱免疫，又可被吞噬细胞吞噬带入各组织器官形成新感染灶，称为"多发性病灶阶段"。经过一定时期，感染灶的细菌生长繁殖再次入血，导致疾病复发。组织病理损伤广泛，临床表现多样化，如此反复成为慢性感染。

本病病理损伤部位广泛，受损组织不仅有肝、脾、骨髓、淋巴结，而且还累及骨、关节、血管、神经、内分泌及生殖系统。各脏器实质细胞和间质细胞均可受累，其中以单核－吞噬细胞系统的病变最为显著。具体病理变化如下：①渗出、变性、坏死：主要见于肝、脾、淋巴结、心、肾等，为浆液性炎性渗出，伴少许细胞坏死。②增生性改变：疾病早期以淋巴细胞、单核－吞噬细胞增生为主，后期出现纤维细胞增生。③肉芽肿形成：含上皮样细胞、巨噬细胞、淋巴细胞及浆细胞等，肉芽肿进一步发生纤维化，可致组织器官硬化。

2. 中医病因病机 中医学认为，本病的病因是人体外感湿热毒邪，病邪由表及里，深入中焦，伏于膜原，渐次入血，随血遍布全身。若热毒壅盛，煎灼阴液，则可见发热、烦渴；湿盛则头痛身重，四肢酸痛。湿热浸淫，热蒸腠开，则多汗；日久气阴两虚，而见气短、乏力、体倦等症。湿热郁阻关节，则关节屈伸不利、疼痛。如兼夹风、寒、湿等外邪，可导致行痹、痛痹、着痹等各种痹证。病久耗气伤阴（血），则致气阴（血）两虚，而见气短、乏力、体倦、低热、失眠等症。本病的病机早期在于湿热毒盛，晚期多为气血亏虚，正虚邪恋。本病的病位主要在肝、脾、胃。

【临床表现】

潜伏期为7~60天，平均2周，少数患者可长达数月或1年以上。我国根据病程及病情，临床上分为亚临床感染、急性/亚急性感染和慢性感染。国外按鲁德涅夫分期法则分为急性期（起病3个月以内）、亚急性期（3个月至1年）及慢性期（1年以上）。

1. 亚临床感染 血清中可检出抗布氏杆菌抗体，无明显临床症状，流行区高危人群中约30%可检出此抗体。

2. 急性/亚急性感染

（1）发热：典型病例热型呈波浪状，初起体温逐日升高，达高峰后缓慢下降，热程约2~3周，间歇数日至2周，发热再起，反复数次。此外，亦可呈弛张热、稽留热、不规则热型等。

（2）多汗：为本病的突出症状之一，每于夜间或凌晨热退时大汗淋漓。也有患者发热不高或处于发热间歇期仍多汗。汗味酸臭，大汗后多感软弱无力，甚至可因大汗虚脱。

（3）关节痛：常与发热并行，70%以上伴游走性大关节疼痛，主要累及肩、膝、髋关节，局部红肿、疼痛，关节疼痛程度与病理改变并不平行。也可表现为滑膜炎、腱鞘炎、关节周围炎。

（4）泌尿生殖系症状：睾丸炎及附睾炎是男性患者常见症状之一，多为单侧。个别病例可有鞘膜积液、肾盂肾炎。女性患者可有卵巢炎、子宫内膜炎及乳房肿痛。

（5）神经系统症状：坐骨神经、腰神经、肋间神经、三叉神经等均可因神经根受累而疼痛。

（6）肝、脾及淋巴结肿大。

3. 慢性感染 病程持续1年以上则进入慢性期，多由急性期发展而来，可缺乏急性病史由无症状感染者或轻症者逐渐变为慢性。

（1）全身性非特异性症状 可有低热、疲乏、多汗、头痛、抑郁、烦躁、失眠、反应迟钝、肌肉和关节痛、神经痛。

（2）骨骼–肌肉系统病变　表现为顽固而固定的关节或肌肉疼痛以及骨、关节的器质性病变，以大关节受累居多。腰椎受累时可出现持续性腰背痛，伴肌肉痉挛，活动受限后，影响行走。常可产生坐骨神经痛。局部有压痛及叩痛。

（3）局部脓肿　可形成髂窝脓肿、硬膜外脓肿，后者压迫脊髓及神经根出现感觉、运动障碍或截瘫。

（4）其他　肝、脾、淋巴结肿大，视网膜血栓性静脉炎，视神经炎，乳突炎及听神经损伤等。

急性布鲁菌病经系统治疗后复发率约 10%，常在 3 个月~2 年内发生。可能是细菌为细胞内寄生，不易为抗生素杀灭或者与疗程不够有关。

【实验室及其他检查】

1. 血常规检查　白细胞计数正常或略低，淋巴细胞相对或绝对增多，分类可达60% 以上。血沉在各期均增速。慢性期可有轻至中度贫血。

2. 病原学检查　患者血液、骨髓、乳汁、子宫分泌物均细菌培养，急性期阳性率高，慢性期低，骨髓标本较血液标本阳性率高。也可应用 PCR 检测其 DNA，有较高的辅助诊断价值。

3. 免疫学检查

（1）布氏杆菌凝集试验　即含有特异性抗原与患者血清反应，凝集反应多于发病第 2 周出现，IgM 抗体效价在 1∶160 以上，IgM 抗体效价在 1∶100 以上或病程中抗体效价增长 4 倍以上具有诊断意义。

（2）酶联免疫吸附试验（ELISA）　检测血清特异性抗体 IgM 及 IgG，较凝集试验灵敏度高、特异性好。

（3）皮肤试验　迟发型过敏反应，布氏杆菌素 0.1ml 注入前臂皮内，24~48 小时局部肿块超过 2.5cm×2.5cm 以上为阳性，表示曾感染或正在感染本病，阴性可排除本病，用于流行病学调查。

【诊断与鉴别诊断】

1. 诊断依据

（1）流行病学资料　有流行地区居留并与病畜接触史，或进食未严格消毒的乳制品及未煮熟的畜肉史。

（2）临床表现　反复发作的发热，伴有多汗、游走性关节痛、肝脾及淋巴结肿大；慢性期表现为乏力、盗汗、精神抑郁或反复发作的肌肉、关节疼痛或局部脓肿。

（3）实验室检查　血清凝集试验，抗体效价 1∶100 以上或病程中呈 4 倍以上增长可协助诊断；血液、骨髓、脓液等细菌培养有布氏杆菌生长或 PCR 检测细菌 DNA 阳性可确诊。

2. 鉴别诊断　急性期主要与风湿热、伤寒、肺结核、疟疾、系统性红斑狼疮等发热性疾病相鉴别，发热伴出汗、关节痛、神经痛、全身软弱、游走性关节痛为本病特征性表现，结合流行病学和实验室检查可以作出正确诊断。慢性期应与各种骨、关节疾病和神经官能症等相鉴别。

【预后】

本病如诊断治疗及时，一般预后良好，病死率较低。急性感染者按正规、足疗程治疗可以治愈。少数病例可遗留关节器质性病变和肌肉痉挛，使肢体活动受限。死亡原因主要是心内膜炎、严重的神经系统并发症等，心内膜炎主要发生在原有主动脉瓣异常和充血性心力衰竭者。本病误诊率较高，如诊治不及时或不彻底，由急性期转为慢性期，病情常迁延难愈。

【治疗】

1. 治疗原则 本病须尽早治疗，诊断一经确立，立即给予病原治疗，并辅以对症支持等治疗，以防疾病向慢性发展。在选用抗菌药时应联合用药，足剂量，足疗程。一般联合两种抗菌药，连用 2~3 个疗程。

中医治疗原则：本病须分期辨证施治，急性期多为湿热毒邪外犯肌表，内侵脏腑，以邪实为主，治疗以清热化湿解毒为主；慢性期为正虚邪恋，虚实夹杂，治以益气养血，活血通络为主，佐以清解余邪。

2. 西医治疗方法

（1）急性和亚急性感染

①一般和对症治疗：急性期发热患者应卧床休息，加强营养，给高热量、高维生素、易消化的食物，维持水及电解质平衡。高热者先物理降温，必要时可应用解热镇痛剂；中毒症状重、睾丸肿痛者可用糖皮质激素；关节痛严重者可用 5%~10% 硫酸镁湿敷。

②病原治疗：急性期要以抗菌治疗为主，选择能进入细胞内的抗菌药物。常用抗生素有利福平、链霉素、四环素族药物、磺胺类。世界卫生组织推荐利福平（600~900mg/d）联合多西环素（200mg/d）为抗菌治疗首选方案，疗程为 6 周。亦可用四环素联合利福平治疗。喹诺酮、复方磺胺甲噁唑类等有良好的细胞内渗透作用，可选用。有神经系统受累者用链霉素（1~2g/d，分两次肌注，连用 3 周）加四环素（2g/d，连用 6 周）。

（2）慢性感染 治疗较为复杂，包括病原治疗、脱敏治疗、对症治疗，可使敏感性增高的机体脱敏，减轻变态反应的发生。

①病原治疗：对病情活动、有局部病灶、细菌培养阳性者等均需抗菌治疗，与急性和亚急性感染者治疗相同。

②脱敏治疗：少量多次注射含有布氏杆菌的菌苗，可起到脱敏作用，但需注意的是肝肾功能不全、合并心血管疾病、肺结核者及孕妇忌用。

③对症治疗：可根据患者具体情况采用相应的治疗。

3. 中医辨证论治

（1）湿热内蕴

证候　畏寒发热，午后热甚，肌肉关节疼痛，汗多，脘痞纳呆，舌苔腻，脉濡数。

治法　清热解毒化湿。

方药　甘露消毒丹加减（藿香、佩兰、白蔻仁、滑石、石菖蒲、黄芩、连翘、木通、茯苓）。热盛者加石膏、金银花、板蓝根；湿重加苍术、半夏、厚朴。

（2）湿热伤营

证候　反复发热，烦躁，关节疼痛，肝脾肿大，睾丸肿痛，舌苔黄，脉细数。

治法　清热解毒，滋阴养血。

方药　清营汤合三仁汤加减（水牛角、白蔻仁、薏苡仁、丹参、生地、玄参、麦冬、黄连、连翘、郁金、杏仁、滑石、芦根）。咯血者加大蓟、紫草、藕节；热重者加紫花地丁、大青叶、野菊花。

（3）正虚邪恋

证候　烦热失眠，乏力，腰腿疼痛，身体虚弱，或已有关节变形及活动受限，舌有瘀点，脉沉细。

治法　益气养血化瘀，清解余邪。

方药　人参养荣汤加减（人参、白术、当归、酸枣仁、白芍、川芎、丹参、茯神、知母、丹皮、黄连）。

（4）正气亏虚，关节痹阻

证候　关节疼痛，屈伸不利，甚至畸形，痛有定处，体倦乏力，口干，纳呆，舌淡，脉沉细或细涩。

治法　祛风湿，止痹痛，益肝肾，补气血。

方药　独活寄生汤加减（独活、桑寄生、杜仲、牛膝、细辛、秦艽、茯苓、防风、川芎、人参、甘草、当归、白芍、干地黄）。湿邪偏盛者，去干地黄，酌加防己、薏苡仁、苍术；寒邪偏盛者，酌加附子、干姜；关节疼痛较剧者，可酌加制川乌、制草乌、白花蛇。

【预防】

1. 管理传染源　对疫区的传染源进行检疫，检出的病畜及时隔离治疗，必要时宰杀，病畜的流产物及死畜必须深埋。患者应住院隔离治疗，直至症状消失、血培养阴性为止。

2. 切断传播途径　加强对畜产品的卫生监督，禁食病畜肉及乳品。防止病畜或患者的排泄物污染水源。对与牲畜或畜产品接触密切者，要进行宣传教育，做好个人防护。

3. 保护易感人群及健康家畜　做好接触羊、牛、猪、犬等牲畜的饲养员、挤奶员、兽医、屠宰人员、皮毛加工员等高危人群的劳动保护和预防接种，接触后可服用多西环素等药物预防发病。

第八节　鼠　疫

鼠疫（plague）是鼠疫耶尔森菌引起的人兽共患的一种自然疫源性疾病，传染性强，病死率高，是危害人类最严重的烈性传染病之一，属国际检疫传染病。我国将其列为法定甲类传染病之首。鼠类为主要传染源，鼠蚤为传播媒介。临床表现为发热、严重毒血症症状、淋巴结肿大、肺炎、出血倾向等。鼠疫在公元 6 世纪、14 世纪和 19 世纪末曾有过 3 次世界大流行。20 世纪 50 年代以来我国通过大规模鼠疫自然疫源地的根除和防治，使人间疫情得以控制。但近年来在一些曾经控制了的疫源地及周边国家又相继出现新的鼠疫动物病活动，应引起足够重视。

中医也称本病为鼠疫，如《鼠疫约编》曰："疫者，鼠死而疫作，故以为名。"本病属中医学"瘟疫"范畴。

【病原学】

鼠疫杆菌属肠杆菌科，耶尔森菌属。为短小杆菌，长约 1 ~ 1.5μm 宽约 0.5 ~ 0.7μm，革兰染色阴性，易被碱性苯胺染料和中性复合染料染色，两端染色较深。无鞭毛，不活动，不形成芽孢。在动物体内和早期培养中有荚膜，可在普通培养基上生长，在陈旧培养基及化脓病灶中呈多形性。

本菌的抗原成分：①荚膜 FI（fraction I）抗原，包括多糖蛋白质（F－I）和蛋白质（F－IB）两种抗原成分，抗原性较强，特异性较高，有白细胞吞噬作用，可用凝集反应、补体结合或间接血凝试验检测。②毒力 V/W 抗原，在细胞表面，V 抗原是蛋白质，可使机体产生保护性抗体，W 抗原为脂蛋白，不能使机体产生保护力。V/W 抗原结合物有促使产生荚膜，抑制吞噬作用，并有在细胞内保护细菌生长繁殖的能力，故与细菌的侵袭力有关。

鼠疫杆菌产生两种毒素：①鼠毒素或外毒素（毒性蛋白质），对小鼠和大鼠均有强毒性。②内毒素（脂多糖），较其他革兰阴性菌内毒素毒性强，能引起发热、DIC、组织器官内溶血、中毒性休克、局部及全身施瓦茨曼反应。

鼠疫杆菌在低温潮湿及有机物内生存时间较长，在脓痰中存活 10 ~ 20 天，尸体内可存活数周至数月，蚤粪中存活 1 个月以上。对光、热、干燥及一般消毒剂均甚敏感，日光直射 4 ~ 5 小时、加热 55℃ 15 分钟或 100℃ 1 分钟、5% 石炭酸、5% 煤酚皂、5%~10% 氯胺等均可将病菌杀死。

【流行病学】

1. 传染源　鼠疫为典型的自然疫源性疾病，在人间流行前，一般先在鼠间流行。鼠间鼠疫传染源（储存宿主）有野鼠、地鼠、旱獭、狐、狼、猫、豹等，其中黄鼠属和旱獭属是重要传染源，家鼠中的黄胸鼠、褐家鼠是人类鼠疫主要传染源。各型鼠疫患者均为人间鼠疫的传染源，肺鼠疫患者因痰中排出大量鼠疫杆菌，为本病的重要传染源。

2. 传播途径

（1）动物和人间鼠疫的传播　以鼠蚤为媒介形成"鼠→蚤→人"的传播方式是鼠疫的主要传播方式。当鼠蚤吸取含病菌的鼠血后，细菌在鼠蚤胃内大量繁殖，形成菌栓堵塞前胃，当蚤再吸入血时，病菌随吸进之血反吐，注入动物或人体内。蚤粪含有鼠疫杆菌，可随搔抓伤痕进入体内。

（2）接触传播　少数可因直接接触患者的痰液、脓液或病兽的皮、血、肉经破损皮肤或黏膜受染。

（3）呼吸道传播　肺鼠疫患者痰中病菌可借飞沫传播，造成人间肺鼠疫大流行。

3. 易感人群　人群普遍易感，无性别年龄差别。病后可获持久免疫力。预防接种可获一定免疫力，使易感性降低。

4. 流行特征　世界各地存在许多鼠疫自然疫源地，野鼠鼠疫长期持续存在。人间鼠疫多由野鼠传至家鼠，由家鼠传播给人。本病多由疫区借交通工具向外传播，形成外源性鼠疫，引起流行、大流行。人间鼠疫以非洲、亚洲和美洲发病多发，发病有一定的季节性，6~9月份为发病高峰期，肺鼠疫多在10月以后流行。

【病机病理】

1. 西医发病机制和病理　鼠疫杆菌侵入皮肤后，通过荚膜、V/W抗原被吞噬细胞吞噬，首先在局部繁殖，继而靠透明质酸及溶纤维素等作用，迅速经由淋巴管至局部淋巴结繁殖，引起原发性淋巴结炎（腺鼠疫）。淋巴结中大量繁殖的病菌及毒素入血，可引起全身感染、败血症和严重中毒症状。脾、肝、肺、中枢神经系统等均可受累。病菌到达肺部，发生继发性肺鼠疫。病菌如直接经呼吸道吸入，则病菌先在局部淋巴组织繁殖，继而到达肺部，引起原发性肺鼠疫。在原发性肺鼠疫基础上，病菌侵入血流，形成败血症，称继发性败血症型鼠疫。少数感染极严重者，病菌迅速直接入血，并在其中繁殖，称原发性败血症型鼠疫，病死率极高。

鼠疫基本病变是血管和淋巴管内皮细胞损害及急性出血坏死性病变。肿大淋巴结常与周围组织融合，形成大小肿块，呈暗红或灰黄色；脾、骨髓广泛出血；皮肤黏膜出血点；浆膜腔血性积液；心、肝、肾可见出血性炎症。肺鼠疫呈支气管或大叶性肺炎，支气管及肺泡有出血性浆液性渗出以及散在细菌栓塞引起的坏死性结节。

2. 中医病因病机　本病为感受疫疠毒邪所致，疫毒侵入肌表或肺卫，正邪相争，可见高热寒战、头痛、咽痛、咳嗽等症。疫毒循经窜扰，与气血搏结于经络，燔灼营血，故身起疫核，掀赤肿痛，尤以腹股沟多见，常可破溃成脓，现代医学称之为"腺鼠疫"。如疫毒传变迅速，由表入里，内侵及肺，肺气失宣，则咳喘气促，毒灼肺络，则咳吐大量泡沫样血痰，此即所谓"肺鼠疫"。如正气不足，无力抗邪，疫毒可迅速深陷营血，蒙蔽心包，而出现神昏谵语、吐衄便血、斑疹紫黑等症，此为"败血症鼠疫"，为鼠疫中最凶险的危候，如不及时抢救，即很快死亡。

【临床表现】

潜伏期：腺型2~8天；肺型数小时至2~3天；曾经预防接种者可延至9~12天。

1. 轻型 有不规则低热，全身症状轻微，局部淋巴结肿痛，偶有化脓性病变，无出血，多见于流行初、末期或预防接种者。

2. 腺鼠疫 最多见，常发生于流行初期。急起寒战、高热、头痛、乏力、全身酸痛，偶有恶心、呕吐、烦躁不安、皮肤瘀斑、出血。发病时可见蚤叮咬处引流区淋巴结肿痛，发展迅速，第 2~4 天达高峰。腹股沟淋巴结最常受累，其次为腋下、颈部及颌下。由于淋巴结及周围组织炎症剧烈，使患者呈强迫体位。如不及时治疗，肿大的淋巴结迅速化脓、破溃，于 3~5 天内因严重毒血症、继发肺炎或败血症死亡。治疗及时或病情轻缓者腺肿逐渐消退、伤口愈合而康复。

3. 肺鼠疫 可原发或继发于腺鼠疫，多见于流行高峰期。肺鼠疫发展迅猛，急起高热，全身中毒症状明显，在起病 24~36 小时内出现剧烈胸痛、咳嗽、咯大量泡沫血痰或鲜红色痰；呼吸急促，并迅速呈现呼吸困难和紫绀；肺部可闻及少量散在湿啰音，体征与症状常不相称。胸部 X 线呈支气管炎表现，与病情严重程度极不一致。如抢救不及时，多于 2~3 天内，因心力衰竭、皮肤黏膜出血、呕血、便血或尿血、鼻出血、DIC 等死亡。因患者皮肤广泛出血、瘀斑和发绀，其死后尸体皮肤常呈黑紫色，故有"黑死病"之称。

4. 败血症型鼠疫 又称暴发型鼠疫，可为原发或继发，原发者发展迅速，全身毒血症症状、中枢神经系统症状及出血现象严重。常突然高热或体温不升，神志不清，谵妄或昏迷。无淋巴结肿大。皮肤黏膜出血、鼻衄、呕血、便血或血尿、DIC 和心力衰竭，多在发病后 24 小时内死亡，很少超过 3 天。病死率高达 100%。继发性败血症型鼠疫，可由肺鼠疫、腺鼠疫发展而来，症状轻重不一。

5. 其他少见类型 如皮肤鼠疫，病菌侵入局部皮肤出现剧痛性红色丘疹，数小时后发展成水疱，形成脓疱，表面覆有黑色痂皮，周围有暗红色浸润，基底为坚硬溃疡，颇似皮肤炭疽。偶见全身性脓疱，类似天花，有天花样鼠疫之称。脑膜脑炎型多继发于腺型或其他型鼠疫。眼型病菌侵入眼结膜，致化脓性结膜炎。肠炎型除全身中毒症状外，有腹泻及黏液血样便，并有呕吐、腹痛、里急后重，粪便可检出病菌。咽喉型为隐性感染，无症状，但从鼻咽部可分离出鼠疫杆菌，见于预防接种者。

【实验室及其他检查】

1. 常规检查

（1）血常规 白细胞总数大多升高，常达（20~30）×10^9/L 以上，初为淋巴细胞增高，以后中性粒细胞显著增高，红细胞、血红蛋白与血小板减少。

（2）尿常规 尿量减少，可见蛋白尿及血尿，尿沉渣中可见红细胞、白细胞和细胞管型。

（3）大便 肠炎型者呈血性或黏液血便，鼠疫杆菌培养常阳性。

2. 细菌学检查 采淋巴结穿刺液、脓、痰、血、脑脊液进行检查。

（1）涂片检查 用上述材料做涂片或印片，革兰染色，可找到 G$^-$ 两端浓染的短杆菌。50%~80% 阳性。

（2）细菌培养 检材接种于普通琼脂或肉汤培养基。血培养在腺鼠疫早期阳性率为 70%，晚期可达 90% 左右，败血症时可达 100% 阳性。

（3）动物接种　将标本制成生理盐水乳剂，注射于豚鼠或小白鼠皮下或腹腔内，动物于 24~72 小时死亡，取其内脏做细菌检查。

（4）噬菌体裂解试验　用鼠疫噬菌体加入已检出的可疑细菌中，可看到裂体及溶菌现象。

3. 血清学检查

（1）间接血凝法　用荚膜 FI 抗原检测患者或动物血清中 FI 抗体，此抗体持续存在 1~4 年，故常用于流行病学调查及回顾性诊断。

（2）荧光抗体染色法　用荧光标记的特异性抗血清可快速检测可疑标本，特异性、灵敏性较高。

（3）胶体金抗原检测法　检测鼠疫杆菌荚膜 FI 抗原。

（4）其他　如酶联免疫吸附试验、放射免疫沉淀试验可测定 FI 抗体，灵敏性高。

4. 分子生物学检测　采用 PCR 技术可以快速、准确地检测出鼠疫杆菌 DNA。

【诊断与鉴别诊断】

1. 诊断依据

（1）流行病学资料　①患者发病前 10 天内到过动物鼠疫流行区。②在 10 天内接触过来自鼠疫疫区的疫源动物、动物制品，进入过鼠疫实验室或接触过鼠疫实验用品。③患者发病前 10 天内接触过具有临床表现①~④特征的患者，并发生具有类似表现的疾病。

（2）临床表现　①突然发病，高热，白细胞剧增，在未用抗菌药物或仅用青霉素族抗菌药物情况下，病情迅速恶化，在 48 小时内进入休克或更严重的状态。②急性淋巴结炎，淋巴结肿胀，剧烈疼痛并出现强迫体位。③出现重度毒血症，休克综合征而无明显淋巴结肿胀。④咳嗽，胸痛，咳痰带血或咯血。⑤重症结膜炎并有严重上下眼睑水肿。⑥血性腹泻并有重症腹痛，高热及休克综合征。⑦皮肤出现剧痛性红色丘疹，其后逐渐隆起，形成血性水疱，周边呈灰黑色，基底坚硬，水疱破溃后创面呈灰黑色。⑧剧烈头痛，昏睡，颈部强直，谵语妄动，颅压高，脑脊液浑浊。

（3）实验室检查　①淋巴结穿刺液、血液、痰液、咽部或眼分泌物，或尸体脏器、管状骨骨髓标本中分离到鼠疫杆菌。②上述样本中，针对鼠疫耶尔森菌纤维蛋白溶解酶原激活因子（pla）基因及 cafl 基因的 PCR 扩增阳性。③上述样本中使用胶体金抗原检测、酶联免疫吸附试验或间接血凝法中任何一种方法，检出鼠疫 FI 抗原。④急性期与恢复期血清使用酶联免疫吸附试验或间接血凝法检测，针对鼠疫 FI 抗原的抗体滴度呈 4 倍以上增长。

2. 诊断标准

（1）急热待查　具有临床表现①；或具有接触史 1 项，同时出现临床表现中②~⑧中任何一项临床表现者为急热待查。

（2）疑似病例　发现急热待查患者具有接触史②或接触史③，或获得实验室检查结果③，应当作出疑似鼠疫诊断。

（3）确诊病例 急热待查或疑似鼠疫患者获得实验室检验结果①，或实验室检验结果②和③，或者实验室检验结果④，应当作出确诊鼠疫诊断。

3. 鉴别诊断

（1）腺鼠疫应与下列疾病鉴别 ①急性淋巴结炎：常继发于其他感染病灶，受累区域的淋巴结肿大、压痛，较重者，局部有红、肿、热、痛，并可伴畏寒、发热、头痛等全身症状。与腺鼠疫相比，全身症状较轻。②丝虫病的淋巴结肿：本病急性期，淋巴结炎与淋巴管炎常同时发生，数天后可自行消退，全身症状轻微，血片检查可找到微丝蚴。③兔热病腺型：由兔热病菌感染引起，除表现为高热，剧烈头痛，全身肌肉痛，夜间盗汗、肝脾肿大等全身症状外，主要表现为局部淋巴结疼痛，3~5天淋巴结肿大，边界明显，可移动，皮色正常，无痛，无被迫体位，病理特征为结节性肉芽肿但无出血现象。

（2）败血症型鼠疫 需与其他原因所致败血症、钩端螺旋体病、流行性出血热、流行性脑脊髓膜炎相鉴别。应及时检测相应疾病的病原或抗体，并根据流行病学、症状体征鉴别。

（3）肺鼠疫 需与大叶性肺炎、支原体肺炎、肺型炭疽等鉴别。主要依据临床表现及痰的病原学检查鉴别：①大叶性肺炎：本病无病死动物及家畜接触史，临床特点为咳铁锈色痰；肺部可有肺实变体征，肺部X线检查有大片状阴影，痰内可有肺炎球菌。②肺炭疽：本病多先出现低热、乏力等，持续2~3天后，突然加重，轻者表现为胸闷、胸痛、发热、咳嗽、咳黏液痰，重者寒战、高热，由于纵隔淋巴结肿大、出血并压迫支气管造成呼吸窘迫、气急喘鸣、咳嗽、紫绀、血样痰等。痰涂片或培养找到炭疽杆菌有助于鉴别。

（4）皮肤鼠疫应与皮肤炭疽相鉴别 皮肤炭疽最初为皮肤破损部位（皮肤破损轻微时，可无明显伤口）出现斑疹或丘疹，第2天在皮疹顶部出现小水疱而成疱疹，周围组织硬而肿胀。第3~4天中心呈现出血性坏死稍下陷，四周有成群小水疱，水肿区继续扩大。第5~7天坏死区溃破成浅溃疡，血样渗出物结成硬而黑似炭块状焦痂，痂下有肉芽组织生成（即炭疽痈）。由于局部末梢神经受压而无明显痛感和压痛，有轻微痒感，无脓肿形成。

【预后】

以往腺鼠疫的病死率自20%~70%不等，自应用抗菌药物后，病死率已降至10%左右。肺型、败血症型、脑膜型等鼠疫患者如未接受特效治疗几乎无一幸免，但及早积极处理，病死率可降至5%~22%。

【治疗】

1. 治疗原则 本病以西医治疗为主，凡确诊或疑似鼠疫患者，均应迅速组织严密的隔离，就地治疗，不宜转送。隔离至症状消失，血液、局部分泌物或痰培养（每3天1次）3次阴性，肺鼠疫6次阴性。

中医以清热解毒、清营凉血、扶正为治则。

2. 西医治疗方法

（1）一般治疗及护理

①严格隔离消毒患者：应严格隔离于隔离病院或隔离病区，病区内必须做到无鼠无蚤。入院时对患者做好卫生处理（更衣、灭蚤及消毒）。病区、室内定期进行消毒，患者排泄物和分泌物应用漂白粉或煤酚皂液彻底消毒。工作人员在护理和诊治患者时应穿连衣裤的"五紧"防护服，戴棉花纱布口罩，穿高筒胶鞋，戴薄胶手套及防护眼镜。

②饮食与补液：急性期应给患者流质饮食，并供应充分液体，或予以葡萄糖、生理盐水静脉滴注，以促进毒素排泄。

（2）病原治疗　原则是早期、联合、足量、应用敏感的抗菌药物。

①链霉素：为治疗各型鼠疫特效药。成人首剂量 1g，以后每次 0.5g，每 4 小时 1 次，肌内注射，1～2 天后改为每 6 小时 1 次。小儿 20～40mg/（kg·d），新生儿 10～20mg/（kg·d），分 2～4 次肌内注射。对严重病例应加大剂量，最初 2 天，每日 4g，继以每日 2g，分 4 次肌内注射。链霉素可与磺胺类或四环素等联合应用，以提高疗效。疗程一般 7～10 天，甚者用至 15 天。

②庆大霉素：每日 24～32 万 U，分次稀释后静脉滴注，持续 7～10 天。

③四环素：对链霉素耐药时可使用。轻症者初 2 天，每日 2～4g，分次口服，以后每日 2g；严重者宜静脉滴注，第 1 次 0.75～1g，每日 2～3g，病情好转后改为口服。疗程 7～10 天。

④氯霉素：每日 3～4g，分次静脉滴注或口服，退热后减半，疗程 5～6 天。对小儿及孕妇慎用。

当前最有效的抗生素为头孢三嗪和环丙沙星，其次是氨苄青霉素，比传统的抗鼠疫药物活性高。

（3）对症治疗　烦躁不安或疼痛者用镇静止痛剂。注意保护心肺功能，有心衰或休克者，及时强心和抗休克治疗；有 DIC 者采用肝素抗凝疗法；中毒症状严重者可适当使用糖皮质激素。对腺鼠疫淋巴结肿，可用湿热敷或红外线照射，未化脓切勿切开，以免引起全身播散。结膜炎可用 0.25% 氯霉素滴眼，每日数次。

3. 中医辨证论治

（1）热毒蕴结肌肤

证候　骤起一侧腹股沟、腋下或颈旁、颌下肿大，皮色焮红热痛，发热，面红赤，口渴，尿黄，舌红苔黄，脉弦数。

治法　清热解毒消肿。

方药　柴胡清肝汤合五味消毒饮加减（柴胡、黄芩、栀子、牛蒡子、连翘、防风、当归、川芎、赤芍、生地、天花粉、金银花、野菊花、蒲公英、紫花地丁、甘草）。如疫核红肿较甚，可加夏枯草、浙贝母消肿散结；若疫核溃破成脓可加败酱草、大青叶解毒排脓。

（2）热毒闭肺

证候　高热，烦躁，咳嗽，胸痛，呼吸急促，咳痰如泡沫状，咯血鲜红，口唇青紫，舌红苔黄，脉滑数或促。

治法　清热宣肺，凉血解毒。

方药　麻杏石甘汤合苇茎汤加减（麻黄、生石膏、杏仁、芦根、桔梗、薏苡仁、桃仁、甘草）。气虚偏重者，加黄芪、黄精益气生津；便秘者，加郁李仁润肠通便；血虚者，加当归、熟地补血活血。

（3）热入营血

证候　身热烦躁，面红赤，神昏谵语，斑疹紫黑，鼻衄，咯血或便血，尿血，舌绛苔燥，脉细数。

治法　清营凉血。

方药　清营汤合犀角地黄汤（水牛角、生地、玄参、竹叶心、麦冬、丹参、黄连、金银花、连翘、赤芍、丹皮、甘草）。出血较甚者，加白茅根、丹皮等凉血止血；烦渴者加石膏、知母泄热生津；疫核未消者加夏枯草、浙贝母解毒散结。

（4）阴竭阳脱

证候　神昏不语，面色苍白或暗黑，四肢厥冷，呼吸微弱，汗出黏手，唇焦舌燥，脉微欲绝。

治法　救阴回阳。

方药　生脉散合四逆汤加减（人参、麦冬、五味子、附子、干姜、肉桂、炙甘草）。便秘者加火麻仁润肠通便；气虚重者加黄芪、黄精益气生津；血虚甚者加当归、熟地补血养阴。

【预防】

1. 严格控制传染源　发现疑似或确诊患者，应立即按紧急疫情上报，同时将患者严密隔离。患者排泄物应彻底消毒，患者死亡应火葬或深埋。接触者应医学观察9天，对曾接受预防接种者，检疫期应延至12天。消灭动物传染源。对自然疫源地进行疫情监测，控制鼠间鼠疫。广泛开展灭鼠爱国卫生运动。旱獭在某些地区是重要传染源，也应大力捕杀。

2. 切断传播途径　加强交通及国际检疫，对来自疫源地的外国船只、车辆、飞机等均应进行严格的国境卫生检疫，并灭鼠、灭蚤，对乘客进行隔离留检。

3. 保护易感者　自鼠间开始流行时，对疫区及其周围的居民、进入疫区的工作人员，均应进行预防接种。常用EV无毒株干燥活菌苗，皮肤划痕法接种，即2滴菌液，相距3~4cm。2周后可获免疫。一般每年接种1次，必要时6个月后再接种1次。我国新研制的06173菌苗免疫动物后产生FI抗体较EV株效果高1倍。

第九节　炭　疽

炭疽（anthrax）是由炭疽杆菌引起的动物源性传染病。多发生于草食动物，尤其是牛、马和羊等。人因接触病畜及其产品或食用病畜的肉类而发生感染。临床上主要表现为皮肤坏死溃疡、焦痂和周围组织广泛水肿及毒血症症状，偶尔引致肺、肠和脑膜的急性感染，并可伴发败血症。

本病属中医"温病"范畴。其病因为外感疫毒所致，以其有传染性而名"疫疗"。因溃疡形如脐凹陷，又喻为"鱼脐疗"。

【病原学】

炭疽杆菌是需氧或兼性厌氧无鞭毛的粗大杆菌，长 $4 \sim 8 \mu m$，宽 $1 \sim 15 \mu m$。菌体两端平削呈竹节状长链排列，革兰染色阳性。在人体内有荚膜形成，并具较强致病性，无毒菌株不产生荚膜。炭疽杆菌的抗原组成有荚膜抗原、菌体抗原、保护性抗原及芽孢抗原 4 种。荚膜抗原是一种多肽，能抑制调理作用，与细菌的侵袭力有关，也能抗吞噬，有利于细菌的生长和扩散。菌体抗原虽无毒性，但具种特异性，保护性抗原具有很强的免疫原性，芽孢抗原有免疫原性及血清学诊断价值。

炭疽杆菌繁殖体能分泌炭疽毒素，此毒素是由第 I 因子（水肿因子，EF）、第 II 因子（保护性抗原，PA）及第 III 因子（致死因子，LF）所组成的复合多聚体。3 种成分单个注入动物体内均无毒性，但保护性抗原加水肿因子或致死因子则可分别引起水肿、坏死或动物死亡。

炭疽杆菌生活能力强，在一般培养基上生长良好。炭疽杆菌繁殖体对热和普通消毒剂敏感，于 56℃2 小时、75℃1 分钟即可被杀灭，常用浓度的消毒剂也能迅速杀灭。在体外不适宜的环境下可形成卵圆形的芽孢，芽孢的抵抗力极强，在自然条件或在腌渍的肉中能长期生存，在土壤里可生活数十年，在皮毛上能存活数年。

【流行病学】

1. 传染源 患病的牛、马、羊、骆驼等草食动物是人类炭疽的主要传染源。猪可因吞食染菌饲料；狗、狼等食肉动物可因吞食病畜肉类而感染，成为次要传染源。炭疽患者的分泌物和排泄物可检出细菌，但人与人之间传播罕见。

2. 传播途径 接触感染是本病传播的主要途径。皮肤直接接触病畜及其皮毛、排泄物最易受染，吸入带大量炭疽芽孢的尘埃、气溶胶或进食染菌肉类，可分别发生肺炭疽或肠炭疽。应用未消毒的毛刷，或被带菌的昆虫叮咬，偶可致病。

3. 易感人群 人群普遍易感，主要取决于接触病原体的程度和频率，本病以散发为主，亦可能发生大规模流行。青壮年因职业（农民、牧民、兽医、屠宰场和皮毛加工厂工人等）关系与病畜及其皮毛和排泄物、带芽孢的尘埃等的接触机会较多，其发病率也较高。感染后可获得较持久的免疫力。

4. 流行特征 全年均有发病，散发为主，7 ~ 9 月份为高峰，吸入型多见于冬春季。炭疽在一些发展中国家的牧区呈一定范围内流行，发达国家动物及人类炭疽几乎消灭。目前本病在我国的发病率已逐渐下降。

【病机病理】

1. 西医发病机制和病理 炭疽杆菌通过破损皮肤、呼吸道或胃肠道侵入人体，首先在局部繁殖，产生并释放外毒素和抗吞噬作用的荚膜物质，导致组织及脏器发生出血、坏死和严重水肿，形成原发性皮肤炭疽、肠炭疽及肺炭疽等。致病菌可沿淋巴管及血循环进行全身播散，形成败血症和继发性脑膜炎。皮肤炭疽因缺血及毒素的作用，真皮的神经纤维发生变性，敏感性降低，故病灶处常无明显的疼痛感。

炭疽的主要病理特征为受侵袭的脏器和组织出血性浸润、坏死和水肿。皮肤炭疽局部呈痈样病灶、溃疡和出血性焦痂，四周为凝固性坏死区，皮下组织呈急性浆液性出血性炎症，间质水肿显著。肺炭疽呈现出血性支气管炎、小叶性肺炎及梗死区，支气管及纵隔淋巴结肿大，并有出血性浸润，胸膜及心包亦可累及。肠炭疽的病变主要分布于小肠，肠壁呈局限性痈样病灶及弥漫性出血性浸润，病变周围肠壁有高度水肿及出血，肠系膜淋巴结肿大；腹腔内有浆液性血性渗出液，内有大量致病菌。脑膜受累时，硬脑膜和软脑膜均极度充血、水肿，蛛网膜下腔除广泛出血外，并有大量菌体和炎症细胞浸润。引起败血症时，全身其他组织及脏器均有广泛出血性浸润、水肿及坏死。

2. 中医病因病机 中医认为，本病为接触病畜时温热毒邪由皮毛或口鼻侵入人体所致。从皮毛而入者，疫毒蕴结肌肤，气血凝滞，热毒蕴结，以致局部肿胀；毒热入营，气血燔灼，肌肤腐烂，而成溃疡；死血凝结，其色乃黑。热毒从口鼻而入者，或壅于肺，灼伤肺络；或直入中道，灼伤肠络。若热毒猖獗，或其人正气不足，毒不外泄，反为内攻，血热火毒蒙蔽心窍，引动肝风，甚者致正气外脱等危重证候。

【临床表现】

1. 皮肤炭疽 最为多见，约占95%。多见于面、颈、肩、手和脚等裸露部位皮肤，初为丘疹或斑疹，次日出现水疱，内含淡黄色液体，周围组织硬而肿，第3~4天中心区呈现出血性坏死，稍下陷，周围有成群小水疱，水肿区继续扩大。第5~7天水疱坏死破裂成浅小溃疡，血样分泌物结成黑色似炭块的干痂，痂下有肉芽组织形成炭疽痈。周围组织有非凹陷性水肿。黑痂坏死区的直径大小不等，自1~2cm至5~6cm，水肿区直径可达5~20cm，坚实、疼痛不著、溃疡不化脓等为其特点。继之水肿渐退，黑痂在1~2周内脱落，经过1~2周愈合成疤。发病1~2天后出现发热、头痛、局部淋巴结肿大及脾肿大等。

2. 肺炭疽 较少见，大多为原发性，由吸入炭疽杆菌芽孢所致，也可继发于皮肤炭疽。起病多急骤，但一般先有2~4天的流感样症状，且在缓解后再突然起病，呈双相型。临床表现为寒战、高热、气急、呼吸困难、喘鸣、紫绀、血样痰、胸痛等，有时在颈、胸部出现皮下水肿。肺部仅闻及散在的细湿啰音，或有胸膜炎体征，体征与病情严重程度常不成比例。病情大多危重，常并发败血症和感染性休克，偶也可继发脑膜炎。若不及时诊断与抢救，则常在急性症状出现后24~48小时因呼吸、循环衰竭而死亡。

3. 肠炭疽 极其罕见，临床症状不一，可表现为急性胃肠炎型和急腹症型。前者潜伏期12~18小时，表现为严重呕吐、腹痛、水样泻，多于数日内迅速康复。后者起病急骤，有严重毒血症症状，持续性呕吐、腹泻、血水样便、腹胀、腹痛等，腹部有压痛或呈腹膜炎征象，若不及时治疗，多因并发败血症和感染性休克而于起病后3~4天内死亡。

4. 败血症型炭疽 多继发于肺或肠炭疽，严重的皮肤炭疽也可引起。可伴高热、头痛、出血、呕吐、毒血症、感染性休克、DIC 等。

【实验室及其他检查】

1. 血常规 白细胞总数增高达（10～20）×10^9/L，少数可高达（60～80）×10^9/L，中性粒细胞明显增多。

2. 病原学检查 取水疱内容物、病灶渗出物、分泌物、痰液、呕吐物、粪便、血液及脑脊液等做涂片，可发现病原菌，涂片中发现病原菌时可做革兰或荚膜染色，亦可做各种特异性荧光抗体（抗菌体，抗荚膜、抗芽孢、抗噬菌体等）染色检查，以做进一步的鉴定。分泌物、水疱液、血液培养阳性为确诊依据。

3. 血清学检查 有间接血凝法、ELISA 法、酶标－SPA 法、荧光免疫法等，用以检测血清中的各种抗体，特别是荚膜抗体及血清抗毒素抗体，一般供追溯性诊断和流行病学调查之用。

4. 动物接种 取患者的分泌物、组织液或所获得的纯培养物接种于小白鼠或豚鼠等动物的皮下组织，如注射局部 24 小时后出现典型水肿、出血即为阳性反应，动物大多于 36～48 小时内死亡，在动物内脏和血液中有大量具有荚膜的炭疽杆菌存在。分离出的可疑炭疽杆菌应做鉴定试验。

【诊断与鉴别诊断】

1. 诊断依据

（1）接触史 患者的职业、工作和生活情况，如与牛、马、羊等有频繁接触的农牧民、工作于带芽孢尘埃环境中的皮毛、皮革加工厂的工人等，对本病诊断有重要参考价值。

（2）临床表现 皮肤炭疽表现为无痛性非凹陷性水肿、焦痂溃疡等典型皮肤特征性改变。肺炭疽和肠炭疽诊断极其困难，罕有生前获得诊断者。

（3）实验室检查 确诊有赖于各种分泌物、排泄物、血、脑脊液等的涂片检查和培养。涂片检查最简便，如找到典型而具荚膜的粗大杆菌，则诊断即可基本成立。荧光抗体染色、动物接种等可进一步确立诊断。

2. 鉴别诊断 皮肤炭疽须与痈、蜂窝织炎、恙虫病的焦痂、兔热病的溃疡等相鉴别。肺炭疽需与各种肺炎、肺鼠疫相鉴别。肠炭疽需与急性菌痢及急腹症相鉴别。脑膜炎型炭疽和败血症型炭疽应与各种脑膜炎、蛛网膜下腔出血和败血症相鉴别。

【预后】

本病的预后视临床类型、诊断与治疗是否及时而不同。皮肤炭疽的病死率为 5%～11%，但位于颈部、面部、并发败血症或恶性水肿型的皮肤炭疽预后较差。肠炭疽的急腹症型、肺炭疽、脑膜炎型炭疽、败血症型炭疽等，由于病情发展迅速且较难及早确诊，故病死率可高达 90% 以上，患者常于发病后数日内死亡。

【治疗】

1. 治疗原则 本病起病急骤，病情较重，早期有效的病原治疗能迅速阻断病情进展。配合中医辨证治疗可提高疗效。炭疽病的中医治疗以清热解毒为大法，或兼以祛湿，或佐以活血，或兼以扶正。尤其是 DIC 患者在西医治疗基础上配合凉血祛瘀药，感染性休克患者配合扶正固脱中药，治疗效果会明显提高。

2. 西医治疗方法

（1）一般治疗　对患者应严格隔离，对其分泌物和排泄物按芽孢的消毒方法进行消毒处理。予流质或半流质饮食，必要时可静脉输液，出血严重者应适当输血。皮肤恶性水肿或重症患者可应用糖皮质激素，对控制局部水肿的发展及减轻毒血症有效，一般可用氢化可的松 100～200mg/d，短期静脉滴注，但必须在青霉素的保护下采用。有 DIC 者，应及时应用肝素、双嘧达莫（潘生丁）等。

（2）局部治疗　对皮肤局部病灶除取标本做诊断外，切忌挤压，也不宜切开引流，以防感染扩散而发生败血症。局部可用 1∶2000 高锰酸钾液洗涤，敷以四环素软膏，用消毒纱布包扎。

（3）病原治疗　青霉素为首选。对皮肤炭疽，成人每日 240 万～320 万 U，分次肌内注射，疗程 7～10 天。对肺炭疽、肠炭疽、脑膜炎型及败血症型炭疽，每日剂量应增至 1000 万～2000 万 U，静脉滴注。也可应用头孢类和氨基糖苷类抗生素。对青霉素过敏者可采用红霉素及氟喹诺酮类抗生素。

3. 中医辨证论治

（1）毒壅肌肤（皮肤炭疽）

证候　局部肌肤先起红斑，继之变为丘疹、水疱、溃疡，上有黑焦痂，周边小水疱，伴发热、头痛、关节痛，周身不适，舌红苔黄，脉数。

治法　清热解毒。

方药　五味消毒饮合黄连解毒汤加减（紫花地丁、野菊花、半枝莲、金银花、连翘、赤芍、丹皮、黄连、黄芩、生地、草河车、生甘草）。烦渴者，加生石膏、知母生津止渴；大便秘结者，加生大黄、枳实通腑泄热。

（2）肺热炽盛（肺炭疽）

证候　初起头重鼻塞，干咳，胸闷，继而气促，喘鸣，血痰，胸痛，多汗，寒战高热，口唇紫绀，舌红苔黄，脉数。

治法　清热宣肺。

方药　麻杏石甘汤合犀角地黄汤加减（麻黄、杏仁、石膏、知母、苇茎、鲜生地、水牛角、赤芍、丹皮）。热毒炽盛加黄连、黄芩、板蓝根、大青叶加强清热解毒之功；大便秘结，腹胀满者，加大黄、芒硝以泄热通便。

（3）热毒蕴肠（肠炭疽）

证候　寒战高热，恶心犯呕，腹痛腹泻，水样便，甚则剧烈腹痛，泻下血样便，舌红苔黄，脉数。

治法　清热解毒和中。

方药　约营煎加减（白芍、生地、地榆、黄芩、黄连、槐花、甘草）。便血者加紫珠草、侧柏炭、茜草凉血止血；腹痛甚，重用白芍缓急止痛，加延胡索、木香理气止痛。

（4）热入营血（炭疽败血症）

证候　身灼热，心烦躁扰，抽搐，甚则神昏谵语、肢厥，多汗，或见吐血，斑疹，大便秘结，小便短赤，舌质红绛，苔黄，脉数。

治法　清热解毒凉血。

方药　清营汤加减（水牛角、生地、玄参、金银花、连翘、竹叶、麦冬、丹参、黄连）。抽搐者加羚羊角粉、钩藤、全蝎、蜈蚣息风止痉；神昏谵语者，用安宫牛黄丸鼻饲或醒脑静注射液静脉滴注醒神开窍；斑疹显露者加赤芍、紫草凉血消斑。

4. 皮肤炭疽中医外治法

（1）初期　宜消肿解毒，用玉露膏掺蟾酥合剂或红升丹外敷。

（2）后期　腐肉未脱，改掺10%蟾酥合剂。腐脱新生掺生肌散。

【预防】

1. 管理传染源　主要做好动物炭疽病的预防，加强病畜的检疫管理和治疗，病畜死亡后必须焚烧、深埋处理。患者应严密隔离治疗至创口愈合、痂皮脱落或症状消失、分泌物或排泄物培养2次阴性（相隔5天）为止。

2. 切断传播途径　必要时封锁疫区。对患者的衣服、用具、废敷料、分泌物、排泄物等分别采取煮沸、含氯石灰（漂白粉）、环氧乙烷、过氧乙酸、高压蒸汽等消毒灭菌措施。畜产品加工厂须改善劳动条件，加强防护设施，工作时要穿工作服、戴口罩和手套。

3. 保护易感者　对从事畜牧业，畜产品收购、加工、屠宰业等工作人员和疫区人群，每年接种炭疽杆菌减毒活菌苗1次。目前采用皮上划痕法，每次用菌苗0.1ml，滴于上臂外侧皮肤，划一"#"字即可。

第十节　白　喉

白喉（diphtheria）是由白喉杆菌引起的急性呼吸道传染病，以咽、喉等处灰白色假膜形成和发热、乏力、恶心、呕吐等全身毒血症状为主要临床特征，严重者可并发心肌炎与周围神经麻痹。

白喉属中医学"温毒"范畴，中医文献中的"喉痹"、"喉风"、"锁喉风"、"白蚁疮"、"白缠喉"、"白喉风"等与本病相似，1864年张绍修所著的《时疫白喉简要》首次提出"白喉"病名。

【病原学】

白喉杆菌又称白喉棒状杆菌，革兰染色阳性，长约1~8μm，宽0.3~0.8μm，不运动，无芽孢、荚膜和鞭毛。菌体细长弯曲，一端或两端膨大呈鼓槌状，涂片上常呈V、L、Y字形排列。用特殊染色，如奈瑟染色时，菌体着色不匀，有蓝黑色异染颗粒，为形态学诊断的重要依据。白喉杆菌在血清培养基或鸡血培养基上生长良好。在亚锑酸钾的培养基上菌落呈黑色或灰黑色扁平圆形隆起。根据白喉杆菌对亚锑酸钾的还原能力、菌落的形态差异及生化反应特性，将该菌分为重型、轻型及中间型。三型均能产生外毒素，是致病的主要物质，疾病的轻重与细菌型别无明显关系。白喉杆菌外毒素是热不稳定的多肽，经蛋白酶水解后，分解成为 A 和 B 两个片段。B 片段没有毒性，可与细胞表面特异性受体结合，通过转位区的介导，协助 A 片段进入易感细胞内发挥毒性作用。白喉杆菌外毒素具有高度的抗原性，但不稳定，通常以 0.3%～0.5% 甲醛处理成为类毒素，制备抗毒素血清或用于预防接种。

该菌对干燥、寒冷及阳光抵抗力比其他非芽孢菌强，在干燥假膜内可存活 3 个月，在衣物、玩具中可存活数日至数周；但对湿热及化学消毒剂敏感，58℃10 分钟或 5% 苯酚、3%～5% 的煤酚皂溶液中，均能迅速被杀灭。白喉杆菌可随尘埃播散，但若暴露于直射阳光下经数小时可被杀死。

【流行病学】

1. 传染源　患者和带菌者是该病唯一的传染源。患者在潜伏期末通过呼吸道分泌物向外排菌，即有传染性。轻型、不典型患者及健康带菌者因未能早期诊断和隔离治疗，更易造成白喉的传播和流行。

2. 传播途径　主要经呼吸道飞沫传播，亦可经被污染的玩具、食物、衣服等用品间接传播。偶可通过破损皮肤或黏膜传播。

3. 易感人群　人群对本病普遍易感，而儿童易感性最高，不同年龄组差异较大，1～7 岁儿童发病较多。新生儿可从母体获得抗体而具有保护作用，6 个月以内很少患白喉，但抗体水平在出生 3 个月后明显下降，1 岁后基本消失，白喉发病率也随之上升。患病后可产生针对外毒素的抗体，免疫力持久。既往采用锡克试验（Schick test）测定人群免疫水平，由于该法繁琐，已被灵敏、简便的间接血凝试验及 ELISA 法所取代。

4. 流行特征　白喉可发生于世界各地，温带为高发地区。通常以散发为主，在一些居住环境和卫生条件差的地区也可暴发和流行。本病一年四季可发，但以秋冬及春季多发。随着计划免疫的实施，儿童发病率明显降低，发病年龄有逐渐增长的趋势，一般在未进行免疫接种或免疫不完全的人群中散发。近年来，我国广泛推行白喉类毒素接种，发病率、死亡率显著降低。

【病机病理】

1. 西医发病机制和病理　白喉的病变分为局部假膜性炎症及外毒素引起的毒血症两方面。白喉杆菌侵袭上呼吸道黏膜后，仅在黏膜上皮细胞内增殖，一般不侵入深部组织和血流。麻疹、猩红热、百日咳及上呼吸道感染患者，对白喉易感性增强。白喉杆菌外毒素为主要致病因素，具有强烈毒性，可引起黏膜上皮细胞坏死、大量纤维蛋白渗出和炎症细胞浸润，纤维蛋白与黏膜坏死组织、炎症细胞及白喉杆菌凝结覆盖在病变表面，形成特征性灰白色假膜。发生在咽部的白喉假膜与组织粘连紧密不易脱落，若强行剥离易致出血。假膜形成处及周围组织呈轻度充血肿胀，假膜可由扁桃体向咽峡、鼻、喉、气管、支气管等处扩展。因喉及气管上皮有纤毛，假膜与黏膜联结疏松，故喉及气管白喉的假膜易脱落而发生窒息。白喉杆菌外毒素在局部吸收，通过血流及淋巴系统扩散至全身，引起毒血症。假膜范围愈广泛，毒素吸收量愈大，中毒症状亦愈重。咽部白喉毒素吸收量最大，故症状较重；喉及气管黏膜白喉毒素吸收较少，全身症状亦较轻。

外毒素与各组织细胞结合后可引起全身性病变，其中以中毒性心肌炎和白喉性末梢神经炎最为显著。心肌细胞早期混浊肿胀，有脂肪变性、玻璃样及颗粒样变性、间质水肿、重者肌纤维可断裂、心肌坏死及单核细胞浸润，传导束可受累。神经病变可见于感觉神经和运动神经，但以周围运动神经为主，髓鞘常呈脂肪变性，神经轴索肿胀、断裂。麻痹多发生在眼、咽、喉部肌肉，也可发生于四肢。肾脏可呈混浊肿胀及肾小管上皮细胞脱落。肝细胞可呈脂肪变性，肝小叶中心性坏死。

2. 中医病因病机　中医学认为，白喉的病因为外感时疫毒邪，从口鼻而入，内犯咽喉所致。咽喉为肺胃之门户，外感疫病之毒上熏咽喉，煎烁津液，腐蚀喉膜，致咽喉疼痛，假膜布生，酿成本病。正如郑梅涧《重楼玉钥》说："白喉乃由热毒蕴结肺胃二经，复由肠寒，下焦凝滞，胃气不能下行，而上灼于肺，咽喉一线三地，上当其行，终日蒸腾，无有休息，以致肿且滞，溃见闭矣。"本病初起，毒郁于卫表，而见发热、恶寒、头身疼痛等风热表证；继之邪热入里或素体肺胃蕴热者则见里热证候，表现为高热、咽痛、恶心、呕吐。热邪伤阴，络脉失常可致咽喉不利、音哑气促；假膜扩展至气道，致使气道闭塞，则为面青唇紫、喉间痰鸣、呼吸困难，甚则昏迷、窒息死亡。若邪毒凌心，则见心悸气短、脉结代或脉微细欲绝等危候。本病后期多因邪热久羁，耗伤肺胃之阴。

【临床表现】

潜伏期1~7天，多数为2~4天。根据假膜分布的部位可分为咽白喉、喉白喉、鼻白喉和其他部位白喉4种临床类型。

1. 咽白喉　此型最常见，约占白喉的80%，多见于成人及年长儿童。依据假膜范围大小及毒血症状轻重将其分为4型。

（1）**轻型**　局部感染症状及全身毒血症较轻，临床表现为低热，乏力，咽部轻微疼痛。假膜局限于扁桃体，其一侧或两侧有点状或小片状假膜，多见于成人和有一定免疫力的儿童。亦有无假膜形成，但白喉杆菌培养阳性，此类患者在白喉流行期间多见，易漏诊或误诊。

（2）**普通型**　起病较缓，全身症状有轻至中度发热，乏力，食欲减退，婴幼儿表现为不活泼，哭闹和流涎。咽部疼痛或不适感，咽部充血，扁桃体上有片状假膜，呈灰色，周缘充血，假膜不易剥脱，用力擦去周围有渗血。常有颌下淋巴结肿大、压痛。

（3）**重型**　全身中毒症状重，表现为高热，面色苍白，极度乏力，恶心，呕吐，咽部疼痛等。普通型未及时治疗，假膜迅速扩大，由扁桃体扩展至悬雍垂、软腭、咽后壁、鼻咽部和喉部。假膜厚，边界清楚，呈灰黄色或黑色，周围黏膜红肿明显。扁桃体明显肿大。颈淋巴结肿大、压痛，周围组织可有水肿，常并发心肌炎和周围神经麻痹。

（4）**极重型**　假膜范围较重型更广泛，多因出血而呈黑色。扁桃体和咽部高度肿胀，阻塞咽门，影响呼吸，或因有坏死形成溃疡，有腐臭气息。颈淋巴结肿大，软组织水肿明显，形如"牛颈"。全身中毒症状极重，有高热，面色苍白，呼吸困难，脉细速，血压下降，皮肤黏膜出血。可出现心脏扩大，心律失常，奔马律或心力衰竭，中毒性休克等，如治疗不及时，预后极其凶险。

2. 喉白喉 约占白喉的20%，多为咽白喉向下蔓延所致，原发性少见，主要表现为进行性梗阻症状，有声音嘶哑或失音，呼吸困难，犬吠样咳嗽，呼吸时有蝉鸣音。梗阻严重者吸气有"三凹征"，并有惊恐不安，大汗淋漓，发绀，甚至昏迷。如未及时做气管切开，常因窒息缺氧和衰竭而死。假膜也可向下延至气管、支气管，形成气管、支气管白喉。此时呼吸困难更重，气管切开后，一度缓解的呼吸困难短期内再度加重，假膜如被吸出或咳出后，呼吸困难立即减轻或缓解。

3. 鼻白喉 主要见于婴幼儿，原发性鼻白喉少见，多继发于咽白喉。因病变范围小，全身症状较轻，常表现为鼻塞，流黏稠的浆液性鼻涕，鼻孔周围皮肤发红、糜烂、结痂，经久不愈，鼻中隔前部有假膜，张口呼吸等。

4. 其他部位白喉 其他部位白喉少见。偶可发生于皮肤、眼结膜、耳、口腔前部、女孩外阴部、新生儿脐带、食管和胃等部位，常表现为局部炎症和假膜，全身症状轻微。皮肤白喉见于热带地区，表现为经久不愈的慢性溃疡，表面覆有灰色膜状渗出物，病灶多在四肢，无中毒症状。

5. 并发症

（1）中毒性心肌炎 为本病最常见的并发症，也是死亡的主要原因。发生率约10%，心电图异常者可达25%左右。多发生在病程的第2~3周，少数在1周以内或6周以后出现。临床表现为面色苍白，呼吸困难，烦躁不安，极度乏力，心脏听诊心音低钝、心律不齐，心率快或慢，心电图检查显示T波或ST段改变，传导阻滞，严重者可出现心力衰竭或猝死。

（2）周围神经麻痹 多发生于病程第3~4周。主要侵犯颅神经，以舌咽神经受损引起的软腭麻痹最为常见。此外，可见眼肌、面肌、四肢远端肌、肋间肌、膈神经肌、膈肌等麻痹。白喉引起的外周神经麻痹，一般可在2~3个月内恢复，不留后遗症。

（3）继发性细菌感染 白喉可继发细菌感染如支气管肺炎、颈淋巴结炎、中耳炎、败血症等，偶有扁桃体周围脓肿发生，需在给予足量抗生素后才能切开引流。

（4）其他并发症 如中毒性肾病，主要表现为尿量减少，尿中有白细胞，红细胞和管型。也可能并发中毒性肝病、中毒性脑病等。

【实验室及其他检查】

1. 血常规 白细胞总数增高，多为（10~20）×10^9/L。中性粒细胞比例增加，占80%以上，严重者可出现中毒性颗粒。

2. 尿常规 可出现不同程度的蛋白尿，并发肾炎时可有红细胞、白细胞和管型。

3. 细菌学检查 取假膜与黏膜交界处标本涂片可见排列不规则的两端着色较深的棒状杆菌，标本可接种于吕氏血清培养基，8~12小时可见白喉杆菌生长。也可用2%亚锑酸钾涂抹在假膜上，10~20分钟后假膜变为黑色或深灰色为阳性，提示有棒状杆菌感染。荧光标记特异性抗体染色查白喉杆菌，阳性率和特异性均较高，可用于早期诊断。

【诊断与鉴别诊断】

1. 诊断依据

（1）流行病学资料　包括年龄、季节、接触史，过去是否全程预防注射，本地区有无白喉流行等。

（2）临床表现

①起病缓慢，发热和咽痛不明显，但全身症状较重，咽部有典型灰白色假膜。

②鼻腔有浆液血性分泌物，颈部淋巴结肿大及中毒症状。

（3）实验室检查　细菌培养阳性可确诊。

2. 鉴别诊断　咽白喉应与急性扁桃体炎、鹅口疮、奋森咽峡炎、传染性单核细胞增多症等鉴别；喉白喉应与变态反应性喉水肿、气管异物鉴别；鼻白喉应与鼻腔异物、慢性鼻炎、鼻中隔溃疡等鉴别。

【预后】

预后与年龄、治疗早晚、临床类型、并发症及是否接受预防接种等有关。应用抗毒素和抗生素治疗后，病死率已由过去的 30%~45% 降至 5% 以下，病死者多死于心肌炎。

【治疗】

1. 治疗原则　关键是尽早进行病原治疗，可以有效缩短带菌时间，中和毒素，控制病情，减少并发症。特别是早期使用抗生素和抗毒素决定了治疗成功与否，二者必须同时使用。如治疗不及时或延误常使病情加重，病死率增加。

中医辨证施治在早期或病情轻浅时有一定疗效，需注意辨别发病轻重、白喉部位及假膜分布情况，治疗以清热解毒利咽为主。但病情较重时，必须结合西医治疗。

2. 西医治疗方法

（1）一般治疗　严格卧床休息，一般不少于 3 周，假膜广泛及病重者应延至 4~6 周或更长。并发心肌炎者应绝对卧床休息，避免过早活动，谨防猝死。予易消化、高热量、流质饮食及大量维生素 B、C，注意口腔及鼻部清洁，保持室内通风。

（2）病原治疗

①抗毒素治疗：抗毒素可以中和游离的毒素，但不能中和已结合的毒素。在病程初 3 天应用者效果较好，以后疗效即显著降低，故应尽量早用。剂量决定于假膜的范围、部位及治疗的早晚。咽白喉假膜局限在扁桃体者 2 万~4 万 U；假膜范围广泛，中毒症状重者 4 万~10 万 U；喉白喉和鼻白喉患者 1 万~3 万 U。发病 3 天后方治疗者剂量加倍。抗毒素可以肌内注射或稀释后静脉滴注，一次给完。24 小时后病变继续扩大者可再以同量肌内注射 1 次，注射抗毒素前应询问过敏史，并做皮肤过敏试验，试验阴性者方可应用，阳性者按脱敏法给予。

②抗生素治疗：抗生素能抑制白喉杆菌生长，从而阻止毒素的产生，缩短病程和带菌时间。首选青霉素 G，约需 7~10 天，用至症状消失和白喉杆菌培养阴转为止，剂量为每日 80 万~160 万 U，每日 2~4 次肌内注射。对青霉素过敏者或应用青霉素 1 周后培养仍为阳性者，可改用红霉素，剂量为 10~15mg/（kg·d），分 4 次口服。也可用阿奇

霉素、头孢菌素等治疗。

（3）对症治疗　中毒症状严重或并发心肌炎患者酌用糖皮质激素，并发心肌炎患者还可静脉注射高渗糖、能量合剂、维生素 C、维生素 B_6 等；对轻度喉梗阻者需密切观察病情的发展，随时准备做气管切开。呼吸困难较重，出现三凹征时，应立即进行气管切开，并在切开处钳取假膜，或滴入胰蛋白酶或糜蛋白酶以溶解假膜。

3. 中医辨证论治

（1）风热袭表

证候　发热微恶寒，头痛身痛，咽痛，咽喉出现伪膜，舌红苔薄白略干，脉浮数。

治法　疏风清热，解毒利咽。

方药　除瘟化毒汤合银翘散加减（桑叶、葛根、生地、金银花、连翘、薄荷、荆芥、淡豆豉、牛蒡子、黄芩、贝母、沙参）。咽喉肿痛明显去荆芥、淡豆豉，加白僵蚕、玄参、山豆根；大便秘结加全瓜蒌、玄明粉；高热不退，口干舌燥加石膏、天花粉、知母。小便短赤加车前子、灯心草、木通。

（2）疫毒化火

证候　壮热心烦，咽干疼痛，咽喉伪膜迅速蔓延，色黑，颈肿显著（"牛颈"），舌红，苔黄，脉滑数。

治法　解毒清热，泻火救阴。

方药　白虎汤、犀角地黄汤合清瘟败毒饮加减（生石膏、知母、生地、水牛角、赤芍、丹皮、板蓝根、玄参、金银花、山豆根、牛蒡子、甘草）。咽痛甚者加射干、白僵蚕、薄荷，并含服六神丸；咳嗽、痰黏稠者，加贝母、瓜蒌、天竺黄。

（3）肺气阻遏

证候　伪膜迅速增大，咽干喉紧，犬吠样咳嗽，喉间有痰，呼吸急迫，舌红，苔黄腻，脉滑数。

治法　祛痰通遏，解毒利咽，清热泻肺。

方药　麻杏石甘汤加减（麻黄、杏仁、石膏、甘草、浙贝母、山豆根、葶苈子、大黄、土牛膝根）。若痰火阻塞，喉声如锯，宜清肺降痰，用猴枣散加大黄、礞石、鲜竹沥之类；病势严重者，急服解毒雄黄丸，必要时行气管切开。

（4）阴虚肺燥

证候　咽干口燥，伪膜干黄，大便燥结，舌红，苔薄黄，脉细数。

治法　养阴清肺。

方药　养阴清肺汤加减（生地、玄参、麦冬、赤芍、丹皮、浙贝母、黄芩、山豆根、土牛膝、板蓝根）。咳嗽甚者加沙参、苦杏仁；咽痛者加白僵蚕、马勃、射干；高热口渴者，加生石膏、知母、天花粉；假膜蔓延，热毒深重者加板蓝根、土牛膝根。

（5）心气亏损

证候　面色苍白，精神麻木，心悸胸闷，舌淡苔白，脉结代或数急。

治法　养阴复脉，补气固脱。

方药　炙甘草汤加减（党参、炙甘草、阿胶、麦冬、生地、麻仁、瓜蒌、薤白、五味子）。

（6）毒窜经络

证候　语塞咽梗，呛咳或口眼歪斜，肢体瘫痪，患侧软腭弛缓，悬雍垂反射消失，偏向健侧，舌淡红，苔白，脉细。

治法　益气养阴，祛风通络。

方药　蝉蝎通络汤加减（蝉蜕、僵蚕、全蝎、忍冬藤、丝瓜络、生地、丹皮、桔梗、甘草）。口干舌燥者加北沙参、石斛、玄参；咳嗽者加杏仁、贝母；气虚者加人参、黄芪。

【预防】

1. 控制传染源　白喉患者应及时按呼吸道隔离至全身和局部症状消失，鼻咽或其他病灶的培养连续 2 次阴性为止，解除隔离不宜早于治疗后 7 天。接触者应医学观察 7天，带菌者用青霉素或红霉素隔离治疗 7 天。

2. 切断传播途径　患者的分泌物和用具须严格消毒，呼吸道的分泌物用双倍量的5% 煤酚皂或石炭酸处理 1 小时，污染的衣服和用具煮沸 15 分钟，不能煮沸者用 5% 煤酚皂或石炭酸浸泡 1 小时，患者离开后室内应以上述消毒液喷雾消毒。

3. 保护易感人群　新生儿出生 3 个月后即可按计划免疫程序接种百、白、破三联疫苗。基础免疫共 3 次，此后 4、5 月龄时分别接种 1 次，1 岁半到 2 岁时注射第 4 针加强。7 岁以上儿童首次免疫注射，可用吸附精制白喉和破伤风类毒素。对密切接触易感者可用抗毒素做被动免疫，成人 1000～2000U 肌内注射，儿童 1000U，有效期仅 2～3 周。

第十一节　百日咳

百日咳（pertussis）是由百日咳杆菌引起的急性呼吸道传染病。临床特征为咳嗽逐渐加重，呈阵发性痉挛性咳嗽，咳嗽末有鸡啼样吸气吼声。未经治疗的患者，病程可延续 2～3 个月，故名"百日咳"。婴儿及重症者易并发肺炎及脑病。

我国唐代《千金要方》中有类似百日咳的记载，至明代寇平的《全幼心鉴》中正式定名为百日咳。民间称"鹭鸶咳"或"疫咳"。属于中医学"顿咳"范畴。

【病原学】

百日咳杆菌属鲍特菌属，为革兰阴性短小杆菌，血液 - 甘油 - 马铃薯（B-G）培养基对分离本菌最为适宜。新分离的百日咳杆菌为 I 相菌，菌落光滑，有荚膜，毒力强，含内毒素和外毒素，致病力强，可用于制作疫苗。连续转种菌落变粗糙后毒力逐渐减弱，抗原性强度减弱，无致病力，称为第 II、III、IV 相菌。百日咳杆菌的致病物质包括荚膜、菌毛、内毒素和多种生物活性物质。菌毛有利于菌体黏附，荚膜有抗吞噬作用。毒素主要包括百日咳毒素、腺苷酸环化酶毒素、气管细胞毒素、皮肤坏死毒素以及丝状血凝素。

该菌在人体外生存能力很弱，室温下只能生存 2 小时，日光暴晒 1 小时或加热 56℃ 30 分钟即灭活，对紫外线和一般常用化学消毒剂敏感，干燥数小时亦可灭活。

【流行病学】

1. 传染源 患者和隐性感染者、带菌者为传染源，从潜伏期开始至发病后 6 周均具有传染性，尤其是从潜伏期末到病后卡他期 2~3 周内传染性最强。

2. 传播途径 主要通过呼吸道飞沫传播，家庭内传播多见。

3. 易感人群 人群普遍易感，但以 5 岁以下幼儿易感性为最强。由于不能从母体获得足够的保护性抗体，6 个月以内婴儿发病率高。无论是接种疫苗或自然感染，均不能获终身免疫，可能再次感染。

4. 流行特征 本病分布遍及全世界，多见于寒带及温带地区，全年均可发病，但以冬、春两季高发。多为散发，在幼儿园等集体机构、居住条件差的地区可发生局部流行。

【病机病理】

1. 西医发病机制和病理 百日咳杆菌侵入呼吸道后，通过其分泌的丝状血凝素、黏附素、非菌毛表面蛋白等的作用而黏附在呼吸道的上皮细胞上，繁殖并产生各种毒素和毒素性物质。其中主要为百日咳毒素，不仅具有增强组胺敏感性、损伤淋巴细胞功能并调动淋巴细胞进入血循环和促进胰岛素分泌等全身作用，还参与其他毒素导致局部病灶过程；而其他气管细胞毒素、腺苷酸环化酶和表皮坏死因子等则造成呼吸道上皮细胞坏死、黏膜广泛炎症和破坏，致使黏膜上皮细胞纤毛运动失调、细菌和分泌物不能排出气管和支气管，潴留在呼吸道的分泌物不断刺激呼吸道神经末梢，反射性地引起痉挛性咳嗽。阵咳时，患儿声门痉挛，处于呼气状态；痉咳停止时，由于吸入大量的空气通过痉挛的声门即发出高音调的吸气声，似鸡鸣。通过一阵痉咳之后，阻于气道的黏稠分泌物被咳出。随着分泌物重新聚集，阵咳再现。由于长期咳嗽刺激呼吸中枢形成持续性兴奋灶，当遇冷风、烟尘、蒸汽甚至注射疼痛时，均可引起痉咳发作。

2. 中医病因病机 中医认为本病的发生主要是由于外因时行疫毒侵袭，内因素体不足，内隐伏痰。初起时因邪袭肺卫，可见恶风寒、发热等表证。若病邪与伏痰搏结，阻塞气道，肺失宣降，肺气上逆而痉咳阵作。肺气壅滞，与痰液相并而不得外越，气机失调，血行不畅，故咳逆上气而颜面浮肿，面赤耳红，颈静脉怒张，弓背弯腰，涕泪交作，呕逆作吐，甚至二便遗出。如毒伤肺络，则见咯血、衄血。邪伤脾胃，致其运化失司，再生痰浊，又致痉咳，形成恶性循环，病程绵延不愈。两岁以下婴幼儿，由于脏腑娇嫩，稚阴稚阳，形气未充，神气怯弱，易见肺闭或痰热上蒙清窍的喘憋、昏迷抽搐等症。

【临床表现】

潜伏期一般为 2~21 天，平均 1 周左右。本病轻重和病程长短差别很大，典型临床经过可分为 3 期：

1. 卡他期 从发病开始至出现痉咳，病程 7~10 天。初起症状类似感冒，主要表现为低热、乏力及咳嗽、喷嚏、流泪等卡他症状，咳嗽最初为单声干咳，3～4 天后其他症状逐渐消失，但咳嗽日渐加剧，逐渐发展至阵发性痉挛期，本期传染性最强。若治疗及时，可控制病情进展。因本期缺乏特征性症状，常易漏诊。

2. 痉咳期　一般为 2～6 周，特点为阵发性痉挛性咳嗽。发作时频频短促咳嗽呈呼气状态，伴 1 次深长吸气，此时产生高音调鸡啼声或吸气性吼声，然后又是 1 次痉咳，如此反复多次，直至咳出大量黏稠痰或呕吐为止。痉咳时面红唇绀，舌外伸，颈静脉怒张，躯体弯曲作团状。可有眼睑浮肿、眼结膜出血、鼻出血，重者可发生颅内出血。舌系带因与下门齿摩擦可引起系带溃疡，病情轻者，多数痉咳后一般情况尚好，神态、活动及饮食均如常。

新生儿及幼婴，病情多表现严重。因呼吸肌和胸廓软弱，无力咳嗽，也可无吸气性音调吼声。因气管及支气管狭窄，痰不易咳出，易致堵塞，往往发生阵发性屏气、青紫、窒息，需及时做人工呼吸帮助呼吸恢复。并易发生脑缺氧而惊厥。早期出现上述症状、严重窒息者，预后不佳。

3. 恢复期　咳嗽逐渐减轻，阵发性痉咳次数减少至停止，精神食欲恢复正常。遇烟、气味、上呼吸道感染，痉咳可再次出现，但较轻。上呼吸道感染和支气管炎愈后，痉咳随之消失。

4. 并发症

（1）支气管肺炎　为最常见的并发症，可发生在病程中任何时期，但以痉咳期多见，常因继发感染所致。发生支气管肺炎时，阵发性痉咳可暂时消失，而体温突然升高，呼吸浅而快，口唇发绀，肺部出现啰音，外周血白细胞升高，以中性粒细胞升高为主，X 线胸片检查可见肺炎病变。

（2）肺不张　是由支气管或细支气管被黏稠分泌物部分堵塞所致，多见于肺中叶和下叶，可能与分泌物引流不畅有关。

（3）肺气肿及皮下气肿　由于痉咳及分泌物阻塞导致肺气肿，当肺泡高压，肺泡破裂可引起肺间质气肿，通过气管筋膜下产生颈部皮下气肿，通过肺门可引起纵隔气肿，通过胸膜脏层可产生气胸。

（4）其他　百日咳脑病，多见于痉咳期，表现为惊厥、抽搐、昏迷及脑水肿等；脐疝、腹股沟疝、直肠脱垂等与痉咳致腹腔压力增高有关。

【实验室及其他检查】

1. 血常规　起病第 1 周末及痉咳早期，白细胞计数和淋巴细胞计数多增高，白细胞一般在（20～30）×10^9/L 或更高，淋巴细胞占 60%～90%。如有继发感染时，淋巴细胞即相对减少。

2. 细菌学检查　起病初取鼻咽拭子、痉咳期用咳碟法收集标本，用 B－G 培养基做细菌培养，早期阳性率较高。卡他期初阳性率可达 90%，痉咳期一般低于 50%，痉咳 2～3 周后，培养几乎全部阴性。用直接荧光抗体染色法检测培养基上的百日咳杆菌菌落是可靠的方法。

3. 荧光抗体染色法检查　用鼻咽拭子涂片，以荧光抗体染色检测特异抗原，有快速诊断的优点，初起阳性率较高，可协助诊断，但本法特异性差，仅做辅助培养之用。

4. 血清学检查　可测定本病特异性 IgM 抗体，对早期诊断有帮助。

5. 分子生物学检查　对百日咳患者的鼻咽吸出物进行分子杂交或 PCR 检查，可以快速诊断，特异性及敏感性均高，但尚未被普遍应用于临床。

【诊断与鉴别诊断】

1. 诊断依据

（1）流行病学资料　病前 1~2 周内有与百日咳患儿接触史，幼儿多见。

（2）临床特点　发病较缓，病初有低热及感冒症状，体温下降后咳嗽逐渐加重，夜间为剧，1 周后出现阵发性痉咳并伴有吸气性吼声，反复发作，咳嗽虽重但肺部多无明显体征。

（3）实验室检查　外周血白细胞明显增多，淋巴细胞高达 60% 以上。咽拭子细菌培养阳性，结合血清特异性 IgM 抗体即可作出早期诊断。

2. 鉴别诊断

（1）急性支气管炎　可有刺激性咳和吸气性喉鸣，有发热、声音嘶哑，咳嗽无鸡啼样吼声，细菌学检查及血清学检查可资鉴别。

（2）气管内异物　有异物吸入史、X 线检查有助诊断。

（3）支气管淋巴结结核　肺门淋巴结肿大压迫气管引起阵咳，但缺乏百日咳典型鸡啼样吼声。根据结核病接触史、结核菌素试验、血沉、X 线检查可鉴别。

（4）百日咳综合征　副百日咳杆菌、其他病菌以及一些病毒也可引起类似百日咳的症状，其临床症状、血象、X 线表现与百日咳有相似之处，但常可分离出腺病毒、呼吸道病毒、肺炎支原体或副百日咳杆菌等，而未分离到百日咳杆菌。

【预后】

本病预后与发病年龄、免疫状况及有无并发症有关。婴儿，尤其是小于 3 个月的婴儿病情危重，病死率可达 40%。并发百日咳脑病或支气管肺炎者预后较差。

【治疗】

1. 治疗原则　应强调早期治疗，关键是消灭病原菌。在潜伏期或卡他期使用抗生素可防止疾病的发生和减轻病情。进入痉咳期后，抗生素则不能改变临床进程，但可以降低其传染性，此期应注意清除呼吸道异物，积极防治并发症。

中医辨证治疗百日咳可减轻症状，防治并发症，缩短病程。

2. 西医治疗方法

（1）一般疗法　按呼吸道传染病隔离，保持空气新鲜及室内安静，避免一切可诱发痉咳的因素。6 个月以下婴儿应专人守护，谨防突然发生的窒息。

（2）病原治疗　抗生素治疗：应用于卡他期或痉咳期早期，可降低传染性，减轻症状并缩短病程。首选红霉素，40~50mg/（kg·d），最大剂量 2g/d，分 3~4 次口服，连服 7~14 天。也可选用磺胺甲噁唑（6mg/kg）与甲氧苄胺嘧啶（30mg/kg）的复方制剂，每日分 2 次口服，疗程为 2~3 周，注意禁用于 2 个月以下婴儿。

（3）对症治疗　痉咳剧烈者可予镇静剂，如苯巴比妥5mg/kg肌内注射，或安定每次0.1~0.3mg/kg静脉注射。沙丁胺醇（舒喘灵）0.5mg/kg能减轻咳嗽症状，痰稠者可给予祛痰剂或雾化吸入。氯丙嗪等可减少夜间咳嗽，有利睡眠。幼婴儿窒息时应即刻行人工呼吸、吸氧，必要时给予解痉排痰。可用普鲁卡因静脉滴注，每日1~2次，连用3~5天，以减少窒息或惊厥，需同时注意心率和血压。百日咳脑病时可用脱水剂。有低钙、低血糖等时，予以对症治疗。

（4）糖皮质激素　只短期应用于危重患者，如重症婴幼儿或有脑病者。强的松1~2mg/kg，口服，疗程3~5天。也可试用高效价免疫球蛋白，能减轻症状，缩短病程。

3. 中医辨证论治

（1）风寒袭表

证候　恶寒发热，热势不高，鼻涕清稀，阵发咳嗽，声浊痰稀，逐日加重，舌淡苔白，脉浮紧，指纹淡红。

治法　疏风散寒，宣肺化痰。

方药　金沸草散加减（金沸草、麻黄、荆芥、前胡、细辛、姜半夏、旋复花、陈皮）。咳嗽剧者加紫菀、杏仁；鼻塞加辛夷、苍耳子；痰清稀者加五味子、苏子；喘者加葶苈子、苏子；痰多加茯苓、车前子。

（2）风热犯肺

证候　发热咳嗽，咳声高亢，鼻流浊涕，面红唇赤，口干咽痛，舌红苔薄黄，脉浮数。

治法　辛凉宣肺，化痰降逆。

方药　桑菊饮加减（桑叶、菊花、桔梗、杏仁、连翘、薄荷、芦根、甘草）。咽喉疼痛加土牛膝根、山豆根、白僵蚕；痰黏稠量多加瓜蒌、浙贝、鱼腥草。

（3）肺热壅盛

证候　反复阵发性痉挛性咳嗽，入夜尤甚，喉间发出鸡鸣样吼声，痰多而黏，常伴呕吐，面赤唇红，目睛出血或痰中带血，烦躁不安，舌质红，苔黄，脉滑数。

治法　清热，止咳，化痰。

方药　桑白皮汤加减（桑白皮、川贝、黄芩、杏仁、葶苈子、冬瓜子、百部、枳实、青黛）。咳甚痉挛加地龙、白僵蚕、蜈蚣；痰黏不易咯出者加瓜蒌、胆南星；痰中带血者加侧柏叶、白茅根；痰黄黏稠加竹沥、鱼腥草；声嘶咽痛加木蝴蝶、桔梗；咳后呕吐，加姜竹茹、半夏。

（4）肺阴亏虚

证候　阵咳次数减轻，干咳少痰，咳声嘶哑，面唇潮红，咽干肤燥，形瘦盗汗，舌红苔少，脉细数，指纹淡紫。

治法　润肺养阴。

方药　沙参麦冬汤加减（沙参、麦冬、玉竹、白扁豆、桑叶、桔梗、甘草）。声音嘶哑加木蝴蝶、诃子、桔梗；潮热盗汗加地骨皮、山茱萸；口干欲饮加石斛、天花粉，形瘦气短加西洋参。

（5）肺脾两虚

证候　阵咳缓解，咳声不扬，咳而无力，气短神疲，手足不温，纳呆自汗，便溏，舌淡苔白，脉细无力，指纹清淡。

治法　健脾益肺。

方药　六君子汤加减（党参、白术、茯苓、陈皮、半夏、甘草、生姜）。自汗气短者加黄芪、浮小麦、煅牡蛎；纳呆加谷麦芽、神曲、鸡内金；食少便溏加薏苡仁、白扁豆。

4. 中医其他治疗方法

（1）百部，每次 3g，每日 3 次，水煎服。现代研究证明，百部根主要含百部碱，该碱能降低呼吸中枢兴奋性，抑制咳嗽反射，故有镇咳作用。体外试验表明百部煎剂及酒浸液对百日咳杆菌等多种致病菌有抑制作用。

（2）胆汁，其有效成分为胆酸钠，抑制百日咳杆菌，可降低或消除中枢兴奋性，缓解支气管平滑肌痉挛，缓解痉咳。常用猪、牛、羊、鸡胆汁干粉，每次服 0.3～0.5g，每日 2 次；鸡、猪胆汁制成的百咳灵片，1 岁每次服 1 片，10 岁以上每次服 10～15 片，每日服 3 次。

【预防】

1. 控制传染源　应及时发现和隔离患者，一般起病后隔离 40 天，或痉咳开始后 30 天，密切接触者观察 21 天。

2. 切断传播途径　保持室内通风，患者的痰、口鼻分泌物要进行消毒处理。

3. 保护易感人群　国内目前用百日咳菌苗、白喉类毒素、破伤风类毒素三联疫苗，有效免疫期为 4～5 年。在出生后 3 个月可进行基础免疫，每月 1 次，共 3 次，以后按规定定期加强。

第十二节　猩红热

猩红热（scarlet fever）为 A 组乙型溶血性链球菌感染引起的急性呼吸道传染病。其临床特征为发热、咽峡炎、全身弥漫性鲜红色皮疹和疹退后明显的脱屑。少数患者患病后由于变态反应而出现心、肾、关节的损害。本病一年四季均可发生，尤以冬春之季发病为多。多见于小儿，尤以 5～15 岁居多。

本病属中医"温热时毒"范畴，名为"烂喉痧"、"疫毒痧"、"丹痧"、"疫喉痧"。

【病原学】

主要致病菌为 A 组乙型溶血性链球菌，又称为化脓性链球菌。呈球形或卵圆形，直径 0.6～1μm，链状排列，短者 4～8 个细菌组成，长者有 20～30 个细菌组成。无芽孢，无鞭毛，有荚膜，革兰染色阳性。在含血的琼脂培养基上生长，菌落周围形成一个 2～4mm 宽、界限分明、完全透明的溶血环，称乙型溶血或 β 溶血。根据该菌细胞壁表面的 C 抗原（多糖类抗原）不同可分为 A～U 共 19 个组（无 I、J），猩红热主要由 A 组引起。A 组细菌有 M、R、T、S 四种不同性质的抗原组分，具有型特异性。与致病有关的主要是 M 抗原。

A 组乙型链球菌体外生存能力较强，在痰及脓液中可生存数周。55℃可杀死大部分链球菌，对一般消毒剂敏感，在干燥尘埃中可存活数日，对青霉素、红霉素、氯霉素、四环素等均敏感，耐药性低。

A 组乙型链球菌的致病力主要来源于其产生的各种蛋白酶和毒素。M 蛋白是链球菌细胞壁中的蛋白质组分，具有抗吞噬和抗吞噬细胞内的杀菌作用，是主要的毒力抗原。A 组乙型链球菌可产生链激酶、透明质酸酶、链道酶、血清浑浊因子等蛋白酶，有利于细菌的扩散和感染。产生的毒素主要有链球菌溶血素，有溶解红细胞、杀死白细胞及毒害心脏的作用，主要有 O 和 S 两种；致热外毒素曾称红疹毒素或猩红热毒素，是人类猩红热的主要致病物质，为外毒素，使患者产生红疹。

【流行病学】

1. 传染源　主要为猩红热患者和带菌者，猩红热患者自发病前 1 天至出疹期传染性最强。A 组 β 型溶血性链球菌引起的咽峡炎患者，排菌量大且不易被重视，是本病重要的传染源。

2. 传播途径　病菌一般存在于猩红热患者或带菌者的鼻咽部，通过空气飞沫（说话、咳嗽、打喷嚏）直接传播，也可由带菌的玩具、生活用品等间接传播，偶尔也可通过被污染的牛奶或其他食物传播。

3. 易感人群　人群普遍易感，加之红疹毒素有 5 种血清型，无交叉免疫，故猩红热可再感染。

4. 流行特征　本病一年四季均可发生，但以冬春季节多见，各年龄组均可发病，但以学龄儿童发病较高，多发生在托幼及小学校集体生活的地方。本病多见于温带地区，寒带和热带少见。

【病机病理】

1. 西医发病机制和病理　链球菌侵入人体后，凭借其表面的纤丝和胞壁分泌的脂性胞壁酸黏附在呼吸道上皮细胞表面，其纤丝含有的 M 蛋白能抵抗机体白细胞的吞噬作用；其释出的链球菌溶血素、脱氧核糖核酸酶、透明质酸酶和蛋白酶等多种毒素和酶则可导致血栓形成和化脓过程，使感染进一步扩散到附近组织，引致扁桃体周围脓肿、咽后壁脓肿、中耳炎、鼻窦炎，甚至肺炎、败血症和骨髓炎等严重感染。链球菌产生的多种致热性外毒素（A～C）具有致热作用和细胞毒性，临床出现发热、皮肤充血、水肿、上皮细胞增生、白细胞浸润，以毛囊周围最为明显，形成典型的猩红热皮疹；这类毒素还可增强内毒素的作用引致中毒性休克。少数患儿对细菌毒素可出现变态反应性疾病，在病程 2～3 周与受感染者心肌、肾小球基底膜和关节滑膜的抗原产生交叉免疫反应，导致这些部位的胶原纤维变性或坏死、小血管内皮细胞肿胀和单核细胞浸润病变，临床呈现风湿热、心肌炎、肾小球肾炎等疾病。

2. 中医病因病机　中医认为烂喉痧的发生是因人体正气亏虚，感受温热时毒，经口鼻而入，侵犯肺胃所致。初起邪毒侵袭肺卫，见恶寒、发热之表证；邪热迅速传里，热毒充斥肺胃，上攻咽喉，故见咽喉红肿疼痛，严重时可糜烂；热毒窜扰血络则肌肤丹痧密布。严重者热毒内陷心包，则见神昏谵语等险重变证。本病后期多见余毒未尽，阴津亏损，也有部分患者因遗毒留滞于关节、心、肾等处而发生关节肿痛、心悸、水肿等内伤疾病。

【临床表现】

1. 临床分期　潜伏期2~5天，也可少至1天，多至7天。

（1）前驱期　大多骤起畏寒、发热，重者体温可升到39℃~40℃，伴头痛，咽痛，食欲减退，全身不适，恶心呕吐。婴儿可有谵妄和惊厥。咽红肿，扁桃体上可见点状或片状分泌物。软腭充血水肿，并可有米粒大的红色斑疹或出血点，即黏膜内疹，一般先于皮疹而出现。

（2）出疹期　皮疹为猩红热最重要的证候之一。多数自起病第1~2天出现。偶有迟至第5天出疹。从耳后、颈底及上胸部开始，1日内即蔓延及胸、背、上肢，最后及于下肢，少数需经数天才蔓延及全身。典型的皮疹为在全身皮肤充血发红的基础上散布着针帽大小、密集而均匀的点状充血性红疹，手压全部消退，去压后复现。偶呈"鸡皮样"丘疹，中毒重者可有出血疹，患者常感瘙痒。在皮肤皱褶处如腋窝、肘窝、腹股沟部可见皮疹密集呈线状，称为"帕氏线"。面部充血潮红，可有少量点疹，口鼻周围相形之下显得苍白，称"口周苍白圈"。病初起时，舌被白苔，乳头红肿，突出于白苔之上，以舌尖及边缘处为显著，称为"草莓舌"。2~3天后白苔开始脱落，舌面光滑呈肉红色，并可有浅表破裂，乳头仍突起，称"杨梅舌"。

皮疹一般在48小时内达到高峰，2~4天可完全消失。重症者可持续5~7天甚至更久。颌下及颈部淋巴结可肿大，有压痛，一般为非化脓性。此期体温消退，中毒症状消失，皮疹隐退。

（3）恢复期　退疹后1周内开始脱皮，脱皮部位的先后顺序与出疹的顺序一致。躯干多为糠状脱皮，手掌足底皮厚处多见大片膜状脱皮，甲端鞭裂样脱皮是典型表现。脱皮持续2~4周，严重者可有暂时性脱发。

2. 临床分型　临床表现差别较大，一般分为以下几个类型：

（1）普通型　在流行期间95%以上的患者属于此型。临床表现如上所述。有咽峡炎和典型的皮疹及一般中毒症状，颌下淋巴结肿大，病程1周左右。

（2）脓毒型　本型目前罕见。主要表现为咽部红肿，渗出脓液，甚至发生溃疡，细菌扩散到附近组织，形成化脓性中耳炎、鼻旁窦炎、乳突炎、颈部淋巴结明显肿大。少数患者皮疹为出血或紫癜，还可引起败血症。

（3）中毒型　临床表现主要为毒血症。高热、剧吐、头痛、出血性皮疹，甚至神志不清，可有中毒性心肌炎及周围循环衰竭。重型病例只见咽部轻微充血，与严重的全身症状不相称。此型病死率高，目前很少见。

（4）外科型及产科型　病原菌由创口或产道侵入，局部先出现皮疹，由此延及全身，但无咽炎，全身症状大多较轻，预后较好。此 2 型均可由伤口分泌物中培养出病原菌。

3. 并发症

（1）化脓性并发症　可由本病病原菌或其他细菌直接侵袭附近组织器官所引起。常见的如中耳炎、乳突炎、鼻旁窦炎、颈部软组织炎、蜂窝织炎、肺炎等。由于早期应用抗菌疗法，此类并发症已少见。

（2）中毒性并发症　由细菌各种生物因子引起，多见于第 1 周。如中毒性心肌炎、心包炎等。病变多为一过性，且预后良好。

（3）变态反应性并发症　一般见于恢复期，在病后 2 ~ 3 周出现。可出现风湿性关节炎、心肌炎、心内膜炎、心包炎及急性肾小球肾炎。并发急性肾炎时一般病情轻，多能自愈，很少转为慢性。

【实验室及其他检查】

1. 一般检查

（1）血常规　白细胞总数增高，多在（10 ~ 20）× 10^9/L，中性粒细胞在 80% 以上，严重者可出现核左移、中毒性颗粒。在出疹后嗜酸性粒细胞可增高达 5% ~ 10%。

（2）尿常规　早期常规检查一般无明显异常改变，若发生肾脏变态反应并发症，可出现蛋白尿、红细胞、白细胞及管型。

2. 血清学检查　可用免疫荧光法检测咽拭子涂片进行快速诊断。

3. 病原学检查　咽拭子或其他病灶分泌物培养可有乙型溶血性链球菌生长。

【诊断与鉴别诊断】

1. 诊断依据

（1）流行病学资料　有与猩红热或咽峡炎患者接触史者，有助于诊断。

（2）临床特征　骤起发热、咽峡炎、典型的皮疹、口周苍白圈、杨梅舌、帕氏线、恢复期脱屑等，为猩红热的特点。

（3）实验室检查　白细胞数增高达（10 ~ 20）× 10^9/L，嗜中性粒细胞占 80% 以上；红疹毒素试验早期为阳性；咽拭子、脓液培养可获得 A 组链球菌。

2. 鉴别诊断

（1）麻疹　病初有明显的上呼吸道卡他症状，第 3 ~ 4 病日出疹，疹型与猩红热不同，皮疹之间有正常皮肤，面部发疹。颊内黏膜斑及白细胞计数减少为重要区别。

（2）风疹　起病第 1 天即出皮疹。开始呈麻疹样后融合成片，类似猩红热，但无弥漫性皮肤潮红。退疹时无脱屑。耳后及枕下淋巴结常肿大。风疹病毒特异抗体效价上升等有助诊断。

（3）药疹　有用药史。皮疹有时呈多样化表现，分布不均匀，出疹顺序由躯干到四肢。全身症状轻，与皮疹的严重程度不相称。本病无咽峡炎、杨梅舌、颈部淋巴结肿大等，白细胞计数正常或减少。

（4）金黄色葡萄球菌感染　有些金黄色葡萄球菌亦能产生红疹毒素，可以引起猩红热样的皮疹。鉴别主要靠细菌培养。本病进展快，预后差，应提高警惕。

（5）川崎病（又名皮肤黏膜淋巴结综合征）　本病好发于 4 岁以下婴幼儿，病理特征为血管炎。主要表现为急性发热起病，热程约 1 ~ 2 周；眼结膜充血，舌似猩红热之草莓舌，口腔黏膜充血；淋巴结肿大（颈、颌下、腹股沟），不化脓，不粘连；手指及指（趾）末端对称性水肿；皮疹呈多形性，主要见于躯干部，表现猩红热样，不痒或轻度瘙痒，红疹消退后有糠状或膜状脱屑。该病往往伴有心血管、消化道、泌尿系病变等。实验室检查示白细胞总数、中性粒细胞增高，有时血小板增加，血沉增快。

【预后】

早发现、早期病原治疗预后较好。重症患者及伴有严重化脓病灶者已少见，但恢复期仍可见变态反应性的肾炎或风湿性关节炎等，预后较好。

【治疗】

1. 治疗原则　西医治疗以抗感染为主，同时辅以对症支持治疗，早期选用足量、足疗程敏感抗生素可缩短病程，减少并发症。

中医治疗以清泄热毒为原则。初起时，邪在肺卫。病邪较轻，病位较浅，治宜辛凉清解，以透邪外出；病邪传里后，热极化火，治宜清火解毒，如见阳明腑实者可用苦寒攻下以泄热；热毒陷入营血者，注重清营凉血；若气营（血）两燔者，宜清气凉营（血）并施。后期，营阴津液耗伤余邪未净者，治以清营养阴为主。

2. 西医治疗方法

（1）一般治疗　呼吸道隔离至症状消失，注意卧床休息以减少身体的消耗和心、肾、关节的负担，减少并发症。注意口腔清洁及皮肤护理。

（2）对症支持治疗　高热可物理降温，必要时用小剂量解热镇痛剂。保证能量供应和水、电解质平衡。并发心肌炎、休克等严重症状时积极给予保护心脏功能、抗休克等治疗。对于化脓病灶给予切开引流或手术治疗。

（3）病原治疗　A 组链球菌对青霉素很敏感且不易产生耐药性，早期应用可缩短病程、减少并发症。用青霉素治疗后平均 1 天左右咽拭子培养可阴转。普通型剂量：小儿 2 ~ 4 万 U/kg，成人每日 120 万 U，分 2 ~ 3 次肌内注射，疗程 5 ~ 7 天即可。重症患者应加大剂量和延长疗程。对青霉素 G 过敏者可用红霉素 20 ~ 40mg/（kg·d），分 3 次口服，严重时也可静脉给药，疗程 7 ~ 10 天。

3. 中医辨证论治

（1）毒侵肺卫

证候　初起恶寒发热，继则壮热烦渴，咽喉红肿疼痛，甚或溃烂，肌肤丹痧隐隐可见，舌红赤，见珠状突起，苔白而干，脉浮数。

治法　透表泄热，解毒利咽，凉营透疹。

方药　清咽栀豉汤（生栀子、香豆豉、金银花、薄荷、牛蒡子、粉甘草、蝉蜕、白僵蚕、水牛角、连翘壳、苦桔梗、马勃、芦根、灯心草、竹叶）内服，玉钥匙（焰硝、硼砂、冰片、白僵蚕）吹喉。玉钥匙能清热利咽，定痛消肿，用于初起咽喉红肿而未糜烂者。

（2）毒壅上焦

证候　壮热，口渴，烦躁，咽喉红肿糜烂，肌肤丹痧显露，舌红赤有珠，苔黄燥，脉洪数。

治法　清气解毒，凉营退疹。

方药　余氏清心凉膈散加减（连翘、黄芩、栀子、薄荷、石膏、桔梗、甘草、竹叶、生地、丹皮、赤芍、紫草）。如大便燥结者，须仍用大黄、芒硝以通腑泄热。同时用锡类散少许，吹于患处，以清热解毒，化腐生新。如肿而不烂者仍用玉钥匙。

（3）毒燔气营

证候　咽喉红肿糜烂，甚则气道阻塞，声哑气急，丹痧密布，红晕如斑，赤紫成片，壮热，汗多，口渴，烦躁，舌绛干燥，遍起芒刺，壮如杨梅，脉细数。

治法　清气凉营（血），解毒救阴。

方药　凉营清气汤（水牛角、鲜石斛、黑山栀、丹皮、鲜生地、薄荷叶、黄连、赤芍、玄参、生石膏、生甘草、连翘壳、鲜竹叶、茅芦根、金汁冲服）。如见神昏谵语，为热毒内陷心包，冲服安宫牛黄丸或紫雪丹以清心开窍；痰多加竹沥水、珠黄散；如见肢冷，汗出，脉微等内闭外脱之证者，当急用参附龙牡汤救逆固脱。

（4）余毒伤阴

证候　咽喉糜烂渐减，但仍疼痛，壮热已除，唯午后仍低热，口干唇燥，皮肤干燥脱屑，舌红而干，脉细数。

治法　滋阴生津，兼清余热。

方药　清咽养营汤（西洋参、生地、茯神、麦冬、白芍、天花粉、天冬、玄参、知母、炙甘草）。如余毒较盛，低热，咽痛明显者加青蒿、金银花；四肢酸痛，关节屈伸不利加丝瓜络、川牛膝、赤芍、桃仁；咽喉糜烂未愈者仍可用锡类散、珠黄散等外吹患处；尿血者加女贞子、旱莲草、白茅根、仙鹤草。

4. 中医其他治疗方法

（1）关节痹痛　若烂喉痧后，出现关节红肿，游走性疼痛，舌红少苔，脉细数者，为时毒流注关节，经络瘀阻不通。治宜清利关节，活血化瘀，通痹舒络。方用四妙丸加减：黄柏、苍术、川牛膝、生薏苡仁、木瓜、防己、桑枝、忍冬藤、赤芍、丹参、桃仁、地龙。

（2）少尿血尿　若烂喉痧后，出现尿少，血尿，浮肿，血压升高，头晕，舌红，脉细数者，为时毒流注肾络，耗伤肾阴，肾络瘀阻，水瘀互结所致。治宜滋肾凉血解毒，活血通络利水。方用猪苓汤合小蓟饮子加减：生地、阿胶（烊化）、赤芍、小蓟、蒲黄、藕节、木通、猪苓、茯苓、泽泻、栀子、炒荆芥炭、益母草。

（3）心动悸　若烂喉痧后，出现心悸，气短，胸闷，神疲，汗出，舌红少苔，脉细数无力者，为时毒流注心脉，损伤心气心阴，血脉瘀滞所致。治宜滋养心阴，补益心气，养血活血。方用《温病条辨》救逆加人参汤：炙甘草、干地黄、白芍、麦冬、阿胶、生龙骨、生牡蛎、红参。可酌加丹参、桃仁、赤芍等。

【预防】

1. 管理传染源　疑似猩红热患者或已确诊的患者，应立即隔离治疗，直至咽喉肿痛和丹痧消失。

2. 切断传播途径　流行期间，应避免集会或到公共场所，如到公共场所时应戴口罩，患者的分泌物和排泄物应随时消毒。

3. 保护易感人群　目前尚无有效疫苗预防本病。有经常患咽炎、扁桃体炎的可疑带菌者，要做咽拭子培养，阳性带菌者要用抗生素治疗，连续用药 7 天，一般咽拭子培养可转阴，个别不能转阴者，可进行扁桃体摘除。

4. 中医药预防　流行期间可连续服用银翘散汤剂 3 天，每日 2 次。亦可用大青叶、板蓝根各 30g，水煎服，连服 1 周。

第十三节　流行性脑脊髓膜炎

流行性脑脊髓膜炎（epidemic cerebrospinal meningitis）是由脑膜炎球菌引起的急性化脓性脑膜炎，简称为流脑。该病主要通过呼吸道传播，冬春季多发。其主要临床表现为突发高热、剧烈头痛、频繁呕吐、皮肤黏膜瘀点及脑膜刺激征，脑脊液呈化脓性改变。严重者可导致败血症休克及脑实质损害，常危及生命。部分患者暴发起病，可迅速死亡。

根据流脑临床表现和发病特征，可参考中医"春温"、"瘟疫"病进行辨证论治。

【病原学】

脑膜炎球菌属奈瑟菌属，革兰染色阴性，呈肾形或卵圆形，直径 $0.6 \sim 1 \mu m$，多成对排列，或 4 菌相连，能产生有较强毒力的内毒素。该菌仅存在于人体，可从带菌者的鼻咽部、血液、脑脊液和皮肤瘀点中检出，多存在于中性粒细胞内，只有少数在细胞外。在血液琼脂、巧克力琼脂、血清和卵黄液的培养基上生长良好，该菌为专性需氧菌，在 $3\% \sim 10\%$ 浓度的二氧化碳、37℃和 pH $7.4 \sim 7.6$ 的条件下生长最佳。

据脑膜炎球菌表面特异荚膜多糖体抗原的不同，可用血清凝集试验将其分为不同的血清群。目前已有 A、B、C、D、E、X、Y、Z、W135、H、I、K、L 共 13 个血清群。此外还有部分菌株不能被上述菌群抗血清所凝集，称为未定群，但一般无致病性。近 20 年来欧美等一些国家的主要流行菌群由 A 群变为 B 群，W135 和 Y 群亦有增多，A 群仅占 1%～2%。我国仍以 A 群为主，B 群仅占少数。了解流行菌群的分类和变迁对掌握流脑流行规律，制备疫苗，筛选有效防治药物具有重要意义。

脑膜炎球菌对外界抵抗力很弱，对日光、干燥、湿热、寒冷及一般消毒剂极为敏感，在体外能产生自溶酶而易于自溶，故在采集标本后必须保温，立即送检及接种。

【流行病学】

1. 传染源　带菌者和流脑患者是本病的传染源。流脑患者从潜伏期开始至病后 10 天内具有传染性。本病隐性感染率高，流行期间人群带菌率可高达 50%，A 群带菌率可达 30%~50% 。病后带菌者约为 10%~20% ，超过 3 个月为慢性带菌，病原菌存在于带菌者鼻咽部深层淋巴组织内，且多为耐药菌株，因无症状不易被发现，而患者经治疗后细菌很快消失，故带菌者作为传染源的意义更重要。

2. 传播途径　病原菌主要通过咳嗽、喷嚏等飞沫由呼吸道直接传播。因病原体在体外生存力极弱，故间接传播的机会极少，但同睡、喂乳、接吻、怀抱等密切接触，对 2 岁以下婴幼儿的发病有重要意义。

3. 易感人群　人群普遍易感，本病隐性感染率高。人群感染后仅约1%出现典型临床表现。新生儿自母体获得免疫力而极少发病，在 6 个月至 2 岁时抗体降到最低水平，以后因隐性感染而逐渐获得免疫。因此，以 5 岁以下儿童尤其是 6 个月至 2 岁的婴幼儿的发生率最高。人感染后产生持久免疫力，各菌群间有交叉免疫，但不持久。

4. 流行特征　本病遍布全球，在温带地区可出现地方性流行，全年经常有散发病例出现，但在冬春季节会出现季节性发病高峰。我国曾先后发生多次全国性大流行，自 1984 年开展 A 群疫苗接种之后，发病率持续下降，未再出现全国性大流行。近几年发病率有上升趋势，以往流行菌株以 A 群为主，近年 B 群和 C 群有增多的趋势，尤其是在个别省份先后发生了 C 群引起的局部流行。

【病机病理】

1. 西医发病机制和病理　病原菌侵入人体鼻咽部，由于不同脑膜炎球菌菌株的侵袭力不同，细菌和宿主间的相互作用最终决定是否发病以及病情的轻重。细菌释放的内毒素是本病致病的重要因素。内毒素引起全身的施瓦茨曼反应，激活补体，血清炎症介质明显增加，产生循环障碍和休克。脑膜炎球菌内毒素较其他内毒素更易激活凝血系统，因此在休克早期便出现弥漫性血管内凝血及继发性纤溶亢进，进一步加重微循环障碍、出血和休克，最终导致多脏器功能衰竭。细菌侵犯脑膜，进入脑脊液，释放内毒素引起脑膜和脊髓膜化脓性炎症及颅内压升高，出现惊厥、昏迷等症状。严重脑水肿时形成脑疝，可迅速致死。

败血症期主要病变是血管内皮损害，血管壁炎症、坏死和血栓形成，血管周围出血。皮肤黏膜局灶性出血，肺、心、胃肠道及肾上腺皮质亦可有广泛出血。也常见心肌炎和肺水肿。脑膜炎期主要病变部位在软脑膜和蛛网膜，表现为血管充血、出血、炎症和水肿，大量纤维蛋白、中性粒细胞及血浆外渗，引起脑脊液混浊。颅底部由于化脓性炎症的直接侵袭和炎症后粘连引起脑神经损害。暴发型脑膜脑炎的主要病变为脑实质受损，可致脑实质细胞坏死、脑实质充血、出血及水肿。

2. 中医病因病机　中医认为本病好发于冬春季节，温疫毒邪盛行，若人体正气不足，卫外不固，难以抵御温邪，即感邪发病。小儿脏腑娇嫩，气血未充，更易感邪发病。温疫毒邪从口鼻而入，首先犯肺，卫气郁闭，肺失宣降则见恶寒发热，头痛，咳嗽，咽喉肿痛等肺卫证候。若感邪较轻，不再内传，卫气可抗邪外出，温邪外解而愈。若温邪化热入里，盛于气营之间，气分热盛不解，则壮热烦渴；热邪燔灼太阳经脉，则头痛如劈、颈项强直；邪热犯胃，胃气上逆，则呕吐，甚至夺口而出。热波及营分，灼伤血络，则肌肤斑疹红艳，甚则出血。肝经邪热横窜，引动肝风，风火相扇，则手足抽搐，双目上视，角弓反张等；若营血热盛躁扰心包，则昏昏欲睡，甚而昏迷。邪陷血分，则壮热不已。损伤血络，热迫血行，则见皮肤大片斑疹，甚至出血。热闭心包，则神昏谵语。若邪毒太盛或素体虚弱，则见热毒内陷，正气欲脱之危证。本病后期，邪热渐衰，病邪消退，病渐痊愈。若见低热不退，肌痛不舒，神倦纳少，动则汗出，则为气阴两虚之证。

【临床表现】

流脑潜伏期一般为 2~3 天。最短可 1 天，最长 7 天。

1. 普通型　约占全部发病者的 90% 以上。

（1）前驱期（上呼吸道感染期）　大多数患者此期症状不明显，约占 20%~30%。主要表现为低热，咽喉肿痛，鼻咽部黏膜充血和分泌物增多等上呼吸道感染症状，持续时间为 1~2 天，但由于发病急，进展快，此期易被忽视。

（2）败血症期　多数起病后迅速出现败血症的表现，突然寒战，高热，伴头痛，呕吐，肌肉酸痛等。幼儿可有烦躁与嗜睡交替，尖声哭叫，拒食，腹泻，易惊等症状。大多数患者，发病数小时后全身皮肤、黏膜出现瘀点或瘀斑，直径 1mm~1cm，严重者瘀点、瘀斑数量迅速增多、扩大，形成大片坏死或血疱，结膜可有充血。少数患者口周或其他部位出现单纯疱疹，关节痛，脾肿大，大多数患者于 1~2 天内进入脑膜炎期。

（3）脑膜炎期　此时患者除持续毒血症状外，中枢神经系统症状加重，头痛欲裂，颈痛，呕吐频繁呈喷射性，血压增高而脉搏减慢，狂躁不安，谵语及惊厥，并出现颈项强直、克氏征及布氏征阳性等脑膜刺激征，如经合理治疗，病变停止发展，通常在 2~5 天内进入恢复期。婴幼儿脑膜炎表现常不典型，多以毒血症状为主，可无脑膜刺激征，前囟未闭者，可有紧张、饱满或隆起，也可因呕吐频繁、脱水等原因出现前囟下陷，应密切观察，切勿掉以轻心。

（4）恢复期　体温逐渐降至正常，皮疹停止发展，并大部分被吸收，神经系统体征亦逐渐消失，精神食欲随之恢复，此期约持续 1~3 周。

2. 暴发型　此型是危及生命的流脑临床类型，可以下列形式之一或两者同时出现。多发病急骤，进展迅速，病势凶险，如抢救不及时，常于 24 小时内死亡，此型多见于儿童。

（1）休克型　突起寒战、高热、头痛、呕吐，精神极度萎靡，昏睡或抽搐。短期内瘀点迅速增多、扩大、融合成片，中央呈紫黑色坏死，且遍及全身。同时可见面色苍白，口唇发绀，四肢厥冷，皮肤呈花斑状，脉搏细速，血压迅速下降甚至不能测出，少尿或无尿等休克表现，大多数患者无脑膜刺激征。脑脊液检查正常或仅有细胞数轻度增加，血及瘀点培养脑膜炎球菌多为阳性，实验室检查常发现有 DIC 存在。血小板减少，白细胞总数在 10×10^9/L 以下者常提示预后不良。

（2）脑膜脑炎型　此型多见于儿童，脑实质损害表现显著。除高热、瘀斑外，患者头痛剧烈，呕吐频繁，反复或持续惊厥，迅速进入昏迷状态。锥体束征阳性，眼底静脉迂曲或视神经盘水肿，血压持续升高，部分患者发生脑疝。发生枕骨大孔疝（小脑扁桃体疝）时因小脑扁桃体嵌入枕骨大孔，压迫延髓，患者昏迷加深，瞳孔忽大忽小，缩小或散大，边缘不齐，双侧肢体张力增高，上肢内旋，下肢呈伸展性强直，呼吸快慢、深浅不一，或暂停，或呈抽泣样、点头样或潮式呼吸，常提示呼吸将停止，亦可呼吸不规则而突然停止。天幕裂孔疝则系颞叶沟回或海马回疝入天幕裂孔，压迫间脑和动眼神经，其临床表现为同侧瞳孔因动眼神经受压而先缩小后扩大，上睑下垂，对光反射消失，眼球固定，对侧肢体轻瘫，继而出现呼吸衰竭。

（3）混合型　此型具有上述两种暴发型的临床表现，多同时或先后出现，是流脑最为严重的一型，病死率极高。

3. 慢性败血症型　临床不多见，成年人免疫功能低下或有其他慢性疾病者可见到。病程可迁延数月之久，以发热、皮疹、关节病变为特征，可有间歇性畏寒，寒战，发热，每次历时12小时后即缓解，2～3天后再次发作；发作时出现瘀点、斑丘疹，多见于四肢，关节疼痛。患者一般情况良好，少数有脾脏肿大，需多次血培养及瘀点涂片检查与培养方能找到病原菌。此型易误诊为风湿热或疟疾。若延误诊断或治疗，可发展成为心内膜炎或心包炎等，使病情恶化。

4. 轻型　多见于流行后期，症状轻微，表现为低热，轻微头痛，咽痛，可见少数出血点。脑脊液多无明显变化，咽拭子培养可有脑膜炎球菌生长。

5. 并发症与后遗症　由于早期诊断和及时抗菌治疗，流脑的并发症明显减少；近年报道 Y 群菌株容易引起原发性肺炎，通常无皮肤黏膜瘀点，血培养阴性，脑膜炎缺如，应引起重视。

（1）并发症　①在败血症期，脑膜炎球菌播散至其他器官可造成化脓性病变，如中耳炎、鼻窦炎、化脓性关节炎、心内膜炎、心肌炎、肺炎、脓胸、睾丸炎及附睾炎等。②脑及其周围组织因炎症或粘连可引起脑脓肿、动眼神经麻痹、视网膜炎、吞咽困难、肢体运动障碍、失语、癫痫和精神障碍等。③继发性肺炎，多见于老人及婴幼儿。④其他：压疮、角膜溃疡、尿路感染等。

（2）后遗症　目前，流脑后遗症已显著减少，常见有耳聋、失明、眼肌麻痹、肢体瘫痪、智力减退、精神障碍等。

【实验室及其他检查】

1. 血常规　白细胞总数明显增加，一般在 $20 \times 10^9/L$ 左右，高者达 $40 \times 10^9/L$ 或以上，中性粒细胞占 80%～90%。严重者有类白血病反应。并发 DIC 者血小板减少。

2. 脑脊液检查　是确诊本病的重要方法和主要依据。发病初期仅颅内压升高，脑脊液外观澄清，细胞数、蛋白质及糖含量亦正常。典型脑膜炎期，压力高达 200mm H_2O，外观呈米汤或脓样，白细胞计数显著升高，可达 $1000 \times 10^6/L$ 以上，以中性粒细胞为主，蛋白质显著增高，而糖定量明显减少，有时可完全测不出，氯化物减低。若临床有脑膜炎症状及体征而早期脑脊液检查正常，应于 12～24 小时后复验。流脑经抗菌治疗后，脑脊液变化可不典型，故应在抗菌治疗开始前行腰穿刺术进行脑脊液检查。

3. 细菌学检查　是确诊的重要手段。应注意标本及时送检、保暖、及时检查。

（1）涂片检查　局部消毒后，用针尖挑破皮肤上瘀点，挤出少量组织液涂片，以革兰染色，可见脑膜炎球菌，阳性率达 80% 以上，是早期诊断的依据之一。脑脊液沉淀涂片阳性率可达 60%~70%。有时在周围血液涂片的白细胞中，亦可发现脑膜炎球菌。

（2）细菌培养　血培养可有病原菌生长，但阳性率很低，阴性结果不能排除流脑。但血培养对普通型流脑败血症期、暴发型败血症及慢性脑膜炎球菌败血症的诊断甚为重要，故必须注意在应用抗菌药物前采血做细菌培养，并宜多次采血送检。脑脊液应于无菌试管内离心，取沉渣直接接种于巧克力琼脂上，同时注入葡萄糖肉汤中，在含 5%~10% 二氧化碳环境中培养。无论血或脑脊液培养，如得阳性结果，应进一步做生化和血清凝集分群分型以鉴定菌株。

4. 免疫学检查　近年来开展多种免疫学检测方法，有利于早期诊断，特别对已用抗生素不易查到病原菌的患者价值较大。

（1）特异性抗原测定　脑脊液中抗原的检测有利于早期诊断，其敏感性高，特异性强。其方法有对流免疫电泳、反向间接血凝试验、酶联免疫吸附试验、乳胶凝集试验等。检测血液、脑脊液中的特异性抗原，一般在发病的早期（3 天内）阳性率可达 90% 左右。

（2）特异性抗体测定　可采用间接血凝试验、放射免疫分析或酶联免疫吸附试验检测脑膜炎球菌特异性抗体 IgG、IgM 等。但特异性 IgM 抗体于发病 1 周后方可检出，不能作为早期诊断方法。酶联免疫吸附试验方法简便，在恢复期诊断价值较大。

5. 其他　利用 PCR 方法以及探针杂交方法等对脑膜炎球菌的 16S rRNA 基因进行分析已应用于临床；CT 和 MRI 等影像学检查对细菌性脑膜炎的诊断价值并不大，需要排除肿瘤、脓肿形成、脑血管意外等疾病时可酌情采用。

【诊断与鉴别诊断】

1. 诊断依据

（1）疑似病例

①有流脑流行病学史：冬春季节发病（2~4 月为流行高峰），1 周内有流脑患者密切接触史，或当地有本病发生或流行，既往未接种过流脑菌苗。

②临床表现及脑脊液检查符合化脓性脑膜炎表现。

（2）临床诊断病例

①有流脑流行病学史。

②临床表现及脑脊液检查符合化脓性脑膜炎表现，伴有皮肤黏膜瘀点、瘀斑；或虽无化脓性脑膜炎表现，但在感染中毒性休克表现的同时伴有迅速增多的皮肤黏膜瘀点、瘀斑。

（3）确诊病例　在临床诊断病例的基础上，加上细菌学或流脑特异性血清免疫学检查阳性。

2. 鉴别诊断　流行性脑脊髓膜炎应与其他化脓性脑膜炎、结核性脑膜炎、流行性乙型脑炎、肾综合征出血热、败血症等相鉴别。

（1）其他化脓性脑膜炎　非流行性发病，无明显的季节性，依据侵入途径可加以区别。肺炎球菌脑膜炎多见于婴幼儿及老年人，常继发于大叶性肺炎、中耳炎、副鼻窦炎、颅脑外伤等；金黄色葡萄球菌脑膜炎，常继发于皮肤感染；绿脓杆菌脑膜炎，主要见于腰椎穿刺、腰麻或颅脑手术后，常因消毒不严，器械污染所引起。鉴别主要依靠脑脊液、血液的细菌发现和免疫学检查。

（2）流行性乙型脑炎　多发生于 7～9 月份，有明显的季节性。夏季散发之流脑，尤其皮肤无出血点或出血点不显著的患者，与乙脑鉴别较困难。乙脑惊厥、昏迷等症状多在起病 3～4 天才出现，而流脑则多发生于起病 24 小时内。乙脑外周血白细胞增高不显著，脑脊液呈无菌性脑膜炎改变，涂片及培养无细菌生长；血清免疫学检查如特异性 IgM、补体结合试验等有助于鉴别。

（3）结核性脑膜炎　患者多有肺或其他部位的结核病灶。常缓慢起病、低热、头痛、呕吐等。脑实质损害多在起病两周出现，第Ⅲ、Ⅵ、Ⅶ对颅神经可受损，颈项强直亦明显。脑脊液检查压力增高、外观透明或呈毛玻璃样混浊，静置后可形成薄膜，白细胞计数 $0.05～0.5×10^9$/L，淋巴细胞占多数，糖及氯化物减少。脑脊液涂片、培养检出结核杆菌可确诊。抗结核治疗效果显著，支持本病的诊断。

（4）肾综合征出血热　以短期高热、休克、出血和急性肾衰竭尿少为特征，以散发为主，尿常规检查蛋白出现较早，大量蛋白尿，脑脊液变化不明显，特异性 IgM 阳性。

【预后】

轻型与普通型经及时、合理治疗预后良好，多无明显后遗症。暴发型病情凶险，预后较差。慢性败血症型由于临床表现不典型，易延误诊治而导致病情恶化，预后不佳。

【治疗】

1. 治疗原则　本病具有急、危、重的特点，中西药联合治疗效果较好。西药以病原治疗为主，中药以清热、开窍、镇惊为主。

2. 西医治疗方法

（1）一般与对症治疗　就地隔离治疗，保证足够的液体入量，尽量以口服为主，防治并发症，注意休息。对高热、呕吐严重、昏迷者，给予适当补液，成人每日2000～3000ml，小儿每日 60～80ml/kg。高热不退，可用冰袋、冷毛巾敷额或腹股沟，酒精浴等物理降温，安乃近滴鼻等。头痛者酌情给予阿司匹林等镇痛药。躁动惊厥者用 10% 水合氯醛灌肠，成人每次 10～15ml，小儿每次 0.5ml/kg；或用安定 10mg，小儿每次 0.3～0.5mg/kg，静脉推注。镇静剂用量不宜过大，以免影响观察病情。

（2）普通型

①青霉素：青霉素对脑膜炎球菌有杀菌作用，虽然不易透过血脑屏障，脑脊液中药物浓度为血浓度的 10%～30%，但注射大剂量能使脑脊液达到有效药物浓度而获满意疗效。成人每日 800 万～1200 万 U，小儿 20 万 U/（kg·d），静脉滴注或肌内注射，疗程5～7 天。

②氯霉素：易透过血脑屏障，脑脊液中药物浓度为血浓度的 30%～50%。对脑膜炎球菌有明显抗菌作用，但因其对骨髓的抑制作用，一般用于对磺胺、青霉素过敏或实验

室证明对青霉素及磺胺有耐药者。儿童20mg/（kg·d），成人1~2g/d，根据病情分次口服、肌内注射或静脉滴注。治疗中应密切注意骨髓抑制的不良反应。

③头孢菌素类：第三代头孢菌素易透过血脑屏障，常用头孢噻肟、头孢曲松，疗效较好，在脑脊液中浓度高，毒副作用小。头孢噻肟，成人3~4g/d，儿童150mg/（kg·d），分3~4次静脉快速滴注；头孢曲松，成人2~4g/d，儿童剂量100mg/（kg·d），分1~2次静脉快速滴注。

（3）休克型

1）抗菌治疗以青霉素为主，剂量20~40万U/（kg·d），分次静脉滴注。成人剂量1500~2000万U/d，静脉滴注。

2）抗休克治疗

①补充血容量：一般首先应用低分子右旋糖酐，具有扩容、改善微循环、防治DIC的作用，首次剂量500~1000ml，有严重肾功能减退和充血性心力衰竭者慎用。以后可输入平衡液及葡萄糖液等，主要供给水分和热量。根据中心静脉压、尿量及休克纠正程度等调整补液量及速度，休克纠正后应减慢滴速，减少输液量，以免引起急性肺水肿。亦可先给5%碳酸氢钠注射液纠正酸中毒，成人轻症400ml/d，重症休克600~800ml/d，儿童每次3ml/kg，以后根据血二氧化碳结合力、pH值等再进行补充。

②血管活性药物：旨在调整血管的舒缩功能，疏通微循环的瘀滞，以利休克的逆转。在扩充血容量，纠正酸中毒后，如休克仍未纠正，患者面色苍白、皮肤花斑及眼底动脉痉挛者，属低排高阻型休克（冷休克），可选用血管活性药物。目前国内多采用654-2（山莨菪碱），剂量0.3~0.5mg/kg，重症每次可用至1~2mg/kg，每10~15分钟静脉注射1次，经治疗有效者面色变红，四肢转暖，血压回升，可逐渐减量或延长给药时间至停用。如果应用654-2治疗无效，可联合应用间羟胺与多巴胺。

③强心药物：抢救中密切注意心功能变化，每输液250ml应复测中心静脉压（CVP）1次；如中心静脉压高于正常，动脉压和休克仍未改善，可快速给予洋地黄类强心剂，如毒毛旋花子苷K或毛花苷C。

④糖皮质激素：能减轻毒血症，稳定溶酶体活性，抑制血小板凝聚，并有促进炎症吸收，降低颅内压，减轻脑水肿等作用，对纠正休克有一定帮助。可应用地塞米松，成人10~20mg/d，儿童0.2~0.5mg/kg，静脉滴注。休克纠正后应迅速减量或停药，疗程不超过3天。早期应用，效果较好。

⑤抗DIC治疗：休克型常继发DIC，高凝状态宜早期应用肝素，有助于纠正休克、减少出血倾向和降低病死率，每次剂量为0.5~1mg/kg，加入10%葡萄糖注射液40ml内静脉推注或加在100ml内静脉滴注。如已进入低凝消耗阶段，可应用6-氨基己酸4~6g（每次儿童1~2g），加于10%葡萄糖注射液100ml中静脉滴注，必要时4~6小时重复1次。

（4）脑膜脑炎型　治疗重点在于及时应用脱水剂减轻脑水肿，防止脑疝和呼吸衰竭的发生。

①抗菌治疗：同休克型。

②脱水剂：以 20% 甘露醇为主，每次 1~2g/kg。50% 葡萄糖注射液 40~60ml，根据病情 4~6 小时或 8 小时静脉快速滴注或静脉推注 1 次，直至呼吸、血压恢复正常，颅内高压症状好转为止。如症状严重，在两次应用间隔期中以 50% 葡萄糖注射液 40~60ml 静脉注射 1 次，以免出现反跳现象。应用脱水剂后应适当补充液体、钾盐等，以保持轻度脱水状态为宜。同时应用糖皮质激素，也有助于降低颅内压，减轻毒血症。

③呼吸衰竭的处理：加强上述脱水方法，积极给予吸氧、吸痰，头部放置冰袋降温以防治脑水肿，及时给予山梗菜碱、可拉明等呼吸兴奋剂。若效果不明显，应及时行气管插管或气管切开，尽量吸出痰液和分泌物，加压给氧，或用人工呼吸机等，直至自主呼吸恢复。

④冬眠疗法：主要用于高热、频繁惊厥及有明显脑水肿患者，以氯丙嗪和异丙嗪每次各 0.5~1mg/kg 肌内注射，或用乙酰普马嗪代替氯丙嗪，每次 0.3~0.5mg/kg，每4~6 小时 1 次，配合物理降温。疗程 3~5 天，用药过程要密切观察生命体征变化，注意保持呼吸道通畅。

3. 中医辨证论治

（1）邪犯肺卫

证候　发热，微恶寒，头痛，鼻塞流涕，咽喉肿痛，苔薄白，脉浮数。

治法　辛凉解表，泄热解毒。

方药　银翘散加减（金银花、连翘、桔梗、薄荷、竹叶、荆芥、甘草）。头痛重者，加葛根、蔓荆子，以清疏风热；咽痛重者，加山豆根、射干，以清热解毒利咽。

（2）卫气同病

证候　发热，恶寒或寒战，无汗或有汗，全身酸痛，头痛项强，恶心呕吐，口微渴，或见咳嗽，嗜睡，或烦躁不安，皮下斑疹隐隐，舌质略红或正常，苔白或微黄，脉浮数或弦数。

治法　清热解毒，泄卫清气。

方药　银翘散合白虎汤加减（金银花、连翘、生石膏、知母、炙甘草、粳米）。头痛剧烈，加钩藤、野菊花、龙胆草，以清热解毒平肝；呕吐频繁，加姜半夏、藿香、竹茹，以降气和胃；易惊项强，加钩藤、葛根、蝉蜕、僵蚕，以清热平肝舒筋；口渴甚者，加芦根、白茅根、生地、玄参，以滋阴清热；斑疹较多，加丹皮、生地、栀子、大青叶，清热凉血化斑。

（3）气营两燔

证候　壮热不安，头痛剧烈如劈，颈项强直，呕吐频繁，或夺口而出，或神昏谵语，手足抽搐，全身斑疹，婴儿可见前囟隆起，大便秘结，尿黄且少，舌质红绛，苔黄燥，脉弦数。

治法　清气凉血，泄热解毒。

方药　清瘟败毒饮加减（生石膏、生地、水牛角、黄连、栀子、桔梗、黄芩、知母、赤芍、玄参、丹皮、甘草）。呕吐重者，先服玉枢丹，以清热化浊和胃；头痛甚者，加石决明、龙胆草、珍珠母，重用栀子，以清肝火、平肝阳；神昏谵语，加服安宫牛黄丸，以清热解毒开窍；抽搐，加钩藤、地龙、全蝎、蜈蚣，以平肝息风止痉；斑疹成片，其色鲜紫，加生地、大青叶、紫草，以清热凉血化斑；大便秘结，加生大黄，以清热通腑泄浊。

（4）内闭外脱

证候 起病急骤，高热或体温骤降，神昏谵语，皮下瘀斑迅速密布全身，融合成片，其色紫暗，身出冷汗，面色苍白，皮肤花纹，四肢厥冷，唇指发绀，气息微弱，舌质淡，苔灰黑而滑，脉微欲绝。

治法 扶正固脱。

方药 生脉散合参附汤（人参、麦冬、五味子、炮附子）。或用20%人参注射液10～20ml静脉注射，每30～60分钟用1次，并配合西药积极抢救。

（5）气阴两虚

证候 热势已退，或低热，形体消瘦，神情倦怠，肌肉酸痛，或手足拘急，心烦易怒，口干易汗，纳食不香，大便秘结，小便短赤，舌质红绛少津或干瘦，脉细数。

治法 养阴益气，兼以清热。

方药 青蒿鳖甲汤加减（青蒿、鳖甲、生地、知母、丹皮）。汗多者，加龙骨、牡蛎；不思饮食者，加茯苓、白术、焦三仙，以健运脾胃。

4. 中医其他治疗方法

（1）针刺

①高热：大椎、曲池、合谷等。

②头痛剧烈：印堂、风池、百会、行间、合谷等。

③抽搐：人中、太冲、劳宫、百会、合谷等，强刺激。

④呕吐：内关、中脘、足三里，中强刺激。

⑤休克：人中、内关、十宣、足三里、涌泉等。

（2）验方

①复方连翘液：金银花、连翘、生石膏、贯众、板蓝根、黄连、钩藤、龙胆草、甘草。适用于普通型。

②流脑合剂：生石膏、知母、大青叶、鲜生地、赤芍、丹皮、黄连、黄芩、连翘、淡竹叶、甘草、桔梗、水牛角。适用于普通型。

【预防】

1. 控制传染源 早发现，早诊断，早隔离，就地治疗。加强对流行单位和地区的疫情监视，并做好疫情报告工作。早期发现的患者就地隔离治疗，隔离至症状消失后3天，一般不少于病后7天。密切观察接触者，应医学观察7天。

2. 切断传播途径 在流行期间做好防病宣传工作，大力开展爱国卫生运动，搞好室内外卫生，保持室内空气流通，注意个人卫生，勤洗衣被。流行期间尽量少去公共场所，尤其是儿童，外出戴口罩，减少飞沫传播机会。

3. 保护易感人群

（1）接种流脑疫苗　国内外已广泛应用 A 群和 C 群荚膜多糖菌苗。我国制备多糖夹膜 A 群菌苗，接种后保护率达 90% 左右，不良反应小，每年 11 ~ 12 月间对 6 个月~15 岁儿童进行预防接种，剂量为 30μg，多数于接种后 7 ~ 10 天体内出现抗体，两周左右达高峰，持续两年以上，之后每年加强 1 次。

（2）药物预防　对密切接触者，除进行医学观察外，可口服阿莫西林等，或服清热解毒口服液，进行药物预防。

第十四节　结核病

结核病（tuberculosis）是由结核分枝杆菌引起的一种慢性感染性疾病，以肺结核最常见，典型病变为结核结节形成、浸润、干酪样变和结核干酪空洞。临床多呈慢性过程，表现为长期低热、咳嗽、咳痰、咯血等。除肺部罹患外尚可侵袭浆膜腔、淋巴结、中枢神经系统、泌尿生殖系统、胃肠道、肝脏、骨关节和皮肤等除毛发以外的多种脏器和组织。传染源是排菌的患者和动物（主要是牛）。以空气传播为主要传播途径，普遍易感。婴幼儿、青春期及老年人发病率较高。

本病属中医"肺痨"等范畴。若因肺外结核引起的劳损，也可参照本节辨证论治。

【病原学】

结核病的病原菌为结核分枝杆菌（简称结核杆菌），属放线菌目、分枝杆菌科、分枝杆菌属，包括人型、牛型、非洲型和鼠型等类型。人肺结核的致病菌 90% 以上为人型结核分枝杆菌（标准株 $H_{37}R_v$），少数为牛型和非洲型结核分枝杆菌。结核分枝杆菌的生物学特性如下：

1. 多形性　结核分枝杆菌是细长稍弯曲两端圆形的杆菌，大小约（0.3 ~ 0.6）μm×（1~4）μm，单个排列，或偶成串状，有分枝生长倾向或集簇样生长，在液体培养基中生长呈蜿蜒样，同轴方向平行索状生长是结核分枝杆菌的形态特征，在临床痰标本可呈现为 T、V、Y 字形以及丝状、球状、棒状等多种形态。

2. 抗酸性　结核分枝杆菌抗酸染色呈红色，可抵抗盐酸酒精的脱色作用，故称抗酸杆菌。抗酸杆菌除了结核分枝杆菌外，还包括一些非结核分枝杆菌。一般细菌无抗酸性，因此，抗酸染色是鉴别分枝杆菌和其他细菌的方法之一。在我国临床上一旦在标本涂片中发现抗酸杆菌绝大多数代表结核分枝杆菌，但仍需要分离培养和进一步菌种鉴定。

3. 生长缓慢　结核分枝杆菌的增代时间为 14 ~ 20 小时，在液体培养基增代时间比固体培养基短。结核分枝杆菌对营养有特殊的要求；结核分枝杆菌为需氧菌，但 5% ~ 10% CO_2 的环境能刺激其生长；适宜生长温度为 37℃ 左右。培养时间一般为 2 ~ 8 周。

4. 抵抗力强　对外界抵抗力较强，耐干燥，在干痰中可存活 6 ~ 8 个月；对热、紫外线、乙醇比较敏感；煮沸 1 分钟、5% ~ 12% 煤酚皂（来苏）2 ~ 12 小时、75% 乙醇 2 分钟均可将其灭活。

5. 菌体结构复杂 结核分枝杆菌菌体成分复杂，主要是类脂质、蛋白质和多糖类。类脂质占总量的50%~60%，其作用与结核病的组织坏死、干酪液化、空洞发生以及结核变态反应有关。如索状因子（双分枝菌酸海藻糖脂）能抑制白细胞游走，引起慢性肉芽肿；磷脂能促进单核细胞增生，使吞噬细胞转为类上皮细胞，形成结核结节；蜡质D可激发机体产生迟发型超敏反应。菌体蛋白质以结合形式存在，是结核菌素的主要成分，诱发皮肤变态反应。多糖与血清反应等免疫应答有关。

【流行病学】

1. 传染源 开放性肺结核患者（痰里查出结核分枝杆菌的患者）是结核病的主要传染源。传染性的大小取决于痰内菌量的多少以及细菌的毒力大小。直接涂片法查出结核分枝杆菌者属于大量排菌，直接涂片法检查阴性而仅培养出结核分枝杆菌者属于微量排菌。部分患者常规涂片阴性，而特殊涂片阳性，如L型菌，也是潜在的传染源。

2. 传播途径 主要为患者与健康人之间的空气传播。咳嗽产生的飞沫被吸入到肺是肺结核最重要的传播途径。患者咳嗽排出的结核杆菌悬浮在飞沫中，当被人吸入后即可引起感染。排菌量愈多，接触时间愈长，危害愈大；而飞沫直径亦是重要影响因素，大颗粒多在气道沉积随体液纤毛运动排出体外，直径 $1~5\mu m$ 大小最易在肺泡沉积，情绪激昂的讲话、用力咳嗽，特别是打喷嚏所产生的飞沫直径小，影响大。患者随地吐痰，痰液干燥后结核杆菌随尘埃飞扬，亦可造成吸入感染，但非主要传播方式。患者污染物传播机会甚少。其他途径经消化道感染、经胎盘传染给胎儿、经皮肤伤口感染和上呼吸道直接接种感染均极罕见。

3. 易感人群 遗传因素可影响机体对结核分枝杆菌的自然抵抗力。社会经济发展水平低下的人群因居住拥挤、营养不良等原因发病率较高。婴幼儿细胞免疫系统不完善，老年人、妊娠、HIV感染者、矽肺、恶性肿瘤、糖尿病患者以及免疫抑制剂使用者（如器官移植）等免疫力低下者，均为结核病的易感人群。

4. 流行现状 20世纪80年代中期以来，由于人口流动增加、耐药结核增多及结核杆菌与艾滋病合并感染等原因，结核病出现全球性恶化趋势，大多数结核病疫情很低的发达国家结核病卷土重来，众多发展中国家的结核病疫情出现明显回升。据WHO 2000年公布的资料，全世界有20亿人感染过结核杆菌，年新发病例800万，死亡患者300万。在我国结核病仍是危害我国人民健康和生命的主要传染病，疫情十分严重，在全球22个结核病高负担国家中仅次于印度，位居第二位。年结核分枝杆菌感染率为0.72%，全国近半人口，约5.5亿，曾感染过结核杆菌。2000年活动性肺结核患病率、痰涂片阳性（简称涂阳）肺结核患病率和结核分枝杆菌阳性（简称菌阳，含涂片阳性和培养阳性）肺结核患病率分别为367/10万、122/10万和160/10万，估算病例数分别约为500万、150万和200万。2005年、2006年全国报告的肺结核新发患者数均超过100万，患者数和死亡人数均居法定疫情报告传染病的首位；同时我国结核病原发耐药率高达18.6%，是全球高发区。

【病机病理】

1. 西医发病机制和病理

（1）发病机制　当首次吸入含结核分枝杆菌的微滴后，是否感染取决于结核分枝杆菌毒力和肺泡内巨噬细胞固有的吞噬杀菌能力。结核分枝杆菌的类脂质等成分能抵抗溶酶体酶类的破坏作用，如果结核分枝杆菌能够存活下来，并在肺泡巨噬细胞内外生长繁殖，这部分肺组织即出现炎性病变，称为原发病灶。原发病灶中的结核分枝杆菌沿着肺内引流淋巴管到达肺门淋巴结，引起淋巴结肿大，原发病灶和肿大的气管支气管淋巴结综合称为原发综合征或原发性结核。病灶继续扩大，可直接或经血流播散到邻近组织器官，发生结核病。

当结核分枝杆菌首次侵入人体开始繁殖时，人体通过细胞介导的免疫系统对结核分枝杆菌产生特异性免疫，使原发病灶、肺门淋巴结和播散到全身各器官的结核分枝杆菌停止繁殖，原发病灶炎症迅速吸收或留下少量钙化灶，肿大的肺门淋巴结逐渐缩小、纤维化或钙化，播散到全身各器官的结核分枝杆菌大部分被消灭，这就是原发感染最常见的良性过程。但仍然有少量结核分枝杆菌没有被消灭，长期处于休眠期，成为潜在病灶，这些潜在病灶中的结核分枝杆菌在机体免疫功能下降时，可重新生长繁殖发生结核病。

①细胞介导免疫反应（CMI）：CMI 是机体获得性抗结核免疫力最主要的免疫反应。当致敏的 $CD4^+T$ 细胞再次受到抗原刺激而激活，产生、释放氧化酶和多种细胞因子，如 IL-2、IL-6、TNF-γ 等，与 TNF-α 共同作用加强对病灶中结核杆菌的杀灭作用。当 $CD8^+T$ 细胞溶解已吞噬结核杆菌和受抗原作用的吞噬细胞时，可导致宿主细胞和组织破坏，可同时伴有结核杆菌的释放与扩散。

②迟发型超敏反应（DTH）：是机体再次感染结核杆菌后对细菌及其产物（结核蛋白及脂质 D）产生的一种超常免疫反应。结核杆菌注入未受的豚鼠，10~14 天注射局部形成结节、溃疡、淋巴结肿大，周身血行播散而死亡；少量结核杆菌感染豚鼠后 3~6 周，再注射等量的结核杆菌，2~3 天局部迅速形成溃疡，随后较快愈合，无淋巴结肿大与全身播散，豚鼠存活，此即为 Koch 现象。前者为初次感染；后者为再次感染，局部剧烈反应说明超敏反应参与，但因获得免疫力病灶趋于局限。Koch 现象可解释为原发型肺结核和继发型肺结核的不同发病机制。人体感染结核杆菌后仅 5% 发病为原发型肺结核；5% 的人在免疫力低时发病称为继发型肺结核，90% 的人终身不发病。初次感染的结核杆菌潜伏于淋巴结处，或随菌血症到全身脏器潜伏，成为肺外结核发病的来源。

（2）病理改变

①渗出性病变：渗出为主的病变主要出现在结核性炎症初期或病变恶化复发时，病变的主要改变是充血、浆液、纤维蛋白及炎细胞渗出。结核性渗出在开始时的炎细胞是中性粒细胞，之后被巨噬细胞、淋巴细胞替代。肉眼观察渗出病灶呈灰白或灰黄色半透明混浊状的改变，边缘模糊，分界不清。镜下观察病灶中渗出物为含有蛋白的浆液、纤维素、巨噬细胞和淋巴细胞等，病灶内可查见结核杆菌。渗出性病变是不稳定病变，机

体抵抗力增强时，渗出物可全部被吸收；恶化时易于发展成干酪样坏死。

②变质性改变：干酪样坏死为主的病变多发生在结核分枝杆菌毒力强、感染菌量多、机体超敏反应强、抵抗力低下的情况。干酪样坏死是结核病具有的特征性病变，坏死呈凝固性。表现为组织呈干酪样坏死，坏死呈凝固性是本病特点之一。肉眼观察病变部位的坏死组织呈灰黄色或浅黄色，干燥、质硬类似干酪。镜下观察细胞坏死、崩解，失去原来的组织结构和轮廓，呈一片红染无结构的颗粒状物质，病灶周围往往有渗出样改变。干酪样坏死物中含结核分枝杆菌，菌量不等，当坏死组织液化时，干酪样的结核分枝杆菌可大量繁殖。

③增生性病变：增生为主的病变发生在机体抵抗力较强、病变恢复阶段。此时结核杆菌数量少而致敏淋巴细胞增多，表现为典型的结核结节形成。结节中央为朗格汉斯细胞（langhans giant cell），周围是类上皮细胞、淋巴细胞及浆细胞。结核性肉芽肿是增生性病变的另一种表现，多见于空洞壁、窦道及干酪坏死灶周围。当病变恶化变质时则表现为干酪样坏死。镜下组织细胞混浊肿胀、胞质脂肪变性、胞核碎裂溶解；肉眼观坏死组织呈黄色乳酪样。

结核病的病理过程为破坏和修复常同时进行，上述三种病变在人体可以先后发生，同时存在，往往以其中某一种病变为主，在一定条件下可互相转化。当人体免疫力较强或结核杆菌致病力减弱时，变质、渗出性病变可转为增生性病变，形成结核结节；反之，若人体免疫力减弱、变态反应或结核杆菌致病力增强时，渗出和增生病变也可转变为变质性病变，发展成干酪样坏死。

（3）病理演变 抗结核化学治疗问世前，结核病的病理转归特点为吸收愈合十分缓慢、多反复恶化和播散。采用化学治疗后早期渗出性病变可完全吸收消失或仅留下少许纤维索条，局限的干酪病灶可脱水形成钙化灶。纤维化和钙化是机体免疫力增强、病变静止、愈合的表现。空洞壁可变薄，空洞可逐渐缩小、闭合，遗留疤痕。空洞久治不愈或严重免疫抑制可引起结核杆菌扩散，包括局部病灶蔓延邻近组织、支气管、淋巴管和血行播散到肺外器官。钙化灶或其他静止期结核杆菌可重新活跃。

2. 中医病因病机 有关肺痨的致病因素，主要有两个方面：一为外因感染，"痨虫"（又称"瘵虫"）伤人；一为内伤体虚，气血不足，阴精耗损。从"痨虫"侵犯的病变部位而言，则主要在肺，临床以咳嗽、咳血、潮热、盗汗、消瘦为临床特征。日久可累及脾肾，甚则传遍五脏。其病理性质以阴虚为主。痨虫是致病的外因，而正虚是发病的内因，两者之间可以互为因果。正气强弱则是发病的关键，同时也是肺痨病变传变、转归的决定性因素。另一方面外因感染也是重要的致病条件，它既是耗伤人体气血的直接原因，同时又是决定发病后反映病变发展规律，区别于他病的特殊因素。

除肺脏病变外，痨虫尚可四处蔓延，引起肺外病变。例如痨虫沿肺系上侵喉头、气道，则引起"喉疮失音"；下入肠道，则形成"腹中包块"、"肠鸣"、"泄泻"；流窜经脉，则发生"马刀侠瘿"、"瘰疬"；入侵骨髓，又可发生"巴骨流痰"；在妇女痨虫下入胞宫，导致月经停闭、不孕，形成所谓"干血痨"，这些都是痨虫的肺外病变。

【临床表现】

1. 临床类型　根据中华医学会结核病学分会 1998 年修改、制定的《中国结核病分类法》，结核病可分为以下 5 个类型：

（1）原发型肺结核（Ⅰ型）　为原发结核感染所致的临床病证。包括原发综合征及胸内淋巴结结核。多见于少年儿童，无症状或症状轻微，多有结核病接触史，结核菌素试验多为强阳性，胸部 X 线片表现为哑铃形阴影，即原发病灶、引流淋巴管炎和肿大的肺门淋巴结，形成典型的原发综合征。原发病灶一般吸收较快，可不留任何痕迹。若胸部 X 线片只有肺门淋巴结肿大，则诊断为胸内淋巴结结核。肺门淋巴结结核可呈块状、边缘清晰和密度高的肿瘤型或边缘不清、伴有浸润的炎性型。

（2）血行播散型肺结核（Ⅱ型）　包括急性、亚急性及慢性血行播散型肺结核 3 种类型。结核杆菌短期大量入侵引起的急性血行播散型肺结核，临床上有严重的急性中毒症状，常伴结核性脑膜炎等肺外结核。少量结核杆菌入侵或机体免疫力较好时，表现为亚急性及慢性血行播散型肺结核，起病较缓，症状较轻，胸部 X 线片呈双上、中肺野为主的大小不等、密度不同和分布不均的粟粒状或结节状阴影，新鲜渗出与陈旧硬结和钙化病灶并存。慢性血行播散型肺结核多无明显中毒症状。

（3）继发型肺结核（Ⅲ型）　多发生在成人，病程长、易反复。肺内病变多为含有大量结核分枝杆菌的早期渗出性病变，易进展，多发生干酪样坏死、液化、空洞形成和支气管播散；同时又多出现病变周围纤维组织增生，使病变局限化和瘢痕形成。病变轻重多寡相差悬殊，活动性渗出病变、干酪样病变和愈合性病变共存。因此，继发型肺结核 X 线表现特点为多态性，好发在上叶尖后段和下叶背段。痰结核分枝杆菌检查常为阳性。

（4）结核性胸膜炎（Ⅳ型）　是结核杆菌及其代谢产物进入处于高度过敏状态的胸膜引起的炎症。常发生于原发感染后数月，为播散型结核病的一部分。在病情发展的不同阶段有干性胸膜炎、渗出性胸膜炎及结核性脓胸等表现，以结核性渗出性胸膜炎最常见。

（5）肺外结核（Ⅴ型）　常因初次感染的结核杆菌潜伏于肺外脏器，机体抵抗力降低时发病。按部位和脏器命名，如结核性脑膜炎、骨结核、结核性腹膜炎、肠结核以及泌尿生殖系统结核等。

2. 症状与体征　结核病的临床表现多种多样。临床表现与病灶的类型、性质和范围以及机体反应性有关。

（1）全身症状　发热为结核病最常见的全身中毒性症状。临床多数起病缓慢，多表现为长期低热，午后或傍晚开始，清晨恢复正常；或仅表现为体温不稳定，运动或月经后体温不能恢复正常。当病情急剧恶化进展时亦可出现高热，呈稽留热或弛张热。同时还可伴有倦怠、乏力、盗汗、食欲减退、体重减轻、心悸、烦躁、妇女月经不调等轻度植物神经功能紊乱症状。可有多关节肿痛、四肢结节性红斑及环形红斑等结核性风湿病表现。

（2）呼吸系统症状与体征　主要表现为咳嗽、咳痰、咯血、胸痛，严重者可出现气急。早期咳嗽轻微，干咳或咳少量黏液痰，慢性患者或有空洞形成时痰量增加，若合并其他细菌感染，痰可呈脓性。支气管结核多表现为刺激性咳嗽；约 1/3～1/2 肺结核患者有不同程度的咯血，表现为痰中带血，侵及血管则为大咯血。结核累及胸膜时可表现为胸痛，部位不定的隐痛多为肺组织结核，当炎症波及壁层胸膜时，表现为部位固定的刺痛，一般并不剧烈，可随呼吸和咳嗽加重。当肺组织受广泛破坏，或伴肺气肿或肺心病时有气急。

体征多寡不一，取决于病变性质和范围。病变范围较小时，可以没有任何体征；渗出性病变范围较大或干酪样坏死时，则可以有肺实变体征，如触觉语颤增强、叩诊浊音、听诊闻及支气管呼吸音和细湿啰音。较大的空洞性病变听诊也可以闻及支气管呼吸音。当有较大范围的纤维条索形成时，气管向患侧移位，患侧胸廓塌陷、叩诊浊音、听诊呼吸音减弱并可闻及湿啰音。结核性胸膜炎时有胸腔积液体征：气管向健侧移位，患侧胸廓望诊饱满、触觉语颤减弱、叩诊实音、听诊呼吸音消失。支气管结核可有局限性哮鸣音。

（3）其他系统表现　淋巴结结核常出现无痛性淋巴结肿大，可坏死液化、破溃、瘘管形成等。结核性脑膜炎多有头痛、呕吐、意识障碍等表现。结核性心包炎表现为心前区痛、呼吸困难、心界扩大、颈静脉怒张等表现。结核性腹膜炎常有腹腔积液或腹膜粘连，表现为发热、腹痛、腹胀、腹部揉面感等。肠结核好发于回盲部，常可见腹痛、腹胀、腹泻与便秘交替、腹部肿块等临床表现。肾、输尿管及膀胱结核有膀胱刺激征、血尿及脓尿等。肝、脾结核表现为发热、消瘦、贫血、肝脾肿大等。骨关节结核表现为关节功能障碍、局部肿胀、脓肿或形成窦道、疼痛、畸形等。

3. 并发症　肺结核可并发气胸、脓气胸、支气管扩张、肺不张和肺源性心脏病等；结核性脑膜炎可并发脑病、癫痫等；肠结核可并发肠梗阻等；生殖系统结核可并发不孕、不育等。

【实验室及其他检查】

1. 一般检查　外周血白细胞计数一般正常，可有血红蛋白降低。在急性进展期白细胞可增多，重症感染时可发生类白血病样血象。血沉可增快，但无特异性。

2. 细菌学检查

（1）涂片镜检　痰、尿、胸水、粪便等各种分泌物、排泄物以及淋巴结穿刺吸引物涂片可查到抗酸杆菌，但阳性率低。

（2）病原菌分离　分离培养法检出率高于涂片镜检法，同时可鉴别非结核分枝杆菌。一般采用改良罗氏培养基，培养时间 4～6 周。新近的 BACTEC 培养检测系统是采用放射技术快速培养，进行药敏实验和菌型鉴定的方法。该法较常规改良罗氏培养法提高初代分离率约 10%，检测时间也明显缩短。

（3）特异性核酸检测　核酸探针、PCR 及 DNA 印迹杂交等可测结核杆菌 DNA。基因芯片技术也已用于结核杆菌鉴定、耐药性检测、基因组分析等。

3. 血清学诊断　随着对分枝杆菌分子生物学和免疫学研究的深入，酶联免疫吸附试验（ELISA）间接荧光法、蛋白印迹法等方法已应用于临床，检测血清、痰液、胸水等体液中相关抗体。血清学检测是结核病的快速辅助诊断方法，但仍存在特异性欠佳等问题，有待进一步研究。

4. 结核菌素皮肤试验（tuberculin skin test，TST） 目前国内均采用国产结核菌素纯蛋白衍生物（purified protein derivative，PPD），是判断机体是否感染过结核分枝杆菌的主要手段。结核菌素试验对儿童、少年和青年的结核病诊断有参考意义。由于许多国家和地区广泛推行卡介苗接种，结核菌素试验阳性不能区分是结核分枝杆菌的自然感染还是卡介苗接种的免疫反应。因此，在卡介苗普遍接种的地区，不宜仅凭结核菌素试验结果判断是否有结核分枝杆菌感染。

结核菌素试验选择左侧前臂曲侧中上部 1/3 处，0.1ml（5IU）皮内注射，用 26 号 10mm 长的一次性短斜面的针头和 1ml 注射器，注射后应能产生凸起的皮丘，边界清楚，上面可有明显的小凹。试验后 48 ~ 72 小时观察和记录结果，手指轻摸硬结边缘，测量硬结的横径和纵径，得出平均直径 =（横径 + 纵径)/2，而不是测量红晕直径，硬结为特异性变态反应，而红晕为非特异性反应。硬结直径 ≤4mm 为阴性，5 ~ 9mm 为弱阳性，10 ~ 19mm 为阳性，≥20mm 或虽 <20mm 但局部出现水疱和淋巴管炎为强阳性反应。结核菌素试验反应愈强，对结核病的诊断，特别是对婴幼儿的结核病诊断愈有意义。一般来说，儿童反应结果为阴性时表明其没有受过结核分枝杆菌的感染，可以除外结核病。

5. 影像学检查 是肺结核的重要诊断手段之一，包括胸透、胸片、CT 等。有助于确定病变范围、部位、形态、密度、与周围组织的关系、病变阴影的伴随影像；判断病变性质、有无活动性、有无空洞、空洞大小和洞壁特点等。

6. 内镜检查 包括支气管镜、胸腔镜、电子肠镜、腹腔镜、膀胱镜等，对某些结核病可提供病原学和病理学诊断。其中支气管镜检查常应用于支气管结核和淋巴结支气管瘘的诊断，支气管结核表现为黏膜充血、溃疡、糜烂、组织增生、形成疤痕和支气管狭窄，可以在病灶部位钳取活体组织进行病理学检查、结核分枝杆菌培养。对于肺内结核病灶，可以采集分泌物或冲洗液标本做病原体检查，也可以经支气管肺活检获取标本检查。

7. 活体组织检查 对不排菌的肺结核以及与外界不相通的脏器结核病，如淋巴结、骨、关节、肝、脾等，可通过活体组织来进行病原学和病理学诊断。

【诊断与鉴别诊断】

1. 诊断依据

（1）肺结核的诊断

1）肺结核的一般诊断：须结合流行病学资料、临床表现与实验室、影像学辅助检查综合分析，主要的诊断依据为胸部 X 线、CT 检查以及痰菌检查。

症状和体征：肺结核患者的症状一般没有特异性，但明确症状的发生发展过程对结核病诊断有重要参考意义，其中重点追溯肺结核的接触史、治疗过程以及症状演变情况。体征对肺结核的诊断意义有限。有下列表现应考虑肺结核的可能，应进一步做痰和胸部 X 线检查：①咳嗽、咳痰 3 周或以上，可伴有咯血、胸痛、呼吸困难等症状。②发热（常为午后低热），可伴盗汗、乏力、体重减轻、月经失调。③结节性红斑、关节疼痛、疱性结膜炎等表现而无免疫性疾病依据。④未接种卡介苗的儿童结核菌素皮肤试验阳性者，提示已受结核分枝杆菌感染或体内有活动性结核病，当呈现强阳性时表示机体处于超敏状态，发病几率高。⑤密切接触开放性肺结核的婴儿或儿童。

影像学诊断：细菌学检查是肺结核诊断的确切依据，但不是所有的肺结核都可得到细菌学证据。胸部 X 线检查是重要的辅助检查。一般而言，肺结核胸部 X 线表现可有如下特点：①多发生在肺上叶尖后段、肺下叶背段、后基底段。②病变可局限也可侵犯多肺段。③X 线影像可呈多形态表现（即同时呈现渗出、增殖、纤维和干酪性病变），也可伴有钙化。④易合并空洞。⑤可伴有支气管播散灶。⑥可伴胸腔积液、胸膜增厚与粘连。⑦呈球形病灶时（结核球）直径多在 3cm 以内，周围可有卫星病灶，内侧端可有引流支气管征。⑧病变吸收慢（1 个月以内变化较小）。

痰结核分枝杆菌检查：是确诊肺结核病的主要方法，也是制定化疗方案和考核治疗效果的主要依据。每位有肺结核可疑症状或肺部有异常阴影的患者都必须查痰。通常初诊患者要送 3 份痰标本；包括清晨痰、夜间痰和即时痰，如无夜间痰，宜在留取清晨痰后 2~3 小时再留 1 份痰标本。复诊患者每次送两份痰标本。无痰患者可采取痰诱导技术获取痰标本；痰涂片常采用的是齐－尼氏法。痰涂片检查阳性只能说明痰中含有抗酸杆菌，不能区分是结核分枝杆菌还是非结核分枝杆菌，由于非结核分枝杆菌少，故痰中检出抗酸杆菌有极重要的意义；结核分支杆菌培养为结核分枝杆菌检查提供准确可靠的结果，常作为结核病诊断的金标准。常用的培养方法为改良罗氏法和小川法。一般培养时间为 2~6 周，阳性结果随时报告，培养至 8 周仍未生长者报告阴性。

药物敏感性测定：主要为临床耐药病例的诊断、制定合理的化疗方案以及流行病学监测提供依据。

2）菌阴肺结核的诊断：三次痰涂片及一次培养阴性的肺结核定义为菌阴肺结核，具备以下标准①~⑥中 3 项或⑦~⑧中任何 1 项可确诊：①典型肺结核临床症状和胸部 X 线表现。②抗结核治疗有效。③临床可排除其他非结核性肺部疾患。④PPD（5IU）强阳性；血清抗结核抗体阳性。⑤痰结核菌 PCR＋探针检测呈阳性。⑥肺外组织病理证实结核病变。⑦支气管肺泡灌洗液（BALF）检出抗酸分枝杆菌。⑧支气管或肺部组织病理证实结核病变。

3）其他类型肺结核的诊断：可详参本节"临床类型"内容及中华医学会结核病分会 2001 年修订的《肺结核的诊断和治疗指南》。

（2）肺外结核的诊断 各种浆膜腔结核、淋巴结结核、中枢神经系统结核、消化系统结核、泌尿系结核、骨关节结核以及其他脏器结核，病变涉及不同系统，具有不同的临床特点和诊断标准。

2. 鉴别诊断 结核病临床表现多种多样，易与许多疾病相混淆，临床应结合症状、体征、影像学及实验室资料做全面分析。

（1）肺炎 主要与继发型肺结核鉴别。各种肺炎因病原体不同而临床特点各异，但大都起病急，伴有发热，咳嗽、咳痰明显，胸片表现密度较淡、较均匀的片状或斑片状阴影，抗菌治疗后体温迅速下降，1~2周阴影有明显吸收。

（2）肺脓肿　肺结核空洞须与肺脓肿相鉴别，后者起病较急、发热高、脓痰多、血白细胞及中性粒细胞增高、痰细菌培养阳性。空洞型肺结核继发细菌感染应注意与慢性肺脓肿相鉴别。

（3）肺癌　肺癌多有长期吸烟史，表现为刺激性咳嗽，痰中带血、胸痛和消瘦等症状，胸部X线表现肺癌肿块常呈分叶状，有毛刺、切迹。癌组织坏死液化后，可以形成偏心厚壁空洞。多次痰脱落细胞和结核分枝杆菌检查和病灶活体组织检查是鉴别的重要方法。

（4）支气管扩张　慢性反复咳嗽、咳痰，多有大量脓痰，常反复咯血。轻者胸部X线片无异常或仅见肺纹理增粗，典型者可见卷发样改变，CT特别是高分辨CT下能发现支气管腔扩大，可确诊。

（5）其他疾病　肺结核常有规律性的发热，需与伤寒、败血症、白血病等发热性疾病鉴别。伤寒有高热、白细胞计数减少及肝脾大等临床表现，易与急性血行播散型肺结核混淆，但伤寒常呈稽留热，有相对缓脉、皮肤玫瑰疹，血、尿、便的培养检查和肥达试验可以确诊。败血症起病急，寒战及弛张热型，白细胞及中性粒细胞增多，常有近期感染史，血培养可发现致病菌。急性血行播散型肺结核有发热、肝脾大，偶见类白血病反应或单核细胞异常增多，需与白血病鉴别，后者多有明显出血倾向，骨髓涂片及动态胸部X线片随访有助于诊断。

【预后】

早期诊断、正规治疗多可痊愈。而治疗的成败又受诸如细菌对抗结核药物的敏感性、治疗时机、药物配伍、药物质量、督导情况、患者体质、社会环境等多种因素的影响，特别是随着耐药结核病（multiple – drug – resistant tuberculosis，MDR – TB）的出现以及AIDS等免疫力低下疾病的增多，给结核病的治疗带来新的难题。

【治疗】

1. 治疗原则　结核病的治疗主要包括抗结核化学药物治疗、对症治疗和手术治疗，其中化疗是治疗和控制疾病、防止传播的主要手段。肺结核化学治疗的原则是早期、规律、全程、适量、联合。早期化学治疗有利于迅速发挥早期杀菌作用；规律用药，不漏服，不停药，是预防耐药性产生的重要环节；保证完成规定的疗程是提高治愈率和减少复发率的重要措施；适量指严格遵照适当的药物剂量用药，药物剂量过低不能达到有效的血浓度，影响疗效和易产生耐药性，剂量大易发生药物毒副反应；联合用药系指同时采用多种抗结核药物治疗可提高疗效，同时通过交叉杀菌作用减少或防止耐药性的产生。

中医治疗当以补虚培元和抗痨杀虫为原则，如《医学正传·劳极》即提出"一则杀其虫，以绝其根本，一则补其虚，以复其真元"的两大治则。根据体质强弱分别主次，但尤需重视补虚培元，增强正气，以提高抗病能力。调补脏器重点在肺，并应注意脏腑整体关系，同时补益脾肾。治疗大法应根据"主乎阴虚"的病理特点，以滋阴为主，火旺的兼以降火，如合并气虚、阳虚症状者，则当同时兼顾。杀虫主要是针对病因治疗。

2. 西医治疗方法 中华医学会结核病学分会于 2001 年制定了《肺结核诊断和治疗指南》。

（1）化学药物治疗

1）常用抗结核药物：目前国际上通用的有十余种，WHO 制定的一线药物为异烟肼（INH）、利福平（RFP）、吡嗪酰胺（PZA）、链霉素（SM）、乙胺丁醇（EMB），是治疗的首选，常用抗结核药物的主要种类、成人剂量及主要不良反应见表 5-5。

表 5-5 常用抗结核药物成人每日剂量及主要不良反应

药名	缩写	每日剂量（g）	制菌作用机制	主要不良反应
异烟肼	H，INH	0.3	DNA 合成	周围神经炎，偶有肝功能损害
利福平	R，RFP	0.45～0.6＊	mRNA 合成	肝功能损害，过敏反应
吡嗪酰胺	Z，PZA	1.5～2	吡嗪酸抑菌	胃肠不适，肝功能损害，高尿酸血症，关节痛
乙胺丁醇	E，EMB	0.75～1＊＊	RNA 合成	视神经炎
链霉素	S，SM	0.75～1△	蛋白合成	听力障碍，眩晕，肾功能损害
对氨基水杨酸钠	P，PAS	8～12	中间代谢	胃肠不适，过敏反应，肝功能损害
丙硫异烟胺	TH，PTH	0.5～0.75	蛋白合成	胃肠不适，肝功能损害
阿米卡星	AMK	0.4	蛋白合成	听力障碍，眩晕，肾功能损害
卡那霉素	K，KM	0.75～1△	蛋白合成	听力障碍，眩晕，肾功能损害
卷曲霉素	CPM	0.75～1△	蛋白合成	听力障碍，眩晕，肾功能损害
氧氟沙星	O，OFLX	0.4～0.6	DNA 的复制、转录	肝肾毒性，胃肠反应，过敏，光敏反应，中枢神经系统反应，肌腱反应
左氧氟沙星	V，LEVY	0.3	DNA 的复制、转录	同氧氟沙星

注：利福喷丁（RFT，L）成人常用量为 0.45～0.6g，每周 2 次用药，其主要不良反应与利福平类似。＊体重小于 50kg 用 0.45g，≥50kg 用 0.6g；S、Z、Th、O 用量亦按体重调节；△老年人用量酌减；＊＊前两月 25mg/kg，其后减至 15mg/kg。

①异烟肼（INH）：异烟肼问世已有 50 年，但迄今仍然是单一抗结核药物中杀菌力，特别是早期杀菌力最强者。INH 对巨噬细胞内外的结核分枝杆菌均具有杀菌作用。最低抑菌浓度为 0.025～0.05μg/ml。口服后迅速吸收，血中药物浓度可达最低抑菌浓度的 20～100 余倍。脑脊液中药物浓度也很高。用药后经乙酰化而灭活，乙酰化的速度决定于遗传因素。成人剂量 300mg/d，顿服；儿童 5～10mg/（kg·d），最大剂量不超过 300mg/d。结核性脑膜炎和血行播散型肺结核的用药剂量可加大，儿童 20～30mg/kg，成人 10～20mg/kg。偶可发生药物性肝炎，肝功能异常者慎用，需注意观察。如果发生周围神经炎可服用维生素 B$_6$（吡哆醇）。

②利福平（RFP）：最低抑菌浓度为 0.06～0.25μg/ml，对巨噬细胞内外的结核分枝杆菌均有快速杀菌作用，特别是对 C 菌群有独特的杀菌作用。INH 与 RFP 联用可显著

缩短疗程。口服 1 ~ 2 小时后达血药高峰浓度，半衰期为 3 ~ 8 小时，有效血药浓度可持续 6 ~ 12 小时，药量加大持续时间更长。口服后药物集中在肝脏，主要经胆汁排泄，胆汁药物浓度可达 $200\mu g/ml$。未经变化的药物可再经肠吸收，形成肠肝循环，能保持较长时间的高峰血药浓度，故推荐早晨空腹或早饭前半小时服用。利福平及其代谢物为橘红色，服后大小便、眼泪等为橘红色。成人剂量为 8 ~ 10mg/（kg·d），体重在 50kg 以下者为 450mg，50kg 以上者为 600mg，顿服。儿童 10 ~ 20mg/（kg·d）。间歇用药为 600 ~ 900mg，每周 2 次或 3 次。用药后如出现一过性转氨酶上升可继续服药，加保肝治疗观察，如出现黄疸应立即停药。流感样症状、皮肤综合征、血小板减少多在间歇疗法出现。妊娠 3 个月以内者忌用，超过 3 个月者要慎用。其他利福霉素类药物有利福喷丁（RFT），该药血清峰浓度和半衰期分别为 10 ~ 30μg/ml 和 12 ~ 15 小时。RFT 的最低抑菌浓度为 0.015 ~ 0.06μg/ml，比 RFP 低很多。上述特点说明 RFT 适于间歇使用。使用剂量为 450mg ~ 600mg，每周 2 次。RFT 与 RFP 之间完全交叉耐药。

③吡嗪酰胺（PZA）：具有独特的灭菌作用，主要是杀灭巨噬细胞内酸性环境中的 B 菌群。在 6 个月标准短程化疗中，PZA 与 INH 和 RFP 联合用药，是第三个不可缺的重要药物。对于新发现初治涂阳患者 PZA 仅在头两个月使用，因为使用两个月的效果与使用 4 个月和 6 个月的效果相似。成人用药为 1.5g/d，每周 3 次用药为 1.5 ~ 2g/d，儿童为 30 ~ 40mg/（kg·d）。常见不良反应为高尿酸血症、肝损害、食欲不振、关节痛和恶心。

④乙胺丁醇（EMB）：对结核分枝杆菌的最低抑菌浓度为 0.95 ~ 7.5μg/ml，口服易吸收，成人剂量为 0.75 ~ 1g/d，每周 3 次用药为 1 ~ 1.25g/d。不良反应为视神经炎，应在治疗前测定视力与视野，治疗中密切观察，提醒患者发现视力异常应及时就医。鉴于儿童无症状判断能力，故不用。

⑤链霉素（SM）：对巨噬细胞外碱性环境中的结核分枝杆菌有杀菌作用。肌内注射，每日量为 0.75g，每周 5 次；间歇用药每次为 0.75 ~ 1g，每周 3 次。不良反应主要为耳毒性、前庭功能损害和肾毒性等，严格掌握使用剂量，儿童、老人、孕妇、听力障碍和肾功能不良等要慎用或不用。

2）肺结核的治疗

①初治：指新发病或抗结核化疗正规疗程未满或不规则化疗未满 1 个月者。初治菌阳肺结核的治疗要做到：方案中强化期 2 个月以异烟肼（H）、利福平（R）、吡嗪酰胺（Z）为基础或加链霉素（S）或加乙胺丁醇（E），巩固期 4 个月用 HR 或加 E；如选用强化期不含 Z 或巩固期不含 R 的方案，需延长疗程至 9 个月，以保障疗效。《中国结核病防治规范实施工作指南》（2008 年）推荐的方案如下，其中药名前数字表示月数，药名右下方数字表示每周用药次数：①$2H_3R_3Z_3E_3/4H_3R_3$。②2HRZE/4HR。初治菌阴肺结核实际上包含涂阴培阴和涂阴培阳两部分患者。其治疗均以短程化疗为原则，方案同菌阳肺结核，而涂阴培阴病例疗程可缩短，但不能短于 4 个月。全国结核短程化疗协作组成功方案如下：$1HRZ/3H_3L_1$；$2HRZ/3H_2R_2$；2HRS/2HR；$4H_3L_1Z_3$；HSP/10HP。

②复治：指初治失败、正规足够疗程后痰菌复阳、不规律化疗超过 1 个月及慢性排菌者。由于可能已经产生获得性耐药，复治是一个困难的问题，推荐强化期 5 药和巩固

期 3 药的方案，希望强化期能够至少有两个仍然有效的药物，疗程亦需要适当延长。《中国结核病防治规划实施工作指南》（2008 年）推荐方案如下：①$2H_3R_3Z_3S_3E_3$/$6H_3R_3E_3$。②2HRZES/6HRE。全国结核病短程化疗协作组的成功方案：2HRZES/5HRE；2HRZES/$6H_3R_3E_3$；2 $H_3R_3Z_3E_3S_3$/$5H_3R_3E_3$；3HRZEO/$5H_3L_1O_3$。

3）耐药、耐多药肺结核的治疗：耐药结核病的出现对全球结核病控制构成严峻的挑战。WHO 估算全球 MDR－TB 约有 100 万例。其治愈率低，死亡率高，特别是发生在 HIV 感染的病例，治疗昂贵，传染危害大。我国为耐多药结核病高发国家之一，初始耐药率为 18.6%，获得性耐药率为 46.5%，初始耐多药率和获得性耐多药率分别为 7.6% 和 17.1%。解决耐药病例的最佳办法是通过采用全程督导化疗使新发现初治涂阳患者达到高治愈率，从源头上防止耐药病例的产生。制定 MDR－TB 治疗方案应注意：详细询问既往用药史，依据药物敏感性检测结果指导治疗，治疗方案至少含有 4 种可能的敏感药物。药物至少每周使用 6 天。吡嗪酰胺、乙胺丁醇、氟喹诺酮应每天用药。二线药物根据患者耐受性也可每天一次用药或分次服用；药物剂量依体重决定；氨基糖苷类或卷曲霉素注射剂类药物至少使用 6 个月；治疗期在痰涂片和培养阴转后至少治疗 18 个月，有广泛病变的应延长至 24 个月；吡嗪酰胺可考虑全程使用。

传统分类法将抗结核药物分为一线以及二线抗结核药物，表 5－6 据药效和药物特性（或药物分类）将药物分为 5 组，可作为治疗 MDR－TB 选择药物的参考。

表 5－6 抗结核药物分组

组别	药物（缩写）
第 1 组：一线口服抗结核药物	异烟肼（H）、利福平（R）、乙胺丁醇（E）、吡嗪酰胺（Z）
第 2 组：注射用抗结核药物	链霉素（S）、卡那霉素（K）、丁胺卡那霉素（Am）、卷曲霉素（CPM）
第 3 组：氟喹诺酮类药物	氧氟沙星（O）、左氧氟沙星（V）、莫西沙星（Mfx）
第 4 组：口服抑菌二线抗结核药物	乙硫异烟胺（Eto）、丙硫异烟胺（TH）、环丝氨酸（Cs）、特立齐酮（Trd）、对氨基水杨酸钠（PAS）
第 5 组：耐药结核病疗效不确定的药物	氯法齐明（Cfz）、利奈唑胺（Lzd）、阿莫西林/克拉维酸（Amx/Clv）、氨硫脲（Th）、亚胺培南/西司他汀（Ipm/Cln）、克拉霉素（Clr）、高剂量异烟肼（高剂量 H）

注：第 5 组药物 WTO 不建议 MDR－TB 患者常规使用，没有确定最佳剂量。

MDR－TB 治疗方案通常含两个阶段：强化期（注射剂使用）和继续期（注射剂停用）。治疗方案采取标准代码，例如 6Z－K（CPM）－O－Eto－Cs/12Z－O－Eto－Cs，初始强化期含 5 种药，治疗 6 个月，注射剂停用后，口服药至少 12 个月，总疗程 18 个月。注射剂为卡那霉素（K），也可选择卷曲霉素（CPM）。

4）肺外结核的治疗：肺外结核参照肺结核方案，骨关节结核、结核性脑膜炎等疗程较其延长。化疗时应密切观察治疗反应和病情、痰菌变化。定期复查肝、肾功能，尤其有肝病史或 HBV、HCV 感染者应根据肝功能情况，适时调整治疗方案。

（2）对症治疗　肺结核的一般症状可通过合理的化疗减轻或消失，无须特殊处理。咯血是肺结核的常见症状，在活动性和痰涂阳肺结核患者中，咯血症状分别占 30% 和

40%。咯血处置要注意镇静、止血，患侧卧位，预防和抢救因咯血所致的窒息并防止肺结核播散。一般少量咯血，多以安慰患者、消除紧张、卧床休息为主，可用氨基己酸、氨甲苯酸（止血芳酸）、酚磺乙胺（止血敏）、卡络柳钠（安络血）等药物止血。大咯血时先用垂体后叶素 5~10U 加入 25% 葡萄糖液 40ml 中缓慢静脉注射，一般为 15~20 分钟，然后将垂体后叶素加入 5% 葡萄糖液按 0.1U/（kg·h）速度静脉滴注。垂体后叶素收缩小动脉，使肺循环血量减少而达到较好止血效果。高血压、冠状动脉粥样硬化性心脏病、心力衰竭患者和孕妇禁用。对支气管动脉破坏造成的大咯血可采用支气管动脉栓塞法。在大咯血时，患者突然停止咯血，并出现呼吸急促、面色苍白、口唇发绀、烦躁不安等症状时，常为咯血窒息，应及时抢救。置患者头低足高的俯卧位，同时拍击健侧背部，保持充分体位引流，尽快使积血和血块由气管排出，或直接刺激咽部以咳出血块。有条件时可进行气管插管，硬质支气管镜吸引或气管切开。

（3）手术治疗　手术指征为：经规律抗结核治疗 9~12 个月痰菌仍阳性的干酪病灶、厚壁空洞、纤维空洞、再通的阻塞空洞。耐多药肺结核化疗 4 个月痰菌未转阴，或只对 2~3 种效果较差的药物敏感，对其他抗结核药物均已耐药，有手术适应证者。单侧毁损肺、支气管结核管腔狭窄伴远端不张或肺化脓症。慢性结核性脓胸、支气管胸膜瘘、反复多量咯血不能控制等。诊断不能排除肺癌或合并肺癌。

3. 中医辨证论治

（1）肺阴亏损

证候　干咳，咳声短促，痰中有时带血，如丝如点，色鲜红，午后手足心热，皮肤干灼，或有少量盗汗，口干咽燥，胸部隐隐闷痛，苔薄，边尖质红，脉细或兼数。

治法　滋阴杀虫，润肺清热。

方药　月华丸加减（沙参、麦冬、天冬、生地、熟地、阿胶、山药、茯苓、桑叶、菊花、獭肝、百部、三七、川贝母）。潮热盗汗甚者，可加银柴胡、功劳叶、地骨皮、青蒿、鳖甲等清退虚热以敛汗；痰中带血可加藕节炭、白茅根、仙鹤草等和络止血。

（2）阴虚火旺

证候　咳呛气急，痰少质黏，或吐稠黄多量之痰，时时咯血，血色鲜红，午后潮热、骨蒸，五心烦热，颧红，盗汗量多，口渴，心烦，失眠，性急善怒，胸胁掣痛，男子可见遗精，女子月经不调，形体日渐消瘦，舌质红绛而干，苔薄黄或剥，脉细数。

治法　补益肺肾，滋阴降火。

方药　百合固金丸合秦艽鳖甲散加减（百合、麦冬、玄参、生地、熟地、川贝母、鳖甲、知母、秦艽、银柴胡、地骨皮、青蒿、白及、百部）。咳嗽痰黏或色黄量多者，酌加桑白皮、马兜铃、鱼腥草等清化痰热；胸痛剧烈，咳血不止，可加丹皮、栀子、紫珠草、大黄炭、煅人中白等凉血止血；血出紫暗成块，伴胸痛，可加三七、血余炭、花蕊石、广郁金等化痰和络止血；失音或声音嘶哑，可加诃子、凤凰衣、胡桃肉、白蜜以调肺肾，通音声。

（3）气阴耗伤

证候　咳嗽无力，气短声低，痰中偶或夹血，血色淡红，午后潮热，热势一般不剧，面色㿠白，颧红，舌质嫩红，边有齿印，苔薄，脉细弱而数。

治法 益气养阴，肺脾同治。

方药 保真汤加减（党参、黄芪、白术、茯苓、大枣、天冬、麦冬、生地、熟地、五味子、当归、白芍、莲须、地骨皮、银柴胡、陈皮、生姜、黄柏、知母、甘草）。咳嗽痰稀者，可加紫菀、款冬花、苏子等温润止嗽；夹有湿痰者，可配二陈汤以健脾化痰；咳血可酌加阿胶、仙鹤草、三七配合补气药共奏益气摄血之功；骨蒸、盗汗者，可加鳖甲、牡蛎、乌梅、银柴胡等补阴配阳，清热除蒸；如便溏，腹胀，食少等脾虚症状明显者，应酌加扁豆、薏苡仁、橘白、莲肉等甘淡健脾之品，忌用熟地、麦冬、阿胶等滋腻之品。

（4）阴阳两虚

证候 潮热不休，形寒肢冷，自汗盗汗，面浮肢肿，大肉尽脱，心慌气怯，口唇紫暗，或口舌生糜，或五更泄泻，男子滑精、阳痿，女子经少、经闭，舌光剥而淡，或呈紫暗，或有黄苔，少津，脉微细而数，或虚大无力。

治法 滋阴补阳，培元固本。

方药 补天大造丸加减（人参、白术、当归、黄芪、酸枣仁、远志、白芍、山药、茯苓、枸杞子、紫河车、龟甲、鹿角胶、熟地）。肾虚做喘者，可加冬虫夏草、诃子等补肾纳气；心慌气短者可加紫石英、丹参合方中远志镇心安神；五更肾泻者，可去熟地、鹿角胶，加入煨肉豆蔻、补骨脂以补火暖土。

（5）专方结合主症治疗

①咳嗽：用润肺宁嗽法，方取海藏紫菀汤、加味百花膏，偏于气虚者予补肺汤。

②咳血、咯血：用补络止血法，方取白及枇杷丸、补络补管汤，有瘀象者应祛瘀止血，配花蕊石、广郁金、血余炭，另吞三七粉。

③潮热、骨蒸：用清热除蒸法，方取柴胡清骨散，如属气虚劳热，则当合入甘温除热之意，用黄芪鳖甲散固卫助阳，清热养阴。

④盗汗、自汗：用和营敛汗法，方取当归六黄汤，气虚明显者，可用牡蛎散、玉屏风散以补气实表，固卫止汗。

⑤泄泻：用培土生金法以补脾助肺，方取参苓白术散。

⑥遗精、月经不调：用肝肾保肺法以资化源，取大补元煎加减。男子遗精酌加煅龙骨、锻牡蛎、金樱子、芡实、莲须、鱼鳔胶等固肾涩精；女子月经不调，合入白芍、丹参、丹皮、益母草调其冲任。

【预防】

1. 控制传染源 加强本病防治知识宣传。早发现、早诊断、早治疗痰菌阳性肺结核患者。直接督导下短程化疗（directly observed therapy short course，DOTS）是控制本病的关键。

2. 切断传播途径 管理好患者的痰液，用2%煤酚皂或1%甲醛（2小时）消毒，污染物阳光暴晒。

3. 保护易感人群 新生儿出生时接种卡介苗后可获免疫力，但不提倡复种。对儿童、青少年或 HIV 感染者等有结核杆菌易感因素而结核杆菌素试验阳性者，酌情预防用药。如每天 INH300mg，儿童 5～10mg/（kg·d），1 次顿服，疗程 6～12 个月。疑耐 INH 结核杆菌感染可用 OFLX 和 EMB（或 PAZ）预防。

第十五节　败血症

败血症（septicemia）是指各种病原菌侵入血液循环并在其中生长繁殖，释放大量毒素和代谢产物，引起全身毒血症状的感染性疾病。临床主要表现为寒战、高热、心动过速、呼吸急促、皮疹、瘀点、肝脾肿大和白细胞数增高等。

在败血症病程中，病原菌首先入侵皮肤或黏膜并引起局部炎症称为原发局部感染；少量病原菌入血而未引起明显毒血症者称为菌血症（bacteremia）；病原菌大量繁殖后并通过血流扩散至其他组织或器官，产生多处化脓性病灶，称脓毒血症（sepsis）。

在中医学中，有许多记载与现代医学的败血症相似。2000 多年前的《内经》中就有类似败血症的高热、神昏、惊厥等记载。在《伤寒论》中论述与败血症相似的"热深厥亦深"的"热厥"、"脏厥"："伤寒脉微而厥，至七八日，肤冷，其人躁，无暂安时者，此为脏厥。"《医宗金鉴》曰："疔疮皆有迅速之证，初觉即当急治，迟则毒火攻心，令人昏愦谵语，恶证悉添，多致不救，已走黄者，令人心烦神愦。若手足冷，六脉暴厥者，系毒气闭塞元气不能宣达。"《外科正宗》论疔疮走黄曰："日久原疮无踪，走散之处，仍复作脓，脉数唇焦终死。"《疮疡经验全书》曰："疔疮初生时红软，温和，忽见顶陷黑，谓之'癀走'，此症危矣。"故在中医学中，将败血症归于温病学中的"温毒"和中医外科"疔疮走黄"、"疮毒内陷"等病证的范畴。如果发生神昏、黄疸者，又可归属于"厥证"、"黄疸"等病证。

【病原学】

1. 革兰阳性菌　主要有葡萄球菌和链球菌，包括金黄色葡萄球菌、表皮葡萄球菌、腐生葡萄球菌、肺炎链球菌、溶血性链球菌等。其中金黄色葡萄球菌是败血症最常见的致病菌。表皮葡萄球菌败血症可继发于免疫缺陷患者的伤口感染、插管感染等。肺炎链球菌致病力和荚膜中所含抗原有关，败血症多见于免疫缺陷者或老年人，且多继发于链球菌肺炎。B 组溶血性链球菌是婴幼儿败血症最常见的病原菌。近年来，耐甲氧西林金黄色葡萄球菌（MRSA），高度耐药凝固酶阴性葡萄球菌（CNS），耐青霉素的肺炎球菌（PRSP），耐万古霉素的肠球菌（VRE），耐万古霉素的金黄色葡萄球菌（VRSA）所致的败血症的报道逐年增多。

2. 革兰阴性菌　主要有大肠埃希菌、铜绿假单胞菌、克雷伯菌属、变形杆菌属、嗜麦芽窄食单胞菌、不动杆菌属等。其中大肠埃希菌是革兰阴性菌败血症中最常见致病菌，铜绿假单胞菌是院内感染的革兰阴性菌败血症常见的致病菌。克雷伯菌属中的肺炎杆菌常引起呼吸道、泌尿道感染和败血症。变形杆菌属中主要是奇异变形杆菌引起败血症，而普通变形杆菌很少引起。嗜麦芽窄食单胞菌感染多发生于重症监护病房，属于院内感染，且通常对多种抗生素耐药。近年来产超广谱 β 内酰胺酶（extended - spectrum β - lactamases，ESBLs）的克雷伯菌、多重耐药的铜绿假单胞菌、产气杆菌、阴沟肠杆菌、溶血/鲍曼不动杆菌等所致的败血症也有报道。

3. 厌氧菌 占败血症病原菌的5%~7%，主要为脆弱类杆菌、梭状芽孢杆菌属，其次为消化链球菌及产气荚膜杆菌等。近年来随着厌氧菌培养技术的广泛应用，厌氧菌感染及其败血症的报道相应增多。

4. 真菌 白色念珠菌占绝大多数，热带念珠菌、毛霉菌、曲霉菌等也可引起败血症。这类患者多有严重的基础疾病，因长期大量广谱抗生素、糖皮质激素或免疫抑制药物的使用，使菌群失调或抵抗力下降而引起二重感染，出现真菌败血症。

5. 其他细菌 一些致病力低的条件致病菌如单核细胞增多性李斯特菌、聚团肠杆菌及腐生葡萄球菌所致败血症等均有报道。在免疫缺陷者如艾滋病或长期使用免疫抑制剂时，还可出现分枝杆菌败血症。

【病机病理】

1. 西医发病机制和病理

（1）发病机制 病原菌从不同途径侵入血液循环后能否引起败血症，取决于病原菌的致病力和人体防御功能两个方面。

1）病原菌致病力：致病力与入侵病原菌的毒力和数量有关。细菌进入血循环后，在生长、增殖的同时产生了大量毒素，革兰阳性菌可分泌多种对机体靶细胞有毒性作用的外毒素，包括血浆凝固酶、溶血素、肠毒素、剥脱性毒素等，这些毒素可导致严重的毒血症状。革兰阴性菌则产生内毒素，损伤心肌和血管内皮细胞，激活补体、激肽系统、凝血和纤溶系统、交感 - 肾上腺皮质系统，产生 TNF - α、IL - 1、IL - 6、IL - 8 等多种细胞因子和炎症因子，导致微循环障碍、感染性休克、DIC、多器官功能衰竭。

2）机体防御力：机体免疫防御功能包括非特异性免疫和特异性免疫，前者如皮肤黏膜屏障、吞噬细胞作用、补体等；后者包括细胞免疫和体液免疫。正常情况下，少量病原菌入侵血流后，可被免疫防御系统迅速消灭，不出现明显症状。但当免疫防御功能缺陷或者减弱，包括局部或者全身屏障功能丧失等，均易发生败血症。皮肤外伤、黏膜屏障破坏是革兰阳性菌败血症的主要原因。急性白血病、骨髓移植、恶性肿瘤放化疗后引起的中性粒细胞缺乏或者减少，尤其是中性粒细胞小于 $0.5 \times 10^9/L$ 时，败血症发生率明显增高。长期使用细胞毒性药物、广谱抗生素、免疫抑制药物、重大手术、气管插管、人工呼吸机、静脉插管、保留导尿、内镜检查、血液透析、插管造影等使免疫防御功能减弱时，易发生败血症。基础疾病如肝硬化、尿毒症、糖尿病、严重烧伤等也是败血症的诱因。

（2）病理改变 败血症的病理变化因致病菌种类、病程长短、有无原发感染灶和迁徙性病灶等而异。病原菌在血液中生长、繁殖，播散全身，细菌产生的外毒素、内毒素及其分解产物激活各种细胞因子、炎症因子、凝血系统等，可引起严重的毒血症。病理改变主要包括：①全身组织和器官中毒性改变，心、肝及肾等实质细胞水肿、灶性坏死和脂肪变性等。②毛细血管损伤引起皮肤、黏膜出血点、瘀斑和皮疹。③单核 - 吞噬细胞系统增生活跃，常可见肝脾大，伴胆道感染或严重肝损伤，可出现肝内胆汁瘀积。

④病原菌经血循环流至全身，在某些组织器官形成迁徙性病灶，如肺炎、心内膜炎、心包炎、骨髓炎、肝脓肿、脑膜炎、脑脓肿和软组织脓肿等。⑤发生于血液病基础上的败血症，由于免疫系统受抑制，炎症反应减弱，病变以充血、坏死为主，渗出性反应及细胞浸润明显减少。

2. 中医病因病机　中医认为，本病主要因正气不足，外感疫毒，湿热火毒内扰所致。

（1）温热毒邪，燔灼气血　外感邪热疫毒，由表入里，内侵营血发为斑疹、出血；邪陷心包，蒙蔽神明而见壮热，神昏，谵语，甚至厥脱等。

（2）疮毒内陷　过食肥甘醇酒辛辣之品，湿热火毒，内蕴脾胃，泛于肌肤，发为疗疮痈疽。若失治或误治，或挤压疮疖、疮毒内陷，或严重烧伤致火毒内攻、毒滞三焦，则见壮热面赤，胁满腹胀，呕恶；燔灼营血，蒙蔽心神则神昏，斑疹，肌衄。

【临床表现】

临床表现随致病菌的种类、数量、毒力以及患者年龄、抵抗力的强弱不同而异。轻者仅有一般感染症状，重者可发生感染性休克、DIC、多器官功能衰竭等。

1. 败血症基本表现

（1）毒血症状　大多起病急骤，先有畏寒或寒战，继之高热，热型多为弛张热或间歇热型，少数为稽留热、不规则热或双峰热。体弱、重症营养不良和小婴儿可无发热，甚至体温低于正常。全身不适，精神萎靡，烦躁不安，头痛，肌肉及关节疼痛，脉速，呼吸加快，可有恶心、呕吐、腹胀、腹痛、腹泻等胃肠道症状。严重败血症出现中毒性脑病、中毒性心肌炎、肠麻痹、感染性休克、DIC 等。

（2）皮疹　部分患者可见各种皮肤损伤，以瘀点最常见，也可为荨麻疹、瘀斑、猩红热样皮疹、脓疱疹、烫伤样皮疹等。多分布于躯干、四肢、口腔黏膜及眼结膜等处。猩红热样皮疹常见于链球菌、金黄色葡萄球菌败血症，坏死性皮疹可见于铜绿假单胞菌败血症。

（3）关节损害　多见于革兰阳性球菌败血症，主要表现为膝关节等大关节的红肿、疼痛、活动受限，少数有关节腔积液或积脓。

（4）肝脾大　常为轻度或中度肿大，并发中毒性肝炎或肝脓肿时肝脏可显著增大，伴压痛，严重者可出现黄疸。

（5）原发病灶　多数败血症患者有轻重不等的原发感染灶。原发感染灶所在部位红、肿、热、痛和功能障碍，其毒素入血也可引起不同程度的毒血症表现，如发热、畏寒、疼痛和乏力。

（6）迁徙性病灶　多见于病程较长的革兰阳性球菌和厌氧菌感染。常见的迁徙病灶有皮下和深部肌肉脓肿、肺炎、肺脓肿、骨髓炎、关节炎和心包炎，少数病例可发生急性或亚急性感染性心内膜炎。

2. 常见败血症临床特点

（1）金黄色葡萄球菌败血症　原发灶多见于皮肤黏膜的化脓性炎症，如疖、痈、蜂窝织炎或大面积烧伤。临床主要表现为：①起病急骤、寒战、高热，呈弛张热或稽留热。②部分患者皮肤出现瘀点、脓点及猩红热样皮疹等，眼结膜上出现瘀点具有重要意义。③约25%的患者出现大关节症状，表现为红肿热痛，但化脓者少见。④约2/3患者可出现迁徙性损害，见于腰部、四肢、肺部炎症、胸膜炎，以及化脓性脑膜炎、肾脓肿、肝脓肿、心内膜炎、骨髓炎及皮下脓肿等。⑤感染性休克较少发生。

（2）表皮葡萄球菌败血症　表皮葡萄球菌致病力比金黄色葡萄球菌弱，是皮肤表面的非致病菌之一。在机体免疫损伤时，该菌侵入而引起败血症。临床特点有：①发热（≥38.5℃），白细胞升高，贫血，低血压和静脉炎。②有一定的基础疾病，常见于介入性治疗后，如人工关节、人工瓣膜、起搏器及各种导管留置等情况。③可并发感染性休克、DIC、ARDS、多器官衰竭。

（3）肠球菌败血症　肠球菌属机会性感染菌，平时主要寄生在肠道和泌尿系统。临床上以尿路感染和心内膜炎为多见，此外还有脑膜炎、骨髓炎、肺炎、肠炎及皮肤和软组织感染等。

（4）革兰阴性杆菌败血症　这类患者多有基础疾病，一般情况差。原发灶多见于尿路感染、胆道感染、肠道感染、腹膜炎等。病原菌经不同途径入血，可引起复杂而多样化的表现。临床特点有：①寒战、高热、大汗，且双峰热型比较多见，大肠杆菌、产碱杆菌等所致的败血症还可出现类似伤寒的热型，出现相对缓脉，少数患者可有体温不升。②皮疹、关节痛和迁徙性病灶较革兰阳性菌败血症出现少。③约40%左右的革兰阴性菌败血症患者可发生感染性休克，有低蛋白血症者更易发生。④严重者可出现多脏器功能损害，表现为心律失常、心力衰竭、黄疸、肝功能衰竭、肾衰竭、急性呼吸窘迫综合征（ARDS）与DIC等。

（5）厌氧菌败血症　其致病菌80%~90%是脆弱类杆菌，其他还有厌氧链球菌、产气荚膜杆菌等。入侵途径以胃肠道和女性生殖道为主，压疮、溃疡次之。临床主要特征有：①发热，体温常高于38℃，约30%患者可发生感染性休克或DIC。②黄疸发生率高（10%~40%），可能与脆弱类杆菌的内毒素直接作用于肝脏及产气荚膜杆菌的A毒素致溶血作用有关。③局部病灶分泌物具特殊腐败臭味。④易引起脓毒性血栓性静脉炎及胸腔、肺、心内膜、腹腔、肝、脑及骨关节等处的迁徙性病灶，此在脆弱类杆菌和厌氧链球菌败血症较多见。⑤可出现较严重的溶血性贫血，主要见于产气荚膜杆菌败血症，并可发生肾功能衰竭。⑥厌氧菌常与需氧菌共同引起混合细菌感染败血症，预后凶险。

（6）真菌败血症　多发生在严重原发疾病的病程后期，患者老年、体弱，因慢性疾病、烧伤、心脏手术、恶性肿瘤、器官移植等长时间应用广谱抗生素、糖皮质激素、抗肿瘤药物、抗排斥药物等导致机体防御功能低下者，发病率近年来有升高趋势。真菌败血症的临床表现与其他败血症大致相同，多数伴有细菌感染，其毒血症症状往往被同时存在的细菌感染或原发病灶症状所掩盖，不易早期明确诊断。因此当败血症患者在应用足量适宜的抗生素后仍不见好转时，须考虑真菌感染的可能。要做血、尿、咽拭子及痰的真菌培养，痰、咽拭子还可直接涂片检查有无真菌菌丝和孢子。如果在多种或多次送检的标本中获得同一真菌结果，则可明确诊断。病变可累及心、肺、肝、脾、脑等脏器及组织，形成多发性小脓肿，也可并发心内膜炎、脑膜炎等。病死率为20%～40%。

3. 特殊类型败血症

（1）新生儿败血症 病原菌以大肠埃希菌、B组溶血性链球菌为主。感染途径包括：①宫内感染：细菌经胎盘血行感染胎儿。②产时感染：细菌上行至羊膜腔；胎儿吸入污染的羊水；消毒不严或助产不当等使细菌直接从皮肤、黏膜破损处进入血中。③产后感染：细菌通过皮肤、黏膜、消化道、呼吸道、泌尿道等途径感染而入侵。临床表现为患儿食欲减退，呕吐，腹胀，精神萎靡，呼吸困难，黄疸，惊厥等。仅部分患儿有发热，由于新生儿血脑屏障功能不健全，容易发生中枢神经系统的感染。

（2）老年人败血症 致病菌多以大肠埃希菌、克雷伯菌属、厌氧菌为主。肺部感染常为原发灶，由于重要器官功能低下，发生败血症的几率比年轻人明显高。可因心、肺、脑、肾等功能衰竭而死亡。

（3）烧伤败血症 常见的致病菌为金黄色葡萄球菌、铜绿假单胞菌、大肠埃希菌和变形杆菌。早期多为单一细菌感染，晚期常为多种细菌混合感染，也可为真菌所致。多发生在烧伤后2周，创面肉芽肿形成后败血症发生机会减少。临床表现较一般败血症为重，可为过高热（＞42℃）或过低热，可发生中毒性心肌炎、中毒性肝炎、感染性休克、麻痹性肠梗阻和意识障碍。

（4）医院感染败血症 占败血症病例的30%～60%。病原菌以大肠埃希菌、铜绿假单胞菌、克雷伯杆菌、不动杆菌、阴沟肠杆菌等革兰阴性菌为主，革兰阳性菌种的耐甲氧西林金黄色葡萄球菌（MRSA）、耐甲氧西林凝固酶阴性葡萄球菌较多，真菌（尤其是白色念珠菌）引起者逐年增加。由于这类患者多有慢性基础疾病，故临床表现常被基础疾病症状所掩盖而不典型，可发热（＞38℃）或低温（＜36℃）、寒战，白细胞增高或正常，预后差，病死率高。

4. 常见并发症

（1）肾功能衰竭 大多数患者出现肾血流量减少或肾功能受损的表现，包括少尿、血尿素氮升高，不同程度的尿蛋白、尿中出现上皮细胞管型等。疾病后期可发生肾小管坏死，偶可见肾皮质坏死。

（2）呼吸衰竭 败血症是ARDS的主要原因。严重败血症患者中20%～45%可合并ARDS，革兰阴性细菌感染性休克是引起呼吸衰竭的重要危险因素，不适当的治疗可加重病情，当败血症出现ARDS时，病死率高达80%～90%。

（3）凝血障碍 70%的败血症患者出现血小板减少，革兰阴性菌脂多糖（LPS）与其他多种因素直接或间接激活血小板聚集，从而导致血小板减少。血小板低于50×10^9/L，通常存在DIC的表现。败血症一旦出现DIC，预后极差。

（4）其他器官损害 包括中毒性心肌炎、脑病、肝功损害及肠麻痹等，革兰阳性菌败血症可并发多处脓肿及化脓性脑膜炎、心包炎、心内膜炎等。革兰阴性菌易并发感染性休克及DIC。一旦出现这些并发症，直接影响疾病预后。

【实验室及其他检查】

1. 血常规 外周血白细胞总数大多显著增高，可达（10～30）$\times 10^9$/L，中性粒细胞百分比增高，多在 80% 以上，可出现明显的核左移及细胞内中毒颗粒。少数革兰阴性细菌败血症及机体免疫功能减退者白细胞总数可正常或稍减低。病程长者可有贫血。

2. 尿常规 部分患者出现尿蛋白、少量管型。

3. 病原学检查

（1）血培养 为了提高阳性率，宜在抗菌药物使用前、高热、寒战时采血，多次送检，每次采血 5~10ml。如果血培养中有条件致病菌生长，尚需要排除污染的可能，2 次培养出相同细菌才较可靠。血培养 1 次阴性不能排除败血症，反复血培养阴性，但临床表现符合败血症，应同时做厌氧菌和真菌培养。如果血培养阴性，而从迁徙性炎症病灶中培养出致病菌，则有助于推断该患者曾经有过该菌的败血症。

（2）骨髓培养 骨髓中细菌较多，受抗菌药物影响较小，因此骨髓培养阳性率高于血培养。

（3）体液培养 脓液、胸水、腹水、脑脊液或瘀点挤液涂片或培养也有检出病原菌的机会。

分离出病原菌后进一步做药敏试验以指导临床选用合适的抗菌药物。必要时测定最低抑菌浓度（MIC）、最低杀菌浓度（MBC）。有典型感染症状而反复培养阴性时可能的原因有：①时机掌握不恰当，送检时血中有高浓度的抗生素，应避开高药物浓度时间采血，或使用有中和抗生素的培养基。②可能为 L 型细菌，宜做高渗盐水培养。③真菌生长缓慢，培养阳性率低。厌氧菌培养分离至少需要 1 周时间。

4. 其他检查

（1）中性粒细胞四唑氮蓝（NBT）试验 此试验仅在细菌感染时呈阳性，可高达 20% 以上（正常在 8% 以下），有助于鉴别细菌感染、病毒感染以及其他非感染性疾病。

（2）鲎试验 可测定血清标本中革兰阴性杆菌的内毒素，对诊断革兰阴性杆菌败血症有一定意义。病程中如出现心、肝、肾等器官损害，发生感染性休克、DIC 时应做相应检查。

（3）影像学检查 X 线或 CT 有助于诊断金黄色葡萄球菌肺炎、骨髓炎与化脓性关节炎等，超声检查有助于肝脏和胆道系统感染的诊断。

【诊断与鉴别诊断】

1. 诊断依据 病史询问和详细体格检查常可发现原发感染或细菌入侵途径，确诊还需依据临床表现和实验室检查等。

（1）临床表现 有下列情况者需考虑败血症的可能：①局部感染症状加重伴高热、寒战及全身中毒症状者。②原因不明的突发高热、寒战，全身中毒症状明显者。③急性高热、寒战、皮肤出现脓疱者。④原因不明的急性发热伴休克者。⑤新近出现的皮肤、黏膜感染及创伤，有挤压疮疖史，或尿路、胆道、呼吸道等局部感染，经有效抗菌药物治疗而体温未控制者。⑥有严重基础疾病而出现发热（>38℃）或低体温（<36℃），低血压（收缩压 <90mmHg）或少尿（<20ml/h），不能用原有疾病或其他原因解释者，均应考虑败血症的可能。

（2）实验室检查 白细胞及中性粒细胞明显增高，核左移，有中毒颗粒。血培养和/或骨髓培养阳性是确诊败血症的依据。

（3）影像学检查　超声、X线、CT有助于判断感染灶来源。

2. 鉴别诊断　败血症的病原种类较多，临床表现复杂，演变规律可以不典型，容易误诊，应注意与下列疾病进行鉴别：

（1）疟疾　典型的疟疾表现为规律发作的高热、寒战与大汗，以及明显的间歇缓解期。有肝脾肿大，尤其脾大明显，质软，白细胞总数与中性粒细胞均不高，随着发作次数增加血红蛋白逐渐下降。在外周血涂片或者骨髓涂片中可见疟原虫。

（2）伤寒与副伤寒　发热、脾大、白细胞计数不高等临床表现与某些革兰阴性菌败血症相似。但伤寒起病缓慢、持续高热、多无寒战、相对缓脉、反应迟钝、表情淡漠、嗜酸性粒细胞减少、血清肥达反应阳性。确诊有待于病原菌分离。

（3）肾综合征出血热　有地区性、季节性，病程分为发热期、低血压休克期、少尿期、多尿期、恢复期共5期。早期呈醉酒貌，皮肤黏膜出血点，结膜水肿，蛋白尿，外周血白细胞及异常淋巴细胞增多。病前多有鼠类接触或疫区野外工作史。

（4）成人Still病　即变应性亚败血症，是一种变态反应性疾病，主要表现是发热、皮疹、关节痛、咽痛、淋巴结及肝脾肿大，白细胞和中性粒细胞增高，极易与败血症混淆。与败血症不同之处：①高热（＞40℃），病程可达数周或数月，但无明显毒血症状，且可有缓解期。②皮疹短暂，反复出现。③多次血及骨髓培养均无细菌生长。④抗菌药物正规治疗无效，而糖皮质激素或非甾体类药物如吲哚美辛（消炎痛）可使症状缓解。

（5）粟粒型肺结核　败血症常伴明显呼吸道症状，应与粟粒型肺结核相鉴别。粟粒型肺结核常有结核病史或家族史，不规则发热、盗汗、消瘦、脉搏增快、潮热、咳嗽等。胸片可见均匀分布的粟粒状病灶，痰涂片及培养结核杆菌阳性，抗结核治疗有效。

（6）恶性组织细胞病　败血症病程长而全身情况较差者，应与其鉴别。恶性组织细胞病多见于青壮年，不规则发热，进行性消瘦及肝、脾、淋巴结肿大，全血细胞减少，骨髓或淋巴结活检查到异常组织细胞可确诊。

（7）其他　本病还需与某些病毒感染、风湿热、系统性红斑狼疮及恶性淋巴瘤等疾病进行鉴别。

【预后】

本病预后与机体免疫状态、病原菌种类、有无并发症密切相关。病死率平均为30%~40%，肺炎链球菌、溶血性链球菌败血症病死率低，肠球菌败血症病死率为15%~35%，革兰阴性菌败血症病死率为40%左右，医院感染败血症、真菌败血症、铜绿假单胞菌败血症病死率可达40%~80%。高龄或婴幼儿，医源性感染，在血液病、恶性肿瘤等疾病基础上发生的败血症，以及有昏迷、休克、心内膜炎、DIC等并发症者预后恶劣。

【治疗】

1. 治疗原则　在有效的抗菌治疗的前提下，妥善处理原发局部炎症；兼顾基础疾病的治疗，防治并发症。

中医治疗本病宜早期诊治，控制进展；明辨标本，治分缓急；紧扣病机，辨证施药。早期邪毒炽盛，正不胜邪，毒邪入血，内攻脏腑，当抑其邪毒蔓延之势，以祛邪为主，施以清泄邪毒之药，力求祛邪务尽，同时注意兼顾正气，辅以扶正之品，特别是托毒外出之补益药，如黄芪等不可忽略，所谓"正盛邪自去，其病自除矣"；同时，在扶正药的使用上，要注意扶正而不敛邪，不能用过于壅补之品。疾病后期，邪毒迁延，最易耗伤人体阴液，当施以麦冬、石斛、知母、芦根、生地等滋阴之品固护阴津。

2. 西医治疗方法

（1）抗菌治疗原则　应在败血症早期即开始应用抗菌药物。最好根据药物敏感试验选择。在未获得病原学资料前可先行经验性治疗，即选用广谱强效的抗菌药物治疗，获得致病菌后根据药物敏感试验结果调整方案，或临床症状改善后改用窄谱抗生素，其目的是为了迅速控制病原菌。

经验性治疗是根据患者年龄、原发疾病性质、免疫功能状态、可能的入侵途径等推测病原菌的种类使用抗菌药物。原发感染在肺部多为肺炎链球菌所致，可选用青霉素或半合成青霉素或一代头孢菌素等；原发感染在膈肌以下多为革兰阴性菌所致，可选用三代头孢菌素等β内酰胺类抗菌药物（或加氨基糖苷类抗生素）；免疫低下者败血症多为革兰阳性菌所致，可采用三代头孢菌素或广谱碳青霉烯类抗生素；真菌感染败血症应选择相应抗真菌药物。

抗生素应用时，多需联合用药，其目的是获得"相加"或"协同"作用，增强疗效，但可能导致菌群失调而增加治疗困难。从临床经验考虑，败血症早期或病原菌未明确前可使用两种抗生素联合应用，病情好转后可选择单一抗生素治疗，避免不必要的联合应用。

败血症时抗菌药物剂量（一般以体重或体表面积计算）可选择治疗剂量范围的高限。治疗疗程宜长，一般不少于3周，如有原发或转移性感染病灶者可适当延长，一般用至体温正常及感染症状、体征消失后5~10天，合并感染性心内膜炎者疗程为4~6周。

（2）常见败血症的病原治疗

1）革兰阳性细菌败血症：针对已知病原菌选用有效的抗生素，避免毒副作用，可遵循以下原则：①社区感染革兰阳性菌败血症多为不产青霉素酶的金黄色葡萄球菌，可选用普通青霉素、苯唑西林等半合成青霉素，或头孢噻吩、头孢唑啉等一代头孢菌素。②医院感染葡萄球菌败血症90%以上为MRSA所致，可选用万古霉素、去甲万古霉素或替考拉宁。③链球菌感染可选用普通青霉素或头孢唑啉、头孢曲松等。④肠球菌败血症可选用氨苄青霉素与氨基糖苷类联合或万古霉素。⑤半数以上的表皮葡萄球菌对青霉素、氨苄西林、苯唑西林、红霉素、林可霉素耐药，对头孢菌素耐药率也较高，故一般选用万古霉素。

2）革兰阴性细菌败血症：鉴于多数革兰阴性菌耐药情况严重，治疗以第三代头孢菌素或亚胺培南为主，喹诺酮与氨基糖苷类联用作为备选方案，具体药物选择方案：①大肠埃希菌、克雷伯菌、肠杆菌败血症：头孢噻肟、头孢曲松或头孢吡肟。②铜绿假单胞菌败血症：头孢哌酮、头孢他啶、亚胺培南/西司他丁、环丙沙星或美罗培南等。③不动杆菌败血症：亚胺培南、阿米卡星联合头孢他啶或喹诺酮联合头孢他啶。

3）厌氧菌败血症：可选用甲硝唑、替硝唑或奥硝唑，头孢西林、头孢替坦及亚胺培南对常见脆弱杆菌属均敏感。因常为需氧菌与兼性厌氧菌混合感染，故应同时对需氧菌进行有效抗菌治疗。

4）真菌败血症：可选用氟康唑、伊曲康唑、两性霉素 B、氟胞嘧啶、伏立康唑、卡泊芬净等。两性霉素 B 抗真菌作用强，但是毒性反应大，必要时可用两性霉素脂质体。

（3）去除感染病灶　皮下或软组织脓肿形成时应切开引流，胸腔或心包腔等脓液应酌情穿刺抽脓，必要时手术引流。有胆道或泌尿道梗阻者应及时手术治疗。如为导管相关的败血症，应及早去除或更换导管。

（4）其他治疗　败血症患者在治疗感染的同时还需加强一般治疗和监护。卧床休息，给予高蛋白、高热量、高维生素饮食以保证能量供应，维持水、电解质和酸碱平衡；加强口腔护理；定时翻身防治继发性肺炎和压疮。监测患者的尿量、血氧饱和度、血气等。高热者给予物理降温；烦躁不安者给予地西泮等镇静药；感染性休克给予扩容、纠正酸中毒、血管活性药物等治疗。维护心、脑、肾、肺等重要器官功能，酌情给予相应处理。严重败血症应给予新鲜血浆、全血或白蛋白等，以加强支持治疗。

在败血症治疗中，糖皮质激素有退热、改善临床症状和抗炎作用，但有增加并发症的潜在危险。针对败血症过程中内毒素、细胞因子及炎症介质而采用的抗内毒素抗体、抗 TNF - α 单克隆抗体、血清免疫球蛋白及血浆置换等疗效均需进一步评价。

3. 中医辨证论治

（1）热毒炽盛

证候　寒战高热，烦躁神昏，全身疼痛，乏力，皮肤斑疹，或有化脓性病灶，舌质红绛，脉滑数有力。

治法　清热解毒，凉血散瘀。

方药　白虎汤合黄连解毒汤加减。如有恶寒无汗，为表邪未去，可配合荆芥、薄荷以疏散表邪；如热毒较重可加用金银花、大青叶、草河车、白花蛇舌草等清热解毒药；如热毒犯肺而见壮热胸痛，气急，咳黄脓痰，或痰中带血，可配合麻杏石甘汤、鱼腥草、金荞麦、蒲公英、虎杖等；如热结肠腑而见高热，面赤气粗，呕恶，腹痛拒按，便秘或便下黄臭稀水，烦躁谵语者，应及时投用攻下之剂，如调胃承气汤之类；如属于疮疡引起的热毒内攻，可重用黄连解毒汤加紫花地丁、蒲公英、野菊花、草河车等，或急用双黄连注射液 40～60ml 加入葡萄糖注射液静脉滴注。

（2）阴虚火旺

证候　午后潮热，夜间盗汗，口干咽燥，头晕耳鸣，心烦体倦，舌红少津，苔少微黄，脉细而数。

治法　养阴清热，降火解毒。

方药　青蒿鳖甲汤加减。如伴四肢不温，面色无华者，多属气阴两虚之证，治以益气养阴，清热解毒，可用竹叶石膏汤加麦冬、沙参、金银花、生黄芪、太子参、茯苓等；如阴虚较甚者，可加入天花粉、生地、玉竹、玄参等；如低热久久不退，可加入地骨皮、青蒿等；发热夜甚，神昏惊厥，合清营汤；伴胁痛者加柴胡、郁金；咳嗽者加芦根、桑皮、杏仁。

（3）阳虚邪陷

证候　发病缓慢，面色苍白，动则汗出，精神萎靡，食少纳呆，四肢发凉，时而畏寒，舌质红，苔薄白，脉沉细无力。

治法　温阳益气，托毒逐邪。

方药　四逆加人参汤加减。方中可加入黄芪、当归益气补血以托毒外出；如热毒尚盛，可配合金银花、连翘、生地、牛黄、野菊花等清热解毒之品；如心肾阳气大虚而有外脱之象，见神倦肢冷，冷汗淋漓，脉微欲绝，当治以温阳固脱，主用参附汤；如汗多者，加用龙骨、牡蛎等。

（4）正虚邪恋　多见于败血症慢性期或反复发作。

证候　低热日久不退，形体消瘦，皮下脓肿反复迁徙，发则高热又起。也可表现为午后潮热，五心烦热，虚烦不眠，舌光红少津等阴虚见证；也可表现为形寒肢冷，面白无华，气短少言，自汗，食少，舌淡，苔薄白，脉虚无力等阳虚见证。

治法　阴虚则滋阴透邪，清热解毒；阳虚则温阳益气，托里败毒。

方药　阴虚则加减复脉汤合青蒿鳖甲汤；阳虚则托里消毒饮。对本病后期持续高热的治疗有时可用甘温除热法，其应用指征一是发热不退；二是自汗不止；三是纳差便溏；四是面色少华，少气懒言，神疲肢倦，动则气急；五是舌质淡，体胖嫩，苔薄白或白腻；六是脉细弱或濡弱。其中一、二、五为必备指征。

4. 中医其他治疗方法　可辨证选穴进行针灸治疗。

（1）毒热炽盛高热，针刺大椎、陶道、外关、后溪、风池、风府，用泻法。

（2）休克、晕厥、抽搐时可强刺激涌泉穴抢救。涌泉穴左右均可，常规消毒后取1寸或1寸半毫针，直刺0.5～1寸，强刺激（大捻转，快提插），醒后即止，不留针。

【预防】

防止外伤，如有创伤应及时清创处理；积极治疗感染病灶；避免挤压，以防皮肤感染；尽量减少血管内装置或监护装置的使用时间和频率；静脉插管应及时更换，留置导管应注意无菌操作和长期护理；合理应用广谱抗菌药物和免疫抑制剂，密切观察口腔、消化道、呼吸道及泌尿道等部位有无真菌感染，对粒细胞缺乏、免疫缺陷患者密切监测病情，必要时可预防性应用抗菌药物；耐药菌感染患者应隔离治疗；严格掌握创伤性诊断、治疗适应证；使用一次性医疗用品，对于预防败血症有重要作用。

第十六节　感染性休克

感染性休克（septic shock）亦称败血症休克，是指各种致病微生物及其毒素侵入血液循环，激活宿主的细胞和体液免疫系统，产生各种细胞因子和内源性介质，作用于机体各种器官、系统，引起全身微循环障碍、血流动力学异常、组织灌注不足、细胞缺血缺氧、代谢紊乱、功能障碍，导致多器官功能衰竭的危重综合征。

中医关于"厥证"、"脱证"的描述与本病相类似。汉代以前已有各种记载，《素问·厥论》："阳气衰于下，则为寒厥；阴气衰于下，则为热厥。"明代张景岳提出"此阴阳之偏败也。今其气血并走于上则阴虚于下而神气无限，是阴阳相离之候，故致暴脱而暴死。"同时强调："厥逆之证，危证也。"清代徐灵胎评《叶天士医案》时说："脱之名，唯阳气骤越，阴阳相离，汗出如珠，六脉垂绝……"描述了本病的临床特点。

【病原学】

1. 致病菌　感染性休克病原体可以是细菌、病毒、立克次体、螺旋体、真菌、寄生虫等。最常见的致病菌为革兰阴性菌，如肠杆菌科细菌（大肠埃希菌、克雷伯菌、肠杆菌等）、非发酵菌（假单胞菌属、不动杆菌属等）、脑膜炎球菌、类杆菌等。其次为革兰阳性菌，主要有葡萄球菌、链球菌、肺炎链球菌、艰难梭状芽孢杆菌等。某些病毒性疾病，如流行性出血热，其病程中也易发生休克。

2. 易并发感染性休克的疾病　常见的有革兰阴性菌败血症、中毒性菌痢、暴发性流脑、中毒性肺炎、化脓性胆管炎、腹腔感染、肾盂肾炎、肾综合征出血热等。

3. 宿主因素　原有慢性基础疾病，如肝硬化、糖尿病、恶性肿瘤、白血病、烧伤、器官移植以及长期接受糖皮质激素等免疫抑制剂、抗代谢药物、细胞毒类药物和放射治疗，或应用留置导尿管或静脉导管者可诱发感染性休克。因此，本病较多见于医院内感染患者，老年人、婴幼儿、分娩妇女、大手术后体力恢复较差者尤易发生。

4. 特殊类型的感染性休克　中毒性休克综合征（toxic shock syndrome，TSS）是由细菌毒素引起的严重症候群。最初报道的 TSS 是由金黄色葡萄球菌所致，近年来发现 TSS 也可由链球菌引起。

（1）金黄色葡萄球菌 TSS　是由非侵袭性金黄色葡萄球菌产生的外毒素引起，早年多见于经期应用阴道塞的妇女，经期 TSS 患者阴道常有分泌物，宫颈充血、糜烂，附件可有压痛。约 3% 可复发。目前病例多为非经期 TSS，主要与皮肤、皮下组织和伤口感染有关，其次为上呼吸道感染。从患者的阴道、宫颈局部病灶中可分离到金黄色葡萄球菌，但血培养常为阴性。非侵袭性金黄色葡萄球菌中分离到的致热原性外毒素 C（pyrogen exotoxin C，PEC）和肠毒素 F（staphylococcal enterotoxins F，SEF），统称为中毒性休克综合征毒素 1（toxic shock syndrome toxins-1，TSST-1），被认为与 TSS 发病有关。TSS 的主要临床表现为急起高热、头痛、神志模糊；猩红热样皮疹，1~2 周后皮肤脱屑（足底尤著）；严重低血压或直立性晕厥。常累及多系统，包括胃肠道（呕吐、腹泻、弥漫性腹痛），肌肉（血肌酸激酶增高），黏膜（结膜、咽、阴道）充血，中枢神经系统（定向力障碍、神志改变等），肝、肾、心、血液（血小板减少等）。

（2）链球菌 TSS（STSS）　亦称链球菌 TSS 样综合征（streptococcal toxic shock syndrome，TSLS）。主要致病物质为致热原性外毒素 A（pyrogenic exotoxin A，SPEA），SPEA 作为超抗原（superantigen，SAg）刺激单核细胞产生肿瘤坏死因子 α（TNF-α）、白介素-1（IL-1），并可直接抑制心肌，引起毛细血管渗漏而导致休克。STSS 起病急骤，有畏寒、发热、头痛、咽痛、咽部充血、呕吐、腹泻等。发热第 2 天出现猩红热样皮疹，恢复期脱屑、脱皮。全身中毒症状严重，近半数有不同程度低血压，甚至出现昏迷。少数有多器官功能损害。

【病机病理】

1. 西医发病机制和病理 感染性休克的发病机理极为复杂，是多种因素互相作用、互为因果的综合结果。自 20 世纪 60 年代提出的微循环障碍学说，目前研究已深入到细胞和分子水平。

（1）微循环障碍的发生与发展 在休克发生发展过程中，微循环的变化包括缺血缺氧期、瘀血缺氧期和弥散性血管内凝血（DIC）期 3 个阶段：

①缺血缺氧期：此期微循环改变的特点为除心、脑血管外，皮肤及内脏（尤其是腹腔内脏）微血管收缩，微循环灌注减少，毛细血管网缺血缺氧，其中流体静压降低，组织间液通过毛细血管进入微循环，使毛细血管网部分充盈（自身输液）。参与此期微循环变化的机制主要有交感－肾上腺髓质系统释放的儿茶酚胺，肾素－血管紧张素系统释放的肾素、血管紧张素等在磷脂酶 A2 作用下生成的生物活性物质如血小板活化因子（platelet－activating factor，PAF），以及花生四烯酸代谢产物如血栓素 A2（thromboxane A2，TXA2）和白三烯（leukotrienes，LT）等。

②瘀血缺氧期：此期的特点是无氧代谢产物（乳酸）增多，肥大细胞释放组胺和缓激肽形成增多，微动脉与毛细血管前括约肌舒张，而微静脉持续收缩，白细胞附壁黏着、嵌塞，致微循环内血流瘀滞，毛细血管内流体静压增高，毛细血管通透性增加，血浆外渗，血液浓缩。有效循环血量减少，回心血量进一步降低，血压明显下降，缺氧和酸中毒更明显。氧自由基生成增多，引起广泛的细胞损伤。

③微循环衰竭期：血液不断浓缩，血细胞聚集，血液黏滞性增高，又因血管内皮损伤等原因致凝血系统激活而引起 DIC、微血管床堵塞、灌注减少伴发出血等，导致多器官功能衰竭，使休克难以逆转。

（2）休克的细胞和分子机理 休克早期，细胞膜功能障碍出现最早。ATP 生成不足，使胞膜上钠泵、钙泵运转失灵，致细胞内外离子分布失常，细胞外 Na^+、Ca^{2+} 内流，而细胞内的 K^+ 外流，导致细胞水肿、功能障碍，线粒体膜受损后，可出现代谢紊乱、氧化磷酸化异常。溶酶体膜通透性增高可导致溶酶体内水解酶释出，造成细胞自溶死亡。胞膜受损时发生 Ca^{2+} 内流，胞内 Ca^{2+} 超载可产生一系列炎症介质，影响血管张力、微血管通透性，并作用于血小板和中性粒细胞，引起病理生理变化，在休克的发生发展中起重要作用。

休克时内毒素可刺激单核巨噬细胞、淋巴细胞等分泌各种细胞因子，包括肿瘤坏死因子（TNF）、白细胞介素（IL）、溶酶体酶、一氧化氮（NO）、氧自由基、弹性蛋白酶、组胺、血小板活化因子等。这些细胞因子与体内各种细胞的特异性受体结合，产生多种生理效应，加重休克的发生和发展，严重者可导致多脏器衰竭。

（3）休克的代谢改变 在休克应激情况下，糖原和脂肪分解代谢亢进。初期血糖、脂肪酸和甘油三酯均增高；随休克进展糖原耗竭，血糖降低，胰岛素分泌减少，胰高血糖素则分泌增多。休克初期，由于细菌毒素对呼吸中枢的直接刺激或有效循环血量降低的反射性刺激而引起呼吸增快、换气过度，导致呼吸性碱中毒；继而因脏器含氧血液灌注不足、生物氧化过程发生障碍、三羧酸循环受抑制、ATP 生成减少、乳酸形成增多，导致代谢性酸中毒，呼吸深大而快；休克晚期，常因中枢神经系统或肺功能损害而导致混合性酸中毒，可出现呼吸节律或幅度的改变。

（4）休克时重要脏器的功能和结构改变

①肾脏：休克时为保证心脑的血供，血流重新分布。肾小动脉收缩，使肾灌注量减少。因此休克的早期可出现少尿或者间歇性无尿。如果休克持续，则肾小管因缺血缺氧而发生坏死、间质水肿，易并发急性肾功能衰竭。并发 DIC 时，肾小球毛细血管丛内有广泛血栓形成，肾皮质坏死。

②肺：休克时肺循环的改变主要为肺微血管收缩、阻力增加，动静脉短路大量开放，肺毛细血管灌注不足，肺动脉血未经肺泡气体交换即进入肺静脉，造成肺泡通气与灌流比例失调和氧弥散功能障碍，致全身缺氧，出现急性呼吸窘迫综合征（ARDS）。在缺血缺氧情况下，肺泡表面活性物质分泌减少、肺顺应性降低，易引起肺不张，肺组织瘀血、出血、间质水肿，肺泡透明膜形成，肺实变。

③心脏：心脏耗氧量高，冠状血管灌流量对心肌功能影响甚大。动脉压显著降低时，冠状动脉灌注量大为减少。心肌缺血缺氧，亚细胞结构发生明显改变，肌浆网摄钙能力减弱，肌膜上 $Na^+ - K^+ - ATP$ 酶和腺苷酸环化酶活性降低，代谢紊乱、酸中毒、高钾血症等均可影响心肌功能。心肌缺血再灌注时产生的氧自由基亦可引起心肌抑制与损伤。尽管休克时心搏出量可以正常，但心室功能失常，反映在心脏射血分数降低、心室扩张。心肌纤维可有变性、坏死、断裂和间质水肿。并发 DIC 时，心肌血管内有微血栓形成。

④肝脏：肝脏受双重血液供应。门脉系统的平滑肌对儿茶酚胺非常敏感，此外门脉系统血流压差梯度小，流速相对缓慢，故休克时肝脏容易发生缺血、血液瘀滞与 DIC。肝脏为机体代谢、解毒和凝血因子与纤溶酶原等的合成器官，持久缺氧后肝功能受损，易引起全身代谢紊乱和乳酸盐积聚、屏障功能减弱和 DIC 形成，常使休克转为难治。肝小叶中央区肝细胞变性、坏死，中央静脉内有微血栓形成。

⑤脑：脑组织需氧量很高，但其糖原含量很低，主要依靠血液不断供给。当血压下降至 60mmHg 以下时，脑灌流量即不足。脑缺氧时，血管内皮细胞肿胀，造成微循环障碍和血液流变学异常而加重脑缺氧。贮存的 ATP 耗尽后其钠泵作用消失而引起脑水肿。如短期内不能使脑循环恢复，脑水肿继续发展则较难逆转。

⑥其他：肠道交感神经分布丰富，休克时血液循环减少，肠黏膜缺血、损伤，继而水肿、出血，细菌入侵，内毒素进入血循环使休克加重。此外，组氨酸脱羧酶活化释放组胺，导致腹腔内脏和门脉血管床瘀血，血浆渗漏而加重休克。胰腺严重缺血缺氧时，溶酶体可释出蛋白溶解酶而造成严重后果。

2. 中医病因病机 中医认为，本病是由于疫毒或疔疮痈未清，邪热内炽，热陷心包，热阻经脉，阳气不能达于四末，出现"热深厥深"之四肢厥逆和神志改变；或邪气过盛，正不胜邪，阳气突然脱失，心气涣散，阳不达于四末，也可出现四肢厥冷，神志昏迷等症。

厥脱的病机比较复杂，与阴阳、气血、脏腑功能盛衰及邪气等多种因素有关，最终导致气机逆乱，阴阳离决，脏腑功能衰竭。

【临床表现】

休克是一种严重的、动态的病理过程，其临床表现随病理过程而有不同，绝大多数患者的临床过程都可分为早、中、晚三期。

1. 休克早期　患者神志尚清，但烦躁，焦虑，神情紧张，面色和皮肤苍白，口唇和甲床轻度紫绀，肢端湿冷，可有恶心、呕吐，尿量减少，心率增快，呼吸深而快，血压尚正常或偏低、脉压减小。眼底和甲皱微循环检查可见动脉痉挛。

2. 休克中期　随着休克发展，患者烦躁或意识不清，呼吸浅速，心音低钝，脉搏细速，表浅静脉萎陷，血压下降，收缩压降低至 80mmHg 以下，脉压小于 20mmHg，皮肤湿冷、紫绀，皮肤明显花斑，尿量更少，甚或无尿。

3. 休克晚期　休克晚期可出现 DIC 和重要脏器功能衰竭等。

（1）DIC　常有顽固性低血压和广泛出血（皮肤、黏膜和/或内脏、腔道出血）。

（2）多脏器功能衰竭　①急性肾功能衰竭：尿量明显减少或无尿，尿比重固定，血尿素氮、肌酐和血钾增高。②急性心功能不全：心率加快、心音低钝，可有奔马律，心律失常。心电图表现为心肌损害、心内膜下心肌缺血、心律失常和传导阻滞等改变。③ARDS：表现为进行性呼吸困难和紫绀，吸氧不能使之缓解，肺底可闻及细湿啰音或呼吸音减低。胸部 X 线片示散在小片状浸润阴影，逐渐扩展、融合。血气分析示 PaO_2 <70mmHg。④脑功能障碍：出现昏迷、抽搐、肢体瘫痪及瞳孔、呼吸节律异常等。⑤其他：肝功能衰竭引起昏迷、黄疸等。胃肠道功能紊乱表现为腹胀、消化道出血等。

【实验室及其他检查】

1. 血常规　外周血白细胞计数大多增高，在（10～30）×10^9/L 之间，中性粒细胞增多伴核左移现象，血细胞压积和血红蛋白增高为血液浓缩的标志。并发 DIC 时血小板进行性减少。

2. 尿常规和肾功能检查　尿常规可有少量蛋白、红细胞和管型。发生肾功能衰竭时，尿比重初期偏高，逐渐转为低而固定（1.010 左右）；血尿素氮和肌酐升高。

3. 病原学检查　在抗菌药物治疗前常规进行血、尿、粪或其他体液、分泌物细菌培养。细菌培养包括厌氧菌、L 型细菌等培养。分离致病菌后进一步做药敏试验。利用鲎试验可进行内毒素的检测。

4. 血气分析　二氧化碳结合力（CO_2CP）为临床常规检测指标，但明确反映呼吸衰竭和混合性酸中毒必须同时做血气分析。休克早期，动脉血 pH 升高、氧分压（PaO_2）降低、碱剩余（BE）不变。休克晚期时，pH 偏低、$PaCO_2$ 降低、BE 负值增大。血乳酸含量测定有预后意义。

5. 血液流变学和有关 DIC 的检查　休克时血液黏滞度增高，初期血液呈高凝状态，其后纤溶亢进而转为低凝状态。DIC 相关检查提示：血小板计数明显减少，凝血酶原时间（prothrombin time，PT）延长，纤维蛋白原（fibrinogen，Fg）降低，纤维蛋白降解产物（fibrin degradation product，FDP）增加，血浆鱼精蛋白副凝试验（plasma protamine para coagulation test，PPP 或 3P）阳性。

6. 血清酶学测定　血清谷丙转氨酶、肌酸激酶、乳酸脱氢酶及其同工酶可升高，其异常程度反映肝、心等脏器的损害情况。

7. 血清电解质测定　休克患者的血钠多偏低，血钾高低不一，取决于肾功能状态。

8. 其他　心电图、X 线检查等可按需进行。

【诊断与鉴别诊断】

1. 诊断依据　感染性休克可根据原发性感染和休克的表现进行诊断。

（1）原发感染的表现　可有一般感染的表现如寒战、发热、中毒症状和外周血白细胞及中性粒细胞明显升高。其次，有引起感染性休克的原发性感染性疾病的表现，如中毒性菌痢、暴发性脑膜炎球菌败血症、中毒性肺炎、革兰阴性菌败血症、化脓性胆囊炎和胆管炎、急性肾盂肾炎、中毒性休克综合征和肾综合征出血热等临床表现。

（2）休克的表现

①意识和精神状态：可反映中枢神经系统的血流量。休克早期可出现烦躁，后转为抑郁淡漠，甚至昏迷，表明神经细胞的反应性由兴奋转为抑制，病情由轻转重。原有脑动脉硬化或高血压患者，血压降至 80/50mmHg 时即可出现反应迟钝。

②呼吸频率和幅度：反映是否存在酸碱平衡失调或肺、中枢神经功能不全。可出现呼吸困难、呼吸加深伴低氧血症及/或代谢性酸中毒、紫绀。

③皮肤色泽、温度和湿度：反映外周血流灌注情况。皮肤苍白、紫绀或伴花斑状改变、微循环灌注不足。甲床毛细血管充盈情况亦可作为参考。如前胸或腹壁出现瘀点或瘀斑，提示有 DIC 可能。

④颈静脉和外周静脉充盈情况：静脉萎陷提示血容量不足，充盈过度提示心功能不全或输液过多。

⑤脉搏、心率：在休克早期血压尚未下降之前，脉搏多细速，甚至摸不清。随着休克好转，脉搏强度常较血压先恢复。心率明显增快，可与体温升高不平行，或出现心律失常。

⑥尿量：反映内脏灌注情况，舒张压在 80mmHg 左右时，平均尿量为 20 ~ 30 ml/h；尿量 >50ml/h，表示肾脏血液灌注正常。

⑦甲皱微循环及眼底检查：休克时可见甲皱毛细血管数减少、管径细而缩短、充盈不良，血色变紫，血流迟缓失去均匀性，严重者有凝血。眼底检查可见小动脉痉挛、小静脉瘀血扩张、动静脉比例失调。严重者有视网膜水肿。颅压增高者可见视乳头水肿。

⑧血压改变：休克早期血压可正常，仅脉压减小，脉压 <30mmHg。随着病情的进展，收缩压可下降至 80mmHg 以下，原有高血压者下降 20% 以上，低血压程度与休克程度相关。

2. 鉴别诊断　感染性休克应与低血容量性休克、心源性休克、过敏性休克、神经源性休克等鉴别。低血容量性休克多因大量出血（内出血或外出血），失水（如呕吐、腹泻、肠梗阻等）、失血浆（如大面积烧伤等）等使血容量突然减少所致。心源性休克系心脏射血功能低下所致，常继发于急性心肌梗死、急性心包填塞、严重心律失常、各种心肌炎和心肌病、急性肺源性心脏病等。过敏性休克常因机体对某些药物（如青霉素等）或生物制品发生过敏反应所致。神经源性休克可由外伤、剧痛、脑脊髓损伤、麻醉意外等引起，因神经作用使外周血管扩张、有效血容量相对减少所致。

【预后】

取决于下列因素：①治疗反应：如治疗后患者神志清醒、安静、四肢温暖、紫绀消失、尿量增多、血压回升、脉压差恢复正常，则预后良好。②原发感染灶能彻底清除或控制者预后较好。③伴严重酸中毒和高乳酸血症者预后多恶劣，并发 DIC 或多器官功能衰竭者病死率高。④有严重原发基础疾病，如白血病、淋巴瘤或其他恶性肿瘤者休克多难以逆转；合并其他疾病，如糖尿病、肝硬化、心脏病等预后较差。

【治疗】

1. 治疗原则　在积极控制感染的同时，进行抗休克治疗。促使全身各脏器组织的血液灌注和代谢恢复。针对休克的病理生理特点给予补充血容量、纠正酸中毒、调整血管舒缩功能、消除血细胞聚集以防止微循环瘀滞，以及维护重要脏器的功能等。

中医治疗原则：感染性休克在病机上属"正虚邪实"，治疗原则以"扶正"与"祛邪"并用。扶正法包括益气、滋阴、养血、温阳，以及脏腑补法等。主要用于正气暴脱之时；祛邪法包括发汗、涌吐、攻下、清热、利湿、消导、祛痰、活血化瘀等，主要用于邪气壅盛，正气不衰之时。应根据邪正盛衰在疾病过程中的地位，决定其运用方式的先后与主次，虚证宜扶正，实证宜祛邪，并注意扶正不留（助）邪，祛邪勿伤正。

2. 西医治疗方法

（1）病因治疗　在病原菌未明确前，可根据原发病灶、临床表现，推测最可能的致病菌，选用强效、广谱的抗生素进行治疗，在分离获得病菌后，宜按药物敏感试验结果选用药物。剂量宜较大，首次给冲击量，由静脉滴入或缓慢推注。为更好地控制感染，宜联合用药，一般二联用药，β 内酰胺类加氨基糖苷类抗生素，肾功能减退者氨基糖苷类抗生素应慎用或禁用。应及时处理原发感染灶和迁徙性病灶。重视全身支持治疗以提高机体的抗病能力。

（2）抗休克治疗

1）补充血容量：有效循环血量不足是感染性休克的突出矛盾。扩容是抗休克治疗的基本手段。扩容所用液体应包括胶体和晶体。各种液体的合理组合才能维持机体内环境的稳定。胶体液有低分子右旋糖酐、血浆、白蛋白和全血等，晶体液中碳酸氢钠、复方氯化钠较好。休克早期有高血糖症，宜少用葡萄糖液。

①胶体液：低分子右旋糖酐（分子量 2 万~4 万），能覆盖红细胞、血小板和血管内壁，增加互斥性，从而防止红细胞凝聚，抑制血栓形成，改善血流。输注后可提高血浆渗透压、拮抗血浆外渗，从而补充血容量，稀释血液，降低血黏度，改善微循环，防止

DIC。在肾小管内发挥渗透性利尿作用。静脉滴注后 2～3 小时其作用达高峰，4 小时后逐渐消失，故滴速宜较快。每日用量 500～1500ml，一般为 1000ml。有严重肾功能减退、充血性心力衰竭和出血倾向者慎用。偶可引起过敏反应。

血浆、白蛋白和全血：适用于肝硬化或慢性肾炎伴低蛋白血症、急性胰腺炎等病例。无贫血者不必输全血，已发生 DIC 者输全血亦应慎重。红细胞压积以维持在35%～40% 较合适。

其他：羟乙基淀粉（706 代血浆）能提高胶体渗透压、增加血容量、不良反应少、无抗原性，很少引起过敏反应为其优点。

②晶体液：碳酸氢钠林格液和乳酸钠林格液等平衡盐液所含各种离子浓度较生理盐水更接近血浆中的浓度，可提高功能性细胞外液容量，并可部分纠正酸中毒。对肝功能明显损害者以用碳酸氢钠林格液为宜。

5%～10% 葡萄糖液主要供给水分和热量，减少蛋白质和脂肪的分解。25%～50% 葡萄糖液尚有短暂扩容和渗透性利尿作用，但休克早期不宜用。

扩容输液一般遵循"先胶后晶、先盐后糖、先快后慢、先多后少"的原则。可以先输低分子右旋糖酐（或平衡盐液），有明显酸中毒者可先给 5% 碳酸氢钠，在特殊情况下可给白蛋白或血浆。滴速宜先快后慢，用量应视患者具体情况和原心肾功能状况而定。对有明显脱水、肠梗阻、麻痹性肠梗阻以及化脓性腹膜炎等患者，补液量应加大；而对心脏病的患者则应减慢滴速并酌减输液量。在输液过程中应密切观察有无气促和肺底啰音出现。

扩容治疗要求达到：组织灌注良好：患者神情安宁，口唇红润，肢端温暖，紫绀消失；收缩压 >90mmHg，脉压 >30mmHg；脉率 <100 次/分；尿量 >30ml/h；血红蛋白恢复基础水平，血液浓缩现象消失。

2）纠正酸中毒：纠正酸中毒可增强心肌收缩力、恢复血管对药物的反应性，并防止 DIC 的发生，但在血容量不足时，缓冲碱难以充分发挥其效能，故根本措施在于改善组织的低灌注状态。首选的缓冲碱为 5% 碳酸氢钠，可先给予 100～200ml，根据 CO_2CP 进行调整。其次可选 11.2% 乳酸钠，肝功能损害者不宜用。

3）血管活性药物的应用：旨在调整血管舒缩功能、疏通微循环瘀滞，以利于休克的逆转。

①扩血管药物：必须在充分扩容的基础上使用，适用于低排高阻型休克（冷休克）。

抗胆碱能药：主要有阿托品、山莨菪碱（654-2）、东莨菪碱等，可阻断 M 受体，兴奋呼吸中枢，解除支气管痉挛，抑制腺体分泌，保持通气良好，调节迷走神经，提高窦性心律，改善微循环，稳定溶酶体，抑制血小板和中性粒细胞聚集等作用。山莨菪碱不良反应较小，作为临床应用的首选。成人剂量为 10～20mg，每 10～30 分钟静脉注射 1 次。东莨菪碱的成人剂量为每次 0.3～0.5mg，但对中枢神经系统有抑制作用，有明显镇静作用。阿托品成人剂量为每次 0.3～0.5mg，大剂量阿托品可引起烦躁不安、皮肤潮红、灼热、兴奋、散瞳、心率加速、口干等。病情好转后延长给药间隔，如用药 10

次以上仍无效，或出现明显中毒症状，应立即停用，并改用其他药物。

α受体阻滞剂：可解除内源性去甲肾上腺素所引起的微血管痉挛和微循环瘀滞。可使肺循环内血液流向体循环而防治肺水肿。本组的代表药物为酚妥拉明，作用快而短，易于控制。剂量为每次 5~10mg（儿童 0.1~0.2mg/kg）以葡萄糖液 100~500ml 稀释后静脉滴注，开始时宜慢，以后根据反应，调整滴速。心功能不全者宜与正性肌力药物或升压药合用以防血压骤降。

β受体兴奋剂：典型代表为异丙肾上腺素，具强力 β1 和 β2 受体兴奋作用，可增强心肌收缩和加速心率、加速传导以及扩血管作用。在增强心肌收缩的同时，显著增加心肌耗氧量和心室的应激性，易引起心律失常。有冠心病者忌用。剂量为 0.1~0.2mg 加入 100ml 液体中静脉滴注，滴速为成人 2~4μg/min，儿童 0.05~0.2μg/(kg·min)。心率以不超过 120 次/分（儿童 140 次/分）为宜。

多巴胺：为合成去甲肾上腺素和肾上腺素的前体。具有兴奋 α、β 和多巴胺受体等作用，其药理作用与剂量大小有关。当剂量为每分钟 2~5μg/kg 时，主要兴奋多巴胺受体，使内脏血管扩张，尤其使肾脏血流量增加、尿量增多；剂量为 6~15μg/kg 时，主要兴奋 β 受体，使心缩增强、心输出量增多，而对心率的影响较小，较少引起心律失常，对 β2 受体的作用较弱；当剂量大于每分钟 20μg/kg 时，则主要起 α 受体兴奋作用，也可使肾血管收缩，应予以注意。常用剂量为每分钟 2~5μg/kg，根据病情调节滴速。多巴胺为目前应用较多的抗休克药，对伴有心脏收缩功能减弱、尿量减少而血容量已补足的休克患者疗效较好。

②缩血管药物：可提高血液灌注压，但使血管管径缩小，影响组织的灌注量。应严格掌握指征，在下列情况下可考虑应用：血压骤降，血容量一时未能补足，可短时期应用小剂量以提高血压、加强心脏收缩、保证心脑血供；与 α 受体阻滞剂或其他扩血管药联合应用以消除其 α 受体兴奋作用而保留其 β 受体兴奋作用，并可对抗 α 受体阻滞剂的降压作用，尤适用于伴心功能不全的休克病例。常用的缩血管药物有去甲肾上腺素与间羟胺。剂量为：去甲肾上腺素 0.5~1mg，滴速 4~8μg/min；间羟胺 10~20mg，滴速 80~160μg/min。

4）维护重要脏器的功能

①心功能不全的防治：重症休克和休克后期病例常并发心功能不全，发生原因和细菌毒素、心肌缺氧、酸中毒、电解质紊乱、心肌抑制因子、肺血管痉挛、肺动脉高压和肺水肿，以及输液不当等因素有关，老年人和幼儿尤易发生。心功能不全时，应严格控制静脉输液量和滴速。可给予去乙酰毛花苷或毛花洋地黄苷丙（西地兰）等强心药物，亦可给多巴胺等血管活性药物。大剂量糖皮质激素有增加心搏血量和降低外周血管阻力、提高冠状动脉血流量的作用，可早期短程应用。同时给予吸氧、纠正酸中毒和电解质紊乱，并应用能量合剂以纠正细胞代谢失衡状态。

②肺功能的维持和保护：维持呼吸功能、防治 ARDS。肺为休克的主要靶器官之一，顽固性休克常并发肺功能衰竭。此外脑缺氧、脑水肿等亦可导致呼吸衰竭。休克患者均应给氧，经鼻导管（4~6L/min）或面罩间歇加压给氧。吸入氧浓度以 40% 左右为

宜。必须保持呼吸道通畅。在血容量补足后，如患者神志欠清、痰液不易清除、气道有阻塞现象时，应及早考虑做气管插管或切开并行辅助呼吸（间歇正压），并清除呼吸道分泌物，注意防止继发感染。对吸氧而不能使 PaO_2 达满意水平（≥60mmHg），应及早给予呼气末正压通气（positive end – expiratory pressure，PEEP）。应及早给予血管解痉剂（酚妥拉明、山莨菪碱等）以降低肺循环阻力，并应正确掌握输液、控制入液量、尽量少用晶体液。为减轻肺间质水肿可给予25% 白蛋白和大剂量速尿（血容量不低情况下）；大剂量糖皮质激素临床应用效果不一，有待进一步验证。

③肾功能的保护：休克患者出现少尿、无尿、氮质血症等时，应注意鉴别其为肾前性或肾性肾功能不全所致。肾功能损伤程度和休克发生的严重程度、持续时间、抢救措施密切相关。一旦出现肾功能不全，在积极控制原发感染的同时，及时补足血容量，选用多巴胺或山莨菪碱解除肾血管痉挛，选用呋塞米或20% 甘露醇进行利尿。

④脑水肿的防治：脑对缺氧非常敏感，易出现脑水肿。表现为神志不清、一过性抽搐和颅内压增高，甚至发生脑疝。应及早给予吸氧、头部降温，减少氧耗；同时使用血管解痉剂、抗胆碱类药物、渗透性脱水剂（如甘露醇）、呋塞米，并给予大剂量糖皮质激素（地塞米松 10~20mg）以及高能量合剂等。

⑤DIC 的防治：DIC 为感染性休克的严重并发症，是休克的死亡原因之一。一经诊断确立后，宜采用中等剂量肝素，每4~6 小时静注或静滴 1mg/kg，使凝血时间（试管法）控制在正常的 2~3 倍以内。DIC 完全控制后方可停药。若凝血时间超过 30 分钟，则须暂缓或延长使用肝素的时间。在 DIC 后期，继发性纤溶成为出血的主要原因时，可加用抗纤溶药物。

（3）糖皮质激素的应用　糖皮质激素具有多种药理作用，如：降低外周血管阻力、改善微循环、增强心肌收缩力、心搏血量、减轻毛细血管渗漏、抑制炎症介质和细胞因子的分泌。此外，尚有解除支气管痉挛、减轻脑水肿等作用。虽然近年多中心前瞻性研究未能证实激素的疗效，多数学者认为，在有效抗菌药物治疗下，可考虑短期应用糖皮质激素。

（4）其他治疗　给予新鲜血浆可提高纤维蛋白水平，增强机体的免疫防疫功能。钙通道阻滞剂可抑制 Ca^{2+} 在小动脉平滑肌细胞的跨膜内流。超氧化物歧化酶（SOD）等抗氧化剂有清除自由基的作用，在抗休克治疗中有一定作用。抗 TNF 抗体的应用可降低血清 TNF 水平增高者的病死率。

3. 中医辨证论治

（1）毒伤气阴

证候　高热烦渴，语言低微，气短自汗，面红目赤，手足心热，舌红少津，脉细数。

治法　益气养阴，补虚固脱。

方药　生脉散加黄芪。如果面色苍白，血压下降合用稳压汤，方中人参、附子、黄精温阳益气稳压，麦冬、炙甘草养阴益气，调整阴阳。或用生脉注射液 50~100ml 加入葡萄糖注射液静脉滴注。高热者合用清开灵注射液，或热可平注射液以清热解毒退热。

（2）阳气暴脱

证候 神志恍惚，或昏迷，大汗淋漓，四肢厥冷，面色苍白或如死灰色，甚则口唇青紫，脉微欲绝。

治法 回阳救逆，益气固脱。

方药 参附龙牡汤加减（人参、熟附子、龙骨、牡蛎、干姜、甘草）。或用参附注射液 50～100ml 加入 10% 葡萄糖注射液静脉滴注。本型病情较重，寒热交错，真寒假热，真热假寒，由厥致脱，变化迅速，治疗应随证变化，如果热深厥深者急用清开灵注射液清热解毒开窍；如果气阴两伤者可用生脉注射液补气养阴。

（3）热盛腑实

证候 四肢厥冷，高热面红，胸腹灼热，腹满便结，口渴欲饮，烦躁不安，呕吐物酸臭，便秘尿赤，舌红苔黄，脉弦数。

治法 通腑泄热，益气养阴。

方药 大承气汤合生脉散加减。如汗、吐、下后阴津已伤，热势亦减，但热厥未完全缓解者可选用回阳救急汤化裁（熟附子、党参、白术、茯苓、陈皮、半夏、干姜、肉桂、甘草，水煎服）。

（4）热伤营血

证候 精神淡漠，手足厥冷，颜面青暗，肌肤花斑，舌淡或有紫斑，苔白，脉微欲绝。

治法 凉血活血，益气回阳。

方药 犀角地黄汤合生脉散。如血压波动者，可加黄芪、黄精各 30g，甘草 10g。有稳定血压作用；感染性休克合并 DIC，为热入营血，血脉壅滞的表现，可选用生脉注射液、丹参注射液、清开灵注射液静脉滴注。

4. 中医其他治疗方法

（1）针刺治疗 取穴内关、素髎、涌泉。中等强度，素髎穴从鼻尖端斜向上刺入 0.5～1 寸，持续运针 30 分钟，直至血压回升，留针 1～12 小时。

（2）艾灸治疗 常用穴关元、膻中、百会、气海。一般 15～30 分钟，至汗出脉动为度。若严重休克时，需要更长时间施灸百会。

【预防】

1. 积极防治感染和各种容易引起感染性休克的疾病，如败血症、细菌性痢疾、肺炎、流行性脑脊髓膜炎、腹膜炎等。

2. 做好外伤的现场处理，如及时止血、清创、镇痛、保温等。

3. 对失血或失液过多（如呕吐、腹泻、咯血、消化道出血、大量出汗等）的患者，应及时酌情补液或输血。

第六章　真菌感染性疾病

第一节　新型隐球菌病

新型隐球菌病（cryptococcosis neoformans）是由新型隐球菌引起的一种深部真菌病，主要侵犯中枢神经系统和肺，但亦可累及皮肤、骨骼和血液等其他器官和部位。在高效抗逆转录病毒治疗（highly active antiretroviral therapy，HAART）出现之前，5%~10% 的艾滋病患者并发新型隐球菌病，高危指标为 CD4$^+$T 细胞少于 0.05×10^9/L，其临床特点为急性起病，容易播散至多个器官，病情进行性恶化。

中医对于新型隐球菌的认识，散见于"头痛"、"痴呆"、"痉证"、"痹证"、"中风"、"喘证"、"肺痿"等病证中。

【病原学】

新型隐球菌是隐球菌属（至少有 38 个种）的一个种。新型隐球菌的形态在病变组织内呈圆形或卵圆形，直径为 5~10μm，外周围绕着一层宽厚的多糖荚膜，为主要的毒力因子，以芽生方式进行繁殖。在外界环境中，新型隐球菌的酵母样细胞比较小，荚膜较薄，更容易气溶胶化，被宿主吸入呼吸道。新型隐球菌有两个变种：新型变种与盖特变种。根据荚膜多糖抗原特异性的差异可分为 A、B、C 和 D 四种血清型，A 型最常见。血清型 A 和 D 属于新型隐球菌新型变种，血清型 B 和 C 属于新型隐球菌盖特变种。我国临床分离的菌株多属新型变种，约 80% 属于 A 型，我国还发现了新型隐球菌上海变种，属于血清型 B 型。B 型和 D 型分别约占 15% 和 5%，无 C 型。新型隐球菌病呈全球分布，自然界主要储存介质是鸽子的粪便和受鸟粪污染的土壤，主要引起免疫缺陷宿主的感染，感染者多为艾滋病患者。在实验室中，用葡萄糖蛋白胨琼脂 37℃培养，新型隐球菌新型变种在几天内可形成光滑的褐色菌落，新型隐球菌盖特变种生长较为缓慢，而非致病性的隐球菌菌种生长不良或几乎不生长。根据刀豆氨酸 – 甘氨酸 – 溴麝香草酚蓝（canavanine – glycine – bromthymol blue，CGB）琼脂的颜色反应也可对变种进行分类。

【流行病学】

1. 传染源　新型隐球菌可存在于鸟类的排泄物、多种水果和土壤中。其中鸽子与其他鸟类的生活习性不同，保留废弃物在鸽巢，有利于新型隐球菌的繁殖，使鸽粪中新型隐球菌的密度可高达 $5 \times 10^7/g$。目前，对新型隐球菌盖特变种的生态环境仍了解不充分，但在东南亚、非洲、澳洲和美洲的热带和亚热带地区的木材，如从金鸡纳树皮、赤桉树中都分离到新型隐球菌盖特变种。

2. 传播途径　人体通过吸入环境中气溶胶化的新型隐球菌孢子而发生感染。尚未证实存在动物与人或人与人之间的直接传播。

3. 易感人群　新型隐球菌为条件致病菌，正常人体的细胞免疫功能健全，一般具有抵抗新型隐球菌感染的能力，侵入人体的隐球菌并不一定致病。存在免疫功能严重缺陷者其致病几率大大增加，例如有部分新型隐球菌病患者存在糖尿病、肾衰竭和肝硬化等严重基础疾病，或有导致细胞免疫功能异常的因素，包括恶性淋巴瘤、白血病、结节病、系统性红斑狼疮、器官移植以及肿瘤放化疗后长期、大量使用糖皮质激素和其他免疫抑制剂、滥用广谱抗生素等。

艾滋病患者对新型隐球菌的易感性增加，其继发隐球菌病的发病率，在美国为 5%~10% 之间，在非洲和其他发展中国家可高达 30%。在接受高效抗逆转录病毒治疗后发病率明显下降。

4. 流行特征　呈世界性分布。在非艾滋病患者中，发病年龄以青壮年多见，男女比例约为 3∶1，没有明显的种族和职业发病倾向，呈高度散发。因母婴垂直传播感染艾滋病的儿童，发生新型隐球菌病的年龄以 6~12 岁多见。

【发病机制】

1. 西医发病机制和病理　新型隐球菌病的发病机制仍未阐明，一般认为，人体吸入气溶胶化的新型隐球菌孢子之后，首先定位于肺脏。机体的免疫系统发挥防御功能：主要依靠补体和 γ - 干扰素、肿瘤坏死因子、白细胞介素 - 8 和白细胞介素 - 12 等致炎症细胞因子介导中性粒细胞和巨噬细胞发挥对新型隐球菌的吞噬作用；此外，自然杀伤细胞、$CD4^+$ 和 $CD8^+$ T 淋巴细胞等非吞噬效应细胞通过氧化和非氧化机制杀伤新型隐球菌，限制新型隐球菌的复制，使新型隐球菌被局限于肺，不发生活动病变，最后呈自限经过。

新型隐球菌的主要毒力因子是荚膜多糖，此外还有甘露醇、黑色素、磷脂酶等，它们可干扰免疫系统的正常吞噬和清除作用，如抑制炎性细胞因子的产生，降低补体成分含量，以及减少白细胞向炎症部位的迁移等。隐球菌的肺外播散一般累及中枢神经系统，其原因可能为：①脑脊液中缺乏抗体。②脑脊液中缺乏补体激活系统。③脑脊液中的多巴胺有利于隐球菌生长。艾滋病患者 T 细胞免疫功能缺陷，对新型隐球菌尤为易感。

病理变化：①中枢神经系统新型隐球菌病：常表现为脑膜炎，可见脑膜增厚，以颅底为著，蛛网膜下腔充满含大量新型隐球菌的胶冻样物质和少量的巨噬细胞，亦可见血管内膜炎、形成肉芽肿，导致脑膜和脑组织粘连。新型隐球菌还可沿着血管周围间隙进入脑组织形成小囊肿，严重时发展为脑膜脑炎。②肺新型隐球菌病：可为自限性感染，病灶直径多在 1.5cm 以内；若为活动性感染，病灶直径多在 1.5~7cm，呈胶冻样或肉芽肿，多靠近胸膜，有时中心可坏死液化形成空洞。经 GMS（六甲烯四胺银）染色或过碘酸 Schiff（PAS）染色，显微镜下肉芽肿内可见大量新型隐球菌和少量巨噬细胞。③皮肤新型隐球菌病：多表现为小丘疹、斑疹，表皮下组织坏死形成溃疡，炎症反应较轻，邻近淋巴结不肿大。④骨骼新型隐球菌病：可出现溶骨性病变，形成冷脓肿。

2. 中医病因病机　中医学认为，风热病邪从口鼻而入，肺居高位，首当其冲，正气亏虚之人，病初或见肺卫失宣证候。若表邪不解，逆传心包，则见神昏、谵妄等。在疾病演变过程中，如邪热壅肺，则可出现痰热喘急；热入血络，则外发红疹，甚则溃破形成疮疡。疾病后期，表现为痰瘀闭阻，阴虚火旺，肺肾亏虚，甚则阴阳离决之象。

【临床表现】

潜伏期为数周至数年不等。临床表现轻重不一，变化多样。

1. 中枢神经系统新型隐球菌病　以新型隐球菌脑膜炎最常见。患者起病缓慢，病初症状不明显，常表现为头痛，可位于前额、双侧颞部、枕后或眼眶后，多为胀痛或钝痛，呈间歇性。伴低热或不发热。随病情进展头痛程度逐渐加重，发作频率和持续时间增加。在数周之内，可出现剧烈头痛，伴恶心、呕吐、烦躁和性格改变等颅内高压表现，查体见步态蹒跚，颈项强直，布氏征或克氏征阳性等脑膜刺激征。老年人可仅表现为痴呆，无明显其他神经系统症状或体征。若治疗不及时或病情进展恶化，病变可累及脑实质，出现淡漠、意识障碍、抽搐或偏瘫，病理征阳性。病灶累及视神经和听神经时，可出现视力模糊，畏光，复视，眼球后疼痛，听力下降或丧失等表现。发生颞叶钩回疝或小脑扁桃体疝时可危及生命。

发热和抽搐在艾滋病患者继发中枢神经系统新型隐球菌病中较没有免疫抑制的患者更为常见，并呈进行性发展。

2. 肺新型隐球菌病　虽然新型隐球菌首先通过肺进入人体，但是肺新型隐球菌病所占的比例少于15%，远比中枢神经系统新型隐球菌病少见。肺新型隐球菌病临床表现轻重差别很大，可以是无症状的自限性感染，大多数患者症状轻微，可有低热、全身疲倦和体重减轻等慢性消耗症状，咳嗽、咳黏液痰和胸痛常见，但咯血少见。艾滋病患者继发肺新型隐球菌病呈暴发性经过，病程常呈进展性，更容易发生血行播散，出现成人呼吸窘迫综合征而迅速死亡。

3. 皮肤新型隐球菌病　多由新型隐球菌发生血行播散引起，5%患者可出现皮肤病变，表现为痤疮样皮疹，破溃时形成溃疡或瘘管。

4. 骨骼、关节新型隐球菌病　大约见于10%新型隐球菌病患者，表现为持续数月的骨骼、关节肿胀和疼痛，发生溶骨性病变时，通常表现为冷脓肿，并可累及皮肤。

5. 播散性或全身性新型隐球菌病　由肺原发性病灶血行播散所引起，几乎可波及除中枢神经系统之外全身所有部位，如肾、肾上腺、甲状腺、心、肝、脾、肌肉、淋巴结、唾液腺和眼球等。一般类似结核病症状，出现肉芽肿病变时，偶见组织学改变与癌性病变类似。

【实验室及其他检查】

1. 常规实验室检查 血常规检查一般无明显异常，部分患者可出现淋巴细胞比例增高，轻至中度贫血，血沉可正常或轻度增快。艾滋病患者白细胞、淋巴细胞绝对计数均降低，$CD4^+/CD8^+$ 值小于1。

2. 脑脊液检查 新型隐球菌性脑膜炎患者脑脊液压力增高，甚者可达 $600mmH_2O$（5.4kPa）。外观澄清或微混，细胞数一般在（40~100）$\times 10^6/L$ 之间，个别患者在症状明显期偶见大于 $500 \times 10^6/L$。细胞分类以淋巴细胞为主，疾病早期亦可以中性粒细胞为主。蛋白含量轻至中度升高，氯化物及葡萄糖多降低。

3. 病原学检查 从脑脊液、痰液、皮肤病灶的分泌物、冷脓肿穿刺液和血液等标本进行墨汁涂片、培养分离，找到有荚膜的酵母菌是新型隐球菌病的确诊依据。用墨汁涂片直接镜检，发现出芽的酵母样菌，外周有透亮的厚壁荚膜；或者用黏蛋白胭脂红染色酵母样菌的荚膜呈深玫瑰红色时，强烈提示新型隐球菌病。用沙氏琼脂培养基培养2~3天可见到新型隐球菌菌落，若连续培养6周仍没有菌落出现即认为培养阴性。皮肤、骨骼和关节新型隐球菌病的病原学诊断除上述方法外，还可通过病理活检寻找诊断依据。

从痰液和支气管分泌物中分离到新型隐球菌，可能提示侵袭性肺新型隐球菌病，也可能提示处于共生状态。当血清新型隐球菌荚膜抗原阳性，或者有浸润性或结节性肺部病变存在时支持侵袭性肺新型隐球菌病的诊断。而从人体的各种组织活检标本、尿液、血液、骨髓或脑脊液中发现新型隐球菌，均提示有侵袭性感染。

4. 血清学检查 乳胶隐球菌凝集试验（latex cryptococcal agglutination test，LCAT）或酶联免疫吸附试验（ELISA）检测新型隐球菌荚膜多糖抗原有较高的特异性和敏感性。隐球菌抗原在中枢神经系统新型隐球菌病患者脑脊液中的阳性率几乎达100%，血清为75%左右；而且，抗原的滴度与感染的严重程度成正比，可作为疗效的观察指标。艾滋病患者中枢神经系统新型隐球菌病的脑脊液中隐球菌抗原的滴度常大于1∶1000，血清的阳性率大于90%，可作为艾滋病患者是否并发中枢神经系统隐球菌病的筛查工具。而中枢神经系统以外的新型隐球菌病，隐球菌抗原的阳性率仅有25%~50%。类风湿因子阳性的血清可出现假阳性，可用二硫四羟丁醇（dithiothreitol）处理纠正。目前，检测隐球菌抗体的方法缺乏敏感性和特异性，诊断实用价值不高。

5. 影像学检查 中枢神经系统新型隐球菌病患者的CT和MRI检查，有助于了解肉芽肿病变的大小和部位，以及脑室系统受累扩张情况。肺新型隐球菌病患者的X线检查，可发现单个或多个结节阴影，或表现为斑点状肺炎，浸润性肺结核样阴影或空洞形成；如果出现血行播散时，可见粟粒性肺结核样的影像，一般不出现纤维化和钙化，肺门淋巴结肿大和肺萎陷少见。骨骼新型隐球菌病患者的X线、CT或MRI检查可显示溶骨病变的部位和范围。

【诊断及鉴别诊断】

1. 诊断依据 新型隐球菌病是一种全身性真菌病，临床疾病谱复杂多变。需依据以下资料综合分析诊断：

（1）流行病学资料 是否有暴露于鸟粪，特别是鸽粪的病史；是否存在影响免疫防御功能的基础疾病和因素，如恶性肿瘤、结缔组织病、器官移植和使用糖皮质激素或免疫抑制剂等，其中艾滋病病毒感染是本病重要的易感因素。但是没有流行病学资料也不能排除本病。

（2）临床表现 中枢神经系统新型隐球菌病有逐渐加重的剧烈头痛、呕吐、脑膜刺激征阳性；严重时，可有意识障碍、抽搐、病理反射阳性等表现。典型的肺新型隐球菌病有咳嗽、黏液痰、胸痛等表现。皮肤新型隐球菌病有痤疮样皮疹、溃疡等表现。骨骼新型隐球菌病有局部胀痛、冷脓肿形成等表现。

（3）实验室检查 除外痰液检查，脑脊液、血液、皮肤病灶和全身其他组织和体液标本墨汁涂片、培养分离以及组织病理标本找到有荚膜的酵母菌是新型隐球菌病的确诊依据。对于已确诊为肺新型隐球菌病的患者还应进行一次腰椎穿刺，明确是否合并中枢神经系统感染。新型隐球菌荚膜多糖抗原检测在中枢神经系统新型隐球菌病有辅助诊断意义。影像学检查可发现新型隐球菌病引起的浸润或肉芽肿病灶。

2. 鉴别诊断 新型隐球菌的临床表现缺乏特征性，1次的病原学检查阴性不能排除新型隐球菌病，部分患者第2~5次标本送检才发现新型隐球菌。中枢神经系统新型隐球菌病应与结核性脑膜炎和脑肿瘤等疾病相鉴别；中枢神经系统新型隐球菌病最容易误诊为结核性脑膜炎，前者颅内压升高明显、视神经受累更为常见。目前，大多数结核性脑膜炎的诊断仍依赖于治疗性诊断，在抗结核治疗的过程中，如果临床表现无明显缓解，复查腰椎穿刺了解抗结核治疗的效果时，均应常规做新型隐球菌检查，能明显降低误诊率。当艾滋病患者有明显的头痛症状时，尽管脑脊液的细胞数、蛋白和糖的水平正常，也应做脑脊液的墨汁染色涂片、隐球菌培养和乳胶隐球菌凝集试验等检查，以排除并发隐球菌感染。肺新型隐球菌病应与肺结核和肺恶性肿瘤等疾病相鉴别。皮肤新型隐球菌病应与粉刺、基底细胞瘤和类肉瘤等鉴别。骨骼、关节新型隐球菌病应与骨骼、关节结核以及骨肿瘤等疾病相鉴别。播散性新型隐球菌病应与粟粒性肺结核、结缔组织病和转移癌等疾病相鉴别。

【预后】

艾滋病患者继发新型隐球菌病与非艾滋病患者的预后截然不同，前者有很高的复发率并且最终以不治告终。在非艾滋病的新型隐球菌病患者中，如果存在糖尿病、恶性肿瘤、结缔组织病、器官移植等严重基础疾病，或中枢神经系统新型隐球菌病出现反应迟钝、精神恍惚或昏迷等意识状态改变，或脑脊液新型隐球菌荚膜抗原的滴度大于1∶1024，或治疗后滴度不下降等因素是预后不良的指标。

【治疗】

1. 治疗原则 新型隐球菌病的治疗方案根据感染部位和患者免疫防御基础状态的不同而有所不同。但所有中枢神经系统以及肺外的新型隐球菌病都必须尽早进行抗真菌治疗。

中医认为本病由风热之邪而致，在辨证上，首先要分清病邪属虚属实，其次要分清痰、热、瘀之主次。偏于热者，以清热为主；偏于痰者，以祛痰为重；偏于瘀者，以化瘀为主。至其后期，又当根据其证候辨证施治。

2. 西医治疗方法

（1）非艾滋病患者新型隐球菌病的治疗

1）中枢神经系统新型隐球菌病：所有患者均需要治疗。目前，推荐两性霉素 B 或脂质体两性霉素 B 或两性霉素 B 脂质复合体或两性霉素 B 胶态分散体与氟胞嘧啶联合用药为首选，尤其适用于中型、重型的患者，以及出现昏迷、失明、颅神经麻痹和脑积水等并发症的患者。无论使用什么治疗方案，仍然有 5%～25% 病死率。非艾滋病患者与艾滋病患者的中枢神经系统新型隐球菌病的疗效明显不同。

①两性霉素 B 与氟胞嘧啶联合用药：两性霉素 B，用 5% 葡萄糖注射液 500ml 稀释，第 1 日剂量为 0.5～1mg，避光缓慢静脉滴注至少 6 小时；以后每日增加剂量 3～5mg，到达治疗浓度每日 0.5～1mg/kg，最高剂量不超过每日 1mg/kg。氟胞嘧啶，每日 50～100mg/kg，分 3～4 次，口服；或者 1% 氟胞嘧啶注射液，每日 50～100mg/kg，分 1～2 次，静脉滴注。根据国外多中心随机的临床实验推荐，两性霉素 B 联合氟胞嘧啶治疗中枢神经系统新型隐球菌病疗程为两者先联合应用 6 周，以后再单用两性霉素 B 10 周。除此之外，在临床上下列几种指标也可作为参考，治疗疗程使用至新型隐球菌的涂片和培养阴性，且脑脊液常规以及生化常规中的葡萄糖和氯化物的水平恢复正常，两性霉素 B 的总量一般在 3～5g 之间；或者新型隐球菌涂片和培养阴性后再使用两性霉素 B 1～2g；或者有条件时，检测脑脊液和血清中隐球菌抗原的滴度，滴度下降 4 倍以上；隐球菌抗原的滴度在治疗过程下降缓慢，只需每 3～4 周检测 1 次。

两性霉素 B 的使用总量在不同患者存在一定差别，多数患者使用总量 3～5g 可以治愈并且不再复发；但是，也有总量超过 10g，脑脊液新型隐球菌的涂片和培养仍然阳性。对不同患者需要两性霉素 B 的总量，暂时没有找到可靠的预测指标。

不良反应与对策：两性霉素 B 的不良反应包括寒战，发热，头痛，食欲下降，恶心，呕吐，静脉炎，低血钾，肾功能损害，贫血和肝功能损害等。减轻不良反应方法有：在静脉滴注两性霉素 B 之前，口服阿司匹林 0.3g 或奈普生 0.25g，可减轻寒战、发热反应。在两性霉素 B 的液体中加入肝素，10mg（1250U），能减轻静脉炎。定期监测血钾水平，通过口服 10% 氯化钾或/和静脉滴注浓度为 3‰氯化钾，补钾量可达 4～8g/d，维持血钾在正常水平。当血液中尿素氮的浓度大于 10mmol/L 时，则减量或暂停两性霉素 B。丙氨酸氨基转移酶升高时，可给予护肝、降酶药物。贫血可酌情给予输血。

氟胞嘧啶的不良反应有食欲下降，恶心，呕吐和腹泻等胃肠反应，以及骨髓抑制，肝损害和皮疹等。有条件时应监测氟胞嘧啶的血清浓度，维持 50～100mg/L 的范围。氟胞嘧啶注射液的价格较高，但有胃肠反应轻微、疗效确实等优点，适用于症状明显期。

从近几年临床应用的报道来看，两性霉素 B 的脂质制剂至少有与两性霉素 B 一样的疗效，可用于原先有肾功能异常的患者，但是价格昂贵。目前，美国食品和药品管理局（U. S. Food and Drug Administration）仅批准脂质体两性霉素用于隐球菌病的治疗。

目前，鞘内注射两性霉素 B 已较少使用，通常仅用于静脉使用高剂量和长疗程的两性霉素 B 仍然无效的难治性患者或者复发患者，还有存在严重肾功能不全等严重基础疾病不适宜全身用药的患者。两性霉素 B，首次剂量 0.05mg，加地塞米松 2mg，注入时用脑脊液反复稀释，缓慢注射；以后逐渐增加剂量至每次 0.2～0.5mg，每 2～3 日进行一次，鞘内注射两性霉素 B 的总剂量在 15mg 为宜。鞘内注射液体的体积不得超过所引流用于做脑脊液检查的体积。虽然，两性霉素 B 鞘内注射有使药物直接作用于病灶的优点，但是可出现蛛网膜炎、听力下降和医源性蛛网膜下腔出血等不良反应，增加合并化脓性细菌颅内感染的危险。

②其他药物：三唑类抗真菌药氟康唑 200～400mg/d，静脉滴注，脑脊液培养阴性后仍需要继续用药 10～12 周，可以使一部分患者治愈。另一部分患者单用氟康唑治疗可控制危重症状，但是疗程超过 4 个月仍然不能使脑脊液中的新型隐球菌阴转。氟康唑治疗中枢神经系统新型隐球菌病的疗效明显优于伊曲康唑。

③两性霉素 B 与氟康唑交替治疗的探讨：两性霉素 B 和新型隐球菌胞浆膜上的麦角甾醇结合改变膜的通透性，使细胞成分外漏起杀菌作用。但是，不良反应明显，需要用药 2 周左右才达到治疗浓度。氟康唑通过抑制麦角甾醇的生物合成起抑菌作用，具有良好的水溶性、蛋白结合率低、容易通过血脑脊液屏障（脑脊液浓度为血浓度的 60%～80%）、可以静脉给药、不良反应轻微以及开始治疗就能到达抑菌浓度等优点。根据上述两种抗真菌药物作用位点相同的药理特点，认为两性霉素 B 与氟康唑联合用药不能产生协同或累加作用。然而，有交替用药的尝试经验：对于有颅内压增高危象或脑疝前兆表现的患者利用氟康唑开始治疗就能达到抑菌浓度的优点，先使用氟康唑加氟胞嘧啶控制危重症状，症状缓解后改用两性霉素 B 维持治疗至脑脊液中新型隐球菌完全消失，临床上有成功的案例。也有案例先用两性霉素 B 加氟胞嘧啶治疗，危重症状缓解后，由于肾功能不全等基础疾病治疗过程出现严重不良反应；或者两性霉素 B 总量超过 7g，脑脊液中新型隐球菌仍未能转阴，改为氟康唑维持治疗，直至痊愈。

④对症治疗：由于两性霉素 B 需要在开始用药后的 10～14 天才能达到治疗浓度，这段时间内患者可能因颅内压的继续升高发生脑疝而危及生命，降低颅内压的对症治疗在中枢神经系统新型隐球菌病病原治疗初期发挥关键的作用。常用降低颅内压的方法有 20% 甘露醇，每次 1～2g/kg，在 30～60 分钟内快速静脉滴注，按照颅内压的升高程度决定每日的脱水次数，严重时每日可使用 4～6 次。还可加用 50% 葡萄糖 60ml 快速静脉滴注，与甘露醇交替。危急时可在甘露醇中加入呋塞米 20～40mg，加强脱水效果。甘露醇长期大剂量使用可能有肾小管损害或血尿等不良反应，要记录 24 小时出入量，经常监测血清钾、钠、氯以及二氧化碳结合力的水平，维持水、电解质和酸碱平衡。

⑤外科治疗：在病原治疗的过程中，由于左右脑室到第三脑室的左右室间孔，第三脑室到第四脑室的中脑导水管，以及第四脑室到蛛网膜下腔的正中孔和两个侧孔，孔径狭小，容易被炎症渗出物所堵塞。当影像学上提示脑积水并伴有反应迟钝或昏迷的患者，在脱水降低颅内压治疗效果不明显时，应施行脑室腹腔内引流术。

⑥随访：中枢神经系统新型隐球菌病临床缓解出院后，应争取每 3～6 个月复查脑

脊液 1 次，持续 2 年，以便及早发现复发。

2）肺新型隐球菌病：由于在一些免疫防御功能"正常"的肺新型隐球菌病个体，不用抗真菌治疗能够自愈，所以，在这些"正常"的个体中，有下列几种情况可以不需要抗真菌治疗：没有肺外感染的证据；脑脊液、骨髓、尿和前列腺分泌物培养不到新型隐球菌；在脑脊液和血清中检测不到隐球菌抗原；肺部病灶较小、稳定或处于消退之中；对这些个体每 2~3 个月随访 1 次，至少 1 年，根据病灶的变化决定是否进行抗真菌治疗。相反，有存在其他免疫抑制因素的患者，或肺部病灶呈侵袭性发展患者以及艾滋病患者肺新型隐球菌病均需要进行抗真菌治疗。目前，还没有公认的治疗方案，可以选用两性霉素 B 联合氟胞嘧啶，两性霉素 B 的总量 1~2g。或者氟康唑，400mg/d，疗程为 6~12 个月。氟康唑一般用于轻、中型肺新型隐球菌病。治疗进行到直至临床症状和肺部影像学病灶消失，以及病原学检查阴性。如果出现广泛的肺实变和大块状病变时，应进行手术切除并给予抗真菌治疗。

3）其他部位的新型隐球菌病

①皮肤、黏膜新型隐球菌病：可单用两性霉素 B 或合并氟胞嘧啶进行治疗。三唑类抗真菌药在皮肤、黏膜分布良好，不良反应轻微，虽然是抑菌剂，也足以治愈皮肤、黏膜的新型隐球菌病。氟康唑，150~400mg，口服，每日 1 次；或者伊曲康唑，200mg，口服，每日 2 次。

②骨骼新型隐球菌病：除了用两性霉素 B 进行治疗外，还需要进行外科清创术。三唑类抗真菌药物在治疗骨骼新型隐球菌病的疗效还需进一步评价。

（2）艾滋病患者新型隐球菌病的治疗　艾滋病患者继发新型隐球菌病有高度的难治性，如果停止治疗，复发率高达 50%，需要在强有力的初步治疗之后长期维持治疗。

①初步治疗：初步治疗分为两个阶段，诱导治疗阶段使用两性霉素 B，每日 0.7mg/kg；氟胞嘧啶，每日 100mg/kg，2 周；以后跟随巩固治疗阶段，氟康唑，每日 400mg，大约 8 周。这种方案氟胞嘧啶仅使用 2 周，毒性降低，患者有较好的耐受性；与两性霉素 B 联合使脑脊液新型隐球菌阴转率增加。

②维持治疗：一旦初步治疗使脑脊液新型隐球菌培养从阳性转为阴性，可以进入维持治疗，氟康唑，每日 200mg，口服，多数患者耐受良好，维持治疗必须终生进行。但是，如果艾滋病患者进行高效抗逆转录病毒治疗疗效显著时，可停用氟康唑的终身维持治疗。

3. 中医辨证论治

（1）邪袭肺卫

证候　发热，微恶风寒，无汗或少汗，头痛，咳嗽，口微渴，苔薄白，舌边尖红，脉浮数。

治法　辛凉解表，宣肺泄热。

方药　银翘散加减（金银花、连翘、桔梗、薄荷、竹叶、荆芥、豆豉、芦根）。

（2）痰热郁肺

证候　发热汗出，喘咳气涌，胸部胀痛，痰多黏稠或黄，面红咽干，皮肤红疹或溃破形成疮疡，尿赤便秘，苔黄或腻，脉滑数。甚或喘咳痰多，气急胸闷，张口抬肩，端坐不能平卧，面青唇紫，心慌悸动，汗出肢冷，二便失禁，脉细欲绝。

治法　清热化痰，降气平喘。

方药　桑白皮汤、苏子降气汤加减（桑白皮、黄芩、黄连、栀子、川贝母、杏仁、苏子、半夏、赤芍、桃仁）。出现上实下虚之喘脱危象，用参附汤送服黑锡丹、蛤蚧粉，以扶阳固脱，固摄肾气。

（3）阴虚火旺

证候　低热乏力，咳嗽胸痛，咳吐浊痰，其质黏稠，咳声不扬，气急喘促，口渴咽燥，形体消瘦，舌红而干，脉虚数。

治法　滋阴清热，润肺生津。

方药　清燥救肺汤加减（麦冬、人参、甘草、半夏、阿胶、胡麻仁、石膏、枇杷叶、知母、川贝、沙参、玉竹、银柴胡、地骨皮）。

（4）痰瘀闭阻

证候　头痛昏蒙，胸闷脘痞，呕恶痰涎，甚或头痛剧烈，恶心呕吐，烦躁易怒，或沉默痴呆，项背强直，四肢抽搐，口眼㖞斜，半身不遂等，伴见视物不清，目睛疼痛，耳鸣耳聋，关节强直、疼痛、屈伸不利，低热或不发热，苔薄白，舌淡紫，脉细涩。

治法　化痰降浊，通络祛瘀。

方药　半夏白术天麻汤加减（半夏、白术、茯苓、陈皮、生姜、天麻、黄芩、竹茹、石菖蒲、全蝎、地龙、僵蚕）。痰瘀痹阻关节，可用桃红饮加穿山甲、地龙、胆南星、乌梢蛇，化瘀通络，祛痰散结。若突然昏仆，不省人事，伴牙关紧闭，口噤不开，两手握固，大小便闭，急灌服局方至宝丹或苏合香丸；若伴见目合口张，鼻鼾息微，手撒遗尿，则以大剂参附汤送服生脉散回阳固脱。

【预防】

本病为高度散发，且大多数新型隐球菌病患者不能准确地确定感染的来源，试图控制传染源是非常困难的。有可能的情况下，控制城区养鸽，减少鸽粪污染，可能有利于降低新型隐球菌病的发病率。氟康唑和伊曲康唑等口服抗真菌药物疗效确定并且安全性良好，当艾滋病患者 CD4$^+$T 细胞计数 $< 200 \times 10^6$/L 时，使用氟康唑 200mg/d 口服，能有效地减少全身性真菌感染的发病率，然而在进展性艾滋病患者中用氟康唑预防新型隐球菌病仍未列为常规。到目前为止，对本病尚没有可供应用的疫苗。

第二节　念珠菌病

念珠菌病（candidiasis）是由各种致病性念珠菌引起的局部或全身感染性疾病。主要是白色念珠菌引起的皮肤、黏膜或内脏器官的真菌病。临床表现各异、轻重不一。近年来由于广谱抗生素、免疫抑制剂的广泛应用，肿瘤、移植、艾滋病等高危人群的逐年增多，念珠菌病的发病率呈上升趋势，为目前最常见的深部真菌病。

中医文献中对本病的记载较早，对本病的最早描述见于《诸病源候论》，称为"鹅口疮"、"燕口疮"。《备急千金要方》对本病症状做了进一步论述，《外科正宗》详尽描述了本病的症状，并指出其病机与心脾两经之火热有关。本病属中医的"湿温"范畴。

【病原学】

念珠菌是一种以出芽方式繁殖的酵母状真菌，又称芽生孢子。多数芽生孢子伸长成芽管，不与母细胞脱离，形成比较大的假菌丝，少数形成厚膜孢子和真菌丝，但光滑念珠菌不形成菌丝。念珠菌菌体呈圆形或卵圆形，直径约 $4\sim6\mu m$，在血琼脂及沙氏琼脂上生长良好，最适温度是 25℃~37℃。念珠菌广泛存在于自然界中，目前已发现 300 余种。念珠菌为条件致病菌，其中以白色念珠菌临床上最常见，约占念珠菌感染的50%~70%，毒力也最强，可引起全身各种感染。但是，近年来非白色念珠菌感染的比例和耐药现象也在不断上升。热带念珠菌能引起侵袭或播散性念珠菌病，近平滑念珠菌易引起心内膜炎。克柔念珠菌对多种吡咯类药物天然耐药，光滑念珠菌也易对吡咯类药物耐药，对其他药物的敏感性也降低；葡萄牙念珠菌则对两性霉素 B 不敏感。

【流行病学】

1. 传染源 念珠菌病患者、带菌者以及被念珠菌污染的食物、水、医院等环境贮源是本病的传染源。

2. 传播途径 多数念珠菌病可能是内源性感染引起的。主要是由定植体内的念珠菌在一定条件下，大量增殖并侵袭周围组织引起自身感染，常见部位为消化道。外源性感染主要通过直接接触外界菌体而致病，如性传播、母婴垂直传播、亲水性作业等；也可从医院环境获得感染，如通过医护人员的手、医疗器械等间接接触感染；还可通过饮水、食物等方式传播。

3. 易感人群 主要好发于有严重基础疾病及机体免疫功能低下者，如糖尿病、肺结核、肿瘤、艾滋病、系统性红斑狼疮、大面积烧伤、粒细胞减少症、腹腔疾病需大手术治疗等有严重基础疾病的患者；应用细胞毒性免疫抑制剂治疗者，如肿瘤化疗、器官移植或大剂量糖皮质激素使用等；应用广谱抗生素过度或不当应用，如长期、大剂量、多种抗生素的使用，引起呼吸道、胃肠道菌群失调；长期中央静脉导管、气管插管、留置导尿管、介入性治疗等导管操作，是念珠菌感染的主要入侵途径之一。

4. 流行特征 本病遍及全球，全年均可发病。对于免疫功能正常者，念珠菌感染常系皮肤黏膜屏障功能受损所致，可发生于各年龄层，最常见于婴幼儿，以浅表性感染为主，治疗效果好。系统性念珠菌感染则多见于细胞免疫功能低下或缺陷患者。近年来深部念珠菌感染的发病率呈明显上升趋势，念珠菌引起的感染占所有全身性真菌病的80%，在美国，念珠菌血症已跃居院内血源性感染的第 4 位。

【病机病理】

1. 西医发病机制和病理 念珠菌是人体的正常菌群，在正常情况下，机体对念珠菌有完善的防御系统，当各种原因引起正常菌群失调和人体免疫力低下时，念珠菌就会大量繁殖，首先形成芽管，黏附于宿主细胞表面，随后转变为菌丝，穿入宿主细胞内。

念珠菌能产生水解酶、磷脂酶、蛋白酶等多种酶类，促进病原菌的黏附、侵袭作用，造成细胞变性、坏死及血管通透性增强，导致组织器官的损伤。念珠菌在宿主体内呈双相性，既可产生酵母相又可产生菌丝相，彼此间可以相互转化，酵母相有利于念珠菌在宿主体内寄生、繁殖，菌丝相则有利于侵袭和躲避宿主的防御功能。

念珠菌侵入血循环并在血液中生长繁殖后，进一步播散至全身各器官，以肺、肾最为常见，其次是脑、肝、消化道、脾、淋巴结等，可引起气管炎、肺炎、尿毒症、脑膜炎、间质性肝炎、多发性结肠溃疡、心包炎和心肌炎等。

根据不同器官和发病阶段，组织病理改变可呈炎症性（如皮肤、肺）、化脓性（如肾、肺、脑）或肉芽肿性（如皮肤）。特殊脏器和组织还可有特殊表现，如食道和小肠可有溃疡形成，心瓣膜可表现为增生性改变，而急性播散性病例常形成多灶性微脓肿，脓肿内可见大量中性粒细胞、芽孢和菌丝，菌丝有时侵入血管壁，病理组织中发现菌丝体有诊断价值，但必须与曲菌、毛霉和蛙粪霉鉴别。疾病早期或免疫功能严重抑制者的组织病理中可无脓肿。

2. 中医病因病机　中医认为，本病为直接接触染易湿毒之邪，复加正气亏虚，卫外不固，浊邪由皮毛乘虚而入，首犯肺卫，则发热、咳嗽；蕴于肌肤，则为丘疹、红斑；湿性浸淫流溢，湿毒留于脂膜，血腐肉败，则可见灰白色假膜附着，甚则溃疡、出血；湿毒浊邪阻碍肺气，蕴结脾胃，下注膀胱；湿邪化热，煎熬津液，化为痰浊，蒙蔽心包，上扰脑窍。疾病后期，湿热浊邪耗气伤阴，表现为气阴两虚之象。

【临床表现】

根据侵犯部位不同，本病可分为以下 3 种类型：

1. 皮肤念珠菌病

（1）指（趾）间糜烂　多见于长期从事潮湿作业者。皮疹以第三、第四指（趾）间最为常见。患者自觉瘙痒，指（趾）间皮肤浸渍发白，去除浸渍的表皮，呈界限清楚的湿润面，基底潮红，可有少量渗液。

（2）念珠菌性间擦疹　又称擦烂红斑，多见于小儿和肥胖多汗者。皮疹好发于腹股沟、臀沟、腋窝及乳房下等皱褶部位。皮损开始为红斑、丘疹或小水疱，以后扩大融合成边缘清楚的红斑，水疱破裂后脱屑或形成糜烂面，可有少量渗液，偶有皲裂和疼痛。

（3）丘疹性皮肤念珠菌病　多见于肥胖儿童，可与红痱并发。皮疹为绿豆大小扁平暗红色丘疹，边缘清楚，上覆灰白色领圈状鳞屑，散在或密集分布于胸背、臀或会阴部。同时伴发念珠菌性口角炎、口腔炎。

（4）念珠菌性甲沟炎、甲床炎　多见于指甲。甲沟红肿，或有少量溢液，但不化脓，稍有疼痛和压痛，病程慢性。甲板混浊，有白斑，变硬，表面有横嵴和沟纹，高低不平但仍有光泽，且不破碎。

（5）慢性皮肤黏膜念珠菌病　少见，是一种慢性进行性念珠菌感染，常伴有某些免疫缺陷或内分泌疾患，如甲状旁腺、肾上腺功能低下等，特别是先天性胸腺瘤。本病常是从婴儿期开始发病，但也可发生于新生儿期。皮损好发生于头面部、手背及四肢远端，偶见于躯干。初起为红斑、丘疹鳞屑性损害，渐呈疣状或结节状，上覆黄褐色或黑褐色蛎壳样痂皮，周围有暗红色晕。有的损害高度增生，呈圆锥形或楔形，形似皮角，去掉角质块，其下是肉芽肿组织。愈后结痂，累及头皮的可致脱发。

2. 黏膜念珠菌病

（1）口腔念珠菌病 为最常见的浅表性念珠菌病。以鹅口疮最为多见，见于婴幼儿患者。颊黏膜、软腭、舌、牙龈等处可见边界清楚的灰白色假膜，外围红晕。去除假膜可见鲜红色糜烂面或轻度出血。成人长期使用抗生素、糖皮质激素，艾滋病或恶性肿瘤患者是易感者。

（2）生殖器念珠菌病 包括女阴阴道炎及龟头包皮炎。外阴部红肿、瘙痒和烧灼感是本病的突出症状。阴道分泌物黏稠、色黄或乳酪样，有时夹杂豆腐渣样白色小块，但无恶臭。在阴道壁上可见灰白色假膜样斑片，假膜和白带涂片可见假菌丝和成群芽孢。男性患者较少见，多通过配偶感染，可见包皮及龟头潮红、干燥光滑，包皮内侧及冠状沟可见覆有假膜的斑片。

（3）消化道念珠菌病 包括念珠菌性食管炎和念珠菌性胃肠炎。食管炎患者常伴有鹅口疮，早期症状不典型，继之表现为食欲下降，进食不适，胸骨后疼痛等症。胃肠炎患者均有腹泻，腹胀，血便；内镜检查多见局部充血水肿，假性白斑或浅表溃疡。

3. 系统性念珠菌病 念珠菌感染可累及全身所有内脏器官，其中以肠念珠菌病及肺念珠菌病较常见。此外，尚可引起尿道炎、肾盂肾炎、心内膜炎及脑膜炎等，偶可引起念珠菌性败血症。内脏感染常继发于多种慢性消耗性疾病，且有长期应用广谱抗生素、糖皮质激素及化疗、放疗等诱发因素，症状多无特异性。

（1）呼吸道念珠菌病 常见于长期使用广谱抗生素、糖皮质激素或中性粒细胞减少患者。主要症状有低热、咳嗽、咳白色黏稠痰或血痰，甚或咯血。肺部听诊可闻及湿性啰音，胸部 X 线见支气管周围致密阴影或双肺弥漫性结节性改变，用支气管镜获得的支气管分泌物培养结果较为可靠。

（2）泌尿道念珠菌病 较常见，患者有尿急、尿频、排尿困难，甚则血尿等膀胱炎症状，少数患者可出现无症状性菌尿。此外，播散性念珠菌病可经血行播散侵犯肾脏导致肾功能损害，表现为发热、寒战、腰痛、腹痛，婴儿可有少尿或无尿。

（3）念珠菌菌血症 对于高危患者而言，可多个系统同时被念珠菌侵犯，又称之为播散性念珠菌病，死亡率较高。以肾、脾、肝、视网膜受累为多见，多无特异性表现。约10%患者有皮损。确诊有赖于血培养，但阳性率不到50%。

（4）念珠菌性心内膜炎和念珠菌性脑膜炎 主要为血行播散所致，预后差。念珠菌性心内膜炎临床表现与其他感染性心内膜炎相似，有发热、贫血、心脏杂音、脾肿大、瓣膜赘生物脱落、动脉栓塞等。念珠菌性脑膜炎临床表现为发热、头痛、谵妄及脑膜刺激征，但视乳头水肿及颅内压增高不明显，脑脊液蛋白含量明显升高。脑脊液早期检查不易发现真菌，需多次脑脊液真菌培养。

【实验室及其他检查】

1. 直接镜检 标本直接镜检发现大量菌丝和成群芽孢有诊断意义。

2. 血清学检查　采用酶联免疫吸附试验（ELISA）、免疫印迹法检测念珠菌特异性抗原，具有较好的早期诊断价值。可采用补体结合实验、ELISA 等方法进行念珠菌特异性抗体检测，但临床应用价值不高。

3. 病原学检查

（1）血培养　所有怀疑深部念珠菌病的患者均应做血真菌培养。

（2）核酸检测　如特异性 DNA 探针、聚合酶链反应（PCR）等方法，目前尚未作为常规应用于临床。

4. 其他　影像学检查如胸部 X 线、B 超、CT、MRI 等，尽管无特异性，但对发现肺、肝、肾、脾侵袭性损害有一定帮助。

【诊断与鉴别诊断】

1. 诊断依据　念珠菌引起的急性感染的临床表现难与细菌所致的感染相鉴别。在原发病基础上出现病情波动，经抗生素治疗症状反而加重，而无其他原因可解释，结合用药史及存在的诱发因素，应考虑真菌感染的可能，确诊有赖于病原学证实。标本直接镜检发现大量菌丝和成群芽孢或血液、脑脊液培养证实为致病念珠菌，具有诊断意义。在痰、粪便或消化道分泌物中只见芽孢而无菌丝可能为定植菌群，不能以仅此作为诊断依据。

2. 鉴别诊断　消化道念珠菌病应与食管炎、胃炎、肠炎等鉴别。念珠菌性肺炎、脑膜炎、心内膜炎应与结核性、细菌性及其他真菌性感染相鉴别。

【预后】

局部念珠菌感染如黏膜念珠菌病、念珠菌性食管炎、泌尿道念珠菌病等感染较为局限，预后尚好。但发生在糖尿病、恶性肿瘤及其他慢性消耗性疾病，或使用中央静脉插管、广谱抗生素、免疫抑制剂、血液透析等情况下，尽管有时念珠菌数量不多，则有可能引起潜在致命的播散性或全身性念珠菌感染，预后差。

【治疗】

1. 治疗原则　应尽量去除与本病发生有关的诱因，如长期大量应用广谱抗生素、糖皮质激素或免疫抑制剂的患者须考虑停药或减量；若有糖尿病和恶性肿瘤等并发病，应予以相应的处理；大面积烧伤患者应促进伤口的愈合，保持患处干燥、清洁；免疫力低下者应增强机体的免疫力。

中医以痰、热、湿、毒为辨证要点，治疗以清热、解毒、化湿、豁痰为基本治则，后期气阴耗伤，以益气养阴为法施治。

2. 西医治疗方法

（1）内用疗法

①制霉菌素：内服每日 200 万~400 万单位，连用 1 周，适用于消化道念珠菌感染。

②两性霉素 B：0.5~0.7mg/（kg·d）。与氟胞嘧啶 100~150mg/（kg·d）合用有协同作用。静滴治疗内脏念珠菌病有一定效果，但毒性较大，须注意观察。部分患者可有寒战、发热、头痛、食欲减退、恶心呕吐。特别是首次用药或输入量过大、过快时可引

起心律失常。为减轻不良反应，可在治疗前或治疗结束时服阿司匹林、苯海拉明，必要时每次治疗前静滴氢化可的松 25~50mg。其他不良反应有血栓性静脉炎、肝或肾功能损害、贫血及低血钾等。治疗前及治疗中定期测血钾、尿素氮及肌酐。尿素氮增至 17.9mmol/L，肌酐达 309.4μmol/L 时改为隔日治疗，持续升高者应停止治疗，改用其他抗真菌药。

③酮康唑：0.2~0.4g/d 顿服，连服 1~2 个月，适用于慢性皮肤黏膜念珠菌病。其有肝毒性，应动态监测肝功能。

④伊曲康唑：对深部真菌和浅表真菌均有效，口服吸收良好，在肺、肾及上皮组织中浓度较高。目前有注射液、口服溶液和胶囊 3 种剂型。口腔、食管念珠菌病，0.2~0.4g/d 顿服，连用 1~2 周；阴道念珠菌病，0.2g/d 分 2 次，服用 1 天，或 0.1g/d 顿服，连服 3 天；系统性念珠菌病，每次 0.2g，每日 2 次，静脉滴注 2 天，每次然后 0.2g，每日 1 次，静脉滴注 12 天，病情需要可序贯口服每次 0.2g，每日 2 次，数周或更长时间。

⑤伏立康唑：4mg/（kg·d）静脉滴注，每日 2 次，或 200mg/d，口服，每日 2 次，适用于耐氟康唑的重症或难治性侵袭念珠菌感染。

⑥卡泊芬净：首剂 70mg，随后 50mg/d 静脉滴注。适用于菌血症、心内膜炎等重症感染及难治性口咽炎、食管炎等，疗程视临床治疗效果而定。

（2）外用疗法　部分皮肤和黏膜念珠菌采用局部用药即可奏效。临床应用可酌选制霉菌素软膏、制霉菌素阴道栓剂、两性霉素 B、球红霉素及咪唑类药等作主药，配制成溶液、霜剂或乳剂以供使用。

（3）对症支持治疗　清除局部感染灶，如拔除或更换可疑感染导管；并发念珠菌心内膜炎时内科保守治疗效果差，需行瓣膜置换术。

3. 中医辨证论治

（1）湿毒壅盛

证候　头痛，发热，口渴，肢酸倦怠，右胁疼痛，腹胀纳差，呕恶，甚或黄疸、出血；腰痛，小便短赤或疼痛，大便或溏；或皮肤散发丘疹、红斑，瘙痒；或目睛红赤、痒痛。舌质红，苔黄，脉濡数。

治法　解毒化湿。

方药　甘露消毒丹加减（滑石、茵陈、黄芩、石菖蒲、川贝、木通、藿香、连翘、薄荷、白蔻仁）。本方又名普济解毒丹，王孟英说："此治湿温时疫之主方也。"

（2）心脾积热

证候　多见于小儿，口腔黏膜白屑堆积，周围焮红，面赤唇红，烦躁不宁，吮乳啼哭，或伴发热，口干或渴，大便秘结，小便短黄，舌质红，脉滑数，或指纹紫滞。

治法　清热泻火。

方药　清热泻脾散加减（栀子、生石膏、黄芩、黄连、黄柏、生地、赤芍、淡竹叶、金银花、车前子、生甘草）。

（3）湿热蕴结

证候　发热汗出不解，口渴不欲多饮，食少，脘痞呕恶，心中烦闷；或阴部瘙痒，灼痛，女子带下量多稠厚，色黄或乳酪样，有时夹杂豆腐渣样白色小块；便溏色黄或绿，小便短涩灼热、疼痛，苔黄滑腻，脉濡数。

治法　辛开苦降。

方药　王氏连朴饮加减（黄连、厚朴、石菖蒲、制半夏、淡豆豉、炒栀子、竹叶、薏苡仁、车前子、黄柏、萆薢）。

（4）阴虚内热

证候　病程较久，口腔黏膜白屑散在，周围红晕不著，面白颧红，五心烦热，口干不渴，或低热盗汗，胬肉攀睛、雀目等；女子带下量少，男子尿道口暗红，阴痒，舌质红，少苔，脉细数无力。

治法　滋阴降火。

方药　知柏地黄丸加减（知母、黄柏、熟地、淮山药、山茱萸、泽泻、茯苓、丹皮、薏苡仁、胡黄连、银柴胡、地肤子）。

（5）痰浊蒙闭

证候　身热不退，朝轻暮重，头痛呕恶，神识昏蒙，或谵妄躁动，舌苔黄腻，脉濡滑而数。

治法　豁痰开闭。

方药　菖蒲郁金汤加减（石菖蒲、郁金、栀子、连翘、木通、竹叶、丹皮、竹沥、灯心草、玉枢丹）。如热偏重者加服至宝丹，痰浊偏盛者加服苏合香丸；见惊厥者，兼以息风止痉，加全蝎、蜈蚣、地龙、僵蚕。

（6）气阴两伤

证候　低热，头晕乏力，干咳少痰，或痰中带血，心悸不宁，面白少华，气短懒言，纳差，咽下困难，腹胀便溏，易于感冒，舌质淡，苔薄白，脉细弱。

治法　益气养阴。

方药　生脉散加减（人参、麦冬、五味子、沙参、百合、桑叶、扁豆、炙甘草、银柴胡、鳖甲、茯神、远志）。

4. 中药外用法

（1）口腔念珠菌病　先用金银花、野菊花、甘草煎汤拭口，再外扑冰硼散、珠黄散或锡类散。

（2）皮肤念珠菌病　先用大黄、明矾、紫花地丁、蚤休、白鲜皮等药，煎水外洗，然后搽青黛散。

（3）外阴部念珠菌病

①塌痒汤：鹤虱30g，苦参、威灵仙、归尾、蛇床子、狼毒各15g，煎汤熏洗，每日1次，10次为1个疗程，如外阴并发溃疡者忌用。

②蛇床子散：蛇床子、川椒、明矾、苦参、百部各10~15g，煎汤趁热先熏后坐浴，每日1次，10次为1个疗程。若阴痒破溃者，则去川椒。

5. 单方验方

（1）五倍子泻心汤　大黄（后下）10g，黄芩 10g，黄连 6g，薄荷 6g，五倍子 5g，每日 1 剂，水煎至 400ml，早晚分服。适用于心脾积热证。

（2）常用中成药

①黄连上清丸：每次 6g，每日 2 次。

②健脾丸：每次 6g，每日 3 次。

【预防】

注意饮食及生活清洁卫生，对易感人群应经常检查，并采取以下措施积极预防：尽量减少血管插管及监护设施的使用次数及时间，并加强导管插管的护理和定期更换；合理使用抗生素，尽量避免长期、大剂量的使用；加强医护人员手的清洗，控制医用生物材料及周围环境的污染也极为重要。

第三节　曲霉病

曲霉病（aspergillosis）是由曲霉属的多种曲霉感染引起的皮肤、黏膜和内脏急性炎症和慢性肉芽肿等病理变化的一类疾病。临床表现多种多样，大致可分为组织侵入型、变态反应型、播散型和局灶型 4 种，严重者可发生曲霉败血症，甚至死亡。本病属机会性真菌感染，也可侵袭正常人组织。

中医对曲霉病的认识，散见于"咳嗽"、"肺痈"、"哮证"、"喘证"、"头痛"、"虚劳"等病。

【病原学】

曲霉属广泛分布于自然界，属腐生菌，繁殖力强，致病性曲霉有 10 余种，以烟曲霉最为常见。每一种曲霉都有自己的形态学特征。迄今已从各种曲霉中分离到 100 余种对人、畜代谢有影响的毒素，其中黄曲霉素等有致癌作用。

【流行病学】

1. 传染源　主要是曲霉孢子，其广泛存在于尘埃及土壤中。

2. 传播途径　常通过吸入呼吸道或接触发霉的稻谷、带有曲霉的家禽、鸟类等感染。人与人之间的传播未见报道。

3. 易感人群　主要为免疫功能低下者，如患有慢性疾患，长期大量使用抗生素、糖皮质激素、免疫抑制剂者，烧伤和器官移植患者等。健康人感染后发病较少见。

4. 流行特征　呈世界性分布，多为散发，与机体免疫力，尤其是细胞免疫有关。近年来发病人数呈增多趋势。

【病机病理】

1. 西医发病机制和病理　宿主的免疫反应性与曲霉感染的发生和感染后的临床表现密切相关。曲霉孢子可激发宿主的变态反应，侵袭性和播散性曲霉病仅见于机体免疫功能低下者，在慢性肺病、肝病和慢性肾衰竭患者合并曲霉感染的情况较多。曲霉病中绝大多数为呼吸道曲霉病，感染人体后可引起如下反应：轻度非特异性炎症、肉芽肿反应、坏死性病变及化脓性病变。侵袭性病灶的病理特征是曲霉菌丝的大量增生并侵及血管，引起血管梗死、水肿、坏死和出血。曲霉菌还可侵入肺结核空洞、支气管囊性扩张等空腔内繁殖，大量菌丝形成团块，即真菌球。免疫功能正常的患曲霉病主要见于秋季，可能与吸入曲霉孢子有关。

2. 中医病因病机 中医认为本病为正气不足，卫外功能低下，感受风温毒邪所致。温毒病邪从口鼻而入，侵犯肺卫，肺卫失宣则恶寒发热，咳嗽咳痰；肺气壅阻，布津乏力，聚液成痰，痰阻气道，则呼吸喘促，喉中痰鸣；邪阻肺络，血滞为瘀，络气不和，则胸痛咯血；若肠胃蕴有湿热，或邪毒深入肺脾，与内湿相搏，外发于肌表，则为丘疹、红斑；若邪毒内陷心营，引动肝风，或久居耗伤气阴，则可出现头痛发热，颈项强直，恶心呕吐，心悸怔忡等；若邪毒与瘀热互结，阻于鼻窍、眼眶，血败肉腐成脓，则表现为鼻塞、头痛、雀目等症。

【临床表现】

1. 过敏性曲霉病 由于长期、反复接触含有曲霉孢子的霉变谷物、干草以及从事某些发酵工作等所致，多发生于过敏性体质者。临床表现为哮喘、咳嗽、疲乏、胸痛等，肺部听诊可闻及喘鸣音，胸部 X 线可见节段性阴影，外周血及痰中嗜酸性粒细胞增加。短期接触者常在吸入霉变物质后 6 小时左右发病，可有咳嗽、呼吸困难，有时发热、寒战，X 线可见广泛间质性浸润，无痰及血中嗜酸性粒细胞增加，不再接触后可恢复。长期接触者可发生过敏性肺炎、不可恢复的肺纤维化或肺组织的肉芽肿。

2. 曲霉瘤（aspergilloma） 又称真菌球，以肺部最常见，也见于鼻窦、泌尿系统。肺部症状有咳嗽、咳痰、咯血，有时会咳出菌块，其中有大量菌丝，偶见分生孢子头，若侵及血管引起大咯血可致死亡；胸部 X 线可见圆形或椭圆形团块，中有较致密阴影，边缘有透亮区；曲霉球可随体位变动而变动，呈"钟形阴影"，有助于诊断。

3. 侵袭性曲霉病（invasive aspergillosis） 常继发于白血病、淋巴瘤、接受抗肿瘤药物治疗或器官移植患者。近年来本病有增多趋势。好发于肺部，可为急性或慢性进展性损害。临床症状类似肺炎或支气管肺炎，可见发热、咳嗽、血白细胞增多等，无或很少有胸痛，可听到胸膜摩擦音。X 线特点为弥散性阴影或单个肿块，有如肿瘤样的阴影，常见支气管肺炎样改变。曲霉菌通过血循环或直接蔓延可累及心内膜、心肌或心包，出现心包炎、心脏填塞、上腔静脉阻塞综合征等。

4. 播散性曲霉病 曲霉菌侵入血管，引起栓塞，局部缺血、坏死后常有带曲霉的小栓子随血液播散至脑、脑膜、肺、心、肝、肾、皮肤等处，严重者可侵犯肾上腺、骨骼等，产生相应症状，称播散性曲霉病。播散性曲霉病常有基础性疾病或相关性疾病，如白血病、淋巴瘤、肺炎、肝炎等，以及使用广谱抗生素、糖皮质激素、免疫抑制剂等。

5. 其他

（1）中枢神经系统曲霉病 较少见，可由邻近组织如耳、鼻、鼻窦等直接蔓延，或通过肺原发灶经血循环而引起，出现急性脑膜炎、脑脓肿，还可有广泛性脑部坏死灶。临床表现如颅内占位性病变。脑脊液检查蛋白中等度升高，糖正常，白细胞数目增加，特别在脑膜炎时更为明显。

（2）皮肤曲霉病　较少见，常见曲霉血行播散或大面积烧伤患者继发感染。其皮肤损害多为孤立性小丘疹、红色，以后形成脓疱。少数患者为原发性，其损害是多数皮下结节，表面紫红色，轻度浮肿，病理改变是肉芽肿形成。此外，还可有红斑、丘疹，伴痒、痛。烧伤后伤口或植皮处感染曲霉，局部皮肤坏死，色暗绿或黑色，可导致植皮失败。

（3）鼻窦、眼眶曲霉病　鼻窦曲霉病较常见，多数发生在鼻窦炎的基础上，引起化脓、坏死或肉芽肿，其中多数为非侵蚀性。曲霉由鼻腔进入鼻窦，在鼻窦内大量生长繁殖，可阻塞鼻腔，引起鼻塞、局部酸胀以致头痛等症状，窦腔穿刺可得暗褐色黏稠物质。若在鼻窦内形成曲霉瘤，而未得到有效治疗，可发展为侵袭性曲霉病。病变可侵及眼眶、鼻腔和面颊部，并破坏骨质，X线摄片可发现额窦、上颌窦等被破坏，似肿瘤，此时常可有绿色黏性脓液排出。眼眶曲霉病主要症状为一侧眼眶周围肿胀，眼球突出或视力丧失。镜检发现大量曲霉，菌种以黄曲霉、烟曲霉或黑曲霉等为主，也可有其他曲霉菌种。常有糖皮质激素使用史。

（4）曲霉性心内膜炎　曲霉通过血循环或直接蔓延累及心内膜，临床症状与其他细菌引起的心内膜炎相似，难以区别。心脏手术史、静脉注射毒品为可能诱因。如果血培养多次均为同类曲霉生长并伴心内膜炎症状者，可疑诊为此病。

（5）耳曲霉病　曲霉侵犯外耳道，引起耳道堵塞，可出现听力下降、耳鸣及眩晕，如同时伴细菌感染可出现疼痛及化脓。外耳道有分泌物、用耳镜取材，可见黑绿色耵聍。

【实验室及其他检查】

1. 血常规　曲霉败血症或肺炎型曲霉病时外周血白细胞总数增高，一般为（1~2）$\times 10^9$/L，少数可达 3×10^9/L 以上，中性粒细胞占 80%~90%；变态反应型曲霉病时白细胞总数轻度升高，嗜酸性粒细胞增多。

2. 血清学检查　常用免疫双扩散法（ID）、对流免疫电泳（CIE）、乳胶凝集试验（LA）和酶联免疫吸附试验（ELISA）等，可检测曲霉抗原和抗体。

3. 病原学检查

（1）直接镜检　取痰、脓液标本加 10% 氢氧化钾液涂片检查可见分隔菌丝、分生孢子。

（2）真菌培养　标本接种于含氯霉素的沙氏葡萄糖蛋白胨琼脂上，观察菌落颜色、质地，以及分生孢子头及分生孢子的形态、性状等。

（3）分子生物学检查　采用核酸探针技术或聚合酶链反应（PCR）直接检查曲霉基因，具有敏感、特异、快速、简便等优点，目前正在研究发展中。

4. 病理学检查　病变组织常规 HE 染色、GMS 染色，或 PAS 染色等特殊染色，如发现菌丝，可以确诊。

【诊断与鉴别诊断】

1. 诊断依据　需结合病史、临床典型症状、X线和CT检查结果综合考虑，有时诊断较难，确诊有赖于真菌镜检及培养和活体组织检查。

2. 鉴别诊断　肺曲霉病应与一般喘息性支气管炎、细菌性或病毒性肺炎，以及肺结核相鉴别。其他类型曲霉病应与毛霉病、假阿利什菌病相鉴别。

【预后】

侵袭性和播散性曲霉病的预后与机体的免疫状态及受累器官有关，局限性肺部感染的死亡率最低；而播散性感染或中枢神经系统曲霉病的死亡率可达100%。

【治疗】

1. 治疗原则　包括积极治疗原发病，避免诱因，改善机体免疫功能，抗真菌治疗。中医治疗本病以痰、热、湿、瘀为辨证要点，以清热、利湿、祛痰、化瘀为基本治则，病至后期气阴耗伤，以益气、滋阴、降火为法施治。

2. 西医治疗方法

（1）一般治疗　曲霉广泛分布于自然界，宜加强防护措施以预防感染。在粉尘多的环境要戴口罩，对眼和皮肤等外伤应及时处理，手术器械必须严格消毒，以防真菌污染。曲霉一般对抗真菌药物不敏感，常用抗真菌药氟康唑对曲霉往往无效。

（2）抗真菌治疗　呼吸道曲霉病可口服伊曲康唑或静脉滴注两性霉素B，亦可用两性霉素B溶于生理盐水内，气雾吸入。过敏性曲霉病急性期可用糖皮质激素治疗，同时口服抗组胺药物。消化道曲霉病可口服制霉菌素。皮肤黏膜、肺及其他系统曲霉病，包括曲霉性败血症以全身治疗为主，以两性霉素B为优，静脉滴注，从小剂量开始，逐渐增量，剂量应达到30~40mg/d，总量应达到3g左右，或联合5-氟胞嘧啶（5-FC），或口服伊曲康唑，200~400mg/d，3个月以上。也可辅助用大蒜注射液静脉滴注，每次600mg，每日1次。曲霉球及局限性肉芽肿性损害宜手术切除。眼曲霉性溃疡可用金褐霉素0.1%溶液或1%眼膏涂眼，0.2%两性霉素B溶液或1%两性霉素B眼膏外用。

3. 中医辨证论治

（1）邪犯卫表

证候　初起发热，或有恶寒，咳嗽，鼻塞，口干，头痛，全身不适，舌苔白或黄，脉浮数。

治法　散邪解表。

方药　银翘散加减（金银花、大青叶、连翘、淡豆豉、薄荷、蔓荆子、桔梗、淡竹叶、牛蒡子、芦根、桑叶）。

（2）痰热郁肺

证候　喘咳气涌，胸部胀满，痰多黏稠，或咯血，身热有汗，渴喜冷饮，面红，咽干，尿赤，大便或秘，苔黄或腻，脉滑数。

治法　清泄痰热。

方药　桑白皮汤加减（桑白皮、黄芩、栀子、知母、贝母、瓜蒌、桔梗、橘红、茯苓、甘草）。

（3）痰浊阻肺

证候　咳喘胸满闷窒，咳痰不利，兼有呕恶，纳呆，口黏不渴，苔白腻，脉滑。

治法　化痰降气。

方药　二陈汤合三子养亲汤加减（半夏、陈皮、茯苓、苏子、白芥子、莱菔子、苍术、厚朴、炙甘草）。

（4）气阴耗伤

证候　咳嗽无力，气短声低，痰中带血，热势不剧，体倦乏力，纳呆神疲，舌质嫩红，苔薄白，脉细弱而数。

治法　益气养阴。

方药　保真汤合沙参麦冬汤加减（党参、太子参、沙参、黄芪、白术、茯苓、麦冬、生地、熟地、白芍、知母、黄柏、阿胶、三七、扁豆、炙甘草）。

（5）热动肝风

证候　头痛发热，心烦易怒，夜眠不宁，筋脉拘急，手足躁动，甚则颈项强直，四肢抽搐，神昏肢厥，舌干绛，脉弦数。

治法　凉肝息风。

方药　羚角钩藤汤加减（羚羊角、钩藤、贝母、竹茹、桑叶、菊花、茯神、生地、白芍、甘草）。

（6）阴虚火旺

证候　心悸心烦，头晕目弦，夜寐难安，手足心热，耳鸣耳聋，视物昏花，腰酸膝软，舌质红，少苔或无苔，脉细数。

治法　滋阴清火。

方药　天王补心丹合六味地黄丸加减（麦冬、天冬、人参、丹参、茯苓、远志、枣仁、柏子仁、熟地、山茱萸、杜仲、菊花、丹皮）。

（7）湿毒蕴肤

证候　皮肤疹出色红，或起水疱、结痂、瘙痒，搔抓后糜烂渗出，身倦乏力，胃脘胀满，纳差，口中黏腻，大便不调，舌淡体胖有齿痕，苔白厚腻，脉沉缓。

治法　健脾除湿。

方药　四君子汤合二妙丸加减（白术、薏苡仁、扁豆、厚朴、黄柏、苍术、生地、车前子、泽泻、冬瓜皮、茯苓皮、白鲜皮、地肤子、甘草）。

【预防】

接触曲霉污染的环境、工作场所时应戴防护口罩。室内物品湿布擦拭，以防曲霉孢子飞扬。手术器械严格消毒，防止曲霉污染。不吃霉变的花生等食品。高危人群定期做鼻咽拭子及痰真菌培养以便及时发现曲霉菌感染。对明显有曲霉生长的物品、场所可用过氧乙酸溶液喷洒消毒。

第七章 螺旋体病

第一节 钩端螺旋体病

钩端螺旋体病简称钩体病，是由各种不同型别的致病性钩端螺旋体（简称钩体）引起的急性自然疫源性人兽共患传染病。临床表现主要为急起高热、眼结膜充血、浅表淋巴结肿大及腓肠肌压痛等，轻型类似感冒，重型有明显的肝、肾、中枢神经系统损害和肺弥漫性出血，危及生命。鼠类和猪是主要传染源，经皮肤和黏膜接触含钩体的疫水而感染。该病几乎遍及世界各地，我国的绝大部分地区有本病散发和流行，以盛产水稻的中南、西南、华东等地区流行较重。

中医认为本病是感受暑湿、暑热病邪所致，属于"暑温"、"湿温"等范畴，本病多发于 7 ~ 9 月，故又称为"打谷黄"或"稻谷黄"，当其在一定范围流行时，也称"稻瘟病"。

【病原学】

钩体呈细长丝状，有 12 ~ 18 个螺旋，规则而紧密，状如未拉开的弹簧，菌体长约 6 ~ 20μm，宽约 0.1μm，钩体的一端或两端弯曲成钩状，有较强的穿透力。钩体革兰染色阴性，镀银染色呈黑色或褐色，暗视野显微镜下可见钩体沿长轴做旋转运动，电镜下钩体结构主要为外膜、鞭毛（又称轴丝）和圆柱形菌体 3 部分。外膜具有抗原性和免疫原性，其相应抗体为保护性抗体。

钩体是需氧菌，营养要求不高，在常用的柯氏（korthof）培养基中生长良好，适宜温度是 28℃~ 30℃，生长较缓慢，至少需 1 周左右。钩体抵抗力弱，在干燥环境下数分钟死亡，但在 pH7 ~ 7.5 的潮湿土壤和水中，可存活数月。钩体对常用的各种消毒剂和理化因素非常敏感，极易被稀盐酸、70% 酒精、漂白粉、石炭酸、肥皂水和紫外线灭活，50℃~ 55℃30 分钟即可被杀灭。

钩体的抗原结构复杂，主要为型特异性抗原和群特异性抗原。全世界已发现 24 个血清群，200 多个血清型，新菌型仍在不断发现中。我国已知有 19 个血清群，160 多个血清型，并有新群不断发现，其中重要流行群是黄疸出血群、波摩那群、犬群、流感伤寒群、澳洲群、秋季群、七日群、爪哇群。波摩那群分布最广，是洪水型和雨水型的主要菌群；黄疸出血群毒力最强，是稻田型的主要菌群。钩体的型别不同，其毒力和致病性也不同。某些钩体的细胞壁含有内毒素样物质，有很强的致病作用。

【流行病学】

1. 传染源 钩体的动物宿主相当广泛，钩体可存在于感染动物的肾小管达数月甚至数年之久而不发病。在我国证实有 80 多种动物感染钩体，鼠类和猪是主要的储存宿主和传染源。其中以黑线姬鼠、黄胸鼠、褐家鼠和黄毛鼠最为重要，是我国南方稻田型钩体病的主要传染源。鼠类所带菌群主要为黄疸出血群，其次为波摩那群、犬群和流感伤寒群。鼠感染钩体后呈隐性经过，带菌率高，带菌时间长，甚至终生带菌，由尿排出钩体污染水、土壤及食物。如排尿于稻田中，农民收割水稻时则易致感染。

猪是我国北方钩体病的主要传染源，其携带的钩体主要是波摩那群，其次是犬群和黄疸出血群。猪分布广，数量多，带菌率高，排菌时间长和排菌量大，与人接触密切，易引起洪水型或雨水型流行。

此外，犬、牛、羊、马等也是重要的传染源。人带菌时间短，排菌量小，人尿为酸性，不宜钩体生存，故一般认为人作为传染源的意义不大。

2. 传播途径 带钩体动物排尿污染周围环境，人与环境中污染的水接触是本病的主要感染方式，皮肤和黏膜是钩体最主要的入侵途径。

（1）经水传播 是最主要的传播方式。鼠类活动于稻田、池塘、水沟和小河流周边，排出带钩体尿污染水源；猪圈中带钩体粪、尿随雨水漂流，或积于低洼地区，污染周围环境；人们在收割水稻或生活中接触疫水或土壤而受感染。鼠类栖息处和猪圈被洪水冲溢和淹没，污染范围广泛，抗洪人员和当地居民易受感染而流行。皮肤破损者更易感染，接触时间愈长，感染几率愈高。

（2）直接接触传播 在饲养或屠宰家畜过程中，可因接触病畜或带菌牲畜的排泄物、血液和脏器等而受感染。亦有个别因鼠、犬咬伤，护理患者，或实验室工作人员感染的报道。

（3）消化道传播 进食被鼠尿污染的食物和水，经口腔和食道黏膜而感染。

3. 易感人群 人群对钩体普遍易感，病后可获得较强的同型免疫力，不同型间无交叉免疫，有可能再次感染。疫区人群隐性感染或轻型感染后大多有一定免疫力，外来人口的发病率往往高于疫区居民，病情也较重。

4. 流行特征 本病分布甚广，遍及世界各地，尤以热带、亚热带地区流行较为严重。我国除新疆、甘肃、宁夏、青海外，其他地区均有本病散发和流行，尤以西南和南方各省多见。本病全年均可发生，主要流行于夏秋季，6~10 月发病最多，发病以青壮年为主，男性高于女性，多发生于农民、渔民、屠宰工人、野外工作者和矿工等。钩体病主要有 3 个流行类型：稻田型、雨水型、洪水型。

【病机病理】

1. 西医发病机制和病理 ①早期（败血症期）：起病 1~3 天，钩体经破损或正常皮肤和黏膜侵入人体，从淋巴管或微血管进入血流达全身，在血液中大量繁殖，形成钩体败血症（leptospiremia），出现全身感染中毒性症状。②中期（器官损伤期）：起病3～10天，钩体进入内脏器官，使其受到不同程度损害，多数患者为单纯败血症，内脏器官损害轻，少数患者有较重的内脏损害，出现肺出血、黄疸、肾衰竭、脑膜脑炎等。③恢复期或后发症期：发病后1周左右，血液中依次出现特异性抗体IgM、IgG，其水平随病程逐渐增高。同时，血液及各组织中的钩体开始减少并消失，临床上进入恢复期。多数患者热退后各种症状逐渐消失而获痊愈。少数患者在热退后数天至6个月或更长时间可再出现发热、眼部及神经系统后发症，可能为迟发性变态反应所致。

钩体病临床表现复杂，病情轻重不一。可因某一器官病变突出，而出现不同临床类型。钩体病病情轻重与菌型和人体免疫状态有关。同一菌型可引起不同的临床表现，不同菌型也可引起相同的临床表现。毒力强的钩体常引起黄疸、出血或其他严重症状。初入疫区而患病者，病情较重；久居疫区者或接受免疫接种者，病情多较轻。

钩体病的病变基础是全身毛细血管感染中毒性损伤，引起不同程度的循环障碍和出血，以及广泛的实质器官变性、坏死而导致严重功能障碍。轻者常无明显组织、器官损伤或损伤轻微。重者则有下列病理改变：

肝脏：外观肿大，包膜下出血。显微镜下，肝细胞肿胀、脂肪变性和小叶中央灶性坏死，Kupffer细胞增生；汇管区小胆管内胆汁瘀积，伴淋巴细胞、中性粒细胞及少量嗜酸性粒细胞浸润；窦周间隙、毛细胆管、肝细胞和Kupffer细胞内可找见钩体。

肺脏：外观呈紫红色，切面见肺叶几乎全部或大部呈出血性实变，色暗红，酷似血凝块，气管和支气管内充满血液。显微镜下，肺泡壁毛细血管显著充血，管腔极度扩张，但无明显血管破裂现象。支气管和肺泡内充满大量红细胞，肺水肿和炎细胞浸润不明显。

肾脏：外观肿大，切面皮质苍白，髓质瘀血，偶见肾包膜出血。显微镜下，肾小球一般无明显改变；肾间质充血、水肿或出血，伴散在的小灶性炎细胞浸润，主要为淋巴细胞、单核细胞、少量中性和嗜酸性粒细胞浸润；肾小管腔扩大，其内含蛋白、红细胞、粒细胞和细胞碎片，重者形成管型阻塞肾小管管腔；肾间质、肾小管上皮细胞及肾小管腔内易查见钩端螺旋体。

其他器官：脑膜与脑实质有血管损伤和炎细胞浸润，表现为脑膜炎和脑炎。心肌细胞肿胀、灶性坏死，间质水肿、出血和血管周围炎，以单核细胞浸润为主，夹杂有少数中性粒细胞和淋巴细胞，心外膜和心内膜可见出血点。肌肉病变以腓肠肌最明显，肌纤维节段性变性、肿胀、横纹模糊或消失，并可出现肌浆空泡或溶解性坏死，肌浆及肌原纤维溶解消失，仅存肌纤维轮廓，间质水肿、出血和少量炎细胞浸润。

2. 中医病因病机　中医学认为，本病由于先天禀赋及后天因素致人体正气不足，卫外不固，在夏秋疫毒流行之际，接触疫水，感受暑湿、湿热之邪而致。病初湿邪从皮毛而入，先犯卫表，遂即迅速传入气分，气分湿热交蒸蕴毒，熏蒸肝胆，胆汁外溢则为黄疸；气分邪热不解，内传营血，热迫血行，则见神昏、衄血、便血、呕血、斑疹隐隐等；若暑湿化燥化火，火毒灼伤肺络，则见痰中带血、咯血；若热盛化火动风，则见高热惊厥；若暑湿风痰蒙蔽清窍，则见神昏，时清时昧，或有昏愦不语，舌謇肢厥。病至后期，疫毒得以外泄，病情逐渐向愈，或有津气受损之证。亦有少数患者由于暑湿痰邪留恋而出现后发症，如肝火上炎则目赤、目痛、视物不明，或有阴虚邪伏而出现后发热症。

【临床表现】

潜伏期 2～28 天，一般 7～13 天。因受染者免疫水平的差别以及受染菌株的不同，可直接影响其临床表现。Edward 和 Domm 将钩体病分为第一期（败血症期）、第二期（免疫反应期）。国内曹氏根据本病的发展过程分为早期、中期和晚期，这种分期对指导临床早期诊治，具有重要的意义。

1. 早期（钩体败血症期） 多在起病后 3 天内，主要为全身感染中毒表现。

（1）发热 多数患者起病急骤，伴畏寒及寒战。体温短期内可高达 39℃ 左右。热型多为稽留热，部分为弛张热。热程约 7 天，亦可达 10 天。

（2）疼痛 头部尤其是前额痛较为突出；全身肌肉酸痛，包括颈、胸、腹、腰背肌、腿肌，尤以腓肠肌为著。

（3）乏力 明显，下肢无力尤著，甚则站立、行走困难。

（4）结膜充血 眼结膜充血，重则结膜下出血，无分泌物和畏光感，热退后仍可持续存在。

（5）腓肠肌痛 多为双侧，偶见单侧，轻者仅感小腿胀，轻度压痛，重者疼痛剧烈、拒按，不能走路。

（6）浅表淋巴结肿大 发病早期即可出现，多见于腹股沟，其次是腋窝淋巴结群，一般为黄豆或蚕豆大小，质软伴压痛，无红肿和化脓。

（7）其他 如咽痛，咽部充血，扁桃体肿大，软腭小出血点，恶心，呕吐，腹泻，肝脾轻度肿大、出血倾向等，极少数可见中毒性精神症状。

2. 中期（器官损伤期） 起病后 3～10 天，症状明显阶段，其表现因临床类型而异。

（1）流感伤寒型 此型最多见。多无明显器官损害，是早期临床表现的延续，经治疗热退或自然缓解，病程一般 5～10 天。

（2）肺出血型 在钩体血症基础上，病情加重，出现不同程度的肺出血。根据胸部 X 线显示病变的深度和广度，以及心肺功能表现，临床上可分肺出血轻型与肺弥漫性出血型。

1）肺出血轻型 在钩体血症基础上，伴有不同程度的血痰或咯血，胸部体征不明显，胸部 X 线示轻度肺部病变（肺纹理增多、点状或小片状阴影），经及时而恰当治疗较易痊愈，如不及时治疗，也可转为肺弥漫性出血型。

2）肺弥漫性出血型（肺大出血型） 是近年无黄疸型钩体病的常见死因。本型是在渐进性变化的基础上突然恶化，来势猛，发展快，病程短则仅数小时，长可达 24 小时，偶见暴发起病者，迅速出现肺弥漫性出血而死亡。此型进展可分为 3 期，有时 3 期难以截然分开：①先兆期：临床表现为面色苍白（个别也可潮红），心慌，烦躁，呼吸、心率进行性加快，可有血痰或咯血；肺部呼吸音增粗，有散在且逐渐增多的干、湿性啰音；胸部 X 线示肺纹理增多，散在点片状阴影或小片融合。②出血期：在短期内面色转为极度苍白或青灰，口唇发绀，心慌、烦躁加重，有窒息和恐惧感，呼吸、心率显著加快，多数有不同程度的咯血；双肺满布湿性啰音，第一心音减弱或呈奔马律；胸部 X 线示双肺广泛点片状阴影或大片融合。③垂危期：在短期内（1～3 小时）病情迅速进展，由烦躁不安转入昏迷，呼吸不整，高度发绀，大量咯血，口鼻涌出不凝泡沫状血液，迅速窒息而死亡。

造成肺弥漫性出血的因素有：病原体毒力强，多为黄疸出血群钩体；缺乏特异免疫力。如初入疫区者、近年未接种过钩体菌苗的青少年和孕妇；病后未早期休息而仍参加劳动者，或未及时治疗者；青霉素治疗后症状加重，即赫氏反应（herxheimer reaction）者。

（3）黄疸出血型　原称外耳病（Weil's disease），多由黄疸出血型钩体引起。多数有肝损害表现，病初表现为食欲减退，恶心，呕吐等消化道症状，病程第 10 天左右为黄疸高峰期，重者可达正常值 10 倍以上，还可出现肝性脑病、明显出血倾向和肾功能衰竭，少数患者在黄疸高峰期出现肺弥漫性出血而死亡。本型 80% 病例伴有不同程度的出血症状，常见有鼻衄，皮肤和黏膜瘀点、瘀斑，咯血，尿血，阴道流血，呕血，严重者消化道大出血引起休克或死亡。70%～80% 的病例累及肾脏，肾脏变化轻重不一，轻者为蛋白尿、血尿、少量白细胞及管型，可逐渐恢复正常；严重者发生肾功能不全，少尿或无尿，酸中毒，尿毒症昏迷，甚至死亡。肾衰竭是黄疸出血型常见的死因，占死亡病例的 60%～70%。

（4）肾衰竭型　各型钩体病都可有不同程度的肾脏损害表现，黄疸出血型的肾损害最为突出。单纯肾衰竭型较少见。

（5）脑膜脑炎型　临床上以脑膜炎或脑炎症状为特征，表现为剧烈头痛，烦躁，颈项强直，克氏征、布氏征阳性，以及嗜睡，谵妄，瘫痪，抽搐和昏迷等。脑脊液检查压力增高，蛋白增加，白细胞多在 $500 \times 10^6/L$ 以下，以淋巴细胞为主，糖正常或稍低，氯化物正常。脑脊液中分离到钩体的阳性率较高。仅表现为脑膜炎者预后较好，脑膜脑炎者则病情较重，预后差。

3. 后期（恢复期或后发症期）　少数患者退热后于恢复期可再次出现症状和体征，称后发症。

（1）后发热　热退后 1～5 天，发热再现，一般在 38℃ 左右，不需抗生素治疗，可在 1～3 天内自行消退。后发热与青霉素剂量、疗程无关。

（2）眼后发症　多见于北方，可能与波摩那群有关。退热后 1 周至 1 个月出现，以葡萄膜炎、虹膜睫状体炎常见，也有虹膜表层炎、球后视神经炎或玻璃体浑浊等。

（3）神经系统后发症

1）反应性脑膜炎：少数患者在后发热同时伴有脑膜炎症状，但脑脊液钩体培养阴性，预后良好。

2）闭塞性脑动脉炎：又称烟雾病，是钩体病神经系统中最常见和最严重并发症之一。1961 年首先由 Takeuchi 报道，我国自 1958 年以来，湖北、广东、浙江等流行地区的农村儿童和青壮年中出现散发流行的一种原因不明的脑动脉炎。1973 年明确由钩体感染引起。发病率约占钩体病的 0.57%~6.45%。15 岁以下儿童占 90%，余为青壮年。男女发病率无差别。发病高峰较当地钩体病流行迟 1 个多季度，即 10~12 月。病后半月至 5 个月、最长为病后 9 个月出现症状。表现为偏瘫、失语、多次反复短暂肢体瘫痪。脑血管造影证实有脑基底部多发性动脉狭窄。

除上述神经系统后发症外，尚有周围神经受损、脊髓损害的报道。

3）胫前热：极少数患者的两侧胫骨前皮肤于恢复期出现结节样红斑，伴发热，2 周左右消退。与免疫反应有关。

【实验室及其他检查】

1. 一般检查 白细胞总数及中性粒细胞比例轻度增高。约 70% 的患者尿常规有轻度蛋白尿，镜检可见红细胞、白细胞及管型。重型患者可有外周血中性粒细胞核左移，血小板数量下降。

2. 血清学检查

（1）显微凝集试验（microscopic agglutination test，MAT） 将标准活菌种与患者血清混合，在显微镜下观察，如血清中存在特异性抗体，即可见到钩体被凝集，简称显凝试验。另外，血清中溶解素可使钩体溶解，这取决于血清稀释度，稀释度高时仅显凝集，稀释度低时则以溶菌占优势，故又称凝溶试验。一般在病后 1 周出现阳性，15~20 天达高峰。1 次凝集效价≥1：400，或早晚两份血清比较，效价增加 4 倍即有诊断意义。此法是目前国内最常用的钩体血清学诊断方法。

（2）酶联免疫吸附试验（ELISA） 测定血清钩体 IgM 抗体，其特异性及敏感性均高于显微凝集试验；或测定脑脊液中的钩体 IgM 抗体，在鉴定原因不明脑膜炎的病因方面有较高的价值。

（3）流式细胞术（flow cytometry，FCM） 与 MAT 相比，具有更高的敏感性和特异性，尤其在急性期鉴定钩体的血清群方面价值较高，有良好的应用前景。

3. 病原学检查

（1）血培养 发病 1 周内抽血接种于柯氏培养基，28℃培养 1~8 周，阳性率 20%~70%。由于培养时间长，对急性期患者帮助不大。

（2）核酸检查 聚合酶链反应（PCR）快速、便捷、特异、敏感，适用于检测全血、血清、脑脊液（发病 7~10 天）或尿液（2~3 周）中的钩体 DNA。可检测出少至 10^{-1}pg 纯化的钩体 DNA 或少至 10 条钩体，尤适于钩体病发生血清转换前的早期诊断。

【诊断与鉴别诊断】

1. 诊断依据

（1）流行病学资料 夏秋季节，流行地区，病前 3 周内有疫水或病畜接触史。

（2）临床表现 急起发热，全身酸痛，腓肠肌疼痛与压痛，腹股沟淋巴结肿大；或并发肺出血、黄疸、肾损害、脑膜脑炎；或在青霉素治疗过程中出现赫氏反应等。

（3）实验室检查　特异性血清学检查或病原学检查阳性，可明确诊断。

2. 鉴别诊断　根据不同的临床类型进行鉴别。流感伤寒型需与上感、流感、伤寒、败血症等鉴别；肺出血型应与肺结核咯血和大叶性肺炎相鉴别；黄疸出血型与急性黄疸型病毒性肝炎、肾综合征出血热、急性溶血性贫血相鉴别；脑膜脑炎型需与病毒性脑膜脑炎、化脓性脑膜炎、结核性脑膜炎等鉴别。

【预后】

与病情轻重、治疗早晚和正确与否有关。轻症者预后良好，起病2天内接受抗生素和对症治疗，恢复快，病死率低。重症者，如肺弥漫性出血型，肝肾衰竭或未得到及时、正确处理者，其预后不佳，病死率高。葡萄膜炎与脑动脉栓塞者，可遗留长期眼部和神经系统后遗症。

【治疗】

1. 治疗原则　应强调"三早一就地"治疗原则，即早发现、早诊断、早治疗、就地或就近治疗，在起病24小时内合理运用抗生素，并给予对症支持治疗，以缩短病程，减少危重病例发生。

中医认为本病由暑湿或湿热之邪而致，在辨证上，首先要分清病邪之性质，其次要分清暑、热、湿之主次。偏于热者，以清热为重；偏于湿者，以祛湿为主；偏于暑者，以清暑为重；迫血妄行者，应泻火解毒，凉血散血，热入心营则应清热息风开窍，湿热蕴结脾胃者则应清热利湿健脾；至其恢复期，又当根据其后发症的不同表现，给予不同的施治。

2. 西医治疗方法

（1）一般治疗　早期卧床休息，给予易消化、高热量饮食。保持水、电解质平衡，高热患者可给予物理降温，并加强病情的观察与护理。

（2）病原治疗　青霉素为治疗钩体病首选药物。但钩体病患者在接受首剂青霉素或其他抗菌药物后半小时至4小时易发生赫氏反应，表现为寒战，高热，头痛，全身痛，心率、呼吸加快，原有症状加重，部分患者出现体温骤降，四肢厥冷。一般持续30分钟至1小时，少数患者还可诱发致命的肺弥漫性出血，须高度重视。赫氏反应的发生是因为大量钩体被青霉素杀灭后释放毒素所致，当青霉素剂量较大时，容易发生。故用青霉素治疗钩体病时，宜首剂小剂量和分次给药。一般主张青霉素首剂40万U肌内注射，病情重者2小时后追加40万U，每日总量160万~240万U。或者在应用青霉素的同时静脉滴注氢化可的松200mg，以避免赫氏反应发生。对青霉素过敏者，临床可选用庆大霉素、四环素、多西环素、白霉素等，亦有很好疗效。

（3）对症治疗　对于较重钩体病患者均宜常规给予镇静药，如地西泮、苯巴比妥、异丙嗪或氯丙嗪，必要时2~4小时可重复使用。

1）赫氏反应的处理：患者在接受首剂青霉素注射后，应加强监护数小时，一旦患者出现赫氏反应，应立即应用氢化可的松200~300mg静脉滴注或地塞米松5~10mg静脉注射，同时配合镇静降温、抗休克治疗。

2）肺弥漫性出血型：烦躁者，可适当给予镇静剂。及早给予氢化可的松缓慢静脉注射，对病情严重者，每日用量可达1000~2000mg。根据心率、心音情况，可给予强心药。应注意慎用升压药和提高血容量的高渗溶液，补液不宜过快过多，以免加重出血。

3）黄疸出血型：有出血倾向者，可给予维生素K_1注射，40mg/d，同时给予大剂量维生素C，3~5g/d静脉滴注。重型病例可加用糖皮质激素短程治疗，如泼尼松30~40mg/d，疗程2~4周，逐渐撤停。肾功能衰竭者除注意水、电解质平衡外，应及时采用血液透析治疗。

4）后发症治疗：①后发热、反应性脑膜炎：一般采取简单对症治疗，短期即可缓解。②葡萄膜炎：可采用1%阿托品或10%新福林滴眼扩瞳，必要时可用糖皮质激素治疗。③闭塞性脑动脉炎：大剂量青霉素联合糖皮质激素治疗，辅以血管扩张药物等。

3. 中医辨证论治

（1）暑湿伤卫（钩体败血症）

证候 发热、微恶风寒，头胀痛目赤，身重肢节酸楚，无汗或微汗，咽痛咳嗽，胸闷脘痞，舌苔薄白腻或微黄腻，脉浮滑数或濡数。

治法 透邪达表，涤暑化湿。

方药 银翘散合新加香薷饮加减（金银花、连翘、香薷、厚朴、桔梗、竹叶、荆芥、豆豉、芦根）。热甚口渴者，加黄芩、石膏、知母；眼红者，加千里光、菊花；咽痛者，加青果；头痛者，加蔓荆子。

（2）湿遏卫气（钩体败血症）

证候 身热不扬，午后为甚，恶寒微汗，肢体困重，全身肌肉酸痛，胸闷脘痞，恶心欲呕，小便短黄，舌苔白腻，脉濡数。

治法 芳香宣化表里之湿。

方药 三仁汤加减（杏仁、飞滑石、白蔻仁、生薏苡仁、半夏、厚朴）。口渴甚者，加金银花、连翘；股间臀核肿大明显者，加土茯苓、夏枯草。

（3）湿热蕴毒（黄疸出血型）

证候 身热，汗出不解，身目发黄，小便黄，咽痛，脘痞呕恶，或见衄血，烦躁，口渴，股间臀核肿大而痛，舌红，苔黄腻，脉濡数。

治法 清热化湿解毒。

方药 甘露消毒丹加减（滑石、茵陈、黄芩、石菖蒲、射干、贝母、连翘）。身目黄染甚者，可合茵陈蒿汤；出血明显者，合犀角地黄汤；呕甚而痞者，合枳实生姜方。

（4）暑伤肺络（肺出血型）

证候 身热烦渴，目赤，咳嗽，咳痰带血或咳鲜血，胸闷喘促，舌红苔黄干，脉弦数。

治法 祛暑泄热，凉血止血。

方药 犀角地黄汤合银翘散加减（水牛角、生地、赤芍、丹皮、金银花、连翘）。因无外感表证，可去方中荆芥、豆豉、薄荷等透表之品，另可酌情加入栀子、黄芩、白茅根、侧柏炭、藕节炭等以清热泻火，凉血止血；气分热盛者，可酌加生石膏、知母、黄连等清气之品；若出现气随血脱者，当以独参汤、参附汤等以补气固脱。

（5）暑入心营，闭阻心窍（脑膜脑炎型）

证候　高热烦躁，头痛项强，恶心呕吐，或神志昏蒙，时清时昧，或昏愦不语，舌謇肢厥，或见抽搐，舌红绛，脉细数。

治法　清心开窍，凉营息风。

方药　清营汤加减（水牛角、生地、玄参、竹叶、丹参、黄连）。神昏为主者，加服安宫牛黄丸；伴惊厥者，加服紫雪丹或羚角钩藤汤。

（6）肺胃阴虚（恢复期）

证候　高热已退，呛咳少痰，口唇干燥，鼻干咽燥，心烦口渴，舌红，少苔，脉细数。

治法　滋养肺胃之阴。

方药　沙参麦冬汤加减（沙参、麦冬、玉竹、桑叶、生甘草、白扁豆、天花粉）。如有低热者，可加知母、地骨皮；口干明显者，可加石斛、芦根；咳甚者，加杏仁、贝母。

（7）风痰瘀阻（神经系统后发症）

证候　半身麻木或偏瘫，呈反复发作性，失语，流涎，或有痴呆，舌质暗，苔薄白或无苔，脉沉细。

治法　祛风化瘀涤痰。

方药　乌龙方加减（当归、水蛭、僵蚕、蜈蚣、苦参）。痰浊重者，加天竺黄、胆南星、制白附子；神倦，手足心热，舌干绛者，加生地、山茱萸、黄芪。

（8）肝火上炎（眼后发症）

证候　视力下降，目赤目痛，口干苦而渴，小便赤涩，大便或干，舌红苔黄，脉弦。

治法　清肝明目泻火。

方药　龙胆泻肝丸合菊花散加减（龙胆草、生地、当归、柴胡、泽泻、车前子、栀子、黄芩、菊花、石决明、蝉蜕、甘草）。若邪热去而视力仍不恢复者，改用杞菊地黄丸。

（9）阴虚邪伏（后发热）

证候　热退之后，再度发热，午后热甚，伴口干咽燥，心烦少寐，形体消瘦，尿少色黄，大便干结，舌红少苔，脉细数。

治法　滋阴清热透邪。

方药　青蒿鳖甲汤加减（青蒿、鳖甲、生地、知母、丹皮、胡黄连、生地、玄参）。少寐加酸枣仁、柏子仁、夜交藤养心安神；见头晕气短，体倦乏力者，可加北沙参、麦冬、五味子益气养阴。

【预防】

采取综合性预防措施，灭鼠，管理好猪、犬和预防接种是控制钩体病流行和减少发病的关键。

1. 控制传染源　以加强田间灭鼠及家畜粪尿管理为主要措施。

（1）灭鼠　鼠类是钩体病的主要储存宿主，疫区应因地制宜，采取各种有效办法尽力消灭田间鼠类，同时也要消灭家舍鼠类。

（2）猪的管理　开展圈猪积肥，不让家畜尿粪直接流入附近的水沟、池塘、稻田；防止雨水冲刷；加强检疫；畜用钩体疫苗预防注射等。

（3）犬的管理　消灭野犬，拴养家犬，进行检疫。

2. 切断传播途径　防止水污染，及时进行疫水消毒，劳作时应加强个人防护，尽量减少和防止与疫水接触。

（1）改造疫源地　开沟排水，消除死水，在许可的情况下，收割水稻前1周放干田中积水。兴修水利，防止洪水泛滥。

（2）环境卫生和消毒　牲畜饲养场所、屠宰场等应搞好环境卫生和消毒工作。

（3）注意防护　流行地区、流行季节，不要在池沼、水沟中捕鱼、游泳、嬉戏，减少不必要的疫水接触。工作需要时，可穿长筒橡皮靴，戴胶皮手套。

3. 保护易感人群

（1）预防接种　在常年流行地区采用多价钩体菌苗接种，目前常用的钩体疫苗是一种灭活全菌疫苗。接种对象包括：①重点流行区除有禁忌证者外，都应注射。②一般流行区，主要是接触疫水机会较多者。③新入疫区者、疫区儿童、饲养员、屠宰人员等。在每年流行季节前1个月完成接种，一般是4月底或5月初。第一次皮下注射1ml，第2次2ml，前后两次相隔7~10天，儿童剂量减半。如为浓缩菌苗，剂量减半。接种后约1个月左右产生免疫力，该免疫力可保持1年左右。

（2）药物预防　钩体病流行季节，高危人群可预防用药，采用多西环素200mg，每周口服1次。对意外接触可能感染钩体但尚无明显症状者，可每日肌注青霉素80万~120万U，连续2~3天。中药预防可予鱼腥草30g或青蒿15g，甘草6g，每日1剂，水煎服，连服7天。

第二节　回归热

回归热（relapsing fever）是由回归热螺旋体经虫媒传播而引起的一种急性传染病。临床特点为骤然发病，高热，畏寒，甚则寒战，短期热退，数日后又反复，发热期与间歇期交替出现，伴全身疼痛、肝脾肿大，重症可有黄疸和出血倾向。根据传播媒介不同，可分为虱传回归热（流行性回归热）和蜱传回归热（地方性回归热）两种类型。我国流行的主要是虱传回归热。

中医学对本病无详细记载，根据其证候特点当属"湿温"、"暑湿"范畴。

【病原学】

回归热螺旋体属疏螺旋体属或称包柔螺旋体属。以虱为传播媒介的包柔螺旋体仅有一种，即回归热包柔螺旋体。以蜱为传播媒介的包柔螺旋体有10余种，如非洲的杜通包柔螺旋体，中、南美洲的委内瑞拉包柔螺旋体，北美洲的赫姆斯包柔螺旋体，亚洲的波斯包柔螺旋体及拉迪什夫包柔螺旋体等。两类螺旋体的形态相同，长约 5~20μm，宽约 0.2~0.5μm，有 3~10 个不规则的螺旋，吉姆萨染色呈紫红色。螺旋体除含有特异性抗原外，尚与其他微生物有共同抗原，受感染者的血清可与变形杆菌 OXk 株发生凝集反应，也可短暂出现假阳性瓦瑟曼氏反应及卡恩氏反应。本病原体易产生变异，其反复发热与病原体在感染过程中的抗原变异有关。患者在发热期间逐渐产生的特异性抗体具有凝集、杀死及溶解螺旋体的作用，使血循环中大部分螺旋体被消灭，症状消退；但少数螺旋体因抗原发生变异，仍能存活在组织中，当繁殖到一定数量时，再次进入血液循环引起发热，此时患者在新抗原的刺激下，又产生相应抗体，发热再度下降，如此周而复始，形成回归热周期。

回归热螺旋体耐低温，在离体组织中，0℃~8℃环境下存活 7 天；在凝血块中 0℃至少可存活 100 天。对干燥、热和一般消毒剂均敏感，在 56℃时 30 分钟即可被杀灭。

【流行病学】

1. 传染源 虱传回归热的唯一传染源是患者；蜱传回归热的主要传染源是鼠类，患者亦可为传染源。

2. 传播途径 虱传回归热的传播媒介为体虱和头虱。当虱吸吮患者血液后，螺旋体在 5~6 天后即自胃肠道进入体液中大量繁殖，但不进入唾液、卵巢及卵，不经卵传至后代。人被虱叮咬后因抓痒将虱体压碎，螺旋体自体腔内逸出，随皮肤创面进入人体，也可因污染手指接触眼结膜或鼻黏膜而导致发病。患者血液在发作间歇期仍具传染性，故亦可通过输血传播。蜱传回归热的传播媒介为不同种类的软蜱。蜱可终身携带螺旋体，并可经卵传至后代。故蜱不仅是传播媒介，也是病原体的贮存宿主。蜱的生命远较虱为长，其体腔、唾液和粪便内均含有病原体。当蜱刺蜇吸血时可直接将病原体从皮肤创口注入人体，其粪便和体腔内的病原体也可经皮肤破损处侵入人体内。

3. 易感人群 各年龄人群对螺旋体均易感，无性别差异。病后免疫力不持久，虱传回归热可持续 2~6 个月，蜱传回归热可持续 1 年，某些个体感染痊愈后 17~23 天即可再感染，两型回归热之间无交叉免疫。

4. 流行特征 虱传回归热分布于世界各大洲。流行季节为冬春季。我国在中华人民共和国成立后已很少有本病报道。不良卫生条件、居住拥挤等为本病发生的社会条件。蜱传回归热散发于世界各国的局部地区，以热带、亚热带地区为著。发病季节以春夏季为多。国内主要见于新疆（南疆地区）、山西等地。

【病机病理】

1. 西医发病机制和病理 回归热的发热与螺旋体血症有关，其发作期及间歇期之表现与机体免疫反应和螺旋体体表抗原变异有关。螺旋体通过皮肤、黏膜到达淋巴及血液循环，局部可出现皮损和痒感。病原体在血液循环中迅速繁殖生长，产生大量包括内毒素在内的代谢产物，从而导致发热和毒血症症状。当人体对螺旋体引起免疫反应而产生以免疫球蛋白为主的特异性抗体如溶解素、凝集素、制动素等后，螺旋体即在单核－吞噬细胞系统内被吞噬和溶解，并从周围血中消失，高热骤退，转入间歇期；但血中病原体并未完全被杀灭，故仍具传染性。少数病原体发生变异的螺旋体隐匿于肝、脾、骨髓、脑及肾等脏器中，逃避了机体的免疫清除，经繁殖并达一定数量再次入血，引起发热等临床症状，但较前次为轻。每次回归发作，螺旋体的抗原性均有变异，从而又产生新的免疫应答，如此多次反复。复发次数愈多，产生特异性免疫范围愈广，病原体抗原变异范围愈加有限，直至其抗原变异不能超越特异免疫作用的范围时，终将螺旋体消灭。

螺旋体及代谢产物能破坏红细胞和损伤小血管内皮细胞，激活补体、活化凝血因子等，从而导致溶血性黄疸、贫血、出血性皮疹及严重的腔道出血。

病理变化主要见于脾、肝、肾、心、脑、骨髓等，以脾的变化最为显著。脾大，质软，有散在的梗死、坏死灶及小脓肿，镜检可见吞噬细胞、浆细胞等浸润和单核－吞噬细胞系统增生。肝脏、心脏、肾脏可见充血、出血及灶性坏死，脑充血水肿，或有出血。骨髓充血，幼粒细胞高度活跃。皮肤亦可见出血点，在血液、体液及上述脏器中均可检出螺旋体。在周围血液内可见螺旋体被白细胞吞噬现象。

2. 中医病因病机　　中医学认为，本病的发生，是由于春夏感受暑湿邪气所致，而元气不足，正气虚弱，是导致暑湿内侵的重要因素。暑湿初起，邪遏肺卫，困于肌肤，若触冒风雨，或贪凉饮冷，易为寒邪所侵，阳气为阴寒所遏，可发为阴暑，见身热、恶寒，甚至寒战，时有恶心、呕吐、头痛。暑热之邪，侵入人体气分，则见高热、汗出、口渴、脉洪大等症。暑性炎热，易伤津耗气，则见大汗淋漓、乏力、虚脱。暑热易入心营，引动肝风，故气分热邪不能及时清解，最易化火生风，湿热痰阻心神，引起神志不清、谵语、抽搐等症。邪热深入血分，引发动血、耗血，可见局部出血。本病后期邪热渐解，津气耗伤未复，大多表现为正虚邪恋证候，经过积极治疗，一般情况可恢复。但若病势严重，部分患者可遗留失语、偏瘫、脑神经麻痹和眼部疾患等后遗症。

【临床表现】

1. 虱传回归热　　潜伏期为 1～14 天。绝大多数起病急骤，体温于 1～2 天内迅速升高达 38.5℃～41℃，大多呈稽留热，少数为弛张热或间歇热，伴头痛、乏力、恶心、呕吐。剧烈头痛及全身肌肉、骨骼疼痛为本病突出症状，尤以腓肠肌为著。部分患者可有鼻衄，严重患者可有呕血、黑便等出血症状。在高热期间还可出现谵妄、抽搐、神志不清、眼球突出、脑膜刺激征等症状（虱传回归热约占 30%，蜱传回归热约占 8%～9%）。发热期面部及眼结膜充血，呼吸次数增加，肺底闻及湿啰音，可有奔马律及室性早搏，心脏扩大，甚或心力衰竭。约半数以上的患者可有脾脏增大，约 2/3 肝脏肿大，伴压痛，重者可见黄疸，淋巴结肿大。发热期有时可见一过性点状出血性皮疹，少数患者可发生弥散性血管内凝血。

高热持续 3～7 天，多骤降，伴大汗而转入间歇期，此时患者除感虚弱外，其他症状均减退或消失。未经治疗的患者经 6～9 天间歇后再发高热，症状复现。每次回归发作，症状渐轻，时间渐短，而间歇期逐渐延长，最后痊愈。据统计，复发 1 次者约占

50%，2 次者约占 35%，3~5 次以上者较少。无并发症者病死率约 2%~8%，伴有并发症者病死率约 40%。

2. 蜱传回归热 潜伏期 2~15 天，临床表现与虱传回归热基本相同，但病情较轻。发病前在蜱叮咬的局部有炎症改变，初为斑丘疹，刺口有出血或小水疱，伴瘙痒感，局部淋巴结可见肿大。肝、脾增大较虱传回归热少且较缓慢。本病复发次数较多，大多发作 2~4 次。

3. 并发症 常见有支气管肺炎、脾出血、脾破裂，尚可伴有虹膜炎、结膜炎、中耳炎、虹膜晶状体炎、脉络膜炎、视网膜炎、腮腺炎、多发性关节炎、脑膜脑炎、脑神经炎、心内膜炎等。蜱传回归热以神经系统症状和眼部疾患突出，部分严重者可出现偏瘫、失语、脑神经麻痹等后遗症。有些患者在抗生素治疗过程中出现赫氏反应，出现突然畏寒，剧烈头痛，白细胞及血小板减少，螺旋体消失，同时体温升高，血压下降，严重者可导致死亡。

【实验室及其他检查】

1. 外周血象 虱传回归热血白细胞计数增高，在（10~20）×10⁹/L，中性粒细胞比例增高，间歇期恢复正常或偏低。蜱传回归热白细胞计数正常。发作次数多者贫血常较严重，血小板可减少，出血和凝血时间正常，凝血酶原时间部分延长。

2. 尿常规和脑脊液 尿中常有少量蛋白、红白细胞及管型。尿和前列腺液可检出螺旋体。少数患者的脑脊液压力可稍增高，蛋白和淋巴细胞增多。

3. 血生化试验 血清丙氨酸氨基转移酶（ALT）升高，严重者胆红素上升。

4. 病原学检查

（1）镜检 发热期取血、尿、脑脊液，沉淀物涂片染色镜检，若见细如卷曲毛发样，长约为红细胞直径 2~5 倍的紫红色物，为疏螺旋体阳性。

（2）敏感动物接种 取患者血 1~2ml 接种于小白鼠腹腔内，每日从尾静脉取血检验，常于 24~48 小时内检出螺旋体，将标本接种于豚鼠还可区别两种螺旋体，豚鼠对蜱传螺旋体易感，对虱传螺旋体不敏感。

（3）培养 33℃培养，每周 2 次检查有无螺旋体生长，4 周未见生长，方可报告阴性，阳性者多在培养 5~7 天长出螺旋体。

5. 血清学检查

（1）血清制动试验 用制动试验来测定血清中相应抗体，有助于诊断。

（2）酶联免疫吸附试验 用已知疏螺旋体抗原与患者血清进行反应，测定抗体。

6. 核酸检测 采用 PCR-RFLP 扩增分群技术，用与疏螺旋体 rrs 基因互补的引物扩增待测标本，若获得目的片断，则可联合限制性片段长度多态性方法进行分群检测。

【诊断与鉴别诊断】

1. 诊断依据

（1）流行病学资料 结合发病季节，发病地区，有否体虱、野外作业或蜱叮咬史。

（2）临床表现 骤然起病，畏寒，寒战，继而高热，全身肌肉关节酸痛，尤以腓肠肌剧痛拒按，头痛剧烈，鼻衄，肝脾肿大，皮疹，黄疸，当发热多次复发呈回归热型时，即可临床诊断。

（3）实验室检查　尿和前列腺液可检出螺旋体。病原学检查和血清学检查有助于诊断。

2. 鉴别诊断

（1）钩端螺旋体病　本病早期可表现为钩端螺旋体败血症，中期为各脏器损害和功能障碍，后期为各种变态反应后并发症，重症患者有明显的肝、肾、中枢神经系统损害和肺弥漫性出血，可危及生命。血象与回归热大致相同，但从血清学和病原学不难鉴别。

（2）斑疹伤寒　分为流行性斑疹伤寒和地方性斑疹伤寒。两者均有稽留高热、严重头痛、皮疹及中枢神经系统症状，但后者较轻。病原体分离可检出大量立克次体。血清学检查亦可鉴别诊断。感染后可获永久免疫力。

（3）疟疾　以间歇性寒战、高热，继之大汗后缓解为特点。反复发作后，多有贫血及脾大。脑型疟多在发作数日后，出现神志不清、抽搐和昏迷。较严重者出现寒战、腰痛、酱油色尿等急性血管内溶血症状，甚至发生急性肾衰竭。血或骨髓涂片查疟原虫可诊断鉴别。

（4）布鲁菌病　为布氏杆菌引起，以长期发热，关节疼痛，肝脾肿大和慢性化为特征。慢性化可有疲乏无力，骨和关节的器质性损害。做血或骨髓培养，血清学检查不难鉴别。

【预后】

据统计，及时应用四环素，病死率约占 2%～6%；未经治疗者，神经系统后遗症和眼部疾患较多，其中虱传回归热约 40%，蜱传回归热约 20%。

【治疗】

1. 治疗原则　目前在病原学治疗方面尚无特效的抗螺旋体药物，西医主要用抗生素治疗，积极对症治疗和支持治疗，处理好并发症，减少后遗症及死亡率。

中医治疗初期清暑解表，泄热渗湿；中期清热利湿，宣通三焦；若热入心包，肝风内动，可清营透热，平肝息风；若邪热入血，则清热泻火，凉血解毒；后期清热生津，益气养阴。

2. 西医治疗方法

（1）一般治疗及对症治疗　彻底灭虱、灭蜱。卧床休息，保持大便通畅。给予高热量流质饮食，维持水、电解质平衡。高热时物理降温，谨防体温骤降发生休克及循环衰竭。并发神经精神症状时，给予镇静剂。毒血症状严重者，可适当应用糖皮质激素。

（2）病原治疗　四环素为首选药物，2g/d，分 4 次口服，热退后减量 1.5g/d，疗程 7～10 天。红霉素、氯霉素与四环素疗效相当。亦可选用青霉素，尤其是已确定或怀疑为中枢神经系统受侵犯者，静脉注射青霉素 G 剂量为 300 万 U，每日 6 次，疗程 10～14 天。7 岁以下儿童及妊娠妇女禁用四环素，可用红霉素，500mg 或 12.5mg/kg，每日 4 次口服。氯霉素对造血系统有严重不良反应，需慎重使用，每日 2g，分 4 次口服。多西环素（强力霉素），成人首剂 200mg，以后 100～200mg/d，儿童首剂 4mg/kg，以后每日 2～4mg/kg，每日 1 次，疗程为 7～10 天。不能口服的患者，可静脉给药。在应用抗生素治疗过程中，可能发生赫氏反应，需及时采用糖皮质激素治疗。亦可在应用抗生素治疗同时，合用激素类药物，以防赫氏反应发生。

3. 中医辨证论治

（1）邪在卫分

证候　身热，畏寒，头痛胀重，肢节酸痛，脘痞，舌红，苔白腻或微黄腻，脉浮滑数或濡数。如兼见寒象，可见恶寒，甚则寒战，身形拘急，胸脘痞闷，心中烦，时有呕恶，舌苔薄腻，脉浮弦。

治法　清暑解表，泄热渗湿。

方药　银翘散加减（薄荷、桔梗、连翘、金银花、芦根、竹叶、淡豆豉、菊花、荆芥穗、牛蒡子、甘草）。若湿邪较重，可加青蒿、茯苓、冬瓜皮；若兼寒邪，可加香薷、扁豆花、厚朴；若头痛，可加蔓荆子；若发热较甚者，可加青蒿、大青叶。

（2）湿郁三焦

证候　身热面赤，耳聋，眩晕，咳痰带血，不甚渴饮，胸闷脘痞，恶心呕吐，大便溏臭，小便短赤，舌红赤，苔黄腻，脉滑数。

治法　清热利湿，宣通三焦。

方药　三石汤加减（滑石、生石膏、寒水石、杏仁、竹茹、金银花、白通草）。若心烦，胸闷较甚，可加栀子皮、竹叶心；痰多带血者，可加川贝母、竹沥、白茅根；小便赤痛明显者，可加薏苡仁、车前草等加强清利暑湿。

（3）热入心包，肝风内动

证候　身热夜甚，神烦少寐，时有谵语，口渴或不渴，或斑疹隐隐，舌绛而干，脉数。

治法　清营透热，养阴活血。

方药　清营汤加减（犀角、生地、玄参、麦冬、金银花、连翘、黄连、竹叶、丹参）。若痰湿较重，可加竹沥、石菖蒲。若热偏重而邪热炽盛，可加服至宝丹，以清心化痰开窍。

（4）湿热郁蒸，气血两燔

证候　大热烦渴，肢酸倦怠，干呕狂躁，谵语神昏，重者四肢抽搐或厥逆，或发斑疹，衄血，吐血，舌绛唇焦，或脉沉细数。

治法　清热泻火，凉血解毒。

方药　清瘟败毒饮加减（石膏、知母、黄连、栀子、生地、赤芍、连翘、竹叶、桔梗）。若湿邪较重，可加藿香、白蔻仁、石菖蒲、木通等。

（5）气阴两伤，余热未尽

证候　身热已退，心烦口渴，神疲乏力，四肢困倦，脘中微闷，小便短赤，大便溏薄，舌淡红，苔少，脉细数。

治法　清热生津，益气养阴。

方药 竹叶石膏汤加减（石膏、竹叶、人参、麦冬、粳米、甘草）。若气虚重，可加党参、黄芪。

【预防】

切断传播途径是预防本病的关键措施。

1. 控制传染源 患者及可疑者均须立即隔离治疗，隔离至体温正常后 15 天。接触者灭虱后医学观察 14 天。

2. 切断传播途径

（1）虱传回归热 以灭虱为主。可根据不同情况，分别采用煮烫、干热、熨烫和冷冻 4 种方法。煮烫 60℃，30 分钟；干热 65℃~80℃，30~60 分钟即可灭虱。冷冻在 −20℃ 9 小时可冻死全部成虱及虱卵。亦可用药物灭虱，常用药物有敌敌畏、马拉硫磷。衣被上的残留药物通过皮肤吸收引起有机磷中毒事件时有发生，应予以注意。

（2）蜱传回归热 以防蜱灭蜱为主。野外作业穿紧口防护服，亦可喷洒二氯苯醚菊酯等化学驱避剂。

3. 保护易感人群 做好个人卫生，消灭体虱。在野外作业时，应穿防蜱衣，对进入疫区而确被疫蜱叮咬者可口服多西环素或四环素。

4. 中药预防 鱼腥草，每日服 15~30g，分 3 次服。

第三节 莱姆病

莱姆病（Lyme disease）属一种蜱媒螺旋体病（Tick borne spirochetesis），或莱姆疏螺旋体病（Lyme borreliosis），由蜱传伯氏疏螺旋体感染引起的人兽共患的自然疫源性疾病。此病分布广泛，主要分布于美国的东北部及中西部、加拿大的东南部、欧洲中部及北部、亚洲的东部以及北非地区，我国自从 1985 年黑龙江省首次发现莱姆病疑似病例以来，已有 29 个省、市、自治区报告本病感染病例。本病流行于夏秋季，人群普遍易感。临床上表现为慢性游走性红斑、关节疼痛、心脏及神经系统等多器官受累。

本病属于中医学"瘟疫"范畴。

【病原学】

1982 年 Burgdorfer 从蜱和患者的标本中分离出莱姆病的病原体，并发现其具有疏螺旋体的结构特征，1984 年该螺旋体以发现者的名字被命名为伯氏包柔疏螺旋体，简称伯氏疏螺旋体。该螺旋体为革兰染色阴性，长 5~35μm，宽 0.2~0.4μm，有 3~10 个或更多的稀疏螺旋，电镜观察可见每端 7~15 条鞭毛。莱姆病螺旋体含有 100 多种蛋白，中国莱姆病螺旋体含有 30 种蛋白，分子量 12~100KD，其主要成分为外膜蛋白 A、B、C、D 和鞭毛蛋白 5 种。41kD 蛋白的鞭毛蛋白抗原性在各分离株间无差别，可刺激机体产生具有诊断意义的特异性 IgM 抗体，其滴度在感染后 6~8 周达高峰，之后逐渐下降。外膜蛋白 A 和 B 为主要外膜抗原，株间变异较大，可使机体产生具有流行病学调查意义的特异性 IgG 及 IgA 抗体，该类抗体感染后 2 ~ 3 个月出现，可持续多年。伯氏疏螺旋体微需氧，在含有矿盐、酵母和还原剂的培养基中生长良好，在含牛血清白蛋白或兔血清的培养基中培养效果尤佳，30℃ ~ 35℃ 的条件下可缓慢生长。瑞特染色呈淡蓝色，镀银染色可使螺旋体着色。在潮湿、低温情况下抵抗力较强，但对热、干燥和一般消毒剂均较敏感。

【流行病学】

1. 传染源　莱姆病是一种自然疫源性疾病，其螺旋体在脊椎动物和蜱之间循环。鼠类自然感染率很高，是本病的主要传染源和保存宿主。在我国主要有黑线姬鼠、大林姬鼠、黄鼠、褐家鼠和白足鼠等。而感染伯氏疏螺旋体的患者仅在感染早期血液中存在此螺旋体，故不作为本病主要传染源。此外，有 30 余种野生哺乳类动物（鼠、鹿、兔、狐、狼等）和 49 种鸟类及多种家畜（狗、牛、马等）可作为本病的储存宿主。

2. 传播途径　蜱为该病的传播媒介，主要通过蜱叮咬在宿主动物与人之间传播，也可因蜱粪中螺旋体污染皮肤伤口而传播。蜱的种类有地区差异，携带莱姆病螺旋体的蜱有全沟硬蜱、二棘血蜱、嗜群血蜱、长角血蜱、台湾角血蜱、微小牛蜱、粒形硬蜱、林革蜱、锐附硬蜱 9 种。我国主要是全沟硬蜱和粒形硬蜱。其中全沟硬蜱是北方林区优势种蜱，螺旋体携带率为 20% ~ 50%。粒形硬蜱和二棘血蜱是南方地区的重要生物媒介。此外，蚊、马蝇和鹿蝇等亦可感染伯氏疏螺旋体作为本病的传播媒介，输入莱姆病早期患者的血液可能引起发病。

3. 易感人群　人群对本病普遍易感，无年龄差别，男性略多于女性。人体感染后可为显性感染或隐性感染，两者比例约为 1：1。无论显性或隐性感染者，血清中均可检出高效价的特异性 IgM 和 IgG 抗体，病愈后抗体可长期存在，但对人体无保护作用，故可反复感染。

4. 流行特征　本病呈全球性分布，已有 70 多个国家报告。我国自 1985 年在黑龙江省海林县发现本病以来，已有 29 个省、自治区报告感染病例，并已证实 18 个省、区存在本病的自然疫源地，主要流行地区为东北、内蒙古和西北的林区，感染率为 5% ~ 10%，平原地区则在 5% 以下。全年均可发病，6 ~ 10 月呈季节性发病高峰，尤以 6 月发病率最高。发病年龄 2 ~ 88 岁，青壮年居多，发病与职业有密切关系，室外工作人员患病的危险性较大。

【病机病理】

1. 西医发病机制和病理　莱姆病发病机制复杂。首先伯氏疏螺旋体由媒介蜱叮咬时，随唾液进入宿主，经 3 ~ 32 天，病原体在皮肤中由原始浸润灶向外周迁移，在淋巴组织中播散或经血液蔓延至各器官（如中枢神经系统、关节、心脏等）或其他部位皮肤。当病原体游走至皮肤表面则引发慢性游走性红斑，同时导致螺旋体血症，引起全身中毒症状。螺旋体脂多糖具有内毒素的许多生物学活性，可非特异性激活单核细胞、巨噬细胞、滑膜成纤维细胞、B 细胞和补体，并产生多种细胞因子（IL－1、IL－6、TNF－α 等）。此外，病原体黏附在细胞外基质、内皮细胞和神经末梢上，诱导产生交叉反应，并能活化与大血管（如神经组织、心脏和关节的大血管）闭塞有关的特异性 T 和 B 淋巴细胞，引起脑膜炎、脑炎和心脏受损。免疫复合物也参与组织损伤过程，几乎所有患者都可检出循环免疫复合物，血清 IgM 和含有 IgM 的冷球蛋白升高预示可能累及神经系统、心脏和关节。免疫遗传因素也可能参与本病发生，研究显示 HLA－2、DR3 及 DR4 均与本病发生有关。

病理变化：早期主要为非特异性改变，受损皮肤血管充血，伴密集的表皮淋巴细胞浸润，并可见浆细胞、巨噬细胞，偶见嗜酸性粒细胞；晚期表皮和皮下组织可见明显的皮肤静脉扩张和内皮细胞增生，伴浆细胞浸润，此外可见脑脊髓炎及轴索性脱髓鞘病变、关节滑膜纤毛肥大，伴单个核细胞浸润及淋巴结、肝、脾、眼等多器官受累。

2. 中医病因病机　中医学认为，本病的发生是由于夏秋季感受瘟疫邪气所致，而人体正气不足，是导致疫邪内侵的重要因素。疫虫叮咬皮肤，导致风湿热毒邪侵入，营卫失和，正邪相争，故恶寒发热，汗出体倦，头身重痛；热毒之邪入血分，迫血妄行可致皮肤红斑；正气不足，风热之邪乘虚侵袭面部经络，气血阻滞，肌肉弛缓不收而成面瘫；风湿热邪侵入机体经络，留于关节，使气血痹阻而成痹证，出现关节的红、肿、热、痛；湿热易伤脾胃，气血化源不足，遂见疲劳乏力，心悸头晕，失眠健忘；若病久不愈，气血瘀阻，脾肾两伤，再加之余邪未尽及热邪直侵心包或犯肝经，引起神昏、痉厥及致虚实夹杂的晚期复杂证候。在发病过程中虽然可出现不同的证候，但外感热毒之邪为主要病因，正虚邪实的基本病机贯穿本病的全过程。

【临床表现】

本病潜伏期为 3~32 天，平均 9 天。人感染伯氏疏螺旋体后症状轻重不一，早期为皮肤受损，常伴剧烈头痛、轻度颈强、发热、寒战、肌痛、关节痛、极度不适和倦怠，少数可见全身淋巴结肿大、脾大、肝大、咽痛、刺激性咳嗽、蛋白尿、睾丸肿大、结膜炎、虹膜炎或全眼炎。甚者有完全房室传导阻滞及关节活动障碍。根据典型的临床表现分为 3 期：

1. 第一期（急性期、早期）　为局部皮肤受损期，游走性红斑是特征性改变。60%~80% 的患者在蜱叮咬处或身体其他任何部位出现慢性游走性红斑或丘疹，好发于腋下、大腿、腹部和腹股沟，红斑数日或数周内向周围扩散形成一个大的（直径 3~68cm，平均 15cm）圆形或椭圆形充血性皮损，周边呈鲜红色，中心部渐趋苍白，并可见水疱或坏死，周围皮肤有显著充血和皮肤变硬，局部灼热或有痒、痛感，一般红斑随着病程进展而逐渐增大，可在 3~4 周内消退。儿童皮肤红斑多见于后发际。大约 25% 的患者不出现特征性的皮肤表现。多数患者伴有疲劳、发热、头痛、淋巴结肿大、颈部轻度强直、关节痛、肌痛等。

2. 第二期（中间期、中期）　为播散感染期，发病 2~4 周后，即可出现神经和心血管系统损害。

（1）神经系统症状　在疾病早期伴随皮肤受损可出现轻微脑膜刺激症状如头痛、呕吐、颈项强直。此期神经系统症状明显，发生率 15%~20%，出现眼球活动疼痛、畏光、视物模糊、耳鸣及听力下降等动眼神经、视神经、听神经受损表现。约 1/3 患者可出现明显的脑炎症状，表现为兴奋性升高、睡眠障碍、谵妄等，脑电图常显示尖波。半数可发生神经炎，面神经损害最为常见，表现为面肌不完全瘫痪，局部麻木或刺痛，但无明显的感觉障碍，青少年多可完全恢复，而中、老年则常留有后遗症。此外，亦可累及末梢神经，表现为皮肤感觉过敏或减退，甚或消失。

（2）循环系统症状　于病后 5 周或更晚发生，见于约 8% 患者，急性起病，主要表现为心音低钝、心动过速和房室传导阻滞，严重者可发生完全性房室传导阻滞，一般持续数日至 6 周，可反复发作。

3. 第三期（慢性期、晚期）　为持续感染期，开始于病后 2 个月或更晚，个别病例可发生在病后 2 年。此期的特点为关节损害，通常累及大关节，膝关节受损多见，亦可累及踝、肘关节，表现为关节肿胀、疼痛和活动受限等反复发作的对称性关节炎，伴有发热等感染中毒症状。受累关节的滑膜液中嗜酸性粒细胞及蛋白含量均升高，可检出伯氏疏螺旋体。此外，可有肌肉僵硬、疼痛。慢性萎缩性肢端皮炎为莱姆病晚期的特征性皮肤损害，主要见于老年妇女，好发于前臂或小腿皮肤，初为皮肤微红，数年后萎缩硬化。

【实验室及其他检查】

1. 血常规　白细胞总数多在正常范围，中性粒细胞可稍增多伴核左移，血沉增快。

2. 脑脊液　脑脊液呈浆液性脑膜炎改变：细胞数约为 $100 \times 10^6/L$，以淋巴细胞为主，蛋白增高，糖正常或稍低。

3. 病原学检查

（1）组织学染色　取患者病损皮肤、滑膜、淋巴结及脑脊液等标本，用暗视野显微镜或银染色法检查伯氏疏螺旋体，该法可快速作出病原学诊断，但检出率低。也可取游走性红斑周围皮肤分离培养螺旋体，约需 1~2 个月。

（2）PCR 检测　用此法可以检测出感染者尿、血中微量病原体特异性核酸片段。每毫升内含相当于 10 条以下的螺旋体外膜蛋白基因即可为阳性，具有很高的敏感性和特异性，特别适用于早期诊断。该技术已广泛应用于 Lyme 病患者皮肤组织、脑脊液、关节液、血及尿等标本的检测。皮肤和尿标本的检出率高于脑脊液。

4. 血清学检查

（1）免疫荧光和 ELISA 法　检测血清或脑脊液中的特异性抗体。特异性 IgM 抗体多在出现游走红斑后 2~4 周可以检出，6~8 周达高峰，4~6 个月降至正常水平。特异性 IgG 抗体多在病后 6~8 周出现，4~6 个月达高峰，持续至数年以上。

（2）免疫印迹法　其敏感度与特异性均优于上述血清学检查方法，适用于经用 ELISA 法筛查结果可疑者。

【诊断与鉴别诊断】

1. 诊断依据

（1）流行病学资料　近日至数月前曾到过疫区，或有被蜱叮咬史。

（2）临床表现　早期皮损（慢性游走性红斑）有诊断价值。中晚期出现神经、心脏和关节等受累及特征性皮损表现。

（3）实验室检查　白细胞总数多在正常范围，中性粒细胞可稍增多伴核左移，血沉增快；脑脊液检查呈浆液性脑膜炎改变，可检出伯氏疏螺旋体抗体；感染组织或体液分离到伯氏疏螺旋体或检出特异性抗体。

2. 鉴别诊断

（1）鼠咬热　有发热、斑疹、多发性关节炎，并可累及心脏，易与本病混淆。但有鼠或其他动物咬伤史，血培养小螺菌或念珠状链杆菌阳性，可检出特异性抗体。

（2）恙虫病　恙螨叮咬处皮肤焦痂、溃疡，周围有红晕，并有发热、淋巴结肿大等，特别是游走性红斑与焦痂、溃疡易与本病混淆，血清学检测可以进行鉴别。

（3）风湿热　可有发热、环形红斑、关节炎及心脏受累等与本病相似，但化验检查抗溶血性链球菌"O"抗体、C反应蛋白阳性，并可分离出特异性细菌。

（4）其他　还需与病毒性脑炎、脑膜炎、神经炎及皮肤真菌感染相鉴别。

【预后】

本病轻者可为自限性，慢性和重症者可致残疾。若治疗不当，致残率高达60%，主要是关节畸形，活动障碍。早期发现、及时抗病原治疗，其预后一般良好；中期（播散感染期）进行治疗，绝大多数能在1年或1年半内获痊愈；若晚期（持续感染期）进行治疗，大多数能缓解，偶有关节炎复发，尚可能出现莱姆病后综合征，即患者经抗病原治疗后，螺旋体死亡残留细胞引起皮炎及自身免疫反应等表现。对有中枢神经系统严重损害者，少数可能留有后遗症或残疾。

【治疗】

1. 治疗原则　在对症和支持治疗的基础上，抗螺旋体治疗是最主要的治疗措施。

中医治疗第一期以辛凉透邪解表为主；第二期以解毒通络为主；第三期以活血通络，生津益气为主。如湿热毒邪化火，生痰动风，内陷心营，蒙蔽清窍，宜采用清心凉营，化痰开窍，凉肝息风，通腑泄热等法。若夹湿，应配以祛湿之法；若火毒灼伤营血，则宜配伍凉血散血之剂；若夹痰夹瘀，当配合化痰祛瘀之法。还可配合针灸，穴取足三里、气海、关元、大椎、脾俞、肾俞、膈俞、委中、曲池、血海、外关、三阴交、阴陵泉等穴位治疗。

2. 西医治疗方法

（1）病原治疗　早期、及时给予口服抗生素治疗，可使游走性红斑迅速消失，也可以防止后期的主要并发症（心肌炎、脑膜炎或复发性关节炎）出现。

1）第一期：①成人：常采用多西环素0.1g，每日2次口服，或红霉素0.25g，每日4次口服。孕妇、哺乳期妇女宜用青霉素治疗。②儿童：首选阿莫西林颗粒，每日50mg/kg，分4次口服，或用红霉素按每日30mg/kg，分3次口服，疗程10~20天。治疗中需注意患者可发生赫氏反应。

2）第二期：无论是否伴有其他神经系统病变，患者出现脑膜炎就应静脉给予青霉素G，每日2000万U以上，疗程为10天；或头孢曲松2g，每日1次静脉滴注，疗程14~21天。一般头痛和项强直在治疗后第2天开始缓解，7~10天消失。

3）第三期：晚期有严重心脏、神经或关节损害者，可应用青霉素，每日 2000 万 U 静脉滴注，也可应用头孢曲松 2g，每日 1 次静脉滴注，疗程 14～21 天。

（2）对症治疗　患者应卧床休息，注意补充足够的液体。对于有发热、皮损部位有疼痛者，可适当应用解热镇痛剂。高热及全身症状严重者，可给予糖皮质激素，但对有关节损伤者，应避免关节腔内注射。伴有心肌炎，出现完全性房室传导阻滞时，可暂时应用起搏器至症状及心律改善。

3. 中医辨证论治

（1）邪犯肺卫

证候　发热，恶寒或不恶寒，无汗或少汗，肌肉酸痛，头痛，或咳嗽，或恶心，舌质红，苔薄白、薄黄，脉浮数。

治法　辛凉解表，疏风透邪。

方药　银翘散加减（金银花、连翘、荆芥穗、芦根、白茅根、薄荷、赤芍、粉葛根、黄芩、生甘草）。若便秘加大黄；腹泻加黄连；咽喉肿痛加玄参；咳嗽加桔梗、杏仁、前胡；恶心加姜半夏。

（2）毒损脉络

证候　高热，或伴皮肤斑疹，便血，或见咯血，尿赤，小便不利，舌质暗红，伴瘀斑等，舌苔薄黄，脉细数。

治法　凉血解毒，清热通络，益气养阴。

方药　犀角地黄汤合生脉散加减（水牛角、生地、丹皮、赤芍、西洋参、麦冬、五味子、桃仁、连翘、生石膏、鲜茅根、紫草、三七）。

（3）气营（血）两燔

证候　烦躁，夜寐不安，间有谵语，出血或发斑，舌绛，苔黄少津，脉细数。

治法　清气凉营（血），泄热解毒。

方药　清瘟败毒饮加减（生石膏、水牛角、生地、金银花、黄连、栀子、知母、白茅根、赤芍、玄参、丹参、麦冬、西洋参、生甘草）。疫毒迫血妄行，出血较多者，加侧柏叶、旱莲草；呕血、便血者加生大黄粉、三七粉。

（4）正衰邪陷

证候　精神萎靡，嗜睡，甚则神昏，谵妄，心悸，呼吸急促，少尿、汗出肢冷，脉细数或微等。

治法　扶正固脱，解毒开窍。

方药　参附龙牡汤合生脉散加减（人参、炮附子、麦冬、五味子、山茱萸、生龙骨、生牡蛎、连翘、紫河车、牛黄、石菖蒲、郁金）。神昏或抽搐加麝香、羚羊角粉。

（5）痰瘀阻络

证候　神志呆钝，关节肿胀、疼痛，肢体瘫痪，面色苍白，舌淡或紫，脉细涩。

治法　益气活血，化痰通络。

方药　补阳还五汤合乌头汤加减（黄芪、赤芍、当归、桃仁、红花、生白芍、甘草、苍术、白术）。若气血不足明显者，配党参、茯苓、熟地等以加强益气养血之功；

若血瘀之象明显者，加乳香、没药、三棱、莪术以加强行气破瘀之功；若以脉络痹阻为主者，加络石藤、鸡血藤、桑寄生、地龙、全蝎、蜈蚣以搜风化痰通络。本证还可配合针灸、推拿及功能锻炼综合治疗，有利于康复。

【预防】

1. 个人防护 进入森林、草地等疫区的人员要做好个人防护，可穿防护服，扎紧裤脚、袖口、颈部等。裸露部位可搽防蚊油。也可全身喷洒驱蜱剂。家养宠物者应多注意动物的卫生，经常进行消毒杀虫。

2. 蜱叮咬后的预防用药 若发现有蜱叮咬时，只要 24 小时内将其除去，即可防止感染。在蜱叮咬后可预防性使用抗生素。

3. 搞好环境卫生 做好灭鼠工作，消灭蜱类孳生环境。

第八章　原虫感染性疾病

第一节　阿米巴病

阿米巴病（amebiasis）是由溶组织内阿米感染所致的一种人兽共患寄生虫病。按病变部位和临床表现的不同，可分为肠阿米巴病（intestinal amebiasis）和肠外阿米巴病（extraintestinal amebiasis）。

肠阿米巴病

肠阿米巴病是由溶组织内阿米巴侵犯肠道引起的疾病，主要病变部位在近端结肠和盲肠，其次为直肠、乙状结肠和阑尾，有时可累及大肠全部和部分回肠。多数感染者为无症状携带者，但当阿米巴滋养体侵入肠壁后可引起侵袭性肠病，临床表现为腹痛、腹泻、果酱样黏液血便，但全身症状轻，称为阿米巴性痢疾（ambic dysentery）。部分患者可为暴发型。本病易复发成为慢性，并可出现阿米巴肝脓肿等多种肠外并发症。

本病属中医学"痢疾"范畴。

【病原学】

溶组织内阿米巴有两个独立的种群：一种为致病型溶组织内阿米巴，可致侵袭性病变；另一种为共栖型迪斯帕内阿米巴，为非侵袭性阿米巴，感染人类后只能寄生于肠腔而无致病能力。两者形态相似，生物学特性、临床特征及流行特征相一致，但有不同的基因组，可用分子生物学或免疫学技术加以区分，故在概念上认为溶组织内阿米巴是种群复合体。

溶组织内阿米巴为一种单细胞真核生物，在其生活史中有包囊和滋养体两期，仅需一种哺乳类宿主，人是主要的适合宿主。

滋养体（trophozoite）是溶组织内阿米巴的致病形态，通常寄生于结肠腔内或肠壁组织内，营二分裂增殖。按其形态可分为小滋养体和大滋养体。其中，小滋养体为肠腔共栖型滋养体，直径 $10\sim20\mu m$，伪足短小，运动缓慢，内外质分界不明显，不侵袭组织而以宿主肠内容物为营生。小滋养体一般情况下随食物下移至横结肠后可逐步转化为包囊随粪便排出体外。在机体抵抗力下降或肠壁受损时，成熟的小滋养体又可凭借伪足的机械运动和水解酶的作用侵入肠壁大量增殖，体积增大，直径达 20~60μm，内外质分界明显，可外突形成丝状或叶状伪足，活动能力强，向内内陷形成吞噬泡，吞噬红细胞和组织碎片，这种滋养体称为组织致病型滋养体，即大滋养体，具有较强的致病力，常见于急性患者的粪便和病变组织中。

包囊（cyst）是溶组织内阿米巴的感染形态，呈无色透明的类圆形，直径为 10~16μm，外周有一层透明的保护性囊壁。未成熟的包囊有 1~2 个核，常含有糖原泡和透明的杆状拟染色体；而成熟的包囊具有 4 个核，糖原泡和拟染色体消失，具有感染性。

溶组织内阿米巴多以成熟包囊从患者粪便排出，且对外界抵抗力较强，在潮湿的环境中能存活数周或数月，但在干燥环境中易死亡。对常用化学消毒剂耐受，并能耐受人体胃酸的作用，是传播本病的唯一形态。而滋养体在外界环境中只能短时间存活，即使被宿主吞食也会在通过上消化道时被消化液杀死。

【流行病学】

1. 传染源 主要为粪便中持续排出包囊的人群，包括慢性患者、恢复期患者及无症状包囊携带者。急性阿米巴性痢疾患者排出的多为滋养体。在外界环境中迅速死亡，故其在传播疾病上意义不大。人是溶组织内阿米巴的主要宿主和贮存宿主，猿类、鼠、犬、猪等动物虽可自然感染溶组织内阿米巴，但其作为传染源意义不大。

2. 传播途径 本病主要通过粪-口途径传播，食用含有成熟包囊的粪便污染的食品、饮水或使用污染的餐具均可感染，水源污染可引起地方性流行。另外，存在口-肛性行为的人群，粪便中的包囊可直接经口侵入，在欧、美、日等国家阿米巴病被列为性传播疾病（sexually transmitted disease，STD），我国尚未见报道。此外，苍蝇、蟑螂等昆虫可携带包囊起到一定传播作用。

3. 易感人群 人群对溶组织内阿米巴包囊普遍易感。其中，营养不良、免疫低下及接受免疫抑制剂治疗者为好发人群，感染后病情较重。婴儿与儿童发病机会相对较少。易感者感染后可产生高滴度特异性抗体，但无保护作用，故重复感染较为常见。

4. 流行特征 本病分布遍及全球，热带、亚热带和温带地区为高发区。感染率高低与当地的经济水平、卫生状况及生活习惯有关。近年来我国仅个别地区有病例散发，主要在西北、西南和华北地区。

【病机病理】

1. 西医发病机制和病理 人摄入被包囊污染的食品和饮水，经胃后未被胃酸杀死的包囊进入小肠下段，经胰蛋白酶作用脱囊而逸出小滋养体。在机体免疫力下降的情况下，寄居于结肠腔内的小滋养体侵入肠壁组织，转变为大滋养体，并大量繁殖，吞噬红细胞和组织细胞，损伤肠壁，形成溃疡性病灶。

溶组织内阿米巴对宿主的损伤主要通过接触性杀伤机制，其中包括黏附、酶溶解、细胞毒、吞噬等连续过程。大滋养体通过分泌半乳糖/N-乙酰半乳糖胺（Gal/GalNAc）凝集素，与结肠上皮细胞膜上的 Gal/GalNAc 残基结合，黏附于上皮细胞，并通过分泌多种蛋白水解酶和细胞毒性物质使靶细胞在 20 分钟后迅速死亡。结肠上皮细胞的细胞外基质（extracellular matrix，ECM）则在胶原酶、透明质酸酶和多种半胱氨酸蛋白酶（cysteine protease）等作用下溶解，滋养体逐渐侵入组织间隙，形成散在的浅表性糜烂。滋养体和细胞的相互作用还包括促进多种细胞因子的分泌，诱发炎性反应，活化补体介导的溶解细胞作用。滋养体在穿过黏膜层后，由于肌层的阻止而在黏膜下层繁殖、扩散，并释放多种水解酶，引起黏膜下层直至肌层的液化、坏死，形成口小底大的烧瓶状溃疡。滋养体亦可分泌具有肠毒素样的活性物质，导致肠蠕动增快、肠痉挛而出现腹痛、腹泻。

肠阿米巴病的基本病变为组织的溶解坏死。病变主要在结肠，其次可见于盲肠、升结肠、直肠、乙状结肠、阑尾和回肠末段。典型病变初期为小而表浅的散在溃疡，进而形成烧瓶样溃疡，其基底为黏膜肌层，腔内充满棕黄色的细胞碎片、黏液和滋养体，但溃疡间黏膜完整。由于黏膜下组织较疏松，滋养体可沿肠壁长轴扩散。大量组织溶解形成以窦道相连的蜂窝状病变。病灶周围炎症反应较轻，有淋巴细胞和少量浆细胞浸润，但如继发细菌感染，则可表现为广泛急性炎症改变，有大量中性粒细胞浸润，毛细血管血栓形成，出血及坏死。溃疡底部的血管可受累破裂导致大出血。严重者溃疡可穿透至浆膜层，导致肠穿孔，造成局限性腹腔脓肿或弥漫性腹膜炎。慢性病变期，肠黏膜上皮细胞增生，溃疡底部出现肉芽组织，周围纤维组织增生，导致肠壁增厚，可有肠息肉、肉芽肿或疤痕性肠腔狭窄形成。

2. 中医病因病机　基本病因病机为饮食不洁，毒邪侵犯肠道，病机转化受患者体质及其他因素的影响而有所不同。若患者素体阳气强盛，邪犯肠道则易化生湿热毒邪，湿热郁蒸，与气血搏结于大肠，血腐肉败，脂膜血络受损化为脓血而发为湿热痢。若患者素体饮食不节，脾胃受损，中阳不足，肠腑亏虚，湿浊内蕴则易化生寒湿之邪而为寒湿痢。疫毒化生的湿热、寒湿之邪均可伤及气血，扰乱神明则发为壮热神昏之疫毒痢。若素体虚弱，或邪伤正气，或久病失治误治致脾气受损，肾气虚惫，邪气留连，久痢不愈，而转为时作时止之休息痢。

【临床表现】

潜伏期一般为3周，亦可短至数日或长至年余。

1. 无症状型（包囊携带者）　占阿米巴病90%以上。此型感染者常不出现任何临床症状，但多次粪便检查可发现阿米巴包囊，在被感染者免疫力低下时，可转变为急性阿米巴性痢疾。

2. 急性阿米巴性痢疾

（1）轻型　肠道病变轻微，临床症状较轻，仅表现为大便习惯改变，粪便偶见黏液或少量血液，或仅感下腹不适或隐痛。粪便中有溶组织阿米巴滋养体和包囊，有特异性抗体形成。当机体抵抗力下降时，可发生痢疾症状。

（2）普通型　起病多缓慢，全身中毒症状轻，多无发热或低热，腹部不适、腹泻，每日多在数次至十余次，粪便量中等。粪质较多，呈果酱样黏液脓血便，有腥臭味，伴腹胀或轻至中度腹痛，若直肠受累明显时，可出现里急后重感。体格检查可见盲肠与升结肠部位轻度压痛，间歇期大便稀糊状或基本正常，大便镜检可发现滋养体。以上表现持续数日至数周后可自行缓解，亦可因治疗不彻底而复发或转为慢性。

（3）暴发型 较少见，多发生在严重感染、体质虚弱、营养不良、怀孕，或使用糖皮质激素者等。起病急骤，有畏寒、高热、谵妄、全身衰竭等明显中毒症状。剧烈腹痛、呕吐、腹泻频繁伴里急后重，每日数十次，甚至失禁。粪便量多，呈黏液血性或血水样，有奇臭。常出现不同程度的脱水与电解质紊乱，甚至休克，极易并发肠出血、肠穿孔、腹膜炎等。如抢救不及时，可于 1~2 周内死亡。

3. 慢性阿米巴性痢疾 急性阿米巴性痢疾患者的临床症状若持续 2 个月以上则转为慢性，多因急性期未经治疗或治疗不彻底所致。慢性阿米巴性痢疾患者常表现为食欲不振、贫血、乏力、腹泻反复发作，或与便秘交替出现，每日不超过 3~5 次，常因受凉、劳累、饮食不慎等诱发，伴脐周或下腹部胀痛，粪便呈糊状，带少量黏液及血液，有腐臭，可检出滋养体或包囊。查体右下腹可触及增厚结肠，轻度压痛。上述症状可持续或间歇存在，间歇期长短不一，且无任何症状。

4. 并发症

（1）肠道并发症

①肠出血：肠黏膜溃疡侵袭肠壁引起不同程度肠出血，小量出血可表现为血便，多由浅表溃疡渗血所致；大量出血较少见，可因溃疡侵袭黏膜下层大血管，或肉芽肿破溃所致，一旦发生可致失血性休克而危及生命。

②肠穿孔：急性肠穿孔多见于暴发型患者，是最严重的并发症。穿孔部位多见于盲肠、阑尾和升结肠，可形成局限性或弥散性腹膜炎。慢性穿孔较急性穿孔多见，可形成局部脓肿，或侵入邻近器官形成内瘘。一般可表现为进行性腹胀，肠鸣音消失及局限性腹膜刺激征，但无剧烈腹痛。腹部 X 线检查见膈下游离气体可确诊。

③阑尾炎：因肠阿米巴病好发于盲肠部位，故可累及阑尾引起阑尾炎。

④结肠病变：多见于盲肠、乙状结肠和直肠，由增生性病变引起，包括阿米巴瘤、肉芽肿及纤维性狭窄，可致肠套叠或肠梗阻。活检有助于诊断。

⑤直肠 - 肛周瘘管：溶组织内阿米巴滋养体自直肠侵入，可形成直肠 - 肛周瘘管或直肠 - 阴道瘘管，以前者多见，常有粪臭味脓液自瘘管口流出。

（2）肠外并发症 阿米巴滋养体自肠道经血液或淋巴蔓延至肠外远处器官，形成相应各脏器脓肿或溃疡，以阿米巴肝脓肿最多见，其他还有阿米巴肺脓肿、阿米巴胸膜炎、阿米巴脑脓肿、阿米巴尿道炎、阿米巴阴道炎等。

【实验室及其他检查】

1. 血常规 一般情况下轻型、慢性阿米巴性痢疾外周血白细胞总数和分类均正常，但暴发型和普通型阿米巴性痢疾合并细菌感染时，可致白细胞总数和中性粒细胞比例增高。

2. 粪便检查 粪便呈暗红色果酱样，腥臭、粪质多，含血和黏液。新鲜粪便做生理盐水涂片镜检可见大量聚团状红细胞、少量白细胞和夏科 - 莱登（charcot - leyden）晶体；检到伸展伪足活动、吞噬红细胞的阿米巴滋养体具有确诊意义。成形的粪便可直接涂片，或用碘液或苏木素染色后观察包囊。

3. 血清学检查　应用免疫学方法检测溶组织内阿米巴滋养体抗体或抗原，特异性和灵敏度均较好。常用酶联免疫吸附试验（ELISA）、间接血凝试验（IHA）和间接免疫荧光抗体试验（IFTA）等方法检测溶组织内阿米巴滋养体特异性抗体，其阳性结果反映既往或现症感染。应用单克隆或多克隆抗体检测患者粪便中溶组织内阿米巴滋养体特异性抗原，其阳性结果可作出明确诊断。

4. 分子生物学检查　应用聚合酶链反应（PCR）技术检测或鉴定患者粪便、脓液或血液中溶组织内阿米巴滋养体 DNA，其特异性和灵敏度均较高。

5. 其他检查　有症状者乙状结肠镜检可见大小不等的散在溃疡，溃疡面有黄色脓液，边缘略隆起有红晕，溃疡间黏膜正常。溃疡边缘部分涂片或组织活检可发现滋养体。X 线钡剂结肠检查对肠道狭窄、阿米巴瘤具有一定诊断价值。

【诊断与鉴别诊断】

1. 诊断依据

（1）流行病学资料　患者发病前是否有不洁食物摄入史或与慢性腹泻患者密切接触史。

（2）临床表现　典型患者起病缓慢，全身症状较轻，无发热或仅有低热，主要表现为腹泻，每日 3～10 次，呈暗红色果酱样。常不伴有里急后重，但腹胀、腹痛、右下腹压痛较明显，肠鸣音亢进。

（3）病原学检查　粪便中检测到阿米巴滋养体和包囊可确诊。检测血清中抗溶组织内阿米巴滋养体抗体，以及粪便中溶组织内阿米巴滋养体抗原与特异性 DNA 有助于诊断。

2. 鉴别诊断

（1）细菌性痢疾　详见细菌性痢疾。

（2）细菌性食物中毒　有不洁饮食史，急性起病，潜伏期较短，多为数小时，主要表现为呕吐、脐周压痛、腹泻，且中毒症状较重。剩余食物、呕吐物或排泄物培养可有致病菌生长。

（3）日本血吸虫病　有疫水接触史，肝脾肿大，腹痛，腹泻，粪便稀薄、呈黏液血性。外周血白细胞总数及嗜酸性粒细胞增高。大便或肠黏膜活检找到虫卵或孵出毛蚴，或酶联免疫吸附试验呈阳性。

（4）肠结核　多有肺结核存在，有午后低热、盗汗、营养不良等结核中毒症状，粪便多为黄色稀便，或便秘与腹泻交替，脓血便少见。PPD 试验、粪便抗酸染色检查或培养、胃肠道 X 线检查等有助于鉴别。

（5）结肠癌　患者年龄多较大。左侧结肠癌常有大便习惯改变，粪便变细带血；右侧结肠癌有进行性贫血、消瘦、不规则发热、排便不畅，隐血试验阳性。晚期可触及腹部包块。钡剂灌肠及纤维结肠镜检查有助于鉴别。

（6）溃疡性结肠炎　临床表现与慢性肠阿米巴病极相似，多次病原体检查阴性，血清阿米巴抗体阴性，特效治疗无效时常支持本病诊断。纤维肠镜检查有助于本病的诊断。

【预后】

无并发症者及达到有效病原治疗者预后良好。合并其他肠道疾病以及治疗不彻底者易复发。暴发型病例预后较差，有肠出血、肠穿孔、弥漫性腹膜炎以及心包、肺、脑等部位阿米巴脓肿形成者预后不良。

【治疗】

1. 治疗原则　西医以病原治疗为主、辅以对症治疗，并注意并发症的治疗。

中医强调虚实、寒热辨证，病初多实，以清热利湿或温化寒湿为主，兼以调气行血导滞，忌用收涩止泻之品。病程较长，下痢日久，则证由实转虚、本虚标实或正虚邪恋，虚实夹杂，治宜温中理脾、固涩止泻或扶正祛邪。祛邪可用鸭胆子，扶正以温补脾肾、益气养血为主。病情严重者则成"疫毒痢"，中西医结合治疗疗效显著，在西医病因和对症支持治疗的同时，配合中医药辨证论治，可减轻症状，缩短病程，促进康复。

2. 西医治疗方法

（1）一般治疗　急性期患者应卧床休息，进食流质或少渣食物，同时进行肠道隔离，直至粪便检查连续3次（隔日1次）无滋养体和包囊；重型给予输血、输液等支持疗法；腹泻严重时纠正水、电解质紊乱；慢性患者应加强营养，避免摄入刺激性食物。

（2）病原治疗

①硝基咪唑类：对肠内和组织内阿米巴滋养体均有强大杀灭作用，是目前治疗肠内、外各型阿米巴病的首选药物，代表药物为甲硝唑（灭滴灵），成人口服每次0.4g，每日3次，10天为1疗程。儿童每日35mg/kg，分3次服，10天为1疗程。重型阿米巴病可选用甲硝唑静脉滴注，成人每次0.5g，每隔8小时1次，病情好转后每12小时1次，或改成口服，疗程10天。不良反应为偶有一过性白细胞减少和头昏、眩晕、共济失调等神经系统功能障碍。妊娠期（尤其最初3个月）、哺乳期以及有血液病史和神经系统疾病者禁用。其他药物还有替硝唑、塞克硝唑等。

②依米丁类：该类药物对组织内阿米巴滋养体有直接杀灭作用，对肠腔内阿米巴作用不明显，主要适用于肠外阿米巴病或危急病例。代表药物依米丁（吐根碱），因其毒副作用大，可造成心肌损害，目前已被其衍生物去氢依米丁取代，用法为1.25mg/kg（不超过90mg），皮下注射，连用3~10天。器质性心脏病、肾功能不全者和孕妇忌用。

③二氯尼特：又名糠酯酰胺，是目前最有效的杀包囊药物。成人0.5g，每日3次；儿童每日20mg/kg，分3次服用，连服10天。

④抗生素类：主要通过抑制肠道的共生菌而影响阿米巴的生长，尤其对肠阿米巴伴细菌感染时较有效。可选用巴龙霉素或喹诺酮类抗菌药物。其中，巴龙霉素，成人及儿童剂量均为每日25~35mg/kg，分3次服用，7~10天为1疗程。

（3）并发症治疗　暴发型肠阿米巴病常合并细菌感染，应适当加用抗生素。肠出血时应给予止血药物，必要时可输血。肠穿孔在应用广谱抗生素和甲硝唑的同时进行手术治疗。肠外阿米巴病的首选药物为甲硝唑。阿米巴性脓胸如积液较多或合并气胸时应尽早进行胸腔闭式引流。

3. 中医辨证论治

（1）湿热痢

证候　腹痛，里急后重，肛门灼热，下痢腥臭赤白脓血，小便短赤，苔黄腻，脉滑数。

治法　清热化湿解毒，调气行血止痢。

方药　芍药汤加减（芍药、甘草、金银花、黄连、黄芩、木香、槟榔、马齿苋、当归），以及鸭胆子（采用口服或灌肠法）。热证偏重，下痢口渴，赤多白少，加白头翁、秦皮、丹皮等；血证明显，便血鲜紫，加地榆炭、藕节等。

（2）疫毒痢

证候　起病急骤，高热口渴，头痛烦躁，腹痛剧烈，下痢脓血，甚或神昏谵语，惊厥，舌质红绛，苔黄少津，脉滑数。

治法　清热解毒，凉血除积，醒神止痉。

方药　本证在西医抢救措施的基础上，配合中医药治疗可提高临床疗效。汤剂采用白头翁汤加减（白头翁、秦皮、黄连、黄芩、丹皮、生地、赤芍、金银花、连翘、马齿苋），以及鸭胆子（采用口服或灌肠法）。若伴高热，加连翘；神昏惊厥者，可用清开灵注射液 20～40ml 加入 5% 葡萄糖注射液静脉滴注，每日 1 次；或配神犀丹清营开窍，凉血解毒；热盛神昏配紫血丹清热开窍，熄风止痉。脉弱欲绝者，可用参附注射液10～20ml 加入 5% 葡萄糖注射液静脉滴注。

（3）寒湿痢

证候　痢下脓血或黏液，腹痛，里急后重，脘腹痞闷，舌质淡，苔白腻，脉濡缓。

治法　温中燥湿，健脾清肠，调气和血。

方药　藿香正气散合香连丸加减（藿香、苍术、厚朴、木香、砂仁、党参、茯苓、白术、陈皮、黄连、当归、白芍）。腹痛重者加良姜、香附。

（4）虚寒痢

证候　下痢稀薄，带有黏液，腹部隐痛，四肢欠温，神疲体倦，纳食减少，形寒怕冷，舌质淡，苔薄白，脉沉细弱。

治法　温补脾肾，益气养血，涩肠固脱。

方药　真人养脏汤加减（红参、诃子、罂粟壳、肉豆蔻、白术、肉桂、当归、白芍、木香）。腹痛便少伴积滞者，加枳实、麦芽、山楂；脱肛下垂，加党参、升麻、柴胡以升提中气。或配四神丸温补脾肾，涩肠止泻。

4. 中医其他治疗方法　鸭胆子用法：分口服法与灌肠法：成人每次用鸦胆子 10～20 粒，小儿每岁 1～2 粒，装胶囊吞服，每日 3 次。或用鸦胆子 15～20 粒，打碎后浸入 1% 碳酸氢钠溶液 200ml 中 2 小时，然后行保留灌肠，每日 1 次或隔日 1 次，与口服同时进行，或口服 4 天后单独进行。

【预防】

1. 管理传染源　治愈慢性阿米巴性痢疾患者、恢复期患者及无症状包囊携带者。

2. 切断传播途径　加强粪便和水源管理，防止水和食物污染；注意个人饮水和饮食卫生，不食生水、生菜，养成勤洗手等良好的卫生习惯；大力消灭苍蝇和蟑螂。

3. 保护易感人群　阿米巴疫苗尚在研究中。

阿米巴肝脓肿

阿米巴肝脓肿（amebic liver abscess），又称为阿米巴肝病，是溶组织内阿米巴通过门静脉侵犯肝脏，引起肝细胞溶解坏死而形成的脓肿。多继发于肠阿米巴病，为肠外阿米巴病的最常见类型，但也可见于未出现肠阿米巴病症状的患者。临床以长期发热、右上腹或右下胸部疼痛、全身消耗症状、肝脏肿大压痛、外周血白细胞增高为特征。好发于男性，以青壮年居多。酗酒、营养不良、免疫功能低下、有肝脏基础病、糖尿病者易发本病。

本病属于中医学"肝痈"、"胁痛"范畴。

【病机病理】

1. 西医发病机制和病理　阿米巴肝脓肿可发生在溶组织内阿米巴感染数月或数年后。肠腔中的溶组织内阿米巴滋养体侵入门静脉，随血流到达肝脏，也可经淋巴或直接穿透肠壁进入肝脏。如果侵入肝脏的原虫数量不多，且机体抵抗力强时，可将原虫消灭而不造成损害。若机体抵抗力下降，并有肝组织营养障碍、瘀血及细菌感染时，少数滋养体在肝脏门静脉分支内繁殖，通过栓塞、溶组织及分裂作用，造成局部液化性坏死形成脓肿。自滋养体侵入至脓肿形成，平均需 1 个月以上。由于盲肠和升结肠的血液汇聚于肝脏右叶，故脓肿 80%~90% 以上位于右叶，尤其以右叶顶部多见，左叶肝脓肿约占10%，少数可同时累及左、右两叶。肝脓肿早期为多发性小脓肿，以后相互融合为单个大脓肿，脓肿以外的肝脏组织正常。脓肿有明显的薄壁，附着有尚未彻底液化坏死的汇管区结缔组织、血管和胆管等，呈破絮状外观。其内容物为大量巧克力酱样坏死物质，包括液化的坏死肝组织和陈旧性血液。脓肿周围炎症反应不明显。1/3 的病例脓液中可找到滋养体。脓肿可不断扩大，向邻近的体腔或器官穿透。慢性脓肿可继发细菌感染，脓液变为黄绿色，有臭味，内含大量脓细胞，临床可出现毒血症状。

2. 中医病因病机　基本病因病机为虫毒之邪侵犯肝肠，主要是饮食不洁，湿热、虫毒之邪内侵，由肠转肝，经络受阻，气血壅滞，热毒蕴结，肉腐血败，化为肝痈，病初多实，日久则耗气伤阴，正虚邪恋，形成虚实夹杂证。

【临床表现】

临床表现的轻重与脓肿的位置、大小及是否有继发细菌感染等有关。起病缓慢，常发生于阿米巴性痢疾发病后 1~3 个月内，但也可发生于痢疾症状消失数年之后。多有发热，以弛张热居多，清晨体温较低，傍晚时体温最高，夜间热退时伴盗汗，可持续数月。肝区疼痛为本病的重要症状，疼痛的性质和程度轻重不一，可为钝痛、胀痛、刺痛、灼痛等，深呼吸及体位改变时加剧。当肝脓肿向肝脏顶部发展时，可刺激右侧膈肌出现右肩部放射痛，而且肝脏增大压迫、脓肿刺激还可引起右侧胸膜炎、肺炎，出现气急、咳嗽、胸痛等症状。左叶肝脓肿可有中上腹疼痛，并向左肩放射。此外，患者常伴有食欲减退、恶心、呕吐、腹胀、腹泻及体重下降等。体检可发现肝脏肿大，边缘圆钝，有明显叩击痛。部分患者右上腹或右下胸部饱满，左叶肝脓肿有时可触及中上腹包块。脓肿引起右下肺炎或胸膜炎时有肺底啰音、胸膜摩擦音等体征。少数患者可因肝内胆管或肝组织受损而出现隐性或轻度黄疸，多发性脓肿者黄疸的发生率较高。

并发症：主要为继发细菌感染和脓肿向周围组织脏器穿破。继发细菌感染时，寒战、高热、中毒症状明显，外周血白细胞总数及中性粒细胞数均显著增多，脓液呈黄绿色，或有臭味，镜检有大量脓细胞，但细菌培养阳性率不高。在脓肿穿破并发症中，以向肺实质和胸腔穿破最为多见。肝右叶脓肿向上穿破可在肝和横膈之间形成膈下脓肿，破入胸腔、肺可形成脓胸或肺脓肿，继而穿破支气管，造成肝-支气管瘘或胸膜-支气管瘘。左叶脓肿可穿破入纵隔、左胸腔和心包形成脓肿。肝脓肿向下穿破时，可穿入腹腔及腹腔器官，如胃、肠及胆囊等，引起相应部位的阿米巴病。

【诊断与鉴别诊断】

1. 诊断依据

（1）临床表现　出现长期发热，右上腹和/或肝大伴压痛，病前曾有腹泻或大便不规则史，应考虑本病可能，抗菌药物治疗无效者更应考虑。

（2）实验室及其他检查

①血常规：急性期白细胞总数增高，中性粒细胞占80%左右，伴细菌感染时增高更为明显。病程较长者白细胞多接近正常或减少，贫血明显，血沉增快。

②粪便检查：粪便镜检可找到溶组织内阿米巴滋养体与包囊。

③肝脓肿穿刺液检查：可为确诊的重要依据，必要时可同时做引流治疗。典型脓液呈棕褐色，无臭味，白细胞不多，若能在脓液中找到溶组织内阿米巴滋养体或检测出其抗原，则可确诊。

④肝功能试验：大部分有轻度肝受损表现，如碱性磷酸酶增高、胆红素异常、白蛋白降低、胆碱酯酶活力降低等，但 ALT 多正常。

⑤免疫学检查：血清学检查溶组织内阿米巴 IgG 抗体阴性者可基本排除本病。特异性 IgM 抗体阳性提示近期或现症感染，阴性者不能排除本病。患者粪便中溶组织内阿米巴滋养体抗原阳性可作为确诊依据。

⑥分子生物学检查：DNA 探针杂交技术、PCR 检测溶组织内阿米巴 DNA 阳性均有助于诊断。

⑦影像学检查：肝脏 B 超、CT 或 MRI 检查对阿米巴肝脓肿的诊断有较大价值，并有助于与肝癌、肝囊肿等占位性病变相互鉴别。X 线检查可见右侧膈肌抬高，活动受限，胸膜反应或积液。

2. 鉴别诊断

（1）原发性肝癌　一般无明显发热，肝脏增大迅速，触之质硬且有结节感。可有慢性肝炎或肝硬化病史。AFP 升高，肝脏 B 超、CT、MRI、肝动脉造影等检查有助于鉴别。

（2）细菌性肝脓肿　多继发于败血症或腹部化脓性感染。起病急，寒战、高热等毒血症状明显。肝肿大多不显著，脓肿小呈多发性，肝穿刺脓液少，呈黄白色，镜检见大量脓细胞，细菌培养多呈阳性。外周血白细胞总数及中性粒细胞计数显著增多，细菌学培养阳性。血清学检测溶组织内阿米巴抗体阴性。抗菌药物治疗有效。

【预后】

目前有特效的治疗药物和方法，该病治愈率较高。但未经正规治疗、未及时早期接受治疗者、并发多处穿孔者、伴有其他疾病者预后较差。治疗不彻底者易复发。

【治疗】

1. 治疗原则 西医多主张以内科治疗为主，必要时配合外科手术治疗。

本病病位主要在肝，治宜清肝利胆、杀虫解毒、疏肝理气。急性期多为虫毒湿热之实证，治以祛邪为主；中期热毒炽盛，肝痈脓成，治宜清热解毒、化痈排脓；后期本虚标实，治宜扶正祛邪，扶正以益气养阴为主，祛邪在用汤剂的基础上，可用鸭胆子杀虫解毒。在西医特效药物或外科手术治疗的基础上，配合中医药辨证论治，可提高临床疗效。

2. 西医治疗方法

（1）病原治疗 应选用组织内杀阿米巴药，并辅以肠腔内抗阿米巴药，以达根治。首选甲硝唑，口服每次 0.4g，每日 3 次，连服 10 天为 1 疗程，必要时可酌情重复。重者可选用静脉滴注，成人每次 0.5g，每隔 8 小时 1 次，疗程 10 天。疗效不佳者可换用氯喹，口服磷酸氯喹，成人每次 0.5g（基质 0.3g），每日 2 次，连服 2 天后改为每次 0.25g（基质 0.15g），每日 2 次，以 2~3 周为 1 疗程。合并细菌感染者应选用对病原菌敏感的抗菌药物。疗程结束后，应继续运用肠腔内杀阿米巴药物，如二氯尼特或巴龙霉素，以防复发。

（2）肝脏穿刺引流 对肝脓肿较大（直径 3cm 以上），靠近体表者，或抗阿米巴治疗 5~7 天症状改善不明显者，可进行肝穿刺引流，穿刺应于抗阿米巴药治疗 2~4 天后在 B 超定位下进行。超声引导下穿刺并向脓肿内注射抗阿米巴药物比单独内科或外科治疗更有效。

（3）对症与支持治疗 患者应卧床休息，给予高蛋白、高热量饮食，补充维生素，营养不良者应加强支持治疗。

（4）外科治疗 外科手术引流的主要适应证为：①抗阿米巴药物治疗及穿刺引流失败，或多发脓肿引流困难。②脓肿穿破入腹腔或邻近器官，引流不畅者。同时应加强抗阿米巴药物和抗菌药物的应用。

3. 中医辨证论治

（1）肝胆郁热

证候 发热，右胁肿大疼痛，吸气痛甚，口干口苦，呕恶纳差，舌质红，苔黄，脉弦数。

治法 清肝利胆，杀虫解毒，疏肝理气。

方药 柴胡清肝汤加减（柴胡、栀子、黄芩、连翘、金银花、牛蒡子、当归、白芍、川楝子、郁金、甘草），以及鸦胆子（口服或灌肠法）。

（2）热毒炽盛

证候　高热，口渴，右胁肿痛明显，腹胀纳差，呕恶，甚至出现黄疸、出血等，舌质红绛，苔黄而干，脉滑数或洪数。

治法　清热解毒，化痈排脓。

方药　大柴胡汤加减（柴胡、栀子、生大黄、枳实、黄连、黄芩、紫花地丁、金银花、皂刺、败酱草、赤芍、甘草）。合并细菌感染者，可选加半边莲、半枝莲、白花舌蛇草、益母草、绵茵陈、败酱草、两面针等。

（3）正虚邪恋

证候　咽干口燥，午后潮热，自汗盗汗，神疲体瘦，纳差，大便干结，舌红少苔，脉细数。

治法　扶正祛邪，益气养阴。

方药　一贯煎合生脉散加减（生地、沙参、麦冬、枸杞子、五味子、党参、当归、白芍、山药）。湿热留恋明显，低热者，加半枝莲、薏苡仁、芦根。

第二节　疟　疾

疟疾（malaria）是由雌性按蚊叮咬人体将其体内寄生的疟原虫传入人体所引起的寄生虫病。临床上以间歇性寒战、高热、出汗热退、贫血和脾脏肿大为特征。

我国对疟疾的认识久远，殷商时代甲骨文中就有"疟"的象形字。《黄帝内经》中有"疟论"、"刺疟论"等篇，专论疟疾病因、病机、证候及针刺治疗等。《金匮要略·疟病脉证并治》中阐述了疟疾的辨证论治，载有用蜀漆（常山）治疗疟疾。晋代《肘后备急方·治寒疟诸疟》记载用"青蒿一握，以水一升，渍，绞取汁尽服之"以治疗疟疾的方法。此后许多医家对疟疾有了更为详细的认识，进行各种分类辨治，至今仍有效地指导临床。在大量临床实践的基础上总结出运用青蒿、常山、柴胡等药物组成的截疟方剂，尤其是"青蒿素"的研发与运用，为防治疟疾起了重要的作用。

【病原学】

疟疾的病原体为寄生于红细胞的疟原虫。感染人的疟原虫共有 4 种，即间日疟原虫、卵形疟原虫、三日疟原虫和恶性疟原虫。4 种疟原虫的基本结构相同，包括胞核、胞质和胞膜。环状体形成以后各期尚有疟色素，即消化分解血红蛋白后的最终产物。疟原虫经吉姆萨染色后，核呈紫红色，胞质为天蓝至深蓝色；疟色素呈棕黄色、棕褐色或黑褐色；发育各期的形态各不相同，可资鉴别。除疟原虫本身的形态特征不同之外，被寄生的红细胞的形态也有助于鉴别疟原虫种类，被间日疟原虫和卵形疟原虫寄生的红细胞变大、变形，颜色变浅，常有明显的红色薛氏点（Schuffner's dots）；被恶性疟原虫寄生的红细胞有粗大的紫褐色茂氏点（Maurer's dots）；被三日疟原虫寄生的红细胞可有齐氏点（Ziemann's dots）。

4 种疟原虫的生活史相似，需要通过在人体内和按蚊体内两个阶段的发育才能完成。

1. 在人体内进行的无性增殖 可分为红细胞外期和红细胞内期两个阶段，分别在肝细胞内和红细胞内相继进行。

（1）红细胞外期

①子孢子侵入肝细胞发育增殖：携带疟原虫的雌性按蚊叮咬人时，子孢子随按蚊的唾液腺分泌物进入人体血液，经血液循环迅速进入肝脏，侵入肝细胞。在肝细胞内进行裂体增殖，即经过滋养体、裂殖体，最终发育成裂殖子。

②裂殖子释出肝细胞：4 种疟原虫裂体增殖过程历时不等：恶性疟原虫 5~6 天，间日疟原虫 8 天，卵形疟原虫 9 天，三日疟原虫 11 ~ 12 天。裂殖体成熟后，从受染肝细胞内释放出对红细胞具有侵袭力的裂殖子，约 1. 2 万~4 万个，大部分被巨噬细胞吞噬，余者可侵入红细胞，开始红细胞内的无性繁殖。

间日疟与卵形疟的子孢子呈多形性，其侵入肝细胞后的发育繁殖速度快慢不等，发育速度快者称为速发型子孢子，慢者为迟发型子孢子。迟发型子孢子可在肝内发育为迟发型裂殖体，此种裂殖体发育缓慢，约经 6 ~ 11 个月方能成熟并感染红细胞，成为复发的根源。三日疟及恶性疟无迟发型子孢子，故无复发现象。

临床上因误输入含疟原虫的血而导致的输血性疟疾，由于只含有疟原虫的裂殖子，不含有子孢子，因而不会复发，且由于裂殖子进入血流后可直接侵犯红细胞，故潜伏期相对较短。

（2）红细胞内期 侵入红细胞的疟原虫裂殖子，经过环状体（又称早期滋养体）、晚期滋养体、裂殖体各阶段的发育，形成大量的新一代裂殖子，使红细胞崩解，裂殖子及其代谢产物一起释放出来，引起临床典型的疟疾发作。所释出的新一代裂殖子，继又侵犯其他红细胞，重复上述的红细胞内期无性增殖过程，使临床症状呈现周期性发作。

部分疟原虫裂殖子在红细胞内经 3 ~ 6 代增殖后发育为雌性配子体和雄性配子体，配子体在人体内的存活时间为 30 ~ 60 天，患者此时已具有传染性。

2. 在蚊体内进行的有性增殖 当患者被雌性按蚊叮咬吸血时，雌雄配子体随之进入蚊的胃壁，开始其有性繁殖期，发育成雌雄配子。雌雄配子二者结合成为合子，然后依次发育成动合子、囊合子、孢子囊。孢子囊成熟后，释放出大量子孢子，进入按蚊唾液腺，待其叮咬人吸血时，子孢子即被输入受叮咬者体内，开始新一轮的感染。（图 8 –1）

【流行病学】

1. 传染源 疟疾患者和带疟原虫者为本病的传染源。

2. 传播途径 疟疾的传播媒介为按蚊，我国主要的传疟按蚊是中华按蚊、嗜人按蚊、微小按蚊和大劣按蚊。蚊虫叮咬皮肤为主要传播途径。少数病例可因输入带疟原虫的血液而感染。偶有患病孕妇经胎盘感染胎儿，即先天性疟疾（congential malaria）或经胎盘传播的疟疾（transplacental malaria）。

3. 易感人群 人群对疟疾普遍易感，感染后具有一定免疫力，但不持久，且各型疟疾之间亦无交叉免疫。反复多次感染后的再次感染症状较轻。非流行区的外来人员较易感染，且临床表现常比较严重。

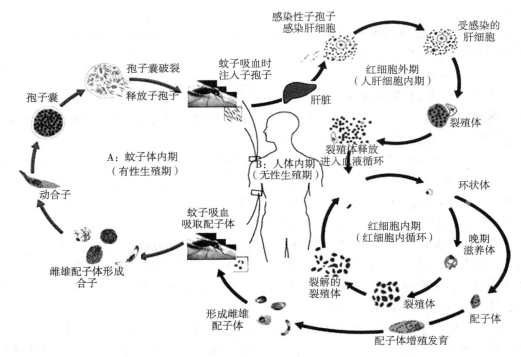

感染性子孢子
感染肝细胞

受感染的
肝细胞

孢子囊破裂
释放子孢子

蚊子吸血时
注入子孢子

红细胞外期
（人肝细胞内期）

孢子囊

肝脏

裂殖体

A：蚊子体内期
（有性生殖期）

B：人体内期
（无性生殖期）

裂殖体释放
进入血液循环

动合子

环状体

蚊子吸血
吸取配子体

红细胞内期
（红细胞内循环）

晚期
滋养体

雌雄配子体形成
合子

裂解的
裂殖体

裂殖体

配子体

形成雌雄
配子体

配子体增殖发育

图 8 - 1　疟原虫生活史

4. 流行特征　疟疾的流行具有地方性和季节性。主要流行于热带和亚热带，其次为温带，其中间日疟流行地区最广，恶性疟主要流行于热带，三日疟和卵形疟则较少见。目前，我国有 21 个省、自治区、直辖市存在疟疾传播，根据疟疾流行状况划分为 3 类：高传播地区，包括云南的边境地区及海南的中南部山区，此类地区为间日疟及恶性疟混合流行，主要传播媒介为大劣按蚊和微小按蚊；疫情不稳定地区包括安徽、湖北、河南、江苏等省的部分地区，此类地区以间日疟流行为主，主要传播媒介为中华按蚊和嗜人按蚊；除上述两类地区以外的其他地区为疫情基本控制地区。

疟疾的发病以夏秋季较多，在热带及亚热带则不受季节限制。另有少数境外输入性疟疾的报道。

【病机病理】

1. 西医发病机制和病理　疟原虫在红细胞内发育时临床上一般无症状。但当红细胞被破坏，大量裂殖子和其代谢产物一起释放出来后，则成为致热原，引起寒战、高热、继之大汗的典型发作症状。释放出来的裂殖子部分被单核 - 吞噬细胞系统吞噬而消灭；另一部分则再次侵入新的红细胞进行增殖发育，导致疟疾的周期性临床发作。由于不同种类的疟原虫裂体增殖时间不一致，因而临床发作周期也不一致，一般间日疟和卵形疟为 48 小时，三日疟为 72 小时，恶性疟发育周期为 36 ~ 48 小时，且发育不同步，故临床发作亦不规则。

疟原虫可诱导机体产生多种细胞因子，如白细胞介素 1 （IL - 1）、白细胞介素 2 （IL - 2）、γ - 干扰素、肿瘤坏死因子 - α（TNF - α）等，除作为致热原引起畏寒、高热以外，尚可通过释放氧自由基导致血管内皮广泛损伤，抑制骨髓生成红细胞，增强吞噬细胞破坏感染的红细胞，加上疟原虫本身对红细胞的崩解破坏，使患者迅速出现贫血。贫血的轻重与疟原虫种类有关：恶性疟原虫能侵犯各种年龄的红细胞，在短期内可使 20% 以上的外周血红细胞受感染破坏，故贫血出现较早而显著；间日疟和卵形疟原虫侵犯网织红细胞，受染红细胞一般不超过 2%，故贫血较轻；三日疟原虫侵犯衰老红细胞，受染红细胞一般不超过 1%，故贫血不明显。此外，贫血的发生尚与免疫机制有关，即疟原虫的抗原－抗体复合物黏附于红细胞膜，可通过结合补体而导致溶血。

为了清除被疟原虫感染的大量红细胞，机体单核－吞噬细胞系统增生活跃，可出现肝脾肿大。此外，红细胞破坏后释出疟色素，积聚于组织间隙和吞噬细胞内，致使血管充血，亦是导致肝脾肿大的机制之一。而脾功能亢进，大量正常的红细胞被吞噬破坏也是导致患者出现贫血的原因之一。

在脑、肝、肾与骨髓等组织，含虫红细胞互相凝集及吞噬细胞的增生，引起毛细血管阻塞及细胞缺氧，可引起严重的内脏损害以及 DIC，导致疟疾的凶险发作。

疟原虫感染后患者可获得一定的免疫力，能抵抗同种疟原虫的再次感染，但同时其血液内又有低水平的原虫血症，这种免疫状态称为"带虫免疫"（premunition）。此时，患者仍可反复多次感染或发作，此种现象可能与未能激发机体产生足够的细胞免疫相关，但具体机制尚待阐明。

2. 中医病因病机 疟疾的病因为"疟邪"，《内经》称"疟气"。病机为疟邪内侵，正邪相搏。疟邪常兼风、寒、暑、湿等时令或地域之气，故临床有正疟、温疟、寒疟、湿疟、瘴疟、劳疟及疟母等不同类型。疟邪多从皮毛而入，或郁伏少阳半表半里，或留连营卫，内搏五脏，横连募原。疟邪入与阴争则恶寒，出与阳争则发热，正邪交争则寒热互作。正邪相离，邪气蛰伏，则寒热之证休止。正盛邪伏则休作定时。疟久不愈，气滞痰凝血瘀则成疟母。若疟疾长期反复发作，耗伤气血，致正虚邪恋，遇劳则发而成劳疟。

【临床表现】

潜伏期依疟原虫的种类、数量和感染方式而不同，间日疟和卵形疟为 13～15 天，三日疟为 24～30 天，恶性疟 7～12 天。若因输血感染，潜伏期则常为 7～10 天。

1. 典型发作

（1）间日疟 以间日疟为例，可将疟疾的典型发作过程分为 3 期：①发冷期：骤然发冷，剧烈寒战，口唇发绀，皮肤苍白或青紫，脉搏细速，可有头痛、肌痛、乏力、恶心、呕吐、上腹部不适等。初发患者此期持续 10～15 分钟，反复发作数次后逐渐延长，可持续 30～45 分钟。②发热期：寒战停止，继以高热，体温通常可达 40℃ 以上。患者颜面潮红，脉速，头痛，全身酸痛乏力，但神志清楚，无明显中毒症状，一般持续 2～6 小时。③出汗期：全身大汗，体温骤降，患者自觉舒畅，但有明显乏力，持续 1～2 小时后进入间歇期，为 48 小时，间歇期患者一般无明显症状。疟疾起病与进展过程中应注意以下情况：初次发病可有低热、乏力、头痛、食欲减退等前驱症状；首次发作时发热多不规则，一般发作数次以后才呈周期性发作；疟疾反复发作可造成大量红细胞破坏，出现不同程度的贫血和脾大。

（2）三日疟　三日疟的发冷期、发热期和出汗期分界明显，间歇期为 72 小时。发作时多无前驱症状，发热期较长，可超过 6 小时，且出汗退热速度较快，易引起虚脱。但脾肿大及贫血较轻，蛋白尿较常见。三日疟的病程长，初发持续数周或数月，若发生再燃，病程可长达 2~3 年。

（3）卵形疟　卵形疟的病情相对较轻，前驱症状不明显，初发症状也较缓和，常无畏寒、寒战，热度较低，多无明显贫血及脾肿大，间歇期为 48 小时。

（4）恶性疟　前驱症状常见，发作时可有畏寒，但多无寒战。热型常不规则，一般无明显间歇期。头痛、恶心、呕吐较常见，可有腹痛及腹泻。贫血及脾肿大出现早而明显。恶性疟发作较不规律，但多数在 6 个月内完全自愈，很少超过 1 年。但无免疫力的恶性疟患者初发 5~10 天后，易演变为凶险发作。

2. 凶险发作　多见于疟疾暴发流行期，尤其是流行区儿童、新进入疟疾高发区无免疫力的旅游者和流动人口。凶险发作可由间日疟原虫和恶性疟原虫引起，尤以恶性疟原虫多见。凶险型疟疾的临床表现复杂，且来势凶猛，若不能及时治疗，死亡率很高。其中，脑型疟是最常见的类型，主要表现为剧烈头痛、发热和不同程度的意识障碍，是造成儿童和无免疫力成人患者死亡的主要原因。此外，恶性疟的高原虫血症造成微血管堵塞及溶血可损伤肾脏，表现为暗色尿和少尿，并可致肾功能衰竭。亦可发生于肺部导致非心源性肺水肿，发生于肠道微血管可引起腹痛。

在不同疟疾流行区，凶险型疟疾的高发人群和临床表现有所差异。在稳定的高度疟疾流行区，出生几个月的婴儿和 5 岁以下的幼童是凶险型疟疾的高发人群，恶性贫血是其主要临床表现。在中度疟疾流行区，脑型疟疾和代谢性酸中毒是儿童常见的凶险型疟疾。在低度疟疾流行区，急性肾衰竭、黄疸和肺水肿是成年人常见的临床表现，贫血、低血糖症和惊厥在儿童中比较多见，而脑型疟疾和代谢性酸中毒在所有的年龄组均可有。

3. 疟疾的再燃与复发　疟疾的再燃（recrudescence）是指疟疾多次发作后，宿主免疫力逐渐将大部分原虫清除，发作自行停止。此后，残存的原虫可能通过抗原变异逃避宿主的免疫系统重新大量繁殖而使症状再次发作。4 种疟原虫均可能发生再燃，其中恶性疟最常见。再燃多见于病愈后 1~4 周，可多次出现。此外，部分初发患者病愈后 3~6 个月内，血中再度出现疟原虫并出现临床症状，则称为复发（relapse），仅见于间日疟和卵形疟。复发系因肝内迟发型子孢子经休眠后发育为裂殖子所致。

【实验室及其他检查】

1. 血常规　多次发作后红细胞及血红蛋白下降，白细胞总数正常或偏低，单核细胞相对增多。

2. 病原学检查

（1）血涂片　最好在服药以前或于寒战发作时取血，做厚或薄血涂片，经吉姆萨染色后直接镜检可见疟原虫，是确诊疟疾的主要依据。必要时可采骨髓涂片，其阳性率明显高于外周血。

（2）免疫学检查　如酶联免疫吸附试验（ELISA）、放射免疫测定（RIA）等，检测血液中疟原虫的特异性抗原与抗体，主要用于流行病学调查。

（3）其他　PCR检测疟原虫特异性DNA，具有较高的灵敏度。

【诊断与鉴别诊断】

1. 诊断依据

（1）流行病学资料：发病前是否到过疟疾流行区，是否有蚊虫叮咬史，新近有无输血史等。

（2）临床表现：典型疟疾的临床表现是间歇发作性寒战、高热、大量出汗、贫血和脾大。

（3）对于临床表现酷似疟疾，但多次血及骨髓检查未发现疟原虫者，可试用抗疟药物（氯喹）三日疗法做诊断性治疗，一般服药24~48小时后症状可被控制。

（4）实验室检查：疟疾的确诊依赖于厚（或薄）血涂片或骨髓涂片，吉姆萨染色后直接镜检发现疟原虫。

2. 鉴别诊断　疟疾首先应与多种发热疾病相鉴别，如败血症、钩端螺旋体病、伤寒、恙虫病、流行性出血热、尿路感染、胆道感染等，流行病学资料和病原学检查是最重要的鉴别依据。恶性疟所引起的脑型疟应与乙型脑炎、中毒性痢疾、散发病毒性脑炎等相鉴别，实验室病原学检查有助于鉴别。

【预后】

疟疾的病死率因虫种不同而差异较大，间日疟、三日疟和卵形疟患者的病死率很低，而恶性疟患者的病死率则较高，脑型疟患者的病死率达9%~31%，且愈后可出现多种后遗症，如偏瘫、失语、斜视、失明、小脑共济失调和精神异常等。此外，婴幼儿感染、延误诊治和耐多种抗疟药虫株感染者的病死率较高。

【治疗】

1. 治疗原则　西医强调应尽早使用抗疟药物控制发作，以防止病情转化为凶险发作；治疗应彻底，以免复发、传播或慢性化。

中医治疗以祛邪截疟为主要原则，以寒热、虚实为辨证要点，并根据不同的证型，采取相应的治法。温疟兼清，寒疟兼温，瘴疟宜解毒除瘴，劳疟则扶正兼以祛邪，疟母当活血化瘀、理气化痰、软坚散结。中药常用青蒿、常山、槟榔、草果、柴胡等。

2. 西医治疗方法

（1）抗疟原虫治疗

1）杀灭红细胞内裂体增殖疟原虫的药物：此类药物的主要作用是控制疟疾的发作。

①磷酸氯喹：首次口服1g（含氯喹基质0.6g），6~8小时后再服0.5g，第2、3天再各服0.5g，3日总剂量为2.5g。口服后偶有恶心、呕吐、头痛、烦躁、视力障碍、皮疹等不良反应，但停药后可消失。部分虫株对氯喹有耐药性，治疗时应密切观察病情。若诊断明确而治疗无效，应及时改用其他有效药物。

②哌喹与磷酸哌喹：作用类似氯喹，半衰期9小时，故为长效抗疟药。哌喹的磷酸

盐吸收较快，但其味甚苦。哌喹每片含基质 0.3g，磷酸哌喹每片 0.2g（基质 0.15g），口服首剂基质 0.6g，8～12 小时后 0.3g（恶性疟 0.6g）。

③青蒿素及其衍生物：该药作用于原虫膜系结构，损害核膜、线粒体外膜等而起抗疟作用，且其吸收很快，目前主要用于疟原虫耐药地区及抢救恶性疟凶险发作之用。青蒿素片，成人首次口服 1g，6～8 小时后服 0.5g，第 2、3 天各服 0.5g，3 日总剂量为 2.5g。青蒿素衍生物：青蒿琥酯，成人首日为每次 100mg，每日 2 次；第 2～5 天为每次 50mg，每日 2 次，5 日总剂量为 600mg。青蒿琥酯抗疟疗效显著，不良反应轻而少，已在世界范围内广泛使用。目前，疟原虫对青蒿琥酯耐药率很低，尤其适用于孕妇和脑型疟疾患者的治疗。

④本芴醇：人工合成的甲氟喹类抗疟药，能杀灭疟原虫红细胞内期无性体，且杀虫比较彻底，但对红细胞前期和配子体无效。常联合用药，用于治疗多重耐药的恶性疟原虫感染。成人用量为第 1 天口服 400mg，每日 2 次，继服 200mg，每日 2 次，连用 3 天，总剂量为 2000mg。

⑤柏鲁捷特：是一种合剂，每毫升内含盐酸奎宁 72.65mg，盐酸奎尼丁 2.25mg，盐酸辛可宁 0.54mg，盐酸辛可尼丁 0.52mg，折合含 61.6mg 奎宁基质，成人每日用量为 25mg/kg 奎宁基质，肌内注射或缓慢静脉注射，每日 2 次，连用 3 天为 1 疗程。此药为目前在西非地区讲法语国家中较广泛应用的抗疟药，恶性疟原虫不易对其产生耐药性。

2）杀灭红细胞内疟原虫配子体和迟发型子孢子的药物：此类药物主要是控制疟疾的复发和传播。

①磷酸伯氨喹：成人每次口服磷酸伯氨喹 13.2mg（7.5mg 基质），每日 3 次，连服 8 天。伯氨喹可杀灭红细胞内疟原虫配子体和肝细胞内迟发型子孢子，防止疟疾的传播与复发。临床上常在用杀灭红细胞内裂体增殖疟原虫的药物后应用。恶性疟和三日疟虽无复发问题，但是为了杀灭其配子体，防止传播，亦应服用伯氨喹 2～4 天。

由于伯氨喹可使红细胞内 6 - 磷酸葡萄糖脱氢酶（G - 6PD）缺陷的患者发生急性血管内溶血（acute intravascular hemolysis），严重者可发生急性肾衰竭而致死，因此，应用此药前应常规做 G - 6PD 活性检测，确定无缺陷后才给予服药治疗。

②他非诺喹（特芬喹）：是美国研制的伯氨喹类杀灭红细胞内疟原虫配子体和迟发型子孢子的药物。初步临床试验显示，成人每日口服 300mg，连服 7 天，预防疟疾复发效果良好。

目前，疟疾的病原治疗需要分别应用两类药物。首先，应用一种杀灭红细胞内裂体增殖疟原虫的药物，如青蒿琥酯或氯喹等控制发作；若 G - 6PD 活性检测正常，则再应用一种杀灭红细胞内疟原虫配子体和迟发型子孢子的药物控制复发和防止传播，目前临床应用的仅为伯氨喹。其次，对间日疟和卵形疟患者必须应用伯氨喹，以防复发；对恶性疟和三日疟患者，可不用伯氨喹治疗或仅用其治疗 2～4 天，以杀灭疟原虫的配子体，防止传播。对耐药的疟原虫感染者，可采用联合用药治疗，如青蒿琥酯加本芴醇等。而对脑型疟疾的病原治疗，目前国内最常应用的是青蒿琥酯的静脉注射剂型。

（2）对症及支持治疗　发作期间应卧床休息，发冷期应保暖，高热时可物理降温，酌情予退热剂，多饮水，可适当静脉补液。脑型疟常出现脑水肿与昏迷，应及时给予脱水治疗。监测血糖，以及时发现和纠正低血糖。应用低分子右旋糖酐，对改善微血管堵塞有一定帮助。对超高热（hyperthermia）患者可应用糖皮质激素，抗疟药加解热镇痛药布洛芬或对乙酰氨基酚等治疗可加快退热速度。加用血管扩张剂己酮可可碱治疗，可提高脑型疟疾患者的疗效。

3. 中医辨证论治

（1）正疟

证候　初起头身疼痛，呵欠，乏力，继则畏寒战栗，寒罢则发热，面赤头痛，口渴心烦，终则汗出淋漓，热退身凉，诸症减或稍感神疲倦怠，多间日一发，少数一日或三日一发，舌红，苔薄白或微黄，脉弦数。

治法　和解少阳截疟。

方药　小柴胡汤加减（柴胡、黄芩、半夏、党参、甘草、大枣、槟榔、常山、草果）。热势较高，加栀豉汤，或石膏、知母；恶寒明显，无汗，加桂枝、防风等；兼湿，胸闷恶心者，加藿香、白蔻仁、竹茹等。

（2）温疟

证候　寒热定时而作，热多寒少，或但热不寒，口渴引饮，汗多，头身疼痛，或伴胸闷恶心，舌红，苔黄或苔黄腻，脉数。

治法　清热化湿截疟。

方药　白虎加桂枝汤加减（生石膏、知母、粳米、甘草、桂枝、青蒿）。但热不寒去桂枝，加重石膏用量；口渴引饮，加生地、麦冬、玉竹；大便秘结，加大黄；兼夹湿邪，可用蒿芩清胆汤；感受岭南湿热秽浊之瘴毒，病情较为严重者（瘴疟），应积极采取中西医结合综合治疗措施。

（3）湿疟

证候　寒热休作有时，寒战热炽，汗出不畅，胸脘痞闷，身体困重，恶心，纳呆，口渴不欲饮，便溏，舌苔厚腻，质绛，脉濡数。

治法　祛湿辟秽截疟。

方药　达原饮加减（厚朴、常山、草果、槟榔、黄芩、知母、半夏、甘草）。发热口渴者，加柴胡、葛根；身目发黄，小便黄赤者，加茵陈、车前草、茯苓、生薏苡仁、猪苓；恶心者，加竹茹、生姜；胁下肿大明显者，加丹参、赤芍。

（4）寒疟

证候　寒热时作，寒多热少，头痛，肢体疼痛，口不渴或喜热饮，胸胁痞闷，神倦欲吐，舌淡红，苔薄白，脉弦紧。

治法　散寒和营截疟。

方药　柴胡桂姜汤加减（柴胡、黄芩、半夏、党参、桂枝、干姜、甘草、槟榔、常山、草果）。素体阳虚，出现但寒不热，倦怠泛恶者，可合用附子理中汤。

（5）劳疟

证候　疟疾反复发作，日久不愈，寒热时作，面色无华，倦怠嗜卧，或胁下痞块，胀闷不舒，舌淡红，苔薄白，脉细缓。

治法　益气养阴截疟。

方药　祛劳汤合何人饮加减（常山、青蒿、何首乌、人参、当归、陈皮、生姜、柴胡、知母、鳖甲、枳壳、肉桂）。自汗，气短者，可加黄芪、浮小麦；津伤较甚，口干，咽干，手足心热，舌红少津，去当归，加玄参、麦冬、白芍等。

（6）疟母

证候　疟疾反复发作，日久不愈，面色晦暗，胁下痞块，舌暗红或有瘀斑，苔薄白，脉弦紧。

治法　扶正化瘀软坚。

方药　鳖甲煎丸加减。若兼气血不足，神倦乏力，面白无华，加服八珍汤；兼阴液亏损，见低热颧红，手足心热，舌红少津者，加服加减复脉汤。

【预防】

1. 控制传染源　及早发现并根治疟疾现症患者和带疟原虫者，急性期症状消失后可解除隔离。

2. 切断传播途径　以灭蚊、防蚊为重点。清除按蚊幼虫孳生场所及广泛使用杀虫药物。个人防护可应用驱避剂或蚊帐等，避免被蚊虫叮咬。

3. 保护易感人群

（1）药物预防　为目前主要的预防措施。可在进入疟疾高发区前酌情选用下列药物：成人常用氯喹，口服 $0.5g$，每周 1 次。孕妇、儿童宜服用氯喹预防。在耐氯喹疟疾流行区，可用甲氟喹 $0.25g$，每周 1 次；或乙胺嘧啶 $25mg$，或多西环素 $0.2g$，每周 1 次。为防止产生耐药性，所用药物至少每 3 个月调换 1 种。服药应自进入疫区前 2 周开始，并持续到离开疫区后 $6\sim8$ 周。

（2）疫苗接种　由于疟原虫抗原的多样性，疟疾疫苗的研制一直存在很大困难，目前研制的主要是子孢子蛋白疫苗和基因疫苗，但尚未能临床应用。

第三节　黑热病

黑热病（Kala－azar）是由杜氏利什曼原虫引起的经白蛉传播的慢性地方性寄生虫病，由于杜氏利什曼原虫寄生在肝、脾、骨髓、淋巴结等器官的巨噬细胞内，主要侵犯内脏，称为内脏利什曼病（visceral leishmaniasis），因常伴有皮肤色素沉着及发热，故称为黑热病。临床上以长期不规则发热、进行性脾肿大、贫血、消瘦、全血细胞减少和血浆球蛋白增多为特征，如不及时治疗常因并发症而死亡。

本病属中医学"虚劳"、"内伤发热"范畴。

【病原学】

杜氏利什曼原虫属锥体科，为细胞内寄生的鞭毛虫。对人有致病性的利什曼原虫有

4 种：热带利什曼原虫、墨西哥利什曼原虫、杜氏利什曼原虫和巴西利什曼原虫，它们形态上无区别，但在致病性与免疫学特性上有差异。其中，杜氏利什曼原虫是我国主要的致病虫种，主要侵犯内脏，引起内脏利什曼病。巴西利什曼原虫常引起鼻咽黏膜利什曼原虫病，而皮肤利什曼原虫病则主要由热带利什曼原虫和墨西哥利什曼原虫所致。

杜氏利什曼原虫生活史可分两个阶段：前鞭毛体阶段和无鞭毛体阶段。前者为具有活动力的纺锤形鞭毛体，其前端有一游离鞭毛，长度与体长相仿，约 11~16μm，主要存在于白蛉消化道内。无鞭毛体，亦称为利杜体（Leishman - donovan body）主要寄生在人和哺乳动物单核 - 吞噬细胞内，呈卵圆形，大小约 4.4μm×2.8μm。两型均以二分裂法繁殖。

当雌性白蛉叮咬患者或被感染动物时，血中利杜体被吸入白蛉胃中，并发育为成熟的前鞭毛体，活动力增强，并大量分裂繁殖，1 周后前鞭毛体大量集中于白蛉口腔及喙部，当白蛉再叮咬人或动物时，前鞭毛体即随唾液侵入受叮咬者的皮下组织，在吞噬细胞内脱落鞭毛成为无鞭毛体进行繁殖，随网状内皮系统扩散到各组织器官。

【流行病学】

1. 传染源 患者及病犬为主要传染源。皖北和豫东以北平原地区以患者为主，包括现症、轻型、耐药患者以及黑热病后皮肤利什曼病患者；西北高原山区以病犬为主。在内蒙古、新疆等荒漠地区，少数受感染的野生动物如狼、狐也可成为主要传染源。

2. 传播途径 主要通过白蛉叮咬传播，其中，中华白蛉是我国黑热病的主要传播媒介。此外，偶可通过破损皮肤、口腔黏膜、胎盘或输血传播。

3. 易感人群 人群普遍易感，但易感性随年龄增长而降低，感染后可获持久免疫力。

4. 流行特征 本病为人兽共患疾病，全球分布较广，中国、印度、孟加拉、西亚、地中海地区、东非及拉丁美洲均有病例报道。我国以长江以北地区为主要流行地区，农村较城市多发，发病无明显季节性。在流行病学上，本病根据传染源的差异可分为 3 种类型：

（1）人源型 又称为平原型，主要分布在黄淮地区的苏北、皖北、鲁南、豫东以及冀南、鄂北、陕西关中和新疆内部的喀什等地的平原地区。主要在人群中传播，患者为主要传染源，犬类很少感染。患者以年龄较大的儿童和青壮年为主，婴儿极少感染。传播媒介为家栖型中华白蛉和新疆长管白蛉。

（2）犬源型 又称为山丘型，多见于西北、华北和东北的丘陵地区，包括甘肃、青海、宁夏、川北、陕北、冀东北、辽宁和北京市郊各县。病犬为主要传染源。散在发病，一般不形成大流行。患者多为 10 岁以下的儿童，婴儿感染率较高，成人感染少见。传播媒介为近野栖或野栖型中华白蛉。

（3）自然疫源型 又称为荒漠型，多分布于新疆和内蒙古的某些荒漠地区。患者主要为婴幼儿，进入这类地区的成人如感染后可发生淋巴结型黑热病，病例散发。传播媒介为野栖蛉种，主要是吴氏白蛉，其次为亚历山大白蛉。

【病机病理】

1. 西医发病机制和病理　当受感染的白蛉叮咬人时，白蛉口腔内的前鞭毛体侵入人体后，小部分被中性粒细胞破坏，大部分被单核－吞噬细胞系统的巨噬细胞所吞噬成为无鞭毛体（利杜体），并在其中繁殖、增生，导致细胞破裂。逸出的利杜体随血流至全身，并被其他单核－吞噬细胞吞噬后大量繁殖，如此反复，导致机体单核－巨噬细胞大量增生，肝、脾、骨髓、淋巴结肿大。由于脾功能亢进及细胞毒性变态反应所致免疫性溶血，可引起全血细胞减少，血小板显著降低；患者易发生鼻出血、牙龈出血。由于粒细胞及免疫活性细胞减少，机体免疫功能低下，易引起继发感染。因网状内皮系统不断增生，浆细胞大量增加，可致血浆球蛋白增高。

本病基本病理变化是巨噬细胞和浆细胞的大量增生。主要病变在富含单核－吞噬细胞的受损伤组织器官，如肝、脾、骨髓和淋巴结，可找到大量含利杜体的吞噬细胞和浆细胞。此外，皮肤及皮下组织内也可发现吞噬细胞和原虫。

2. 中医病因病机　本病病因为虫毒，虫毒感染后伤精耗气，加之部分患者素体情志失调，饮食不节，劳倦内伤，故病情进展易出现脏腑气血亏虚，功能失调，气滞血瘀，水气内阻等病机变化，临床以虚证（气虚、血虚）或虚实兼夹（因实致虚、因虚致实）的病证多见。

【临床表现】

本病潜伏期长短不一，可从 10 天至 9 年不等，一般为 3~5 个月。

1. 典型症状和体征

（1）发热　起病缓慢，症状轻而不典型，典型病例体温 24 小时内有 2 次升高，呈双峰热型，但目前大多数为长期不规则发热。发热期多伴有恶寒、乏力、盗汗、食欲不振等症状。发热持续 3~5 周可自然恢复正常，间隔 2~3 周后可再次发热，但全身中毒症状常不明显，因此发热期虽达数月之久，但尚能坚持一般劳动是本病的特征之一。

（2）脾、肝及淋巴结肿大　脾肿大自起病 2 周后即可触及，质软，以后呈进行性肿大，质硬，6 个月后可达脐，甚至可达盆腔。若脾内栓塞或出血则可引起脾区疼痛和压痛。肝脏轻至中度肿大，质地柔软，偶见黄疸和腹水。淋巴结亦为轻度或中度肿大。

（3）贫血及营养不良　病程晚期患者出现精神萎靡，消瘦，乏力，头晕，心悸，气短及浮肿，口唇及面色苍白，皮肤粗糙、干燥、颜色加深，头发稀少、无光泽、易脱落，严重者可出现贫血性心脏病，甚至心功能不全。儿童患者出现发育障碍，并发肝硬化者可有肝功能损害及腹水。可有血小板减少，鼻及齿龈出血等。

在病程中，症状缓解和加重可交替出现，一般病后 1 个月进入缓解期，体温下降，症状减轻，脾脏缩小，血象好转，持续数周后可反复发作，病程迁延数月。

2. 特殊临床类型

（1）皮肤型黑热病　成年大多数患者有黑热病史，亦可发生在黑热病病程中，少数为无黑热病病史的原发患者。皮肤损害主要表现为结节、丘疹和红斑。结节型皮损初为紫红色，表面光滑，有弹性，不溃破，无疼痛的斑丘疹，结节大小不等，不易自愈而融合，连成片状类似瘤型麻风。皮损多发生在面颊部位，也可见于身体其他部位，皮损处可找到利杜体。患者一般情况较好，能从事正常工作和劳动，病程可长达数年以上。

（2）淋巴结型黑热病 较少见，婴幼儿发病为主，大多无黑热病病史，亦可与黑热病同时发病。主要表现为局部浅表淋巴结肿大，以腹股沟多见，如花生米大小或融合成块状，局部无红肿热痛。患者一般情况良好，肝、脾多无肿大或轻度肿大。

3. 并发症 在黑热病晚期可继发细菌感染、急性粒细胞缺乏症等并发症。

【实验室及其他检查】

1. 血常规 全血细胞减少，白细胞减少尤为明显，多为（1.5～3）×10^9/L，严重者可少于 1×10^9/L，主要为中性粒细胞减少，甚至可完全消失，嗜酸性粒细胞可同时减少。贫血多为中度，血小板减少多于发病 2 个月后显著，一般为（40～50）×10^9/L。血沉多增快。但淋巴结型者血象多正常，嗜酸性粒细胞常增高。

2. 血浆蛋白 血浆蛋白常有明显变化，其中白蛋白常减少，球蛋白明显增加，可出现白/球蛋白比值下降或倒置。

3. 病原学检查 是确诊黑热病最可靠的方法。病原体检查可做骨髓、淋巴结、脾等穿刺涂片（吉姆萨染色），利杜体检出率较高，但脾脏穿刺有一定危险性而较少采用。如原虫量较少涂片检查阴性者，可将穿刺物培养或做动物接种，都可找到病原体，但所需时间都比较长。

4. 血清免疫学检查 用间接免疫荧光抗体试验（IFA）、间接血凝试验（IHA）、酶联免疫吸附试验（ELISA）等方法检测特异性抗体，阳性率较高但可有假阳性。目前可以采用单克隆抗体抗原斑点试验（monoclonal antibody - antigen spot test，McAb - AST）和单克隆抗体斑点 ELISA 法（Dot - ELISA）检测循环抗原，其特异性及敏感性均很高，特别适用于早期诊断。由于治愈后 3 个月阴转，同时可用于疗效观察。

5. 分子生物学方法检查 可用 PCR 和 DNA 探针技术检测利杜体 DNA，敏感性和特异性均较高。

【诊断与鉴别诊断】

1. 诊断依据

（1）流行病学资料 是否有在白蛉活动季节（5~9 月）在流行区居住或逗留史。

（2）临床表现 起病缓慢，有长期不规则发热，但不伴明显中毒现象，进行性肝脾肿大，晚期有贫血、白细胞减少及营养不良。

（3）实验室检查 全血细胞减少，中性粒细胞减少甚至缺乏；中度贫血、血小板减少；血浆球蛋白显著增高，白蛋白减少。确诊有赖于骨髓、淋巴结或脾、肝组织穿刺涂片找到利杜体或穿刺物培养有前鞭毛体生长。血清特异性抗原抗体检测阳性有助于本病的诊断。

（4）治疗性诊断 对高度疑似病例当病原体检测为阴性时，可采用葡萄糖酸锑钠做诊断性治疗，如有显著疗效则有助于本病的诊断。

2. 鉴别诊断 本病应与一些具有长期发热、肝脾肿大、白细胞减少的疾病进行鉴别，如伤寒、疟疾、布鲁菌病、白血病、血吸虫病、结核病、恶性组织细胞病、再生障碍性贫血等。

【预后】

预后取决于是否早期诊断、早期治疗以及有无并发症。如未予治疗，患者可于 2～3 年内因并发症而死亡；及时接受治疗者其病死率可小于 1%，少数可复发。有并发症者预后差。

【治疗】

1. 治疗原则　目前西医治疗以应用抗原虫药物锑剂进行病因治疗为主。中医重在减轻虫毒的损伤，益气补血，调节脏腑功能，改善体质，扶正（重建或增强免疫功能）以祛邪（杀灭虫毒、减轻病理损害、清除病理产物）等方面发挥治疗作用。

2. 西医治疗方法

（1）一般及对症治疗　发热时应注意卧床休息，给予高蛋白、高维生素饮食，做好口腔与皮肤护理，并针对并发症给予输血或输注粒细胞、抗感染治疗。

（2）病原治疗

①锑剂：葡萄糖酸锑钠（斯锑黑克）对杜氏利什曼原虫有强杀灭作用，疗效迅速而显著。本药毒副作用小，但治疗中可有粒细胞减少，患有心脏、肝脏疾病者慎用。总剂量成人按体重 90～130mg/kg（以 50kg 为限），等分 6～10 次，每日 1 次；儿童总剂量按体重 150～200mg/kg，分 6 次，每日 1 次。对敏感性较差的虫株感染，可重复 1～2 个疗程，间隔 10～14 个月。对感染严重或体质衰弱者可每周注射 2 次，疗程 3 周以上。对新近曾接受锑剂治疗者，可减少剂量。

②非锑剂药物：用于锑剂治疗无效的耐药患者及锑剂过敏者。米替福斯为近年来合成的一种口服治疗内脏利什曼病的新药，疗效好而且安全，近期治愈率可达 100%，但复发率较高，治疗后 6 个月达 2%～10%。成人每日口服 100mg（相当于 2.5mg/kg），28 天为 1 疗程。喷他脒：剂量为每次 4mg/kg，每日或间日 1 次，10～15 次为 1 疗程，应用前配成 10% 水溶液肌内注射。

③治愈标准：体温正常，症状消失，一般情况改善；增大的肝脾回缩；血象恢复正常；原虫消失；治疗结束随访 6 个月以上无复发。

（3）脾切除　巨脾或伴脾功能亢进，或多种治疗无效时应考虑脾切除。术后再给予病原治疗，治疗 1 年后无复发者，视为治愈。

3. 中医辨证论治

（1）卫表不固

证候　发热或高或低，头晕，乏力，恶风寒，汗出，纳差，舌质淡，苔白，脉细弱。

治法　益气解表。

方药　玉屏风散合补中益气汤加减（黄芪、太子参、白术、防风、生麻、柴胡、当归、陈皮、甘草）。汗多者加浮小麦；恶风甚者加桂枝、白芍。

（2）气血亏虚

证候 长期不规则发热，头晕眼花，身倦乏力，心悸不宁，面色无华，唇甲色淡，舌淡苔白，脉细弱。

治法 益气养血。

方药 归脾汤加减（黄芪、党参、当归、茯苓、白术、木香、龙眼肉、酸枣仁、远志、甘草）。寒湿困脾，食少腹胀，便溏，加苍术、厚朴、大腹皮；气滞湿阻，胁肋胀痛，嗳气不舒，苔白腻，去黄芪，加苍术、枳壳、香附、车前子。

（3）肝脾血瘀

证候 午后或夜晚发热，躯干及四肢有固定痛处或肿块，腹部积块明显，硬痛不移，舌质紫暗或有瘀斑，脉涩。

治法 活血化瘀。

方药 血府逐瘀汤加减（桃仁、当归、丹参、穿山甲、赤芍、郁金、白术、鳖甲、红花、青皮）。热甚者，加白薇、丹皮清热凉血；腹大坚满，脉络暴露，面色黑暗，加川芎、大黄、当归、槟榔、泽泻；伴瘀水内停者，症见下肢浮肿，小便短少，可加五苓散。

【预防】

1. 管理传染源 应普查及根治患者。山丘地区应及时查出病犬，并捕杀掩埋。病犬多的地区动员群众不养犬。

2. 消灭传播媒介 用化学药物，如敌敌畏、敌百虫或溴氢氯酯进行喷洒杀灭白蛉。

3. 加强个人防护 用细孔纱门纱窗或蚊帐，以及邻苯二甲酸二甲酯涂皮肤，以防白蛉叮咬。

第四节 弓形虫病

弓形虫病（toxoplasmosis）是由刚地弓形虫引起的人兽共患性疾病。通过先天性和获得性两种途径传播。人感染后多呈隐性感染，当机体免疫功能低下时可引起中枢神经系统损害和全身播散性感染，是艾滋病（AIDS）的重要机会性感染之一。先天性感染可致胎儿畸形，病死率高。

中医学认为弓形虫病属"虫症"范畴。

【病原学】

弓形虫是专性细胞内寄生的原虫，可寄生在除红细胞外的几乎所有有核细胞中。其生活史中有滋养体、包囊、裂殖体、配子体和卵囊5种主要形态，其中滋养体、包囊和卵囊与传播和致病有关。弓形虫生活史中需要两种宿主，即中间宿主和终末宿主。中间宿主包括爬虫类、鱼类、昆虫类、鸟类、哺乳类等动物和人，而猫和猫科动物则是弓形虫的终末宿主兼中间宿主。弓形虫具有双宿主生活周期，分别进行无性生殖和有性生殖。无性生殖亦称为肠外期发育，可发生于中间宿主（包括人、哺乳类动物和鸟禽类）

和终末宿主的肠外其他组织和有核细胞内，而有性生殖仅发生于终末宿主的小肠上皮细胞内，称为肠内期发育。

卵囊被终末宿主吞食后，在其肠道囊内子孢子逸出，侵入回肠末端上皮细胞内，先行无性繁殖产生裂殖体，然后形成配子体进行有性繁殖。雌、雄配子体结合受精成为合子，发育成卵囊。卵囊随粪便排出体外，经 2～3 天发育，最后形成具有感染性的成熟卵囊。卵囊如被中间宿主吞入，进入小肠后，子孢子穿过肠壁，随血液或淋巴循环播散至全身各组织细胞内，以纵二分裂法进行增殖，在细胞内形成多个虫体的集合体即假包囊，囊内的个体即滋养体，为急性期感染的常见形态。宿主细胞破裂后，滋养体散出侵犯其他组织细胞，如此反复增殖，可致宿主死亡。慢性感染期原虫繁殖减慢，形成组织包囊，其在中间宿主体内可存在数月、数年甚至终身（呈隐性感染状态）。

不同发育期弓形虫的抵抗力有明显差异。滋养体对温度和一般消毒剂均较敏感，加热到 54℃ 能存活 10 分钟；在 1% 苏液或 1% 盐酸溶液中 1 分钟即死亡。包囊的抵抗力较强，4℃ 可存活 68 天，胃液内可耐受 3 小时，但不耐干燥及高温，56℃、10～15 分钟即可死亡。卵囊对酸、碱和常用消毒剂的抵抗力都很强，但对热的抵抗力弱，80℃ 1 分钟即死亡。

【流行病学】

1. 传染源　感染的动物为本病的主要传染源，其中，猫及猫科动物因其粪便中排卵囊数量多、持续时间长，是最重要的传染源。我国猪的弓形虫感染率可高达 30%，也是重要传染源。人与人之间可通过输血、器官移植或母婴传播。急性期患者作为传染源的意义不大。

2. 传播途径

（1）先天性传播　指胎儿在母体经胎盘而感染。

（2）获得性传播　弓形虫感染以获得性传播为主。食用卵囊或包囊污染的食物或水，以及密切接触动物（猫、猪、犬、兔等）是引发感染的主要途径。此外，输血、器官移植可传播弓形虫病。经破损的皮肤或黏膜感染也是一种传播途径。节肢动物携带卵囊具有一定的传播意义。

3. 易感人群　人群普遍易感，尤以胎儿、婴幼儿、肿瘤、艾滋病患者及长期免疫抑制剂使用者最易感染弓形虫。

4. 流行特征　弓形虫病呈世界性分布，广泛存在于多种哺乳动物体内，人群感染相当普遍，但绝大多数属隐性感染。我国弓形虫感染和弓形虫病的分布十分广泛，已发现人畜弓形虫感染病例的地区包含 30 个省、市、区，其中，少数民族地区和农村弓形虫感染率高。

【病机病理】

1. 西医发病机制和病理　弓形虫病变由滋养体的破坏所致，包囊不引起病变。弓形虫主要经消化道侵入人体，经局部淋巴结或直接进入血循环形成虫血症，并迅速进入宿主的各组织器官的细胞内繁殖，直至细胞胀破，逸出的速殖子再侵入邻近的细胞，如此反复，造成局部组织的灶性坏死，以及周围组织的以单核细胞浸润为主的急性炎症反应。

如机体免疫功能正常，可迅速产生特异性免疫而清除弓形虫，形成隐性感染；如机体免疫功能低下或缺陷，则原虫大量繁殖，引起全身播散性损害。此外，原虫也可在体内形成包囊，包囊内缓殖子是引起慢性感染的主要形式，包囊因缓殖子增殖而体积增大，挤压器官，造成功能障碍。游离的虫体可刺激机体产生迟发型变态反应，并形成肉芽肿病变。

弓形虫病变可见于各种脏器和组织。其中，以淋巴结、眼和脑的病变最具特征性。淋巴结是获得性弓形虫病常侵犯的部位，其病理表现为高度的滤泡增生，生发中心的边缘细胞胞浆呈嗜酸性变，组织巨噬细胞不规则聚集。淋巴结中无典型肉芽肿形成。眼部受累可呈单一或多发性坏死灶，病灶中可见滋养体或包囊，最初为坏死性视网膜炎，随后可发生肉芽肿性脉络膜炎、虹膜睫状体炎、白内障和青光眼。脑部主要病变为局灶性或弥漫性脑膜脑炎，伴有坏死和小神经胶质细胞结节。先天性弓形虫病尚可见脑室周围钙化灶、大脑导水管周围血管炎、坏死和脑积水等。

2. 中医病因病机　本病为虫居血液形成瘟毒湿浊而致病，一则扰乱气血，血热妄行；二则虫体久居血液，致气血瘀滞。人体正邪力量对比的结果决定本病的发生发展，若正能胜邪，则瘟毒湿浊可逐渐清除，临床可无明显的病证表现；若正气无法全部清除瘟毒湿浊，则正邪相争，脏腑气血功能紊乱而出现发热、全身不适、盗汗、肌肉疼痛、咽痛、胁下积聚等证候；若素体正气不足，或因疾病正气受损，则瘟毒湿浊侵犯人体后则会出现高热、斑丘疹、肌痛、头痛、呕吐、谵妄等重症，病变涉及肺、心、肝、胃肠、脑等多个脏腑组织。

【临床表现】

多数是无症状的带虫者，仅少数人发病。该病临床表现复杂，轻者为隐性感染，重者可有多器官损害。

1. 先天性弓形虫病　主要发生在初次感染的孕妇，呈急性经过。在妊娠早、中期感染可表现为早产、流产、死胎，以及各种先天性畸形，其中以脑部和眼部病变最多。在妊娠晚期受染，胎儿可发育正常，但在出生数月至数年后发生弓形虫病远期并发症，如心脏畸形、心肌传导阻滞、耳聋、小头畸形或智力低下。

2. 获得性弓形虫病　其临床表现较先天性者更为复杂，病情轻重不一，与机体的免疫功能状态有关。机体免疫功能正常者获得性感染弓形虫，大多数呈隐性感染，约10%~20%的患者出现症状，主要表现为淋巴结肿大。而先天性或获得性免疫功能缺陷患者感染弓形虫后则可出现严重的中枢神经系统症状，常表现为脑炎、脑膜脑炎、癫痫和精神异常。也可表现为急性重度感染，如肺炎、脑炎、肌炎及心肌炎等，症状可反复发作数月。眼部病变以脉络膜视网膜炎多见，表现为视力模糊、盲点、疼痛、畏光或泪溢等。

【实验室及其他检查】

1. 病原体检查

（1）直接涂片镜检　取患者各种体液如血液、脑脊液、痰液、胸腹水、羊水等涂片，或淋巴结、肌肉、肝、胎盘等组织切片，用常规染色或免疫细胞化学法检测，可发现弓形虫滋养体或包囊。

（2）动物接种　取待检体液或组织悬液接种于小白鼠腹腔，可造成感染并找到病原体。

（3）细胞培养　弓形虫速殖子适于用多种传代细胞系培养分离。

（4）其他　应用 PCR 检测脑脊液和羊水中弓形虫 DNA，对脑弓形虫病和先天性弓形虫病有较大意义。

2. 免疫学检查

（1）抗体检测　由于弓形虫在人体细胞内可长期存在，故检测抗体一般难以区别现症感染或以往感染，可根据抗体滴度的高低以及其动力学变化加以判断。

①特异性 IgG 检测：特异性 IgG 在弓形虫感染后 1~2 周呈阳性，1~2 个月达高峰，随后其滴度有所下降，但长期持续阳性。常用的检测方法有 Sabin – Feldman 染色试验（SFDT）、间接荧光抗体试验（IFA）、酶联免疫吸附试验（ELISA）、凝集试验（AT）、差异凝集试验（也称 AC/HS 试验）、特异性 IgG 亲和试验等。

②特异性 IgM、IgA 和 IgE 检测：主要采用 ELISA、IFA 和免疫吸附凝集试验（ISA-GA）检测特异性 IgM、IgA、IgE，有助于诊断弓形虫的近期感染。

③特异性抗体检测组合（TSP）：包括 SFDT，IgM、IgA 和 IgE 的 ELISA 检测，IgE – IS – AGA 和 AC/HS 试验，主要用于某些血清学检测怀疑弓形虫感染时的确认。

（2）抗原检测　检测血清或体液中的弓形虫循环抗原（CAg），其阳性是病原体存在的指标，可诊断人弓形虫急性感染，是早期诊断和确诊的可靠方法。

3. 其他检查

（1）血常规　白细胞可正常或轻度增高，其中淋巴细胞数和嗜酸性粒细胞数可稍增高，可见异常淋巴细胞。

（2）脑脊液检查　弓形虫脑膜炎患者脑脊液压力多正常，外观呈黄色，球蛋白试验多阳性，细胞数稍增多，一般为（100~300）×10^6/L，主要是单核细胞，葡萄糖含量正常或下降，蛋白含量增高，氯化物多正常。

【诊断与鉴别诊断】

1. 诊断依据　本病临床表现复杂，应综合临床表现、病原学和免疫学检查进行诊断。如有视网膜脉络膜炎、脑积水、头小畸形、眼球过小或脑钙化者，均应考虑有本病的可能，确诊有赖于找到病原体或血清学反应阳性。

2. 鉴别诊断　弓形虫病应与传染性单核细胞增多症、败血症、各种淋巴瘤、各种感染性脑膜炎（风疹、疱疹、巨细胞病毒脑膜炎，新型隐球菌和结核性脑膜炎等）、淋巴结核等相鉴别。病原学和免疫学检查有助于上述疾病的鉴别。此外，病原体应与利杜体和荚膜组织胞浆菌相鉴别。

【预后】

取决于宿主受累器官及免疫状态。孕期感染可致妊娠异常或胎儿先天畸形。成人免疫功能缺损（如有艾滋病、恶性肿瘤、器官移植等），弓形虫病易发生全身播散，预后差，有相当高的病死率。

【治疗】

1. 治疗原则 西医主张病原治疗和对症支持治疗相结合。成人弓形虫感染多呈无症状带虫状态，一般不需病原治疗。病原治疗的主要适应证有：①急性弓形虫病。②免疫功能缺损，如艾滋病、恶性肿瘤、器官移植等患者发生弓形虫感染。③确诊为孕妇急性弓形虫感染。④先天弓形虫病（包括无症状感染者）。

中医强调扶正以祛邪，增强体质，减轻症状和促进康复。治以清瘟解毒，渗湿化浊为主。中西医结合治疗发挥西药杀虫和中药扶正之长，提高治愈率，降低发病率和复发率。

2. 西医治疗方法

（1）病原治疗 目前抗弓形虫滋养体的药物已有较可靠的疗效，但对包囊尚无有效药物。常用药物为乙胺嘧啶，成人首剂200mg，随后50～75mg/d，儿童1mg/kg，分2次服；加磺胺嘧啶，成人4g/d，儿童150mg/kg，疗程最短1个月，超过4个月或更长时则疗效更佳，但可有白细胞和血小板减少、贫血、溶血及神经系统症状等不良反应。乙胺嘧啶有致畸作用，孕妇忌用。螺旋霉素通过阻碍蛋白合成而产生抗弓形虫作用，且因其组织和胎盘浓度高，毒性低，无致畸作用，特别适用于孕妇、脏器弓形虫病和先天性感染者。成人2～4g/d，儿童50～100mg/kg，分4次服，3周为1疗程，间隔1周再重复1疗程。此药也可与乙胺嘧啶或磺胺嘧啶联合或交替使用。其他大环内酯类抗生素，如阿奇霉素、克拉霉素、罗红霉素等也可用于抗弓形虫治疗。

（2）支持治疗 可采用提高患者免疫功能的治疗措施，如给予胸腺肽、IFN-γ、IL-2或LAK细胞等。对眼弓形虫病和弓形虫脑炎等可用糖皮质激素减轻病变局部炎症反应。

3. 中医辨证论治 中医对临床弓形虫病患者出现不同的病证，进行辨证施治。如弓形虫病脑积水病例，证属脾虚水泛，治以扶脾利水；脑性瘫痪病例，证属肝肾不足、筋骨失养，治以扶肝脾，强筋骨。弓形虫病发热出汗，项背恶风病例，证属反复汗出，表虚失密，治以扶正固表，调和营卫，扶助卫阳，敛养营阴以散风寒。弓形虫病午后高热、恶寒、头痛、胸闷、不欲饮食病例，证为湿热阻遏，气机不利，外感湿热，邪郁少阳，法当宣畅，以解湿热郁滞，使其湿开热透，发热渐退，湿热郁于少阳，临床治疗不仅要分消上下之热，也要和解表里之半。弓形虫病流产、死胎病例，证为虫居血液，一则扰乱气血，血热妄行，治以滋阴凉血，清热解毒杀虫；二则虫体久居血液，致气血瘀滞，治拟活血逐瘀。弓形虫病无症状型或轻度乏力、厌食、肌肉痛或低热、头痛病例，为脾虚体弱，湿热蕴生，采用扶正固本，健脾益气，使中气得正，湿热自除，清热解毒、燥湿杀虫。

【预防】

1. 控制传染源 孕妇应定期进行血清学检查，若为弓形虫急性感染期（尤其检出特异性 IgM 或 CAg 阳性者），在妊娠初期应做人工流产；中、后期妊娠应予治疗。供血者或器官移植供者血清抗体阳性不宜使用。

2. 切断传播途径 勿与猫、狗等密切接触，防止猫粪污染餐具、水源、食物和饲料。注意个人饮食卫生，不吃生乳、生肉、生蛋等，肉类应充分煮熟以破坏肉内的包囊。

3. 保护易感人群 屠宰场及肉类加工厂和畜牧工作人员做好个人防护工作。预防本病的虫苗尚在研究中。

第五节 隐孢子虫病

隐孢子虫病（cryptosporidiosis）是由隐孢子引起的人兽共患寄生虫病。该虫可感染大多数患者的消化道与呼吸道上皮细胞并在其中繁殖，引起消化道、胆道或呼吸道疾病，但临床常以发热、腹痛、腹泻、体重减轻为主要症状，因而，该虫被认为是导致人类及幼畜腹泻的重要肠道病原体之一。大多数患者病程短暂而能自愈，但在有免疫功能缺陷的患者中可引起严重的难治性、致死性腹泻，隐孢子虫感染常为艾滋病患者并发腹泻而死亡的原因之一。

本病属中医学"脾胃病"、"虚劳"等范畴。

【病原学】

隐孢子虫是一种专性细胞内生长的原虫。到目前为止，根据分离的宿主与形态特征不同，隐孢子虫至少分为 21 种。其中，微小隐孢子虫的直径 4μm，是感染人类引起临床疾病的主要种类，而感染人的微小隐孢子虫并非单一虫种，近年来分子遗传学和生物学研究表明其至少存在人型和牛型两种。此外，在一些患者体内还发现了猫隐孢子虫、鼠隐孢子虫等。种内的异质性也可导致不同宿主感染和临床表现的多样性。

隐孢子虫的生活周期 5～11 天，分为无性增殖、有性增殖和孢子生殖 3 个阶段，均可在同一宿主体内完成。被感染动物或患者经粪便或痰排出的卵囊（oocyst）通过食物或水被人摄入后，在消化道受胆汁和消化酶的作用，在小肠内脱囊，释放出 4 个运动的"月牙状"子孢子。脱囊后的子孢子附着在小肠上皮细胞微绒毛上，并以无性繁殖方式发育为裂殖体，继而释放出裂殖子。这些裂殖子一部分可以再次侵入宿主细胞，导致自体感染；另一部分经历有性繁殖发育成新的卵囊。

隐孢子虫卵囊有薄壁与厚壁两种，可在宿主胃肠道脱囊，释放出子孢子形成周而复始感染的为薄壁卵囊，而厚壁卵囊则随粪便或痰排出体外。卵囊有较强的抵抗力，可在低温或常温下存活数月并保持感染性。

【流行病学】

1. 传染源 感染隐孢子虫并能排出卵囊的人和多种动物都是本病的传染源。其中，隐孢子虫病患者，特别是儿童患者和无症状带虫者是本病的主要传染源。而受感染动物，在农村以牛为主，在城市则以宠物如犬、猫等保虫宿主为主，也是本病重要的传染源。

2. 传播途径 本病为人兽共患性传染病，人和动物可以相互传播，但人体隐孢子虫病最重要的传播途径是通过消化道感染。易感者主要通过吞食被污染食物或饮水而受感染，其中水源污染可造成暴发流行。此外，痰中有卵囊者也可通过口腔分泌物或飞沫传播。同性恋者可因肛交而导致本病的传播。

3. 人群易感性 人群对本病普遍易感，男女之间无明显差别。其中，特别是 2 岁以下的婴幼儿、免疫功能有缺陷（如 HIV 感染）或受抑制者（如长期应用免疫抑制剂、抗肿瘤药物等）的感染率和发病率尤其高。同时，免疫功能正常的人也可受染，特别是经常与动物接触的农民和兽医，以及常与本病患者接触的医护人员感染机会较多。此外，旅游者高于非旅游者。患者感染后血清中可以检测出抗卵囊特异性抗体，对宿主具有一定的保护作用。

4. 流行特征 隐孢子虫感染呈世界性分布，各地感染率高低不一，一般发展中国家人群中的感染率往往比发达地区人群的感染率为高，如在亚洲、大洋洲、非洲和中南美洲等发展中国家，感染性腹泻患者中隐孢子虫感染率为 3%~32%，而在欧洲、北美洲等发达国家中，感染率为感染性腹泻患者的 0.6%~20%。我国自 1987 年报道首例人体隐孢子虫病以来，截至 2004 年，据不完全统计已有 19 个省、区发现超过 2000 例人体隐孢子虫病例，且近年来有上升趋势。同时，从地区分布上来看，农村多于城市；沿海港口多于内地；经济落后、卫生状况差的地区多于发达地区；畜牧地区多于非牧区。隐孢子虫病发病季节各地不尽相同，以夏秋温暖潮湿的季节发病较多，并有一定的家庭聚集性。

【病机病理】

1. 西医发病机制和病理 隐孢子虫主要寄生在小肠上皮细胞的刷状缘，由宿主细胞形成的纳虫空泡内。其中以空肠近端受累最为严重，感染严重者可扩散到整个消化道。寄生于肠黏膜的虫体，使黏膜表面出现凹陷，或呈火山口状，可引起绒毛萎缩、变短、变粗，或融合、移位和脱落，局部可见固有层粒细胞、淋巴细胞和浆细胞浸润。此外，隐孢子虫也可寄生于呼吸道、肺、扁桃体、胰腺、胆囊和胆管等器官内。

隐孢子虫的致病机制目前尚无定论，推测与多种因素相关。由于虫体侵犯，小肠黏膜的广泛受损，肠黏膜表面积减少，导致小肠的消化和吸收障碍，特别是脂肪和糖类吸收功能严重障碍。同时，结肠对水、电解质重吸收失调导致患者严重持久的腹泻，大量水及电解质从肠道丢失。此外，隐孢子虫对肠绒毛破坏可引起肠道细菌大量繁殖，虫体产生的毒素以及由于肠黏膜表面积缩小而导致的多种黏膜酶的明显减少，均参与其发病过程。

但是，小肠局部感染和炎症的程度与临床症状并不完全一致，因此，目前推测在隐孢子虫感染过程中除了有虫体的毒力作用外，宿主免疫系统的作用也参与其中。隐孢子虫诱导机体产生的免疫应答包括细胞免疫应答和体液免疫应答，其中由 T 淋巴细胞所介导的细胞免疫对控制隐孢子虫感染起重要作用。同时，虫体感染过程中人体产生特异性的 IgM、IgG 和/或 IgA 抗体，可对宿主有一定的保护作用，能降低再次感染时的病情严重程度。此外，多种细胞因子如 IFN-γ 也参与清除感染。

2. 中医病因病机   本病发生发展基于内外二因，外因为感染隐孢子虫毒，内因为正气不足（婴幼儿、老人正气亏虚，原发疾病损伤正气），正不胜邪，邪犯脾胃，升降失职，气机不畅，营卫不合，出现腹部痉挛性疼痛，恶心、厌食、发热和全身不适。严重者可致肺失宣肃、肝失疏泄、肝胆湿热等病证。

【临床表现】

隐孢子虫病的临床表现和转归与患者的免疫功能状态密切相关。

1. 免疫功能正常者   潜伏期较短，一般为 7～10 天（最短 5 天，最长 28 天）。临床主要表现为腹泻，每日 4～10 次不等，大便呈糊状，或为带黏液的水样便，偶有少量脓血，可有恶臭，严重腹泻的患者可出现水和电解质紊乱。患者常伴有低度至中等度发热，上腹部间歇性或持续性痉挛性疼痛，恶心，呕吐，全身不适，乏力，食欲下降等症状。本病为自限性过程，一般 10～14 天可自愈。

2. 免疫功能低下者   起病缓慢，潜伏期一般较免疫功能正常者长，且症状多而重，持续时间可长达数月。主要表现为严重而难以控制的腹泻，每天数十次，为水样便，粪量多为数升，甚至可达每天 25L，常导致水、电解质紊乱。病程多为慢性，可数年，甚至十余年，常伴有体重减轻、营养不良、低蛋白血症、维生素缺乏。艾滋病患者感染隐孢子虫后，常并发肠外器官隐孢子虫病，有 10%～30% 出现胆道受累，导致非结石性胆囊炎或硬化性胆管炎，表现为右上腹疼痛和发热。也有肺部受累的报道，可表现出咳嗽等非特异性呼吸道症状，但尚不清楚隐孢子虫感染是否为引起呼吸道症状的唯一原因。此外，还可有其他器官受累的表现，如肝炎、胰腺炎，但尚无播散性隐孢子虫病的报道。

【实验室及其他检查】

隐孢子虫感染除病原学检查以外，并无其他特异性的实验室检查方法。

1. 病原体检查   从粪便（水样或糊状便为好）中分离出隐孢子虫卵囊是检测本病最可靠而简便的方法。十二指肠液、胆汁、病变肠道组织、手术切除的胆囊、肝组织活检标本或呼吸道分泌物等也可检测到卵囊。目前常用的标本染色法主要为改良耐酸染色法，该法染色后卵囊呈红色或粉红色，圆形或椭圆形，直径通常为 4～6μm，囊壁薄，内部可见 1～4 个梭形或月牙形子孢子。也可用吉姆萨或孔雀石绿染色。多次（常规 3 次）送检粪便可提高阳性率。

2. 免疫学检查

（1）粪便标本中卵囊抗原   在常规镜检的基础上，采用单克隆或多克隆抗体进行间接免疫荧光检测或酶联免疫吸附试验（ELISA）检测患者粪便或组织中的卵囊抗原，可以提高诊断的敏感性。

（2）血清特异性抗体   隐孢子虫病患者血清中特异性 IgG、IgM、IgA 抗体持续时间较长，故通常可用于流行病学调查。

3. 分子生物学检查 应用 PCR 技术检测粪便标本中隐孢子虫特异性 DNA，其敏感性和特异性均非常高，还可区分不同的基因型。

【诊断与鉴别诊断】

1. 诊断依据 患者有原因不明的腹泻，尤其有免疫功能低下者，均应考虑本病的可能。本病诊断主要依据流行病学资料、临床表现，确诊则取决于在粪便或其他标本中发现隐孢子虫卵囊，免疫学和分子生物学检测有助于诊断。

2. 鉴别诊断 本病应注意和其他常见的肠道病原体相鉴别，包括痢疾杆菌、致病性沙门菌、弯曲杆菌、难辨梭状芽孢杆菌、贾第鞭毛虫、溶组织内阿米巴等。此外，还应考虑一些较少见的病原体，特别是巨细胞病毒、鸟分枝杆菌、微孢子虫和圆孢子虫感染。

【预后】

隐孢子虫病的预后与患者的免疫功能状态有密切关系。免疫功能正常者感染隐孢子虫后，病程呈自限性；但在免疫缺陷患者，如 HIV 感染者，若未获得免疫重建，隐孢子虫病通常是难以控制，超过 50% 的患者可发展成慢性疾病，约 10% 的患者可出现暴发性疾病并最终导致死亡。

【治疗】

1. 治疗原则 西医目前尚无切实可靠的病原学治疗方法，一般采用支持治疗和免疫治疗相结合的综合治疗，病情需要时可考虑使用抗寄生虫及微生物药物。中医治疗原则以扶正为主，可配合应用大蒜等杀虫。中西医结合治疗原则以综合运用中、西药以扶助正气，维持、恢复、重建免疫功能，配合对症支持和辨证论治。

2. 西医治疗方法

（1）免疫功能正常者 免疫功能正常的成人患者除非症状持续时间长，一般无需特殊治疗，仅需补液、对症支持处理；免疫功能正常的儿童患者除对症及支持治疗以外，还应进行抗寄生虫药物治疗，硝唑尼特为首选药物。

（2）免疫功能低下者 对 HIV 感染者而言，最重要的治疗就是进行高效联合抗逆转录病毒治疗（HAART），实施免疫重建。CD4$^+$淋巴细胞计数 >100/mm^3 的患者症状一般可获完全缓解。症状严重时，可考虑应用止泻药、肠内或肠外营养支持治疗，并注意维持电解质平衡。当支持治疗效果不理想时，推荐使用口服抗寄生虫药物，如硝唑尼特，常用剂量 1000mg，每日 2 次。或巴龙霉素联合阿奇霉素，其中巴龙霉素 1000mg，每日 2 次；阿奇霉素 600mg/d，疗程 2 周，并可根据病情延长至 8 周。此外，巴龙霉素、磺胺或甲硝唑等对暂时缓解症状有一定疗效，但停药后容易反复。其他药物，如螺旋霉素、克拉霉素和高效价免疫牛初乳，应用后仅获得短暂的缓解，并无持续的抗虫作用。

3. 中医辨证论治 中医辨证论治重在通过扶正以祛邪，婴幼儿、老人及病后体质虚弱者罹患本病，可采用人参泻心汤（人参、干姜、白芍、黄连、黄芩、枳实）加甘草、木香、大蒜，随证加减治疗。正气严重缺失的患者，如艾滋病患者罹患本病病情较重，其治疗可参考艾滋病章节。中药大蒜等有一定杀灭隐孢子虫的作用。

【预防】

隐孢子虫病尚无特效的病原治疗药物，因此，正确处理患者和病畜排泄物污染的食物和水，切断粪－口传播途径是预防本病的最重要措施。凡接触患者、病畜者，应及时洗手消毒。隐孢子虫卵囊对外界环境有较强的抵抗力，患者用过的便盆等必须用3%漂白粉浸泡30分钟后，再行清洗。10%福尔马林和5%氨水可将卵囊杀灭。此外，65℃~70℃加热30分钟可灭活卵囊，因此应提倡喝开水。而冷冻、煮沸、高浓度的氨水或福尔马林溶液可以清除子孢子。医务人员应注意个人防护，严防医源性传播。

第九章 蠕虫感染性疾病

第一节 日本血吸虫病

日本血吸虫病（schistosomiasis japonica）是日本血吸虫寄生门静脉系统所引起的疾病。由皮肤接触含尾蚴的疫水而感染，主要病变为肝与结肠中由虫卵引起的肉芽肿。急性期有发热、肝肿大与压痛、腹痛、腹泻、便血等，血中嗜酸性粒细胞显著增多；慢性期以肝脾肿大为主；晚期则以门静脉周围纤维化为主，可发展为肝硬化、巨脾与腹水。有时可发生血吸虫病异位损害。

本病属于中医学的"蛊病"、"蛊疫"、"蛊毒"、"积聚"等范畴。

【病原学】

血吸虫主要寄生于宿主体内，雌雄异体。雌虫（12~28）mm×0.3mm 大小，雄虫（10~20）mm×0.55mm，其腹吸盘后体两侧向腹面卷折，形成一沟槽（抱雌沟），雌虫即居留其中。合抱的雌雄成虫一条成熟雌虫可日产卵 1000~3000 个。虫卵在血管内发育成熟，内含毛蚴。大部分虫卵滞留于宿主肝脏及肠壁内，部分虫卵随粪便排至体外。侵入中间宿主钉螺，在钉螺体内经过母胞蚴和子胞蚴二代发育繁殖，约 7~8 周后即不断有尾蚴逸出，平均每日逸蚴 70 余条。尾蚴从螺体逸出随水流在水面漂浮游动，尾蚴侵入宿主皮肤进入宿主表皮后脱去尾部后变为童虫。童虫随血流经肺静脉入左心室至主动脉，随体循环经肠系膜动脉进入门静脉分支中寄生，发育至 15~16 天，雌雄童虫开始合抱，又逆血流移行至肠系膜下静脉中定居、产卵，完成其生活史。

在日本血吸虫生活史中，人是终宿主，钉螺是唯一的中间宿主。血吸虫在自然界有广泛的动物贮存宿主，如牛、猪、羊、马等，以及各种野生动物，如鼠等。这些宿主一方面受日本血吸虫感染的危害，另一方面排出虫卵，污染水源，增加了血吸虫病防治工作的困难。

【流行病学】

日本血吸虫首先在日本山梨县发现。从湖南长沙马王堆西汉女尸发现血吸虫卵，因此，本病在我国已有大约 2100 年以上的历史。菲律宾、印尼、马来西亚、泰国也有本病的流行。

根据地理环境、钉螺分布和流行病学特点，我国血吸虫病流行区可分为水网、湖沼和山丘 3 种类型。疫情以湖沼最为严重，分布于长江中下游两岸及其邻近湖泊地区，包括湖北、湖南、江西、安徽、江苏等省，钉螺呈大片分布；水网型分布于长江三角洲平原，包括上海市郊各县和江浙附近地区，钉螺沿河沟呈网状分布；山丘型钉螺沿山区水系自上而下呈线状分布，患者较少而分散，给防治工作带来困难。

1. 传染源　本病的传染源为患者和保虫宿主，水网地区主要传染源为患者。在湖沼区，除患者外，耕牛与猪亦为重要传染源。在山丘地区，鼠可作为传染源。

2. 传播途径

（1）粪便入水　粪便污染水源的方式有河边洗刷马桶、稻田采用新粪施肥、粪船行水等。患血吸虫病的牲畜随地大便亦可污染水源。

（2）钉螺孳生　钉螺是日本血吸虫的唯一中间宿主，水陆两栖，故凡有钉螺存在处，就可有日本血吸虫病的流行。钉螺多孳生于水分充足、有机物丰富、杂草丛生、潮湿的环境，可随水草、牲畜以及人的鞋夹带等方式扩散至远处，冬季随气温下降深入地下数厘米蛰伏越冬。钉螺感染以秋季为高。

（3）人体接触疫水　居民因生产（捕鱼、摸蟹、割湖草、种田等）或生活（洗澡、游泳、洗手洗脚等）而接触疫水，导致感染。饮用生水，尾蚴亦可从口腔黏膜侵入。清晨河岸边草上的露水中可有尾蚴，故赤足行走也可感染。

3. 易感人群　人普遍易感。患者的年龄、性别、职业分布均随接触疫水的机会而异，以农民、渔民为多，男多于女。夏秋季感染者最多。感染后有部分免疫力，重复感染经常发生。无免疫力的非流行地区人群如遭受大量尾蚴感染，则呈暴发流行。儿童初次大量感染易发生急性血吸虫病。

【病机病理】

1. 西医发病机制和病理

（1）发病机制　宿主发生一系列免疫应答，并诱发相应的病理变化。

尾蚴穿过皮肤可引起局部速发与迟发两型变态反应。幼虫移行过程中，其体表抗原决定簇逐渐向宿主抗原转化，以逃避宿主的免疫攻击，因此，不会引起严重的组织损伤或炎症。成虫表膜具有抗原性，可激发宿主产生相应抗体，直接作用于新侵入的童虫，发挥一定的保护作用。成虫肠道及器官的分泌物和代谢产物作为循环抗原，可与相应的抗体形成免疫复合物出现于血液或沉积于器官，引起免疫复合物病变。成虫可引起寄居部位的血管损害，如静脉炎和静脉周围炎，但病变多轻微。虫卵是引起宿主免疫反应和病理变化的主要因素。由含有毛蚴的虫卵，通过卵壳上微孔释放可溶性虫卵抗原，使 T 淋巴细胞致敏，释放各种淋巴因子，吸引大量单核细胞、嗜酸性粒细胞、巨噬细胞等，形成虫卵肉芽肿，又称虫卵结节。虫卵所引起的虫卵肉芽肿是本病的基本病理变化。在日本血吸虫虫卵肉芽肿中可检测出高浓度可溶性虫卵抗原。虫卵周围有嗜酸性辐射样棒状物，为抗原与抗体结合的免疫复合物，称为何博礼现象（Hoeppli phenomenon）。急性血吸虫病患者血清中检测出循环免疫复合物和嗜异抗体的阳性率甚高，故急性血吸虫病是体液与细胞免疫反应的混合表现；而慢性与晚期血吸虫病的免疫病理变化则属迟发型变态反应。

人体感染血吸虫后可获得部分免疫力。即患者门静脉血管内仍有成虫寄生，对再感染的童虫有一定的免疫力，但原发感染的成虫不被破坏，这种原发感染继续存在而对再感染获得一定免疫力的现象称为"伴随免疫"。实验证明，血吸虫表面覆盖有宿主抗原，由于抗原伪装，可逃避机体免疫攻击而长期寄生。

血吸虫病引起肝纤维化是在肉芽肿基础上产生的。可溶性虫卵因子、巨噬细胞与T淋巴细胞均可产生成纤维细胞刺激因子，促使成纤维细胞增殖与胶原合成。血吸虫性纤维化胶原类型主要是Ⅰ、Ⅲ型。晚期血吸虫病肝内胶原以Ⅰ型为主。

（2）病理过程　虫卵肉芽肿反应是本病的基本病理变化。但自尾蚴钻入皮肤至成虫产卵，每个发育阶段均可造成人体损害。

①第一阶段：尾蚴钻入皮肤部位，其头腺分泌的溶组织酶和其死亡后的崩解产物，可引起组织局部水肿，毛细血管扩张、充血，白细胞，尤其是嗜酸性粒细胞浸润，称为"尾蚴性皮炎"，通常持续1～3天后消退。

②第二阶段：幼虫随血流入右心而达肺，部分经肺毛细血管可穿破血管引起组织点状出血及白细胞浸润，严重时可发生"出血性肺炎"。

③第三阶段：成虫及其代谢产物仅产生局部轻微静脉内膜炎，轻度贫血，嗜酸性粒细胞增多。虫体死后可引起血管壁坏死和肝内门静脉分支栓塞性脉管炎，较轻微，不造成严重病理损害。虫卵才是引起本病病理损害的主要因素，形成典型的虫卵肉芽肿和纤维化。

（3）病理改变　日本血吸虫主要寄居于门静脉系统内，故受累脏器以结肠和肝脏为主。偶有成虫异位寄生或虫卵进入其他器官组织而产生异位损害。

①结肠：多限于肠系膜下静脉和痔上静脉分布范围的结肠，尤以直肠、乙状结肠和降结肠最为显著，横结肠、阑尾次之，小肠病变鲜见。早期为黏膜充血、片状出血、黏膜有浅表溃疡等。慢性患者由于纤维组织增生，肠壁增厚，可引起息肉和结肠狭窄。肠系膜增厚与缩短，淋巴结肿大与网膜缠结成团，形成痞块，可诱发肠梗阻。虫卵沉积于阑尾，易诱发阑尾炎。

②肝脏：早期肝脏肿大，表面可见粟粒状黄色颗粒（虫卵结节）；晚期肝脏内门脉分支管腔阻塞，纤维组织增生，形成特征性的血吸虫病性干线型肝纤维化。因血循环障碍，导致肝脏萎缩，表面有大小不等结节，凹凸不平，形成肝硬化。由于门静脉血管壁增厚，门静脉细支窦前性阻塞，引起门静脉高压，致使腹壁、食管、胃底静脉曲张，易破裂引起上消化道大出血。

③脾脏：感染早期，脾窦充血，脾小体增大，网状内皮细胞增生，以致脾脏肿大，急性血吸虫病尤为显著。晚期肝硬化引起门静脉高压、脾瘀血、组织增生、纤维化、血栓形成，脾脏呈进行性增大、质坚，可出现巨脾，引起脾功能亢进。

④异位损害：指虫卵和/或成虫寄生在门静脉系统之外的器官病变。以肺与脑为多见。肺部病变最为常见，表现为间质性虫卵肉芽肿伴周围肺泡炎。脑部病变多见于顶叶与颞叶，主要为虫卵肉芽肿，分布在大脑灰白质交界处，周围组织可伴有胶质增生和轻

度脑水肿。

2. 中医病因病机　中医学认为，血吸虫病的病因是由"蛊虫"侵袭、感受"蛊毒"所致。《诸病源候论·水毒候》云："自三吴以东及南诸山郡山县，有山谷溪源处有水毒病，春秋辄得……亦名溪瘟。"本病多由于人体摄生不慎，因户外劳动、生活而接触湿热疫水，蛊虫由皮毛乘虚而入，发为蛊病。本病的病机与传变可分为早、中、晚期：

（1）早期（肺胃受邪）　虫邪蛊毒，生于水中，湿热蒸酿，由皮毛而入，首犯肺卫，而见肺卫表证；卫分不解，则邪传气分，而见湿阻肺气，蕴结脾胃，甚者湿热虫毒酿痰，蒙蔽心包；湿热虫毒日久，可进一步燥化伤阴，损伤正气，而见气阴两虚等证。

（2）中期（毒蕴肝脾）　肺朝百脉，肝主血，脾统血，蛊邪虫毒随血而内侵于肝，蕴结于脾，致肝脾受损。毒蕴肝脾，气机郁滞，经络脉隧受阻，内生积聚，正如《诸病源候论·积聚候》所说："诸脏受邪，初未能为积聚，留而不去，乃成积聚。"肝失疏泄，胆汁外溢则发生黄疸；脾气受损，脾不统血则见吐血、衄血、下血。

（3）晚期（肝脾肾虚）　肝脾郁滞日久，气滞血瘀而生痞块；脾虚不运，水湿内生，可见腹中水浊内留；水停、气滞、血瘀三者互为因果，互为影响，形成恶性循环，正如《医门法律·胀病论》所云："胀病亦不外水裹气结血凝。"日久则胀满日增，积水日长，每况愈下，病重转危。水浊中阻，痞块盘踞，则气机升降失常，清阳不升，浊阴不降，三焦水道不能通调，可见二便不利；湿热浊水，暗耗真阴，肝肾阴虚，致肝阳上亢；幼年反复感染虫毒，毒耗真阴，肾精亏损，则见生长发育迟缓，身材矮小；浊水困脾，脾气受困，气血生化无源，不能充养肌肤，日久则羸弱消瘦，大肉脱陷；病至后期，素体阳虚气弱者，病偏脾肾，终见脾肾阳虚，浊水泛滥，甚者脾肾阳气衰脱而亡，或见脾不统血，大量出血，气随血耗而终；素体阴血亏虚者，病偏肝肾，终见阴虚阳亢，浊水湿热随之上泛，内闭心包，终致内闭外脱而死，或加之积聚痞块，脉络瘀阻，瘀久生热，阴虚内热，热伤血络，血不循经，大量出血而亡。

【临床表现】

1. 急性血吸虫病　多发生于夏秋季，以 7～9 月份常见，男性青壮年与儿童居多。患者常因游泳、捕鱼、打湖草、防汛等大面积接触疫水而感染。常为初次重度感染，约半数患者在尾蚴侵入部位出现蚤咬样红色皮损，2～3 天内自行消退。

（1）发热　急性期患者有发热，热度及期限与感染程度成正比，轻症发热数天，一般 2～3 周，重症可迁延数月，伴贫血、消瘦，多数患者热程在 1 个月左右。热型以间歇热多见，其次为弛张热，早晚波动很大，温差可相差 5℃左右。无明显毒血症症状。重度感染者，高热持续不退，有精神萎靡、淡漠、重听、腹胀等，可有相对缓脉，易误诊为伤寒。

（2）过敏反应　以荨麻疹较多见，其他尚有血管神经性水肿、淋巴结肿大、出血性紫癜、支气管哮喘等。血中嗜酸性粒细胞常显著增多。

（3）消化系统症状　发热期间，多伴有食欲减退、腹痛、腹泻、呕吐等。腹泻一般每日 2～5 次，粪便稀薄，可带血和黏液，粪检易找到虫卵，孵化阳性率高。部分患者可有便秘。重型患者由于虫卵在结肠浆膜层和肠系膜大量沉积，可引起腹膜刺激征，腹部饱满、有柔韧感和压痛，似结核性腹膜炎。经治疗热退后 6~8 周，上述症状可显著改善或消失。

（4）肝脾肿大　90% 以上患者有肝脏肿大，伴不同程度压痛，以肝左叶增大为著。黄疸少见，约半数患者轻度脾肿大。

（5）其他　半数以上患者有咳嗽、气喘、胸痛。危重患者咳嗽较重、咳血痰，并有胸闷、气促等。呼吸系统症状多在感染后 2 周内出现。另外，重症患者可出现淡漠、心肌受损、重度贫血、消瘦及恶病质等严重毒血症表现，亦可迅速发展为肝硬化。

2. 慢性血吸虫病　流行区居民自幼与河水接触，小量反复感染后绝大多数表现为慢性血吸虫病，病程超过 6 个月。急性期患者不经治疗或治疗不彻底亦可演变为慢性甚或发展为晚期血吸虫病。

（1）无症状型　轻微感染者大多数无任何症状，常因粪便普查或因其他疾病就医时发现，或体检时发现肝大，B 超检查可呈网络样改变。

（2）有症状型　主要为血吸虫性肉芽肿肝病和结肠炎。两者可同时出现在同一患者身上，亦可仅以一种表现为主。常见症状为慢性腹痛、腹泻，每日 1~2 次，便稀、偶带血，重者有脓血便，伴里急后重。症状时轻时重，时发时愈，病程长者可出现肠梗阻、贫血、消瘦、体力下降、内分泌紊乱、性欲减退、女性月经紊乱、不孕等。下腹部可触及大小不等的痞块，系增厚的结肠系膜、大网膜和肿大的淋巴结，因虫卵沉积引起的纤维化，粘连缠结所致。

3. 晚期血吸虫病　系患者长期反复感染未经有效病原治疗发展而致。病程多在 5~15 年以上。儿童常有生长发育障碍。根据其主要临床表现，晚期血吸虫病可分为以下 4 型。同一患者可具有二三个型的主要表现。

（1）巨脾型　是晚期血吸虫病肝硬化门脉高压的主要表现，约占 70%。脾肿大甚者过脐平线，下缘可达盆腔，质地坚硬，表面光滑，内缘常可扪及明显切迹。脾肿大程度与门脉高压程度及胃底、食管静脉曲张的发生率及严重程度有关。

（2）腹水型　是严重肝硬化的重要标志，约占 25%。腹水可长期停留在中等量以下，但大多进行性加剧，以致腹部极度膨隆，下肢高度水肿，呼吸困难，难以进食，腹壁静脉怒张，脐疝和巨脾。因上消化道出血，诱发肝衰竭、肝性脑病或继发败血症而死亡。

（3）结肠肉芽肿型　除有慢性和晚期血吸虫病的其他表现外，肠道症状较为突出。病程 3~6 年，亦有 10 年者。大量虫卵沉积肠壁，因虫卵肉芽肿纤维化、腺体增生、息肉形成及反复溃疡、继发感染等，肠壁有新生物样块状物形成、肠腔狭窄与梗阻。患者经常腹痛、腹泻、便秘或腹泻、便秘交替出现，有时水样便、血便、黏液脓血便，出现腹胀、肠梗阻。左下腹可扪及块状或条索状物。结肠镜检可见黏膜苍白、增厚、充血水肿、溃疡或息肉，肠腔狭窄。本型有并发结肠癌可能。

（4）侏儒型　极少见。为幼年慢性反复感染，引起体内各内分泌腺出现不同程度的萎缩，功能减退，以垂体前叶和性腺功能不全最为常见。患者除有慢性或晚期血吸虫病的其他表现外，尚有身材矮小，面容苍老，生长发育低于同龄人，性发育迟缓，但智力无减退。此型现已少见。

4. 异位血吸虫病

（1）肺型血吸虫病　多见于急性期患者。在肺部虫卵沉积部位，有间质性病变、灶性血管炎和血管周围炎。呼吸道症状多轻微，常被全身症状所掩盖。表现为轻微咳嗽与胸部隐痛、痰少，咯血罕见。肺部体征不明显，有干、湿啰音。重型患者肺部广泛病变时，胸部 X 线检查可见肺部有弥漫云雾状、点片状、粟粒样浸润阴影，边缘模糊，以中下肺野为多，经病原学治疗后 3~6 个月逐渐消失。

（2）脑型血吸虫病　临床上可分为急性与慢性两型。急性型多见于急性血吸虫病，表现与脑膜脑炎相似，可出现意识障碍、脑膜刺激征、瘫痪、抽搐、腱反射亢进、锥体束征等。脑脊液检查嗜酸性粒细胞增高或蛋白质轻度增多。慢性型多见于慢性早期患者，主要症状为局限型癫痫发作，可伴头痛、偏瘫等，无发热。颅脑 CT 或 MRI 显示病变常位于颞叶，亦可位于枕叶，为单侧多发性高密度结节影或异常信号，周围有脑水肿。若能及时诊治，预后多良好，患者大多数完全恢复，无须手术。

（3）其他　机体其他部位也可发生血吸虫病，以肾、睾丸、卵巢、子宫、心包、腮腺、皮肤为多见，临床上出现相应症状。

5. 并发症

（1）上消化道出血　为晚期患者重要并发症，发生率 10% 左右。出血部位多为食道下段和胃底冠状静脉。临床上有呕血和黑便，可引起出血性休克，病死率约 15%，出血后可出现腹水或诱发肝性脑病。

（2）肝性脑病　晚期患者并发肝性脑病多为腹水型。多由于大出血、大量放腹水、过度利尿等诱发。

（3）感染　由于患者免疫功能减退、低蛋白血症、门静脉高压等，极易并发感染，如病毒性肝炎、伤寒、腹膜炎、沙门菌感染、阑尾炎等。

（4）肠道并发症　血吸虫病并发阑尾炎者颇为多见。血吸虫病并发急性阑尾炎时易引起阑尾穿孔、局限性脓肿或腹膜炎。血吸虫病引起严重结肠病变所致肠腔狭窄，可并发不完全性肠梗阻，以乙状结肠与直肠多见。血吸虫病结肠肉芽肿可并发结肠癌，多为腺癌，恶性程度较低，转移较晚。

【实验室及其他检查】

1. 血象　急性期外周血象以嗜酸性粒细胞显著增多为主要特点，白细胞总数为 $(10~30) \times 10^9/L$，嗜酸性粒细胞一般占 20%~40%，高者可达 90% 以上，但重症者反可减少，甚至消失。慢性者一般轻度增多，在 20% 以内。晚期患者常因脾功能亢进引起红细胞、白细胞及血小板减少。

2. 粪便检查　粪便检查发现虫卵和毛蚴是确诊血吸虫病的直接依据。一般急性期检出率较高，而慢性和晚期患者阳性率不高。常用改良加藤厚涂片法或虫卵透明法检查虫卵。

3. 肝功能试验　急性期患者血清球蛋白增高，ALT、AST 轻度增高；慢性期患者肝功能大多正常；晚期患者由于肝硬化，出现血清白蛋白降低，并常有白/球蛋白比例倒置。

4. 免疫学检查　免疫学检查方法较多，而且敏感性与特异性较高，采血微量，操作简便。但由于患者血清中抗体在治愈后持续时间很长，不能区别过去感染与现症患者，并有假阳性、假阴性等缺点。近年来，随着基因组学、蛋白质组学、免疫学以及材料科学的发展，新一代的试剂盒具有敏感性高、特异性好、交叉反应极低、操作简便、快速适宜于现场应用等优点，代表了目前免疫诊断发展的方向。

（1）皮内试验　属速发型变态反应。曾感染过血吸虫，有相应抗体，当受试者皮内注射少量血吸虫抗原后，抗原即与细胞表面上的相应抗体结合，产生局部组织反应，呈现红、肿、痒现象，即阳性反应。此法简便、快速，作为感染的筛查方法，阳性者需进一步检查。

（2）环卵沉淀试验（COPT）　当成熟虫卵内毛蚴的分泌、排出物质与血吸虫患者血清内相应抗体结合后，在虫卵周围形成特异性沉淀物，当环卵沉淀率大于 3%～5%时，即为阳性反应，可作为诊断及疗效考核的方法。此法敏感性可达 85%～97%。

（3）间接血凝试验（IHA）　将可溶性血吸虫卵抗原吸附于红细胞表面，使其成为致敏红细胞，这种红细胞与患者血清相遇时，由于红细胞表面吸附的抗原和特异性抗体细胞结合，红细胞被动凝集起来，称阳性反应。在流行地区，该法可作为过筛或综合查病的方法之一。

（4）酶联免疫吸附试验（ELISA）　检测患者血清中的特异性抗体，可用作诊断及疗效考核的依据。

（5）循环抗原酶免疫法（EIA）　循环抗原的存在表明有活动性感染，血清和尿中循环抗原水平与粪虫卵计数相关。本法敏感、特异、简便、快速，对血吸虫病的诊断、疗效考核和防治效果的评定都具有重要价值。

5. 直肠黏膜活检　一般用于粪检多次阴性，而临床上仍高度怀疑血吸虫病时，是血吸虫病原诊断方法之一。通过直肠或乙状结肠镜，自病变处取黏膜，置光镜下压片检查有无虫卵。以距肛门 8～10cm 背侧黏膜处取材阳性率最高。有出血倾向或严重痔疮、肛裂以及极度衰弱者均不宜做本检查。

6. 影像学检查

（1）B 型超声检查　可判断肝纤维化的程度，可见肝、脾体积大小改变，肝表面结节、门脉增宽。必要时亦可定位行肝穿刺活检。

（2）CT 检查　晚期血吸虫病患者肝包膜与肝内门静脉区常有钙化现象，CT 扫描可显示肝包膜增厚钙化等特异图像。重度肝纤维化可表现为龟背样图像。

【诊断与鉴别诊断】

1. 诊断依据

（1）流行病学史　疫水接触史是本病诊断的必要条件。患者的籍贯、职业、曾去过疫区并有疫水接触史，对确立诊断有重要参考价值，应仔细追问。急性期多于发病前 2 周至 3 个月有接触史。

（2）临床特点　具有急性或慢性、晚期血吸虫病的症状和体征，如发热、皮炎、荨麻疹、咳嗽、腹痛、腹泻、肝脾肿大并有压痛等。

（3）实验室检查　粪便检出活卵或孵出毛蚴即可确诊。但是慢性与晚期血吸虫病患者，因肠壁纤维化，虫卵不易掉入肠腔，粪检常为阴性，必要时可行直肠黏膜活检。免疫学方法特异性、敏感性较高，血液循环抗原检测阳性提示体内有活的成虫寄生。其他血清免疫学检测阳性均提示患者感染过血吸虫。

2. 鉴别诊断

（1）急性血吸虫病　有时可与伤寒、副伤寒、阿米巴肝脓肿、粟粒性肺结核、结核性腹膜炎、败血症等混淆。血象中嗜酸性粒细胞显著增多有重要的鉴别价值。

（2）慢性血吸虫病　肝脾肿大应与病毒性肝炎相鉴别，有时两者可同时存在。以腹泻、便血为主要表现者易与慢性菌痢、阿米巴痢疾、结肠癌等混淆，直肠镜检查有重要意义。

（3）晚期血吸虫病　应与门脉肝硬化鉴别。晚期血吸虫病常有慢性腹泻、便血史，门静脉高压引起巨脾与食管下段静脉曲张较多见，肝功能损害较轻，黄疸、蜘蛛痣与肝掌较少见，需多次病原学检查与免疫学检查鉴别。

【预后】

急性和慢性患者早期接受病原治疗后，绝大多数症状消失，体重、体力明显增加和恢复，并可长期保持健康状态。晚期患者有高度顽固性腹水、上消化道出血、黄疸、肝性脑病以及并发结肠癌者，预后较差。

【治疗】

1. 治疗原则　西医治疗血吸虫病有特效的杀虫药物，急性血吸虫病应病原治疗与对症治疗相结合，中药辅以祛邪扶正，杀虫解毒，以扶正养阴，杀虫彻底，防治并重。慢性及晚期血吸虫病西医以对症治疗为主，中医以扶助正气为主，不忘杀虫解毒，据其虚实，审时度势，消水攻瘀，阴阳气血，辨证施补。

2. 西医治疗方法

（1）病原治疗

1）吡喹酮（praziquantel）：吡喹酮的毒性小、疗效好、给药方便、适应证广，可用于各期、各型血吸虫病患者。

①原理：吡喹酮对血吸虫各个发育阶段均有不同程度的杀虫效果。对成虫虫体有兴奋、挛缩作用，影响其蛋白和糖代谢，使虫体皮层呈空泡样变性等，以达到杀灭成虫的作用。对发育成熟的虫卵有效，含毛蚴的虫卵治疗后呈空泡样变性。对尾蚴有强杀灭作用，作用相当于成虫的数百倍。

吡喹酮口服后迅速吸收，1~2小时后达血药峰值。经肝脏代谢，主要分解成羟基代谢产物，门静脉血药浓度较外周血高数倍至数十倍，主要分布在肝，其次为肾、肺、脑、垂体等。半衰期为1~1.5小时。80%药物于4天内以代谢产物形式由肾排出，其中90%是在24小时内排出的。

②不良反应：吡喹酮毒性较低，治疗量对人心血管、神经、造血系统及肝肾功能无明显影响，无致畸、致癌作用。主要心脏不良反应一般于用药后0.5~1小时出现，不

需处理，数小时内便消失。少数患者出现期前收缩。偶有室上性心动过速、房颤等，心电图可见短暂的 T 波改变，ST 段压低等。神经肌肉反应以头昏、头痛、乏力较为常见。消化道反应轻微，可有轻度腹痛与恶心，偶有食欲减退、呕吐等。少数患者可见胸闷、心悸、黄疸。

③用法和用量：急性血吸虫病，总量按 120mg/kg，于 6 天内分次服完，其中 50% 必须在前 2 天服完，体重超过 60kg 者仍按 60kg 计算。慢性血吸虫病，成人总量按 60mg/kg，2 天内分 4 次服完；儿童体重在 30kg 以内者总量可按 70mg/kg，30kg 以上者与成人相同剂量。晚期血吸虫病，一般总量可按 40～60mg/kg，2 天内分次服完，每日量分 2～3 次服，年老、体弱、有其他并发症者，可按总量 60mg/kg，3 天内分次服完。感染严重者可按总量 90mg/kg，分 6 天内服完。预防性服药，间接血凝试验阳性率占单位总人数 25% 以上时，对该单位人群应进行预防性服药；在下疫水前 1～2 小时和接触疫水后 4～5 周内服药预防，每次服药总量按 40mg/kg，1 天内 1 次顿服或分 2 次服完。

用吡喹酮正规治疗 1 疗程后，3～6 个月粪检虫卵阴转率达 85%～90%，虫卵孵化阴转率为 90%～100%。血清免疫诊断转阴时间有时需要 1～3 年。

2）青蒿素及其衍生物　青蒿素及其多种衍生物（如青蒿琥酯、蒿甲醚等）是目前有推广应用价值的预防日本血吸虫感染的药物。

①药理作用：青蒿素类药物抗血吸虫活性基团是过氧桥。青蒿素对虫体的作用机制是影响其糖代谢。青蒿琥酯是还原青蒿素的琥珀酸单酯，对日本血吸虫童虫的能量代谢和肠壁对红细胞的消化有抑制作用，对童虫的皮层、肌层和肠壁上皮均有直接损害作用，其杀虫作用优于吡喹酮。蒿甲醚是通过影响虫体皮层对葡萄糖的摄入，干扰虫体的能量代谢，影响其肠管消化功能，肝期童虫的组织发生病理改变，糖原减少以及碱性磷酸酶（ALP）的活性抑制。蒿甲醚对 7 天童虫敏感性较大，对短期接触疫水人群也能起到预防作用。

②给药方案：一般于接触疫水后 7～10 天开始口服青蒿琥酯，剂量为 6mg/kg，顿服，体重超过 50kg 者，按 50kg 计算，以后每周 1 次，离开疫区后再加服 1 次。

③不良反应：一般反应轻微，发热、头痛、恶心、呕吐、食欲减退、腹胀、腹痛、皮疹及瘙痒等不良反应的发生率一般在 1% 以下。

（2）对症治疗

①急性血吸虫病：高热、中毒症状严重者给以补液，保证水和电解质平衡，加强营养及全身支持疗法。合并其他寄生虫者应先驱虫治疗，合并伤寒、痢疾、败血症、脑膜炎者，均应先抗感染后用吡喹酮治疗。

②慢性和晚期血吸虫病：除一般治疗外，应及时治疗并发症，改善体质，加强营养，巨脾、门静脉高压、上消化道出血等患者，可选择适当时机考虑手术治疗。有侏儒症时可短期、间歇、小剂量给予性激素和甲状腺素制剂。

3. 中医辨证论治

（1）邪遏卫气

证候　发热恶寒，或身热不扬，头身困重，恶心呕吐，腹痛腹泻，肌肤发疹，奇痒难忍，或胸闷咳嗽，或神志昏蒙，舌质红，苔白腻或黄白而腻，脉濡滑数。

治法　芳化宣透，化湿解毒。

方药　藿朴夏苓汤加减（藿香、厚朴、半夏、陈皮、茯苓、杏仁、薏苡仁、泽泻）。肌肤发疹者，加荆芥、连翘、赤小豆；胸闷咳嗽者，加桔梗、浙贝母、芦根；神志昏蒙者，加石菖蒲、郁金或合至宝丹。

（2）湿热中阻

证候　发热汗出不解，脘痞腹胀，呕恶便溏，渴不多饮，小便短赤，或便下脓血，舌质红，苔黄腻，脉滑数。

治法　苦辛通降，清化湿热。

方药　王氏连朴饮加减（黄连、厚朴、半夏、陈皮、石菖蒲、栀子、豆豉、芦根）。便下脓血者，加白头翁、黄芩。

（3）气阴两虚

证候　低热不退，神倦乏力，咽干口燥，形瘦面白，心悸气短，或见烦躁不寐，舌质红，苔薄黄或少苔，脉细数。

治法　益气养阴清热。

方药　竹叶石膏汤加减（竹叶、石膏、麦冬、人参、半夏、甘草）。心悸气短者，加北沙参、柏子仁、酸枣仁；烦躁不寐者，加黄连、阿胶。

（4）肝脾血瘀

证候　胁腹刺痛，痞块不移，皮肤红痕赤缕，呕血或便黑如漆，鼻衄齿衄，舌质紫暗，有瘀点、瘀斑，脉弦涩。

治法　活血化瘀，通络消痞。

方药　膈下逐瘀汤加减（五灵脂、当归、川芎、桃仁、丹皮、赤芍、延胡索、香附、甘草、红花、枳壳）。有出血见症者，加三七、侧柏叶、云南白药；胁下痞块较大者，加服鳖甲煎丸。

（5）血瘀水停

证候　胁下痞块，坚硬不移，肚大青筋绽露，按之如囊裹水，下肢浮肿，小便短少，或见肌削形羸，面色苍白，神疲乏力，或见心烦易怒，口燥便秘，舌质紫暗，有瘀斑，苔白腻，脉弦滑。

治法　活血行水。

方药　调营饮加减（莪术、川芎、当归、延胡索、赤芍、瞿麦、槟榔、陈皮、大腹皮、葶苈、赤茯苓、桑白皮）。下肢浮肿明显者，加猪苓、泽泻、白术；形瘦神疲者，加党参、白术、生黄芪；心烦易怒，口燥便秘者，加丹皮、栀子、生大黄。

（6）阳虚血瘀

证候　胁下痞坚，肚大筋青，形寒肢冷，面浮肤肿，面白神倦，纳呆便溏，或见吐血黑便，舌质淡胖，有齿痕、瘀点、瘀斑，舌苔白润，脉沉细涩。

治法　温阳行水，活血化瘀。

方药　附子理中汤合桃红饮加减（炮附子、人参、白术、炮姜、桃仁、红花、川芎、当归尾、炙甘草）。面白神倦者，加生黄芪、仙灵脾；便溏甚者，加薏苡仁、芡实；吐血黑便者，合归脾汤加减。

（7）阴虚血瘀

证候　癥块坚硬，面色黧黑，低热盗汗，五心烦热，形瘦肤燥，腹大筋露，口干咽燥，尿短便结，或见鼻衄齿衄，舌质暗红少津，无苔或少苔，脉弦细数或细涩。

治法　滋阴养液，活血利水。

方药　一贯煎合桃红饮、猪苓汤加减（沙参、麦冬、当归、生地、枸杞子、川楝子、桃仁、红花、猪苓、泽泻、茯苓、益母草）。低热不退，盗汗显著者，加鳖甲、地骨皮、银柴胡、浮小麦；心烦易怒，鼻衄齿衄者，加栀子、丹皮、白茅根、三七、侧柏叶。

4. 中医其他治疗方法

（1）杀虫解毒方　南瓜子仁，去油，研粉，成人每次服 60～80g，每日 3 次，连服 30 天。用于血吸虫病防治。

（2）消腹水方　马鞭草、半边莲、石打穿、六月雪各 30～50g，煎汤内服，用于血吸虫病腹水肿胀者。

【预防】

1. 控制传染源

（1）普查、普治患者　在普查的基础上对查出的血吸虫病普遍进行治疗，既可及时治疗患者，保护劳动力，又可迅速控制传染源，兼收防治结合之效。普查主要是采取综合查病的方法，根据病史、皮内试验、体检、环卵沉淀试验、虫卵孵化、直肠黏膜活检等进行综合判断，确定需要治疗的患者。建立普查普治患者卡，并详细登记，正确统计与观察本病的消长情况。

（2）普查、普治病牛　普治病牛是控制传染源的重要措施，在普查的基础上，确定治疗对象，病牛的治疗可使用硝硫氰胺静脉注射疗法。

2. 切断传播途径　消灭钉螺是切断传播途径的关键。可采取改变钉螺孳生环境的物理灭螺法（如土埋法等），同时可结合化学灭螺，采用氯硝柳胺等药物杀灭钉螺。粪便需经无害处理后方可使用。保护水源，改善用水。

3. 保护易感人群　严禁在疫水中游泳、戏水。接触疫水时应穿着防护衣裤和使用防尾蚴剂等。已接触疫水者和怀疑接触疫水者，接触疫水之日起 23～26 天内服吡喹酮 40mg/kg，1 次顿服。

第二节　并殖吸虫病

并殖吸虫病（paragonimiasis），亦称肺吸虫病（lung fluke disease），是由并殖吸虫寄生于人体各脏器，如腹腔、肺部及皮下组织等所引起的一种人兽共患寄生虫病。患者、病猫及病犬是主要传染源。其传播方式主要是生食或半生食含并殖吸虫囊蚴的溪蟹或蝲蛄，或饮用含囊蚴的生水而感染。人群普遍易感，以儿童和青少年居多。临床主要特征是咳嗽、咳铁锈色痰、咯血，游走性皮下结节或包块和渗出性胸膜炎。一般预后较好，脑型可导致残废或死于脑疝。

中医文献中对并殖吸虫的记载较少，隋代巢元方《诸病源候论》曾记载"肺虫状如蚕"，根据其发生、流行特点和临床表现，相当于中医文献的"肺（吸）虫病"，属中医学"肺蛭虫病"、"肺虫毒病"等范畴。根据其有咳嗽、胸痛、咳铁锈色痰的临床特征，亦可归属于"肺痈"范畴，可参考进行辨证论治。

【病原学】

并殖吸虫种类繁多，目前世界上已知并殖吸虫超过 50 种，其中 31 种分布在亚洲，而我国已发现 28 种（包括同物异名）。对人致病的包括卫氏、斯氏、会同、异盘、团山、宫崎、肺山等并殖吸虫。其中，分布较广泛、感染人数最多、也是我国最重要的致病虫体的是卫氏并殖吸虫和斯氏狸殖吸虫。

并殖吸虫因其成虫雌雄生殖器官并列而命名。其成虫雌雄同体，有口吸盘和腹吸盘各 1 个，睾丸与卵巢并列，虫体肉质丰富，体型多变。卫氏并殖吸虫虫体呈椭圆形，大小为 $(8.1\sim12.8)\,mm\times(3.8\sim7.7)\,mm$，宽长比约 $1:2$，背部稍隆起，似半粒花生米，皮棘单生，口、腹吸盘相距较近，有二倍体型和三倍体型，三倍体型适宜寄生在人体，引起肺部典型症状，可在患者痰液中找到虫卵，二倍体型则不适宜寄生在人体。斯氏狸殖吸虫虫体狭长，两端较尖，呈梭形，大小为 $(8.1\sim12.8)\,mm\times(3.8\sim7.7)\,mm$，宽长比为 $1:2.8$ 左右，皮棘单生，口、腹吸盘相距较远，在人体内不能发育为成虫，不能检出虫卵。并殖吸虫虫卵呈卵圆形，大小为 $(80\sim118)\,\mu m\times(48\sim60)\,\mu m$，金黄色，前端稍宽，有一扁平的卵盖，后端稍窄小，卵壳多厚薄不匀，左右亦多不对称，对盖端多有不同程度之增厚，少数可形成小结节，卵内有一大胚细胞及 10 余个卵黄细胞。囊蚴呈圆球形或椭圆形，直径 $300\sim400\,\mu m$，乳白色，内外两层囊壁，外壁薄，易破，内壁厚，坚韧，后尾蚴卷曲其内。

各种并殖吸虫的生活史及其与宿主的关系大致相同，均需要两个中间宿主，但对中间宿主种类要求各异。卫氏并殖吸虫寄生于人或动物肺部，产出的虫卵随终末宿主痰或粪便排入水中或潮湿土壤内（卵在干燥时亦迅速死亡），其中胚细胞开始发育，在 $25\,℃\sim30\,℃$ 经 $15\sim20$ 天发育孵出毛蚴。毛蚴侵入螺体后在淋巴间隙内经过 1 个多月发成孢蚴，其体内含胚细胞多个，大约 1 个月后，其内胚细胞逐渐形成为母雷蚴，母雷蚴由孢蚴体内破出，并向螺之肝部移动，成熟的母雷蚴体内含有早期子雷蚴十余个。子雷蚴离开母雷蚴并在螺肝内继续发育，再经 1 个月左右逐渐成熟，其体内含有 20 余个尾蚴，成熟之尾蚴即由此逸出。尾蚴在水中侵入第二中间宿主溪蟹或蝲蛄，可在其胸肌、足肌、肝脏和腮叶等部位形成囊蚴（后尾蚴），囊蚴形成是并殖吸虫的感染期。人生食溪蟹或蝲蛄后，约 $30\sim60$ 分钟即在上段小肠内经胆汁等消化液的作用而脱囊，穿过肠壁进入腹腔，发育为童虫。童虫在腹腔脏器间及体内游动，约经 2 周后穿过膈肌到达胸腔，侵入肺，移行至细支气管附近，逐渐破坏肺组织形成虫囊，虫体在囊内逐渐发育为成虫。从囊蚴经口感染至成虫产卵，约需 $2\sim3$ 个月。

卫氏并殖吸虫主要寄生于终宿主肺组织，以宿主血液及组织液为食，能存活 $6\sim20$

年。斯氏狸殖吸虫生活史与卫氏并殖吸虫相似。第一中间宿主为拟钉螺，第二中间宿主为多种溪蟹。成虫主要寄生于果子狸、犬、猫等哺乳动物。人并非其适宜的终宿主，一般不能发育成熟，大多数以童虫阶段寄生于人体，偶见成虫寄生于人肺脏。

【流行病学】

1. 传染源　本病的传染源是能够排出并殖吸虫虫卵的患者、感染者和受感染的肉食哺乳类动物。其中，患者是卫氏并殖吸虫的主要传染源，病猫、病犬等是斯氏狸殖吸虫的主要传染源。鼠类、野猪、兔子等体内携带并殖吸虫童虫，称之为转续宿主，也是重要的传染源。

2. 传播途径　生食或半生食（如腌吃、醉吃或烤吃）含并殖吸虫囊蚴的溪蟹或蝲蛄是并殖吸虫病的主要传播途径，也可因进食生或不熟的带有肺吸虫童虫的猪、野猪、鸡、鸭等转续宿主的肉而感染。

3. 易感人群　人群普遍易感，儿童和青少年感染率较高，尤其是学龄儿童患病较多，感染者中 30% 无明显症状。

4. 流行特征　并殖吸虫病流行于世界各地，主要见于亚洲、美洲，包括中国、朝鲜、日本、菲律宾、美国、加拿大、墨西哥、巴西等国家，主要分布在直接捕食溪蟹的地方，夏秋季感染为主，喜食醉蟹的地区四季均可发病。我国有 26 个省区市有病例报道，其中浙江和东北各省以卫氏并殖吸虫病为主，四川、云南、江西等地以斯氏狸殖吸虫病较多。

【病机病理】

1. 西医发病机制和病理　本病的发病机制为童虫、成虫对机体的机械性损伤和虫体及其代谢产物的抗原物质造成机体的免疫病理反应、虫卵导致机体的异物肉芽肿反应。

人吞食了含有活囊蚴的溪蟹或蝲蛄后，囊蚴经胃到十二指肠，由于体内温度、胆汁、肠液等的作用，囊壁破坏，1 小时左右后尾蚴脱囊而出。后尾蚴穿过肠壁进入腹腔，游走于腹腔各脏器并造成损害，如肠黏膜出血、腹部炎症和粘连，穿过膈肌则游走于胸腔，引起胸膜炎症。后尾蚴尚能分泌酸性和碱性物质，引起人体的免疫反应，造成组织破坏。随着童虫的生长发育，进一步侵入肺脏，破坏肺组织。

童虫对肺组织的破坏，可在支气管附近形成囊肿，虫体在囊内继续发育为成虫。成虫常固定于肺部，也可沿疏松组织间游走，使病变波及多个脏器，甚至脑组织。如虫体进入腹腔，可引起腹腔积液，积液中含大量嗜酸性粒细胞，进入腹壁则可引起出血性或化脓性肌炎，侵入肝脏则肝脏表面呈"虫蚀样"改变，进入胸腔则引起浆液纤维蛋白性胸膜炎。虫体移行，造成组织的破坏、出血，病变局部呈隧道样、窟穴样改变，周围肉芽组织形成脓肿壁，渐成脓肿。由于炎症性渗出，大量细胞浸润、聚集、死亡、液化，脓肿内容物逐渐变成赤褐色黏稠液体，周围肉芽组织增生，形成囊肿，囊内有虫体、虫卵、夏科－莱登晶体、嗜酸性粒细胞等。由于其游走性，虫体可离开原囊肿在附近继续破坏组织形成新囊肿，囊肿相互间有隧道相通，成为多房性囊肿。当虫体移行他处或死亡，或囊肿通过支气管与外界相通，囊内容物排出或吸收，周围肉芽组织及纤维组织向中心发展，使整个囊肿被纤维组织取代而形成疤痕。虫卵则可见于囊肿或囊肿之间的隧道内，或见于成虫移行的组织中，表现为对机体组织的机械或异物刺激作用，引起肉芽肿反应。同时宿主感染并殖吸虫后，宿主的免疫系统对虫体抗原可产生细胞免疫应答。

并殖吸虫病引起各组织病理变化的特点：①胸腔：表现为胸膜炎，胸膜增厚，两肺下叶靠近纵隔面、膈肌面肺浅层组织内、胸膜可见到分散或聚集成团的囊肿，大小不一，米粒至 2cm 大小，内见虫卵、童虫或成虫，虫体侵犯支气管可引起支气管扩张、支气管胸膜瘘、自发性气胸，并发感染可形成脓胸等。②腹腔：可产生广泛的炎症反应、粘连、囊肿。肝表面及各叶间可见童虫移行窜扰而串通的隧道、虫穴。镜下可见急性嗜酸性脓肿，中心有坏死腔，腔内有时可见虫体。③脑及脊髓：脑部病变多在颞叶或枕叶，也可侵犯白质、内囊、基底核、侧脑室，以右侧多见。因病灶占位，可致脑室通路阻塞，形成脑室萎陷或扩大、视神经受压等。囊肿内可见虫卵、虫体。童虫、成虫侵入脊髓，可在硬膜外腔或蛛网膜下腔形成囊肿，压迫脊髓。④皮下结节或包块：呈长条形或多个成串，病理检查可见典型嗜酸性肉芽肿，中心见灰黄色豆渣样坏死组织，内有夏科－莱登晶体。

2. 中医病因病机　中医古籍中对并殖吸虫的记载较少，认为其病因是由"肺虫"、"肺蛭虫"所致。山谷溪源，湿热蕴酿蒸腾，化生虫毒，虫入溪蟹、蝲蛄。脾虚之人，湿热内生，若饮食不洁，生食或半生食蕴结虫毒之溪蟹、蝲蛄，肺虫乘虚而入，内外相引，发为本病。

湿热虫毒，由口而入，内侵肠胃，郁遏卫气，横窜内扰，侵入脏腑、筋肉各处，随病所不同，症状各异。如上入于肺，虫毒蕴结，腐肺灼血，败肉为脓，咳咯而出，甚者毒伤心肺，肺气欲竭；蕴结胸胁，气滞湿阻水停，蓄为悬饮；停留胃肠，蕴结脾胃，虫毒伤肝，肝脉瘀阻，肝失疏泄，脾失健运，血瘀水停，见腹大如鼓；如横窜筋肉组织，或胸腹，或头颈、四肢、前阴等处，虫、毒、痰瘀结，积（包）块由生；虫毒侵脑入髓，痰瘀阻络，发为头痛、痫证、肢瘫等症；毒热炽盛，内闭心包，引动肝风，发为昏痉。总之，中医学认为，本病肺虫游走，湿热流窜，毒侵力强，机体周身组织均可受累，临证复杂多变，应观其脉证，知犯何逆，审证求因。

【临床表现】

潜伏期长短不一，主要与感染囊蚴的数量、虫种和机体的免疫状态有关，可短至数日，或长达 10 年以上，多为 3~6 个月。大量感染并殖吸虫者可表现为急性并殖吸虫病，多数表现为慢性过程。

1. 急性期　卫氏并殖吸虫、斯氏狸殖吸虫致病者，起病急骤，潜伏期短，全身症状明显，表现为畏寒、发热、头痛、头昏、胸闷、腹痛、腹泻（稀便或黏液脓血便）、食欲减退、乏力等症状，甚至高热、胸闷、咳嗽、气短、皮疹、肝肿大等。血象检查白细胞升高，以嗜酸性粒细胞升高为主，占 30%~40%。

2. 慢性期　并殖吸虫病急性者较少，多数表现为慢性过程。临床表现因虫种不同而异。卫氏并殖吸虫病因肺脏为其成虫主要寄生部位，因此主要表现为咳嗽、胸痛、咳铁锈色痰或咯血，如侵犯脑脊髓、肝脏和皮下，即可见肺外相应症状。斯氏狸殖吸虫病以"幼虫移行症"为主要临床表现，引起游走性皮下结节和渗出性胸膜炎，如侵犯心包、肝脏等，即出现相应症状。卫氏并殖虫病与斯氏狸殖吸虫病主要表现特点见表9－1。

表 9 - 1　卫氏并殖吸虫病与斯氏狸殖吸虫病表现特点

	卫氏并殖吸虫病	斯氏狸殖吸虫病
感染方式	生食或半生食溪蟹或蝲蛄	生食或半生食溪蟹
全身症状	不明显或轻微	常见
咳嗽，咳血痰	明显，铁锈色痰	轻咳，偶有痰中带血丝
荨麻疹等过敏表现	少见	常见
贫血	无	轻到中度
胸腔积液	少见	较常见
颅脑受损	脑脓肿多见	蛛网膜下腔出血
肝脏受累	少见	较常见
血白细胞增高	轻度	中重度
嗜酸性粒细胞升高	轻度	明显
皮下结节或包块	少见，结节内查见虫卵，偶有成虫	常见，游走性，可查见童虫
胸部 X 线片	肺纹理增粗，结节性或多房性阴影	正常或轻微，肺部阴影常见

临床按受损脏器不同分为以下 5 型：

（1）胸肺型　临床最常见，主要表现为咳嗽、咳痰、胸痛、咯血。胸膜往往同时受累，故常可引起胸膜粘连或增厚，但发生胸腔积液者较少。起病时干咳，逐渐咳嗽加剧，痰液增多，痰中带少量血丝，继而转为铁锈色或烂桃样血痰。在此类特征性血痰中常可查见并殖吸虫卵及夏科－莱登晶体。斯氏狸殖吸虫无典型铁锈色痰，以痰中带血，胸腔积液多见。痰中不易找到虫卵，胸水中可见大量嗜酸性粒细胞。

（2）腹型　约占 30%，卫氏并殖吸虫病和斯氏狸殖吸虫病均可见到，常见于感染早期。以腹部隐痛、腹泻、恶心、呕吐为主要表现。全腹隐痛或以右下腹为主，且腹痛部位不固定。腹泻为黄色或淡黄色稀便，每日 2～4 次。虫体在腹腔内游移可导致腹腔脏器的广泛炎症、粘连，甚者出现腹水。侵犯肝脏可形成嗜酸性肝脓肿，出现肝功能损害、肝肿大，伴有乏力、纳差、发热等症状；也可因虫体移行破坏血管引起肝组织出血性病变。

（3）皮肤型　为斯氏狸殖吸虫病最常见的临床类型，其发生率可达 50%～80%，少数卫氏并殖吸虫病亦可出现此类型临床症状。主要表现为游走性皮下结节或包块，常在患者腹部、胸部、腰背部及四肢的皮下深层肌肉扪及皮下结节或包块，呈圆形、椭圆形或长条形，直径 1～6cm，单个散发或多个成串，触之有痒感或略有压痛感，包块可滑动，表面皮肤正常或呈青紫色或略红。皮下包块活检，可见童虫或成虫体移行引起隧道样变化。

（4）脑脊髓型　多见于卫氏并殖吸虫病患者，尤以儿童受感染较多。主要侵犯大脑、脊髓，偶可见小脑受损。斯氏狸殖吸虫病较少见，且以蛛网膜下腔出血为主要表现。脑型常有颅内压增高，出现头痛、恶心、呕吐、反应迟钝、视力减退等，也可出现反复癫痫发作、视幻觉及肢体感觉异常等大脑皮层刺激表现，或有瘫痪、失语、偏盲、共济失调等脑组织破坏的症状，或表现为脑膜脑炎之畏寒、发热、头痛、脑膜刺激征等。蛛网膜下腔出血则可见剧烈头痛、呕吐，甚至昏迷，体检可见颈项强直，脑膜刺激征阳性。脊髓型可出现下肢麻木感或刺痛，进而出现肢体瘫痪、大小便失禁等表现。

（5）亚临床型　无明显症状、体征及脏器损害，体检或诊治其他疾病时被发现，仅表现为皮内试验或血清学检测阳性，血嗜酸性粒细胞增高。多为轻度感染或感染早期，或虫体已消失的感染者。

此外，并殖吸虫尚可侵犯阴囊、心包等部位而表现为相应的临床特征。如侵犯阴囊，可见阴囊肿块，大如鸡蛋或拳头，局部轻微疼痛，肿块可查见虫卵或成虫。

【实验室及其他检查】

1. 血液学检查　急性并殖吸虫病患者血常规白细胞总数增高，嗜酸性粒细胞比例明显增高，可占 30%～40%；血沉明显增快。

2. 病原学检查

（1）痰液　可用于诊断卫氏并殖吸虫病。收集患者清晨痰液涂片或用 10% 氢氧化钾溶液消化浓聚后，镜检可见虫卵以及夏科 - 莱登晶体。

（2）体液　脑脊液、胸水、腹水、心包液等体液中可查见虫卵，嗜酸性粒细胞增多及夏科 - 莱登晶体。

（3）粪便　由于卫氏并殖吸虫病患者常将痰液咽下，虫卵进入肠腔而随粪便排出，故约 15%～40% 患者粪便中可查见虫卵。

（4）活组织检查　患者的皮下结节或包块可用外科手术切开进行活组织检查，如果是 48 小时内新近出现的结节或包块常可查到童虫。斯氏狸殖吸虫病还可见典型的嗜酸性肉芽肿。

3. 免疫学检查

（1）后尾蚴膜试验　将从溪蟹分离的新鲜囊蚴，置胆汁或胆酸盐液脱囊，37℃ 24 小时获后尾蚴备用。被检血清与后尾蚴直接反应，直接接触处有形成的沉淀膜状物者为后尾蚴膜试验阳性。痰并殖吸虫卵阳性患者此试验阳性率高，特异性强，用于早期诊断，但可与其他吸虫有交叉反应而出现假阳性。

（2）皮内试验　皮内注射抗原液 0.1ml，15～20 分钟后观察丘疹有无增大、有无红晕和伪足，如丘疹 >12mm，红晕直径 >1.5mm 者为阳性，阳性率可达 95%，常用于现场流行病学检查，操作简便，有一定特异性与敏感性。

（3）ELISA 检测　检查患者血清抗原阳性率达 98%，特异性较强，具有考核疗效和诊断现症患者意义，检测血清抗体阳性符合率达 90%～95%。

4. 影像学检查　胸肺型患者 X 线胸片检查，病变多见于中、下肺野和内侧带，早期可见大小不等、边缘模糊的类圆形炎性浸润阴影，后期可见囊肿及胸腔积液，伴胸膜粘连或增厚。脑脊髓型患者头部 CT 或 MRI 检查可显示病变状态和阻塞部位。

【诊断与鉴别诊断】

1. 诊断依据

（1）流行病学资料　注意询问流行区或进入流行区的人群，有无生食或半生食溪蟹、蝲蛄或饮用溪流生水史。

（2）临床表现　表现为咳嗽、咳铁锈色痰、胸腔积液、腹痛、腹泻，或有游走性皮下结节或包块等。

（3）实验室检查　痰液、体液及粪便中查见并殖吸虫虫卵，或皮下结节（或包块）中查到虫卵、虫体是确诊的依据。血嗜酸性粒细胞显著增多或 X 线检查中、下肺野有明显病变或肺吸虫抗原皮试阳性有辅助诊断意义。

2. 鉴别诊断

（1）肺结核　并殖吸虫病的误诊率高达 40%，其中半数误诊为结核病。如见咳嗽、咯血、发热等症状，需与肺结核鉴别。鉴别要点为肺结核咳铁锈色痰少见，X 线胸片检查病灶多在肺尖和肺上野，常可见空洞，痰结核菌检查阳性，结核菌素试验阳性；并殖吸虫病有流行病学史，咳铁锈色痰，痰液中找到虫卵可确诊。

（2）结核性胸膜炎　并殖吸虫病有发热、胸痛、胸腔积液时需与结核性胸膜炎鉴别。结核性胸膜炎常同时有肺结核病灶，胸水检查淋巴细胞占多数。并殖吸虫病有流行病学史，咳铁锈色痰，痰液中可找到虫卵，均有助于鉴别。

（3）肺脓肿　并殖吸虫病有咳血痰或烂桃样痰，胸片见空泡状透明区或囊状影，易误诊为肺脓肿。鉴别要点为肺脓肿先有肺部化脓性炎症，继而发展为脓胸，咳脓血痰或脓痰，有臭味，血中白细胞以中性粒细胞为主，痰中可找到致病菌；并殖吸虫病患者血中白细胞以嗜酸性粒细胞为主，痰中有夏科 – 莱登晶体和嗜酸性粒细胞，偶可找到虫卵。

（4）肝脓肿　并殖吸虫童虫侵入肝实质内，可导致肝组织出血、坏死，B 超、CT检查可见肝内液性暗区，临床表现为发热，肝肿大，食欲减退，乏力，恶心，呕吐等，易误诊为肝脓肿。鉴别要点为肝脓肿发病急，寒战、高热、全身中毒症状严重；并殖吸虫病则肝区压痛不明显，外周血嗜酸性粒细胞异常增高，肝功能损害以球蛋白增高明显，ALT 大多正常或轻度增高，抗并殖吸虫病治疗后症状、体征、肝损害能迅速改善。

（5）脑肿瘤　脑型并殖吸虫病有颅内压增高、癫痫、瘫痪等症状和体征，应与脑肿瘤鉴别。鉴别要点为脑肿瘤无发热病史，脑脊液蛋白升高，细胞数正常，CT 检查可见肿瘤高密度影；并殖吸虫病患者外周血嗜酸性粒细胞增高，脑脊液偶可找到虫卵，CT 检查颅内有异常钙化灶，血清免疫学可协助诊断。

【预后】

本病预后与致病虫种、感染轻重及侵犯部位有关。一般病例预后较好，脑型可导致残废或死于脑疝。斯氏狸殖吸虫病侵犯脑组织较卫氏并殖吸虫病为轻，较易恢复，后遗症少，预后较好。

【治疗】

1. 治疗原则   西医以病原治疗与对症治疗、病因治疗与病理治疗相结合为原则，彻底杀虫，防治并重。西医治疗本病有特效杀虫药，皮下包块者可行外科手术摘除，故临床以西医治疗为主。

中医辨证论治，据证施用杀虫解毒、芳香宣透、清肺解毒、活血排脓、攻逐水饮、化痰消瘀、息风通络等法可以有效改善临床症状，减轻或消除病理损害。

2. 西医治疗方法

（1）病原治疗   目前治疗并殖吸虫病的首选药物是吡喹酮，其次还有三氯苯达唑、硫酸二氯酚、阿苯达唑等药物。

①吡喹酮：对卫氏并殖吸虫病和斯氏狸殖吸虫病均有良好效果，且不良反应轻，疗程短，服用方便。每日剂量为75mg/kg，分3次口服，2~3天为1疗程。一般1疗程即可，脑型患者宜间隔1周后重复给药1疗程。

②三氯苯达唑：疗效与吡喹酮相似，不良反应轻微，对并殖吸虫有明显杀虫作用，剂量为5mg/kg，每日1次，3天为1疗程。

③硫酸二氯酚（硫氯酚）：本品有腹泻、恶心、呕吐、头晕、头痛等不良反应，疗程长，且个别病例在治疗过程中出现赫氏反应，表现为呼吸急促、烦躁不安、发绀、喉头水肿、血压下降，此时应停用本品，并使用糖皮质激素对症治疗。孕妇慎用本品。临床现已少用。

（2）对症治疗   咳嗽、胸痛者给予镇咳、镇痛剂；合并胸腔积液、肠粘连、肠梗阻及脑脊髓型损害者，病原治疗同时给予相应的对症治疗。

（3）手术治疗   皮下包块药物治疗无效者，可采用手术摘除治疗；脑脊髓型出现压迫症状，经内科治疗无效者可考虑外科手术治疗；肺部病灶多为散在性，不宜进行手术。

3. 中医辨证论治

（1）邪遏卫气

证候   发热恶寒，或身热不扬，头身重痛，恶心呕吐，腹痛腹泻，肌肤发疹，或胸闷咳嗽，舌质红，苔白腻或黄白而腻，脉濡滑数。

治法   芳化宣透，化湿解毒。

方药   藿朴夏苓汤加减（藿香、厚朴、法半夏、茯苓、杏仁、薏苡仁、泽泻、陈皮）。肌肤发疹者，加荆芥、连翘、赤小豆；胸闷咳嗽者，加桔梗、浙贝母、芦根。

（2）湿热蕴毒

证候   身热不扬，脘痞腹胀，或腹大如鼓，右胁肿痛，恶心欲吐，大便下血，舌质红，苔黄腻，脉濡滑数。

治法   化湿解毒。

方药   甘露消毒丹加减（滑石、茵陈、黄芩、木香、射干、连翘、薄荷、白蔻仁、石菖蒲、川贝母）。腹大如鼓者，加大腹皮、泽泻、陈葫芦；右胁肿痛甚者，加冬瓜仁、青皮、桃仁；大便下血者，加赤小豆、地榆、槐花。

（3）痰瘀郁阻

证候　皮下结节或包块，大小不一，呈圆形或长条形，周身游走，单个散发或多个成串，腹壁、胸、躯干、四肢、头项等皆可见，皮面青紫或略红，有痒感或压痛，舌质暗红，有瘀点或瘀斑，苔白腻，脉弦涩或弦滑。

治法　化痰消瘀，散结消肿。

方药　二陈汤送服小金片，阳和解凝膏外贴。皮色青紫，质硬难移，舌暗脉涩者，合桃红饮。

（4）瘀毒阻肺

证候　咳嗽，咳铁锈色或果酱样或烂桃样痰，胸痛，咯血，胸胁咳唾引痛，气促，舌质红，苔黄腻，脉弦滑。

治法　清肺解毒，活血排脓。

方药　《千金》苇茎汤加减（鲜芦根、薏苡仁、冬瓜仁、桃仁、金荞麦、白茅根）。咳痰黄稠者，加鱼腥草、瓜蒌、浙贝母、红藤；咳痰腥臭者，合犀角丸；胸胁咳唾引痛有"悬饮"者，合十枣汤。

（5）风痰阻络

证候　头痛，舌强语謇，肢体麻木，恶心呕吐，视物不清，神昏，或见颈项强直，舌质红，苔白腻，脉弦滑。

治法　息风化痰，开窍通络。

方药　解语丹加减（白附子、石菖蒲、远志、天麻、全蝎、羌活、制南星、木香、甘草）。神识不清者，合紫雪丹；颈项强直者，加羚羊角、僵蚕。

【预防】

1. 控制传染源　彻底治疗患者、感染者，以及病犬、病猫等家畜。捕杀对人有害或为保虫宿主（包括转虫宿主）的动物以减少传染源。不用生溪蟹、生蝲蛄喂犬和猫等，防止动物感染。

2. 切断传播途径　流行区人群，尤其是儿童避免生食或半生食溪蟹、蝲蛄，或饮用生溪水，不随地吐痰。

3. 保护易感人群　在流行区加强本病防治宣教工作，尤其是青少年，养成良好卫生习惯；加强猫、犬管理，加强粪便和水源管理，防止虫卵入水。

第三节　华支睾吸虫病

华支睾吸虫病（clonorchiasis）是由华支睾吸虫寄生于人体肝内胆管所引起的以肝胆病变为主的一种人兽共患性寄生虫病，也称为肝吸虫病。多因食用未经煮熟的含有华支睾吸虫囊蚴的淡水鱼或虾而被感染。轻症感染者可无症状，重症感染者可出现消化不良、上腹隐痛、腹泻、精神不振、肝大等临床表现，严重者可发生胆道感染、胆管炎、胆结石，甚至肝硬化等并发症。感染严重的儿童常有显著营养不良和生长发育障碍。

本病属中医学"虫积"、"积聚"、"胁痛"、"虫臌"范畴。

【病原学】

华支睾吸虫成虫体扁平，柔软，前端较窄，后端钝圆，外形似葵花子，体表无棘，呈褐色半透明，大小为（10~25）mm×（3~5）mm，寄生在人体的成虫大小与虫体数量有关，寄生的虫数越多则虫体越小。雌雄同体，有口、腹两个吸盘，消化器官有口、咽、食管和分支的肠管。雄性生殖器官有睾丸1对，均呈分支状，前后排列。雌性生殖器官有卵巢1个，细小，分三叶，位于睾丸之前。虫卵是人体寄生虫卵中最小的一种，约为（27.3~35.1）μm×（11.7~19.55）μm，呈椭圆形，略似灯泡状，壳厚，呈棕黄色，一端有陷入于卵壳中的小盖，在连接处卵壳增厚，卵内含一成熟毛蚴。

成虫蠕动缓慢，寄生于宿主的肝内中、小胆管内，有时移居较大胆管或胆总管，大都是吸附于胆管内壁的黏膜，以组织液和黏液中的葡萄糖或蛋白质为营养。成虫产卵后，虫卵随胆汁到达肠道，与粪便一起排出体外，在池塘和溪沟中，被第一中间宿主（淡水螺）吞食后，卵内毛蚴即在螺肠内孵出，穿入肠壁，在肠道周围软组织内经孢蚴、雷蚴的无性增殖阶段，最后形成大量尾蚴逸出螺体，钻入第二中间宿主（淡水鱼、虾）体内，形成囊蚴。人或其他终末宿主动物如吃进含有囊蚴而未煮熟的淡水鱼或淡水小虾后，囊蚴外壳可被胃酸及胰蛋白酶消化，在十二指肠内幼虫脱囊逸出。幼虫沿胆总管移行至肝内胆管寄生，最后在肝内的中、小胆管发育为成虫。从感染囊蚴至成虫成熟排卵需1个月左右。成虫寿命可长达20~30年。

【流行病学】

1. 传染源　能排出华支睾吸虫卵的人和动物均是本病的传染源。主要是被华支睾吸虫感染的人和哺乳动物，如猫、狗、鼠、猪等。

2. 传播途径　人因进食未煮熟而含有华支睾吸虫囊蚴的淡水鱼或虾而受感染，多因生食鱼肉、虾，也有由于烤、烧、炒、煎小型鱼类不熟而感染。

3. 易感人群　人对本病普遍易感，无年龄、性别、种族之分，凡进食含有囊蚴而未经煮熟的鱼或虾，均可被感染。感染率高低与居民的生活、卫生习惯及饮食嗜好有密切关系，流行区人群感染率达0.08%~57%。

4. 流行特征　本病主要分布在亚洲的东部和东南部等国家。我国除青海、宁夏、新疆、甘肃、内蒙古、西藏等尚未有报道外，其余25个省、市、自治区以及台湾省和香港特别行政区都已有本病的流行报道或病例报告。卫生部于2001~2004年进行第二次全国人体重要寄生虫病现状调查，全国流行区华支睾吸虫感染率约为2.39%，比第一次全国调查明显上升。华支睾吸虫病在我国的流行特点：

（1）南北两端感染率高，原因是广东、广西和湖南等省、自治区的一些地区以及吉林省朝鲜居民喜食生鱼，而其他地区的感染主要是食鱼的方法不当或儿童喜食小鱼所致。

（2）在有食生鱼习惯的地区，感染率随年龄的增加而增高，如广东和广西；喜食方式感染则儿童和青少年感染率较高，如北京、山东、河南、安徽、江苏、湖北，以及广东省的少部分地区。

（3）华支睾吸虫病流行呈点片状分布，不同地区、不同县乡，甚至同一乡内的不同村庄感染率差别也很大，除饮食习惯的因素外，地理和水流因素也起着重要作用。

【病机病理】

1. 西医发病机制和病理　感染华支睾吸虫后发病与否及病变程度，取决于成虫寄生在肝胆管的数量和时间。感染轻者，虫数自十余条至数十条，无临床症状，亦无肉眼可见病变。感染较重者，虫数可达数千条以上，肝内胆管及其分支均充满虫体和虫卵。当胆管内有较多成虫寄生且持续时间较长时，在虫体及虫卵的机械刺激及其代谢产物的作用下，胆管上皮细胞脱落，继而呈腺瘤样增生，胆管壁逐渐增厚，管腔变窄，胆管周围淋巴细胞浸润和纤维组织增生。由于虫体与虫卵堵塞胆管，导致胆汁瘀积，胆管呈圆柱状或囊状扩张，偶可由于长期胆汁瘀滞而演变成胆汁性肝硬化。扩张的胆管压迫周围肝组织，在虫体与虫卵的作用下，肝脏可发生脂肪变性，甚至坏死，儿童尤甚。胆管堵塞可继发细菌感染，发生胆管炎、胆囊炎、阻塞性黄疸。虫卵、死亡的虫体、脱落的胆管上皮、炎症渗出物、细菌等均可构成结石的核心，导致胆石症。成虫也可寄生在胰腺管内，出现胰腺管炎或胰腺分泌不良的症状。有人认为华支睾吸虫感染可能与原发性肝癌的发生有关。亦有学者认为本病的胆管上皮细胞腺瘤增生，有可能导致胆管癌。

2. 中医病因病机　中医学认为，本病的发生是由于饮食不洁，虫邪寄生于肝内胆道，损伤脾胃，湿热虫毒蕴结，肝胆疏泄失常所致。脾失健运则饮食不振，脘腹胀满；湿热蕴蒸，胆汁外溢，身目尿黄；肝气郁结则右上腹不适或两胁胀痛；日久可耗伤气血，出现乏力、倦怠、头昏等症；虫积郁久导致气滞血瘀，可形成积聚。患者若脾虚不运，致湿浊内生，湿邪日久则可化热，发为肝胆湿热证；患者脾气本虚，或邪郁日久伤脾气，或肝郁日久横逆乘脾，导致肝郁脾虚之证。或肝气郁滞，血行不畅，而致瘀血内留，为肝郁血瘀证。临床上可出现各种相应的兼夹证候：肝郁、脾虚日久，必致气血运行不畅，瘀结胁下，则可见肝肿大的积证；若肝郁虫积，损伤肝之阴血，而出现胁痛、头痛、头昏、耳鸣、失眠、消瘦、倦怠无力、舌嫩红、苔薄、脉弦弱等肝阴不足之证。若病情日渐加重，不易好转时，出现肝不疏泄，脾阳不振，水湿内停，腹部日渐胀大，成为鼓胀；部分患者，因虫积肝郁化火，加之脾不健运，湿浊内生，郁湿化热，而临床上出现胁痛、寒热往来、脘痞厌食、身肢倦重、黄疸、便溏、舌苔黄腻、脉滑数等湿热内郁证。

【临床表现】

本病一般起病缓慢，潜伏期约1~2个月。临床表现的有无、轻重因人体感染程度及人体反应性而异。

1. 临床类型　根据临床表现分为以下8种临床类型：

（1）无症状型　占16.9%~40.13%。轻者可无自觉症状，仅在粪便检查或十二指肠引流液检查时发现虫卵而诊断。

（2）肝炎型　占 36.38%～40.16%。表现为食欲不振、乏力、肝区隐痛，查体常有肝脏肿大，轻度压痛和叩击痛，少数患者脾脏也有轻微肿大。实验室检查部分患者血清丙氨酸转氨酶（ALT）轻度或中度增高，血清白蛋白降低或正常。

（3）胃肠炎型　占 13.76%～31.7%。表现为食欲不振、乏力、胃部不适、消化不良、腹胀、腹痛和腹泻，大便每日 3～5 次，但无脓血便，可有不消化食物等。胃镜检查时，往往无异常所见。

（4）胆囊胆管炎型　占 6.83%～11.3%。表现为轻重不一的腹胀、上腹或右上腹部不适，持续性钝痛或右肩胛区疼痛，胃灼热、嗳气等消化不良症状，有时则出现不规则低热或高热，常伴发胆囊炎或胆石症。

（5）神经衰弱型　占 2.06%～2.3%。表现为头晕、头痛、心悸、失眠、多梦、性情急躁、记忆力差等。

（6）肝硬化型　表现为食欲减退、恶心呕吐、疲倦乏力、腹泻等，并可出现肝脾肿大、黄疸、腹水、食管静脉曲张、脾功能亢进等症状。实验室检查肝功能明显受损，血清白蛋白减低。多见于重度感染的儿童患者，占 0.58%～1.4%。

（7）营养不良型　表现为消瘦、水肿、舌光滑、指甲苍白、皮肤粗糙、贫血、多发性神经炎、口角炎等。实验室检查血清白蛋白减少，肝功能减退。亦多见于重度感染的儿童患者，约占 2.1%。

（8）侏儒型　表现为发育障碍，体型均匀性矮小，身高、体重与年龄极不相称，缺乏第二性征，成年后不能生育等。成年人生殖功能也同样减退，内分泌机能发生紊乱。此型少见，可见于幼年期反复较重感染者。

2. 并发症

（1）胆囊炎、胆管炎和胆石症　最常见。华支睾吸虫成虫和虫卵可使胆道发生阻塞，加上成虫的机械损伤造成胆管上皮脱落，易继发细菌感染，引起急性胆囊炎、胆管炎，出现相应的临床症状。

（2）肝硬化　据资料报道，华支睾吸虫病肝硬化发生率为 0.55% 左右。出现肝脏肿大（以左叶为主）及肝功能减退、门脉高压症等临床表现。华支睾吸虫病合并的肝硬化如能早期诊治，预后良好。

（3）肝癌　据统计（同一地区 2000 人），华支睾吸虫病患者合并胆管细胞癌者约为 0.72%，肝细胞癌约为 2.12%。

（4）类白血病反应　感染可刺激宿主骨髓粒细胞大量增生，出现类白血病反应，白细胞可高达 5 万，嗜酸性粒细胞比例可高达 66%。骨髓穿刺检查符合嗜酸性粒细胞增多综合征骨髓象。驱虫治疗后可恢复正常。

（5）异位寄生及异位损害　华支睾吸虫病可寄生在宿主肝脏以外的其他器官，增加了该病的复杂程度和诊断难度。如胰腺华支睾吸虫病，多伴随肝胆华支睾吸虫病，临床上常表现为急性或慢性胰腺炎、胆管炎、胆囊炎等。肺部华支睾吸虫病极少见，主要表现为发热、呼吸困难、咳嗽等。诊断主要依靠在痰、支气管刷镜或粪便中查到虫卵。

【实验室及其他检查】

1. 血常规检查　急性患者可有血液白细胞计数增高，嗜酸性粒细胞增多。严重感染者尚可出现嗜酸性粒细胞类白血病反应，白细胞可达 $50 \times 10^9/L$，嗜酸性粒细胞有达 60% 以上者。慢性患者可出现不同程度的贫血，白细胞总数正常或轻度增加，嗜酸性粒细胞轻度增加（达 5%~10%）。

2. 肝功能检查　血清碱性磷酸酶、丙氨酸氨基转移酶和 γ - 谷氨酰转肽酶活力增高，血清总蛋白和白蛋白减少，血清胆红素升高。

3. 病原学检查

（1）粪便检查　发现虫卵是确诊华支睾吸虫病的直接依据，粪便检查为主要检查方法之一，直接涂片法操作简便，缺点是在轻症感染者中，粪中虫卵很少，不易检出，通常需多检几个涂片以提高检出率；沉淀集卵法可用清水沉淀，因虫卵较重而小，故适用此法。

（2）胆汁或十二指肠液检查　用十二指肠引流术取出十二指肠液，尤其是胆汁，虫卵检出率大为提高。亦有在胆道手术中发现成虫，胆道引流管中发现成虫或虫卵，或在肝穿刺术的穿刺针管内或组织块中发现成虫或虫卵，均有助于明确诊断。

4. 免疫学检查

（1）检测血清中特异性抗体　包括间接红细胞凝集试验及酶联免疫吸附试验（ELISA），用于患者的初筛及流行病学调查。

（2）检测血清中特异性抗原　用双抗体夹心法酶联免疫吸附试验检测血清中特异性循环抗原，用于疗效考核，此法明显优于检测抗体的方法。

（3）皮肤试验　宜选用高稀释度抗原做皮试。本试验简便易行，特异性高，与其他吸虫类疾病几乎无交叉反应，具有辅助诊断和普查初筛的价值。

5. 影像学检查

（1）B 超检查　肝脏肿大，肝内光点密集不均，可见小片状影，肝内小胆管扩张，管壁粗厚，回声增强，肝内胆管树比例失常，呈"丛状"分布。胆囊壁增厚、粗糙，囊内可有小条状或斑块形回声。

（2）CT 检查　患者肝内可显示有不同程度的自肝门部向周边弥漫性胆管扩张，绝大多数肝外胆管无扩张。形态学改变多为肝被膜下小胆管呈囊状或杵状扩张。少数病例胆囊内可见团块或不规则似软组织密度的点、条状物漂浮在胆汁中，个别病例可有胰导管轻度扩张。

（3）逆行胰胆管造影　其改变可有 4 种类型，即胆管细丝状或椭圆形充盈缺损；胆管变钝或中断、不连贯；胆管扭曲不光滑、凹凸不平；小胆管扩张。

【诊断与鉴别诊断】

1. 诊断依据

（1）流行病学资料　居住于流行区域或去过流行区，有生食或半生食鱼虾史，或在流行区捕鱼史等。

（2）临床表现　出现腹胀、腹泻等消化不良及头昏、失眠等神经衰弱症状，伴有肝大或其他肝胆系统症状表现，应考虑本病可能。

（3）实验室及其他检查　粪便、胆汁或十二指肠液中发现虫卵是确诊依据。血常规检查可见嗜酸性粒细胞增多，部分患者可有黄疸，血清转氨酶升高。血清免疫学检查及影像学检查可作为辅助诊断。

2. 鉴别诊断

（1）病毒性肝炎　消化道症状及肝功能损害明显，肝炎病毒的血清学标志物检测呈阳性，无进食未经煮熟的淡水鱼（或虾）史，粪便检查无华支睾吸虫卵。

（2）肝硬化　需与本病所引起的肝硬化相鉴别，明确病因为关键。

（3）肝片形吸虫病　该病多发生于牛羊牧区，其临床表现与华支睾吸虫病相似，但病情较重，梗阻性黄疸较常见，易并发胆道出血。粪检见肝片形吸虫卵可确诊。

（4）异形吸虫病　异形吸虫的生活史与华支睾吸虫相似，但此虫主要寄生于肠黏膜深处，可随血流侵入人体其他脏器造成局部栓塞与异位损害。异形吸虫虫卵与华支睾吸虫虫卵的形态、大小极为相似。临床上，当反复给予驱虫治疗后，虫卵不转阴时，行病原学检查如未获得虫卵，应考虑异形吸虫感染可能，通过粪检虫卵鉴别。

【预后】

早期发现、早期确诊的轻症患者如不再重复感染，经特效药物治疗后，预后良好。重复感染的重症患者，已发展到肝硬化阶段，经特效药物及支持疗法后，一般情况和肝脏病变均可获得明显好转。并发胆囊、胆管炎，胆管阻塞者，如及时治疗，预后亦良好。合并病毒性肝炎患者，能加重肝炎病情进展，其效果往往不理想。当出现肝硬化、腹水等肝功能失代偿表现时，患者的全身症状及肝功能异常状况不易恢复，预后较差。

【治疗】

1. 治疗原则　西医针对病原驱虫治疗是关键，重视对症与支持治疗。

本病在中医证候上表现为邪实正虚，故中医治疗上注意以扶正祛邪、标本兼顾为原则，在清热利湿驱虫同时，注意扶正健脾固本。

2. 西医治疗方法

（1）支持治疗　对重症感染并伴有严重营养不良或肝硬化的患者，应加强营养，纠正贫血，保护肝脏，以改善全身状况，待患者情况好转时再予以驱虫治疗。

（2）对症治疗　针对并发胆囊炎、胆管炎患者，除驱虫外需加用抗菌药物。对急性胆囊炎、胆石症、胆总管梗阻者应予以手术治疗。合并病毒性肝炎时，应保护肝脏及抗病毒治疗等。

（3）病原治疗

①吡喹酮：治疗本病的首选药物，具有毒性小，反应轻，疗效高，疗程短，及在体内吸收、代谢、排泄快等优点。治疗剂量为20mg/kg，每日3次，连服2~3天，总剂量为150mg/kg为宜，治愈率达90%以上。少数病例在服用时出现头晕、头痛、乏力、恶心、腹痛、腹泻等不良反应，24小时后可减轻或消失。一般治疗量对肝、肾无明显

损害。

②阿苯达唑：又名肠虫清，近年来应用临床效果满意。用量为 $10 \sim 20mg/(kg \cdot d)$，分 2 次服，7 天为 1 个疗程，总剂量为 140mg/kg。粪便虫卵阴转率可达 95% 以上。

3. 中医辨证论治

（1）肝胆湿热

证候　往来寒热，胸胁苦满，或右胁下胀痛，口苦咽干，两目发黄，或恶心呕吐，大便不解，小便短黄，舌红苔黄腻，脉弦数。

治法　清利肝胆湿热。

方药　茵陈蒿汤加减（茵陈、大黄、栀子）。寒热往来，加柴胡、黄芩、葛根等；恶心呕吐，加藿香、竹茹、白蔻仁等；腹泻，加茯苓、白术、薏苡仁、黄芩、黄连等。

（2）肝郁脾虚

证候　两胁胀痛，脘痞不适，腹泻，神疲乏力，纳食减少，舌淡苔白，脉弦细。

治法　疏肝健脾。

方药　逍遥散加减（柴胡、白术、茯苓、芍药、当归、薄荷、生姜）。胁肋胀痛，加枳壳、佛手、郁金、青皮等；脘痞腹胀，加半夏、白蔻仁、砂仁、淮山药；面色晦暗，舌质暗，舌下络脉迂曲，加丹参、赤芍、川芎等。

（3）肝郁血瘀

证候　胁下痞块，推之不移，触之疼痛，伴胸胁胀满，面暗形瘦，舌质有瘀点或瘀斑，脉弦涩。

治法　疏肝理气，化瘀消积。

方药　血府逐瘀汤加减（桃仁、红花、当归、川芎、枳壳、桔梗、柴胡、牛膝）。胁肋胀痛，加青皮、郁金、佛手；右胁下痞块，加三棱、莪术、槟榔、鳖甲等；失眠多梦，盗汗者，加女贞子、旱莲草。

以上各证型均可加榧子肉、使君子、槟榔等驱虫中药。

4. 中医其他治疗方法

（1）榧子肉 30g，槟榔 15g，使君子 10g，水煎服，每日 1 剂，15 天为 1 疗程。

（2）南瓜子 30 ~ 60g，制成粉末，每日 1 次，连服 2 周。

（3）乌梅、茯苓、山楂各 12g，仙鹤草 30g，木香、苦参、白术各 6g，槟榔、使君子各 9g，当归 5g，水煎服，每日 1 剂，连服数天。

（4）苦参子、炙百部各 6g，甘草 1.5g，水煎服，每日 1 剂，连服 5 天。

（5）疏肝驱虫汤：当归 10g，柴胡 6g，青皮 6g，榧子肉 25g，百部 15g，槟榔 15g，赤芍 12g，水煎服，每日 1 剂，2 周为 1 疗程。

【预防】

华支睾吸虫病是由于进食生的或半生的被华支睾吸虫囊蚴感染的淡水鱼或虾所致。预防的关键在于切断传播途径，把住经口感染这一关。此外，亦应注意控制传染源。

1. 控制传染源　在流行地区加强普查工作，及时治疗患者、带虫者和病畜。

2. 切断传播途径　加强卫生宣传教育工作，不食未经煮熟的鱼虾。加强粪便管理，未经无害化处理的粪便禁止下鱼塘。不在鱼塘上建厕所或把未经处理的粪便作为养鱼的饲料。

第四节　姜片虫病

姜片虫病（fasciolopsiasis）是由布氏姜片吸虫寄生在人体和猪的小肠部位所引起的一种寄生虫病。姜片虫囊蚴常附着在水生植物（菱角、藕、荸荠等）上，因此生食此类水生植物而易感染。家猪是重要的保虫宿主，故本病亦是一种常见的人兽共患病。临床上以腹痛、腹泻、消化功能紊乱、营养不良等为主要表现。主要分布在东南亚各国，以水乡地区为主；多在夏秋季感染；以儿童及青少年感染机会多。

本病中医学称"赤虫"病，属九虫病之一，出自于《诸病源候论·九虫病诸候·九虫候》："八曰赤虫，状如生肉，动则肠鸣。""或见腹泻、便脓血。""治宜攻积杀虫，用追虫丸，芜荑散。"描述与姜片虫相似。由于时代的局限性，当时尚不能明确其为姜片虫，而统归于"虫证"。

【病原学】

1. 生活史　姜片虫虫体肥厚，新鲜时呈肉红色，形似姜片，前端和腹面各有一吸盘，是寄生于人体的最大吸虫。其成虫雌雄同体，虫卵为淡黄色，呈椭圆形。姜片虫完成生长、发育、繁殖的生活史需要有两个宿主（扁卷螺，人或猪）。寄生在小肠的姜片虫成虫以肠内容物为食，产卵后虫卵随宿主的粪便排出体外。在温度（26℃~32℃）、湿度适宜的自然水域中，经3~7周发育孵出毛蚴。毛蚴在自然水域中侵袭到第一中间宿主——扁卷螺体内淋巴间隙中进一步发育，经过孢蚴、雷蚴等阶段发育为尾蚴。尾蚴从扁卷螺体逸出与温度、湿度、光照以及氧气有关。据观察，24℃左右的夜间尾蚴逸出的数量较多。逸出的尾蚴吸附在水生植物（菱角、藕、荸荠等）表面，形成囊蚴。自毛蚴侵入螺体到尾蚴逸出形成囊蚴，整个发育过程大约需要1~2个月时间。

当人或猪生食已受姜片虫囊蚴污染的水生植物后，囊蚴进入人体或猪体内，在十二指肠内脱囊形成后尾蚴。游离出来的后尾蚴借助吸盘吸附在小肠黏膜上吸取营养，发育为成虫并产卵。从囊蚴进入人体至发育为成虫产卵大约需要1~3个月时间。成虫的寿命可达1~4年余。

2. 囊蚴的特点　囊蚴呈半圆形，光镜下可见两层囊壁：外层草帽状，脆弱易破；内层扁圆形，透明而较坚韧。囊蚴对干燥及高温的环境抵抗力较差，阳光照射10分钟失去感染力，常温干燥12小时即可死亡。潮湿的环境中生命力较强。

【流行病学】

1. 传染源　主要的传染源为患者和被感染的猪，其中病猪是保虫宿主，患者是终宿主。猪因食含有囊蚴的青饲料（如浮萍、浮莲等水生植物）而感染。青饲料种植在猪圈附近，以猪粪为养料，猪圈污水流入种植区域，扁卷螺以此环境孳生，由此提供姜片虫生活史的环境和条件。

2. 传播途径 生食被感染的水生植物，将姜片虫囊蚴吞食而感染。或饮用含囊蚴的生水而感染。流行区域须有中间宿主——扁卷螺。

3. 易感人群 人对姜片虫普遍易感。以儿童和青少年的感染几率较高，这与喜欢生食水生植物有关。国内调查姜片虫感染者以 15 岁以下的青少年多见，6～10 岁为高峰期，随年龄增长逐渐下降，50 岁以下感染率降低至一半左右。但在重流行区，60 岁以上年龄组感染率也较高。本病感染后的免疫力较低，感染后的人对再感染亦无明显的保护性免疫。可能与姜片虫仅寄生在人体肠道有关。

4. 流行特征 姜片虫病主要流行分布在东南亚地区。在我国，除东北和西北地区以外，其他 18 个省、市和自治区均有流行。本病是人、猪共患的寄生虫病。猪姜片虫病的流行区较人姜片虫病的流行区广。随着医疗卫生条件的改善，以及猪饲养方式的改变，姜片虫的感染率明显下降。

【病机病理】

1. 西医发病机制和病理 姜片虫成虫的致病机理主要表现为对肠黏膜的机械性损伤以及虫体代谢产物被吸收引起的变态反应和毒性反应。成虫靠吸盘吸附于肠壁，寄生于十二指肠和空肠上段，并不断吸取营养。由于其吸附力强，将宿主肠黏膜吸入吸盘内，可引起肠黏膜发生炎症、充血、水肿、点状出血，甚至形成溃疡和脓肿。病变部位的黏膜及黏膜下可见中性粒细胞、淋巴细胞和嗜酸性粒细胞浸润，使肠黏膜分泌增加。重度感染者病变广泛，可累及胃幽门部和结肠。由于虫体大量摄取肠道内养分，致使患者消化吸收功能障碍导致营养不良，儿童病例可出现发育障碍。同时虫体的毒性代谢产物可引起宿主的过敏反应，血中嗜酸性粒细胞增多，重度感染者常有水肿、腹腔积液等症状。大量成虫寄生时，可因虫体成团而致肠梗阻。

2. 中医病因病机 中医认为，本病因饮食不洁，虫毒内积损伤脾胃，以致气机失调，脾失健运；日久则气血不足、脏腑功能失调，导致多种病变。故早期以湿热虫毒阻滞中焦，气机失调为主要病机。病程延长，久治不愈则以脾胃不和、脾虚气郁、正气虚弱为主。

【临床表现】

感染姜片虫后是否发病以及临床表现的轻重程度与患者的体质强弱以及感染姜片虫的数量有关。潜伏期一般为 1～3 个月。感染轻者常无明显症状，仅表现倦怠乏力、食欲减退。感染严重者，主要表现为精神萎靡、恶心、腹痛、腹泻，或间歇性腹泻与便秘交替。若肠黏膜广泛受损，可影响分泌与吸收功能，导致营养不良、贫血、浮肿，甚至腹腔积液。久病儿童病例可出现发育障碍、智力低下、维生素缺乏、夜间磨牙等症状。大量成虫感染者偶可致肠梗阻。在反复感染的病例，少数可因衰竭、虚脱而致死。

【实验室及其他检查】

1. 血常规 白细胞计数稍有增高；嗜酸性粒细胞增高，可达 10%～20%；红细胞计数和血红蛋白常轻度下降，提示轻度贫血。

2. 便常规 在粪便中查出姜片虫虫卵即可确诊。大便隐血试验偶可呈阳性。

（1）直接涂片法　姜片虫虫卵较大，易于检查。一般一次粪检 3 张涂片，90% 以上可检测出虫卵。但对于轻度感染者容易漏诊。

（2）沉淀集卵法　姜片虫虫卵比重大，易于沉淀。水洗或离心沉淀法都可。吸取沉渣检查，可提高检出率。

（3）改良加藤涂片法　根据每克粪便中虫卵数（EPG）可估测病情轻重及感染程度，并可作为疗效考核的依据之一。EPG < 2000 者为轻度感染，> 10000 者为重度感染，2000 ~ 10000 之间为中度感染。

3. 血清学检查　酶联免疫吸附试验（ELISA）：姜片虫成虫冷浸抗原 1 ∶ 3500 工作浓度包被酶标板，检测姜片虫病血清抗体具有敏感性高、特异性强和交叉反应率低的特点。姜片虫与其他寄生虫和虫卵存在共同抗原成分，血清学检测有部分交叉反应，应注意区分假阳性。

4. 胃镜检查　近来有报道对临床症状轻但有流行病学史的患者，胃镜检查在姜片虫病早期诊断上有其特殊的地位。胃镜检查可以用于诊断有早期症状、虫体吸附于十二指肠部及降部的姜片虫病。胃镜检查能在直视下发现姜片虫虫体，而大便集卵镜检要待幼虫经 1 ~ 3 个月生长发育成成虫并排卵后才可能明确诊断。

【诊断与鉴别诊断】

1. 诊断依据

（1）流行病学资料　在流行区有生食水生植物史有重要的参考意义，好发于儿童。

（2）临床特征　消化不良、上腹部疼痛、慢性腹泻、食欲不振以及营养不良、水肿、贫血等，肠梗阻可见。

（3）实验室检查　病原学检查可确诊，患者在粪便中或呕吐物中见到排出的姜片虫虫卵即可诊断。血常规检查提示白细胞计数稍有增高，嗜酸性粒细胞增高，红细胞计数和血红蛋白轻度下降。

2. 鉴别诊断

（1）钩虫病　由钩虫寄生于人体小肠所致的疾病。临床以营养不良、贫血、胃肠功能紊乱为主要表现，初起时足趾、足底红肿、奇痒，皮肤出现丘疹、小疱疹，或有咳嗽、哮喘、痰中带血症状。粪便检查可查到钩虫虫卵。

（2）蛔虫病　由蛔虫寄生于人体小肠引起。临床以常见阵发性腹痛、食欲不振、消瘦等症状，重者出现营养不良，甚至肠梗阻。病原学检查以大便排出蛔虫，大便检查找到蛔虫卵确定诊断。

【预后】

该病预后良好，感染后的表现与患者的体质差异有关，久病者可有不同程度的生长发育障碍。

【治疗】

1. 治疗原则　西医病原学治疗以驱杀虫体为主。重症患者，尤其是贫血严重的患者，先加强支持治疗，在纠正贫血、改善营养状态之后，再进行驱虫治疗。

中医治疗早期轻症以杀虫消积为主，久病重症则健脾驱虫同时兼顾。针对不同体质和临床表现，采取中西医结合的综合防治措施，积极进行对症支持治疗，加强护理，以增强体质。

2. 西医治疗方法

（1）一般治疗　加强营养支持治疗，纠正贫血。其后再进行驱虫治疗。

（2）病原学治疗　驱虫治疗。

①吡喹酮：首选用药。按 10mg/kg，每日 3 次或 1 次顿服。药物不良反应主要为乏力、腹痛、腹泻、头昏等，能自行缓解。其驱虫率达 88.5%～95.8%，治疗后 1 个月虫卵转阴率为 97.5%～100%。

②硫氯酚（别丁）：儿童 50mg/kg，成人为 3g，晚间顿服或连服两晚。便秘者配合给予泻剂。可见轻度的腹痛、腹泻等不良反应。一次服药后疗效可达 70% 以上。

3. 中医辨证论治

（1）虫积肠道

证候　上腹部隐痛，恶心，呕吐，腹泻，甚或夹有肉红色虫体如姜片，日久见精神萎靡，形体消瘦，腹胀浮肿，舌质淡红，苔厚而白，脉滑。

治法　杀虫消积。

方药　化虫丸加减（槟榔、鹤虱、苦楝皮）。若腹胀，腹痛者，加枳实、木香；消化不良者，加鸡内金、谷芽；夜寐不安，烦躁者，可加胡黄连、石斛。

（2）脾虚虫积

证候　日久腹痛，完谷不化，面黄肌瘦，毛发稀疏，或神疲食少，腹胀如鼓，全身浮肿，舌质淡，苔腻，脉细。

治法　健脾驱虫。

方药　参苓白术散合肥儿丸加减（人参、白术、茯苓、薏苡仁、砂仁、山药、莲肉、桔梗、黄连、使君子、神曲、炒麦芽、炒山楂、芦荟）。若腹痛频发者，加槟榔；恶心呕吐者，加砂仁、半夏；腹水，浮肿者，加泽泻、车前草、黄芪、防己。

4. 中医其他治疗方法　槟榔煎剂：成人用量为 50g，加水 300ml，煎煮 1 个小时，浓缩到 100ml，晨起空腹服 1 次或分 2 次服用。儿童每年龄组（每岁）每次服 2～3g，每次总量不超过 30g，加水煎服，连服 3 天。亦可见轻度恶心、呕吐、腹痛等不良反应。治愈率可达 90% 以上。

【预防】

1. 控制传染源　对人群和猪开展普查、普治工作。

2. 切断传播途径　勿生食或啃食带皮壳的菱角、荸荠等水生植物；猪的青饲料及水生植物应煮熟后喂用；养殖水生植物的池塘禁用新鲜粪便，需经过无害化灭卵处理后施用；应用生石灰、硫酸铵等消灭扁卷螺。

3. 保护易感人群　开展卫生健康宣教，提高儿童自我保健意识。

第五节　丝虫病

丝虫病（filariasis）是由丝虫寄生于人体的淋巴系统、皮下组织、体腔等部位，并通过节肢动物传播引起的一种寄生虫病。目前已知寄生于人体的丝虫有 8 种，在我国流行的为寄生于淋巴系统的斑氏丝虫和马来丝虫。临床上早期以淋巴管与淋巴结炎、晚期以淋巴管阻塞及其产生的系列症状为特征。丝虫病流行面广，危害性大，WHO 已通过决议：至 2020 年全球要消灭淋巴丝虫病。中华人民共和国成立以来我国在丝虫病防治领域取得了令世界瞩目的成绩，2007 年 5 月 9 日经 WHO 审核认可，中国成为全球第一个宣布消除丝虫病的国家。本节重点介绍斑氏丝虫病和马来丝虫病。

本病可归于中医学"流火"、"丹毒"、"膏淋"、"水疝"、"大脚风"等范畴。

【病原学】

1. 成虫　斑氏丝虫和马来丝虫的成虫形态基本相似，呈线形，乳白色，表面光滑，雌雄异体，常缠绕在一起。斑氏雄虫体长 28.2～42mm，宽约 0.1mm，马来雄虫体长稍短，两种雄虫结构相似，主要区别为：斑氏雄虫肛孔两侧有 8～10 对乳突，马来雄虫仅有 4 对；斑氏雄虫的肛孔至尾端有 1～2 对乳突，马来雄虫则无。两种雌虫形态结构基本相同，其体长和宽度约为雄虫的 1 倍。成虫在人体内的寿命一般为 4～10 年，长者可达 40 年。

2. 微丝蚴　系雌虫胎生幼虫，主要出现在外周血液。微丝蚴长约 177～296μm，宽约 5～7μm，马来微丝蚴较斑氏微丝蚴短细。两种微丝蚴均有夜间出现于周围血液循环的夜现周期性，斑氏微丝蚴为晚 10 时至次晨 2 时，马来微丝蚴为晚 8 时至次晨 4 时。夜现周期性的机理尚未完全清楚，可能与迷走神经系统兴奋、宿主肺动静脉血氧含量张力差变化、微丝蚴的生物节律以及宿主生活睡眠习惯等有关。微丝蚴在人体内可存活 1～3 个月，长者可达数年。

3. 生活史　斑氏和马来丝虫的生活史需要两种不同的宿主，分为两个阶段：一个阶段在蚊虫（中间宿主）体内，另一个阶段在人（终宿主）体内。

（1）在蚊虫体内　当蚊虫叮咬丝虫病患者时，血中的微丝蚴吸入蚊胃，经 1～7 小时脱鞘，穿过胃壁经腹腔进入胸肌，开始发育，经两次蜕皮发育为感染性幼虫——丝状蚴。蚊体内的发育需 10～14 天。丝状蚴离开蚊的胸肌，经血腔达喙部，于蚊吸血时逸出，从叮刺伤口进入人体。

（2）在人体内　感染期幼虫侵入人体后，部分幼虫进入淋巴管或淋巴结，发育为成虫，成虫以淋巴液为食，寿命可达 12 年。从幼虫侵入人体至微丝蚴出现于人体外周血液，斑氏丝虫需 8～12 个月，马来丝虫需 3～4 个月。两种丝虫在人体的寄生部位有所不同：斑氏丝虫主要寄生在浅表淋巴系统，此外还寄生于下肢、阴囊、精索、腹股沟、肾盂等处的深部淋巴系统；马来丝虫多寄生在上、下肢浅表淋巴系统。

【流行病学】

1. 传染源　丝虫病的主要传染源为血中含有微丝蚴的人。马来丝虫还可寄生于猫、犬、猴等动物体内，受感染的动物亦可成为传染源。

2. 传播途径　丝虫病主要通过蚊虫叮咬传播。淡色库蚊、致乏库蚊是斑氏丝虫的主要传播媒介，中华按蚊是马来丝虫的主要传播媒介。

3. 易感人群　人群普遍易感，以20~25岁间的人群感染率和发病率最高，病后产生一定的免疫力，但不能阻止再次感染。

4. 流行特征　丝虫病呈全球分布，斑氏丝虫病主要流行于亚洲、非洲、大洋洲和美洲，马来丝虫病仅流行于亚洲。我国曾有16个省、自治区、直辖市流行丝虫病，山东、台湾为单纯斑氏丝虫病流行，其余地区为斑氏丝虫病和马来丝虫病同时存在。丝虫病的流行有明显的地方性与季节性。在中国感染季节一般在5~10月，这时的温度、湿度利于蚊虫孳生及微丝蚴在蚊体内的发育。人口密度和环境卫生亦与流行有关。

【病机病理】

1. 西医发病机制和病理　丝虫的发病和主要病变是由成虫所致，感染期幼虫、微丝蚴对人体亦有致病作用。人体感染丝虫后是否发病与感染的虫种和数量、重复感染频率、虫体寄生部位、机体的免疫反应及有无继发感染有关。感染期幼虫侵入人体后，有些幼虫可顺利地发育为成虫，有些则在移行和发育的过程中死亡。幼虫和成虫的代谢产物、幼虫的蜕皮液、成虫子宫分泌物（包括黏液、未受精卵和胚胎残体等）以及死虫的裂解物等，均可引起局部淋巴系统的组织反应与全身过敏反应，临床表现为周期性丝虫热、淋巴管炎、淋巴结炎及丹毒样皮炎，可能与Ⅰ型和Ⅲ型变态反应有关，后期主要表现为淋巴管阻塞性病变和继发性感染，多由Ⅳ型变态反应所致。

丝虫病的病理改变以淋巴管和淋巴结为主。急性期表现为渗出性炎症、淋巴结充血、淋巴管壁水肿、嗜酸性粒细胞浸润，纤维蛋白沉积。继之逐渐出现淋巴管和淋巴结内增生性肉芽肿反应，肉芽中心为变性的成虫和嗜酸性粒细胞，周围有纤维组织和上皮样细胞围绕，并有大量淋巴细胞和浆细胞聚集，形成类结核结节，严重者可因大量嗜酸性粒细胞浸润形成嗜酸性脓肿。慢性期表现为大量纤维组织增生，虫体钙化，淋巴结变硬，淋巴管纤维化，形成闭塞性淋巴管内膜炎。淋巴管和淋巴结的阻塞可致远端淋巴管内压增高，导致淋巴管曲张和破裂，淋巴液浸入周围组织及器官，阻塞于皮下，淋巴液不断刺激组织，使纤维组织大量增生，皮下组织增厚、变粗、皱褶、变硬，形成象皮肿。阻塞位于深部淋巴系统，则出现阴囊象皮肿、淋巴腹水、乳糜腹泻、乳糜尿等。淋巴阻塞易致局部血液循环障碍，局部皮肤易继发感染，使象皮肿加重及恶化，甚至形成溃疡。

2. 中医病因病机　中医认为本病由湿热疫毒之邪侵袭人体所致。邪热犯肺，肺失宣发肃降，卫气郁滞，则可见畏寒发热、咳逆气促等症。疫毒化火，攻窜脉络，胶结成痰，发为"丹毒"、"流火"，引起高热、肢体红肿疼痛并布有自上而下的红线、腹股沟及腋下触摸到痰核包块等。湿热疫毒之邪壅塞经络，浸淫肝经，流注膀胱，表现为少腹胀痛、睾丸肿胀、小便混浊等。湿热疫毒伏藏日久，内伤脾肾，脾虚气陷，脾失健运，肾虚不固，封藏失职，导致脂液外泄，小便白如膏脂。本病早期多为湿热为患，晚期多为脾虚肾亏。

【临床表现】

潜伏期 4~12 个月不等。本病的临床表现轻重不一，约半数以上为无症状感染者。

1. 急性期

（1）淋巴结炎和淋巴管炎 多由马来丝虫引起。好发于下肢，呈不定时周期性发作，其诱因与运动及劳累有关，夏秋多见。淋巴结炎可单独发生，淋巴管炎多伴有淋巴结炎。发作时可有畏寒发热，全身乏力，局部淋巴结肿大、疼痛及压痛，继之淋巴管肿胀、疼痛，可沿大腿内侧向下蔓延，皮下可见呈离心性发展的红线，称逆行性淋巴管炎（细菌感染引起的淋巴管炎为向心性），持续 1~3 天，上下肢均可发生，但以下肢为多见。当炎症波及皮内微细淋巴管时，局部皮肤可出现弥漫性红肿、发亮，有压痛和灼热感，类似丹毒，称为"丹毒样皮炎"，病变部位多见于小腿中下部，持续约 1 周。

（2）丝虫热 多见于斑氏丝虫病流行地区。周期性发热，体温可达 40℃，伴有畏寒、寒战、头痛、食欲不振等，或仅有发热，2~3 天消退。

（3）精索炎、附睾炎、睾丸炎 主要见于斑氏丝虫病，由成虫寄生于阴囊内淋巴管中所致。表现为发热，一侧腹股沟疼痛，并向下蔓延放射至大腿内侧。睾丸及附睾肿大、压痛，精索上可触及一个或多个结节，压痛明显，持续数天后炎症消退，结节缩小变硬，反复发作后结节可逐渐增大。

（4）肺嗜酸性粒细胞浸润综合征 又称丝虫性嗜酸性粒细胞增多症，多见于成人，男性多于女性。其临床特征为夜间阵咳和哮喘，肺部有游走性浸润灶，X 线胸片可见肺纹理增粗及广泛粟粒样斑点状阴影，痰中可查到嗜酸性粒细胞及夏科 - 莱登晶体。外周血嗜酸性粒细胞增多，可达 3×10^9/L 以上，占白细胞总数的 20%~80%。

2. 慢性期 临床上以淋巴系统增生、阻塞引起的表现为主。

（1）淋巴结肿大和淋巴管曲张 淋巴结炎的反复发作和淋巴结内淋巴窦的扩张可引起淋巴结肿大，且常伴有向心性淋巴管曲张。肿大的淋巴结和曲张的淋巴管常于股部和腹股沟处形成囊性肿块，触诊似海绵状，中央发硬，穿刺可抽出淋巴液，有时可找到微丝蚴。精索淋巴管曲张常相互粘连成索状，易与精索静脉曲张混淆，且两者可并存。

（2）鞘膜积液 多见于斑氏丝虫病。常发生在精索、睾丸，轻者可无症状；积液多时，阴囊体积增大，不对称，皮肤紧张，表面光滑，皱褶消失，肿物卵圆形，囊样，无压痛，同侧睾丸不易触及。透光实验阳性，积液可成草绿色或乳白色，穿刺液离心沉淀可查找到微丝蚴。

（3）乳糜尿 为斑氏丝虫病常见的晚期临床表现。乳糜尿患者淋巴管破裂部位多发生在肾盂及输尿管，呈间歇性发作，常突然出现，发作前可无症状，或有畏寒、发热、腰部、盆腔及腹股沟处疼痛，继之出现乳糜尿。乳糜尿易凝固，阻塞尿道，导致排尿困难，甚至出现肾绞痛。尿呈乳白色，混有血液时呈粉红色，静置时可分三层：上层为脂肪，中层为较清的液体，混有小凝块，下层为粉红色沉淀物，含有红细胞、白细胞、淋巴细胞等，有时可找到微丝蚴。

（4）淋巴水肿与象皮肿 淋巴水肿和象皮肿是斑氏丝虫病的重要临床表现，好发部位依次为肢体（尤以下肢为多见）、外生殖器和乳房。两者常同时存在，难以鉴别。

淋巴水肿可因淋巴液回流改善而自行消退。象皮肿为淋巴回流持续不畅所致，表现为凹陷性坚实性水肿，皮肤增厚变粗，皮皱加深，皮肤上有苔藓样变、疣状结节，易继发感染，形成慢性溃疡。

【实验室及其他检查】

1. 血常规　白细胞总数增高，常为（$10 \sim 20$）$\times 10^9$/L，嗜酸性粒细胞显著增高，占白细胞总数的 20% 以上，若继发细菌感染，中性粒细胞可显著增高。

2. 血液微丝蚴检查　血液中找到微丝蚴是确诊丝虫病的主要依据。由于微丝蚴具有夜现周期性，取血时间以晚上 9 时至次晨 2 时为宜。

（1）涂片法　取耳垂血 3 滴（约 $60 \mu l$），置于玻片中心，用另一张玻片涂成 $2cm \times 3cm$ 血膜，干后放在清水中溶血 $5 \sim 10$ 分钟，染色镜检。20 世纪 80 年代后采用 6 大滴双片法。

（2）鲜血法　取耳垂血 $20 \mu l$ 滴于玻片上，加盖玻片，低倍镜下查找微丝蚴，阳性率低。

（3）浓集法　取静脉血 $2ml$，抗凝后加蒸馏水 $8 \sim 10ml$，溶血后离心，取沉淀液镜检查找微丝蚴，阳性率高。

（4）白天诱虫法　白天口服乙胺嗪 100mg，分别于 15、30、60 分钟采外周血镜检。此法可用于夜间取血不方便者，但对低度感染者易漏诊。

（5）微孔膜过滤法　取静脉血，抗凝后用微孔膜过滤器过滤，滤过膜上留有微丝蚴，用苏木精染色后镜检。检出率比涂片法和浓集法高。

3. 各种体液微丝蚴检查　鞘膜积液、乳糜尿、淋巴液、乳糜腹水、心包积液等体液中可检出微丝蚴。

4. 活组织检查　可取皮下结节、浅表淋巴结、附睾结节等病变组织活检，查找成虫，或将取下的可疑结节，按常规法制成病理切片镜检。若为丝虫性结节，可见结节中心有成虫，其周围为肉芽肿性改变。

5. 免疫学检查

（1）皮内试验　不能作为确诊患者的依据，可用于流行病学调查。

（2）检测抗体　试验方法很多，目前以丝虫成虫冰冻切片抗原间接荧光抗体试验（IFAT）、成虫冰冻切片免疫酶染色试验（IEST）及马来丝虫成虫或微丝蚴的可溶性抗原酶联免疫吸附试验（ELISA）的敏感性和特异性均较高。

（3）检测抗原　近年来国内制备抗丝虫抗原的单克隆抗体，应用 ELISA 双抗体法和斑点 ELISA 法分别检测班氏和马来丝虫循环抗原的实验研究已获初步进展。

6. 分子生物学检查　可用 DNA 杂交实验及 PCR 技术诊断丝虫病。

【诊断与鉴别诊断】

1. 诊断依据

（1）流行病学资料　有流行区旅居史及蚊虫叮咬史。

（2）临床特征　周期性发热，有反复发作的淋巴结炎、逆行性淋巴管炎、丹毒样皮炎、乳糜尿、精索炎、象皮肿等症状和体征。

（3）实验室检查　外周血中查找到微丝蚴，即可确诊为丝虫病。

（4）治疗性诊断　微丝蚴阴性的疑似患者可采用口服乙胺嗪，若出现发热、淋巴系统反应和淋巴结结节，则有助于丝虫病的诊断。

2. 鉴别诊断

（1）血栓性静脉炎　一般有血管壁损伤史或静脉曲张史，主要表现为沿静脉走行的红肿、疼痛及压痛，可触及索状静脉，全身反应少见，血象白细胞计数正常或稍高，血管彩超及静脉造影可发现静脉血栓。

（2）感染性静脉炎　先有局部外伤或感染病灶，局部疼痛、触痛明显，常出现全身中毒症状，有沿静脉走行的红肿、疼痛及压痛，血象白细胞计数及中性粒细胞比例明显增高。

（3）充血性心力衰竭　常有基础心脏病史，有劳力性呼吸困难，右心衰竭患者水肿首先出现于身体最低垂部位，呈对称性、可压陷性，有心脏扩大、颈静脉征、肝脏肿大等。

（4）肿瘤性乳糜尿　有恶性肿瘤病史，因肿瘤侵犯腹膜后淋巴管、淋巴结所致。

【预后】

本病早期及时诊断，尽早规范化治疗，一般无生命危险，预后良好。晚期患者的劳动力受限，易并发感染而危及生命，预后相对较差。

【治疗】

1. 治疗原则　西医以病原治疗为主，首选乙胺嗪，配合对症支持和中医药治疗。

中医治疗早期宜宣肺清热，清热解毒，清热利湿，通络散结；晚期多采用益气健脾，补肾固涩等，对于缓解症状、控制病情和恢复体质有积极意义。

2. 西医治疗方法

（1）病原治疗

①乙胺嗪：又名海群生，能杀灭微丝蚴和成虫，但对斑氏丝虫的成虫作用较小，需延长疗程。对马来丝虫病患者：成人 1.5g，1 次顿服，或 0.75g，每日 2 次，连服 2 天；对斑氏丝虫病患者：0.6g/d，分 3 次口服，疗程 7 天；WHO 推荐每日 6mg/kg，疗程 12 天。不良反应轻微，治疗过程中大量微丝蚴或成虫死亡可能出现过敏反应。有严重心、肝、肾疾患，活动性肺结核，急性传染病，妊娠 3 个月内或 8 个月以上，月经期妇女等应慎用或禁用。

②伊维菌素：大环内酯类抗生素，对微丝蚴疗效与乙胺嗪相同，不良反应更轻，成人 100～200μg/kg，单剂或连服 2 天。

③呋喃嘧酮：为我国自行合成的抗丝虫病药物，对斑氏丝虫成虫和微丝蚴均有杀灭作用。每日 20mg/kg，分 2～3 次，连服 7 天为 1 疗程。不良反应与乙胺嗪相仿。

④联合疗法：WHO 近年推荐两药联合应用：乙胺嗪 6mg/kg，加伊维菌素 200μg/kg 或阿苯达唑 400mg1 次服用，有效率达 99%。

（2）对症治疗

①淋巴管炎及淋巴结炎：发作时应卧床休息，抬高患肢。可口服泼尼松、保泰松、阿司匹林，合并细菌感染者应使用抗菌药物。

②乳糜尿：发作期应避免劳累，卧床休息时应加腹带、抬高骨盆部，多饮水，清淡饮食，限制脂肪及高蛋白饮食。重症患者可用1%硝酸银或12.5%碘化钠溶液进行肾盂灌注冲洗，或行外科手术治疗。对于乳糜血尿患者可酌情使用止血药。

③象皮肿：保持患肢皮肤清洁，每天清洗患部，夜间抬高患肢，避免局部挤压摩擦，预防皮肤破损及感染，可采用微波热疗或热烘绑疗法。严重的象皮肿可行手术治疗。

3. 中医辨证论治

（1）邪热犯肺

证候　恶寒渐轻，发热渐盛，咳逆气促，或喘而胸满，咳痰黄稠，腹股沟、腋下痰核肿痛，舌边尖红，苔薄黄，脉浮数。

治法　宣肺清热。

方药　麻杏石甘汤加减（麻黄、杏仁、石膏、甘草）和桑菊饮（桑叶、菊花、桔梗、杏仁、连翘、芦根、薄荷、甘草）。咳痰黄稠，可加黄芩、鱼腥草、瓜蒌仁、冬瓜仁；咳喘甚，加款冬花、葶苈子；痰核肿痛者，加浙贝母、夏枯草等。

（2）火毒窜络

证候　发热，腹股沟、腋下有痰核肿大疼痛，下肢红肿灼痛，下肢皮肤呈现自上而下的红线，肌肉关节酸痛，小便短黄，舌红，苔薄黄，脉数。

治法　清热解毒，消肿散结。

方药　仙方活命饮加减（白芷、贝母、防风、赤芍、当归尾、甘草、皂角刺、穿山甲、天花粉、乳香、没药、金银花、陈皮）。痰核红肿疼痛者，加浙贝母、青黛、栀子；肌肉关节酸痛者，加桑枝、络石藤、防己。

（3）肝经湿热

证候　口苦，胸胁、少腹胀痛，附睾、精索或睾丸肿痛，或阴囊水肿，色红灼痛，小便混浊，舌红，苔黄腻，脉弦数。

治法　清热利湿。

方药　龙胆泻肝汤加减（龙胆草、泽泻、木通、车前子、当归、柴胡、生地、黄芩、栀子）。睾丸肿痛者，加夏枯草、荔枝核、川楝子、木瓜；阴囊红肿者，加土茯苓、萆薢；尿中带血，涩痛不爽者，加白茅根、黄柏。

（4）膀胱湿热

证候　小便混浊，或小便带血，小便灼热，或淋漓涩痛，或点滴难出，小腹胀痛，舌红，苔黄腻，脉滑数。

治法　清热利湿，分清别浊。

方药　八正散（木通、车前子、萹蓄、瞿麦、滑石、甘草梢、大黄、栀子、灯心草）或萆薢分清饮（萆薢、车前子、茯苓、莲子心、石菖蒲、黄柏、丹参、白术）加减。若少腹胀，尿涩不畅者，加乌药、青皮；小便带血者，加小蓟、蒲黄、白茅根。

（5）邪毒壅络

证候　下肢肿胀，按之随手而起，局部皮肤粗糙增厚，无汗干燥，或成溃疡，难以愈合，腹股沟痰核肿大，舌红，苔薄黄或腻，脉细滑。

治法　清热利湿，活血通络。

方药　四妙丸（黄柏、苍术、薏苡仁、怀牛膝）合活络效灵丹（当归、丹参、乳香、没药）加减。下肢肿胀、皮肤粗糙增厚，加泽兰、地龙、全蝎；下肢溃疡加黄芪、穿山甲；溃疡红肿疼痛，加金银花、蒲公英，外涂如意黄金散；溃疡久不收口者，外用生肌白玉膏。

（6）脾虚气陷

证候　面色无华，神疲乏力，纳差，小腹坠胀，小便混浊如膏脂，舌淡，苔白，脉濡细。

治法　益气健脾升清。

方药　补中益气汤加减（黄芪、甘草、人参、当归、陈皮、升麻、柴胡、白术）。少腹胀者，加乌药；尿浊夹血者，加小蓟、藕节、旱莲草；肢冷便溏者，加附子、炮姜。

（7）肾虚不固

证候　病久不愈，反复发作，小便白如凝脂或冻胶，伴腰膝酸软，头晕耳鸣，舌淡，苔白，脉沉细。

治法　补肾固涩。

方药　桑螵蛸散加减（桑螵蛸、远志、石菖蒲、龙骨、人参、茯神、当归、龟甲）。偏肾阴虚者，宜滋阴益肾，方用知柏地黄丸合二至丸；偏肾阳虚者，宜温肾固涩，方用金匮肾气丸合五子衍宗丸；小便如脂液者，加菟丝子、萆薢、益智仁；兼气虚者，加黄芪；腰膝冷痛加补骨脂、韭子、附子。

【预防】

1. 控制传染源　在流行区开展普查普治是控制传染源、预防丝虫病的重要措施，采用全民普食乙胺嗪药盐。

2. 切断传播途径　在流行区整治卫生环境，加强个人防护，开展群众性防蚊灭蚊工作，切断丝虫病传播途径。

3. 消灭丝虫病后的监测　完善健全丝虫病监测体系，重点做好病原学监测、血清学监测以及蚊媒监测。

附：罗阿丝虫病

罗阿丝虫病（loaiasis）是由罗阿丝虫引起的主要寄生于人体皮下组织的一种丝虫病。主要流行于非洲西部，我国赴非援外人员中亦发现有感染本病者。临床上以游走性皮下肿块及丝虫性结膜炎等症状为特征。

【病原学】

罗阿丝虫成虫呈白色丝状，雄虫体长 30～40mm，宽 0.35～0.43mm；雌虫体长50～70mm，宽 0.5mm；微丝蚴体长 250～300μm，宽 6～8.5μm。

成虫常寄生于人体皮下组织及眼结膜下，可成活 15 年以上。雌虫在移行过程中间歇性产出微丝蚴，微丝蚴多在白天 10～15 时出现于患者外周血中，呈昼现周期性。当中间宿主斑虻叮咬人体时微丝蚴被吸入斑虻体内，经 7 天发育成感染期幼虫，此时人被斑虻叮咬即可造成感染。感染期幼虫侵入人体，在人体内约经 1 年发育为成虫。

【流行病学】

1. 传染源　罗阿丝虫患者为唯一传染源。

2. 传播途径　通过斑虻叮咬传播。

3. 易感人群　人普遍易感，成人较儿童多见，男性多于女性。

4. 流行特征　本病主要在非洲西部、非洲中部多雨森林地区流行，喀麦隆、尼日利亚、刚果、安哥拉、赞比亚、乌干达、苏丹、赤道几内亚共和国等为重灾区，发病率占总人口的 3%～35%。

【临床表现】

潜伏期约 1 年。可单独或同时出现皮肤及眼部症状和体征。

1. 皮肤症状　成虫移行于皮下组织时产生机械性刺激，其代谢产物可引起变态反应，局部形成游走性肿块（亦称卡拉巴肿），伴有发热、皮肤灼热、局部刺痛、瘙痒和蚁行感。肿块直径约 5～10cm，较硬，有弹性，可发生于原发部位，也可迁徙至其他部位，常见于前臂、手指间、大鱼际、大腿、腓肠肌、腰部等处，腹股沟、阴囊部亦可出现，肿块多持续 2～3 天。成虫可从皮下爬出体外，也可侵入胃、肾、膀胱等器官，引起蛋白尿等表现。检查患部皮下可触摸到蠕动的条索状成虫，约 1 分钟移动 1cm。

2. 眼部症状　成虫侵犯眼球前房部，并在结膜下移行或横过鼻梁，引起严重的眼结膜炎、球结膜肉芽肿、眼睑水肿及眼球突出。丝虫性结膜炎表现为结膜充血、水肿、畏光及流泪，伴有痒感及异物感，分泌物较少。成虫常寄生于眼睑皮下、结膜下、眼窝组织等部位，引起眼部卡拉巴肿。丝虫在结膜下可停留 2～3 小时。

3. 其他表现　部分患者可有四肢近端关节疼痛、局部肿胀、活动障碍。

【诊断】

1. 流行病学　有流行地区生活或旅居史，有被斑虻叮咬史。

2. 临床特征　皮下游走性肿块伴有皮肤瘙痒，丝虫性结膜炎，球结膜或皮下见到虫体蠕动。

3. 实验室检查　外周血嗜酸性粒细胞增多。血中或骨髓中检出微丝蚴、眼部或皮下包块活检出成虫则可确诊。

【治疗】

1. 药物治疗　治疗基本同斑氏丝虫病。乙胺嗪和呋喃嘧酮可有效杀灭微丝蚴，大剂量、多疗程对杀灭成虫亦有一定疗效。伊维菌素和甲苯哒唑均可杀灭微丝蚴。国外治疗经验：乙胺嗪首剂15mg，每日3次，每8小时增加1倍剂量，7天为1疗程；为避免乙胺嗪杀灭微丝蚴后引起过敏反应，治疗前3天同时每日服用地塞米松15mg。

2. 手术治疗　皮下和眼部肿物中的虫体可手术取出。

【预防】

大规模普查普治患者，消灭传染源。成人每日口服乙胺嗪200mg，连续3天，可有效预防罗阿丝虫感染。皮肤上涂驱避剂（如邻苯二甲酸二甲酯）可防斑虻叮咬。

第六节　钩虫病

钩虫病（ancylostomiasis，hookworm disease）是由于钩虫寄生于人体小肠所致的传染病。在热带、亚热带和温带地区特别流行，其感染率农村高于城市，成人高于儿童。皮肤接触污染的土壤是主要感染途径；临床主要表现为贫血、营养不良、胃肠功能失调。轻者可无症状，称钩虫感染，严重贫血者可致心功能不全，长期反复感染可致儿童营养不良、发育障碍等。一般预后较好，无后遗症。

因本病主要症状为好食易饥，倦怠乏力，肤色萎黄，面足浮肿，故可属中医"黄肿病"、"疳黄"、"黄胖"范畴。

【病原学】

寄生人体的钩虫常见有十二指肠钩虫和美洲钩虫，锡兰钩虫较少见。钩虫成虫为半透明状，呈米黄色或淡红色（吸血后），长约1cm，雌雄异体，雌虫较雄虫大，雄虫尾端有交合囊。成熟十二指肠钩虫雌虫每日产卵10000～30000个；美洲钩虫雌虫每日产卵5000～10000个。两者虫卵相似，呈椭圆形，无色透明，卵壳薄，内含2～8个颗粒状细泡。虫卵随粪便排出，在温暖、潮湿、疏松土壤中1～2天内孵育成杆状蚴，再经过1周左右发育为感染性丝状蚴。丝状蚴生活能力强，在热带地区一般可维持生命6～9周，在温带可维持6个月，在寒带（1℃～15℃）则易于死亡。丝状蚴通过毛囊、汗腺口或皮肤破损处钻入人体进入血管和淋巴管，随血流经右心至肺，穿过肺微血管进入肺泡，向上移行至咽部，随吞咽经食管和胃进入小肠，形成口囊，再经3～4周发育为成虫，附着于肠黏膜，寄生在小肠上段。自侵入皮肤至成虫成熟产卵的时间一般为4～7周。成虫在人体内的寿命，一般认为70%成虫在1年内被清除，余者多可存活3年左右，也有十二指肠钩虫存活7年，美洲钩虫存活15年的报道。

【流行病学】

1. 传染源　钩虫感染者和钩虫病患者是主要传染源。钩虫感染者粪便中排出的虫卵数量多，其作为传染源的意义更大。

2. 传播途径　人体感染主要是钩蚴经皮肤感染，亦可生食含钩蚴的蔬菜、瓜果等经口腔黏膜侵入体内。农村地区主要经皮肤感染，未经无害化处理的新鲜粪便施肥，污染土壤和农作物，是造成传播的主要因素。因此，赤手裸足下地极易感染。山东、辽宁等地农民有生吃蔬菜的习惯，故钩虫感染者较多；住宅附近地面被钩蚴污染是儿童感染的主要途径。

3. 易感人群 任何年龄与性别均可感染，但以青壮年农民感染率为高，感染者大多数为菜农、桑农、茶农、棉农、矿工和砖瓦工人。儿童较少，男性高于女性，而且可以重复感染。

4. 流行特征 钩虫感染遍及全球，约有 10 亿人以上感染钩虫，尤以热带、亚热带和温带地区特别流行。其农村感染率高于城市，成人高于儿童，感染高度流行区感染率在 80% 以上，一般感染率为 5%～30%。我国除青海、新疆、内蒙古、西藏、黑龙江等省外，其他地区均有不同程度流行，尤以四川、浙江、湖南、福建、广东、广西等地较重。在华东和华北地区以十二指肠钩虫为主，在华南和西南地区以美洲钩虫为主。

【病机病理】

1. 西医发病机制和病理 钩虫丝状蚴侵入皮肤后的数分钟至 1 小时内引起皮肤损害，主要表现为局部皮肤出现红色丘疹，1～2 天出现皮肤充血、水肿及中性与嗜酸性粒细胞浸润的炎症反应。感染后 24 小时内，大部分幼虫仍滞留在真皮与皮下组织内，然后经淋巴管或微血管抵达肺部。当钩虫幼虫穿过肺微血管至肺泡时，可引起肺间质和肺泡点状出血与炎症病变。感染重者，可引起支气管肺炎。当幼虫沿支气管向上移行至咽喉部时，可引起支气管炎与哮喘，甚或喉炎。幼虫随吞咽经食管和胃进入小肠，形成口囊，钩虫成虫借口囊咬附小肠黏膜绒毛，摄取血液、黏膜上皮与肠液为食，且不断更换吸附部位，并分泌抗凝血物质，引起黏膜伤口渗血，渗血量远较钩虫吸血量为多。钩虫每日更换吸血位置 4～6 次，形成小肠黏膜散在点状或斑状出血，重者黏膜下层可出现大片出血性瘀斑，甚至引起消化道大出血。慢性失血是钩虫病贫血的主要原因。贫血程度除取决于钩虫虫种、负荷虫数、感染期限外，尚与饮食中的铁含量、体内铁储存量有关。长期少量失血可消耗体内铁的储存，产生小细胞低色素性贫血。

总之，钩虫病的发病机制主要与其幼虫所致的皮肤损害和肺部病变，以及成虫引起的小肠黏膜慢性失血等有关，轻者可无症状，称钩虫感染；长期严重缺铁性贫血，可引起心肌脂肪变性、心脏扩大、长骨骨髓显著增生、脾骨髓化、食管与胃黏膜萎缩等病理变化。儿童严重感染可引起生长发育障碍。

2. 中医病因病机 本病的发生，是由于感染虫毒所致，而人体卫外功能不足或脏腑功能失调是虫毒内侵的重要因素。卫外功能不足，加之气候炎热潮湿，劳作时虫毒之邪易犯肌表，引起皮疹、灼热、瘙痒、肿痛等皮肤症状。邪毒内舍于肺，肺失宣降，导致哮咳、喉痒、胸闷等肺系症状。脏腑功能失调，加之饮食不洁，虫毒从口而入。虫毒或由肺卫入里及胃，导致脾胃气机失调，运化失司，而见腹胀便溏、恶心呕吐、异嗜等症。病深日久，脾胃虚损日甚，气血化源不足，故易见面色萎黄，唇甲淡白，四肢无力，眩晕耳鸣眼花，肌肤不荣等症。甚者损及心肾，或见心悸气短、嗜卧、健忘之心脾两虚证，或见浮肿、腹水、阳痿、经闭等脾肾两虚证。本病病因为钩虫虫毒，病位初起在肺卫肌表，入里则侵及脾胃肠道，久则病及心肾。

【临床表现】

轻度感染者绝大多数无临床症状。感染较重者的临床症状轻重不一，主要与感染钩虫的种类、数量、时间和个人营养及免疫状况有关。

1. 幼虫引起的临床表现　主要是钩蚴性皮炎和咳嗽、咳痰等呼吸道症状。

（1）钩蚴性皮炎　是钩虫感染者最常见的早期临床症状。多发生于足趾和手指间、足缘、下肢皮肤较薄处或臀部皮肤，可出现红色点状疱丘疹，奇痒，俗称"粪毒"、"粪疙瘩"、"地痒疹"等。一般3~4天后炎症消退，7~10天后皮损自行愈合。重复感染可再诱发钩蚴性皮炎。皮肤抓破后常继发感染，形成脓疱，并可引起发热和淋巴结炎。

（2）呼吸系统症状　幼虫感染1周左右，大量钩蚴移行至肺部，穿破微血管，引起炎症细胞浸润及出血，临床可见咳嗽、咳痰、咽部发痒等症状，尤以夜间为甚，重者痰中带血，甚至大咯血，伴有阵发性哮喘、声音嘶哑、低热等症状，持续数周。肺部听诊可闻及干啰音或哮鸣音。胸部X线检查显示肺纹理增粗或点片状浸润性病变，持续时间短暂。

（3）急性钩虫病　是指短期内大量钩蚴感染所致的早期钩虫病综合征。临床表现除上述皮肤及肺部损害外，部分患者于呼吸道症状出现后1~2周，可出现明显的消化道症状，如腹痛（多为脐周或上腹隐痛）及腹泻（水样便为主）。此外，尚可有发热、食欲不振、全身乏力等。

2. 成虫引起的临床表现　主要包括慢性失血所致的贫血症状和肠黏膜损伤引起的多种消化道症状，少数患者出现上消化道出血，极个别患者出现精神症状。

孕妇钩虫病易并发妊娠高血压，更易发生缺铁性贫血，引起流产、早产或死胎，新生儿死亡率增高。

（1）消化系统的症状　患者大多于感染后1~2个月逐渐出现上腹部不适或疼痛、食欲减退、腹泻、乏力、消瘦等。严重感染者可出现异嗜癖如喜食生米、泥土等。大多数患者有微量肠道出血，偶有发生消化道大出血，表现为持续性黑便，常被误诊为十二指肠溃疡出血。

（2）贫血症状　长期慢性失血造成铁及蛋白质的丢失，引起缺铁性贫血及低蛋白血症；重度感染后3~5个月逐渐出现进行性贫血，表现为头晕、耳鸣、心悸、气促等。长期严重贫血可发生贫血性心脏病，表现为心脏扩大、心率加快、心前区有收缩期吹风样杂音，血压降低，脉压增大，甚至出现心力衰竭等。严重贫血常伴有低蛋白血症，出现下肢或全身水肿。

3. 婴儿钩虫病　多由十二指肠钩虫引起。母体在孕期感染后，幼虫经胎盘或乳汁感染婴儿较多见。临床主要表现为急性便血性腹泻、大便色黑或柏油样、胃肠功能紊乱、面色苍白、发热、心尖部明显收缩期杂音、肝脾肿大、生长发育迟缓、严重贫血、血红蛋白低于50g/L，大多数患儿白细胞总数增高，嗜酸性粒细胞显著增高，有时呈类白血病样反应。发病多在5~12个月，亦有新生儿发病的报道。

【实验室及其他检查】

1. 血常规　常有不同程度的贫血，属小细胞低色素性贫血，表现为红细胞总数减少，血红蛋白量及平均血红蛋白浓度均降低，网织红细胞数正常或轻度增高。白细胞总数及嗜酸性粒细胞在初期增加，后期因严重贫血而均降低。血浆中清蛋白及血清中铁的含量均可降低，血清铁含量一般在 $9\mu mol/L$ 以下。

2. 骨髓象　骨髓红细胞系呈增生象，但红细胞发育受阻于幼红细胞阶段，铁粒幼红细胞的百分率大多很低，中幼红细胞显著增多。骨髓游离含铁血黄素与铁粒细胞减少或消失，当骨髓内储铁耗尽，血清铁显著降低时，才出现周围血中血红蛋白明显减少。

3. 粪便检查　粪便隐血试验可呈阳性反应，粪便中病原学检查包括钩虫卵和虫体的检查，主要用于明确诊断和感染程度，以及疗效评估。

（1）直接涂片法　方法简便，可作为临床或流行地区普查，感染较轻者易漏检。薄涂片宜采用三片法（连续涂片3张）或厚涂片以减少漏诊。

（2）饱和盐水漂浮法　适用于涂片检查阴性者，因钩虫卵较轻，其相对密度为 1.056 ~ 1.090，低于饱和盐水（相对密度1.20），此法可提高检出率。但需要与东方毛圆线虫卵鉴别，后者较长而大，卵内颗粒状细胞数远较钩虫卵为多。

（3）虫卵计数法　用 Stoll 稀释虫卵计数法和改良加藤（Kato – Katz）法测定钩虫的感染程度，以每克粪便中的虫卵数（EPG）表示。EPG < 3000 为轻度感染；3001 ~ 10000 为中度感染；>10000 为重度感染。

（4）钩蚴培养法　培养方法较多，临床常采用滤纸条试管法，此方法较涂片法阳性率高7倍以上，但耗时较长，不能用于快速诊断。

（5）掏虫法　主要用于新药驱虫的疗效考核。方法在驱虫治疗后收集24 ~ 48 小时内全部粪便，用水冲洗掏虫并按虫种计数。

4. 胃、肠镜等物理检查　在十二指肠、盲肠等部位有时可见活的虫体，吸附于肠壁，周围有少量新鲜渗血，虫体呈灰白色，长约1cm，呈 C 型弯曲，多数虫体头段埋入肠黏膜内，游离部分可见蠕动。

【诊断与鉴别诊断】

1. 诊断依据

（1）流行病学资料　在流行区有赤足下田、"粪毒"史，或生食蔬菜、瓜果等病史，并有钩蚴性皮炎及咳嗽、哮喘等症状。

（2）临床表现　有贫血、乏力、上腹部隐痛不适，食欲怪癖等表现。或儿童有异嗜症、营养不良及发育障碍等。

（3）实验室及其他检查　外周血检查呈小细胞低色素性贫血。粪便检查检出钩虫卵或钩蚴，或胃肠镜检查在十二指肠、盲肠等部位见到活的钩虫虫体。

2. 鉴别诊断

（1）十二指肠溃疡　钩虫病患者有上腹隐痛，尤其有黑便时应与十二指肠溃疡、慢性胃炎等相鉴别，胃肠钡餐与胃镜检查有助于鉴别。

（2）其他原因所致贫血　如妊娠期因生理性铁质需要增加而摄入不足，以及其他原因胃肠道慢性失血所致的贫血等。因此，凡是失血程度与粪便虫卵计数不相称时，应寻找贫血的其他原因。

【预后】

本病预后良好，即使是中、重度感染，伴有贫血性心脏病或合并妊娠的患者，若能及时补充营养，纠正贫血及驱虫治疗，预后仍然良好，一般不留后遗症。婴儿钩虫病预后相对较差，病死率为 3.6%~6%。

【治疗】

1. 治疗原则　西医以病原治疗为主，对症支持为辅。所有病例均须驱杀虫体，严重贫血而极度衰弱患者在改善贫血后亦应尽早驱虫治疗。两种钩虫对驱虫药物的敏感性有显著差异，常需多次反复治疗才能根治。单一药物疗效较差时，可考虑应用两种药物联合治疗或选择复方制剂，以提高疗效。对症治疗主要是改善贫血。

中医治疗以驱除虫毒、健运脾胃及补益气血为原则，对于根治钩虫、改善病情、恢复体质有积极意义。

2. 西医治疗方法

（1）一般治疗　注意改善患者营养状况，给予高蛋白、高维生素饮食。贫血者应补充铁剂，改善贫血。贫血一般在治疗 2 个月左右得以纠正。血象恢复正常后，再继续服用小剂量铁剂 2~3 个月。孕妇和婴幼儿贫血严重者应考虑少量输血，滴速要慢，以免出现心力衰竭与肺水肿。

（2）驱虫治疗　目前国内外广泛使用的阿苯达唑和甲苯达唑，对驱肠道线虫选择性及不可逆性地抑制寄生虫肠壁细胞胞浆微管系统的聚合，阻断其对葡萄糖的摄取吸收，使虫体糖原耗竭，抑制延胡索酸脱氢酶，阻碍腺苷三磷酸产生，导致虫体死亡，具有杀死成虫和虫卵的作用。两种钩虫对驱虫药物的敏感性有显著差异，常需多次反复治疗才能根治。因目前缺乏单一的较理想的药物，故可考虑应用两种药物联合治疗或选择其复方制剂，以提高疗效。

阿苯达唑成人剂量 400mg，每日 1 次顿服，连服 2~3 天。甲苯咪唑成人剂量为 200mg，每日 1 次顿服，连服 3~4 天。2 岁以上儿童与成人剂量相同，1~2 岁儿童剂量减半。感染较重者需多次反复治疗。两药不良反应轻而短暂，仅少数患者出现头昏、腹痛、恶心、口干、乏力等反应。

氟苯达唑成人剂量为 200mg，每日 1 次顿服，连服 2~3 天。儿童按 5mg/kg，顿服，连服 2~3 天。疗效与甲苯达唑相似，不良反应轻。奥苯达唑成人剂量为 10mg/kg，每日 1 次半空腹顿服，连服 3 天，该药为国内近年研制的广谱驱肠虫剂，对钩虫、蛔虫、鞭虫均有明显作用，且对十二指肠钩虫和美洲钩虫的疗效均较好，优于其他驱钩虫药，不良反应发生率较低，且程度轻而短暂，主要有乏力、头昏、嗜睡等。

临床常用复方制剂包括复方甲苯达唑和复方阿苯达唑。其中复方甲苯达唑（每片含甲苯达唑 100mg、盐酸左旋咪唑 25mg），成人每日 2 片顿服，连服 2 天，4 岁以下儿童剂量减半，孕妇忌用。治疗后 15 天复查，钩虫卵阴转率 93%。复方阿苯达唑（每片含阿苯达唑 67mg，双羟萘酸噻嘧啶 250mg），成人及 7 岁以上儿童患者，轻度钩虫感染每日 2 片顿服，重度钩虫感染者每日 3 片顿服，2~6 岁儿童患者，一次 1.5 片顿服。治疗后 2 周复查钩虫卵阴转率 69.91%。

（3）对症治疗

①钩蚴性皮炎的治疗：由于钩蚴进入皮肤后 24 小时内大部分尚停留在局部，故采用物理、化学等措施治疗钩蚴所致的皮炎，有止痒、消炎及杀死皮肤内钩虫幼虫的作用，也可阻止或预防呼吸道症状的发生。在感染后 24 小时内局部皮肤可用左旋咪唑涂肤剂或 15% 阿苯达唑软膏每日 2~3 次，重者连续 2 天。皮炎广泛者口服阿苯达唑，每日 10~15mg/kg，分 2 次服，连续 3 天。

②异嗜症：2% 硫酸锌溶液每次 10ml，每日 3 次，连服 3 天或 4 天。

③对于严重感染患者，应积极防治各种并发症，如继发感染、心力衰竭等。

3. 中医辨证论治

（1）虫毒犯表

证候 皮肤局部丘疹或斑丘疹，或水疱疹，局部红肿瘙痒难忍、灼热、遇热尤甚，搔破后脂水浸淫、红肿，苔薄白，脉浮或浮数。

治法 疏散风邪，清热解毒。

方药 荆防方加减（荆芥、防风、僵蚕、金银花、蝉蜕、百部、白鲜皮、苦参、生甘草）。若疱疹流水较多者，加苍术、薏苡仁；热盛者加黄芩、大黄，同时可外用土荆芥油涂抹患处。

（2）虫邪犯肺

证候 喉痒难忍，呛咳，无痰或少痰，或痰中带血丝，甚则胸闷频咳不止，喉间痰鸣，苔薄白或薄黄，脉浮或浮紧。

治法 疏风宣肺，解毒杀虫。

方药 钩蚴感染方加减（百部、苦参、荆芥、桔梗、蝉蜕、射干、贝母、牛蒡子、生甘草）。若痰黄黏稠，喉中有血腥味者，可去荆芥、牛蒡子、射干，加黄芩、金银花、连翘、全瓜蒌、桑白皮；痰中有血丝者，加黛蛤散、黄芩；咯血者，加焦栀子、黄芩、生地、侧柏炭；喉间痰鸣，喘促痰多者，可合用射干麻黄汤降逆平喘。

（3）脾虚虫积

证候 面色萎黄，或面色黄而虚浮，消谷善饥，食后腹胀，或异嗜生米、生豆、木炭、泥土等物，大便溏薄或完谷不化，舌淡苔薄或微腻，脉濡或沉细。

治法 健脾燥湿，驱虫化积。

方药 黄病绛矾丸加减（苍术、厚朴、党参、陈皮、绛矾、百部、贯众、槟榔、使君子、川椒、甘草）。若有食积者，加鸡内金、山楂、麦芽；气血亏虚者，加黄芪、当归；面足浮肿者，加薏苡仁、茯苓、泽泻。

（4）气血两虚

证候 颜面、肌肤萎黄或苍白，面足甚至全身浮肿，脘闷不舒，倦怠乏力，精神不振，眩晕耳鸣，心悸气短，舌质淡胖，脉弱。

治法　补益气血，健脾祛湿。

方药　八珍汤加减（人参、黄芪、白术、茯苓、当归、地黄、川芎、芍药、陈皮、槟榔）。若失眠，心悸者，加酸枣仁、茯神；心悸，脉结代者，可合炙甘草汤；水肿者，加薏苡仁、猪苓、泽泻。

【预防】

1. 管理传染源　根据感染率高低，采取普查普治和选择性人群重点查治，如对中小学生，用复方甲苯达唑或复方阿苯达唑每年进行驱虫，效果较好，有利于阻断钩虫病的传播。

2. 切断传播途径　加强粪便管理，注意粪便无害化处理，禁止鲜粪施肥，采用高温堆肥法，或用药物杀灭粪内虫卵，是预防本病的关键措施。不吃不洁生蔬菜，防止钩蚴经口感染。

3. 保护易感人群　重点在于宣传教育，提高对钩虫病的认识。流行地区做好个人防护，在易受感染的环境中劳动时，避免赤手裸足操作；此外，在拟暴露皮肤上涂布防护药物，也有一定效果，较为常用的防护药物为松香乙醇溶液（95% 乙醇 1000ml，加松香 200g；另取碘化钾 20g，加蒸馏水 20ml 溶解，再加碘片 20g，溶解后加入上述松香乙醇中，摇匀即成）。目前对预防钩虫感染的疫苗研究尚处于实验研究阶段，用线虫分泌蛋白 – 1（ASP – 1）进行的初步研究显示能刺激动物产生抗体依赖性免疫，但还不能用于人体。

第七节　蛔虫病

蛔虫病（ascariasis）是由似蚯蚓蛔线虫（简称蛔虫）寄生于人体所引起的疾病，由人体经口误食感染期蛔虫卵而感染。成虫寄生于人体小肠，多为无症状感染，部分患者可有不同程度的临床表现，如腹痛、胃肠道功能紊乱等消化道症状，也可引起胆道蛔虫、蛔虫性肠梗阻等严重并发症；病程早期幼虫在人体内移行时还可引起呼吸道症状。本病流行极广，农村发病率尤高。

本病属中医学"虫证"范畴，九虫病之一。蛔，古称蚘、蛟蛕；蛔虫病又称蚘虫病、心虫病。民间称"消食虫"，古称"长虫"。我国历代医家对蛔虫病均有研究，《金匮要略》专篇论述了"蚘虫病"，《诸病源候论》、《千金要方》、《外台秘要》、《景岳全书》等在蛔虫病的防治方面均积累了丰富的经验。

【病原学】

蛔虫是寄生人体肠道线虫中最大者，成虫雌雄异体，形似蚯蚓，活虫略带粉红色或乳白色，头部有口唇三片，体表有侧线二条。雄虫短而粗，尾端向腹面弯曲，在肛门前后有多对乳突。雌虫粗而长，肛门位于末端，尾部钝圆，生殖器为双管型，阴门位于腹面雌虫体中部之前，子宫内含卵数可达 2700 万个，雌虫寿命为 1~2 年。

成虫寄生于人体小肠，以肠内容物为食物。蛔虫感染不需中间宿主，雌雄交配后雌虫产卵，自人体感染到雌虫产卵约需10~11周，雌虫每天排卵可多达20万个，虫卵分为未受精卵和受精卵，后者不能发育。随粪便排出的受精卵在外界适宜环境条件下约需24天发育为含胚胎虫卵的感染期虫卵，具有感染性。当感染期虫卵被人吞食后，在小肠上段幼虫破卵孵出，经第一次蜕皮后穿入肠壁末梢静脉进入门静脉系统，经肝、右心循环而进入肺动脉、肺微血管，穿破肺组织进入肺泡腔，在肺泡和支气管移行时摄取氧气与血清，进行第二次、三次蜕皮；感染后8~9天蛔虫幼虫沿支气管向上移行到气管与会厌部，又随唾液或食物被重新吞下，经胃进入小肠，经第四次蜕皮逐步发育成熟为成虫。在移行过程中幼虫也可随血流到达其他器官，一般不发育为成虫，但可造成器官损害。

蛔虫在小肠内寄生一般约9~12个月。感染期虫卵对外界抵抗力强，能在5℃~10℃土壤中存活1~5年，干燥环境生存2~3周，不易被化学药物杀死，一般调味品如酱油、醋、辣椒、生拌蔬菜和盐水泡菜都不能杀灭虫卵。加热60℃~65℃ 5分钟、阳光直接照射能很快杀死虫卵。

【流行病学】

1. 传染源　蛔虫病患者和带虫者是传染源。猪蛔虫与人蛔虫相似，偶可感染人发生猪蛔虫幼虫病。

2. 传播途径　主要为消化道传播，感染期虫卵污染食物或手经口吞入是主要的传播途径，虫卵亦可随飞扬的尘土被吸入咽下。虫卵污染土壤的主要原因是在农村使用人粪施肥，蔬菜、瓜果常是传播的媒介，生食未经洗净的瓜果、蔬菜、泡菜等亦可感染，儿童常在地上爬行或玩耍，手指污染被吸吮而易感染。

3. 易感人群　人对蛔虫普遍易感。本病以散发为多，偶有集体感染。

4. 流行特征　蛔虫病是流行最广的人类蠕虫病，据WHO估计全球有13亿患者，我国约有5.31亿人感染，平均感染率为46.99%，最高达71.12%。在温暖、潮湿和卫生条件差的地区感染较普遍。感染率农村高于城市，儿童高于成年人。

【病机病理】

1. 西医发病机制和病理　引起蛔虫病的病理变化主要有以下几个方面：①蛔虫幼虫移行至肺时由于其代谢产物和/或死亡的虫体产生炎症反应，引起肺微血管点状出血、渗出，肺泡及细支气管黏膜嗜酸性粒细胞及中性粒细胞的浸润。②成虫寄生在空肠与回肠上段，通过机械或化学性刺激引起肠黏膜的损伤。重度感染者，大量虫体在小肠内扭结成团，可引起肠梗阻，少数可并发肠扭转、肠坏死、肠套叠等。成虫的代谢产物有毒性作用，浓度高时可引起肠管痉挛性收缩，致阵发性腹痛。蛔虫有钻孔的习性，钻入胆总管，引起Oddi括约肌与胆总管强烈痉挛，发生剧烈绞痛，还可继发细菌感染引起胆管炎和肝脓肿。若蛔虫钻入阑尾可引起急性阑尾炎，甚至阑尾穿孔；钻入胰腺管可引起出血坏死性胰腺炎。③蛔虫的寄生可引起空肠黏膜的损伤，导致消化和吸收障碍，其程度与蛔虫感染的轻重成正比。感染重的患儿常出现明显的营养不良，甚至发育迟缓。④

引起宿主的变态反应，蛔虫特别是幼虫在体内移行时，可引起宿主 I 型变态反应，表现为荨麻疹、血管神经性水肿等现象。

2. 中医病因病机 本病因杂食生冷或不洁之瓜果菜蔬、肥甘饮食所致。《诸病源候论·蛕虫候》曰："蛕虫者……长一尺，亦有长五六寸。或因脏腑虚弱而动，或因食甘肥而动。其发动、则腹中痛，发作肿聚，去来上下，痛有休息，亦攻心痛，口喜吐涎及吐清水。贯伤心者则死。"即蛔虫寄生于肠腑内，吸食水谷精微，扰乱脾之运化和胃之受纳功能，如蛔虫上窜入胃，胃失和降，则引起恶心、吐蛔；吸食水谷精微，耗伤气血，故使人嗜食而面黄饥瘦。蛔虫性动好窜，善于钻孔，在人体脾胃功能失调时，蛔窜至胆使肝气郁闭，胆气不行，脘腹剧痛，有窜顶感，甚则肢冷汗出，致"蛔厥"；蛔结肠腑，阻于肠中，则见腹部包块，腹中剧痛而为"虫瘕"。

【临床表现】

蛔虫感染人体后，多数无自觉症状，称为蛔虫感染。少数出现临床症状，其症状与蛔虫在发育不同阶段的病理生理有关。

1. 幼虫移行症 在短期内食入被感染期虫卵大量污染的食物，蛔虫幼虫在肺内移行，可引起低热、咳嗽、胸闷、气急、痰少、偶有痰中带血，重者可有咯血、胸痛、呼吸困难伴发绀，也可出现哮喘样发作，双肺可闻及干啰音。上述症状多在感染 1 周左右出现，7~10 天消失。

2. 肠蛔虫症 多数无症状，少数有不定时反复发作的腹痛与脐周压痛，有时有绞痛，常伴食欲不振、腹泻或便秘等。严重感染者有营养不良、贫血、智力及发育障碍，可呕出或从大便排出蛔虫。部分可出现精神不安、烦躁、磨牙、瘙痒、惊厥等。少数可出现血管神经性水肿、顽固性荨麻疹等过敏反应。

3. 异位蛔虫症 寄生于小肠内的蛔虫在受到各种刺激时如消化不良、发热、驱虫剂用量不足及服用泻盐等后，离开寄生的主要部位而至其他器官引起相应病变与临床表现称为异位蛔虫症。由于蛔虫有钻孔的习性，故可产生各种异位蛔虫症。

（1）胆道蛔虫病 为最常见的异位蛔虫症。蛔虫钻入十二指肠壁上的壶腹孔导致 Oddi 括约肌与胆总管痉挛，引起突发性右上腹钻顶样疼痛，可放射至背部，腹痛致使患者辗转不安，腹痛程度较胆石症引起者更为强烈，常伴有恶心、呕吐，可吐出蛔虫，但体征不明显，无腹肌紧张，仅在剑突下偏右有局限性压痛点。蛔虫全部钻入胆管后腹痛可稍缓解，在胆管内死亡后腹痛可消失。故腹痛与蛔虫活动有关。继发细菌感染时，可有畏寒、发热等。

（2）蛔虫性阑尾炎 多见于儿童患者，因小儿阑尾根部的口径较宽，易为蛔虫钻入。临床表现同普通阑尾炎，但易发生阑尾穿孔。驱虫可为诱因。

（3）蛔虫性胰腺炎 由于蛔虫侵入胆总管或胰管致使胆汁反流，引起急性胰腺炎。临床表现为阵发性钻顶样绞痛，左上腹或剑突下疼痛，血、尿淀粉酶显著增高。严重者可发展为出血坏死性胰腺炎，腹腔穿刺有血性腹水。

4. 并发症

（1）蛔虫性肠梗阻 多见于重度感染的小儿患者。由于大量蛔虫在小肠内相互缠结成团而致机械性阻塞，多为不完全性肠梗阻。起病急，表现为剧烈的阵发性腹部绞痛，常位于脐周，伴恶心、呕吐，常吐出胆汁甚至蛔虫，腹胀明显，约半数患儿可见肠型与蠕动波。腹部柔软，可触及活动性腊肠样肿物。腹部 X 线平片可见多个液平面与肠充气；由于呕吐与厌食，患者常发生脱水与代谢性酸中毒。

（2）肠穿孔及腹膜炎　大多数继肠梗阻而发生，蛔虫性肠梗阻如时间过长，肠壁循环障碍、缺血坏死可并发肠穿孔、肠坏死与肠扭转。穿孔部位常在回盲部，偶可在阑尾，以腹痛、腹膜刺激征为主要表现。腹腔穿刺液中有时可发现虫卵。蛔虫进入腹腔可发生弥漫性腹膜炎，如不及时手术，病死率较高。

【实验室及其他检查】

1. 血常规　幼虫移行时引起异位蛔虫症时，外周血白细胞总数与嗜酸性粒细胞均增多。肠道及胆道并发细菌感染时，白细胞总数及中性粒细胞显著增高。

2. 病原学检查　由于蛔虫产卵量大，采用粪便直接涂片法容易查到虫卵。对直接涂片阴性者，也可采用沉淀集卵法或饱和盐水浮聚法，检出效果更好。近年来常用改良加藤法，该法虫卵检出率更高。

3. 影像学检查　B 超检查和逆行胰胆管造影有助于异位蛔虫症的诊断。胆道蛔虫时 B 超可见扩张的胆总管内有活动的蛔虫影；逆行胰胆管造影可显示胆管内虫体，并可对胆管阻塞进行减压及引流。

【诊断与鉴别诊断】

1. 诊断依据

（1）蛔虫幼虫移行症　根据近期有生食瓜果、蔬菜史，出现乏力、咳嗽或哮喘样发作，肺部炎症进展，嗜酸性粒细胞增多，厌食、腹痛、体重下降等应注意患蛔虫病的可能性。

（2）肠蛔虫病　粪便检查发现蛔虫卵，胃肠钡餐透视发现蛔虫阴影或有粪便排出或吐出蛔虫史者，均可明确蛔虫病的诊断。蛔虫性肠梗阻以儿童多见，腹部的条索状肿块结合影像学学检查有助于诊断。

（3）蛔虫异位症　在出现绞痛型胆管炎、胰腺炎时应考虑蛔虫异位症，通过 B 超及逆行胰胆管造影进行诊断。

2. 鉴别诊断　胆道蛔虫病应与急性胆囊炎、胆石症、急性胰腺炎等相鉴别；蛔虫性肠梗阻须与其他原因的肠梗阻、肠套叠等鉴别。

【预后】

蛔虫病一般预后较好，但有严重并发症、异位蛔虫症时若未能及时处理，则预后不良。

【治疗】

1. 治疗原则　西医以内科药物驱虫治疗为主，若出现外科并发症，应及时积极外科处理。中医治疗亦强调驱蛔杀虫为主，调理脾胃为辅。病情较重，腹痛剧烈，或出现蛔厥、虫瘕等并发症者，根据蛔虫"得酸则安，得辛则伏，得苦则下"的特性，先予酸、辛、苦等药味，以安蛔止痛，待急症缓解，再择机驱虫。

2. 西医治疗方法

（1）驱虫治疗 常用的驱虫药物为苯咪唑类药物，为广谱驱虫药，主要通过阻断虫体对葡萄糖的摄取而使虫体能量耗损、虫体麻痹而驱除，该类药物高效、低毒，但妊娠妇女禁用。

①阿苯达唑：治疗蛔虫的阴转率与剂量有关，400mg 顿服转阴率 90% 以上，300mg 顿服的转阴率为 88.8%。本药不良反应较少，少数可出现头痛、恶心、呕吐、腹泻等消化道症状。

②甲苯咪唑：成人每次 200mg，每日 1~2 次，疗程 1~2 天。但本药作用较缓慢，因此可引起蛔虫游走与骚动，服药后可能吐出蛔虫，故宜与左旋咪唑合用，以保证安全，提高疗效。

③左旋咪唑：本药可抑制蛔虫肌肉内琥珀酸脱氢酶的作用，使虫体肌肉麻痹而排出；也可起到制止蛔虫游走与骚动，防止胆道蛔虫病的作用。成人 1 次口服 100~200mg，儿童 2~3mg/kg，睡前 1 次顿服，或早晚 2 次分服。本品不良反应轻微，可有头晕、头痛、失眠等，停药后可消失。

（2）异位蛔虫症及并发症治疗

①胆道蛔虫症：以解痉、止痛、抗炎治疗为主。经内科治疗 24 小时病情无缓解或加重者，经检查提示蛔虫在胆道内嵌顿或出现化脓性胆管炎者均应立即外科手术治疗。

②蛔虫性肠梗阻：多为不完全性肠梗阻，以内科治疗为主，包括禁食、胃肠减压、解痉止痛、纠正脱水及代谢性酸中毒等，腹痛缓解后驱虫。也可先服花生油或豆油，使蛔虫团松解后再驱虫治疗。若治疗无效或并发肠坏死、肠穿孔或发展成完全性肠梗阻者应及时手术治疗。

3. 中医辨证论治

（1）蛔虫证

证候 脐周腹痛，时作时止，疼痛时可有包块或按之有条索感，面色黄，嗜食异物，夜间磨牙，舌淡苔白，舌尖红赤，脉弦滑。

治法 驱蛔杀虫，调理脾胃。

方药 使君子散加减（使君子、槟榔、芜荑、鹤虱、苦楝皮、雷丸、厚朴、枳实、茵陈、甘草）。腹痛明显加川楝子、延胡索、木香行气止痛。

（2）蛔厥证

证候 腹痛在剑突下、右上腹，呈阵发性剧烈绞痛，痛时肢冷汗出，多有呕吐，可呕吐胆汁和蛔虫，或形体消瘦，胃脘嘈杂，或排蛔，面色萎黄，舌淡苔薄白，脉细涩。

治法 安蛔止痛，驱虫杀虫。

方药 乌梅丸加减（乌梅、黄连、黄柏、川椒、干姜、细辛、附子、使君子、苦楝皮、槟榔）。出现黄疸及舌苔黄腻者，去附子、干姜，加茵陈、大黄、槟榔。

（3）虫瘕证

证候 虫团聚结肠腑，腹部剧痛不止，阵发性加重，腹部可扪到条索状或团状包块，伴有剧烈呕吐，大便多不通。

治法 通腑散结，驱虫下蛔。

方药 乌梅汤合小承气汤加减（乌梅、枳实、玄明粉、厚朴、黄连、川椒、大黄、芒硝、使君子、苦楝皮、槟榔、甘草）。

4. 中医其他治疗方法

（1）化虫丸 每服 2~8g，每日 1~2 次，空腹或睡前服。用于肠蛔虫证。

（2）使君子仁 文火炒黄嚼服。每岁 1~2 粒，不超过 20 粒，晨起空腹服之，连服 2~3 天。服时勿进热食。服药后 2 小时以生大黄泡水服，导泻下虫。

（3）药物外治 新鲜苦楝皮 200g，葱白 100g，胡椒 20 粒。共捣烂如泥，加醋 150ml，炒热以纱布包裹，置痛处反复多次，以痛减为度。用于蛔虫腹痛。

（4）针灸疗法 迎香透四白、胆囊穴、内关、足三里、中脘、人中。强刺激，泻法，用于蛔厥证。

【预防】

加强卫生知识的宣传教育，注意饮食卫生和个人卫生，做到饭前、便后洗手，不生食未洗净的蔬菜及瓜果，不饮生水，防止食入蛔虫卵，减少感染机会。

加强粪便管理，使用无害化人粪做肥料，防止粪便污染环境是切断蛔虫传播途径的重要措施。

中医学认为要注意饮食清淡，少食辛辣、炙煿及肥腻之品，以免助热生湿。蛔厥时，口服食醋 60~100ml，有安蛔止痛作用。

第八节　蛲虫病

蛲虫病（enterobiasis）是由蠕形住肠线虫（简称蛲虫）寄生人体肠道引起的传染病。本病为常见的寄生虫病，患者多为儿童，临床主要症状为会阴部及肛门周围瘙痒。

本病属中医学"虫证"范畴，中医对蛲虫病有较多论述，如隋代巢元方《诸病源候论》专列有"蛲虫候篇"，"蛲虫至细微，形如菜虫，居胴肠间。"《圣济总录·蛲虫》云："蛲虫咬人下部。"关于蛲虫的传染情况，唐代王焘《外台秘要》指出："蛲虫多是小儿患之，大人亦有其病。"

【病原学】

蛲虫为一种小型线虫，乳白色，外观像线头。雌虫长约 0.8~1.3cm，宽 0.03~0.05cm，体中部稍粗，尾部尖细；雄虫体长约 0.2~0.5cm，宽 0.01~0.02cm，尾端向腹面卷曲，有一交合刺。

成虫一般寄生于人体的小肠下段、盲肠、阑尾、结肠、直肠内，成熟的雌虫大多居于大肠，重度感染时，也可在小肠上段甚至胃及食管等部位寄生。虫体借助头翼、唇瓣的作用，附着在肠黏膜上，头部钻入肠黏膜，以肠内容物、组织或血液为食，可引起肠壁细小溃疡。雌、雄虫交配后，雄虫死亡，雌虫子宫内充满虫卵，并向肠腔下段移行。当宿主睡眠后，部分雌虫移行到肛门外，因受温度和湿度的改变及氧的刺激，开始大量排卵，虫卵被黏附在肛周皮肤上。一条雌虫每日产卵约10000个左右，排卵后的雌虫多干枯死亡，但少数雌虫可由肛门蠕动移行返回肠腔。若进入阴道、子宫、输卵管、尿道或腹腔、盆腔等部位，可导致异位寄生。

蛲虫虫卵无色透明，卵壳较薄，椭圆形，两侧不对称，一侧扁平，一侧稍隆起。虫卵排出后在空气中迅速发育，6小时即发育为含杆状蚴的感染性虫卵。蛲虫不需要中间宿主，虫卵随污染的食物、手等被吞食后，在胃及十二指肠内孵化出幼虫。幼虫继续向下移行，蜕皮3次，最后在小肠下段、盲肠、阑尾等处发育成熟。自摄入虫卵至发育为成虫约需11~43天，生活史约需2周~1个月。

蛲虫虫卵在外界抵抗力较强，在室内潮湿、不通风的环境下可存活2~3周，一般消毒剂与含氯自来水不易将其杀死，煮沸、5%苯酚、10%甲酚液可杀灭。

【流行病学】

1. 传染源   人是蛲虫唯一终宿主，即蛲虫感染者是其唯一传染源。排出体外的蛲虫卵具有传染性。

2. 传播途径   主要经消化道传播，传播途径有：

（1）直接感染   虫卵从肛门至手经口进入消化道而感染。患者手指或指甲缝中可发现虫卵，为自身感染。

（2）间接感染   虫卵经内裤、桌面、玩具、门把手等生活用品或污染食物等引起集体机构或家族成员之间相互感染。

（3）呼吸道感染   少见，通过口鼻吸入或咽下悬浮于空气中的虫卵而感染。

（4）逆行感染   虫卵在肛门附近自孵化，而后幼虫经肛门逆行爬回直肠、结肠而感染，此感染途径可能性极小。

3. 易感人群   人群普遍易感，各年龄段均可发病，尤以3~7岁儿童感染率最高，在我国约有40%的儿童感染蛲虫；婴幼儿活动范围小、接触人群少，其发病率较低。男女感染率无显著差异，有家庭聚集性。

4. 流行特征   蛲虫病遍及世界各地，温带、寒带感染率高于热带，城市高于农村，尤其在人群居住拥挤、卫生条件差的场所易于传播。在家庭和托幼机构、小学校中传播较广，可引起流行。

【病机病理】

1. 西医发病机制和病理   蛲虫的致病作用是多方面的，主要有机械或化学刺激、营养消耗及虫体异位寄生所致的并发症。

蛲虫寄生数目多少不一，少则几条，多至千余条。成虫的头部刺入肠黏膜内吸取宿主的营养，偶可深入黏膜下层引起炎症和微小溃疡、小脓肿和出血等。由于蛲虫寄生时间较短暂，故肠黏膜病变轻微。若蛲虫数量大则可影响儿童患者的营养吸收与身体发育。成虫偶可侵入阑尾引起阑尾炎，极少数可进入女性泌尿生殖系统或经女性生殖系统进入盆腔或腹腔，并在局部产卵，引起局部炎症和继发细菌感染，如阴道炎、输卵管炎与盆腔腹膜炎等；后期可致肠黏膜嗜酸性粒细胞脓肿或肉芽肿，还可导致脏器损害、穿孔等。雌虫在肛门周围产卵可刺激皮肤，引起局部发痒、炎症或局部湿疹、出血和继发感染；长期慢性刺激也可引起宿主不同程度的神经功能失调。

蛲虫所致的病理改变主要为黏膜下淋巴组织增生、中性粒细胞浸润、结缔组织玻璃样变及脂肪性变等。

2. 中医病因病机 蛲虫病以脾胃失健、虫毒感染、湿热内蕴，耗伤气血为主要病机。病因主要为饮食不洁，虫卵经口进入肠道，影响脾胃功能，使运化失司，湿热内蕴，湿邪阻滞脾胃，则见食欲减退、恶心、呕吐、腹痛、腹泻等症状。蛲虫雌虫移行魄门，可致肛门奇痒，影响睡眠。疾病日久，则耗伤气血，见有面色苍黄，身体消瘦，神疲倦怠。

【临床表现】

蛲虫病感染症状多不显著，其表现有：

1. 肛周或会阴部瘙痒 为其主要症状，夜间尤甚，影响睡眠，患儿常有睡眠不安，夜惊，烦躁哭闹，磨牙等。由于奇痒抓破后可造成肛门周围皮肤脱落、充血、皮疹、湿疹，甚而诱发化脓性感染。

2. 消化道症状 蛲虫在胃肠道内机械或化学性刺激可引起食欲减退、恶心、呕吐、腹痛、腹泻等症状。

3. 精神症状 由于寄生虫在体内排出的代谢产物，导致精神兴奋，失眠不安，小儿夜惊咬指等。小儿的异嗜症状，蛲虫病患者最为常见，如嗜食土块、煤渣、食盐等。

4. 其他症状 由于蛲虫的异位寄生所引起。由于异位损害的器官不同，患者可表现出多种多样的临床症状及不同的体征，常常造成误诊。如：蛲虫刺激引起尿道炎时出现尿频、尿急、尿痛等；蛲虫侵入阴道引起阴道黏液性分泌物增多，也可致输卵管炎、子宫内膜炎等，可在宫颈与阴道涂片中发现蛲虫卵，侵入阑尾导致阑尾炎出现腹痛、右下腹压痛等，甚至发生腹膜炎；偶可经子宫、输卵管进入盆腔，形成肉芽肿而误诊为肿瘤。

【实验室及其他检查】

1. 查找虫卵 由于蛲虫雌虫一般不在肠内产卵，故粪便中虫卵检出率很低，仅5%左右。根据蛲虫特殊的产卵习性，于肛门外周查虫卵是常用的方法。检查时间应在早晨起床前、未解便或清洗肛门之前。因蛲虫并不每晚从肛门爬出产卵，故1次检出率较低，应连续检查3~5天，检出率可接近100%。其检查法有：

（1）擦拭法 将棉拭子先置于消毒生理盐水中，用时拧干，擦拭肛门周围，在滴有50%甘油溶液的载玻片上混匀后进行镜检。

（2）漂浮法 用棉拭子置于生理盐水中，挤干，擦拭肛门周围，然后将棉拭子放入有饱和盐水的试管中，充分振荡使虫卵洗入盐水内，再漂浮集卵进行镜检。

（3）透明胶纸黏拭法 早晨排便前用剪成小块的透明胶纸黏拭肛门周围皮肤皱褶

处，反复数次，虫卵即黏于胶面，然后将胶面贴于载玻片上，在显微镜低倍镜下检查，连续 3 次，阳性率可达 79.4%。该法简单，适合普查时应用。

2. 查找虫体　患儿入睡后 1~3 小时内在肛门皱襞或会阴检视，可见有虫体爬出。因为蛲虫不一定每晚都爬出排卵，需要连续观察 3~5 天。

【诊断与鉴别诊断】

1. 诊断依据　凡肛门周围或会阴部经常瘙痒者，或患儿夜间烦躁不安，均应考虑蛲虫病的可能，查到虫体、虫卵即可确诊。

2. 鉴别诊断　要注意与其他引起肛周或会阴部局部瘙痒的疾病相鉴别，如会阴部真菌感染、湿疹、过敏症等。本病多见于儿童，肛周或会阴部瘙痒多发生在夜间，在局部可查见虫体等不难鉴别。

【预后】

本病预后良好，因影响睡眠，仍对健康不利。但若误诊、误治，或反复感染，可使病情迁延，甚至发生异位并发症，则预后不佳。

【治疗】

1. 治疗原则　治疗原则以杀虫病原治疗为主，确诊后无论有无症状均应立即进行药物杀虫治疗。由于蛲虫病传染源是患者，蛲虫病又极易自身感染、接触感染、吸入感染等，导致蛲虫病易广泛流行，具有儿童集体机械聚集性和家庭聚集性的特点，因此在治疗上应同时集体服药治疗，以达到根治的目的。

2. 西医治疗方法

（1）口服药物治疗

①阿苯达唑：为高效、低毒的广谱杀虫剂，通过阻断虫体对多种营养及葡萄糖的吸收，导致寄生虫能量之耗竭，致虫体死亡。该药除杀死成虫及幼虫外，可使虫卵不能孵化，对驱除蛲虫有良好疗效。

服药方法：儿童患者 200mg 顿服，成人 400mg 顿服，2 周后再服 1 次。2 岁以下小儿及孕妇禁用。

②甲苯咪唑：是近年来临床广泛应用的广谱驱虫药之一，能直接抑制虫体对葡萄糖的摄入，具有显著的杀灭幼虫、抑制虫卵发育作用。成人与儿童剂量相同，100mg/d，顿服，连服 3 天。肝肾功能不全者慎用。

③扑蛲灵：本药为红色矢车菊甙染料，国外应用较多。剂量为 5mg/kg，1 次口服，儿童最大剂量为 150mg，2 周后复治 1 次，治愈率可达 90% 以上。不良反应较少，偶有腹痛、恶心、呕吐等。另外，服药后 1~2 天粪便会染成红色。

（2）局部用药　用 2% 白降汞软膏或 10% 氧化锌油膏涂抹肛门，杀虫止痒，可减少自身重复感染；用 0.2% 龙胆紫和 3% 百部药膏挤入肛门内少许，连续应用数天。

3. 中医辨证论治

（1）虫扰魄门

证候　肛门发痒，夜间尤甚，影响睡眠，或患儿夜间烦躁不安，甚者惊叫，神倦乏力，食欲减退，苔薄白，脉细。

治法　杀虫止痒。

方药　追虫丸加减（槟榔、雷丸、苦楝皮、南木香、皂荚、茵陈、大黄）。虫多者加鹤虱、使君子。

（2）肝胆湿热

证候　腹胀厌食或腹痛腹泻，肛门痒甚，烦躁，夜惊失眠，小便黄或尿频、尿急，舌红苔黄腻，脉弦数。

治法　利湿清热，清肝利胆。

方药　追虫丸合龙胆泻肝汤加减（槟榔、百部、鹤虱、龙胆草、黄芩、栀子、赤芍药、车前子、生大黄）。湿重者加厚朴、苍术；纳呆或无食欲者加炒麦芽、鸡内金。

（3）脾胃虚弱

证候　食欲减退，脘腹胀痛，消瘦倦怠，舌淡，苔薄，脉细弱。

治法　杀虫除湿，调理脾胃。

方药　香砂六君子汤加杀虫药（人参、白术、茯苓、半夏、陈皮、藿香、雷丸、木香、槟榔、茵陈、甘草）。

4. 中医其他治疗方法

（1）单方验方　百部使君散，百部、使君子仁各30g，研为细末。每次3g，空腹冲服，每日3次。

（2）外治法　①大蒜20g，凡士林20g，共捣成泥。睡前取10g涂于肛门周围，每日1次。②食醋适量，睡前涂于肛门周围，连续1周。③中药灌肠：生百部30g，乌梅15g，加水300ml，煎至100ml，用50~100ml保留灌肠，每晚1次，5~10次为1疗程。

【预防】

由于蛲虫极易自身重复感染和相互传播，故单纯服药很难根治，必须采取预防和治疗相结合的原则，才能有效地控制蛲虫病。

1. 控制传染源　患儿晚间睡觉，穿满裆的裤子。每天早晨用肥皂与温水清洗肛门周围，换下的内裤煮沸消毒，连续7~10天。对感染率大于50%的集体儿童机构或家庭内感染，进行普查普治，7~10天后再重复1次，对阳性者再治疗1次。

2. 切断传播途径　注意个人卫生和公共卫生，教育幼儿养成良好的卫生习惯，勤剪指甲、勤洗肛门、勤换衣服、饭前便后洗手、不吸吮手指。此外，应加强环境卫生，用具、桌椅、地板应经常擦洗，玩具可日晒或用紫外线消毒，彻底消毒处理已污染的物品。

第九节　旋毛虫病

旋毛虫病（trichinosis）是旋毛形线虫寄生于人体骨骼肌所致的人兽共患的动物源性寄生虫病，人因生食或食用未煮熟含有活的旋毛虫幼虫的肉类而感染。主要临床表现有胃肠道症状、发热、水肿和肌肉疼痛，外周血嗜酸性粒细胞明显增高等。

本病属中医学的"虫积"、"发热"、"泄泻"等病证的范畴。

【病原学】

旋毛虫又称旋毛形线虫，属线形动物门线虫纲旋毛形线虫属。虫形细长，雌雄异体，雌虫长3~5mm，前端较细，雄虫长仅1.5mm，通常寄生于十二指肠及空肠上段肠壁黏膜内。交配后雄虫即死亡，雌虫钻入黏膜或达肠系膜淋巴结，虫卵在雌虫子宫内发育，于交配后5~7天在近阴道处胎生幼虫，可持续4周左右。每条雌虫可产生幼虫200~500条，此后雌虫约1个月后从粪便中排出。幼虫由淋巴管或血管经肝、肺入体循环散布全身，此即移行期幼虫。移行期幼虫需到达横纹肌才能继续发育。

于感染后5周，幼虫穿破微血管进入肌纤维发育长大，约4周后在其周围的肌纤维间形成0.4mm×0.25mm的橄榄形包囊，称为囊虫期幼虫。包囊长轴与肌纤维平行，包囊有助于幼虫获得营养、排泄废物及防御宿主免疫的作用；包囊内含2条或以上幼虫，3个月内发育成熟（为感染性幼虫），6个月~2年内钙化。钙化包囊内幼虫可活3年（在猪体内者可活11年）。成熟包囊被动物或人吞食后，幼虫在小肠上段自包囊内逸出，钻入肠黏膜，经4次脱皮后发育为成虫，大约在感染后1周内成虫开始排出幼虫，成虫与幼虫寄生于同一宿主体内。成虫和幼虫虽同时寄生于同一宿主体内（该宿主既是终宿主，又是中间宿主），但幼虫必须被另一宿主吞食后，才能在新的宿主体内完成其生活史而发育为成虫。

旋毛虫包囊对外界的抵抗力强，在低温环境下可存活数十天，骨骼肌中的包囊在−12℃条件下可存活57天，在腐肉中可存活2~3个月。腌制、熏烤、暴晒等加工肉制品不能杀死旋毛虫幼虫，但加热至70℃可杀死幼虫，故食肉前应煮透。

【流行病学】

1. 传染源　目前已知有100余种哺乳动物可自然感染旋毛虫病，猪为主要传染源，其他肉食动物如犬、猫、鼠、羊以及多种野生动物如熊、野猪、狼、狐及食肉鸟类等均易感，并通过相互残杀吞食或吃了含有旋毛虫包囊的动物尸体而感染。

2. 传播途径　人多因生食或半生食含包囊的猪肉、狗肉、羊肉或野猪肉等而感染。暴发流行与进食生肉习惯有密切关系，食用被带有旋毛虫幼虫或包囊的粪便污染的食物或水也可导致感染。

3. 易感人群　人群对本病普遍易感，主要与生食肉类饮食习惯有关。感染后可产生显著的免疫力，再感染者病情远较初次感染者为轻。抗体IgM、IgG滴度在感染后第2周开始升高，抗成虫抗体出现在感染后15天，对长期感染有部分免疫力；抗幼虫抗体在感染后30天出现，对长期感染无保护作用。

4. 流行特征　旋毛虫病散在分布于全球，以西欧、北美的发病率为高。我国主要流行于云南、西藏、河南、湖北、东北、四川等地，福建、广东、广西等地亦有本病发生。近年各地调查，猪的感染率一般为0.1%~0.2%，鼠的感染率和感染度亦较高、较重。根据流行病学特点分为家畜环型与野生动物环型。家畜环型是指主要在猪、鼠和人之间传播；野生动物环型则主要指在野生动物间传播，如野猪、熊等由于残杀捕食或吞食死尸而传播。

【病机病理】

1. 西医发病机制和病理　旋毛虫对人体致病作用的强弱，与摄入幼虫包囊数量及其活力，以及宿主的免疫功能状态等因素有关。吞食 20～30 个幼虫包囊者常可无症状，吞食数千个幼虫包囊者可产生严重感染，甚至死亡。旋毛虫病发病机制与机械性作用、过敏反应及中毒性损伤三方面因素有关。

旋毛虫的致病阶段主要在幼虫，幼虫移行造成血管、组织、脏器损害，幼虫及其分泌物、排泄物导致过敏或中毒性病变。旋毛虫包囊进入消化道后，脱囊幼虫钻入肠壁发育，造成寄生的十二指肠、空肠肠黏膜充血、水肿、出血或浅表溃疡，但一般较轻。

随后幼虫侵入血循环移行至横纹肌，在移行各器官时导致小动脉和毛细血管损伤，亦可引起各器官急性炎症，如心肌炎、脑炎、肺炎等。心肌呈充血、水肿改变，有淋巴细胞、嗜酸性粒细胞浸润，并可见心肌纤维断裂和灶性坏死，心肌炎合并心力衰竭是本病主要死亡原因。

感染 2～3 周后，幼虫最后定居于横纹肌，以舌肌、咽肌、胸大肌、膈肌、腹肌、肋间肌、腓肠肌受累最明显，表现为间质性肌炎、纤维变性、肌横纹消失、嗜酸性颗粒和肌浆溶解等，导致肌肉酸痛、局部水肿伴压痛及显著乏力等。幼虫周围有淋巴细胞、嗜酸性粒细胞、大单核细胞浸润，幼虫逐渐死亡后引起肉芽肿反应，包囊形成。包囊从两端开始钙化，继而波及整个包囊。此外，在肝、肾可见脂肪变性或浊肿改变，如侵及其他脏器也可造成相应损害。

成虫寄生于肠道引起肠黏膜充血、水肿与灶性出血，可出现消化道症状，但一般病变轻微。

2. 中医病因病机

（1）饮食不洁　为本病外因。食入生冷不洁之动物肉类，损伤脾胃，导致其传导失职，升降失调，则恶心、腹泻；虫踞肠道，扰乱肠道气机，致湿热内生，则腹痛、发热；毒郁肌肤，气血阻滞，则肌肉疼痛。

（2）脾胃虚弱　饮食不洁或不节，损伤脾胃，导致脾胃虚弱，运化失司，致水谷停滞，清浊不分，混杂而下，逐成泄泻。脾虚水湿不运，水湿内停溢于肤面则浮肿。

【临床表现】

潜伏期 2～45 天，多为 10～15 天。临床症状的轻重则与感染虫量呈正相关，轻者可无临床症状，症状不典型者常导致误诊，重度感染多见于暴发流行，占少数。根据临床表现可分为下列 3 期：

1. 早期　为成虫在小肠阶段，主要为肠炎表现。起病 1 周内可表现为恶心、呕吐、腹痛（上腹部或脐部为主、呈隐痛或烧灼感）、水样便、食欲不振等胃肠道症状，伴有乏力、畏寒、发热等，本期症状通常轻微而短暂。少数可有胸痛、胸闷、咳嗽等呼吸道症状。

2. 急性期　为幼虫移行期，于起病第 2 周起幼虫移行导致中毒过敏症状。急性起病，主要表现有发热、水肿、皮疹、肌痛等。

发热多伴畏寒，以弛张热或不规则热为主，体温多在 38℃～40℃ 之间，持续 2～4 周，重者可长达 6 周。发热同时，多数出现眼睑、颜面、眼结膜水肿，重者可有下肢或全身水肿，进展迅速为其特点，多持续 1 周左右。皮疹多与发热同时出现，可为斑丘疹、猩红热样皮疹或荨麻疹等。全身性肌肉疼痛为突出的症状，多与发热同时或继发热、水肿之后出现，肌肉剧烈疼痛或压痛伴乏力，皮肤呈肿胀硬结感，压痛和触痛明显，以腓肠肌为甚。患者常呈强迫屈曲状态，不敢活动而呈瘫痪样。重症患者常有咀嚼、吞咽、呼吸、眼球活动时疼痛。眼部症状除眼肌痛外，常有球结膜充血、视物不清、复视和视网膜出血等。

重症患者在此期还可出现各脏器受累的并发症，累及咽喉可有吞咽困难和声音嘶哑；累及心肌可出现心音低钝、心律失常、奔马律和心功能不全等；侵及中枢神经系统常表现为头痛、脑膜刺激征，甚而抽搐、昏迷、瘫痪等；合并肺炎可致咳嗽、肺部啰音、呼吸困难等。

3. 缓解期　为肌内包囊形成期，病程第 4～8 周。随着肌内包囊形成，急性炎症消退，全身症状减轻，而乏力、肌痛、消瘦等症状可持续数月。在此期少数患者仍可并发心力衰竭和神经系统后遗症。

【实验室及其他检查】

1. 血常规　在幼虫移行期，白细胞总数多升高，常在 $(10～20)×10^9/L$ 之间，嗜酸性粒细胞常占 20%～40%，甚至更高。但重症患者或伴细菌感染时，嗜酸性粒细胞可无明显增高。

2. 血生化检查　于感染后 2～5 周血清中肌酶如肌酸磷酸激酶（CPK）、乳酸脱氢酶（LDH）及醛缩酶均可明显增高。

3. 病原学检查　一般于病程第 10 天后取三角肌或腓肠肌（或浮肿、肌痛最显著的部位）近肌腱处肌肉米粒大小 1 片，置两玻片中压紧，低倍镜下观察，可见蜷曲的幼虫，虫体周围有多数炎性细胞包绕，形成梭型肉芽肿。肌肉活检受摘取组织局限性的影响，在感染早期及轻度感染者不易检出幼虫，对感染较轻、镜检阴性者，可将肌肉用 1% 胃蛋白酶和 1% 稀盐酸消化，离心沉淀后检查幼虫，其阳性率较压片法为高。此外，患者的血液、脑脊液经离心亦可查到幼虫。

4. 免疫学检查

（1）特异性抗体检测采用酶联免疫吸附实验（ELISA）或间接免疫荧光抗体试验（IFA）等方法，以已知的抗原检测患者血清中特异性抗体，是较为敏感、特异、实用的方法。病程早期 IgM 抗体阳性，具有临床诊断意义。在病程后期或恢复期 IgG 抗体阳性，且此抗体可存在较长时间，单凭该检查结果，不足以区分现症患者或既往感染者。

（2）特异性抗原检测采用虫体可溶性抗原、排泄分泌抗原结合单克隆抗体、多克隆抗体 - 间接双抗体夹心 ELISA 法检测患者血清中循环抗原，抗原阳性结果提示为现症感染，且具疗效考核价值。

【诊断与鉴别诊断】

1. 诊断依据

（1）流行病学史：病前 1~2 周生食或半生食动物肉等。

（2）临床特点：主要为发热、肌肉疼痛和水肿、皮疹等，初期可有胃肠道症状。

（3）外周血白细胞总数和嗜酸性粒细胞显著增多等；免疫学试验 ELISA、IFA 等有重要参考价值。

（4）肌肉活检找到幼虫或/和血清学检查可确诊。

2. 鉴别诊断 本病早期应与食物中毒、菌痢、伤寒等鉴别，急性期与嗜酸性粒细胞增多的疾病如结节性多动脉炎、风湿热、皮肌炎、钩端螺旋体病、流行性出血热等鉴别。流行病学资料对鉴别诊断有重要参考价值。

【预后】

本病诊断与治疗及时的患者大多预后好，常于 4~8 周恢复。重度感染、有重要脏器并发症如心肌炎、脑膜脑炎且未及时治疗者，预后较差。

【治疗】

1. 治疗原则 西医坚持病原治疗和积极处理并发症相结合的原则。中医治疗早期强调清热除湿祛虫；病久脾胃虚弱，或脾肾阳虚者，强调健脾利湿或温补脾肾等扶正祛邪。中西医结合坚持"标本兼治"的原则，即在"杀虫治疗"和"扶助正气"的基础上，配合对症治疗和辨证论治。

2. 西医治疗方法

（1）病原治疗

①阿苯达唑：为首选病原治疗药物。对各期旋毛虫均有较好的杀虫作用，能去除肠内成虫与抑制雌虫产生幼虫，并且能杀死移行期幼虫。剂量 400~500mg，每日 2~3 次，儿童剂量为 20mg/（kg·d），疗程 5~7 天。必要时间隔 2 周可重复 1~2 个疗程。一般于服药后 2~3 天体温下降、肌痛减轻、浮肿逐渐消失。不良反应少而轻，可有头昏、食欲减退等。少数病例于服药后第 2~3 天出现体温升高，此因虫体死亡出现异性蛋白反应（类赫氏反应）。若体温过高或出现心脏和中枢神经系统受累的征象及严重的毒血症时，可辅以糖皮质激素治疗以缓解症状。

②甲苯达唑：对各期旋毛虫幼虫有较好疗效，但对成虫疗效较低。成人剂量为 100mg，每日 3 次，疗程 5~7 天（幼虫）或 10 天以上（成虫）。不良反应同阿苯达唑。

③噻苯咪唑：对成虫和幼虫（移行期和包囊期）均有杀灭作用，剂量为 25mg/kg，每日 2 次，疗程 5~7 天，必要时间隔数日后可重复治疗。本药偶可引起头晕、恶心、呕吐、腹部不适、皮炎、血压下降、心率减慢、血清转氨酶升高等反应，加用强的松可减轻反应。由于毒性较大已少用。

（2）对症治疗 症状明显者应卧床休息，给予充分营养，维持水、电解质平衡。肌痛显著者可予镇痛剂。同时注意预防、治疗心衰、颅内压增高等并发症。

有显著异性蛋白反应或心肌、中枢神经系统受累的严重患者，可给予糖皮质激素，最好与杀虫药同用。一般强的松剂量为 20～30mg/d，连服 3～5 天，必要时可延长；亦可用氢化可的松 100mg/d，静脉滴注，疗程同上。

3. 中医辨证论治

（1）肠道湿热

证候　发热，腹痛腹泻，胸痞呕恶，或头身重痛，小便短黄，舌苔黄腻，脉浮滑。

治法　清热化湿，驱虫解毒。

方药　葛根芩连汤加减（葛根、黄芩、黄连、木香、槟榔、雷丸、甘草）。若湿较重，加苍术、厚朴；腹痛较甚，加白芍、白头翁。

（2）毒郁肌肤

证候　发热，肌肉疼痛，咳嗽气喘，多汗烦渴，舌红苔黄，脉细数。

治法　驱虫散邪解毒。

方药　柴葛解肌汤加减（柴胡、葛根、黄连、羌活、雷丸、威灵仙、鸡矢藤、延胡索、甘草）。热甚加石膏、知母。

（3）脾肾阳虚

证候　腹痛绵绵，大便溏泻，水谷不化，腹胀纳少，肢倦乏力畏寒，颜面及下肢浮肿，舌淡苔薄，脉虚细。

治法　健脾利湿，温补脾肾。

方药　附子理中汤加减（党参、干姜、茯苓、白术、炮附子、甘草）。水肿甚者，加猪苓、泽泻、车前子；久泄不止加黄芪、柴胡、升麻。

【预防】

1. 加强卫生宣教，不吃生的或未煮熟的猪肉及其他哺乳类动物肉或肉制品是最简单而有效的预防措施。

2. 控制和管理传染源，提倡圈养，病猪隔离治疗，饲料最好经加热处理。加强肉类检疫，未经检验不准出售。库存猪肉经低温冷冻处理，在 -15℃冷藏 20 天，或 -20℃冷藏 24 小时，可杀死幼虫。

3. 消灭保虫宿主，搞好卫生，消灭鼠类，将尸体烧毁或深埋。禁止随意抛弃动物尸体和内脏。对检出旋毛虫的尸体，应按规定处理。

第十节　肠绦虫病

肠绦虫病（intestinal taeniasis）系由各种寄生在人体小肠内绦虫成虫所引起的肠道寄生虫病。临床表现多轻微，可有腹痛、消瘦等消化道症状，预后较好。我国最常见的是牛带绦虫病及猪带绦虫病，因进食含有活囊蚴的猪肉或牛肉而感染。

本病属中医学"虫证"范畴。绦虫，古医籍中称之为寸白虫或白虫。远在汉代已认识到此病的发生与吃肉，尤其是吃生肉和炙而未熟的肉有密切关系，《诸病源候论·九虫病诸候·寸白虫候》曰："寸虫者，九虫内之一虫也，长一寸而色白，形小扁。"《金匮要略·禽兽鱼虫禁忌并治》篇指出："食生肉，饱饮乳，变成白虫。""牛肉共猪肉食之，必作寸白虫。"《景岳全书·诸虫》说："寸白虫，此虫长寸许，色白，其状如蛆。母子相生，有独行者，有个个相接不断者，故能长至一二丈。"

【病原学】

绦虫属扁平动物门的绦虫纲，多节绦虫亚纲的圆叶目与假叶目。寄生于人体的绦虫有4大类，即带绦虫、膜壳绦虫、棘球绦虫和裂头绦虫，我国以猪带绦虫和牛带绦虫最常见，其次是短膜壳绦虫及长膜壳绦虫，阔节裂头绦虫和犬复孔绦虫均很少见。人为猪带绦虫、牛带绦虫、膜壳绦虫的终末宿主。

绦虫为雌雄同体，带绦虫成虫为乳白色，扁长似带状，猪带绦虫成虫长2~4m，牛带绦虫成虫长4~8m。虫体分为头、颈、体节三部分，头节上有4个吸盘，为其吸附器，猪带绦虫头节上还有两排小钩，颈节为其生长部分，体节分为未成熟、成熟和妊娠三种节片。

绦虫成虫寄生于人的小肠上部，头节多固定于十二指肠及空肠弯曲下40~50cm处，体节的妊娠节片内充满虫卵，可随粪便排出体外，被中间宿主猪或牛吞食后，在十二指肠内被蛋白水解酶将卵壳消化，24~72小时后孵出六钩蚴。六钩蚴钻过肠壁，随血液、淋巴液散布至猪或牛的全身，主要在骨骼肌内经60~72天发育成囊尾蚴。含囊尾蚴的猪肉俗称"米猪肉"，当人进食含活囊尾蚴的猪肉或牛肉后，在消化液的作用下，经10~12周囊尾蚴中的体节在肠中翻出吸附于肠壁，颈节逐渐分裂形成多节体节而发育为成虫。猪带绦虫在体内可存活25年以上，牛带绦虫在体内可存活达30~60年。人也可以是猪带绦虫的中间宿主，误食其虫卵后可患囊尾蚴病。但人不是牛带绦虫的中间宿主。

我国寄生于人体的膜壳绦虫有短膜壳绦虫、长膜壳绦虫和克氏假裸头绦虫。短膜壳绦虫不需要中间宿主，虫卵经粪便排出时即有传染性，经口吞食虫卵污染的食物导致感染，造成人与人之间的传播，也可引起人体内源性自身感染，从吞入虫卵至虫体发育成熟仅需2~4周。长膜壳绦虫和克氏假裸头绦虫的发育必须经过中间宿主。长膜壳绦虫成虫寄生于鼠类，节肢动物如蚤、蟑螂、甲虫等为其中间宿主，人因误食含有囊尾蚴的节肢动物而感染。

【流行病学】

1. 传染源 人是猪带绦虫和牛带绦虫的终末宿主，故人是牛带绦虫和猪带绦虫的唯一传染源，人从粪便排出猪带绦虫卵或牛带绦虫卵，分别使牛或猪感染而患囊尾蚴病。鼠是短膜壳绦虫的保虫宿主，因此人和鼠是短膜壳绦虫病的传染源。

2. 传播途径 猪带绦虫病和牛带绦虫病是因食生的或未熟的含有囊尾蚴的猪肉或牛肉而受感染，亦可因尝生肉馅或生肉与熟食使用同一砧板与炊具，造成熟食被污染。短膜壳绦虫主要是通过被污染的手或食物传播，亦可因肠逆蠕动，虫卵反流入胃后再进入小肠形成内源性自身感染。

3. 易感人群 人群普遍易感。猪带绦虫病与牛带绦虫患者以青壮年为多，男性多于女性；短膜壳绦虫病则以儿童居多。

4. 流行特征　肠绦虫病广泛分布于世界各地，我国牛带绦虫病主要流行于内蒙、西藏、新疆及西南各省，且常呈地方性流行。猪带绦虫病主要在东北、华北、西北等多见，且多为散发，云南等有地方性流行，并有家庭聚集现象。短膜壳绦虫主要见于华北和东北的部分地区。

【病机病理】

1. 西医发病机制和病理　猪带绦虫与牛带绦虫以小钩和/或吸盘钩挂和/或吸附在小肠黏膜上，引起小肠局部损伤及炎症，少数可穿透肠壁引起腹膜炎。多条绦虫寄生偶可导致不完全性肠梗阻。

短膜壳绦虫的蚴虫寄生在小肠黏膜内，其头节吸盘、小钩及体表的微毛对肠黏膜均有明显损伤，可引起微绒毛肿胀致小肠吸收和运动功能障碍，其成虫则可导致灶性出血与浅表溃疡等病变。

寄生于人体的绦虫大量吸取小肠内的营养成分，可造成患者营养不良、贫血等。虫体的代谢产物可能对人体有一定的毒性作用。

2. 中医病因病机　中医学认为本病的主要病因是饮食不洁，吃了含囊虫的猪肉或牛肉而发病。虫居肠中，阻滞肠道气机，扰动不安则腹部隐痛、腹胀不适；影响脾胃运化功能，气机升降失常，则见恶心、便溏或便结；病久脾胃受损，气血生化无源而见面色萎黄或苍白、形体消瘦、倦怠乏力等症。故绦虫所致之病机，早期为肠胃功能失调，病久则脾胃受损，生化不足，气血两虚，形成先实后虚的病证。

【临床表现】

自吞食猪带绦虫或牛带绦虫的囊尾蚴至粪便中出现虫体节片需2~3个月的潜伏期，短膜壳绦虫病的潜伏期为2~4周。

猪带绦虫病与牛带绦虫病的症状多较轻微，患者常无明显不适，粪便中发现白色带状节片为最常见症状，也可为唯一症状。牛带绦虫脱落的节片蠕动能力较强，常可自动从肛门脱出引起局部瘙痒。约1/3~1/2的患者有上腹隐痛或脐周隐痛，部分患者可有消瘦、乏力、食欲亢进、荨麻疹等，偶有头晕、磨牙、失眠等神经系统症状。猪带绦虫患者因自体感染而并患有囊尾蚴病者可占2.5%~25%；牛带绦虫病可因链体或节片阻塞导致肠梗阻与阑尾炎。

短膜壳绦虫感染轻者常无症状，重度感染可有头昏、腹痛、腹泻、食欲减退、消瘦等症状。

【实验室及其他检查】

1. 血常规　病程早期外周血中嗜酸性粒细胞可轻度增加，白细胞总数多正常。

2. 粪便检查　因妊娠节片脱离母体后能伸缩活动，同时将子宫内虫卵散布于肠道粪便中，故在粪便中多可以找到绦虫卵，可用直接涂片、沉淀法和漂浮浓集法查绦虫卵，检获虫卵可确诊为绦虫病，但目前不能鉴别虫种，因为猪带绦虫和牛带绦虫的虫卵极其相似，镜下难于区分。

3. 妊娠节片检查　采用压片法检查，根据绦虫妊娠节片内子宫的分枝数目及形状可鉴别虫种。猪带绦虫妊娠节片内子宫分支为 7～13 个，呈树枝状；而牛带绦虫则为 15～30 个，呈对分支状。

表 9-2　三种绦虫形态鉴别

	猪带绦虫	牛带绦虫	短膜壳绦虫
体长	2～4cm	4～8cm	0.3～0.5cm
节片数	1000 节以下	1000～2000 节	100～200 节
头节	球型，较小，顶突上有小钩 2 排	方型，较大，无顶突，无小钩	球型，有 20～30 个小钩，有吸盘 4 个
妊娠节片	呈树枝状	呈对分支状	呈袋状
成熟节片卵巢数	3 叶	2 叶	叶状，位于子宫中央
子宫分支数	每侧 7～13 个	每侧 15～30 个	—

4. 免疫学检查　用酶联免疫吸附试验可检测宿主粪便中特异性抗原，敏感性 100%，且有高度特异性。用虫体匀浆或虫体蛋白质做抗原进行皮内试验、乳胶凝集试验、补体结合试验、环状沉淀试验等可检测出患者血清特异性抗体，阳性率 73.7%～99%，但特异性较差。

5. 分子生物学检查　用聚合酶链反应（PCR）可扩增粪便中虫卵或虫体的种特异性 DNA，用于人绦虫病诊断具有较高的灵敏性和特异性。

【诊断与鉴别诊断】

1. 诊断依据

（1）流行病学资料：有生食或半生食猪肉或牛肉史。

（2）粪便中或内裤、被褥上有白色带状节片排出者即可临床诊断。

（3）实验室检查：粪便中或肛门拭子找到绦虫卵即可确诊，但猪带绦虫或牛带绦虫虫卵检出率较低且不能鉴别虫种。粪便中找到妊娠节片不仅可以确诊绦虫病，还能鉴别绦虫种类。免疫学及分子生物学检查亦可协助诊断。

2. 鉴别诊断　有腹痛、恶心、腹泻等消化道症状时与其他消化道疾病如慢性萎缩性胃炎、吸收不良综合征等，以及肠蛔虫病相鉴别；短膜壳绦虫有时症状酷似十二指肠溃疡，要注意鉴别，查到虫卵及粪便中有白色带状节片排出为确诊要点。

【预后】

本病虽然病程较长，但一般预后良好。

【治疗】

1. 治疗原则　西医治疗以驱虫为主，辅以对症治疗。中医治疗亦以驱杀虫体为主。当绦虫驱除后，则调理脾胃、补养气血，以善其后。

2. 西医治疗方法　驱虫治疗为主要的治疗方法，杀绦虫的药物较多，均有较好疗效。

（1）吡喹酮　广谱杀虫药，对各种绦虫病疗效均好，为目前首选。药物主要作用于虫体表皮，出现空泡继而破溃，并可使虫体肌肉发生痉挛，致虫体随肠蠕动从粪便排出体外。驱猪带绦虫或牛带绦虫剂量 15～20mg/kg（儿童 15mg/kg），短膜壳绦虫剂量 25mg/kg，清晨空腹顿服，疗效可达 95% 以上。吡喹酮的不良反应较轻，主要有头晕、恶心、腹痛等，停药后数日内可自行缓解。

（2）咪唑类　为常用的广谱驱虫药之一，能抑制绦虫对葡萄糖的摄取，使虫体麻痹而随肠蠕动排出体外。常用的有阿苯达唑 400～800mg/d，疗程 3 天；甲苯达唑 300mg，每日 2 次，疗程 3 天。本类药物肠道很少吸收，不良反应少，但动物实验有致畸作用，2 岁以下儿童及妊娠期妇女不宜使用。

3. 中医辨证论治

（1）虫居肠中

证候　上腹部或脐周隐隐作痛，腹胀，或有腹泻，或有便秘，肛门作痒，大便内或衬裤、衣服有时发现白色节片，舌淡红，苔薄白腻，脉细。

治法　驱杀绦虫。

方药　化虫丸加减（槟榔、鹤虱、苦楝皮、枯矾）。食谷不化，加神曲、山楂、麦芽；腹胀，加厚朴；肛门作痒，加荆芥、蜀椒；纳少、呕恶，加白蔻仁、砂仁等。

（2）脾胃虚弱

证候　纳呆食少，腹胀便溏，形体消瘦，甚或头晕气短，舌淡，苔薄白，脉弱。

治法　健脾益气，补养气血，兼以驱虫。

方药　香砂六君子汤加减（人参、白术、茯苓、陈皮、半夏、木香、砂仁、甘草）。气血亏虚明显者，加当归、龙眼肉、黄芪。若绦虫未出而脾胃已亏，可在上方基础上加槟榔、南瓜子、雷丸等杀虫驱虫。

4. 中医其他治疗方法

（1）驱绦方：用南瓜子研粉，冷开水调服 60～120g，2 小时后服槟榔 60～120g 的水煎剂，再过半小时服玄明粉 15g，促使泻下，以利虫体排出。

（2）槟榔 60～120g，切碎，文火煎 2 小时，于清晨空腹顿服。服后 4 小时无大便排出者，可服用芒硝 10g。

（3）仙鹤草芽（深秋采集，其形似狼牙，故又称狼牙草）洗净，刮去外皮，晒干，碾粉，成人早晨用温开水冲服 30～60g。因本药兼有泻下作用，可不另服泻药。一般在服药后 5～6 小时排出虫体。

（4）雷丸，研粉，每次 20g，每日 1 次，连服 3 天。

（5）石榴根皮 25g，水煎服。胃病患者不宜选用此药。

驱除绦虫，务必驱尽，须连头节同时排出，方能彻底治愈。若头节未被驱出，则仍能继续生长。治疗后 3～4 个月未发现虫卵可视为治愈；若再出现虫卵或体节，则绦虫未驱尽，仍可用上述驱绦药物复治。

【预防】

1. 管理传染源　普查普治患者。防止猪、牛被感染，变养猪放牧为圈养，防止饲料被人粪污染。灭鼠可有效预防短膜壳、长膜壳绦虫感染。

2. 切断传播途径　加强屠宰肉类的检查，禁止出售含囊尾蚴的肉类，囊尾蚴在 $-10℃$ 储存 5 天可死亡。加强卫生教育，不生食肉类，饮食器具应生熟分开。在绦虫病地方性流行区，可用氯硝柳胺（灭绦灵）对猪或牛进行预防性治疗。

第十一节　囊尾蚴病

囊尾蚴病（cysticercosis）亦称囊虫病，是猪带绦虫的幼虫——囊尾蚴寄生于人体各组织器官所致的疾病，属人兽共患疾病。因误食猪带绦虫卵而感染，亦可因身体内有猪带绦虫寄生而产生自体感染。囊尾蚴可寄生在皮下组织、肌肉、脑、眼、心脏等引起相应症状，以寄生在脑组织中者最为严重。

囊尾蚴病属中医学"痰核"、"痫证"等范畴。

【病原学】

囊尾蚴可寄生于人体多种组织内，因寄生部位不同而形态有所不同，在肌肉内常呈椭圆形，在疏松的结缔组织及脑实质内呈圆形，在脑室或颅底软脑膜处形大而圆，可达 $2\sim12cm$，并有分支或葡萄样突起，称为葡萄状囊尾蚴。

囊尾蚴对外界抵抗力较强，但不耐高温，肉类煮熟是杀死其最好方法，囊尾蚴在 $-10℃$ 储存 5 天可死亡。

【流行病学】

1. 传染源　猪带绦虫患者是囊尾蚴病的唯一传染源。患者自粪便中排出的虫卵对本人及周围人群均有传染性。

2. 传播途径　吞食猪带绦虫卵为主要传播途径，依感染方式不同可分为：

（1）异体感染　亦称外源性感染，系进食被猪带绦虫虫卵污染的食物、水、瓜果等而经口感染，为主要的感染方式。

（2）自体感染　因体内有猪带绦虫寄生而发生自体感染，可有：①外源性自身感染：患者手指被自体排出的粪便污染，其中的虫卵带入口内受感染。②内源性自身感染：因呕吐、反胃等逆蠕动，致使肠内容物返入胃或十二指肠中，绦虫卵或妊娠节片也随之返入胃或十二指肠而感染。

3. 易感人群　人对本病有普遍的易感性。患者以青壮年为多，男女之比约为 2：1，与环境卫生和个人卫生习惯有关。儿童因胃酸较弱，难以消化虫卵的胚膜，故较少发病。

4. 流行特征　本病呈世界性分布，特别是在有吃生猪肉习惯的地区或民族中流行。在我国以东北、内蒙古、华北、河南等省、自治区较多，农村发病率高于城市，为北方主要的人兽共患的寄生虫病。

【病机病理】

1. 西医发病机制和病理　猪带绦虫虫卵入胃、十二指肠后，在消化液、胆汁的作用下，胚膜破坏，六钩蚴破膜而出，钻入肠壁，经血循环及淋巴循环进入宿主体内各组织器官内。

六钩蚴侵入组织后引起局部炎症反应，早期为中性粒细胞、嗜酸性粒细胞、淋巴细胞等在其周围大量聚集，并伴有炎性介质的释放，如 IL－1、IL－2、IFN 等，并有成纤维细胞增生。随着感染时间的延长，虫体周围出现组织坏死，同时巨噬细胞和上皮细胞在虫体周围呈围墙样增生，幼虫被来自宿主的致密纤维包膜包裹，形成结节。囊尾蚴在侵入组织或器官后，体积逐渐增大，对周围组织形成挤压作用，同时在生活过程中不断向宿主排泄代谢产物和释放毒素，使宿主产生不同程度的损伤。另外，囊尾蚴在生长发育过程中也需从宿主体内摄取一定量的营养物质，故可导致宿主营养不良，影响生长发育。

囊尾蚴病的临床表现和病理变化因囊尾蚴寄生部位、数目、死活及局部组织的反应程度而不同。脑组织是囊尾蚴常见的寄生部位，占囊尾蚴病的 60%～80%，寄生以大脑皮质邻近运动中枢为多，是临床上癫痫发作的病理基础；亦可寄生于第四脑室或侧脑室，带蒂的囊尾蚴结节可致脑室活瓣性阻塞，引起脑积水；如寄生于软脑膜可引起蛛网膜炎。颅底的葡萄状囊尾蚴易破裂引起囊尾蚴性脑膜炎，炎症性脑膜粘连可造成第四脑室正中孔与侧孔阻塞，发生脑积水；颅内大量囊尾蚴寄生或脑积水，均引起颅内压增高。由于颅内大量囊虫寄生，破坏了脑组织防御机能的完整性，使患者对乙型脑炎易感。

位于皮下组织及肌肉的囊尾蚴，在局部形成囊尾蚴结节，同时可能向周围组织释放溶解酶，在虫体周围形成组织溶解区，这些酶可与虫体周围的淋巴细胞产生的酶一起加剧宿主的炎症反应。位于眼部的囊尾蚴常寄生在玻璃体、眼球肌肉、眼结膜下等，引起相应症状，而寄生在视网膜者常为视网膜剥离的原因。

六钩蚴在体内形成囊尾蚴约需 2～3 个月，囊尾蚴的形成是与宿主组织炎症反应不断相互作用的病理生理演变过程，整个过程可达 10～20 年。

2. 中医病因病机　中医学认为，本病因饮食不洁，误食虫毒之物，停于中焦，蓄于体内，伤及脾胃，致运化失司，水湿内停，日久积聚成痰，痰浊与虫毒经经络流注于四肢、项背或脑膜等处，或停于肌肤之间，导致气滞而痰凝瘀阻，形成"痰核"，阻痹脑脉则发为头痛、头晕、目胀、痫证等；积于肌肤，则发为皮肌囊尾蚴结节。

【临床表现】

潜伏期约 3 个月。依囊尾蚴寄生的部位、感染的程度、寄生时间的久暂、是否存活以及人体的反应不同，其临床表现也各不相同。根据寄生部位可分为以下几型：

1. 脑囊尾蚴病　较常见，症状有头痛、头晕、恶心、呕吐、癫痫以及精神症状如痴呆、抑郁等，临床表现复杂多样，可分为以下类型：

（1）癫痫型　最常见，囊尾蚴位于大脑皮质表面临近运动中枢区，临床表现以反复发作的各种类型癫痫为特征。约半数患者表现为单纯大发作，可为唯一的首发症状，发作频率较低，多在 3 个月以上甚至若干年才发作 1 次。也可表现为幻视、幻嗅、失神、精神运动性兴奋及单纯性局限性癫痫等。弥漫性脑实质受累者，可引起器质性精神病。

（2）颅内压增高型 较常见，囊尾蚴寄生在脑室孔附近，出现脑脊液循环梗阻、颅内高压等表现。以急性起病或进行性加重的颅内高压为特征，表现为头痛、头晕，恶心、呕吐、视乳头水肿或继发性视神经萎缩、听力下降等。有时可表现为活瓣综合征，即反复出现突发性体位性剧烈头痛、呕吐，甚至发生脑疝。因为囊尾蚴悬于脑室壁，呈活瓣状，当患者头位急速变动时，囊尾蚴突然阻塞脑脊液通道而致颅内压骤升所致，又称布伦斯综合征（Bruns syndrome）。

（3）脑膜炎型 约占囊尾蚴病的10%，囊尾蚴寄生于软脑膜可引起急、慢性脑膜炎，反复发作，表现有头痛、呕吐、颈强直、共济失调、面神经麻痹等症状，脑脊液呈炎性改变，发热常不明显。粘连性蛛网膜炎患者多有颅内压增高、视力减退等症状，第四脑室正中孔或侧孔阻塞时产生脑积水。

（4）痴呆型 表现为进行性加重的精神异常及痴呆，患者脑实质内常有密集的囊尾蚴包囊，导致广泛的脑组织破坏和脑皮质萎缩。亦有表现为幻觉、迫害妄想等精神症状者。

（5）脊髓型 较少见，表现有截瘫、感觉障碍、大小便潴留等。因囊尾蚴侵入椎管压迫脊髓所致。

此外，脑囊尾蚴病的表现也可为前述各型症状交叉，以癫痫型与颅内压增高型混合为多见，各型间也可相互转换，使症状更为复杂。

2. 皮下和肌肉囊尾蚴病 约2/3囊尾蚴病患者有皮下囊尾蚴结节，在皮下可触及直径约0.5~1cm大小的圆或椭圆形结节，多在头部、躯干及大腿上端内侧，自数个至数百个不等，质坚韧似软骨、无痛、无色素沉着与炎症反应，与周围组织无粘连。结节可分批出现，时间久者结节变小、变硬。若大量囊尾蚴寄生于躯干或四肢肌肉内，可引起假性肌肥大症，表现为四肢肌肉肥大，但软弱无力，甚至行动困难。少数患者结节局部有轻微的疼痛及不适感。

3. 眼囊尾蚴病 较少见，占囊尾蚴病2%以下，多为单眼感染，猪囊尾蚴可寄生在晶状体以外眼球的任何部位，但最常寄生的部位在玻璃体和视网膜下。患者有视力障碍或感到眼内有能伸缩的虫体存在，位于视网膜下者可引起视力减退、视野改变，亦常为视网膜剥离的原因之一。位于玻璃体者可自觉眼前有黑影飘动，用裂隙灯检查时，可见灰蓝色或灰白色圆形囊泡，周围有金黄色反射圈，用电刺激可见虫体蠕动。虫体存活时局部反应轻微，但虫体死亡产生强烈的刺激，可引起视网膜炎、脉络膜炎、化脓性全眼炎等。

4. 其他 其他部位亦可有囊尾蚴寄生，如心肌、肝、肺等脏器或组织，但均罕见。

【实验室及其他检查】

1. 血常规 大多在正常范围，嗜酸性粒细胞也无明显增多。

2. 脑脊液 颅内压增高型及脑膜炎型患者脑脊液压力可增高。囊尾蚴性脑膜炎的脑脊液改变为细胞数轻度增高（10~100）×10^6/L，以淋巴细胞为主，蛋白质轻度增加，糖和氯化物正常或略低。

3. 免疫学检查　用酶联免疫吸附试验（ELISA）或间接血凝法（IHA）、皮内试验（ID）等检测患者血清或脑脊液中的特异性猪囊尾蚴 IgG 抗体，有较高的特异性和敏感性，对脑囊尾蚴病的临床诊断和流行病学调查均有实用价值。其中 ID 敏感性较好，但特异性不高，常用于临床初筛或流行病学调查；ELISA 和 IHA 特异性和敏感性均较好，为临床常规应用。但上述免疫学检查可有假阳性或假阴性，故阴性结果亦不能完全除外囊尾蚴病。

4. 影像学检查

（1）颅脑 CT　阳性率高达 80%～90%。能显示 <1cm 的囊性低密度灶，注射对比增强剂后，其周围可见环形增强带（炎症性水肿），亦可见脑室扩大、钙化灶等。CT 可确诊大部分脑囊尾蚴病。

（2）颅脑 MRI　与 CT 同样可清楚显示脑内囊尾蚴影像，而较 CT 更具优势：①活囊尾蚴结节周围水肿带影像更清楚，死虫不清楚，可资鉴别囊尾蚴死活，并据此可将其分为活虫期、炎症水肿期、肉芽肿期、钙化期，有助于指导临床治疗和疗效考核。②脑室内及脑室孔处的病变更易查获。故临床上高度怀疑脑囊尾蚴病而 CT 表现不典型者或未见异常者，应行头颅 MRI 检查。

（3）眼底镜、裂隙灯或 B 超检查　对怀疑眼囊尾蚴病者应进行眼底镜、裂隙灯或 B 超检查，若发现视网膜下或眼玻璃体内囊尾蚴蠕动，即可确诊。

5. 病理检查　取皮下结节做活体组织检查，切片中查见囊腔中含脑囊尾蚴头节可确诊。

【诊断与鉴别诊断】

1. 诊断依据

（1）流行病学资料　有生食或食用未煮熟的猪肉史，既往有绦虫病史，粪便中曾发现带状节片等可作为本病诊断的重要参考。

（2）临床表现　不同感染部位有相应的临床表现，如在皮下触到有弹性的、硬的圆或椭圆形结节，无其他原因可查的癫痫发作，颅内压增高或其他神经系统症状等，特别是有流行区生活史者，应疑似本病。

（3）实验室及其他检查　凡疑似病例经 IHA、ELISA 等方法检查，阳性可临床诊断。CT 或 MRI 检查可辅助诊断脑囊尾蚴病；皮下结节活检或脑手术病理组织检查证实者，可为确定诊断的依据。眼底镜、裂隙灯或 B 超检查可发现眼囊尾蚴病。

2. 鉴别诊断　脑囊尾蚴病应与原发性癫痫、颅内肿瘤、结核性脑膜炎、隐球菌性脑膜炎、脑血管疾病、神经性头痛等鉴别。皮下组织和肌肉囊尾蚴病应与风湿结节、皮脂囊肿、多发性神经纤维瘤、肺吸虫病皮下结节等鉴别。眼囊尾蚴病应与眼内肿瘤、异物、葡萄膜炎、视网膜炎等相鉴别。影像学检查和血清免疫学检查可提供鉴别诊断依据。

【预后】

各型囊尾蚴病预后不同，脑囊尾蚴病预后较差，弥漫性脑囊尾蚴病伴痴呆者预后不良，眼囊尾蚴病如及时治疗则预后较好，视网膜囊尾蚴病如治疗不及时或经久不治可导致失明。

【治疗】

1. 治疗原则　西医治疗原则以药物驱虫为主，同时积极处理并发症。中医治疗原则以驱杀虫体、化痰散结、息风通络为主；病久正虚，以扶助正气为要。

2. 西医治疗方法

（1）病原治疗　囊尾蚴病以药物治疗为主。

1）阿苯达唑：对皮下组织和肌肉、脑囊尾蚴病均有良好疗效，疗程中不良反应轻，故目前为治疗囊尾蚴病，尤其是重型脑囊尾蚴病的首选药物，显效率达85%以上。

剂量为15～20mg/（kg·d），分2次口服，疗程10天，每间隔14～21天重复1个疗程，脑囊尾蚴病患者需2～3个疗程；新近也有采用15mg/（kg·d），1个月为1疗程。治疗后囊尾蚴结节变硬缩小，囊液混浊，继而消失，内囊塌陷，节毁形，小钩子脱落，最后残留纤维组织。

不良反应主要有头痛、低热、少数可有视力障碍、癫痫等。部分患者反应较重，可发生过敏性休克或脑疝。原有癫痫发作史者尤应注意，也可加重脑水肿，此主要是虫体死亡后产生炎症脑水肿，引起颅内压增高以及过敏反应所致。不良反应多发生于服药后2～7天，持续2～3天。亦有少数患者于第1疗程结束后7～10天才出现反应。第2疗程的不良反应发生率明显减少，且反应程度较轻。

2）吡喹酮：有强烈的杀囊尾蚴作用，可根据不同类型的囊尾蚴病选择不同的治疗方案。治疗皮下及肌肉囊尾蚴病总剂量为120mg/kg，3～4天内分次口服。治疗脑囊尾蚴病总剂量为120～180mg/kg，3～4天内分次口服，必要时2～3个月重复1疗程。药代动力学研究证明，血中游离的吡喹酮可自由通过血脑屏障，脑脊液中浓度为血浓度的1/7～1/5，可达到有效的杀虫作用。

本药杀虫作用迅速，虫体死亡后，囊结周围的炎症反应和水肿明显加重，导致原有症状加重，故不良反应过大为其缺点。其不良反应同阿苯达唑，但发生率高且严重，故目前多应用阿苯达唑。

治疗中注意事项：①用药治疗前需除外眼囊尾蚴病，并进行头颅CT或MRI检查，以明确脑内囊尾蚴的数量、部位，以制定合适的治疗方案。②必须住院治疗，在严密监测下进行杀虫治疗。因在进行杀虫治疗中由于虫体的死亡，会引起强烈的过敏、炎症反应，出现过敏性休克或颅内压明显增高，个别病例甚至发生脑疝而死亡。对脑中囊尾蚴数量较多、病程较短的患者，更易发生严重的不良反应。临床上癫痫频繁发作或颅内压增高者，须先降颅内压治疗，必要时可请外科施行临时性脑室引流减压术后方能进行药物治疗。皮肤型囊尾蚴病患者因有潜在的脑囊尾蚴病之可能，治疗中亦可能出现较剧烈的不良反应或脑部症状，严重者可发生脑疝，故亦应住院治疗。③眼囊尾蚴病禁止杀虫治疗，因活虫被杀死后引起的炎症反应会加重视力障碍，甚至失明，必须手术摘除。同时应注意存在其他器官囊尾蚴病的可能。④疑有囊尾蚴致脑室孔堵塞者，药物治疗时，局部的炎症会加重脑室孔堵塞，故宜先手术治疗摘除囊尾蚴，再给杀虫药。⑤晚期患者伴有痴呆、性格改变及幻觉等，药物治疗疗效差且易发生严重反应。

（2）对症治疗　对有颅内压增高者，可先用 20% 甘露醇 250ml，加地塞米松 5~10mg 静脉滴注，连续 3 天后再开始病原治疗。药物治疗期间亦可常规应用地塞米松和甘露醇降颅内压，以防止不良反应的发生或加重。癫痫发作频繁者，除上述处理外，可酌情选用地西泮、异戊巴比妥钠及苯妥英钠等药物。发生过敏性休克用 0.1% 肾上腺素 1mg，皮下注射，同时用氢化可的松 200~300mg 加入葡萄糖中静脉滴注。

（3）手术治疗　当颅内压过高（ >400mmH$_2$O）或有脑室梗阻时，可行颅脑开窗减压术或脑室分离术。眼囊尾蚴病患者为避免虫体被药物杀死后引起全眼球炎，可先手术摘除眼内囊尾蚴。浅表部位且数量不多的皮下和肌肉囊尾蚴也可用手术摘除。

3. 中医辨证论治

（1）痰虫互结

证候　皮下及肌肉有结节，以头颈、躯干部位为多，不痛不痒，推之可移动，苔白腻，脉滑。

治法　祛痰杀虫。

方药　消瘰丸合杀虫药（玄参、牡蛎、贝母、鹤虱、使君子、雷丸、槟榔、仙鹤草根芽）。有结节包块者，加白芥子、苍术。

（2）虫踞脑中

证候　头痛，头晕，呕吐，视力模糊或失明，或发作性昏倒或抽搐，口吐白沫，片刻方醒，或精神异常，或痴呆等，苔白腻，脉弦滑。

治法　化痰散结，杀虫定痫。

方药　定痫丸加杀虫药（天麻、川贝母、丹参、琥珀、胆南星、皂刺、蛇床子、全蝎、雷丸、僵蚕、朱砂、制半夏、甘草）。头痛，头晕重可加水蛭、川芎活血通络，减轻症状。

【预防】

1. 积极普查，彻底治疗猪带绦虫患者。
2. 认真做好上市猪肉的检疫工作，禁止出售"米猪肉"。
3. 提倡生猪圈养，防止猪吃患者粪便。
4. 改变饮食习惯，不吃生的或未煮熟的猪肉，厨房餐具应生熟分开。

第十二节　棘球蚴病

棘球蚴病（echinococcosis）或称包虫病（hydatid disease），是人感染棘球绦虫的幼虫（棘球蚴）所致的人兽共患的慢性寄生虫病。本病多流行于以畜牧业为主的地区，在人与动物之间传播，临床表现视棘球蚴囊寄生部位、大小和有无并发症而不同，分为细粒棘球蚴病（囊型包虫病）和多房棘球蚴病（泡型包虫病），分别因细粒棘球绦虫和多房棘球绦虫虫卵感染人体而致病。这两种绦虫的成虫形态、生活史和传播途径相似，但它们的寄生部位不尽相同，故产生不同的疾病。

本病属中医学"蛊毒"、"积聚"、"蛊疫"等范畴。

细粒棘球蚴病（囊型包虫病）

【病原学】

本病为最常见的棘球蚴病。细粒棘球绦虫成虫寄生于狗、狼等动物的小肠内，细粒棘球绦虫长仅 3~6mm，雌雄同体，有头节、颈节、幼节、成节、孕节各 1 节，孕节的子宫内充满虫卵，成熟后孕节自宿主肠道排出前后，子宫破裂排出虫卵。虫卵呈圆形，棕黄色，有双层胚膜，对外界抵抗力较强。煮沸或阳光直射（50℃ 1 小时）可杀死虫卵，在室温水中虫卵可存活 1~2 周，在干燥环境下存活 11~12 天，在蔬菜、水果中不易被化学消毒剂杀死。

当虫卵随狗等终末宿主的粪便排出体外，污染牧场、畜舍、土壤、蔬菜和饮水等，被人或羊等其他中间宿主吞食后，经胃而入十二指肠。在十二指肠内经消化液孵化成六钩蚴，六钩蚴脱壳后钻入肠壁，随血循环入门静脉系统进入肝脏，发育成囊状的棘球蚴（或称包虫囊）；部分可逸出而至肺部或经肺而散布于全身各器官发育为棘球蚴。狗吞食受污染动物的新鲜内脏后，囊中的头节进入其小肠肠壁隐窝内发育为成虫（约经 3~10 周）而完成其生活史。

棘球蚴呈囊状，圆形或卵圆形，受寄生部位组织的影响大小不等，一般 5cm 左右，在体内可存活数年至 20 年。囊肿分内外两囊，外囊为宿主组织反应形成的纤维包膜，内囊为虫体本身，两者间有轻度粘连，内有来自宿主微血管供给营养。囊壁由角皮层与生发层（胚层）组成，角皮层具有弹性，状如粉皮，无细胞结构；生发层具细胞核，实系寄生虫的本体，可向囊腔芽生出许多小突起，逐渐发育成育囊、子囊和原头蚴。游离于囊液中的育囊、子囊、原头蚴统称为棘球蚴砂。子囊内又可产生孙囊，囊内同时存在祖孙三代棘球蚴。当棘球蚴囊穿破而囊液溢出时，原头蚴可在邻近组织形成新囊肿。较大、较老的包虫囊，其囊壁具相当厚度而与周围组织粘连，囊液亦具相当密度与张力，数百个子囊相互撞击或囊壁震动时可产生棘球蚴囊震颤。

【流行病学】

1. 传染源 本病的主要传染源为犬。狼、狐、豺等也为终宿主，但作为传染源的意义不大。

2. 传播途径 主要为消化道传播。狗粪便中的虫卵常污染全身皮毛，若与狗密切接触，其皮毛上虫卵可污染手指后经口感染。若犬粪中虫卵污染蔬菜或水源，尤其人畜共饮同一水源，也可造成间接感染。在干旱多风地区，虫卵随风飘扬，也有经呼吸道感染的可能。

3. 易感人群 人感染主要与环境卫生以及不良卫生习惯有关，牧区感染率高，患者以牧民和农民为主，少数民族较汉族为多。因棘球蚴囊生长缓慢，多在儿童期感染，至青壮年期发病。男女发病率无明显差别。

4. 流行特征 本病呈全球性分布，主要流行于畜牧地区，我国以甘肃、宁夏、青海、新疆、内蒙、西藏、四川西部、陕西多见。河北与东北等省亦有散发病例。

【病机病理】

1. 西医发病机制和病理　棘球蚴致病主要是棘球蚴囊不断生长，对寄生的器官及邻近组织器官产生机械性挤压，引起组织细胞萎缩、坏死。其次是棘球蚴囊破坏引起异蛋白过敏反应。

虫卵被吞入后在胃及十二指肠孵出六钩蚴后，6~12小时达到肝脏，约3周后在肝脏形成棘球蚴囊，少数经肝静脉或淋巴液到达肺、心、脑、肾等器官或组织，成人以肝棘球蚴病最常见，儿童则以脑棘球蚴病多见。肝棘球蚴逐渐长大时，肝内小胆管受压，可被包入外囊囊壁中；有时小胆管因压迫坏死，破入囊腔，使子囊与囊液呈黄色，易继发细菌感染；囊液含有毒性蛋白，囊壁破裂、囊液漏出时可致宿主产生强烈过敏反应。肺棘球蚴如破入支气管，可使角皮层旋转收缩内面向外翻出，偶有生发层、头节及囊液一起被咳出者；如破入细支气管，因空气进入，内外囊之间可呈新月状气带。如果棘球蚴囊大量囊液与头节破入胸腔或腹腔可引起过敏性休克，也可形成继发性棘球蚴囊肿。

棘球蚴生长非常缓慢，从感染到出现临床症状可长达10年以上。

2. 中医病因病机　中医学认为本病病因为虫毒，病机多为虫毒经口侵入，损伤脾胃，脾失健运，水湿内停，湿毒郁结；或"蛊毒"犯肝，肝脾不和，日久渐成"积聚"、"臌胀"；或犯于肺，损伤肺络，致肺失肃降；或寄于脑，则阻闭清窍，扰乱神明。病久可致血瘀气滞，气血两亏诸证。

【临床表现】

潜伏期数年至数十年不等。临床表现视其寄生部位、囊肿大小以及有无并发症而异。

1. 肝细粒棘球蚴病　最常见，囊肿大多位于右叶，且多接近表面，位于左叶者仅1/4。可有腹部胀满感，肝区不适或轻微疼痛，肝棘球蚴囊极度肿大时右上腹出现肿块，患者有饱胀牵拽感，并可有压迫症状。囊肿可压迫胆管出现梗阻性黄疸，也可压迫门静脉引起门脉高压症。大多数患者体检时发现肝脏极度肿大，局部有圆形、表面平滑囊肿。少数病例叩打囊肿后可听到震颤。

患者常因各种并发症而就诊。肝细粒棘球蚴病的主要并发症是感染和破裂。合并感染表现为细菌性肝脓肿或膈下脓肿；囊肿破入胸腹腔，可引起弥漫性胸膜炎、腹膜炎及过敏反应，甚至引起过敏性休克。

2. 肺细粒棘球蚴病　病变多位于右肺，以下叶肺居多，常无自觉症状。但因肺组织较为松弛，故棘球蚴囊生长较快，可致干咳、咯血、胸痛等症状。囊肿随呼吸而变形，罕见钙化，大小不一，最大者可占一侧肺野。若囊肿破入支气管可突然发生咳嗽，咳出大量水样囊液与粉皮状角皮层，偶可因囊液大量溢出而引起呼吸道阻塞、窒息，囊液咳出后可自愈。若囊肿破入胸腔则出现胸痛、液气胸、发热及过敏反应。

3. 脑细粒棘球蚴病　发病率低（1%~2%），多见于儿童，以顶叶常见，常伴有肝细粒棘球蚴病。临床表现为头痛、视乳头水肿等颅内压增高症状，也可有癫痫发作。

4. 其他 心包、肾、脾、肌肉、胰腺等细粒棘球蚴病偶见，其症状为占位性囊肿所致的压迫症状。

【实验室及其他检查】

1. 血常规 白细胞计数多正常，继发感染时白细胞数及中性粒细胞增高。嗜酸性粒细胞可轻度增多，包虫囊肿破裂或手术后血中嗜酸性粒细胞常可显著增高。

2. 皮内试验（Casoni 试验） 以囊液抗原 0.1ml 于前臂内侧皮下注射，15～20 分钟后观察，阳性者局部出现红色丘疹，可有伪足（即刻反应），12～24 小时继以红肿和硬结（延迟反应）。试验操作方法简便、快速，阳性率 90% 以上。但其他寄生虫病特别是带绦虫病、恶性肿瘤、腹腔结核可出现假阳性，可作为初筛试验。

3. 血清免疫试验 试验方法多种，有乳胶凝集、免疫荧光试验、间接血凝试验、ELISA 和斑点酶联免疫吸附试验，亦可出现假阴性或假阳性反应，ELISA 敏感性与特异性均较高。肺细粒棘球蚴病血清免疫学试验阳性率低于肝细粒棘球蚴病。

4. 影像学检查 X 线检查、超声检查、CT 和放射核素扫描检查均为诊断棘球蚴病的重要手段。CT 扫描对肝、肺、脑、肾细粒棘球蚴病有重要意义；X 线平片可见囊壁的圆形钙化阴影，对肺及骨细粒棘球蚴病的诊断有意义；B 型超声检查有助于流行区人群细粒棘球蚴病的普查、手术前包虫囊肿的定位以及手术后的动态观察。

【诊断与鉴别诊断】

1. 诊断依据

（1）流行病学资料 来自棘球蚴病流行区，患者大多与狗、羊等有密切接触史。

（2）临床表现 有缓起的腹部无痛性肿块（坚韧光滑、囊样）或咳嗽、咯血等症状应疑为本病。

（3）影像学检查 X 线、超声检查、CT 和放射核素等检查发现囊性病变有助于诊断。

（4）实验室检查 皮内试验的灵敏性强而特异性差，血清学检查中免疫电泳、酶联免疫吸附试验具较高的灵敏性和特异性，但由于受特异性的限制，仍然需要和其他辅助检查结果结合判断。如患者咯出粉皮样物，显微镜下查见头节或小钩即可诊断。

2. 鉴别诊断 肝细粒棘球蚴病应与多囊肝、肝囊肿、肝脓肿、肠系膜囊肿、巨型肾盂积水等相鉴别；肺细粒棘球蚴病应与肺脓肿、肺结核球等相鉴别；脑细粒棘球蚴病与脑瘤、颅内肿瘤等鉴别，根据各种疾病自身的特点一般不难作出诊断。

【预后】

本病预后与棘球蚴囊寄生的部位、大小及有无并发症等有关。脑及重要脏器的细粒棘球蚴病预后较差。

【治疗】

1. 治疗原则 西医以外科手术完整摘除囊肿为根治的主要方法，辅以驱虫药物治疗。中医治疗则根据不同部位的细粒棘球蚴病进行辨证施治，扶正祛虫。

2. 西医治疗方法

（1）手术治疗　外科手术为根治本病的首选方法，应争取在压迫症状或并发症发生前施行。术时先用细针将囊液抽去（慎防囊液外溢），然后将内囊剥离摘除。在手术摘除棘球蚴内囊之前，向棘球蚴囊内注射西曲溴胺杀死原头蚴。手术前后 2 周口服阿苯达唑以减少术中并发症及术后复发。

（2）药物治疗　阿苯达唑为首选治疗药物，主要用于有手术禁忌证或术后复发不能再行手术者。其剂量为 12～15mg/（kg·d），分 2 次口服，30 天为 1 个疗程，视病情可延长 6～10 个疗程，在手术前后辅助用药，可减少复发率，提高疗效。一般患者对长期治疗均能耐受，未见严重的毒副作用，但治疗过程中宜随访肝、肾功能与血常规。因有致畸作用，孕妇禁用。

服驱虫剂时，应卧床休息或住院，服药前适当加强营养。

3. 中医辨证论治

（1）虫毒在肝

证候　右胁下胀痛，乏力纳呆，伴贫血、消瘦，或有右上腹包块，按之坚韧、光滑，有囊样感，或有腹水、黄疸，或发热，舌质紫，有瘀点或瘀斑，苔白，脉弦细。

治法　疏肝化瘀，祛虫散结。

方药　鳖甲煎丸加杀虫药（丹参、黄芪、党参、当归、郁金、炒白术、香附、半边莲、大腹皮、鳖甲、山楂、槟榔、雷丸）。有黄疸者加茵陈、地耳草、焦栀子、白茅根等。

（2）虫毒在肺

证候　胸胀胸痛，干咳，咳痰带血，乏力盗汗，或发热吐脓痰，或有胸腔积水，舌红苔少，脉细数。

治法　开胸散结，扶正祛虫。

方药　瓜蒌薤白半夏汤加减（瓜蒌、薤白、党参、黄芪、黄芩、桔梗、陈皮、制半夏、槟榔、雷丸、海藻、土鳖虫）。如发热咳脓痰者，加苇茎、冬瓜仁、鱼腥草；胸水加葶苈子、大枣。

（3）虫毒在脑

证候　头痛较剧，颅骨隆凸，呕吐不止，或痫病发作，突然昏仆，四肢抽搐，口吐白沫，或为截瘫等，舌淡，苔白滑，脉弦滑。

治法　息风化痰，杀虫降逆。

方药　半夏白术天麻汤加减（半夏、天麻、白术、陈皮、黄芪、党参、怀牛膝、代赭石、雷丸、槟榔）。

【预防】

1. 控制传染源　加强流行区内犬的处理和管制。在包虫流行区野犬应一律灭绝，家犬严加限制，必用的牧羊犬、猎犬或警犬等必须登记。犬定期服用吡喹酮驱虫。

2. 切断传播途径　禁止犬吃生的家畜内脏及下水，宰杀家畜的内脏和死亡牲畜要按规定处理，防止被犬生吃。注意饮食和个人防护，不吃被犬粪污染的蔬菜和水果。

3. 大力开展卫生宣教　宣教方式可多样化，内容要简单通俗易懂，讲求实效，做到家喻户晓，人人皆知。

泡型棘球蚴病

泡型棘球蚴病（alveolar echinoccosis）又称多房棘球蚴病，是多房棘球绦虫的幼虫（泡球蚴）感染人体所致疾病。泡型棘球蚴常寄生于人体肝脏，产生浸润增殖性病变，也可经血运转移至肺、脑等部位引起临床症状。本病也是一种自然疫源性人兽共患的疾病。

【病原学】

泡型棘球绦虫成虫外形和结构都与细粒棘球绦虫相似，但虫体更小，长仅为 1.2～3.7mm，头节、顶突、小钩和吸盘等都相应偏小，泡型棘球蚴呈球形，为聚集成群的小囊泡，大小、形状不一。囊壁分为内层的生发层与外层的角质层，生发层富含细胞，增生活跃，产生胚芽与原头节；角质层内无细胞，不含角蛋白，故与细粒棘球蚴角皮层不同。囊腔内含黏液性基质，并有许多原头节。

多房棘球绦虫卵在外界环境中抵抗力很强，不易被杀死。多房棘球绦虫的终末宿主以狐、狗为主，幼虫（包球蚴）主要寄生在中间宿主啮齿动物或人体的肝脏。当体内带有泡球蚴的鼠或动物脏器被狐、狗和狼等终宿主吞食后，一般经 45 天原头蚴可以发育为成虫并排出孕节和虫卵。

【流行病学】

1. 传染源　在北美阿拉斯加、俄罗斯西伯利亚以及我国宁夏，以红狐为主；四川甘孜州主要是野狗。啮齿类动物为其中间宿主。

2. 传播途径　分为直接与间接两种感染方式：

（1）直接感染　通过接触狐或野狗，或因剥狐的皮毛摄入虫卵而感染。

（2）间接感染　虫卵污染土壤、植物、蔬菜、水源等，人通过以上媒介，误食后感染。

3. 易感人群　感染者一般男性多于女性。国外以老年者为多，国内为 40 岁左右者居多。职业以农民、牧民为多，少数民族较汉族患者为多。

4. 流行特征　遍及北美、欧、亚三大洲的北半球高纬度的寒冷地区或冻土地带，国内分布为西北的新疆甘肃、宁夏、青海以及西南的四川甘孜藏族自治州与西藏等。

【病机病理】

1. 西医发病机制和病理　人通过食入含虫卵的蔬菜或水被感染，虫卵在小肠内孵出六钩蚴，六钩蚴经血循环侵入肝脏，发育成泡型棘球蚴，致病过程主要分为泡球蚴直接侵蚀、毒性损害和机械压迫 3 个方面。

本病原发病位于肝脏，可通过血运等途径播散至肺、脑等器官产生继发性或转移性病变。肝脏的病理变化可分为巨块型、结节型与混合型，以前者为主。肝表面可见散在浅黄色或灰白色结节，质硬、无包膜、与周围肝组织界限不清。切面常可见中央坏死，呈虫蛀状，内有空腔，虫体内有钙化灶，刀切时有砂粒样感。泡球蚴由无数小囊泡组成，囊泡间有大量纤维组织间隔，酷似蜂窝状。虫体中央常因缺血坏死，崩解液化，形成空腔，腔壁高低不平，犹如钟乳岩或熔岩状，腔径大小不一，单凭肉眼观察不易与肝癌鉴别。

增殖方式以外殖性芽生繁殖为主，母囊的生发膜通过角质层向外突出，芽生增生，产生新囊泡，即子囊泡与孙囊泡等无限制地增生，可以累及整个脏器，使受损器官组织严重破坏。囊泡也可向囊腔内增生，呈棘状突出，延伸至囊泡，对壁形成隔膜性增生。

2. 中医病因病机　参见细粒棘球蚴病。

【临床表现】

泡型棘球蚴病病程长，具隐袭进行性特点。由于泡型棘球蚴生长极其缓慢，潜伏期 10～20 年。早期无临床症状，仅在肝脏 B 超普查时发现。

几乎所有患者都有肝功能损害的表现，如食欲不振、消化不良、右上腹疼痛、黄疸等。多有肝脏明显肿大、质硬。由于泡球蚴在肝实质内呈弥漫性浸润生长，并逐渐波及整个肝，可诱发肝硬化和胆管细胞癌，出现门静脉高压症，也可引起肝功能衰竭或并发消化道大出血而死亡。

若泡球蚴侵入肝静脉则可随血循环转移到肺和脑，引起相应的呼吸道和神经系统症状，如咯血、气胸和癫痫、偏瘫等。

【实验室及其他检查】

1. 血液检查　外周血嗜酸性粒细胞可轻度增高，血红蛋白轻到中度降低，血沉明显加快。

2. 肝功能检查　早期肝功能指标可正常，部分患者可出现 ALT、AST 增高；病程晚期可出现白蛋白降低，白/球蛋白比例倒置。

3. 影像学检查　有助于诊断，可对病变的部位、数目、大小、形态及与邻近器官的关系提供客观的依据。

（1）肝脏 B 超检查　肝内可见不匀质肿块，内部结构紊乱，边缘不规则。肿块中心呈坏死液化暗区，并有斑点状、强回声钙化灶。

（2）肝脏 CT 扫描　肝轮廓不规则，出现不匀质低密度区，无明显界限，其中心常见坏死腔与点片状钙化灶。

（3）腹部 X 线平片　可见肝区局限簇集性或斑点状钙化影。

4. 免疫学检查　皮内试验的阳性率在 80%～90% 之间，但可出现假阳性，故灵敏性强但特异性差。免疫电泳、酶联免疫吸附试验检测泡型棘球蚴抗原 Em2（泡球蚴角质层的一种抗原成分）具有较高的灵敏性和特异性，但与猪囊尾蚴、细粒棘球蚴病患者血清有 10%～20% 的交叉反应。

【诊断与鉴别诊断】

1. 诊断依据　根据流行病学资料、临床表现、影像学检查和免疫学试验可以确定诊断。

2. 鉴别诊断 泡型棘球蚴病受累于肝时，要注意与肝癌、肝硬化等鉴别，根据病史，结合免疫学检查、影像学检查、血清甲胎蛋白试验等可鉴别。

【预后】

本病预后与棘球蚴囊的部位、大小及有无并发症等有关。诱发肝硬化及肝癌则预后差。

【治疗】

1. 治疗原则 西医主张药物杀虫病原治疗，主要采用阿苯达唑长期连续治疗。疾病早期及病灶局限时可手术切除。中医治疗则扶正祛虫，辨证论治。

2. 西医治疗方法

（1）药物治疗 阿苯达唑为首选。采用阿苯达唑长期连续治疗，临床效果显著。该药物可抑制泡型棘球蚴生长，剂量为20mg/（kg·d）（体重以60kg为限），分2次口服。治疗期限取决于肝脏病变范围大小，一般为2~3年或更长。患者对阿苯达唑长期连续治疗的耐受性良好，不良反应轻而少。

（2）手术治疗 泡型棘球蚴病在早期病灶较局限时，可手术切除病灶及周围组织，但大多数患者出现症状就医时，常是晚期，手术不易根除，即使进行肝部分或半叶切除，术后复发率也很高。

3. 中医辨证论治 参见细粒棘球蚴病。

【预防】

与细粒棘球蚴病相同，主要是饮食卫生和加强动物管理。流行区居民避免与狗和狐密切接触，狗用吡喹酮进行普治。

第十三节 蠕虫蚴移行症

蠕虫蚴移行症（larva migrans）是指某些动物蠕虫幼虫侵入人体，在人体内移行和寄生时所致的一类疾病。因为人不是适宜宿主，蠕虫蚴在体内移行不能发育成熟，只能以幼虫形式寄生一段时间而自行死亡。动物蠕虫蚴偶然侵入人体后，在组织内移行，对宿主造成损害而发生各种临床表现，常有比较明显而持久的以嗜酸性粒细胞增多、发热、高球蛋白血症等为主的变态反应表现，肝、肺、脑、眼、肠等有关器官肉芽肿损害。根据病变部位不同，临床上可分为皮肤蠕虫蚴移行症（cutaneous larva migrans，CLM）和内脏蠕虫蚴移行症（visceral larva migrans，VLM）。

皮肤蠕虫蚴移行症多经皮肤感染，蠕虫蚴在皮肤组织内移行造成损害，因病变部位皮肤可出现弯曲的线状红色疹，中医称为"匐行疹"。

内脏蠕虫蚴移行症经口感染，在小肠孵出蠕虫蚴后，幼虫在体内长期移行，引起肺、肝、脑、眼等脏器出现相应病变。

【病原学】

1. 皮肤蠕虫蚴移行症 主要由寄生于猪、羊、牛、猫等动物钩虫幼虫引起，病原种类较多，尤以寄生于猪的巴西钩口线虫为主。此外狭头刺口钩虫（即欧洲犬钩虫）、棘颚口线虫、羊仰口线虫、牛仰口线虫、狭头弯口线虫、小毕吸虫、毛毕吸虫等的幼虫皆可在人体造成匐行疹。此外寄生于绵羊、山羊、牛、猪、浣熊等动物的类圆线虫的幼虫也可在人体造成匐行疹，但甚少见。

皮肤蠕虫蚴移行症的病原体多由皮肤感染所致，亦有经消化道感染，幼虫移行到皮肤及皮下组织等处造成损害，如曼氏迭宫绦虫、棘颚口线虫、重翼属吸虫等，此时往往同时有内脏蠕虫蚴移行症。

2. 内脏蠕虫蚴移行症　引起内脏蠕虫蚴移行症的病原体主要有动物线虫、绦虫和吸虫3大类：

（1）动物线虫　犬弓首线虫、猪弓首线虫、猫弓首线虫、小兔唇蛔线虫、犬钩口线虫、广州管圆线虫等的幼虫均可致病。

动物钩虫的幼虫，如犬钩口线虫可寄生于所有哺乳动物体内，幼虫可长期保持在其肌肉组织中，幼虫如侵入人体除"匐行疹"外，可移行入深部组织特别是肺，引起内脏蠕虫蚴移行症。

异尖类线虫属的海异尖类线虫第三期幼虫寄生于多种海鱼的体内，人进食生或半生的海鱼或软体动物如乌贼等而被感染，幼虫钻入肠壁甚至在肠外组织中寄生并引起明显症状。

广州管圆线虫寄生于鼠类肺动脉主要分支中，虫卵从粪便排出入水后侵入甲壳类软体动物如淡水螺、蜗牛、蟹、虾等，人因食用未煮熟的上述动物被感染，幼虫主要存在于脑、脊髓及眼前房等组织中，导致严重临床症状。

（2）绦虫　曼氏迭宫绦虫寄生于猫、狗等小肠内，虫卵随粪便排出后，在水中发育孵出钩毛蚴，被第一中间宿主剑水蚤吞食，在其体内发育成原尾蚴（第一期幼虫）；剑水蚤被第二中间宿主蛙类、蛇、猪等吞食后在其体内发育为裂头蚴（第二期幼虫）。人因饮用含原尾蚴的剑水蚤的生水，或生食含裂头蚴的鸟类、兽类等感染。裂头蚴具有较强的游走性，不仅引起皮肤蠕虫蚴移行症，也可引起内脏蠕虫蚴移行症。

（3）吸虫　以在我国分布较广的斯氏狸殖吸虫为多见。斯氏狸殖吸虫的中尾蚴在小哺乳动物体内寄生，人若感染中尾蚴，可在各脏器间游走，引起内脏蠕虫蚴移行症。

【流行病学】

1. 传染源　皮肤蠕虫蚴移行症以钩虫、吸虫、线虫为主；内脏蠕虫蚴移行症以动物线虫、绦虫和吸虫为主。不包括某些人类蠕虫如蛔虫、钩虫等幼虫的移行所致的病变。

2. 传播途径　某些寄生虫的幼虫在中间宿主体内发育为感染期幼虫，感染期幼虫如进入适宜的宿主便进一步发育为成虫；但如进入非适宜宿主体内则不能进一步发育而处于停滞发育状态，称为等待期幼虫。这种含有等待期幼虫的非适宜宿主被称为转续宿主或等待宿主。通过转续宿主传播寄生虫病的方式为转续传播（paratenic transfer）。这是寄生虫病的另一种感染途径。

蠕虫蚴移行症所涉及的病原寄生虫的适宜宿主大多是与人有较密切关系的家养动物

（犬、猫、猪、牛、羊等）及野生动物（鼠、狐、虎、豹等）。人可因生产及生活的多种活动而受到感染，如食用未煮熟的终宿主、中间宿主，或蚴虫经皮肤伤口感染。

3. 易感人群　人群普遍易感，与生产劳动及生活习惯有关。

【病机病理】

1. 西医发病机制和病理　人若偶然吃了含有活的感染期幼虫的动物后，或接触被动物粪便污染的土壤，感染期幼虫经皮肤侵入人体，人为非适宜宿主，幼虫在人体内不能发育为成虫，但可在人体内长期移行，造成损害，出现蠕虫蚴移行症。

幼虫在皮肤和各器官中移行时，人体对侵入幼虫产生强烈的过敏及炎症反应，形成嗜酸性粒细胞浸润为主的肉芽肿。幼虫在贯穿通过的组织中常留下虫穴与蜿蜒隧道，虫穴内含豆腐渣样坏死组织与渗出物，肉芽肿及隧道周围有嗜酸性粒细胞浸润。

皮肤蠕虫蚴移行症的感染期幼虫进入皮肤后，因不能穿透到生发层下，故在真皮和颗粒层间移行，形成蜿蜒隧道并引起速发变态反应，隧道表面呈红色硬斑，并有局部的皮损及水疱等。

2. 中医病因病机　中医学认为，本病病因为感受虫毒之邪，六淫外袭，或饮食不洁等。外邪侵袭肺卫，肺气不宣郁于经络，瘀于肌腠而成匐行疹。肺失宣降，气道不利，肺气上逆则咳嗽、咳痰等；饮食不洁，伤及脾胃，气机失于调畅，痰浊内生，则引起咳嗽、喘息等。

【临床表现】

由于引起蠕虫蚴移行症的病原体蠕虫较多，其对人体的感染方式、所致的损害部位等有很大不同，因此临床表现也不相同。

1. 皮肤蠕虫蚴移行症　引起皮肤蠕虫蚴移行症的病原体不同，其临床表现亦有差异，入侵部位以足部最多见，手部次之。

巴西钩口线虫感染后数小时内，在其入侵部位皮肤出现红色丘疹，继以红肿和水疱形成。2~3 天内幼虫开始在皮内移行，形成匐行疹。皮疹呈红曲折线状，略高于皮肤表面，由于幼虫的移动和组织反应引起强烈痒感，尤于夜间为甚，以足部皮肤多见，手部次之。移行速度每日数毫米至数厘米，一般于 1 周内逐渐消退，也可持续数月，虫体穿过的部位，炎症消退并干燥结痂而愈。因搔抓引起继发感染时可有发热、食欲减退、淋巴结肿大等。粪类圆线虫蚴皮损呈线状丘疹型红斑、出血点、水肿及荨麻疹样风团，多见于肛周、下腹部及臀部。此外，巴西钩虫与犬钩虫蚴偶可引起肺部短暂游走性浸润。

斯氏狸殖吸虫童虫、棘颚口线虫幼虫及曼氏迭宫绦虫裂头蚴等引起的皮肤蠕虫蚴移行症，常出现在皮层深部或肌层中，呈移动性皮下肿块，包块可间歇地在不同部位出现。局部皮肤表面正常或稍有发红、发热及水肿，亦可有痒感、烧灼感及刺痛，但疼痛常不明显。常并发内脏蠕虫蚴移行症，出现内脏器官受损的临床表现，并出现明显的全身表现，如发热、乏力、肌肉酸痛、食欲不振、荨麻疹及嗜酸性粒细胞浸润等。

血吸虫尾蚴性皮炎系因动物血吸虫的尾蚴侵入人皮肤后引起。人接触疫水 1 小时后局部出现斑点、皮疹、疱疹、奇痒，24～48 小时后丘疹中央凸起、充血或形成疱疹，破裂后有渗液流出，然后结痂，一般于 3～7 天自行消失。再次感染时皮炎重于首次感染，且出疹迅速、皮疹大，伴剧痒，消退亦缓慢。因继发感染而累及淋巴管和淋巴结，皮炎主要见于小腿、手及前臂。尾蚴并不能持久地在皮肤中存活，也不侵入真皮层，在数天后即死亡，所致局部病变可持续 2 周，最后结痂脱落而愈。

2. 内脏蠕虫蚴移行症 各种内脏蠕虫蚴移行症的共同特征是幼虫在各器官中移行引起的相应临床表现及持续性的嗜酸性粒细胞增多。病情轻重与感染幼虫数量、受累器官组织和持续时间有关。

弓首线虫蚴病（toxocariasis）是较常见的内脏蠕虫蚴移行症，以犬弓首线虫蚴最常见，其次为猫弓首线虫、狮弓首线虫。犬弓首线虫幼虫比人似蛔蚓线虫的幼虫还小，可侵入所有哺乳动物，通过肺分布到全身，进行"体移行"。幼虫在肝、肺、脑、眼等器官中存活，刺激组织形成嗜酸性肉芽肿。病程长达半年至 1 年，有的甚至可达数年。弓首线虫蚴病患者典型表现有轻度或中度发热、食欲不振、消瘦、恶心、呕吐、腹痛、咳嗽、哮喘等，常有肝肿大伴肝功能损害；50% 以上的患者有肺部症状，即吕氏综合征，表现为咳嗽、发热、呼吸困难等。如蠕虫蚴侵及脑部，可引起头痛、癫痫、偏瘫、视力障碍等神经系统症状，移行至眼部可发生慢性肉芽肿眼炎，或引起视网膜炎及视神经乳头炎。实验室检查有持久的嗜酸性粒细胞增多症（嗜酸性粒细胞可占白细胞总数的 50%～60%），伴有血浆球蛋白显著增高和血沉增快。

棘颚口线虫蚴所致的内脏蠕虫蚴移行症，幼虫在体内移动无定向，可在许多器官组织移行而使临床症状多样化。感染当天和第 2 天患者出现恶心、呕吐、上腹疼痛或不适，伴有皮肤瘙痒、荨麻疹以及明显的嗜酸性粒细胞增多。幼虫可从肠壁穿破进入腹腔，侵入肝脏，出现右上腹疼痛和压痛。以后可在腹部及胸部各器官或体壁中移动，症状多变，可被误诊为急腹症、肺结核等。棘颚口线虫还可引起脑脊髓膜炎，临床出现严重的神经根痛、四肢麻痹或突然从嗜睡到深度昏迷，脑脊液大多为血性或黄色。多数患者在感染后 1 个月内出现皮肤蠕虫蚴移行的症状，患者常通过体表活组织检查、自动挤出或排出虫体而被确诊，有的也可在眼、子宫颈部、尿或痰中发现虫体。

斯氏狸殖吸虫幼虫引起的内脏蠕虫蚴移行症的临床表现与棘颚口线虫蚴所致表现极为相似，主要是游走性皮下包块与胸膜炎伴嗜酸粒性细胞性积液。也可有肝肿大及腹部、胸膜和肺部的症状，亦可侵犯神经系统及眼和心包等重要器官。曼氏迭宫绦虫的裂头蚴移行不及前两种蠕虫蚴，可在嗜酸性肉芽肿的局部肿块中存活数月至数十月。

异尖类线虫所引起的内脏蠕虫蚴移行症多在食生鱼后 1～5 天急性起病，初期常表现为急腹症，出现右下腹或全腹剧烈疼痛或绞痛，伴恶心、呕吐、腹泻、低热等，有时伴荨麻疹，右下腹、脐部压痛。慢性期常反复发作肠绞痛、胃肠或肠外嗜酸性肉芽肿形成等，有时虫体被肉芽组织包围形成肿块，易误诊为肠肿瘤。

广州管圆线虫蚴所引起的内脏蠕虫蚴移行症，潜伏期 3～36 天，平均 2 周。患者有食用未煮熟的螺或蜗牛史。临床起病缓慢，以嗜酸性脑膜炎为主要病变，出现低热、头痛、恶心、呕吐、慢性进行性感觉减退、面神经麻痹、眼球外直肌麻痹、颈强直等脑膜刺激征表现，可出现瘫痪、昏迷甚至死亡。脑脊液浑浊或乳白色，细胞数中度增多，嗜酸性粒细胞占16%~73%，蛋白增高，糖正常或偏低，偶在脑脊液中找到幼虫而确诊。少见脊神经根病变，常为急性起病，出现四肢、躯干及腰、腹等部位剧烈疼痛、感觉过敏或烧灼感等表现。

【诊断与鉴别诊断】

1. 诊断依据

（1）流行病学资料　有与动物粪便污染的泥土接触史、疫水接触史、饮食习惯及特异的饮食史等。

（2）临床表现　①皮肤蠕虫蚴移行症有典型的皮肤损害表现，尤以巴西钩口线虫引起的匐行疹最常见。②内脏蠕虫蚴移行症有长期、间歇性，中等发热、肝肿大、肝占位病变及支气管哮喘样发作等幼虫在脏器内移行的症状。

（3）实验室检查

1）血液检查：蠕虫蚴移行症共同的特征是持续性的嗜酸性粒细胞增多。弓首线虫病有 IgG、IgM 升高，有时 IgE 亦升高。

2）病因学检查：①皮肤蠕虫蚴移行症通过体表活组织检查、自动挤出或排出虫体后可确诊。②内脏蠕虫蚴移行症可通过肝、肺等罹患器官的穿刺或剖腹标本观察病变并找到幼虫可确诊。但虫体检出率较低。

3）免疫学检查：对内脏蠕虫蚴移行症诊断有较高价值，沉淀试验、荧光抗体试验亦有一定价值，酶联免疫吸附试验（ELISA）检测血清中病原体特异性抗体的灵敏度和特异性都较高：①弓首线虫蚴病：应用标准化的弓首线虫抗原液做皮内试验具有相当的敏感性和特异性，以第二期犬弓首线虫做抗原的间接血凝试验也有较高的特异性和敏感性。②用棘颚口线虫成虫或幼虫抗原对疑诊患者做对流免疫电泳可呈阳性；斯氏狸殖吸虫移行症患者用成虫抗原皮内试验可进行病例初选及流行病学调查。③用异尖类线虫幼虫切片做抗原进行荧光抗体试验也有一定的特异性。

2. 鉴别诊断　本病需与肝脓肿、肝囊肿、肺结核、肺霍奇金病等相鉴别；出现腹部症状要与其他外科急腹症相鉴别；累及眼部时要与视网膜母细胞瘤等鉴别。

【预后】

本病预后与分布部位、感染虫体的数量及受累器官等有关。一般皮肤蠕虫蚴移行症预后较好，侵入神经系统引起脑脊髓膜炎则预后较差。

【治疗】

1. 治疗原则　西医以杀虫病原治疗为主，口服药物杀虫，或局部外用杀虫药物。积极对症处理并发症、药物不良反应，特别是严重不良反应，如过敏性休克、颅内压增高等。中医治疗强调杀虫祛邪，辨证施治。

2. 西医治疗方法

（1）皮肤蠕虫蚴移行症　对线虫类感染者，应用噻苯咪唑局部涂擦或口服疗效较好。该药能进入皮肤，在表皮中保持高浓度，可直接杀死幼虫。用2%噻苯咪唑于90%

的二甲亚砜中涂擦患处；或用噻苯咪唑 100mg/ml 的混悬液涂布于皮肤上，再涂一层 1% 的地塞米松油膏，上覆聚乙烯薄膜封闭。如幼虫寄生的部位很浅，用液氮或二氧化碳雪冷冻患处也可将幼虫杀死。皮肤损害广泛者用噻苯咪唑口服，按 25mg/kg，每日 2 次，连服 5 天，间隔 2 天后再服 5 天。也可每次用 50mg/kg，每日 2 次，连服 3 天，间隔 3 天，再服 1~2 个疗程（剂量同前）。

钩虫蚴性皮炎可用外用左旋咪唑涂肤剂，止痒迅速，皮疹消退快。应用局部透热疗法对钩虫蚴性皮炎也有效。

血吸虫尾蚴性皮炎的初期，局部可用 56℃~60℃ 的热水反复泡洗 15~30 分钟，每日数次，以杀死幼虫，局部用 1%~5% 樟脑酒精、炉甘石洗剂涂抹止痒。

斯氏狸殖吸虫蚴和裂头蚴等扁形蠕虫蚴的皮下包块型损害可以手术摘除并结合药物治疗，同时口服广谱杀虫药吡喹酮、阿苯达唑等。

（2）内脏蠕虫蚴移行症　内脏蠕虫蚴移行症须在确定诊断的基础上采取相应的治疗措施，以病原治疗为主。

①阿苯达唑：对犬弓首线虫、猫弓首线虫、广州管圆线虫、海异尖线虫、棘腭口线虫等都有良好疗效。剂量为每日 20mg/kg，分 2 次口服，1 疗程为 15 天。必要时可间隔 2~4 周后重复治疗。疗程中应注意密切观察和及时处理可能发生的严重不良反应，如过敏性休克、颅内压增高等。

②吡喹酮：对绦虫、吸虫类虫蚴移行症治疗有效。每次 20~25mg/kg，每日口服 3 次，连服 2~3 天，必要时可于 2~4 周后重复治疗。

3. 中医辨证论治

（1）虫侵肌表

证候　手足发痒，曲折线行红疹，时隐时见，或伴发热、肌肉关节酸痛，舌苔白腻，脉浮或浮数。

治法　疏风杀虫，清热解毒。

方药　荆防方加减（荆芥穗、防风、僵蚕、金银花、苦参、百部、干地黄、薄荷、黄芩、蝉蜕、生甘草）。湿重者加薏苡仁、苍术；热盛者加黄芩、大黄。

（2）虫毒犯肺

证候　发热，咳嗽，咳痰，胸痛，咳时尤甚，口干咽燥，舌红苔黄，脉滑数。

治法　清肺化痰，解毒杀虫。

方药　苇茎汤加减（苇茎、薏苡仁、瓜瓣、桃仁、槟榔、仙鹤草根芽）。咳大量脓痰者加黄芩、鱼腥草、贝母、赤芍等；胸痛加延胡索、全瓜蒌。

【预防】

蠕虫蚴移行症所涉及的病原寄生虫较多，常因生产及生活的多种活动而受到感染，因此预防应从多方面着手。应加强卫生宣传，提高人们的卫生知识水平，了解这些病原寄生虫的感染方式及预防措施，如不食生或半生的螺、虾、鱼片、蛙肉、蛇肉、猪肉等，不喝生水，改善居住条件及卫生设施。同时要提高医疗卫生工作人员的专业技术水平，及时识别和治疗这类疾病。

第十章　医院感染

医院感染（hospital infection，HI）又称医院内获得性感染（hospital – acquired infection）、医院感染或院内感染，2001 年卫生部统一定义为医院感染，是指住院患者在医院内获得的感染，也包括在医院内获得感染而出院后发病的感染，而入院前已开始或入院时就已经存在的感染不属于医院感染。医院工作人员在医院内获得的感染也属医院感染。

医院感染的病原体主要是条件致病菌，或称机会性致病菌。按病原体来源不同又可分为外源性感染和内源性感染。外源性感染（exogenous nosocomial infection）亦称交叉感染（cross infection），是指住院患者因为医院内非本人自身携带的各种病原体侵袭而发生的感染。内源性医院感染（endogenous nosocomial infection）也称自源性感染（autogenous infection），是指患者自身皮肤或腔道等部位定植的条件致病菌，或从外界获得的定植菌因为数量或寄居部位发生改变而引起的感染。

【病原学】

医院感染病原体种类有细菌、真菌、病毒、衣原体、支原体、寄生虫及其他少见病原微生物等。相对社区获得性感染，引起医院感染的病原体有以下特点：①以条件致病菌或机会性病原体为主。②常为耐药菌甚至多重耐药菌。③医院感染病原体的变化与抗生素应用有关。④常见铜绿假单胞菌和沙雷菌。⑤真菌是医院感染的一类重要的病原体，特别是深部真菌感染几乎均为医院感染。

1. 细菌　是医院感染的主要病原体，约 90% 以上的医院感染是由细菌引起的，其中约 60% 为革兰阴性杆菌，特别是肠杆菌科细菌多见，如大肠埃希菌、克雷伯杆菌、肠杆菌和沙雷菌等。假单胞菌属和其他单胞菌、不动杆菌属、黄杆菌以及产碱杆菌等也呈上升趋势。革兰阳性球菌中表皮葡萄球菌等凝固酶阴性的条件致病菌逐渐增多，而化脓球菌减少，前者可引起严重的医院感染。此外，3%~10% 医院内获得性肺炎的病原体是嗜肺军团菌和其他军团菌。

近年来，厌氧菌的耐药性不断出现，医院厌氧菌感染中最常见的病原菌是类杆菌属，可致胃肠道和妇科手术后的腹腔、盆腔感染，败血症以及心内膜炎等。难辨梭菌是抗生素相关性腹泻的主要病原菌，梭杆菌属能够引起口腔和呼吸系统的医院感染。在免疫功能低下的人群可发生结核分枝杆菌感染，部分非典型的结核分枝杆菌可导致心脏手术后胸骨骨髓炎、心包炎以及心内膜炎等。

2. 真菌　由于超广谱抗菌药广泛应用，介入性操作和手术治疗大量开展，内置医用装置增多和免疫抑制剂治疗等，真菌感染的发病率显著升高。医院内真菌感染的病原体中，以念珠菌属中的白色念珠菌最常见（约占80％），其他真菌包括曲霉菌、毛霉菌、新型隐球菌、放线菌、球孢子菌及组织胞浆菌等也可引起感染。

3. 病毒　医院感染中常见的主要是疱疹病毒、呼吸道合胞病毒、肠道病毒，以及各种肝炎病毒等。巨细胞病毒感染常见于移植和使用免疫抑制剂者，合胞病毒多引起呼吸道感染，各种肠道病毒可引起老年和婴幼儿腹泻，乙型、丙型肝炎病毒感染主要与输血和其他血制品以及血液透析有关。

【流行病学】

医院感染是由病原体经过一定的传播途径进入易感者体内而引起的感染，传染源、传播途径和易感人群共同构成医院感染的流行环节。

1. 传染源　是指病原微生物自然生存、繁殖及排出的宿主（人和动物）或场所。

（1）患者　是主要传染源，其体内有病原微生物生长繁殖，并不断从感染部位排出病原体。这些病原体通常致病力较强，对临床常用抗菌药物具有耐药性。这类病原体经过一定的传播较易在其他易感宿主体内定植或引起感染。

（2）病原携带者　虽然病原携带者本身无临床症状，但在不断地向外排出、播散病原体，故其临床意义较显性感染者更重要，是医院感染的重要感染源。

（3）环境贮源　医院环境及一些医疗设备中常存在利于病原微生物生长、繁殖的贮菌源，亦是传染源之一。

（4）动物感染源　动物感染源较少见，其中鼠类在此类传染源中意义较大。

2. 传播途径　医院感染的传播途径主要包括以下几种：

（1）接触传播　病原体从传染源直接传播给接触者，如直接接触感染者病灶的体液或性病患者的分泌物等，不需外界环境中传播因素的参与。污染的手是接触传播的主要媒介，既可以引起直接传播，也可以导致间接接触传播。

（2）血液传播　乙型肝炎病毒、丙型肝炎病毒和人类免疫缺陷病毒主要通过血液传播方式传播。

（3）呼吸道传播　病原微生物可通过空气飞沫与飞沫核及带菌尘埃传播给周围近距离接触者，还可通过医源性气溶胶如呼吸机、超声雾化及中央空调等器械的污染传播。

（4）共同媒介物传播　在各种医疗活动中，如果医疗器械、药品和各种侵袭性诊疗设备如插管、导管、内镜、呼吸机等受到病原微生物污染，可以短期内或同时导致多人感染。

（5）消化道传播　营养室、餐具被污染及水和食物的污染常导致肠道感染的发生，这类感染在医院感染中所占的比例很少。

（6）母婴垂直传播　某些病原微生物在产前、产中和产后可引起胎儿或新生儿的感染。

3. 易感人群 病原体传播到宿主后，是否引起感染取决于病原体的毒性强弱和宿主的易感性。易感者多数是因为多种原因导致免疫功能低下或生理防御功能减弱而容易发生医院感染。住院患者对条件致病菌和机会性病原体的易感性较普通人群高，而以下患者更易发生医院感染：免疫功能低下者及接受免疫抑制剂治疗者、老人与婴幼儿、营养不良者、长期大量应用广谱抗生素者、住院期间接受各种创伤性治疗或侵入性检查者、患有严重基础疾病者、住院时间或手术时间长者等。

【发病机制】

1. 宿主免疫功能低下 患有疾病或慢性基础疾病、全身免疫功能低下、皮肤黏膜受损等因素，容易发生感染并加重原有病情，且可相互影响。如老人、新生儿和婴幼儿、烧伤患者、重要脏器疾患与功能不全、免疫缺陷疾病、结缔组织病、代谢性疾病、慢性肝病、白血病、淋巴瘤及其他恶性肿瘤等疾病造成的免疫功能减退。

2. 抗菌药物应用不当 抗菌药物的不合理应用甚至滥用，特别是超广谱抗菌药的广泛应用，使宿主体内菌群失调，正常菌群受到抑制而削弱了对病原体定植的抵抗力，一些耐药菌定植并繁殖而引起医院感染。

3. 各种诊疗技术操作 各种插管、留置尿管、血管内留置导管、各种内镜检查、手术以及人工呼吸机等诊疗操作，可引起病原体直接侵入体内。

【临床表现】

1. 常见的感染部位

（1）肺部感染 简称医院肺炎（nosocomial pneumonia，NP），在我国医院感染中肺部感染占的比例最多，病情复杂严重，位于医院感染病死率之首位。肺部感染临床表现主要为发热、咳嗽、咳黏稠痰液、呼吸增快；肺部可闻及湿啰音，可伴有发绀；外周血白细胞总数和/或中性粒细胞比例增高。胸部 X 线检查和痰液细菌培养可以确诊。机械通气患者可仅表现紫绀加重、气道阻力上升或肺顺应性下降等。也有部分患者突然起病，迅速进入呼吸衰竭。X 线表现呈多变性。

医院内肺部感染病原微生物主要包括细菌、真菌、支原体、衣原体、病毒和寄生虫。细菌为最常见的病原体，其中革兰阴性杆菌约占 60% 以上，常见铜绿假单胞菌、不动杆菌属、克雷伯菌属以及肠杆菌属等。由于抗菌药的滥用，革兰阳性球菌和真菌感染有增多趋势，革兰阳性球菌中以金黄色葡萄球菌多见，此外还有肺炎链球菌和嗜肺军团菌等。ICU 患者可见耐甲氧西林金黄色葡萄球菌（MRSA）和耐甲氧西林表皮葡萄球菌（MRSE），危重症患者和免疫功能下降患者可发生真菌、巨细胞病毒、疱疹类病毒和非典型分枝杆菌感染。厌氧菌和呼吸道病毒的肺部感染也有发生。医院感染肺炎的病死率可高达 35%，发生在免疫功能低下者或二重感染铜绿假单胞菌者其病死率可达 70%。

（2）泌尿系感染 占我国医院感染发病率的第 2 位。常见于尿路器械诊疗的患者，女性、老年、尿路梗阻、膀胱输尿管反流、膀胱残余尿和不合理应用抗菌药物等为诱发因素。病原菌多为革兰阴性杆菌（以肠杆菌科和假单胞菌属为主），占致病细菌总数的

80%，也可出现革兰阳性球菌（以葡萄球菌和肠球菌为多见）及真菌感染。尿液中病原菌主要为大肠杆菌，其余为铜绿假单胞菌、肠球菌、金黄色葡萄球菌、变形杆菌、克雷伯杆菌及白色念珠菌等。根据患者临床表现，可分为有症状泌尿道感染和无症状菌尿症、其他尿路感染。

1）有症状泌尿道感染：有尿频、尿急、尿痛等症状，或有下腹触痛、肾区叩痛，伴或不伴发热，尿常规白细胞男性≥5个/高倍视野，女性≥10个/高倍视野，清洁中段尿或导尿留取尿液（非留置导尿）培养革兰阳性球菌菌落数≥10^4 cfu/ml、革兰阴性杆菌菌落数≥10^5 cfu/ml。

2）无症状菌尿症：无症状，近1周内曾进行内镜检查或留置导尿，清洁中段尿或导尿留取尿液（非留置导尿）培养革兰阳性球菌菌落数≥10^4 cfu/ml、革兰阴性杆菌菌落数≥10^5 cfu/ml。此外，还包括通过其他各种检测手段证实的肾、肾周围组织、输尿管、膀胱、尿道等尿路感染。

（3）消化系统感染　根据卫生部诊断标准，本系统感染分为6类：①医院感染性腹泻。②胃肠道感染。③抗菌药物相关性腹泻。④病毒性肝炎。⑤腹（盆）腔内组织感染。⑥腹水感染。此处介绍前三种医院感染临床表现。

1）医院感染性腹泻：指患者住院48小时后稀便每日超过3次，连续2天，或1天水泻5次以上，潜伏期为数小时至1~2天。病情轻重差别较大，轻者自限，重者可出现水、电解质紊乱、严重毒血症、周围循环衰竭等，甚至死亡。临床表现为急性腹泻，或伴发热、恶心、呕吐、腹痛等，粪便常规镜检白细胞≥10个/高倍视野。诊断时应排除慢性腹泻的急性发作及非感染性因素如诊断治疗原因、基础疾病、心理紧张等所致的腹泻。

2）胃肠道感染：临床表现为发热（≥38℃）、恶心、呕吐和/或腹痛、腹泻，无其他原因可解释。病原学诊断需在临床诊断基础上，符合下述三条之一：①从外科手术或内镜取得组织标本或外科引流液培养出病原体。②上述标本革兰染色或氢氧化钾浮载片可见病原体、多核巨细胞。③手术或内镜标本显示感染的组织病理学证据。

3）抗菌药物相关性腹泻：主要病原菌为艰难梭菌，其他尚包括念珠菌属和产气荚膜梭菌等。主要表现为药物导致以腹泻为主的胃肠炎症状，其中最严重的类型为假膜性肠炎。由于病原菌不同其粪便性状有所变化，如志贺菌感染为黏液脓血便，其余病原体感染者可为草绿色稀便、水样便、黏液便等。临床诊断依据：近期曾应用或正在应用抗生素，出现腹泻，可伴大便性状改变如水样便、血便、黏液脓血便或见斑块条索状伪膜，可合并下列情况之一：①发热≥38℃。②腹痛或腹部压痛、反跳痛。③外周血白细胞升高。

病原学诊断：在临床诊断基础上，符合下述三条之一：①大便涂片有菌群失调或培养发现有意义的优势菌群。②如情况许可做作纤维结肠镜检查见肠壁充血、水肿、出血，或见到2~20mm灰黄（白）色斑块伪膜。③细菌毒素测定证实。

（4）手术切口及手术部位感染　手术切口及手术部位感染是外科手术后常见的感染之一。通常将手术切口部位感染分为浅表切口感染和深部组织切口感染两种。如果术后切口部位疼痛加重，并伴有红肿及局部有脓液，在手术热峰后又出现体温增高、脉搏增快及白细胞增高等现象时要考虑浅表切口感染，做分泌物细菌培养可以确诊。深部组织切口感染是指无植入物手术后 30 天内，有植入物（如人工心脏瓣膜、人造血管、机械心脏及人工关节等）术后 1 年内发生的与手术有关并涉及切口深部软组织（深筋膜和肌肉）的感染，可同时伴有深部切口引流出或穿刺抽到脓性物质，切口自然裂开伴脓性分泌物、体温超过 38℃，或再次手术探查经组织病理学或影像学检查有深部切口感染的证据，但确诊则需要细菌培养阳性。伤口感染的主要致病菌为金黄色葡萄球菌、凝固酶阴性葡萄球菌及肠球菌属等革兰阳性球菌，以及铜绿假单胞菌、大肠埃希菌、克雷伯菌属、肠杆菌属细菌等革兰阴性杆菌。

（5）血液感染（败血症） 包括医院菌血症和败血症。医院菌血症是指患者入院48 小时后，血液标本中培养出细菌或真菌，而败血症则是致病菌或条件致病菌侵入血液循环生长繁殖产生内毒素和/或外毒素导致的全身性感染，二者程度不同。引起败血症的病原菌中革兰阴性杆菌最常见，如大肠埃希菌、铜绿假单胞菌、克雷伯杆菌和不动杆菌等，革兰阳性球菌包括金黄色葡萄球菌与表皮葡萄球菌。此外还有厌氧菌、真菌的感染，少数为复合细菌感染。

医院感染败血症有原发型和继发型两型，前者是指无原发感染病灶，由于输入污染的药物，或由于输液装置被污染而引起的败血症；后者是指由于局部感染灶的病原体侵入血液循环而引起的败血症。败血症主要表现为发热及全身中毒症状，如头痛、乏力、食欲不振、肌肉关节酸痛等，皮肤有出血点或皮疹，肝脾肿大，外周血白细胞明显增高，中性粒细胞增高伴核左移。血液或骨髓培养细菌阳性为确诊依据。部分患者可发生感染性休克、DIC 和化脓性迁徙性病灶等并发症。

（6）输血（血制品）相关性感染 常见的病原微生物包括病毒（乙型和丙型肝炎病毒、艾滋病病毒、巨细胞病毒及 EB 病毒等）、弓形虫、疟原虫、螺旋体（梅毒螺旋体、钩端螺旋体）、细菌、立克次体等，其中以输血后肝炎病毒感染最为常见。输血感染的潜伏期较短，临床表现往往较重，根据感染细菌数量多少和种类不同以及受血者免疫力情况等差异，输血引起的感染程度不同，可有发热、寒战、心率加快、血压降低、少尿、呼吸系统症状、DIC 以及败血症休克等症状。

（7）皮肤和软组织医院感染 常见的有皮肤感染、软组织感染、压疮感染、烧伤感染、乳腺炎和乳腺脓肿、新生儿脐炎、婴儿脓疱疮等多种形式。皮肤、软组织感染的病原菌以球菌多见，还包括大肠埃希菌、肠杆菌、克雷伯杆菌、假单胞菌、非结核分枝杆菌、类杆菌、念珠菌等。皮肤、软组织感染可位于全身各部位，感染的表现形式有疖、痈、脓肿、淋巴管炎、筋膜炎、蜂窝织炎以及水痘、疱疹、皮癣等，临床主要表现为红肿、脓性分泌物、水疱、疼痛、发热等。不同病原菌引起的感染表现亦不同，铜绿假单胞菌引起的感染创面脓液呈绿色，较稀薄，伴特别的甜臭味；金黄色葡萄球菌感染脓液稠厚，呈黄白色。

2. 各种患者的特点

（1）老年人常体弱多病，免疫功能低下，常患有慢性疾病，容易发生肺部感染，或并发败血症，病原体种类多，以革兰阴性杆菌多见，临床表现多不典型，体温及白细胞可无明显升高。

（2）新生儿与婴幼儿常因发育不健全而发生条件致病菌的感染，临床表现不典型，多见于肠道感染、呼吸道感染，甚至可以发生败血症。

（3）重要脏器功能不全或慢性疾病患者、自身免疫系统疾病与长期应用糖皮质激素者及恶性肿瘤患者，多需采取各种治疗措施，如需要应用大量糖皮质激素，抑制机体免疫功能，又因免疫力低下常采用广谱抗生素治疗，容易发生各种感染及菌群失调症。

【诊断与鉴别诊断】

1. 诊断原则

（1）有明确潜伏期的感染，自入院时起超过平均潜伏期后发生的感染为医院感染；无明确潜伏期的感染，入院48小时后发生的感染为医院感染。

（2）患者入院时已发生感染性疾病，入院后在原有感染灶上又分离出与之前不同的病原体，或出现新的不同部位的感染可判为医院感染。

（3）患者发生的感染与上次住院有直接的关系，可以判断为医院感染。

（4）新生儿在分娩中获得或发生于分娩48小时后的感染，可判为医院感染。

（5）医务人员在医院工作期间获得的感染。

2. 诊断依据　主要根据临床资料、病原学检查以及物理或生化检查等。

（1）临床资料　需要了解患者临床资料，如感染部位、临床表现、基础疾病情况、治疗情况及对出现感染的影响等。

（2）病原学检查　病原学诊断对确诊有重要作用，包括通过病原体的直接检查、分离培养及血清学（抗原、抗体）检测等。临床怀疑有细菌感染时，应尽量在抗生素使用前留取相应标本（如痰液、血液、脑脊液、腹水、尿液、大便等）做细菌培养及药敏试验，以便根据培养和药敏试验结果，有针对性地选择敏感抗生素。阳性结果需排除标本污染所致，而细菌培养阳性率并非很高，因此阴性结果亦不能轻易排除细菌感染诊断。

（3）其他辅助检查　包括影像学（X线、超声、CT扫描、核磁共振）、内镜、组织学穿刺活检等。

3. 鉴别诊断　下列情况不应诊断为医院感染：

（1）在皮肤黏膜开放性伤口或分泌物中只有细菌的定植，而没有临床症状和体征者。

（2）由损伤产生的炎性反应或由非生物性如化学性或物理性的刺激而产生的炎症表现等。

（3）新生儿经胎盘获得的感染如单纯疱疹病毒、弓形虫、水痘病毒或巨细胞病毒感染等且在出生后48小时内出现感染指征者，不应列为医院感染。

（4）患者原有的慢性感染在医院内急性发作。

【治疗】

1. 原发病治疗　针对原发病的治疗非常重要，同时应给予必要的对症处理，如补充必要的热量和营养，维持水、电解质平衡；维持重要脏器的功能；脓肿炎性积液患者应及时采取引流措施；导管引起的感染在确诊后应立即拔除导管。

2. 抗菌药物治疗　以有效、安全、合理、节约为原则选择抗菌药物。

（1）抗菌药物的应用依据　有明确的细菌感染证据，包括感染的部位、感染病原体的种类、感染的性质，并结合感染者的临床资料如症状、体征、实验室检查和其他特殊检查，选择抗菌药物。同时还应考虑患者的生理、病理及免疫等状况与抗菌药物的活性、药代动力学、剂量与药敏及毒性的关系、不良反应等特点合理用药。同时应监测药物的不良反应及其毒性。病毒性感染及其他原因不明发热者不宜应用抗菌药物。

（2）抗菌药物的应用参考　①革兰阳性球菌：选用青霉素、苯唑西林、大环内酯类、庆大霉素、头孢哌酮以及万古霉素等。②革兰阴性杆菌：选用氨苄西林、庆大霉素、头孢唑啉、哌拉西林、二代头孢菌素、三代头孢菌素和喹诺酮类等。③铜绿假单胞菌：选用阿米卡星、喹诺酮类、哌拉西林、头孢哌酮或头孢他啶以及亚胺培南等。④厌氧菌：选用甲硝唑、替硝唑、青霉素和克林霉素等。⑤深部真菌：选用氟康唑、酮康唑、咪康唑、伊曲康唑、氟胞嘧啶、两性霉素 B 和制霉菌素等。以上用药在细菌培养结果与药敏试验后需作出相应的调整。

（3）关于抗菌药物的联合应用问题　应尽量减少联合应用，避免引起菌群失调。下列情况可考虑联合应用抗菌药物：①急性重症感染病原菌未明确之前的短暂应用。②同时有细菌和真菌感染、或者两种细菌感染，一种抗菌药物不能控制者。

目前抗菌药对细菌的作用性质，可分为 4 类，分别为：①繁殖期杀菌剂（青霉素类、头孢菌素类、亚胺硫霉素、氨曲南、万古霉素、磷霉素、利福霉素类、喹诺酮类等）。②静止期杀菌剂（氨基糖苷类、多黏菌素类等）。③快效抑菌剂（四环素类、大环内酯类、氯霉素、甲砜霉素、林可霉素、氯林可霉素、呋喃类、新生霉素等）。④慢效抑菌剂（磺胺类、卷曲霉素、紫霉素等）。

应注意繁殖期杀菌剂和快效抑菌剂可能出现拮抗作用。联合应用抗菌药物应注意：①通常用两药联合，一般不超过 3 种。②短期（1 周内）用药，耐药菌出现机会少。③不要配伍使用对同一器官有毒性作用的药物。④配伍时不应发生理化反应。

（4）常用抗菌药物的合理使用原则　①青霉素至今仍是治疗许多感染性疾病的首选药物。②大环内酯类一般用于轻、中度感染。③氨基糖苷类具有耳、肾毒性，适用于严重的革兰阴性杆菌感染，鉴于其不良反应不宜用于婴幼儿患者。④头孢菌素类药物除一代、某些二代及口服制剂外，一般均不应作为首选药物。⑤治疗泌尿系统、胃肠道感染以及轻、中度呼吸道感染等宜首选口服制剂。严重感染则采用静脉给药，以保证疗效。⑥能够通过血 - 胎盘屏障并可能对胎儿造成不良反应的药物如氨基糖苷类、四环素类和氟喹诺酮类等，妊娠期间均不宜使用。

（5）抗菌药物不良反应的防治　大量与长期应用抗菌药物后可发生不良反应，包括毒性反应、过敏反应和菌群失调等，老年人和有基础疾病的患者较易出现不良反应。抗菌药物的毒副反应主要与用药剂量和时间相关，可引起神经系统、造血系统和肝肾的损害，还可引起胃肠道反应。长期使用抗生素后，容易导致人体内平衡共生的菌群失调，出现某些菌种的异常繁殖，加重病情。这些毒副作用的发生与抗菌药物的不合理应用密切相关。临床应用抗菌药物时要严格把关，用药前合理选择，用药中关注不良反应。当出现毒副作用后，应根据患者的情况选择立即停药并给予对症处理或者减量观察等处理。

【预防与控制】

1. 建立和完善医院管理组织体系　随着医学和社会的飞速发展，医院感染的感染源、感染途径和易感人群都发生了明显的变化。建立和完善医院管理组织体系，明确职责，是做好医院感染管理工作的基础。卫生部 2006 年曾发布《医院感染管理办法》，其中明确提出了住院床位总数在 100 张以上的医院应该设立医院感染管理委员会和独立的医院感染管理部门。

2. 建立系统的检测制度　建立完善的医院检测制度，观察医院感染的发生、分布以及与其相关的因素，系统总结医院感染的感染率、病原体、传播途径与细菌耐药菌谱等，了解医院感染的结果与控制感染的效果，总结并优化医院感染的管理流程，减少医院感染的发生。

3. 预防措施　建立和完善医院感染管理组织体系及相关规章制度，认真执行并严格监督检查。

（1）医院的消毒与灭菌对防止医院感染发生至关重要，特别是要对污水与污物、患者的分泌及排泄物、医疗器械进行严格的消毒与灭菌，搞好医院的环境卫生。

（2）对医疗、护理、检验等相关人员进行医院感染与抗菌药物理论知识的培训，掌握有关医院感染的防治知识。

4. 控制措施　主要是针对常见的或有局部暴发可能性的医院感染。

（1）手卫生　包括医务人员洗手、手消毒和外科手消毒。加强手卫生的管理需要在制定相应的管理制度、提供必要的手卫生设施基础上全面加强医务人员的手卫生培训，并加强监督与指导。

（2）隔离　根据病原体的传播途径，采取相应的隔离措施。以安置在护理办公室和患者床头的不同颜色的卡片分别表示不同的隔离技术：①黄色：严格隔离。②橙色：接触隔离。③蓝色：呼吸隔离。④灰色：抗酸杆菌（结核病）隔离。⑤棕色：肠道隔离。⑥绿色：引流/分泌物隔离。⑦粉红色：血液、体液隔离。医院感染隔离技术保留了严格隔离、呼吸隔离、结核病隔离和肠道隔离 4 类经典隔离并加以改进。

（3）及时诊断医院感染患者并给予合理治疗。

附录一　预防接种

品名	性质	保存和有效期	接种对象	剂量与用法	免疫期及复种
乙型肝炎疫苗（重组酵母疫苗）	自/抗原	2℃～8℃，暗处，严防冻结，有效期2年	新生儿及易感者	全程免疫：10～30μg，按0、1、6月各肌内注射1次；新生儿出生后24小时内注射。HBsAg阳性母亲的婴儿出生后12小时内注射HBIG≥10IU，同时在不同部位注射乙肝疫苗每次10μg，共3次，间隔同上	注射后抗体产生不佳者可加强免疫1次，有抗体应答者免疫期一般可达12年
甲型肝炎减毒活疫苗	活/自/病毒	2℃～8℃，暗处，有效期3个月，-20℃以下有效期1年	1岁以上儿童及成人	三角肌处皮下注射1ml	免疫期4年以上
脊髓灰质炎糖丸疫苗	活/自/病毒	-20℃保存2年，2℃～10℃保存5个月，20℃～22℃保存12天，30℃～32℃保存2天	2个月婴儿4岁	出生后冬春季服三价混合疫苗（白色糖丸），每隔1个月服1剂，共3剂。每年服1全程，连续2年，7岁时再服1全程	免疫期3～5年，4岁时加强1次
麻疹疫苗	活/自/病毒	2℃～10℃，暗处，液体疫苗2个月，冻干疫苗1年，开封后1小时内用完	8月龄以上的易感儿童	三角肌处皮下注射0.2ml	免疫期4～6年，7岁时复种1次
麻疹、腮腺炎、风疹减毒活疫苗	活/自/病毒	2℃～8℃避光保存	8月龄以上的易感儿童	三角肌处皮下注射0.5ml	免疫期11年，11～12岁时复种1次
流行性乙型脑炎疫苗	死/自/病毒	2℃～10℃，暗处，液体疫苗3个月，冻干疫苗1年	6月龄至10岁	皮下注射2次，间隔7～10天，6～12月龄每次0.25ml；1～6岁0.5ml；7～15岁1ml；16岁以上2ml	免疫期1年，以后每年加强1次，剂量同左

续表

品名	性质	保存和有效期	接种对象	剂量与用法	免疫期及复种
甲型流感疫苗	活/自/病毒	2℃～10℃，暗处，液体疫苗3个月，冻干疫苗1年	健康成人	疫苗1ml加生理盐水4ml，均匀喷入鼻内，每侧鼻孔0.25ml，稀释后4小时内用完	免疫期6～10个月
人用狂犬病疫苗（地鼠肾组织培养疫苗）	死/自/病毒	2℃～10℃，暗处，液体疫苗6个月，冻干疫苗1年	被狂犬或可疑动物咬伤或抓伤；被患者唾液污染伤口者	接触后预防：先处理伤口，继之0、3、7、14及30天各肌内注射2ml，2～5岁1ml，2岁以下0.5ml，伤重者注射疫苗前先注射抗狂犬病血清	免疫期3个月，全程免疫后3~6个月再被咬伤，需加强注射2针，间隔1周；6个月以后再被咬伤，全程注射
森林脑炎疫苗	死/自/病毒	2℃～10℃，暗处，有效期8个月，25℃以下1个月	流行区居民及进入该区的来自非流行区者	皮下注射2次，间隔7～10天，2～6岁每次0.5ml；7～9岁1ml；10～15岁1.5ml；16岁以上2ml	免疫期1年，每年加强注射1针，剂量同初种
黄热病冻干疫苗	活/自/病毒	−25℃保存有效期1.5年；2℃～10℃6个月	出国进入流行区、从事黄热病研究者	用灭菌生理盐水5ml，溶解后皮下注射0.5ml，水溶液保持低温，1小时内用完	免疫期10年
腮腺炎疫苗	活/自/病毒	2℃～8℃或0℃以下保存，有效期1.5年	8月龄以上的易感者	三角肌处皮下注射0.5ml	免疫期10年
流行性斑疹伤寒疫苗	死/自/立克次体	2℃～10℃，暗处，有效期1年，不得冻结	流行区人群	皮下注射3次，相隔5～10天，1～6岁分别注射0.3～0.4、0.6～0.8、0.6～0.8ml，15岁以上分别注射0.5、1及1ml	免疫期1年，每年加强1次，剂量同第3针
钩端螺旋体菌苗	死/自/螺旋体	2℃～8℃，暗处，有效期1年半	流行区7岁以上人群及进入该区者	皮下注射2次，间隔7～10天，分别注射1ml及2ml，7～13岁减半	接种后1月产生免疫力，维持期1年
卡介苗	活/自/细菌	2℃～10℃液体菌苗有效期6个月，冻干菌苗1年	新生儿及结核菌素试验阴性儿童	于出生后24～48小时皮内注射0.1ml	免疫期5～10年，城市7岁、农村7岁、12岁加强注射
伤寒、副伤寒甲、乙三联菌苗	死/自/细菌	2℃～10℃，暗处，有效期1年	重点为军队、水陆口岸及沿线人员、环卫及饮食行业人员	皮下注射3次，间隔7～10天，1～6岁分别注射0.2、0.3、0.3ml；7～14岁0.3、0.5、0.5ml；15岁以上分别注射0.5、1、1ml	免疫期1年，每年加强注射1次，剂量与第3针同

品名	性质	保存和有效期	接种对象	剂量与用法	免疫期及复种
霍乱、伤寒、副伤寒甲、乙四联菌苗	死/自/细菌	同上	同上	同上	同上
霍乱菌苗	死/自/细菌	2℃~10℃，暗处，有效期1年	重点为水陆口岸、环境卫生饮食服务行业及医务人员	皮下注射2次，间隔7~10天，6岁以下分别注射0.2、0.4ml；7~14岁0.3、0.6ml；15岁以上0.5、1ml。应在流行前4周完成	免疫期3~6个月，每年加强注射1次，剂量同第2针
布氏菌苗	活/自/细菌	2℃~10℃，暗处，有效期1年	疫区牧民、屠宰、皮毛加工人员、兽医、防疫及实验人员	皮上划痕法，每人0.05ml，儿童划1个"#"字，成人划2个"#"字，长1~1.5cm，相距2~3cm，划破表皮即可，严禁注射	免疫期1年，每年复种
鼠疫菌苗	活/自/细菌	2℃~10℃，暗处，有效期1年	用于流行区人群，非流行区人员接种10天才可进入疫区	皮肤划痕法，每人0.05ml，2~6岁划1个"#"字，7~12岁划2个"#"字，13岁以上划3个"#"字，长1~1.5cm，相距2~3cm	免疫期1年，每年复种
炭疽菌苗	活/自/细菌	2℃~10℃，暗处，有效期2年，25℃以下有效期1年	流行区人群，牧民、屠宰、皮毛、制革人员及兽医	皮上划痕法，滴2滴菌苗于上臂外侧，相距3~4cm，每滴划"#"字，长1~1.5cm，严禁注射	免疫期1年，每年复种
冻干A群流脑多糖菌苗	活/自/细菌	2℃~10℃，暗处，有效期1年	15岁以下儿童及少年，流行区成人	三角肌皮下注射1次，25~50μg	免疫期0.5~1年
百白破混合制剂（百日咳菌苗及白喉、破伤风类毒素）	死/自/细菌和毒素	2℃~10℃，暗处，有效期1年半	3月龄~7岁	全程免疫，第1年间隔4~8周肌内注射2次，第2年1次。剂量均为0.5ml	7岁时用白破或百白二联制剂加强免疫，全程免疫后不再用百白破混合制剂

续表

品名	性质	保存和有效期	接种对象	剂量与用法	免疫期及复种
吸附精致白喉类毒素	自/类毒素	25℃以下暗处保存，有效期3年，不可冻结	6月龄~12岁儿童	皮下注射2次，每次0.5ml，相隔4~8周	免疫期3~5年，第2年加强1次0.5ml，以后每3~5年复种1次0.5ml
吸附精制破伤风类毒素	自/类毒素	25℃以下暗处保存，有效期3年，不可冻结	发生创伤机会较多的人群	全程免疫，第1年相距4~8周肌内注射2次，第2年1次，剂量均为0.5ml	免疫期5~10年，每10年加强注射1次0.5ml
精制白喉抗毒素	被/抗毒素	2℃~10℃，液状品保存2年，冻干品3~5年	白喉患者，未预防接种的密切接触者	治疗：根据病情，肌内或静脉注射3万~10万U；预防：接触者皮下或肌内注射1000~2000U	免疫期3周
Q热疫苗	死/自/立克次体	2℃~10℃暗处保存	畜牧、屠宰、制革、肉乳加工及有关实验室医务人员	皮下注射3次，每次间隔7天，剂量分别为0.25ml、0.5ml、1ml	
精制破伤风抗毒素	被/抗毒素	2℃~10℃，液状品有效期3~4年，冻干品5年	破伤风患者及创伤后有发生本病可能者	治疗：肌内或静脉注射5万~20万U。儿童剂量相同。新生儿24小时内用半量预防：皮下或肌内注射1500~3000U，伤势严重者加倍	免疫期3周
多价精制气性坏疽抗毒素	被/抗毒素	2℃~10℃，液状品有效期3~4年，冻干品5年	受伤后有发生本病可能者及气性坏疽患者	治疗：首次静脉注射3万~5万U，可同时适量注射于伤口周围组织。预防：皮下或肌内注射1万U	免疫期3周
精制肉毒抗毒素	被/抗毒素	2℃~10℃，液状品有效期3~4年，冻干品5年	肉毒素中毒患者及可疑中毒者	治疗：首次肌内注射或静滴1万~2万U。预防：皮下或肌内注射1000~2000U	免疫期3周
精制抗狂犬病血清	被/免疫血清	2℃~10℃，液状品有效期3~4年，冻干品5年	被可疑动物严重咬伤者	成人0.5~1ml/kg，总量1/2伤口周围注射，1/2肌内注射，咬伤当日或3天内与狂犬病疫苗合用，儿童量为1.5ml/kg	免疫期3周

品名	性质	保存和有效期	接种对象	剂量与用法	免疫期及复种
乙型肝炎免疫球蛋白	被/免疫球蛋白	2℃～10℃保存，有效期2年	HBsAg（尤其HBeAg）阳性母亲的新生婴儿或意外受HBeAg阳性血清污染者	新生儿出生24小时内肌内注射≥100U；3月龄及6月龄再各注射1次；或与乙肝疫苗合用如前述；意外污染者肌内注射200～400U	免疫期2个月

注：活：活疫（菌）苗；死：死疫（菌）苗；自：自动免疫；被：被动免疫

附：儿童计划免疫方案

疫苗种类	初种月龄	复种年龄
乙型肝炎疫苗	出生24小时内	出生第1、6个月
卡介苗	出生24～48小时内	6～7岁
脊髓灰质炎三型混合疫苗	2个月	出生3、4个月，4周岁
白百破菌苗	3个月	出生第4、5个月，1.5～2岁，6～7岁
流行性脑脊髓膜炎疫苗	6个月A群流脑疫苗	1.5岁A群流脑疫苗 3岁、6岁各接种1次A+C群流脑疫苗
流行性乙型脑炎疫苗	6个月	2、3周岁，6～7岁
麻疹疫苗	8个月	2、4周岁，6～7岁
麻腮风疫苗	1.5～2岁	

附录二　常用方剂

一　画

一贯煎（《续名医类案》）　地黄　沙参　枸杞子　麦冬　当归　川楝子

一加减正气散（《温病条辨》）　藿香　厚朴　杏仁　茵陈　茯苓皮　陈皮　大腹皮　神曲　麦芽

二　画

二陈汤（《太平惠民和剂局方》）　半夏　陈皮　茯苓　炙甘草

二妙散（《丹溪心法》）　黄柏　苍术

二加减正气散（《温病条辨》）　藿香　茯苓皮　木防己　薏苡仁　陈皮　厚朴　大豆黄卷　通草

十枣汤（《金匮要略》）　大戟　芫花　甘遂　大枣

八正散（《太平惠民和剂局方》）　车前子　瞿麦　萹蓄　滑石　栀子　炙甘草　木通　大黄

八珍汤（《正体类要》）　党参　白术　茯苓　当归　川芎　白芍　熟地　炙甘草

人参败毒散（《太平惠民和剂局方》）　柴胡　甘草　桔梗　人参　川芎　茯苓　枳壳　前胡　羌活　独活　薄荷　生姜

九味羌活汤（《此事难知》）　羌活　防风　川芎　细辛　甘草　苍术　白芷　黄芩　生地

三　画

三仁汤（《温病条辨》）　杏仁　飞滑石　白通草　白蔻仁　竹叶　厚朴　生薏苡仁　半夏

三石汤（《温病条辨》）　飞滑石　生石膏　寒水石　杏仁　竹茹　金银花　金汁　白通草

三拗汤（《太平惠民和剂局方》）　麻黄　杏仁　甘草

三黄凉膈散（《喉症全科紫珍集》）　黄芩　黄连　栀子　赤芍　黄柏　薄荷　陈

皮 天花粉 射干 甘草 川芎 青皮 金银花 当归 玄参 灯心 竹叶

三甲复脉汤（《温病条辨》） 炙甘草 生地 白芍 阿胶 麻仁 麦冬 牡蛎 鳖甲 龟甲

三妙丸（《医学正传》） 黄柏 苍术 牛膝

大黄硝石汤（《金匮要略》） 大黄 黄柏 硝石 栀子

大活络丸（《兰台轨范》） 白花蛇 乌梢蛇 威灵仙 两头尖 草乌 天麻 全蝎 何首乌 龟甲 麻黄 贯众 炙甘草 羌活 官桂 藿香 乌药 黄连 熟地 人黄 木香 沉香 细辛 赤芍 没药 丁香 乳香 僵蚕 天南星 青皮 骨碎补 白蔻仁 安息香 制附子 黄芩 茯苓 香附 玄参 白术 防风 葛根 虎骨 当归 血竭 地龙 麝香 松脂 牛黄 冰片 人参

大柴胡汤（《伤寒论》） 柴胡 黄芩 半夏 生姜 大黄

小金片（经验方） 马钱子 地龙 全蝎 附子 姜半夏 五灵脂 没药 乳香

小柴胡汤（《伤寒论》） 柴胡 黄芩 人参 半夏 甘草 生姜 大枣

小蓟饮子（《重订严氏济生方》） 生地 小蓟根 滑石 通草 蒲黄 淡竹叶 藕节 当归 栀子 炙甘草

小建中汤（《伤寒论》） 桂枝 生姜 炙甘草 大枣 芍药 饴糖

四 画

王氏连朴饮（《霍乱论》） 川连（姜汁炒） 制厚朴 石菖蒲 制半夏 淡豆豉 炒栀子

王氏清暑益气汤（《温热经纬》） 西洋参 石斛 麦冬 甘草 粳米 黄连 竹叶 知母 荷梗 西瓜翠衣

五味消毒饮（《医宗金鉴》） 金银花 野菊花 蒲公英 紫花地丁 紫背天葵子

五苓散（《伤寒论》） 白术 茯苓 猪苓 泽泻 桂枝

五皮饮（《三因极一病症方论》） 大腹皮 桑白皮 茯苓皮 生姜皮 陈皮

五叶芦根汤（《湿热病篇》） 藿香叶 薄荷叶 鲜荷叶 枇杷叶 佩兰叶 芦尖 冬瓜仁

化虫丸（《太平惠民和剂局方》） 铅粉（炒） 鹤虱 槟榔 苦楝皮 枯矾

化疸汤（《杂病源流犀烛》） 茵陈 苍术 木通 栀子 茯苓 猪苓 泽泻 薏苡仁

乌龙方（《经验方》） 当归 水蛭 僵蚕 蜈蚣 苦参

乌梅丸（《伤寒论》） 乌梅 川椒 黄连 黄柏 细辛 干姜 附子 桂枝 人参 当归

牛黄清心丸（《痘疹世医心法》） 牛黄 黄芩 栀子 郁金 朱砂 黄连

升麻葛根汤（《医宗金鉴》） 升麻 葛根 柴胡 黄芩 木通 白芍 甘草 栀子

月华丸（《医学心悟》） 天冬 麦冬 生地 熟地 山药 百部 沙参 川贝母

阿胶　茯苓　獭肝　白菊花　霜桑叶

　　六君子汤（《校注妇人良方》）　人参　白术　茯苓　甘草　半夏　陈皮　生姜　大枣

　　六味地黄丸（《小儿药证直诀》）　熟地　山药　茯苓　山茱萸　丹皮　泽泻

<h2 style="text-align:center">五　画</h2>

　　石韦散（《太平惠民和剂局方》）　芍药　白术　滑石　冬葵子　瞿麦　石韦　木通　王不留行　当归　炙甘草

　　左归丸（《新方八阵》）　熟地　山药　山茱萸　菟丝子　枸杞子　川牛膝　鹿角胶　龟甲胶

　　右归丸（《新方八阵》）　熟地　山药　山茱萸　枸杞子　杜仲　菟丝子　附子　肉桂　当归　鹿角胶

　　布袋丸（《补要袖珍小儿方论》）　夜明砂　芜荑　使君子　白茯苓　人参　芦荟　甘草　白术　薤白

　　玉枢丹（又名紫金锭）（《百一选方》）　山慈菇　麝香　千金子仁　红芽大戟　五倍子　雄黄　朱砂

　　玉屏风散（《丹溪心法》）　黄芪　白术　防风　生姜

　　玉真散（《外科正宗》）　南星　防风　白芷　天麻　羌活　白附子

　　甘露消毒丹（《温热经纬》）　滑石　茵陈　黄芩　石菖蒲　白木通　贝母　射干　连翘　薄荷　白蔻仁　藿香

　　龙胆泻肝汤（《医宗金鉴》）　龙胆草　生地　当归　柴胡　泽泻　车前子　木通　栀子黄芩　甘草

　　灭消包虫汤（经验方）　黄芪　党参　炒白术　海藻　补骨脂　槟榔　蛇蜕　穿山甲　土鳖虫　露蜂房　雷丸

　　平胃散（《太平惠民和剂局方》）　苍术　厚朴　陈皮　甘草　生姜　大枣

　　归脾汤（《济生方》）　人参　黄芪　白术　茯神　酸枣仁　龙眼肉　木香　炙甘草　当归　远志　生姜　大枣

　　归脾丸（《济生方》）　白术　茯苓　黄芪　龙眼肉　酸枣仁　人参　木香　甘草　当归　远志　生姜　大枣

　　四君子汤（《太平惠民和剂局方》）　人参　白术　茯苓　甘草

　　四妙丸（《全国中药成药处方集》）　苍术　黄柏　牛膝　薏苡仁

　　四逆汤（《伤寒论》）　附子　干姜　甘草

　　四物汤（《太平惠民和剂局方》）　当归　白芍　川芎　熟地

　　仙方活命饮（《校注妇人良方》）　白芷　贝母　防风　赤芍　当归尾　甘草　皂角刺（炒）　穿山甲（炙）　天花粉　乳香　没药　金银花　陈皮

　　瓜蒌薤白半夏汤（《金匮要略》）　瓜蒌　薤白　半夏　白酒

　　生脉饮（《内外伤辨惑论》）　人参　麦冬　五味子

白虎汤（《伤寒论》）　　石膏　知母　炙甘草　粳米

白虎加桂枝汤（《金匮要略》）　　知母　炙甘草　生石膏　粳米　桂枝

白虎加人参汤（《伤寒论》）　　生石膏　知母　人参　粳米　炙甘草

白头翁汤（《伤寒论》）　　白头翁　黄柏　黄连　秦皮

半夏白术天麻汤（《脾胃论》）　　半夏　天麻　茯苓　橘红　白术　黄柏　干姜
苍术　神曲麦芽

加减复脉汤（《温病条辨》）　　炙甘草　干地黄　白芍　麦冬　阿胶　麻仁

六　画

芍药汤（《素问病机气宜保命集》）　　芍药　当归　黄连　槟榔　木香　甘草（炙）
大黄　黄芩　官桂

达原饮（《温疫论》）　　槟榔　厚朴　草果　知母　芍药　甘草　黄芩

百合固金汤（《医方集解》）　　生地　熟地　麦冬　贝母　百合　当归　炒芍药
甘草　玄参　桔梗

至宝丹（《太平惠民和剂局方》）　　朱砂　麝香　安息香　金银箔　犀角　牛黄
琥珀　雄黄　玳瑁　冰片

当归四逆汤（《伤寒论》）　　当归　桂枝　芍药　细辛　炙甘草　通草　大枣

当归龙荟丸（《丹溪心法》）　　当归　龙胆草　栀子　黄连　黄柏　黄芩　大黄
芦荟　木香　麝香　青黛

竹叶石膏汤（《伤寒论》）　　竹叶　石膏　半夏　麦冬　人参　甘草　粳米

血府逐瘀汤（《医林改错》）　　当归　牛膝　生地　桃仁　红花　枳壳　赤芍　柴
胡　甘草　桔梗　川芎

舟车丸（《丹溪心法》）　　大黄　甘遂　大戟　芫花　青皮　陈皮　牵牛　木香

安宫牛黄丸（《温病条辨》）　　牛黄　郁金　朱砂　麝香　金箔　犀角　黄连　冰
片　珍珠　栀子　雄黄　黄芩

导赤散（《小儿药证直诀》）　　生地　木通　甘草　竹叶

阳和解凝膏（《外科正宗》）　　鲜牛蒡子　白凤仙梗　川芎　川附子　桂枝　大黄
当归　肉桂　草乌　地龙　僵蚕　赤芍　白芷　白蔹　白及　乳香　没药　续断　防风
荆芥　五灵脂　木香　香橼　陈皮　苏合香油　麝香　菜油

约营煎（《景岳全书》）　　生地　地榆　槐米　黄芩　白芍　黑荆芥穗　甘草　续
断　乌梅

七　画

麦味地黄丸（《寿世保元》）　　生地　山药　山茱萸　丹皮　泽泻　茯苓　麦冬
五味子

苇茎汤（《备急千金要方》）　　苇茎　薏苡仁　冬瓜子　桃仁

杏苏散（《温病条辨》）　　苏叶　半夏　茯苓　前胡　桔梗　枳壳　甘草　生姜

大枣　陈皮　杏仁

连朴饮（《随息居重订霍乱论》）　厚朴　黄连　石菖蒲　半夏　豆豉　栀子
芦根

何人饮（《景岳全书》）　何首乌　人参　当归　陈皮　煨姜

沙参麦冬汤（《温病条辨》）　沙参　麦冬　玉竹　桑叶　生甘草　白扁豆　天
花粉

羌活胜湿汤（《内外伤辨惑论》）　羌活　独活　藁本　蔓荆子　防风　川芎
甘草

补中益气汤（《脾胃论》）　人参　黄芪　白术　甘草　当归　陈皮　升麻　柴胡

补阳还五汤（《医林改错》）　生黄芪　当归尾　赤芍　地龙　川芎　桃仁　红花

附子理中汤（《万病回春》）　炮附子　人参　白术　炮姜　炙甘草　吴茱萸
官桂

八　画

青蒿鳖甲汤（《温病条辨》）　青蒿　鳖甲　细生地　知母　丹皮

虎潜丸（《丹溪心法》）　龟甲　黄柏　知母　熟地　白芍　锁阳　陈皮　虎骨
干姜

肾气丸（《金匮要略》）　山茱萸　山药　生地　丹皮　茯苓　泽泻　附子　肉桂

知柏地黄丸（《症因脉治》）　熟地　山茱萸　淮山药　丹皮　泽泻　茯苓　知母
黄柏

金沸草散（《南阳活人书》）　金沸草　前胡　荆芥　细辛　姜半夏　甘草　生姜
大枣

肥儿丸（《医宗金鉴》）　人参　芦荟　白术　黄连　茯苓　麦芽　神曲　山楂
甘草　使君子

泻白散（《小儿药证直诀》）　桑白皮　地骨皮　甘草　粳米

参附汤（《世医得效方》）　人参　附子

参苓白术散（《太平惠民和剂局方》）　人参　茯苓　白术　桔梗　山药　甘草
扁豆　莲子肉　砂仁　薏苡仁

驻车丸（《备急千金要方》）　黄连　干姜　当归　阿胶

九　画

荆防败毒散（《摄生众妙方》）　荆芥　防风　羌活　独活　川芎　薄荷　柴胡
前胡　桔梗　枳壳　茯苓　生姜　甘草

荆防方（《中医方剂学》）　荆芥　防风　白芷　羌活　甘草　生姜　葱白

茵陈五苓散（《金匮要略》）　茵陈　白术　茯苓　猪苓　泽泻　桂枝

茵陈术附汤（《医学心悟》）　茵陈　白术　附子　干姜

茵陈蒿汤（《金匮要略》）　茵陈　大黄　栀子

香连丸（《太平惠民和剂局方》） 黄连 木香

香砂六君子汤（《时方歌括》） 党参 木香 茯苓 白术 甘草 陈皮 半夏 砂仁

追虫丸（《证治准绳》） 续随子 槟榔 牵牛子 雷丸 木香 茵陈 苦楝皮

活络效灵丹（《医学衷中参西录》） 当归 丹参 乳香 没药

宣毒发表汤（《医宗金鉴》） 升麻 葛根 荆芥 防风 薄荷叶 连翘 前胡 牛蒡子 生甘草 桔梗 枳壳 杏仁 木通 淡竹叶 芫荽

养阴清肺汤（《重楼玉钥》） 生地 麦冬 生甘草 玄参 贝母 丹皮 薄荷 炒白芍

祛劳汤（《圣济总录》） 常山 青蒿 柴胡 知母 鳖甲 甘草 枳壳 肉桂

神犀丹（《温热经纬》） 犀角 石菖蒲 黄芩 生地 金银花 金汁 连翘 板蓝根 香豆豉 玄参 花粉 紫草

除瘟化毒汤（《白喉治法忌表抉微》） 桑叶 葛根 薄荷 金银花 生地 川贝母 甘草 木通 竹叶 枇杷叶

十 画

蚕矢汤（《随息居重订霍乱论》） 蚕砂 薏苡仁 豆卷 木瓜 黄连 半夏 黄芩 通草 栀子 吴茱萸

桃红四物汤（《医宗金鉴》） 桃仁 红花 生地 赤芍 当归 川芎

桃红饮（《类证治裁》） 桃仁 红花 川芎 当归尾 威灵仙 麝香

桃花汤（《伤寒论》） 赤石脂 干姜 粳米

真人养脏汤（《太平惠民和剂局方》） 木香 肉豆蔻 当归 罂粟壳 人参 炙甘草 白芍 诃子肉 白术 肉桂

柴胡桂枝干姜汤（《伤寒论》） 柴胡 桂枝 黄芩 干姜 煅牡蛎 炙甘草 天花粉

柴胡清肝汤（《医宗金鉴》） 柴胡 黄芩 栀子 牛蒡子 连翘 甘草 防风 当归 川芎 赤芍 生地 天花粉

柴胡疏肝散（《景岳全书》） 柴胡 白芍 川芎 枳壳 陈皮 香附 甘草

柴葛解肌汤（《伤寒六书》） 柴胡 葛根 黄芩 羌活 甘草 芍药 白芷 桔梗 石膏 生姜 大枣

逍遥散（《太平惠民和剂局方》） 当归 白芍 柴胡 茯苓 白术 甘草 薄荷 生姜

凉营清气汤（《喉痧证治概要》） 犀角 生地 茅根 芦根 金银花 大青叶 知母 生石膏 玄参 连翘 生地 黄连 竹叶心 石斛 薄荷叶 生甘草 栀子 丹皮 赤芍

消瘰丸（《疡医大全》） 夏枯草 连翘 蓖麻仁

调营饮（《证治准绳》） 莪术 川芎 当归 延胡索 赤芍 瞿麦 大黄 槟榔

陈皮　大腹皮葶苈　赤茯苓　桑白皮　细辛　官桂　炙甘草　姜枣　白芷

桑杏汤（《温病条辨》）　桑叶　杏仁　沙参　象贝　香豉　栀子　梨皮

桑菊饮（《温病条辨》）　桑叶　菊花　连翘　薄荷　杏仁　桔梗　芦根　生甘草

桑螵蛸散（《太平圣惠方》）　桑螵蛸　韭子　龙骨　狗脊　菟丝子　草薢　赤石脂　补骨脂鹿茸　肉苁蓉

十一画

理中汤（《伤寒论》）　人参　白术　干姜　甘草

菖蒲郁金汤（《温病全书》）　鲜石菖蒲　广郁金　炒栀子　连翘　金银花　竹叶丹皮　木通　灯心　竹沥　玉枢丹（冲）

黄连解毒汤（《外台秘要》）　黄连　黄芩　黄柏　栀子

黄病绛矾丸（《重订广温热论》）　绛矾　厚朴　苍术　陈皮　甘草　姜半夏

银翘散（《温病条辨》）　金银花　连翘　桔梗　薄荷　竹叶　荆芥　豆豉　牛蒡子　甘草　芦根

猪苓汤（《伤寒论》）　猪苓　茯苓　泽泻　阿胶　滑石

麻杏石甘汤（《伤寒论》）　麻黄　杏仁　石膏　甘草

清咽下痰汤（经验方）　玄参　桔梗　甘草　牛子　贝母　瓜蒌　射干　荆芥马兜铃

清咽栀豉汤（《疫喉浅论》）　栀子　豆豉　金银花　薄荷　牛蒡子　甘草　犀角僵蚕　连翘　桔梗　马勃　蝉蜕　芦根　灯心　竹叶

清胃散（《兰室秘藏》）　生地　当归　丹皮　黄连　升麻

清营汤（《温病条辨》）　犀角　生地　玄参　竹叶　麦冬　丹参　黄连　金银花连翘

清瘟败毒饮（《疫疹一得》）　生石膏　生地　犀角　川黄连　栀子　桔梗　黄芩知母　赤芍　玄参　连翘　竹叶　丹皮　甘草

清解透表汤（经验方）　西河柳　蝉蜕　葛根　升麻　紫草根　桑叶　甘草　牛蒡子　金银花　连翘

清燥救肺汤（《医门法律》）　桑叶　石膏　党参　胡麻仁　阿胶　麦冬　杏仁枇杷叶　甘草

羚角钩藤汤（《重订通俗伤寒论》）　羚羊角　钩藤　桑叶　菊花　生地　白芍川贝母　竹茹　茯神　甘草

十二画

葛根黄芩黄连汤（《伤寒论》）　葛根　黄芩　黄连　炙甘草

葱豉桔梗汤（《重订通俗伤寒论》）　葱白　淡豆豉　桔梗　薄荷　连翘　栀子竹叶

紫雪丹（《千金翼方》）　滑石　石膏　寒水石　磁石　羚羊角　青木香　犀角

沉香 丁香 玄参 升麻 炙甘草 麝香 朱砂

温胆汤（《备急千金要方》） 半夏 竹茹 枳实 橘皮 生姜 甘草

滋阴清化丸（《杂病源流犀烛》） 天冬 麦冬 生地 熟地 贝母 茯苓 花粉 五味子 山药 甘草 当归 鳖甲 阿胶 白芍

普济消毒饮（《东垣试效方》） 川连 桔梗 黄芩 白僵蚕 升麻 柴胡 玄参 连翘 甘草 人参 橘红 牛蒡子 板蓝根 马勃

犀角地黄汤（《备急千金要方》） 犀角 生地 赤芍 丹皮

犀黄丸（《外科证治全生集》） 牛黄 麝香 没药 乳香

十三画

蒿芩清胆汤（《重订通俗伤寒论》） 青蒿 黄芩 生枳壳 制半夏 陈皮 碧玉散 竹茹 赤茯苓

解语丹（《校注妇人良方》） 白附子 石菖蒲 远志 天麻 全蝎 羌活 南星 木香

新加香薷饮（《温病条辨》） 香薷 金银花 鲜扁豆花 厚朴 连翘

十四画

膈下逐瘀汤（《医林改错》） 五灵脂 当归 川芎 桃仁 丹皮 赤芍 乌药 延胡索 甘草 香附 红花 枳壳

十五画

增液汤（《温病条辨》） 玄参 生地 麦冬

十六画

燃照汤（《随息居重订霍乱论》） 炒豆豉 焦栀子 黄芩 滑石 佩兰 半夏 厚朴 白蔻仁

十九画

藿朴夏苓汤（《医原》） 藿香 半夏 赤茯苓 杏仁 生薏苡仁 白蔻仁 猪苓 淡豆豉 泽泻 厚朴

藿香正气散（《太平惠民和剂局方》） 藿香 大腹皮 紫苏 甘草 茯苓 半夏曲 白术 陈皮 厚朴 苦桔梗 白芷

鳖甲煎丸（《金匮要略》） 鳖甲 乌扇 黄芩 柴胡 鼠妇 干姜 大黄 芍药 桂枝 葶苈子 石韦 厚朴 丹皮 瞿麦 紫葳 半夏 人参 䗪虫 阿胶 蜂房 赤硝 蜣螂 桃仁

主要参考书目

1. 杨绍基，任红．传染病学．第 7 版．北京：人民卫生出版社，2008.

2. 刘金星．中西医结合传染病学．北京：中国中医药出版社，2005.

3. 张书文．中西医结合传染病学．北京：人民军医出版社，2006.

4. 张之文，杨宇．现代中医感染性疾病学．第 1 版．北京：人民卫生出版社，2004.

5. 宋诗铎．传染病学．第 1 版．北京：北京大学医学出版社，2008.

6. 彭文伟．传染病学．第 6 版．北京：人民卫生出版社，2004.

7. 朱文锋．中医诊断学．第 1 版．北京：中国中医药出版社，2002.

8. 林培政．温病学．第 2 版．北京：中国中医药出版社，2007.

9. 杨进．温病学．第 1 版．北京：中国中医药出版社，2004.

10. 李顺保．病毒性疾病中医诊疗全书．第 1 版．北京：学苑出版社，2007.

11. 江育仁．中医儿科学．上海：上海科学技术出版社，1985.

12. 周伯平，李成荣．肠道病毒 71 型手足口病．北京：人民卫生出版社，2009.

13. 陈灏珠，林果为．实用内科学．第 13 版．北京：人民卫生出版社，2009.

14. 袁长津，何清湖．现代中医疫病学．第 1 版．北京：化学工业出版社，2008.

15. 王永炎．临床中医内科学．第 1 版．北京：北京出版社，1994.

16. 王永炎，严世芸．实用中医内科学．第 2 版，上海：上海科学技术出版社，2009.

17. 陈实功．刘忠恕，张若兰（点校）．外科正宗．天津：天津科学技术出版社，1993.

18. 李兴旺，王健，王玉光．艾滋病中西医结合临床科研实用教程．北京：科学出版社，2010.

19. 刘德纯．艾滋病临床病理学．合肥：安徽科学技术出版社，2002.

20. 张福杰，尚红，吴昊．艾滋病诊疗学（2007 版）．北京：人民卫生出版社．2009.

21. 卫生部艾滋病临床专家工作组．国家免费艾滋病抗病毒药物治疗手册．第 2 版．北京：人民卫生出版社，2008.

22. 张兴权，范江．艾滋病毒感染与艾滋病．北京：人民卫生出版社，2001.

23. 黄炳山．中医治疗艾滋病．哈尔滨：黑龙江科学技术出版社，1990.

24. 李梦东．王宇明．实用传染病学．第 3 版．北京：人民卫生出版社，2004.

25. 蔡宝昌，赵国平．中西医结合治疗传染病．第 1 版．上海：上海科学技术出版社，2006.

26. 吴银根，黄永生．中医外感病证临床研究．第 1 版．北京：人民卫生出版社，2009.

27. 马亦林．传染病学．第 4 版．上海：上海科学技术出版社，2005.

28. 周仲英．中医内科学．第 2 版．北京：中国中医药出版社，2007.

29. 田德禄．中医内科学．第 1 版．北京：中国中医药出版社，2005.

30. 翁心华，张婴元．传染病学．第 4 版．上海：复旦大学出版社，2009.

31. 中华人民共和国卫生部．鼠疫诊断标准（WS279 - 2008）．第 1 版．北京：人民卫生出版社，2008.

32. 曹武奎，袁桂玉，范玉强，等．中西医结合实用传染病学．天津：天津科学技术出版社，2008.

33. 陆再英．内科学．第 7 版．北京：人民卫生出版社，2008.

34. 马玙，朱莉贞．潘毓萱．结核病．第 1 版．北京：人民卫生出版社，2006.

35. 张伯臾．中医内科学．第 5 版．上海：上海科学技术出版社，1985.

36. 张玲霞，周先志．现代传染病学．第 2 版．北京：人民军医出版社，2010.

37. 彭胜权．温病学．第 6 版．上海：上海科学技术出版社，1999.

38. 马文辉．传染病中西医诊疗技术科学．第 2 版．北京：科学出版社，2009.

39. 王永炎．中医内科学．第 2 版．北京：人民卫生出版社，2011.

40. 李雍龙．人体寄生虫学．第 7 版．北京：人民卫生出版社，2008.

41. 斯崇文，贾辅忠．感染病学．第 1 版．北京：人民卫生出版社，2004.

42. 贾辅忠．感染病学．第 1 版．江苏：江苏科学技术出版社，2010.

43. 詹希美．人体寄生虫学．第 1 版．北京：人民卫生出版社，2005.

44. 沈继龙．临床寄生虫和寄生虫检验．北京：人民卫生出版社，2002.

45. 张伯臾．中医内科学．第 1 版．北京：人民卫生出版社，1997.

46. 李家庚，余新华．中医传染病学．北京：中国医药科技出版社，1997.

47. 吴子明．中西医结合传染病学．第 1 版．北京：中国中医药出版社，2001.